NEUROLOGIE UND PSYCHIATRIE

FÜR STUDIUM UND PRAXIS

Unter Berücksichtigung des Gegenstands-kataloges und der mündlichen Examina in den Ärztlichen Prüfungen

8. Auflage

2011/12

C. Gleixner • M. Müller • S. Wirth
und Mitarbeiter

Medizinische Verlags- und Informationsdienste • Breisach

Herausgeber:

Dr. med. Markus Müller
Neutorplatz 4
D-79206 Breisach a. Rh.
E-Mail: med.verlag-dr.mueller@t-online.de

8. Auflage, Jahrgang 2011/2012

ISSN 1436-8749
ISBN 978-3-929851-57-1

Wichtiger Hinweis: Medizin als Wissenschaft ist im ständigen Fluss. Hinsichtlich der in diesem Buch angegebenen Anwendungen von Therapien und Dosierungen von Medikamenten wurde die größtmögliche Sorgfalt beachtet. Dennoch ist der Leser aufgefordert, die entsprechenden Empfehlungen der Hersteller zu den verwendeten Präparaten zu prüfen, um in eigener Verantwortung festzustellen, ob die Indikation, Dosierungen und Hinweise auf Kontraindikationen gegenüber den Angaben in diesem Buch abweichen. Dies ist insbesondere wichtig bei selten verwendeten Präparaten oder solchen, die neu auf den Markt gebracht worden sind. Aus der Bezeichnung einer Ware mit dem für sie eingetragenen Warenzeichen kann bei Fehlen des Vermerkes ® od. ™ nicht geschlossen werden, dass es sich um einen freien Warennamen handelt. Jegliche Haftung, die auf irgendeine Art aus der Benutzung der in diesem Buch enthaltenen Informationen oder Teilen davon entsteht, wird ausgeschlossen.

Bezug u. Vertrieb über:

Medizinische Verlags- und Informationsdienste
Neutorplatz 4
D-79206 Breisach/Rh.

und über den Buchhandel

Bestellungen für den Direktversand in Deutschland sind per Postkarte (hinten beigefügt) zum Einzelpreis von **30,-- EUR** inkl. MwSt. und aller Porto- und Versandkosten bei nebenstehender Adresse möglich. Die Lieferung erfolgt nach Zahlungseingang (Überweisungen, bitte mit Ihrer Adresse, auf die Postbank Karlsruhe, Kto. 3004 72-757, BLZ 660 100 75) oder bei beigefügtem Verrechnungsscheck **sofort**.
Mengenpreise in Deutschland: ab 5 Exemplare 27,-- EUR pro Exemplar, ab 10 Exemplare 24,-- EUR pro Exemplar.

Bestellungen aus dem **Ausland** sind gegen Überweisungen auf die Postbank Karlsruhe in Deutschland (IBAN: DE85 6601 0075 0300 4727 57, BIC: PBNKDEFF) möglich. Die Lieferung erfolgt nach Zahlungseingang.
Einzelpreis: 32,-- EUR, ab 10 Expl. 27,-- EUR pro Exemplar.

Bibliografische Information der Deutschen Bibliothek

Die Deutsche Bibliothek verzeichnet diese Publikation in der Deutschen Nationalbibliografie; detaillierte bibliografische Daten sind im Internet über https://portal.d-nb.de abrufbar.

Danksagung

Bedanken möchte ich mich bei allen meinen Freunden und Kollegen, die mir mit Anregung, Rat, Tat und Korrektur hilfreich zur Seite standen. Ein besonderer Dank an meine zwei Mitautoren:

- **Dr. med. Christiane Gleixner**, Römerberg (Neurologie - Kapitel Anfallskrankheiten, Multiple Sklerose, Myelitis, Myopathien)
- **Dr. med. Steffen-Boris Wirth**, Heidelberg (Neurologie - Kapitel Neurologische Untersuchung, neurologisch-topische Diagnostik und gesamte Neuroanatomie)

und den weiteren Mitarbeitern:

- **Dr. M. Sander**, Horkheim (Mitarbeit gesamte Neurologie und Psychiatrie)
- **Dr. A. Elsen**, Hannover (Mitarbeit Neurotraumatologie)
- **Dr. R. Genius**, Vallendar (Mitarbeit Psychiatrie - Kapitel Neurosen, Psychotherapie)
- **C. Menzer**, Breisach (Mitarbeit ICD-10-GM)
- **A. Thömmes**, München (Mitarbeit Psychiatrie)

Weiterhin gilt unser gemeinsamer Dank den Professoren und Dozenten der Universität Mainz und Heidelberg sowie den Professoren und Dozenten an den Lehrkrankenhäusern in Ludwigshafen und Koblenz für die Anregungen, die wir aus ihren Vorlesungen und Unterrichten entnehmen konnten.

Vorwort

Berücksichtigt wurden alle wichtigen **neurologischen und psychiatrischen Lehrbücher**, der neue **Gegenstandskatalog** (ÄAppO 2002 IMPP-Gk 2) und die aktuellen neurologischen und psychiatrischen **Fachzeitschriften** sowie die Leitlinien der AWMF (Arbeitsgemeinschaft der wissenschaftlichen medizinischen Fachgesellschaften). Die **klinischen Einteilungen** des Buches sind allgemein gebräuchliche (die Autoren sind dabei jeweils angegeben). An den verschiedenen Universitäten werden aber oft zusätzliche oder andere eigene Klassifizierungen benutzt, die der/die Leser/in selbst ergänzen möchte. Die internationale Klassifizierung der Krankheiten **ICD-10-GM** (German Modification, Version 2010) ist jeweils im Textteil und als alphabetische Hitliste im Appendix zu finden. Auch werden bei allen Erkrankungen die bekannten **Selbsthilfegruppen** mit aktueller Anschrift und Tel.-Nummer sowie soweit vorhanden mit Internet-/E-Mail-Adresse angegeben (regionale Adressen über NAKOS [Nationale Kontakt- und Informationsstelle der Deutschen Selbsthilfegruppen], Wilmersdorfer Str. 39, 10627 Berlin, Tel: (0 30) 31 01 89-60, Fax: -70, Internet: http://www.nakos.de, E-Mail: selbsthilfe@nakos.de). Ergänzt wird das Buch um ein **psychiatrisches Wörterbuch** und neu mit einer Sammlung aller wichtigen **Internet-Adressen** rund um die Medizin sowie mit einer herausnehmbaren **Taschenkarte** für die "Kitteltasche" mit Anleitung zu Anamnese, neurologischer Untersuchung und psychiatrischem Befund.

Zur Entstehung dieses Buches:

Idee war es, die beiden angrenzenden Fächer Neurologie und Psychiatrie in einem Buch, wie es auch der Gegenstandskatalog 3 als nervenheilkundliches Stoffgebiet zusammenfasst, übersichtlich darzustellen, um es der/m Studenten/in zu ermöglichen, den relevanten Stoff dieser beiden Fächer in angemessener Zeit anzueignen. Dabei will und kann dieses Buch keine zwei große Lehrbücher ersetzen, jedoch soll die klar strukturierte Gliederung des Stoffes eine wertvolle Hilfe vor allem in der Zeit der Prüfungen geben. Der konsequente didaktische Aufbau soll die Leser und Lernenden dabei besonders unterstützen. Da die Neurologie mit der Anatomie eng verbunden ist, wurde versucht bei allen Kapiteln den klinischen Bezug zur Neuroanatomie herzustellen.

Ein weiteres Anliegen ist es auf allen Gebieten den aktuellen Wissensstand zusammenzutragen und zusammenzufassen. Es bleibt dabei nicht aus, dass einzelne Kapitel weit über das normale Wissen hinaus spezielle Aspekte beinhalten. Das soll dem/r interessierten Leser/in die Möglichkeit zur Vertiefung geben. So soll dies nicht nur ein Buch für die Zeit der Prüfungen, sondern auch darüber hinaus sein. Die geplanten Neuauflagen tragen der Aktualität und dem ständigen Fluss des medizinischen Wissens Rechnung.

Um künftig das Wissen sowohl aktuell zu halten als auch die Verbindung zum/r Lernenden nicht zu verlieren, hoffen wir nicht nur, sondern wünschen uns ausdrücklich Anregung, Hinweise und Kritik aus dem Leserkreis, gerne auch per E-Mail (med.verlag-dr.mueller@t-online.de).

Der Herausgeber

ABKÜRZUNGSVERZEICHNIS

A., Aa.	= Arteria, Arteriae
a.p.	= anterior-posterior
Abb.	= Abbildung
Abk.	= Abkürzung
ACh	= Acetylcholin
Ag	= Antigen
Ak	= Antikörper
allg.	= allgemein
Amp.	= Ampullen
ant.	= anterior
art.	= arteriell
ASS	= Acetylsalicylsäure
Ät:	= Ätiologie
aut.	= autosomal
AV	= arterio-venös
AVK	= arterielle Verschlusskrankheit
AZ	= Allgemeinzustand
bakt.	= bakteriell
BB	= Blutbild
Bev.	= Bevölkerung
bezgl.	= bezüglich
Bsp.	= Beispiel
BTM	= Betäubungsmittel
BWK	= Brustwirbelkörper
BWS	= Brustwirbelsäule
C	= Zervikal
Ca	= Karzinom
ca.	= circa
CCT	= craniales CT
Chrom.	= Chromosom
chron.	= chronisch
com.	= communis
CT	= Computertomographie
d.	= der, die, das
d.F.	= der Fälle
d.h.	= das heißt
DD:	= Differentialdiagnosen
Def:	= Definition
desc.	= descendens
Diag:	= Diagnostik
Dig.	= Digitus
Disp.	= Disposition
dist.	= distal
dom.	= dominant
DSA	= Digitale Subtraktionsangiogr.
Duct.	= Ductus
e.V.	= eingetragener Verein
EEG	= Elektroenzephalogramm
EKG	= Elektrokardiogramm
ELISA	= Enzyme-linked imm. sorb. assay
EMG	= Elektromyogramm
engl.	= englisch
Etlg:	= Einteilung
evtl.	= eventuell
ext.	= externus
Extr.	= Extremität
fktl.	= funktionell
Frakt.	= Fraktur
genet.	= genetisch
ggf.	= gegebenenfalls
Ggl.	= Ganglion
Gld.	= Glandula
gr.	= groß
Hb	= Hämoglobin
Histo:	= Histologie
Hkt	= Hämatokrit
HN	= Hirnnerv
HWK	= Halswirbelkörper
HWS	= Halswirbelsäule
HWZ	= Halbwertszeit
Hz	= Hertz (Frequenz)
i.d.R.	= in der Regel
I.E.	= internat. Einheiten
IfSG	= Infektionsschutzgesetz
i.m.	= intramuskulär
i.S.	= im Serum
i.U.	= im Urin
i.v.	= intravenös
ICD	= Internat. Classific. of Diseases
Ig	= Immunglobuline
Ind:	= Indikation
inf.	= inferior
inkl.	= inklusive
insb.	= insbesondere
insg.	= insgesamt
int.	= internus
J.	= Jahre
JÜR	= Jahres-Überlebens-Rate
kg	= Kilogramm
KG	= Körpergewicht
KHK	= koronare Herzkrankheit
K-Ind:	= Kontraindikationen
kl.	= klein
Klin:	= Klinik
KM	= Kontrastmittel
Kompl:	= Komplikationen
kons.	= konservativ
körpl.	= körperlich
l	= Liter
L	= Lumbal
lat.	= lateinisch
lat.	= lateral
li.	= links
Lig.	= Ligamentum
Lj.	= Lebensjahr
Lk	= Lymphknoten
Lok:	= Lokalisation
long.	= longus
LP	= Liquorpunktion
Lux.	= Luxation
LWK	= Lendenwirbelkörper
LWS	= Lendenwirbelsäule
LZ	= Langzeit
m.	= männlich
M., Mm.	= Musculus, Musculi
max.	= maximal
MdE	= Minderg. d. Erwerbsfähigkeit
med.	= media, medial
Med:	= Medikament
MER	= Muskeleigenreflexe
min.	= minimal
Min.	= Minute
mind.	= mindestens
Mio.	= Millionen
Mon.	= Monate
mögl.	= möglich
mot.	= motorisch
MRT	= Kernspintomographie
MS	= Multiple Sklerose
n.	= nach
N., Nn.	= Nervus, Nervi
Nach:	= Nachsorge
neg.	= negativ
NLG	= Nervenleitgeschwindigkeit
Nr.	= Nummer
NSAR	= nicht steroidale Antirheumatika
Nucl.	= Nucleus
NW:	= Nebenwirkungen
o.B.	= ohne pathologischen Befund
OA	= Oberarm
od.	= oder
Op.	= Operation
org.	= organisch
OS	= Oberschenkel
Pat.	= Patient
Path:	= Pathogenese
pathol.	= pathologisch
PCR	= polymerase chain reaction
PET	= Positronen-Emissions-CT
phys.	= physiologisch
PNP	= Polyneuropathie
p.o.	= per os
post.	= posterior
postop.	= postoperativ
Prädisp.	= Prädisposition
präop.	= präoperativ
Präp.	= Präparate
prim.	= primär
Proc.	= Processus
prof.	= profundus
Prog:	= Prognose
Proph:	= Prophylaxe
prox.	= proximal
Pkt.	= Punkte
R.	= Ramus
re.	= rechts
rel.	= relativ
Rez.	= Rezeptor
rez.	= rezessiv
RF:	= Risikofaktoren
RIA	= Radio-Immunoassay
Rö:	= Röntgen
RR	= Blutdruck
S	= Sakral
s.	= siehe
SAB	= Subarachnoidalblutung
s.c.	= subcutan
s.o.	= siehe oben
s.u.	= siehe unten
seitl.	= seitlich
sek.	= sekundär
Sek.	= Sekunden
sens.	= sensibel
SHT	= Schädel-Hirn-Trauma
sog.	= sogenannt
Sono	= Sonographie
SPECT	= Single-Photon-Emissions-CT
SSW	= Schwangerschaftswoche
Stad.	= Stadium
Std.	= Stunden
Str.	= Straße
sup.	= superior
Supp.	= Suppositorium
symp.	= sympathisch
Sympt.	= Symptome
Syn:	= Synonyma
Syst.	= System
syst.	= systemisch
Tabl.	= Tabletten
TEA	= Thrombendarteriektomie
Tel.:	= Telefon
TEP	= Total-Endoprothese
Tg.	= Tage
tgl.	= täglich
Th	= Thorakal
Ther:	= Therapie
Trac.	= Tractus
Tub.	= Tuberculum
u.	= und
UA	= Unterarm
US	= Unterschenkel
v.	= von
v.a.	= vor allem
V. a.	= Verdacht auf
V., Vv.	= Vena, Venae
ven.	= venös
Vit.	= Vitamin
w.	= weiblich
w.o.	= wie oben
W:	= Wirkung
wg.	= wegen
WHO	= Weltgesundheitsorganisation
Wo.	= Wochen
WS	= Wirbelsäule
z.B.	= zum Beispiel
Z.n.	= Zustand nach
z.T.	= zum Teil
z.Zt.	= zur Zeit
ZNS	= zentrales Nervensystem
zus.	= zusätzlich
ZVD	= zentraler Venendruck
zw.	= zwischen

Sonstige Zeichen:

®, ™	= eingetragenes Warenzeichen
° C	= Grad Celsius
m	= milli
µ	= mikro
<	= kleiner
>	= größer
§	= Paragraph
⇨	= daraus folgt

Abkürzungen für Laborwerte, s. dort

INHALTSVERZEICHNIS

NEUROLOGIE .... 1 - 310

Neurologische Untersuchung **1**
- Anamnese und psychopathologischer Befund 1
- Hirnnerven 2
- Motorik 4
  - Muskelstatus 6
- Reflexe 8
  - Eigenreflexe 8
  - Fremdreflexe 10
  - Pathologische Reflexe 11
  - Primitive (frühkindliche) Reflexe 12
- Koordination 12
- Sensibilität 15
- Nervendehnungszeichen 18
- Allgemeinstatus und Vegetativum 19

Apparative Diagnostik **21**
- Bildgebende Verfahren 21
- Liquorpunktion 24
- EEG 26
- NLG 28
- EMG 30
- Evozierte Potentiale 31
- Biopsien 33

Neurologisch-topische Diagnostik **34**
- Motorisches System 34
  - Motorische Großhirnrinde 34
  - Pyramidenbahn und α-Motoneurone 35
  - Extrapyramidal-motorische Zentren 39
  - Kleinhirn 40
- Sensibilität 41
- Limbisches System 43
- Neuro-psychologische u. psychopathologische Störungen 44
- Neuronale Regenerationsvorgänge 44

Neurokinesiologische Diagnostik **46**

Anfallskrankheiten **48**
- Fokale Anfälle 54
  - Jackson-Anfälle 55
  - Adversivanfälle 56
  - Psychomotorische Anfälle 57
- Grand-mal 58
- Petit-mal 60
  - BNS-Krämpfe 60

Myoklonisch-astatische Anfälle ... 61
Myoklonische Anfälle ... 62
Absencen / Pyknolepsie ... 63
Gelegenheitsanfall ... 64
Narkolepsie ... 65
Tetanische Anfälle ... 66
Synkopen ... 67

Demyelinisierende Erkrankungen ... 70
Multiple Sklerose ... 70

Extrapyramidale Syndrome ... 77
Parkinson-Syndrom ... 77
Chorea ... 83
Dystone Syndrome ... 85
Athetosen ... 87
Paroxysmale Choreoathetosen ... 87
Ballismus ... 88
Tourette-Syndrom ... 89

Hirnnerven-Läsionen ... 91
Anatomie ... 91
Fazialisparese ... 95

Kopfschmerzen ... 98
Migräne ... 100
Cluster-Kopfschmerz ... 102
Trigeminusneuralgie ... 103

Schwindel ... 106
Tinnitus ... 108

Schlafstörungen ... 110
Chronic fatigue syndrome ... 112
Restless-Legs-Syndrom ... 114

Entzündliche Erkrankungen des Nervensystems ... 115
Bakterielle Meningitis ... 115
Hirnabszess ... 116
Tuberkulöse Meningitis ... 118
Lymphozytäre Meningitis ... 119
Enzephalitis ... 120
FSME ... 122
Myelitis ... 123
Poliomyelitis anterior ... 124
Herpes zoster ... 126
Neuroborreliose ... 128
Neurolues ... 130
Toxoplasmose ... 132
Tetanus ... 134
Tollwut ... 136
AIDS ... 138
Slow virus infections ... 145
Creutzfeldt-Jakob-Krankheit ... 146
Kuru ... 148
Subakute sklerosierende Panenzephalitis ... 149

Progressive multifokale Leukenzephalopathie ... 150

Gefäßerkrankungen ... 151
Zerebrovaskuläre Insuffizienz / Apoplex ... 151
Intrakranielle Blutungen ... 156
Epiduralblutung ... 157
Subduralblutung ... 158
Subarachnoidalblutung ... 159
Intrazerebrale Blutung ... 161
Hirnstammsyndrome ... 163
Subclavian-steal-Syndrom ... 166
Thoracic-outlet-Syndrom ... 166
Sinusvenenthrombose ... 168
Spinale Zirkulationsstörungen ... 170

Neurotraumatologie ... 172
Schädel-Hirn-Trauma ... 172
Rückenmarktrauma ... 177
HWS-Trauma ... 178
Wirbelsäulenfrakturen ... 180

Intrakranielle raumfordernde Prozesse ... 184
Hirndruck / Hirnödem ... 184
Hirntumoren ... 185
Schmerztherapie ... 189
Astrozytome ... 191
Glioblastome ... 193
Hirnstammgliome ... 194
Oligodendrogliome ... 194
Medulloblastome ... 195
Pinealome ... 196
Neurinome ... 197
Ependymome ... 199
Plexuspapillome ... 199
Meningeome ... 200
Hämangioblastome ... 202
Hypophysentumoren ... 203
Kraniopharyngeome ... 206
Retikulumzellsarkome ... 207
Intrazerebrale Metastasen ... 208

Entwicklungsstörungen und Anomalien ... 210
Kraniosynostosen ... 210
Hydrozephalus ... 211
Basiläre Impression ... 214
Dysrhaphiesyndrome ... 215
Syringomyelie ... 217
Neurofibromatose v.Recklinghausen ... 219

Neurogene Störungen des motorischen Systems ... 221
Heredoataxien ... 221
Spastische Spinalparalyse ... 223
Spinale Muskelatrophie ... 224
Amyotrophische Lateralsklerose ... 226

Stoffwechselerkrankungen und toxische Prozesse ... 229

Morbus Wilson 229
Leukodystrophien 230
Funikuläre Myelose 232
Pontine Myelinolyse 234

Polyneuropathien 236
Diabetische Polyneuropathie 239
Toxische Polyneuropathien 242
HMSN 244
Guillain-Barré-Syndrom 246

Spinale raumfordernde Prozesse 248
Wurzelkompressionssyndrome 248
Zervikale Myelopathie 252
Spinale Tumoren 253

Periphere Nervenläsionen 258
N.radialis-Läsion 260
Supinatorsyndrom 261
N.medianus-Läsion 262
Karpaltunnelsyndrom 263
N.ulnaris-Läsion 265
Plexus-brachialis-Läsion 266
N.femoralis-Läsion 269
N.ischiadicus-Läsion 270
Tarsaltunnelsyndrom 272
Plexus-lumbosacralis-Läsion 273

Störungen des vegetativen Nervensystems 275
Neurogene Blasenentleerungsstörung 277

Myopathien 280
Myasthenie 280
Lambert-Eaton-Syndrom 283
Muskeldystrophien 284
X-chromosomal-rezessive Muskeldystrophien 286
Autosomal-rezessive Muskeldystrophien 287
Autosomal-dominante Muskeldystrophien 288
Myotonien 289
Myotonia congenita Thomsen 290
Myotonia congenita Becker 290
Paramyotonia congenita Eulenburg 291
Dystrophische Myotonie 291
Stiff-man-Syndrom 293
Periodisch dyskaliämische Lähmungen 294
Hypokaliämische Lähmungen 295
Hyperkaliämische Lähmungen 296
Normokaliämische Lähmungen 297
Polymyositis und Dermatomyositis 297
Metabolische Myopathien 300
Kongenitale Myopathien 302
Endokrine Myopathien 303
Exogen-toxische Myopathien 304
Maligne Hyperthermie 305

Neurologische Erkrankungen und Schwangerschaft 307

PSYCHIATRIE .... 313 - 418

Psychiatrische Exploration **313**

Einteilung der psychiatrischen Krankheitsbilder **315**
Einteilung der psychischen Störungen nach ICD-10 - Kapitel V („F“) 318
Einteilung psychischer Störungen nach DSM 320

Psychiatrische Notfälle **321**

Psychosen **323**
Schizophrenie 323
Neuroleptika 326
Schizoaffektive Psychosen 329
Affektive Psychosen 330
Endogene Depression 331
Antidepressiva 333
Manie 336
Lithium 337
Zyklothymie 338
Organische Psychosen 339
Demenz 342
MMST 346

Neurosen **348**
Psychotherapie 350
Neurotische Depression 353
Angstneurose 354
Phobien 355
Zwangsneurose 356
Konversionsneurosen 357
Psychosomatosen 359
Hypochondrie 360
Herzphobie 361

Persönlichkeitsstörungen **363**
Paranoide Persönlichkeitsstörung 364
Schizoide Persönlichkeitsstörung 365
Dissoziale Persönlichkeitsstörung 365
Histrionische Persönlichkeitsstörung 366
Anankastische Persönlichkeitsstörung 367
Asthenische Persönlichkeitsstörung 367

Verhaltensstörungen **368**
Anorexie und Bulimie 368
Abnorme Erlebnisreaktionen 370
Suizidversuch u. Suizid 372
Sexualstörungen 374
Abweichendes sexuelles Verhalten 376
Homosexualität / Transsexualität 378

Sucht **380**
Opiatabhängigkeit 383
Barbituratabhängigkeit 385
Tranquilizer 386

Alkoholkrankheit 388
Psychostimulanzienabhängigkeit 394
Psychodysleptikaabhängigkeit 396
Schnüffelsucht 398
Spielsucht 399
Nikotinabhängigkeit 399

Kinder- und Jugendpsychiatrie 402
Oligophrenie 402
Kindliche Entwicklungsstörungen 404
Verhaltens- u. emotionale Störungen im Kindesalter 406
Aufmerksamkeitsdefizitsyndrom 408
Enuresis 410
Stottern 411
Autismus 412

Rechtliche Grundlagen in der Psychiatrie 414

Psychiatrisches Wörterbuch 415

APPENDIX .... 419 - 452

Begutachtung 419

Labordiagnostik 420
Checkliste nach Indikationen 420

ICD-10 422

Gegenstandskatalog 2 424
ÄAppO 2002 IMPP-Gk 2 (neu): Zweiter Abschnitt der Ärztlichen Prüfung 424
Teil 1 - Gesundheitsstörungen (mit nervenheilkundlicher Relevanz) 424
Teil 2 - Krankheitsbilder 425

Bewegungsmaße 426

Internet-Adressen 427
Medizinische Selbsthilfegruppen, Informations- und Kontaktstellen 427
Sonstige medizinische Adressen und Auskunftsdienste 427

Stichwortverzeichnis 428

Anmerkung zum Thema Umweltschutz

- ✓ Dieses Buch ist auf **chlorfrei** gebleichtem und holzfreiem (= alterungsbeständigem) Papier gedruckt.
- ✓ Auf den Einsatz von **Kunststofffolien** zum Versand und Verkauf haben wir bewusst **verzichtet** (das akademische Wissen lässt sich durch die im Buchhandel üblichen „Frischhaltefolien“ für Bücher nicht konservieren, sondern bedarf der ständigen Überarbeitung und Aktualisierung).
- ✓ Der Versand erfolgt in **wiederverwertbaren Kartonagen**, hergestellt aus Recycling-Material, ohne Kunststoffeinsätze zur Polsterung und Verpackung.

NEUROLOGIE

NEUROLOGISCHE UNTERSUCHUNG

Die neurologische Untersuchung setzt sich zusammen aus der **Anamnese** und der **körperlichen Untersuchung**. Sie entscheidet über die weitere **apparative Diagnostik**. Für die/den noch nicht Geübte/en empfiehlt sich zum Verständnis zuerst das Kapitel **neurologisch-topische Diagnostik** durchzuarbeiten, um Befunde den neuro-anatomischen Strukturen zuordnen zu können und ihre Pathophysiologie zu verstehen.

ANAMNESE UND PSYCHOPATHOLOGISCHER BEFUND

Anamnese:
- ⇒ **Beginn der Erkrankung** und erste Symptome
- ⇒ Bisheriger **Verlauf** der Erkrankung bis zum jetzigen Zeitpunkt mit Symptomdauer, Intensität, Begleiterscheinungen, Amnesien
- ⇒ Frühere (eigene) Anamnese: **Vorerkrankungen**, frühere Operationen, früheres **Schädel-Hirn-Trauma**
- ⇒ Familienanamnese: Erkrankungen von Eltern, Großeltern, Geschwistern, bekannte **Erbkrankheiten** in der Familie
- ⇒ Medikamente: Regelmäßiger Gebrauch von Schlafmitteln, Laxanzien, Schmerzmitteln, hormonale Kontrazeptiva (+ Nikotin?), Antiepileptika, Antihypertonika?
- ⇒ Risikofaktoren: **Alkohol, Nikotin**, Drogen, toxische Substanzen und sonstige Risikofaktoren wie **arterielle Hypertonie** od. Hypotonie, koronare Herzkrankheit, Herzrhythmusstörungen, arterielle Verschlusskrankheit, Varikosis, **Diabetes mellitus**, Adipositas, Hyperlipidämie, Hyperurikämie, Hyper- od. Hypothyreose
- ⇒ Allergien: Antibiotika, Kontrastmittel, Jod, Nahrungsmittel, Metalle, Staub (Milben), Pollen (saisonale Rhinitis), Asthma bronchiale?
- ⇒ Vegetativum: **Miktion** (Störung der Urinentleerung wie Harnretention, Inkontinenz, Pollakisurie = häufiger Entleerungsdrang kleiner Urinmengen) und **Stuhlgang**, Schwitzen, Appetit, Durst, **Schlaf** (Ein- od. Durchschlafstörungen), Libido- u. Potenzverlust (Männer auch nach Störungen der Erektion und Ejakulation fragen)

Soziale Anamnese:
- * Familienstand, Kinder
- * Beruf (Gefährdungspotential) od. Rente/Frührente, Arbeitslosigkeit, Hobbys
- * Selbstversorgung od. Fremdversorgung, Wohnung im Erdgeschoss oder viele Treppen

Fremdanamnese:
- Durch Bezugspersonen, z.B. Eltern od. Pflegepersonen, Ehegatte, Freund/in
- Durch Beteiligte, z.B. bei Unfällen

Psychopathologischer Befund:

Bei einer neurologischen Untersuchung genügen hier **orientierende Angaben**. Für ein ausführliches Interview eines psychiatrischen Patienten siehe Kapitel psychiatrische Exploration.

- ♦ Bewusstsein: **Klar, ansprechbar, antwortet adäquat auf Fragen** oder Verwirrtheit, Desorientiertheit, Delir (= Verwirrtheit, motorische Unruhe, Halluzinationen, vegetative Symptome), Somnolenz (= abnorme Schläfrigkeit, nur verlangsamte Reaktion bei forcierter Ansprache), Sopor (= abnorme tiefe Schläfrigkeit, Reaktion nur noch bei Schmerzreiz), Koma (= durch äußere Reize nicht mehr erweckbar)
- ♦ Orientierung: Frage zu **Person** (wie heißen Sie?), **Ort** (wo sind Sie hier?), **Zeit** (Jahr, Jahreszeit, Monat, Tag, Uhrzeit?) und **Situation** (was tun Sie hier?) sollten adäquat beantwortet werden
- ♦ Mnestische Funktion: **Gedächtnis**, Intelligenz, Konzentrationsfähigkeit orientierend beurteilen
- ♦ Grundstimmung und Antrieb: **Ausgeglichen** oder subdepressiv, depressiv oder manisch

HIRNNERVEN

Allg: ⇒ Es werden alle Hirnnerven **im Seitenvergleich** geprüft.

⇒ Einige Tests prüfen mehrere Hirnnerven gleichzeitig (z.B. Augenfolgebewegungen, Reflexe). Bei pathologischem Befund muss geklärt werden welcher Hirnnerv für den Ausfall verantwortlich ist.

HN: I. **Trac.olfactorius: Geruchsinnprüfung** jeder Seite einzeln bei geschlossenen Augen mit aromatischen Riechstoffen (z.B. Kaffee, Anis, Seife, Zimt, Vanille, Teer, Zitrone, Pfefferminze) ⇨ Hyposmie (= Geruchsminderung) bis Anosmie (= Geruchlosigkeit). Ammoniak sollte zur Überprüfung der Mitarbeit des Pat. bei Anosmie zusätzlich getestet werden (wird über sensible Fasern der Nasenschleimhaut durch den V. HN wahrgenommen)

II. **N.opticus:** Fingerperimetrische **Gesichtsfeldbestimmung** zur groben Orientierung (der Untersucher bewegt seine Finger und beginnt hinter dem Kopf des Pat. und führt die Hand dann langsam in das Gesichtsfeld des Pat. Dieser gibt an, wenn er eine Bewegung wahrnimmt, s. Abb. Normal sind temporal bis 90° wahrnehmbar. Zur Übersicht möglicher Gesichtsfelddefekte s. Kapitel Hirnnervenläsionen)

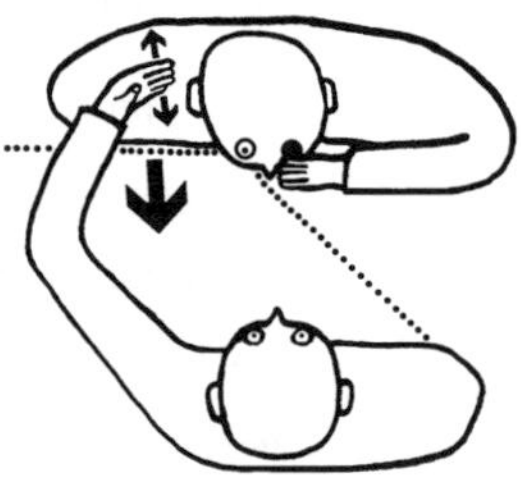

Fingerperimetrie

Visusbestimmung = Sehtest und Farbsehen mit standardisierten Sehtafeln (Zahlentafeln, Ishihara-Tafeln)

Spiegelung des **Augenhintergrundes** mit dem Augenspiegel zu Beurteilung des Fundus, der Papille (Stauungspapille bei Hirndrucksteigerung, temporale Abblassung bei Multipler Sklerose) und des Gefäßstatus (z.B. Fundus hypertonicus), Extravasionen (z.B. bei Fundus diabeticus)

III. **N.oculomotorius:** Prüfung der **Bulbusbewegungen** (der Patient verfolgt den Finger des Untersuchers in alle Richtungen, außer nach lateral → N.abducens), **Konvergenz**bewegung (Pat. fixiert den Zeigefinger des Untersuchers, der ihn dann in Richtung Patientennase bewegt) und Akkommodation (Nahsehen), Frage nach Doppelbildern

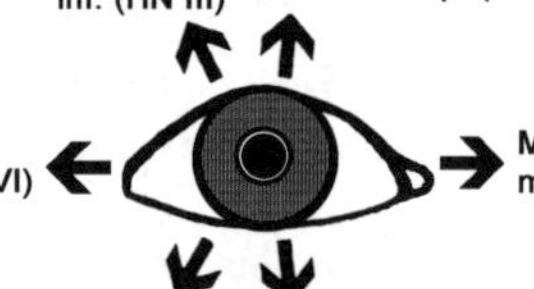

Pupille rund / isokor (= beidseitig gleich weit) / mittelweit?, **Pupillenreaktion** auf Licht (**direkte** Lichtreaktion und **konsensuelle Reaktion** d. gegenseitigen Auges)

IV. **N.trochlearis:** Prüfung der **Bulbusbewegung** nach unten außen (M.obliquus sup.)

V. **N.trigeminus: Sensibilität im Gesicht** im Seitenvergleich, Druckschmerzhaftigkeit der Trigeminus-Nervenaustrittspunkte (NAP, V1-3, s. Abb.)

Sensibilität der Kornea = **Kornealreflex** (Fremdreflex, Reflexantwort über VII. HN): Reizung der Kornea mit einem Wattestäbchen führt zum Lidschluss

Motorisch: **M.masseter** u. M.temporalis (Kieferschluss ⇨ M.masseter im Wangenbereich beiderseits zu tasten) u. M.pterygoideus lat. (Öffnen des Kiefers, einseitige Lähmung ⇨ Kieferverschiebung beim Öffnen zur gelähmten Seite), **Masseterreflex** (einziger MER im Kopf-Hals-Bereich: Schlag auf den aufgelegten Finger des Untersuchers auf die locker herunterhängende Mandibula des Pat. ⇨ Reflexantwort spürbar als M.masseter-Aktivität mit Kieferschluss, s. auch Kapitel Reflexe), Unterkiefertremor

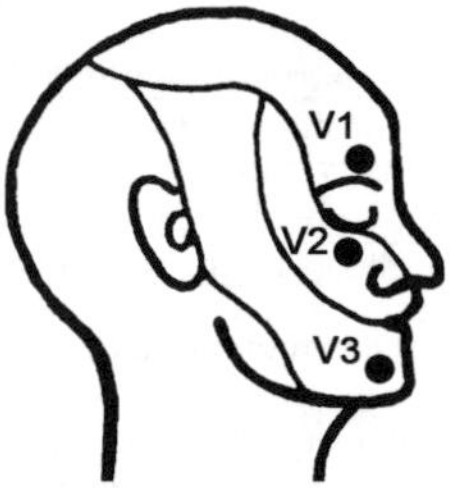

Geschmacksinnprüfung (die Geschmacksfasern des N.facialis legen sich dem N.lingualis des N.trigeminus an und können bei peripherer Läsion mitgeschädigt werden)

VI. **N.abducens:** Prüfung der **Bulbusbewegung** nach lateral (M.rectus lat.), Frage nach parallelen Doppelbildern

VII. **N.facialis:** Motorisch: **mimische Muskulatur** (Prüfung: Stirnrunzeln, Augen schließen und fest zukneifen lassen, Nase rümpfen, Zähne zeigen, lächeln, Mund spitzen, pfeifen, Wangen aufblasen, Mundwinkel nach unten ziehen)

Hyperakusis bei Parese des M.stapedius (schepperndes Geräusch im Ohr)

CHVOSTEK-Zeichen (Fazialiszeichen): Beklopfen des Fazialis-Stamm vor dem Ohr führt zu Zuckungen im Innervationsgebiet bei neuromuskulärer Übererregbarkeit (z.B. Tetanie, Hyperthyreose)

Sensibilitätsstörungen (Mittelohr, Gehörgang, variable Anteile am Ohr od. lokal dahinter)

Geschmacksinnprüfung (Gustometrie) der vorderen 2/3 der Zunge: süß (= Zucker), sauer (= Essig), salzig (= Kochsalz), bitter (= Chinin)

Prüfung der **Tränensekretion** (= **SCHIRMER-Test**) mit einem am Unterlid eingehängten Filterpapierstreifen ⇨ Tränenfluss beeinträchtigt bei Fazialis-Läsion vor dem Ggl.geniculi (danach wird der parasympathische N.petrosus major des N.facialis im Ggl.pterygopalatinum umgeschaltet und die Fasern ziehen mit dem N.trigeminus zur Glandula lacrimalis) oder bei Sicca-Syndrom, normal in 5 Min. 10-20 mm, pathologisch <5 mm u. bei Seitendifferenz.

VIII. **N.vestibulocochlearis** (klinisch oft auch N.statoacusticus genannt):

Gleichgewichtssinnprüfung (s. Kapitel Koordination), Nystagmus (physiologisch ist der **optokinetische Nystagmus** durch Vorhalten einer schwarz-weiß gestreifte Drehtrommel = langsame Phase in Drehrichtung der Trommel, schnelle Phase entgegengesetzt, Abb. s.u. Kapitel Koordination). Pathologisch sind ein spontaner Nystagmus oder ein Nystagmus nach Kopfdrehbewegungen in allen Richtungen unter der **FRENZEL-Brille** (= beleuchtete Lupenbrille, verhindert die Blickfixation des Pat.).

Orientierende Prüfung des **Hörvermögens:** Flüstersprache, Reiben der Finger vor dem Ohr, Uhrticken, Versuch nach RINNE (Aufsetzen der Stimmgabel auf dem Mastoid, der Pat. gibt an wenn er nichts mehr hört, dann Stimmgabel sofort vor das Ohr halten, der Pat. sollte dann wieder etwas hören, da die Luftleitung im Normalfall besser als die Knochenleitung ist = RINNE positiv) u. WEBER (Aufsetzen der Stimmgabel in der Mitte auf dem Kopf, s. Abb. ⇨ pathologisch ist eine angegebene Lateralisierung = Verstärkung zur kranken Seite bei Mittelohrprozess, Verstärkung zur gesunden Seite bei Innenohrschädigung der Gegenseite). Trommelfellspiegelung.

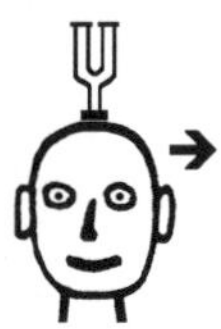

Weber-Versuch

IX. **N.glossopharyngeus:** Sensibilität im Rachen = **Würgreflex** (auch Gaumenreflex genannt, Fremdreflex ⇨ Reflexantwort über X. HN), **Geschmacksinnprüfung** (hinteres 1/3 der Zunge, bitter = Chinin)

Motorisch: Gaumensegelmuskulatur (hebt sich beim Phonieren („aaa") gleichseitig, pathologisch: zur gesunden Seite verzogen = **Kulissenphänomen**, signe de rideau, s. Abb.)

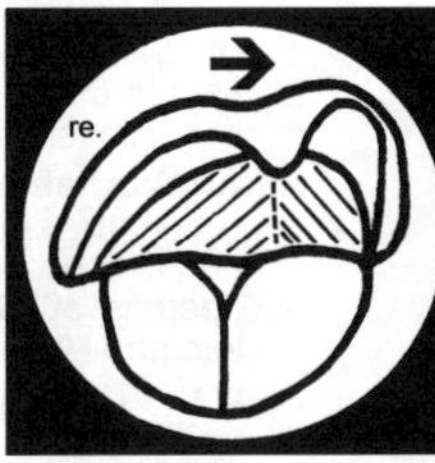

Kulissenphänomen nach links (rechte Seite paretisch)

X. **N.vagus:** Heiserkeit (einseitige N.laryngeus recurrens-Schädigung) bis hin zur Aphonie (beidseitig), Schluckstörungen (ggf. Ösophagusbreischluck unter Röntgen-Durchleuchtung), Würgreflex (⇨ motorische Antwort auf Reizung des IX. HN), Kulissenphänomen der Muskulatur der Rachenhinterwand

vegetativ: Tachykardie/Arrhythmie

XI. **N.accessorius:** Schulterheben (**M.trapezius**), pathologisch: Schultertiefstand und Verschiebung nach vorne (der betroffene Arm erscheint beim Herabhängen dadurch länger), Kopfdrehung zur Gegenseite erschwert (**M.sternocleidomastoideus**)

XII. **N.hypoglossus: Zungenmuskulatur** ⇨ Zunge herausstrecken lassen (bei einseitiger Läsion Abweichung zur gelähmten Seite, da die Muskulatur der gesunden Seite die Zunge zur gelähmten Seite drückt). Zunge nach allen Richtungen schnell hin und her bewegen lassen. Auf Faszikulationen (u. evtl. Fibrillationen, nur an der Zunge sichtbar), einseitige Zungenatrophie achten.

MOTORIK

Allg: ⇒ Achten auf **sichtbare motorische Paresen**, **Haltungsbesonderheiten**, Fehlstellungen, muskuläre **Atrophien** (= Muskelschwund, bei Anhalt dafür: Palpation der Muskulatur und Messung der Umfänge im Seitenvergleich), **normale Mitbewegungen**, Schonung einer Körperseite, unwillkürliche Bewegungen (Tremor, Bewegungsunruhe), evtl. Anfertigung eines **Muskelstatus** einer betroffenen Muskelregion (s.u.)

Faszikulationen = sichtbare Muskelzuckungen ohne Bewegungseffekt. Entkleideten Patienten mehrere Minuten beobachten. Auftreten nur bei Schädigung von Motoneuronen im Vorderhorn des Rückenmarks oder des peripheren Nerven (nicht bei zentraler Lähmung)

Fibrillationen: Kontraktion einzelner Muskelfasern ohne Bewegungseffekt, nur im EEG sichtbar (Ausnahme: evtl. an der Zunge sichtbar)

Myokymien: kurze Bewegungswoge der Muskulatur ohne pathologische Relevanz

⇒ **Motorische Schnelltestung** der wichtigsten Muskelgruppen (s.u.)

⇒ **Vorhalteversuche** zur Beurteilung zentraler Lähmungen (s.u.)

⇒ **Feinmotorik**, Sprechen und Artikulation sollten beurteilt werden

⇒ **Muskeltonus**: normal; hyperton = Spastik (Schädigung zentralmotorischer Pyramidenbahn u. extrapyramidal-motorischer Bahnen) od. Rigor (Parkinson-Syndrom); hypoton = schlaff (periphere Läsion od. Kleinhirnschädigung)

⇒ Reflexstatus der Muskeleigenreflexe und pathologische Reflexe (s.u. Kapitel Reflexe)

⇒ Bewegungskoordination (s.u. Kapitel Koordination)

Pathol: – Man unterscheidet prinzipiell **zentrale** und **periphere Lähmungen** mit typischen motorischen Effekten (s. neurologisch-topische Diagnostik)

– **Extrapyramidal-motorische Störungen** (s. dort)

– **Myopathien** (direkte Störungen des Muskels, des Muskelstoffwechsels oder der neuromuskulären Endplatte, s. dort)

Diag: 1. **Grobe Kraft und motorische Schnelltestung:** Dem Patienten die Bewegungen vormachen und verbal beschreiben. Alle Tests **immer im Seitenvergleich** durchführen:

Obere Extremität:

- Arm im Schultergelenk in allen Ebenen bewegen lassen (Ante-, Retroversion, Abduktion + Elevation (= Abduktion über die Horizontale), Adduktion, Rotation)
- Mit gekreuzten Armen soll der Patient die gekreuzten Hände des Untersuchers beidseitig gleichzeitig drükken. Einseitige Schwäche ist erkennbar.
- **Armvorhalteversuch** = AHV. Der Patient steht (sitzt od. liegt), er soll beide Arme in Supinationsstellung nach vorne strecken, die Augen schließen und mindestens 30 Sek. lang diese Position beibehalten ⇨ leichtes Absinken, Beugung im Ellenbogengelenk und Pronation eines Armes sind Zeichen für eine leichte zentrale Lähmung. Sie wird vom Patienten oft nicht bemerkt und kann vom Arzt bei nur oberflächlicher Untersuchung der Motorik übersehen werden.

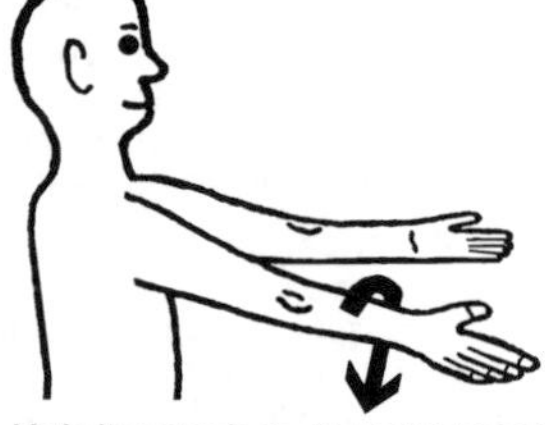

Vorhalteversuch, re. Arm pathologisch

- Vigorimeter = Mit einem Gummiball, angeschlossen an einen Druckmesser, kann die Veränderung der Faustschlusskraft im Verlauf einer Behandlung geprüft werden.

Untere Extremität:

- **Fußspitzengang** zur Überprüfung der Plantar-Flexoren
- **Fersengang** zur Überprüfung der Dorsal-Extensoren
- **Einbeinstand** und -hüpfen, auf Stuhl steigen lassen oder Treppe hochgehen lassen zur Überprüfung der Oberschenkel- und Hüftmuskulatur
- **Beinhalteversuch** = BHV. Patient liegt auf dem Rücken. Beide Beine werden in Hüfte und Knie rechtwinklig gebeugt. Bei geschlossenen Augen soll Patient die Stellung

mindestens 30 Sek. halten. Schwanken od. Absinken eines Unterschenkels = Zeichen für eine leichte zentrale Lähmung.

2. **Prüfung der Feinmotorik:**

   Alle Tests sollten **immer im Seitenvergleich** durchgeführt werden. Zeitliches Abstoppen einer Übung kann zur Beurteilung des Erfolgs im Verlauf einer Behandlung dienen. Fordern Sie den Patienten zu folgenden Handlungen auf:

   - **Finger-Daumen-Abfolgebewegung:** Setzen Sie nacheinander Ihre Finger II-V auf die Daumenspitze und beginnen sie wieder von vorne, erst langsam, dann immer schneller, bis es schneller nicht mehr geht
   - Bewegen Sie ihre herausgestreckte **Zunge schnell hin und her**, knöpfen Sie ihre Jacke auf und zu, ziehen Sie Ihre Uhr auf, heben Sie eine Nadel von der flachen Unterlage auf
   - Klavierspiel: Halten sie ihre Hände nach vorne. Bewegen Sie Ihre Finger, als ob Sie Klavier spielen würden
   - Zehenspiel: Bewegen Sie so schnell wie möglich Ihre Fußzehen
   - Fußwalzer: Dum-da-da ist der Rhythmus, den Sie mit Ihrem Fuß tappen sollen. Setzen sie erst die Fußspitze auf (= dum) und dann tappen Sie 2x mit ihrer Fußferse auf (= da-da).

3. **Prüfung des Muskeltonus:**

   Test auf **passive Muskeldehnung:** Der Patient liegt auf dem Rücken und die zu untersuchende Muskulatur muss unbedingt **entspannt** sein. Der Untersucher dehnt den entspannten Muskel passiv, er muss dies mehrmals und verschieden schnell durchführen. Aktiviert wird der tonische Dehnungs-Eigenreflex. Durch die Dehnung werden die Muskelspindeln innerhalb der quergestreiften Muskelfasern gedehnt. Die sensiblen Muskelspindel-Fasern aktivieren die α-Motoneuronen. Der dadurch entstehende Muskelwiderstand wird vom Untersucher als erhöht oder erniedrigt empfunden. Untersucht werden sollten:

   - Hals- und Nackenmuskulatur durch Drehung des Kopfes, Hochheben und Fallenlassen des Kopfes auf das Bettkissen im Liegen
   - Passive Bewegungen im Ellenbogengelenk und Kniegelenk

   Pendelteste:

   - Obere Extremität: Der Patient steht. Die Schultern des Patienten werden vom Untersucher hin und her bewegt. Die Pendelbewegungen der Arme werden im Seitenvergleich beurteilt. Ein Arm mit hypotoner Muskulatur wird länger und stärker schwingen (z.B. bei ipsilateraler Kleinhirnschädigung).
   - Untere Extremität: Der Patient sitzt auf einer Liege, einem Tisch oder dem Bett, sodass seine Unterschenkel frei baumeln können. Der Untersucher stößt den Unterschenkel des Patienten an. Pendelt ein Unterschenkel häufiger als auf der gesunden Seite (>5-7 mal), so ist dies ein Hinweis auf einen erniedrigten Muskeltonus = Hypotonus. Pendelt der Unterschenkel weniger (<5-7 mal) ist der Muskeltonus eher erhöht = Hypertonus.

   Hypertonus der Muskulatur:

   - **Rigor** = **wächserner** Widerstand: Der Untersucher hat als Widerstandsempfinden das Gefühl ein weiches Bleirohr zu biegen, Wachs oder festen Teig zu kneten. Der erhöhte Muskelwiderstand ist schon in Ruhe vorhanden und unabhängig von der Stellung in der sich die Gliedmaßen befinden. Bei passiver Bewegung der Extremitäten gibt der Widerstand häufig mit einem zahnradartigen Rucken nach (sog. **Zahnradphänomen**) Pathol: typisches Vorkommen bei extrapyramidal-motorischer Störung (PARKINSON-Syndrom).
   - **Spastik** = **federnder** Widerstand: Der Untersucher bemerkt am Anfang bei der passiven Bewegung einer Gliedmaße einen Anstieg des Muskelwiderstands, der dann plötzlich **taschenmesserartig** nachläßt. Pathol: Vorkommen bei zentraler Parese, z.B. nach Apoplexie.

Muskelstatus

Bei besonderer Fragestellung (isolierte Läsion eines Nerven, muskuläre Atrophie eines speziellen Muskels oder Muskelgruppe) können verschiedene Tests durchgeführt werden, die bei einer „normalen“ neurologischen Untersuchung **keine Routine** sind. Die **selektive Prüfung von Bewegungen und Muskeln** erfolgt **immer im Seitenvergleich**. Die Sehnen der Muskeln sollten jeweils während der Kontraktion getastet werden.
Parese = Minderung der Kraft, Paralyse od. Plegie = völliger Ausfall des betroffenen Muskels

Beweglichkeit immer passiv und aktiv prüfen: Aktiv ⇨ Kraftgrade

Bewertungsskala für die aktive Kraftprüfung (Kraftgrade):
5 = normale Kraft
4 = Bewegung gegen leichten Widerstand möglich
3 = Anheben gegen die Schwerkraft möglich
2 = schwache Muskelbewegung nur unter Aufhebung der Schwerkraft
1 = sichtbare Muskelkontraktionen aber kein Bewegungseffekt
0 = keine Muskel-Kontraktion sichtbar, keine Muskelaktivität
Plus (+) und Minus (-) Graduierung dient ggf. der noch feineren Abstufung bei Kraftgrad 5-3

Obere Extremitätenmuskulatur:

- **Oberarmabduktion/-elevation:** Patient steht oder sitzt und hält die Arme in „Strammstehhaltung“ herabgestreckt seitlich am Körper. Die Arme sollen dann seitlich angehoben werden, während der Untersucher Widerstand dagegen leistet. Die ersten 20-30° der Abduktion erfolgen v.a. durch den **M.supraspinatus (C4 - C6, N.suprascapularis)**. Abduktion >30° erfolgt v.a. durch den **M.deltoideus (C5 - C6, N.axillaris)**.
- **Oberarmadduktion:** Patient steht oder sitzt und hält die Arme in „Segelflieger-Position“ seitlich weggestreckt. Gegen den Widerstand des Untersuchers soll er die Arme nach unten führen. Getestet werden v.a. **M.pectoralis major (C5 - C7, Nn.pectorales** medialis und lateralis) und **M.latissimus dorsi (C6 - C8, N.thoracodorsalis)**.
- **Oberarmaußenrotation:** Patient hält den Oberarm in einer „Skistock-Position“ seitlich am Körper und hat den Ellenbogen rechtwinklig gebeugt. Danach führt er die Hände nach außen, gegen den Widerstand des Untersuchers. Getestet wird v.a. der **M.infraspinatus (C4 - C6, N.suprascapularis)**.
- **Oberarminnenrotation:** Patient hält den Oberarm in einer „Skistock-Position“ seitlich am Körper und hat den Ellenbogen rechtwinklig gebeugt. Danach führt er die Hände nach innen, gegen den Widerstand des Untersuchers. Getestet werden v.a. **M.subscapularis (C5 - C7, N.subscapularis)** und **M.teres major (C6 - C8, N.thoracodorsalis)**.
- **Ellenbogenflexion:** Patient bringt beide Arme parallel in eine „Rennradlenker-Halteposition. Erreicht wird dadurch eine rechtwinklige Ausgangs-Beugestellung. Beugt der Patient aus dieser Stellung bei supiniertem Unterarm gegen den Widerstand des Untersuchers, wird v.a. der **M.biceps brachii** getestet **(C5 - C6, N.musculocutaneus)**. Beugt der Patient aus mittlerer Unterarmstellung (pronierter Arm) gegen den Widerstand des Untersuchers, wird v.a. der **M.brachioradialis** getestet **(C5 - C6, N.radialis)**.
- **Ellenbogenextension:** Patient bringt beide Arme parallel in eine „Rennradlenker-Halteposition. Erreicht wird dadurch eine rechtwinklige Ausgangs-Beugestellung. Der Patient streckt die Arme gegen den Widerstand des Untersuchers. Getestet wird der **M.triceps brachii (C7 - C8, N.radialis)**.
- **Handgelenksflexion:** Patient hält beide Hände gestreckt vor den Körper mit den Handrücken Richtung Raumdecke. Der Untersucher leistet Widerstand an der Handfläche des Patienten. Der Patient beugt dann seine Handflächen nach unten. Der Untersucher tastet gleichzeitig die Beugesehnen am Unterarm. Getestet werden v.a. **M.flexor carpi radialis (C7 - C8, N.medianus)** u. **M.flexor carpi ulnaris (C8 - Th1, N.ulnaris)** von der oberflächlichen Beugergruppe.
- **Handgelenksextension:** Patient hält beide Hände gestreckt vor den Körper mit dem Handrücken Richtung Raumdekke. Der Untersucher drückt den Handrücken des Patienten Richtung Boden, während der Patient dagegendrückt. Der Untersucher tastet gleichzeitig die Sehnen der Streckmuskulatur am Unterarm. Getestet werden v.a. der **M.extensor carpi ulnaris (C7 - C8, N.radialis)** von der oberflächlichen Streckergruppe und die **Mm.extensor carpi radialis** longus und brevis **(C7 - C8, N.radialis)** von der radialen Streckergruppe.
- **Fingerflexion:** Patient legt seinen Arm auf eine Unterlage mit der Handfläche Richtung Raumdecke. Der **M.flexor digitorum superficialis (C7 - Th1, N.medianus)** endet am Finger**mittel**glied. Um ihn zu untersuchen, drückt der Untersucher das proximale Fingerglied mit seiner linken Hand auf die Unterlage. Mit der rechten Hand leistet er Widerstand am mittleren Fingerglied während der Patient die Finger Richtung Raumdecke beugt. **Der M.flexor digitorum profundus (C7 - C8, N.medianus)** endet am Finger**end**glied. Um ihn zu untersuchen, drückt der Untersucher das mittlere Fingerglied mit seiner linken Hand auf die Unterlage. Mit der rechten Hand leistet er Widerstand am Fingerendglied, während der Patient die Finger Richtung Raumdecke beugt.
- **Fingerextension:** Patient legt seine Handflächen auf eine Unterlage. Der Untersucher drückt das Handgelenk des Patienten mit seiner linken Hand auf die Unterlage. Mit der rechten Hand leistet er Widerstand an der Dorsalseite der Patientenfinger. Jetzt soll der Patient seine Finger strecken, d.h. von der Unterlage abheben. Getestet werden v.a. der **M.extensor digitorum communis (C7 - C8, N.radialis)** von der oberflächlichen Streckergruppe.

- **Fingerabduktion** = Fingerspreizung: Patient spreizt die Finger maximal, der Untersucher drückt Zeigefinger und kleinen Finger des Patienten zusammen. Getestet werden v.a. **Mm.interossei dorsales (C8 - Th1, N.ulnaris)** und **M.abductor digiti minimi (C8 - Th1, N.ulnaris).**
- **Fingeradduktion:** Patient spreizt die Finger maximal als Ausgangsstellung. Der Untersucher setzt sein Daumenendglied gegen sein Zeigefingerendglied. Seine Finger legt er so nacheinander in die Fingerzwischenräume der Patientenhand. Der Patient übt Druck auf die beiden Untersucherfinger aus. Getestet werden **Mm.interossei palmares (C8 - Th1, N.ulnaris)** und **M.adductor pollicis (C8 - Th1, N.ulnaris).**
- **Daumenabduktion:** Der Patient soll seinen Daumen im rechten Winkel von der übrigen Hand wegführen, der Untersucher setzt Widerstand dagegen. Getestet wird der **M.abductor pollicis brevis (C8 - Th1, N.medianus).**
- **Daumenadduktion:** Patient streckt seinen Daumen und führt ihn im rechten Winkel zur übrigen Hand, gegen den Widerstand des Untersucherfingers. Getestet wird der **M.adductor pollicis brevis (C8 - Th1, N.ulnaris).**
- **Daumenopposition:** Patient führt Daumenspitze im Bogen zum proximalen Glied seines kleinen Fingers, gegen den Widerstand des Untersucherfingers. Getestet wird der **M.opponens pollicis (C8 - Th1, N.medianus).**

Bauchmuskulatur:

- Patient pressen oder husten lassen. Untersucher tastet beiderseits die Bauchmuskeln auf Schwäche.
- **Beevor-Zeichen:** Patient liegt auf dem Rücken. Ohne die Arme zu benutzen, soll er seinen Oberkörper aufrichten. Bei Schwäche einer Seite, verzieht sich die Bauchdecke zur anderen (gesunden) Seite. Getestet werden die **Bauchmuskeln (Nn.intercostales und Plexus lumbalis L1 - L3).**

Untere Extremitätenmuskulatur:

- **Hüftflexion:** Patient liegt in Rückenlage mit gestreckten Beinen. Er beugt in der Hüfte durch Anheben der Beine. Untersucher leistet Widerstand dagegen. Getestet wird v.a. der **M.iliopsoas (L1 - L3, N.femoralis).**
- **Hüftextension:** 1. Möglichkeit: Patient liegt in Rückenlage mit gestreckten Beinen. Er überstreckt in der Hüfte durch Einstemmen des Beins in die Unterlage. Untersucher gibt Widerstand dagegen

  2. Möglichkeit: Patient liegt in Bauchlage mit gestreckten Beinen und hebt jeweils eines Richtung Raumdecke. Der Untersucher drückt dagegen. Getestet wird v.a. der **M.gluteus maximus (L5 - S2, N.gluteus inferior).**
- **Hüftabduktion:** 1. Möglichkeit: Patient liegt in Rückenlage mit gestreckten Beinen. Er spreizt das Bein zur Seite nach außen ab, während der Untersucher Widerstand in Kniegelenkhöhe gibt. Beide Beine können gleichzeitig getestet werden

  2. Möglichkeit: Patient liegt in Seitenlage mit gestreckten Beinen. Er hebt das obere Bein Richtung Raumdecke an, während der Untersucher in Kniegelenkhöhe dagegen drückt. Getestet werden v.a. **M.gluteus medius + minimus** und **M.tensor fasciae latae (L4 - S1, N.gluteus superior).**
- **Hüftadduktion:** Patient liegt in Rückenlage mit gestreckten und abgespreizten Beinen. Er führt gleichzeitig beide Beine zusammen, während der Untersucher beiderseits von innen Widerstand in Kniegelenkhöhe gibt. Getestet wird die Adduktorengruppe **(L2 - L4, N.obturatorius).**
- **Knieflexion:** 1. Möglichkeit: Patient liegt in Rückenlage mit in Hüfte und Knie gebeugten Beinen. Er zieht die Ferse Richtung Gesäß. Der Untersucher gibt Widerstand dagegen.

  2. Möglichkeit: Patient liegt in Bauchlage mit im Kniegelenk leicht vorgebeugtem Bein. Er soll die Beugung verstärken während der Untersucher dagegen hält. Getestet wird die **ischiokrurale Muskulatur** (M.biceps femoris, M.semitendinosus und M.semimembranosus, **L5 - S2, N.ischiadicus).**
- **Knieextension:** Patient liegt in Rückenlage. Sein Bein ist in Hüfte und Knie gebeugt. Er streckt das Bein im Kniegelenk gegen den Widerstand des Untersuchers. Getestet wird der **M.quadriceps femoris (L2 - L4, N.femoralis).**
- **Fußplantarflexion:** Patient liegt in Rückenlage. Er bewegt die Fußspitze Richtung Boden, während der Untersucher an der Fußsohle dagegen hält. Getestet wird v.a. der **M.triceps surae (L5 - S2, N.tibialis).**
- **Fußdorsalextension:** Patient liegt in Rückenlage. Er bewegt die Fußspitze Richtung Körper, während der Untersucher am Fußrücken dagegen hält. Getestet wird v.a. der **M.tibialis anterior (L4 - L5, N.peroneus profundus).**
- **Fußsupination** (= Inversion): Patient liegt in Rückenlage. Er rotiert den medialen Fußrand nach innen, der Untersucher gibt Widerstand dagegen. Getestet wird v.a. der **M.tibialis posterior (L4 - L5, N.tibialis).**
- **Fußpronation** (= Eversion): Patient liegt in Rückenlage. Er rotiert den lateralen Fußrand nach außen, der Untersucher gibt Widerstand dagegen. Getestet wird v.a. die **Peroneusgruppe** (Mm.peroneus longus und brevis, **L5 - S1, N.peroneus superficialis).**
- **Fußzehenplantarflexion:** Patient bewegt seine Fußzehen nach unten, der Untersucher gibt Widerstand dagegen. Getestet werden v.a. **Mm.flexor digitorum** longus und brevis (Fußzehen II-V), **M.flexor hallucis longus** (Großzehe) und die kleinen **Muskeln der Fußsohle (L5 - S2, N.tibialis).**
- **Fußzehendorsalextension:** Patient bewegt seine Fußzehen II-V Richtung Körper, der Untersucher gibt Widerstand dagegen. Getestet werden v.a. die **Mm.extensores digitorum** longus u. brevis **(L5 - S1, N.peroneus profundus).**
- **Großzehendorsalextension:** Patient bewegt seine Großzehe Richtung Körper, der Untersucher gibt Widerstand dagegen. Getestet werden der **M.extensor hallucis** longus u. brevis (Kennmuskel **L5, N.peroneus profundus).**

REFLEXE

Allg: ⇒ Man unterscheidet prinzipiell **physiologische** und **pathologische** Reflexe (engl. reflex od. jerk, zur Pathophysiologie s. auch neurologisch-topische Diagnostik)

⇒ Die physiologischen Reflexe werden eingeteilt in **Eigenreflexe** und **Fremdreflexe**

⇒ Reflexe sind der Willkür nicht unterliegende Antworten der Muskulatur auf äußere Stimuli. Eigenreflexe ermüden nicht, die Untersuchung erfolgt **in Mittelstellung** der Muskulatur. Reflexe können **abgeschwächt** oder **gesteigert** sein. Wichtig (⇨ pathologisch) ist bei allen Reflexuntersuchungen die Beurteilung einer **Seitendifferenz**.

⇒ **„Gesteigerte" Reflexe** = besonders starke Reflexantwort, die nur pathologisch ist, wenn die übrigen Reflexe normal oder abgeschwächt sind.

⇒ **Verbreiterte Reflex-Zone (VRZ)** = Auslösbarkeit eines Reflex auch weiter distal oder lateral des normalen Reflexauslösepunktes, zur Pathologie gilt das gleiche wie beim gesteigerten Reflex. Beispiel: Der Patellarsehnenreflex wird im Normalfall ausgelöst durch Beklopfen der Quadrizepssehne unterhalb der Patella, eine VRZ liegt vor, wenn sich der Reflex bereits durch Beklopfen der unteren Schienbeinvorderkante auslösen lässt.

⇒ **Klonus** = Ausgelöster gesteigerter Muskeleigenreflex, der sich anschließend selbst unterhält, wodurch es zu klonischen Kontraktionen der betroffenen Muskulatur kommt. Ein **unerschöpflicher** Klonus ist pathologisch und findet sich meist bei Pyramidenbahnläsionen in Verbindung mit Hyperreflexie und Spastik sowie pathologischen Reflexen. Die beiden häufigsten Kloni sind der Patellarklonus (Quadrizepssehne) und der Fußklonus (Achillessehne), s.u.

Prüfung der Reflexe

1. **Patienten-Ausgangsposition:**
   Ideal ist die **Rückenlage** des Patienten. Seine Hände liegen entspannt auf dem Unterbauch, beide Beine sind gestreckt (andere Positionen werden bei den jeweiligen Reflexbeschreibungen zusätzlich erwähnt). Die Reflexauslösung muss immer im **Seitenvergleich** erfolgen, da die Reflexstärke von Patient zu Patient sehr verschieden sein kann. Der Gesunde zeigt im Seitenvergleich bei korrekter Lagerung keine Unterschiede. Die Reflexauslösung sollte jeweils **mehrmals** und mit unterschiedlicher Reflexhammerstärke wiederholt werden. Der **Reflexerfolg** muss **beobachtet** und **ertastet** (Anspannung der Muskulatur/Sehnen) werden.

2. **Bahnung des Reflexerfolgs:**
   Bei zu schwachem Reflexerfolg kann die Reflexantwort mit Hilfe des Patienten gebahnt, d.h. **verstärkt** werden. Sie können dem Patienten folgende Anweisungen geben:
   „Wenn ich jetzt sage, **beißen Sie die Zähne kräftig zusammen"** oder „kneifen Sie Ihre Pobacken zusammen" oder „haken Sie ihre Hände ineinander und ziehen Sie diese kräftig auseinander" = **JENDRASSIK-Handgriff** (s. Abb.). Auch ein Mitinnervation des betroffenen Muskels kann eine Reflexbahnung bewirken.

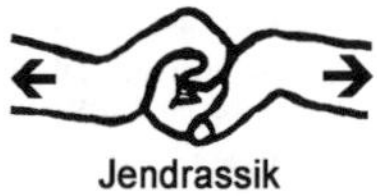

Jendrassik

3. **Dokumentation der Reflexstärke:**

- 0 = fehlend / **+ = normal** / ++ = lebhaft / +++ = sehr lebhaft gesteigert
- VRZ = verbreiterte Reflex-Auslösezone
- Kloni = pathologisch als unerschöpflicher Klonus

Eigenreflexe

Reflex ausgelöst durch Muskeldehnung (⇨ Reizung der Muskelspindeln = Propriozeption) mit anschließender **monosynaptischer Umschaltung** im Rückenmark und Aktivierung desselben gereizten Muskels = Rezeptor und Erfolgsmuskel sind **identisch**.

Im Folgenden alle wichtigen Eigenreflexe:

Masseterreflex (N.trigeminus, V3): Schlag auf den aufgelegten Finger des Untersuchers auf die locker herunterhängende Mandibula des Pat. Reflexantwort spürbar als M.masseter-Aktivität mit Kieferschluss. Bei einem Gesunden zeigt seine Reflexstärke im Normalfall das **Auslöse-Niveau aller Eigenreflexe** an („Eichreflex").

Obere Extremität

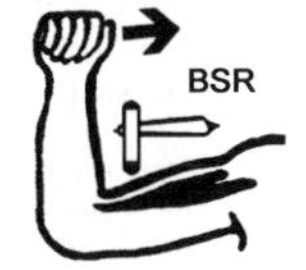

BSR ***Bizepssehnenreflex*** (C5-6, N.musculocutaneus): Patientenunterarm befindet sich angewinkelt in einer Stellung zwischen Pronation und Supination. Auf die distale Sehne des M.biceps brachii legt der Untersucher seinen Finger und beklopft diesen mit dem Reflexhammer (dadurch lässt sich auch ein schwacher Reflexerfolg tasten).

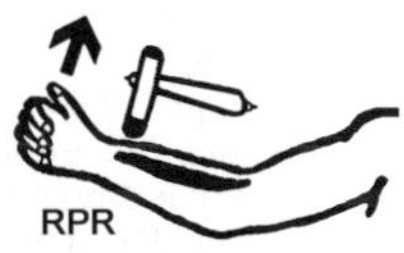

RPR ***Radiusperiostreflex*** (= Brachioradialis-Reflex, C5-6, N.radialis): Patientenunterarm ist angewinkelt und befindet sich in Supinations-Stellung. Untersucher schlägt mit dem Reflexhammer auf das distale 1/3 des Radius des Patientenarms (Ansatzstelle der Sehne des M.brachioradialis am Proc.styloideus radii). Reflexerfolg des M.biceps und des M.brachioradialis führt zur Flexion (Beugung) im Ellenbogengelenk und Pronation.

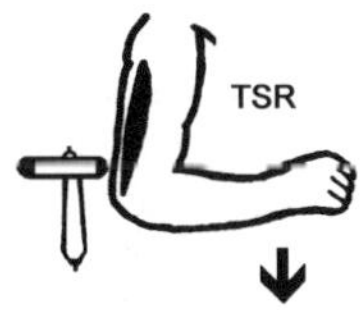

TSR ***Trizepssehnenreflex*** (C6-7, N.radialis): Der Ellenbogen des Patienten ist angewinkelt. Schlag auf die distale Sehne des M.triceps brachii direkt oberhalb des Olecranon führt zur Streckung des Patientenarmes.

Pronatorenreflex (C6-7, N.medianus): Schlag von innen auf den Proc.styloideus radii führt zur kurzen Pronationsbewegung.

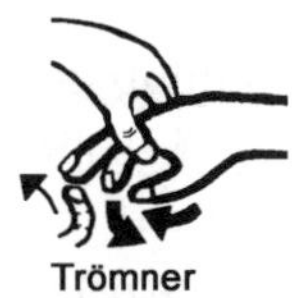

Trömner-Reflex (= Fingerbeugereflex, C7-8, N.medianus und N.ulnaris): Der Pat. hält seinen Arm vor sich und lässt die Hand locker nach unten hängen, der Untersucher umfasst mit seiner linken Hand den Handrücken des Pat. und schlägt mit den Fingern II-V seiner rechten Hand schnell von unten gegen die Fingerkuppen der Patientenhand. Die Folge ist eine anschließend Beugebewegung der Patientenfinger II-V, bei lebhaftem Reflexniveau des Patienten auch des Daumens.

Knipsreflex (auch HOFFMANN-Reflex genannt = Fingerbeugereflex, C7-8, N.medianus und N.ulnaris): Pat. hält seine Hand wie beim TRÖMNER-Reflex, Knipsen am Dig. III ⇨ Reflexantwort wie bei TRÖMNER-Reflex.

Untere Extremität

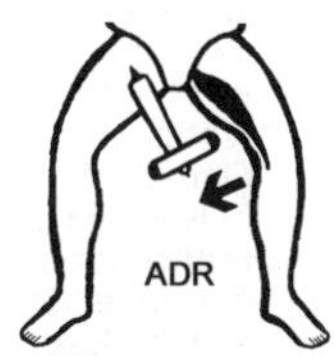

ADR ***Adduktorenreflex*** (L2-4, N.obturatorius): Die Patientenbeine sind leicht abduziert. Der Untersucher legt die Finger seiner linken Hand kurz oberhalb des Kniegelenkes auf die Innenseite des Patientenbeins (hier endet die Sehne des M.adductor magnus am Epicondylus medialis femoris). Mit dem Reflexhammer schlägt der Untersucher auf seinen Finger ⇨ Reflexantwort der Adduktoren des Oberschenkels führt zur Adduktionsbewegung im Hüftgelenk. Bei sehr starkem Reflexniveau, kann die Muskelzuckung auf die Gegenseite überspringen.

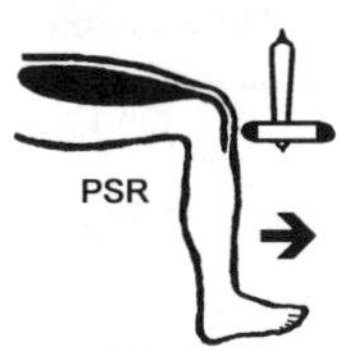

PSR ***Patellarsehnenreflex*** (= Quadriceps-femoris-Sehnenreflex, L3-4, N.femoralis): Schlag auf die Patellarsehne direkt unterhalb der Patella ⇨ Reflexantwort führt zur Kniestreckung.

Patellarklonus: Der Untersucher umfaßt von oben die Patella des Patienten mit seinem Daumen und Zeigefinger. Mit einem Ruck schiebt er die Patella nach distal und hält sie fest. Die Patella bewegt sich daraufhin ruckartig abwechselnd fuß- und hüftwärts (unerschöpflich = pathologisch).

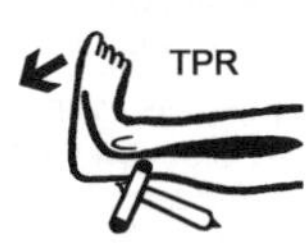

TPR ***Tibialis-posterior-Reflex*** (L5, N.tibialis): Der Reflex ist nicht immer auslösbar (nur bei Auslösbarkeit ist einseitiges Fehlen oder einseitige Verstärkung pathologisch). Der Untersucher schlägt mit dem Reflexhammer auf die Sehne des M.tibialis posterior oberhalb des Malleolus med. ⇨ im Idealfall zeigt sich eine leichte Adduktions- und Supinationszuckung des Fußes (ggf. auch nur sichtbare/tastbare Zuckung ohne Bewegungseffekt).

ASR *Achillessehnenreflex* (= Triceps-surae-Reflex, S1-2, N.tibialis): Der Patient kniet so auf dem Bett oder einem Stuhl, sodass seine Füße frei hängen. Mit der linken Hand drückt der Untersucher den Patientenfuß leicht in eine Dorsalflexion (dies verstärkt den Reflexerfolg im Sinne einer Bahnung), mit dem Reflexhammer in der rechten Hand löst er den Reflex durch Schlag kurz oberhalb der Ferse auf die Sehne des M.triceps surae aus. Auch schwache Reflexe sind so noch gut auslösbar und mit der linken Hand zu spüren ⇨ Reflexerfolg ist eine Plantarflexion. Alternativ kann auch bei auf dem Rücken liegenden Pat. der Unterschenkel gekreuzt über den anderen Unterschenkel gelegt werden und dann der Reflex gleich wie oben ausgelöst werden.

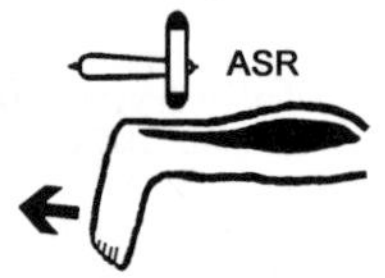
ASR

Fußklonus: Der Untersucher faßt mit seiner linken Hand unter ein Patientenbein in Höhe der Kniekehle und winkelt das Bein leicht an, mit seiner rechten Hand drückt er den Patientenfuß ruckartig und kraftvoll in Dorsalflexion und hält ihn fest. Eine serienmäßige Kontraktion der Wadenmuskulatur führt zu ständigem abwechselndem Auf- und Abbewegen des Patientenfußes (unerschöpflich = pathologisch).

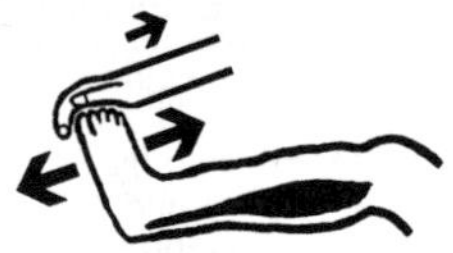
Fußklonus

ROSSOLIMO-Reflex (= Zehenbeugereflex, S1-2, N.tibialis): Der Reflex ist analog zum TRÖMNER-Reflex an der Hand. Beklopfen von plantar auf die Zehenbeeren ⇨ Plantarflexion der Zehen.

MENDEL-BECHTEREW-Reflex (S1-2): Zehenbeugereflex bei Beklopfen des Fußgewölbes (Reflexantwort wie bei ROSSOLIMO-Reflex).

Fremdreflexe

Reflex ausgelöst durch einen äußeren Reiz (taktiler Rezeptor ist meist die Haut = Exterozeption) mit **polysynaptischer Verschaltung** und anschließender komplexer Reaktion. Rezeptor u. Effektororgan sind **nicht identisch**.

Kornealreflex (N.trigeminus afferent, N.facialis efferent): Reizung der Kornea mit einem Wattestäbchen führt zum Lidschluss.

Würgreflex (= Gaumenreflex engl. retching reflex, N.glossopharyngeus und N.vagus): Berührung der Rachenhinterwand mit einem Mundspatel führt zur Kontraktion der Pharynxmuskulatur und des Gaumensegels ⇨ der Pat. würgt.

BHR *Bauchhautreflex* (Th8-Th12): Bestreichen der Bauchhaut von der Seite zur Bauchmitte hin führt zur Kontraktion der Bauchmuskulatur der bestrichenen Seite. Die Striche sollten mehrmals symmetrisch rechts und links erfolgen und in 3 Etagen, oberhalb des Nabels (Th7-Th9), in Höhe des Nabels (Th10-Th11) und unterhalb des Nabels (Th11-Th12). Pathologische einseitige Abschwächung bei Pyramidenbahnschädigung, beidseitiger Ausfall z.B. bei Multipler Sklerose. Schlaffe Bauchdecken (z.B. nach Bauchoperationen oder starkes Bauchfett) können zu einer fehlenden Auslösbarkeit der Reflexe führen und eine Pyramidenbahnläsion vortäuschen.

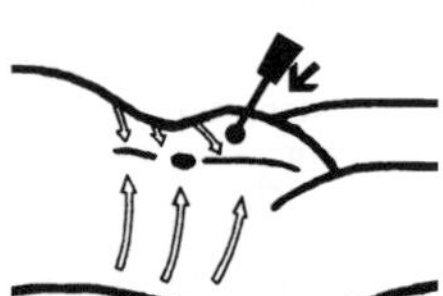
Bauchhautreflex

Kremasterreflex (L1-2, N.genitofemoralis): Bestreichen der proximalen Innenseite des Oberschenkels führt zur ipsilateralen Kontraktion des M.cremaster ⇨ sichtbare einseitige Hebung des Hodens.

Bulbocavernosusreflex (S3-4, Syn: Bulbospongiosusreflex): Reizung der Penishaut (N.dorsalis penis) führt zur Kontraktion des M.bulbocavernosus (N.pudendus).

Analreflex (S3-S5, N.pudendus): Bestreichen der perianalen Region mit dem Ende eines Holzwattestäbchens führt zur Kontraktion der Sphinktermuskulatur, diese kann bei gleichzeitiger, rektaler digitaler Tastung auch gefühlt werden. Pathologisch ist eine Seitendifferenz.

Plantarreflex (= Fußsohlen-Reflex, L5-S2, N.tibialis): Mit einem Holzstäbchen wird seitlich an der Ferse beginnend langsam entlang des seitlichen Fußrandes bis kurz unterhalb der kleinen Zehe und dann in ein Bogen unterhalb der Zehen bis zur Großzehe gefahren. Diese Prozedur sollte mehrmals hintereinander ausgeführt werden. ⇨ Reflexantwort ist eine Plantarflexion aller Zehen. Liegt keine Reflexantwort vor, spricht man von einer „stummen Sohle" (nur pathologisch bei Seitendifferenz oder wenn Pyramidenbahnzeichen vorliegen, s.u.).

Ziliospinaler Reflex: Zur Untersuchung beim Koma (bei peripherem Schmerzreiz erfolgt eine Mydriasis beider Augen).

Pathologische Reflexe

- Alle pathologischen Reflexe sind **Fremdreflexe.**
- Pathologische Reflexe werden auch **Pyramidenbahnzeichen** genannt und treten bei **Schädigung der Pyramidenbahn** (Trac.corticospinalis) oder Läsion des **1. motorischen Neurons** im motorischen Großhirnkortex auf. Sie sind bedingt durch **spinale Automatismen** im Rückenmark bei fehlender (inhibitorischer) Innervation durch die Pyramidenbahn (⇨ spastische Paresen, Hyperreflexie, Kloni).
- Die verschiedenen pathologischen Reflexe (Pyramidenbahnzeichen) am Fuß werden oft auch als Reflexe der **BABINSKI-Gruppe** zusammengefasst.
- Pyramidenbahnzeichen sind physiologischerweise bei Neugeborenen noch zu finden. Ebenso die **frühkindlichen (primitiven) Reflexe** (engl. neonatal reflexes, s.u. und bei neurokinesiologischer Diagnostik), wie Palmomentalreflex, Greif-, Such- und Saugreflex, MORO-Umklammerungsreflex, Schreitphänomen, okulozephaler Reflex usw.
  Die frühkindlichen Reflexe finden sich verlängert (dann pathologisch) bei Säuglingen mit zerebralen Bewegungsstörungen. Im Erwachsenenalter finden sich diese wieder bei Vorliegen einer schweren **diffusen Hirnschädigung**.

Untere Extremität

BABINSKI-Zeichen: Bestreichen des lateralen Fußsohlenrandes führt zur tonischen Spreizung (Auffächern und Plantarflexion) der Zehen Dig. II-V und **tonischen Dorsalflexion der Großzehe**

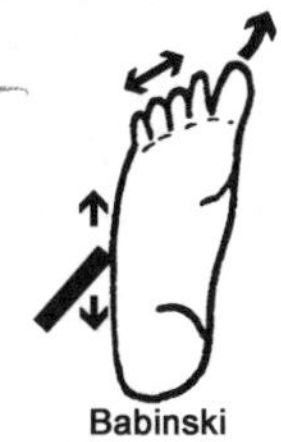
Babinski

CHADDOCK-Zeichen: Bestreichen (*MENDEL-BECHTEREW-Zeichen* durch Beklopfen) des lateralen Fußrückens ⇨ gleiche Antwort wie BABINSKI

GORDON-Zeichen I: Kneten der Wade ⇨ gleiche Antwort wie BABINSKI

OPPENHEIM-Zeichen: Kräftiges Bestreichen der Tibiavorderkante des Pat. von proximal nach distal mit den Knöcheln der Faust des Untersuchers ⇨ gleiche Antwort wie BABINSKI

STRÜMPELL-Zeichen od. CLAUß-Zeichen: Aktive Kniebeugung des Pat. gegen den Zug des Untersuchers führt zu Dorsalflexion der Großzehe wie bei BABINSKI (= pathologische Mitbewegung) und Supination des Fußes

MARIE-FOIX-Zeichen (= Gonda-Zeichen): Beugesynergie des Beines im Knie- und Hüftgelenk bei passiver Zehenbeugung

MONAKOW-Zeichen: Bestreichen des lateralen Fußrandes ⇨ Hebung des lateralen Fußrandes

Obere Extremität

MAYER-Fingergrundgelenkreflex (Pyramidenbahnzeichen an der Hand): Maximale passive Flexion der Dig. IV + V bis an die Handinnenfläche ⇨ tonische Adduktion des Daumens. Pathologisch und entscheidend ist nicht die grundsätzliche Auslösbarkeit des Reflexes (auch bei Normalpersonen zu finden), sondern eine Seitendifferenz.

WARTENBERG-Daumenzeichen: Tonische Daumenbeugung und -adduktion bei Zug an den übrigen Fingerendgliedern (Fingerhakeln an Dig. II-V)

LÉRI-Vorderarmzeichen: Beugesynergie des Armes im Ellenbogengelenk bei passiver Finger- und Handbeugung

Primitive (frühkindliche) Reflexe

PMR ***Palmomentalreflex:*** Auslösung oraler Automatismen der mimischen Gesichtsmuskulatur durch kräftiges Bestreichen der Patientenhandinnenfläche mit dem Untersucherdaumen von proximal nach distal (ähnlich dem Babkin-Reflex).

Greifreflex: Hineinlegen eines Gegenstandes/Finger in die Handinnenfläche führt zum Zugreifen der Hand, bei Säuglingen bis zum 6 Monat normal (bis zum 11. Monat auch an der Fußsohle auslösbar).

Okulozephaler Reflex (= Puppenaugenphänomen): Zurückbleiben der Augenbulbi bei passiver Drehung des Kopfes, bei Neugeborenen bis zum 10. Lebenstag normal.

Orbicularis-oculi-Reflex (= Glabella-, Nasopalpebralreflex): Beklopfen der Glabella führt zum Augenschluss

Orbicularis-oris-Reflex (= Schnauzreflex, Freßreflex): Periorales Beklopfen führt zum Mundspitzen

Saugreflex: Bestreichen der Lippen führt zum Spitzen des Mundes (Mundphänomen) und zum Ansaugen, bei Säuglingen bis zum 3. Monat normal.

Suchreflex (rooting reflex): Bestreichend der Wange führt zur ipsilateralen Kopfdrehung, bei Säuglingen bis zum 3. Monat normal.

KOORDINATION

Allg:
⇒ Bewegungskoordination erfordert das **Zusammenspiel** aller an Bewegungen beteiligten Zentren des ZNS (**Kortex** und **Pyramidenbahn**, **extrapyramidal-motorisches System**, **Kleinhirn, Kleinhirnbahnen**, Bahnen der **Tiefensensibilität**, **Gleichgewichtssystem**)

⇒ Die orientierende Untersuchung soll **Störungen des Bewegungsablaufs** aufdecken. Sie umfasst meist alle wichtigen Koordinationszentren zusammen und pathologische Befunde können erst im Zusammenhang mit weiteren Befunden einen Hinweis auf die genaue topische Zuordnung der Störung geben.

⇒ Die meisten Tests müssen im **Seitenvergleich** zuerst bei **offenen** und anschließend bei **geschlossenen Augen** durchgeführt werden.

⇒ Hauptsymptome einer Störung der Koordination sind **Dysmetrie** (Störung von Zielbewegungen), **Ataxie** (A-táxis = Unordnung, Klin: Unsicherheit, Schwanken) und **Asynergie** (Störung der Feinmotorik, Störung der Abstimmung zwischen Agonisten und Antagonisten).

Diag: 1. **Zielbewegungen** (zum Nachweis einer Dysmetrie):

Pathologisch ist **Vorbeizeigen** oder ein **Intentionstremor** (s.u.), häufig zu finden bei Kleinhirnschädigungen.

- Finger-Nase-Versuch (**FNV**): Der Patient führt bei seitlich ausgestrecktem Arm die Spitze seines Zeigefingers in einem **großen Bogen** auf seine Nasenspitze. Jede Seite einzeln, zuerst mit offenen Augen, dann mit geschlossenen. Bei Störung misslingt die Zielbewegung.
- Finger-Finger-Versuch (**FFV**): Der Patient soll seine beiden Zeigefingerspitzen berühren. Die Arme werden dabei in einem großen Bogen zusammengeführt, als ob ein großer Gymnastikball umarmt wird. Zuerst mit offen, dann mit geschlossenen Augen. Bei Störung misslingt die Zielbewegung.
- BÁRÁNY-Zeigeversuch: Der Patient hebt seinen gestreckten Arm senkrecht in Richtung Decke und senkt ihn dann nach vorne bis zur Horizontalen. Anschließend wiederholt er die Bewegung bei geschlossenen Augen. Bei vestibulärer oder Kleinhirnstörungen kommt es zu einer zu tiefen Absenkung, bei einseitiger Störung weicht der Pat. zu der erkrankten Seite ab. Der Versuch wird einzeln für jede Seite durchgeführt
- Figurenzeichnen in der Luft (Kreise, Zahlen, Formen): Der Untersucher gibt dem Patienten verbale Anweisungen, er soll mit Händen oder Füßen z.B. unterschiedlich große Dreiecke, Sterne, Blumen oder Kleeblätter in die Luft malen. Bei gestörter Koordination ist dies nur bedingt möglich.

- Imitationsversuch von Arm- oder Beinstellungen: Der Untersucher bringt einen Arm/Bein des Patienten in verschiedene Stellungen, wobei die Augen des Patienten geschlossen sind. Der Patient soll mit seinem anderen Arm/Bein diese Stellungen nachahmen. Kleinhirnstörungen und ausgeprägte Sensibilitätsstörungen (Tiefensensibilität) führen zur Ungenauigkeit.
- Knie-Hacken-Versuch (**KHV**): Der liegende Patient setzt bei geschlossenen Augen die Ferse des einen Beins auf die Kniescheibe des anderen Beins. Mit der Ferse fährt er entlang der Schienbeinkante nach unten. Unsicherheiten und Wackelbewegungen treten z.B. bei Kleinhirnschäden auf.
- Fuß-Zeigeversuch: Funktioniert wie der BÁRÁNY-Zeigeversuch für den Arm.

2. **Steh- und Tretversuche** (zum Nachweis einer Ataxie):
   - Stehen und Hüpfen auf einem Bein: Patient fällt zur geschädigten Seite bei vestibulärer oder Kleinhirn-Störung, aber auch bei Schwäche eines Beines durch motorische Lähmungen.
   - ROMBERG-Stehversuch (mit und ohne Augenschluss): Patient steht aufrecht, die Füße sollen dicht nebeneinander stehen, die Arme sind nach vorne ausgestreckt. Der Untersucher stellt sich hinter den Patienten und hält seine Arme seitlich um den Pat., um ein eventuelles Hinstürzen abzufangen. Zuerst lässt der Pat. seine Augen offen, dann schließt er sie. Der Test ist pathologisch bei groben Schwankbewegungen = **Ataxie** od. **Fallneigung** zu einer Seite.

     Ist eine Ataxie im Stehversuch deutlich, kann diese auch im Sitzen geprüft werden (= **Rumpfataxie**).
   - UNTERBERGER-Tretversuch: Der Patient steht aufrecht mit geschlossenen Augen. Beide Füße sollen dicht nebeneinander stehen, ohne sich zu berühren. Einseitiger Lichteinfall oder Geräusche als mögliche Orientierungshilfen dürfen nicht stören. Der Patient soll **60x auf der Stelle treten**. Pathologisch ist ein reproduzierbares **Drehen >45°** zu einer Seite (s. Abb.). Bei vestibulärer oder Kleinhirnstörungen dreht er zur kranken Seite.

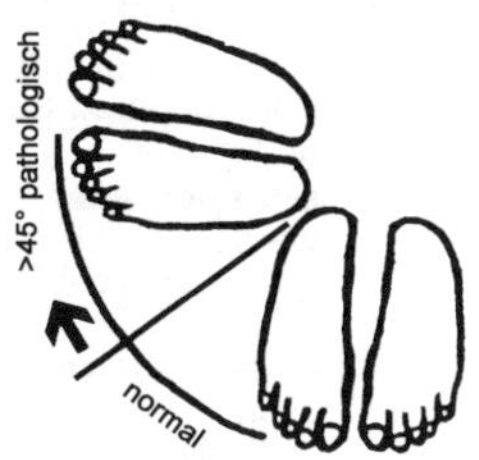

Unterberger-Tretversuch

3. **Halteversuche** (Vorhalteversuche, **VHV**, zum Nachweis einer Ataxie od. Lähmungen): Ein Hin- und Herschwanken oder ein Zittern der Extremitäten bei den Halteversuchen findet sich häufig bei Kleinhirnschäden.
   - Arm(vor)halteversuch (AHV): Der Patient versucht seine ausgestreckten **Arme** in Höhe der Horizontalen **ruhig zu halten**.
   - Bein(vor)halteversuch (BHV): Der auf dem Rücken liegende Patient versucht seine Beine ruhig in die Höhe zu halten.

4. **Gangbilder** (zum Nachweis einer Ataxie): Patienten mehrmals 10-15 Schritte vor- und rückwärts gehen lassen. Pathologisch ist eine Unsicherheit mit Schwanken (**Gangataxie**), **Abweichungstendenz** oder ein völliges **Verlieren des Gleichgewichtes** und Hinstürzen. Nur grobe Unsicherheit oder wiederholbare Abweichungen immer zur gleichen Seite sind ein Hinweis auf eine Schädigung (meist vestibuläre oder Kleinhirnschädigungen).
   - Freier Gang: Pat. soll ganz normal geradeaus gehen (grobe Abweichungen lassen sich oft schon beim Betreten des Sprechzimmers beobachten).
   - Seiltänzer-Gang = Strichgang: Gehen auf einem imaginären Strich, dabei soll ein Fuß vor den anderen gesetzt werden.
   - Blind-Gang: Gehen wie beim Seiltänzer-Gang nur mit **geschlossenen Augen** (es entfällt dadurch die optische Kontrolle am Horizont. Eine Störung der Hinterstrangbahnen = sensible Ataxie, die mit offenen Augen kompensiert wird, kann somit erkannt werden).
   - Zehenspitzengang = Fußspitzengang: Gang auf den Zehenspitzen (neben der Prüfung auf Ataxie auch pathologisch bei motorischer Störung der Wadenmuskulatur)
   - Hackengang: Gang auf den Fußfersen (neben der Prüfung auf Ataxie auch Hinweis auf eine motorische Störung d. Unterschenkeldorsalextensoren u. Teil d. Peroneusgruppe)

5. **Feinmotorik und Korrekturbewegungen** (zum Nachweis einer Asynergie):
   Gestört insb. bei Kleinhirnstörungen. Andere Tests zur Feinmotorik s.o. bei Motorik.
   - Eudiadochokinese: Drehbewegung der hochgehaltenen Hand, als würde man **eine Glühbirne einschrauben**. Pathologisch sind die Bewegungen unrund (= Dysdiadochokinese) und verlangsamt oder stocken völlig.
   - Rebound-Phänomen (Syn: Rückstossphänomen, Rückprall-Test, Rückschlagphänomen n. STEWART-HOLMES): Zug am flektierten Unterarm des Patienten ⇨ **plötzliches Loslassen** führt normalerweise zum Abstoppen des Armes vor dem Gesicht (reflektorische Innervation der Muskelantagonisten) und Zurückführen in die Ausgangsposition (Korrekturbewegung). Bei zerebellarer Asynergie schlägt sich der Pat. in das eigene Gesicht = fehlender Rebound (damit dies nicht passiert, sollte der Untersucher zum Schutz des Patienten seine linke Hand zwischen Arm und Gesicht halten).

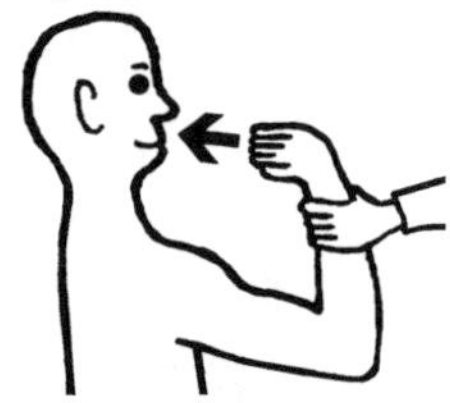
Rebound-Phänomen

6. **Drehtrommel-Versuch** zum Nachweis des physiologischen **optokinetischen Nystagmus** (s. Abb.). Nystagmus ist eine ruckartige Augenbewegungen mit einer langsamen Phase und einer anschließenden schnellen Phase in entgegengesetzter Richtung. Spontan kommt er beim Gesunden nie vor.
   Physiologisch ist nur der **optokinetische Nystagmus**. Er zeigt sich beim Beobachten von sich bewegenden Gegenständen, z.B. beim Blick aus dem Fenster eines fahrenden Zuges (sog. „Eisenbahnnystagmus"). Seine Funktion ist, das sich bewegende Sehobjekt kurz zu fixieren (langsame Komponente) um es zu erkennen und dann auf das nächste Objekt optisch zu springen (schnelle Komponente). Bei Schädigungen kann er ein- oder beidseitig verändert sein.

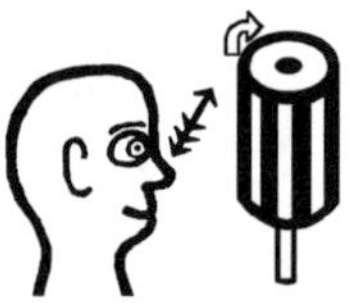
Drehtrommel-versuch

   Ein **spontaner** = pathologischer Nystagmus kann unter der FRENZEL-Brille beobachtet werden (durch die Brille kann der Pat. nichts fixieren und durch die Vergrößerungsgläser lassen sich die beleuchteten Pupillen gut beobachten).

Pathol:
- **Intentionstremor:** Der Tremor zeigt eine Frequenz von 2-3/Sek. Er kann schon beginnen sobald der Patient die Absicht hat eine Bewegung durchzuführen. Während der Bewegungsausführung verstärkt sich der Tremor (= Crescendo-Charakter). Es finden sich Wackelbewegungen von leichtem Zittern bis zu mehr als 10 cm Wackelbreite. Das Ziel der Bewegung wird meist verfehlt (Hypermetrie). Typisch für Dysmetrie (Kleinhirnschädigung).
- **Megalographie:** Die Schriftprobe des Patienten ist verzittert und hat große Buchstaben. Typisch für Dysmetrie.

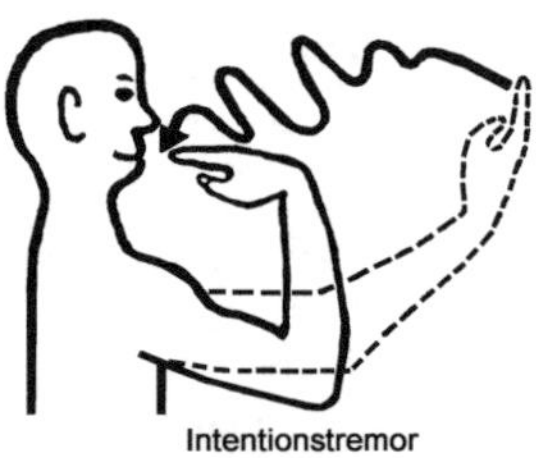
Intentionstremor

  Zeichnen von horizontalen Linien, die exakt an einer vertikalen Linie enden sollen ⇨ das exakte Ziel wird nicht erreicht: zu kurz = Hypometrie; zu weit = Hypermetrie.
- **Dysarthrie:** Sprechstörung (keine Sprachstörung, da die Sprachzentren in der Großhirnrinde intakt sind ⇨ es ist lediglich die Motorik des Sprechens verändert und nicht das Sprachempfinden), der Patient spricht verlangsamt und abgehackt (jede Silbe wird betont) = **skandierende Sprache**. Die falsch artikulierten Laute erinnern an die Sprache eines Alkoholikers. Typisch für Dysmetrie (Kleinhirnschädigung).
- **Ataxie:** Der Test ist pathologisch bei groben Schwankbewegungen oder Fallneigung zu einer Seite. Hinweis auf Schädigung der Hinterstrangbahnen (gestörte Tiefensensibilität) erhält man, wenn sich die Fallneigung beim Öffnen der Augen durch die optische Kontrolle wieder bessert (= spinale Ataxie). Hinweis auf Schädigung des Kleinhirns und seiner Bahnen oder auf vestibuläre Störung hat man, wenn sich die Fallneigung durch öffnen der Augen nicht kompensieren lässt (= zerebellare Ataxie).
- **Dysdiadochokinese:** Rasche Wechselbewegungen (z.B. imitierte Einschraubbewegung einer Glühbirne in der Luft = abwechselnde schnelle Pro- und Supination) sind nicht mehr präzise ausführbar. Pathologisch bei Kleinhirnstörungen, aber auch bei Störung des motorischen Kortex und des extrapyramidal-motorischen Systems.

- Hyperkinese od. Hypo- bis Akinese bei extrapyramidal-motorischen Störungen sowie Änderung des Muskeltonus (hypo- oder hyperton, s.o. bei Motorik)
- Tremor: Feinschlägig (z.B. essentieller Tremor 8-13/Sek., Alkoholismus), grobschlägig (z.B. Parkinson-Syndrom 4-7/Sek.) oder flapping tremor (Syn: Asterixis, „Flügelschlagen" bei Morbus WILSON od. hepatischer Enzephalopathie)

SENSIBILITÄT

Allg: ⇒ Grundsätzlich werden zwei Wahrnehmungsformen unterschieden, die beide getrennt beurteilt werden. Diese sind die **Oberflächensensibilität** (Schmerz und Temperatur sowie Tastsinn, d.h. Druck- und Berührungsempfinden) und die **Tiefensensibilität** (Lagesinn und Vibrationsempfindung).

⇒ Bei Sensibilitätsstörungen muss untersucht werden, ob das betroffene Areal:
- einem oder mehreren **Dermatomen** entspricht (s. Abb., z.B. bei einem Bandscheibenvorfall in L5),
- einem oder mehreren **peripheren Nerven** oder Nervenästen zugeordnet werden kann (z.B. Engpasssyndrom, Schnittverletzung eines Nerven),
- **ein-** (z.B. bei Apoplexie) oder **beidseitig** vorhanden ist und ob die Ausfälle **symmetrisch** (z.B. bei Polyneuropathie distale strumpfförmige Ausdehnung an den Beinen oder handschuhförmig an den Armen) oder **diffus** (z.B. bei Multipler Sklerose) verteilt sind.

⇒ Der Untersucher muss sich auf die subjektiven Angaben des Patienten verlassen. Die Versuche müssen **gut erklärt!** werden. Täuschungsversuche des Patienten können erahnt werden bei Nichtreproduzierbarkeit der Ergebnisse nach mehrmaligem Wiederholen der Untersuchung oder durch Arealangaben, die nicht normalen anatomischen Läsionsverhältnissen entsprechen (z.B. bei psychogener, hysterischer Analgesie).

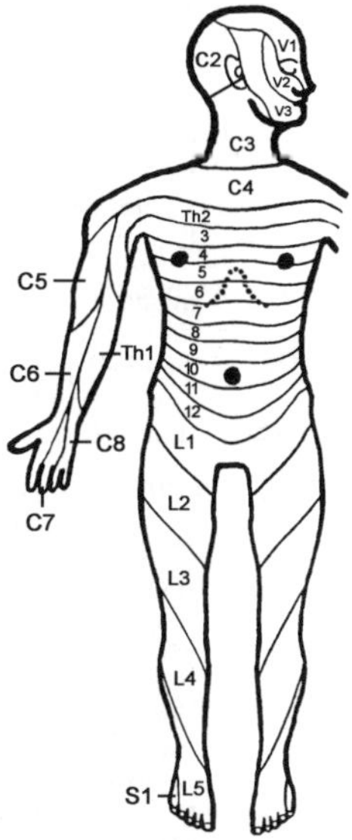

Diag: Allgemein: Nach spontanen Schmerzen, **Ausfall-Störungen** (Taubheit) oder **Reiz-Störungen** (Kribbeln, Ameisenlaufen) fragen.

1. **Testung der Oberflächensensibilität**

- Schmerzsinn (Nadelstichprobe): Der Untersucher setzt mit einer **Nadel** (z.B. sterile Einmalnadel od. Nadel des Reflexhammers) einzelne **Stiche** hintereinander auf die Haut des Patienten oder kneift an mehreren Stellen in die Haut. Nicht jeder Nadelstich muss zu einer Schmerzempfindung führen, da die Stichstelle neben der Stelle eines Schmerzpunktes liegen kann u. d. Schmerzpunkte in sehr unterschiedlicher Dichte über die Haut verteilt sind. Hornhaut und sonstige Hautveränderungen müssen bei der Beurteilung ebenfalls berücksichtigt werden. Wichtig ist wieder der **Seitenvergleich**. Zur möglichst genauen Abgrenzung des schmerzveränderten Hautareals sollte vom unveränderten zum veränderten Areal sowie umgekehrt vom veränderten zum unveränderten Areal geprüft werden. Dazu kann auch ein sog. Nadelrad verwendet werden.
- Temperatursinn (heiß und kalt): Der Untersucher benutzt das kühle Metall seines Reflexhammers, um kalt zu überprüfen. Selten werden zwei Reagenzgläser eingesetzt, eines mit **warmem** und das andere mit **kaltem** Wasser oder auch elektrische Temperatur-Geräte. Warmpunkte liegen an einigen Hautarealen weit auseinander, deshalb sollten große Flächen bei der Wärmeüberprüfung mit dem warmen Reagenzglas berührt werden.

- Tastsinn (Druck und Berührung): Im Normalfall wird bereits das Bewegen eines Hauthaares vom Patienten empfunden. Mit einem Wattebausch, den Fingerkuppen, einem Pinsel (meist im Reflexhammer enthalten) oder mit der Rückseite der herausnehmbaren Nadel am Reflexhammer (so kann im Wechsel dann auch sehr gut spitz = Schmerz und stumpf = Berührung überprüft werden) **tupft** der Untersucher auf die zu prüfenden Hautflächen. Streichbewegungen sollten nicht ausgeführt werden, da sonst eventuell Schmerzrezeptoren gereizt werden können, die ein intaktes Druck- und Berührungsempfinden vortäuschen würden. Ein verändertes Areal sollte vom unveränderten zum veränderten sowie umgekehrt vom veränderten zum unveränderten Areal geprüft werden, um seine Größe möglichst genau abgrenzen zu können.

  Räumliches Auflösungsvermögen: Obwohl es zu der Wahrnehmung von Druck und Berührung gehört, sollte das räumliche Auflösungsvermögen unabhängig davon getestet werden, da das räumliche Auflösungsvermögen isoliert ausgefallen sein kann. Dies findet sich v.a. bei Läsionen im Sensibilitätsareal der Großhirnrinde. Erst dort wird die spezielle Leistung „räumliche Auflösung“ erbracht. Ein isolierter Ausfall des räumlichen Auflösungsvermögens spricht für eine zentrale und gegen eine periphere Läsion. Getestet wird zumindest die Zweipunkteunterscheidung und das Zahlenerkennen:

  Zweipunkt-Diskrimination: Der Untersucher setzt wiederholt zwei Nadeln gleichzeitig mit **unterschiedlichen Abständen** auf die Haut des Patienten. Fingerkuppen, Hand- und Fußflächen sowie Hand- und Fußrücken sollten auf jeden Fall untersucht werden. Der Abstand, bei dem der Patient die beiden Nadeln gerade noch als 2 unterschiedliche Punkte wahrnimmt, wird in mm angegeben. Normwerte: Fingerkuppen <5 mm, Hand- und Fußflächen <20 mm, Hand- und Fußrücken <30 mm.

  Zahlenerkennen (Graphästhesie, Dermolexie): Der Patient schließt die Augen. Der Untersucher schreibt mit einem Streichholz verschiedene **Zahlen auf die Haut** des Patienten, z.B. auf die Fingerkuppen. Beide Körperseiten werden symmetrisch im Vergleich untersucht. Am Stamm können nur sehr groß geschriebene Zahlen erkannt werden, an der Hand kleinere.

  Stereognosie (Tasterkennen): Der Patient schließt die Augen. Der Untersucher lässt Gegenstände (z.B. Schlüssel, Münzen, Sicherheitsnadeln, Büroklammern, Knöpfe) durch Ertasten benennen. Beide Hände werden unabhängig voneinander untersucht.

2. **Testung der Tiefensensibilität**

- Lagesinn (Bewegungsempfindung = **Gelenk-Lagesinn**): Der Untersucher fasst mit seinem Daumen und Zeigefinger die Großzehe des Patienten seitlich an. Er erklärt dem Patienten: „Bewege ich die Zehe aufwärts, sagen Sie „hoch“, bewege ich sie abwärts, sagen Sie „runter“. Die benachbarten Zehen dürfen dabei nicht berührt werden, da die Berührung richtungsweisend sein könnte. Die Testung erfolgt bei geschlossenen Augen des Patienten. Da der Patient zu 50 % richtig raten kann, muss der Untersucher mehrmals testen und die Bewegungsrichtung unregelmäßig variieren (z.B. zweimal hintereinander nur eine kleine Bewegung nach oben). Die gleiche Untersuchung sollte auch am Zeigefinger durchgeführt werden.

  Lage-Nachahmung: Der Untersucher bringt einen Arm od. ein Bein des Patienten in eine bestimmte Lage. Der Patient soll die Lage mit dem Arm od. Bein seiner Gegenseite bei geschlossenen Augen nachahmen. Beide Seiten werden überprüft.

- Vibrationsempfindung (= Pallästhesie): Der Untersucher bringt eine neurologische **Stimmgabel** von 128 Hz (mit Skala = 64 Hz) zum Schwingen. Der Patient hält während der Testung die Augen geschlossen. Getestet wird an Hautpartien, die über Knochenvorsprüngen liegen ⇨ Großzehe, am Malleolus des Sprunggelenkes sowie an Fingerknochen und Proc.styloideus der Hand. Der Patient soll dann angeben, wenn er das Schwirren nicht mehr spürt.

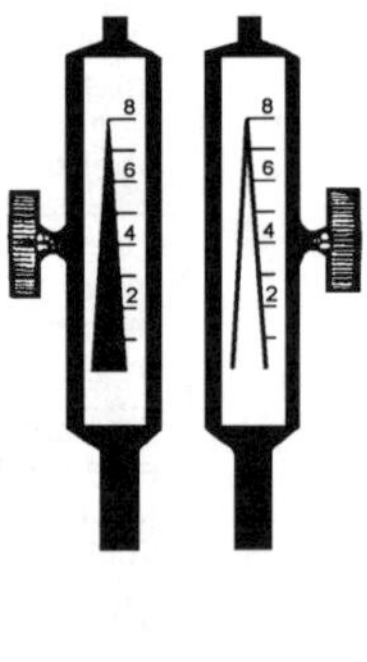

  Am oberen Ende der Stimmgabel befindet sich eine **Skala** von 1/8-8/8teln, direkt daneben ein Dreieckspfeil mit Spitze nach oben (s. Abb.). Durch die Schwingung entsteht am Dreieckspfeil ein gekreuztes Doppelbild. Die Kreuzungsstelle, bei dem der Patient ein Vibrationsstopp angibt, wird als Achtelwert notiert.

  Pathologisch ist ein Wert von <6/8teln.

Die Stimmgabel sollte ggf. auch einmal ohne Schwingung aufgesetzt werden, um die korrekte Mitarbeit des Patienten zu überprüfen.

Bei Minderung oder Fehlen des Vibrationsempfindens distal (= am Malleolus, s. Abb.) wird zusätzlich auch weiter proximal geprüft, d.h. am Knie- (Fibulaköpfchen) und Ellenbogengelenk (Epikondylen) sowie am Beckenkamm und an der Klavikula.

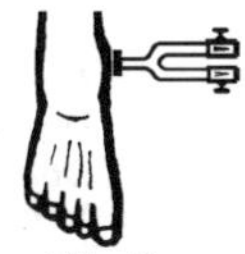

Vibrationsempfinden

Pathol: – **Störungen der Schmerzwahrnehmung**

Hyperalgesie: Gesteigerte Schmerzempfindung

Hypalgesie: Verminderte Schmerzempfindung

Analgesie: Keine Schmerzempfindung

Allodynie: Schmerzempfindung durch einen Reiz, der im Normalfall keinen Schmerz auslöst, z.B. bei Sudeck-Dystrophie nach Unterarmfraktur

Hyperpathie: Sehr unangenehmer Schmerz, der den Reiz überdauert und evtl. durch Berührung oder Temperatur auslösbar ist; z.B. nach Läsionen des Thalamus (alle sensiblen Bahnen ziehen durch diesen Teil des Zwischenhirns mit Ausnahme der Riechbahn), nach Läsionen der Hinterstrangbahnen und bei Polyneuropathien.

Verzögerter Schmerz: Schmerzempfinden zeigt sich erst nach >2-4 Sek., z.B. bei Thalamusläsionen oder bei Polyneuropathien.

Kausalgie: Stark brennender, dumpfer Schmerz, der an- und abschwillt und durch Berührung ausgelöst werden kann, z.B. nach Teilläsion peripherer Nerven, die viele vegetative Nervenfasern enthalten.

Neuralgie: Plötzlicher quälender Schmerz, der als stark bohrend, stechend, brennend oder reißend empfunden wird und für Sekunden oder Minuten anhält. Er kann sich oft am Tag wiederholen, z.B. Trigeminusneuralgie (V. HN).

Schmerzgedächtnis: neuerer Begriff für unzureichend behandelte, chronische Schmerzen, die im ZNS die Empfindlichkeit erhöhen und in der Folge zur Hyperalgesie führen

– **Störungen des Temperatursinns**

Thermhypästhesie: Abgeschwächte Temperaturempfindung

Thermanästhesie: Keine Temperaturempfindung

Kälte-Hyperpathie: Überempfindlichkeit auf Kälte, v.a. bei Thalamusschädigungen

– **Störungen des Tastsinns (Druck- und Berührungswahrnehmung)**

Hyperästhesie: Gesteigertes Druck- und Berührungsempfinden

Hypästhesie: Abgeschwächtes Druck- und Berührungsempfinden

Anästhesie: Kein Druck- und Berührungsempfinden

Parästhesien: Spontane Missempfindungen (Ameisenlaufen, Brennen, Elektrisieren, Kribbeln, Prickeln), Vorkommen s. Dysästhesie

Dysästhesien: Eine Wahrnehmung wird als eine andere empfunden (z.B. Berührung als Schmerz, Kälte als Wärme), Vorkommen v.a. nach Schädigung zentraler Sensibilitätszentren od. -bahnen, bei Polyneuropathien, bei Durchblutungsstörungen, bei Migräne u. bei epileptischen Entladungen im sensiblen Areal der Großhirnrinde.

Astereognosie: Das Erkennung von Gegenständen ist bei intakter Wahrnehmung für Druck und Berührung gestört. Erkennt der Pat. einen Gegenstand mit geschlossenen Augen in einer Hand nicht, so liegt die Läsion wahrscheinlich zentral = im Sensibilitätsareal der gegenüberliegenden Großhirnrinde, da die Sensibilitätsbahn kreuzt.

– **Störungen der Vibrationsempfindung**

Ist das Vibrationsempfinden distal abgeschwächt und proximal normal erhalten, ist eine Läsion der peripheren Nerven wahrscheinlicher (z.B. Polyneuropathie). Ist das Vibrationsempfinden proximal ebenso stark herabgesetzt wie distal, ist die Störung wahrscheinlicher zentral, d.h. vom Rückenmark an aufwärts zu suchen.

Pallhypästhesie = abgeschwächtes Vibrationsempfinden
Pallanästhesie = fehlendes Vibrationsempfinden

– **Dissoziierte Sensibilitätsstörung** (s. auch Kap. neurologisch-topische Diagnostik): Störung von Schmerz- und Temperatursinn bei erhaltenem Druck- und Berührungsempfinden. Dies entsteht durch unterschiedliche Kreuzung und Verlauf der Bahnen im Rückenmark.

NERVENDEHNUNGSZEICHEN

Allg: ⇒ **Nervendehnungszeichen:** Entstehen durch Irritation (indirekter Zug am Nerven) des Nerven oder der radikulären Nervenwurzeln.

⇒ **Dehnungsteste der Meningen:** Die Meningen (Hirn- und Rückenmarkhäute) stehen in Verbindung mit den Bindegewebehüllen der peripheren Spinalnervenwurzeln. Krankhafte Veränderung der Meningen, z.B. durch Entzündung (Meningitis) oder eine Schädigung der Spinalnervenwurzeln lassen den Patienten bei bestimmten passiven Bewegungen, durch die eine Dehnung der Meningen auftritt, eine **Schonhaltung** einnehmen, um den Schmerzreiz zu vermindern.

Diag: ♦ Nervendehnungszeichen:

LASÈGUE-Zeichen (Irritation der **lumbosakralen Wurzeln** L4-S1, N.ischiadicus): Der Patient liegt auf dem Rücken. Jeweils ein Bein wird in gestrecktem Zustand vom Untersucher im Hüftgelenk zunehmend gebeugt. Positiv = pathologisch sind Schmerzen im Bein oder Gesäßbereich bei einem Winkel von <70° zur Unterlage.

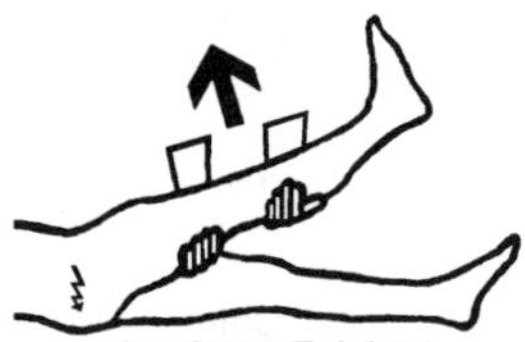

Lasègue-Zeichen

BRAGARD-GOWERS-Zeichen: Am Ende des Lasègue-Test dorsalflektiert der Untersucher den Patientenfuß zusätzlich, was den Schmerz noch verstärkt.

Umgekehrtes LASÈGUE-Zeichen (Irritation der **lumbalen Wurzeln** L2-L4, N.femoralis): Der Patient liegt auf dem Bauch. Sein gestrecktes Bein wird vom Untersucher im Hüftgelenk passiv überstreckt. Dadurch wird der N.femoralis gedehnt, positiv = pathologisch ist Schmerzangabe sakral und im Hüftgelenkbereich. DD: Schmerzen werden aber auch bei Arthrose im Iliosakral- oder Hüftgelenk angegeben.

SPURLING-Test: Der sitzende Patient legt seinen Kopf in den Nacken, neigt und rotiert ihn anschließend zu der Seite, die geprüft werden soll. Der Untersucher steht hinter ihm und legt eine Hand auf den Kopf des Patienten. Eine Verstärkung des Drucks mit der anderen Hand auf seiner ersten Hand führt dort zur Schmerzverstärkung, wo entweder die **zervikalen Spinalnervenwurzeln** eingeengt oder die Gelenkflächen der zervikalen Intervertebralgelenke geschädigt sind.

♦ Dehnungsteste der Meningen:

BRUDZINSKI-Nackenzeichen (merke: „B" wie Beugung): Der Patient liegt auf dem Rücken. Der Kopf des Patienten wird vom Untersucher in Richtung Brust gebeugt. Positiv = pathologisch ist der Test, wenn der Patient dabei schmerzbedingt in Hüft- und Kniegelenk beugen muss.

LHERMITTE-Nackenbeugezeichen: Der Patient liegt auf dem Rücken. Der Untersucher beugt passiv den Kopf des Patienten in Richtung Brust. Es kommt zu Parästhesien = spontane, kribbelnde, elektrisierende Missempfindungen an Rumpf und Extremitäten. Zu finden bei Reizung der Meningen, möglich auch bei Multipler Sklerose u. bei extramedullären spinalen Tumoren.

KERNIG-Zeichen: Der Patient liegt auf dem Rücken. Seine gestreckten Beine werden vom Untersucher im Hüftgelenk gebeugt. Positiv = pathologisch ist der Test, wenn der Patient schmerzbedingt im Kniegelenk beugen muss. Die Beugung vermindert die durch Dehnung entstandenen Spannung der Rückenmarkhäute.

⇒ Spannt der Patient bei den Nackenzeichen muskulär gegen die Beugebewegung des Kopfes, sodass der Kopf nicht bis zur Brust gebeugt werden kann, so nennt man dies einen **Meningismus**.

Pathol: **Meningismus** (meningeales Reizsyndrom) bei Meningitis, Meningoenzephalitis, Subarachnoidalblutung, reaktiv bei Insolation („Sonnenstich"), Lumbalpunktion mögl.

Klin: sämtliche **Nervendehnungszeichen** und **Dehnungsteste der Meningen** können positiv sein.

ALLGEMEINSTATUS UND VEGETATIVUM

Allg:

⇒ Als Ergänzung zur neurologischen Untersuchung gehören Befunde zum Allgemeinstatus mit **orientierender internistischer Untersuchung** (Herz-, Lungen- u. Abdominalbefund, allgemeiner Gefäßstatus) u. Fragen (Anamnese s.o.) und die Beurteilung des **Vegetativums**

⇒ Abgefragt werden **Alter, Händigkeit** (wegen Hinweis auf die dominante Hemisphäre)

⇒ Bestimmung von **Körpergewicht** und **Größe, Körpertemperatur**

⇒ Aussage zu AZ (**Allgemeinzustand**: normal, vorgealtert, jugendlich wirkend) und EZ (**Ernährungszustand**: normal, reduziert, adipös)

Diag:

- Äußerlich: Zyanose, Ödeme, Dyspnoe
- Atmungsstörungen: KUSSMAUL (abnorm tiefe Atmung bei Azidose), CHEYNE-STOKES (periodische Atmung mit wechselnder Frequenz), BIOT (periodische Atmung mit Pausen)
- Perkussion und Auskultation von **Herz** und **Lungen**
- **Blutdruck** (RR) am rechten und linken Oberarm getrennt messen (wegen möglicher einseitiger A.subclavia-Stenose) und **Puls** (Herzfrequenz)
- Schellong-Test (zur Beurteilung der **Kreislauffunktion**, Orthostaseversuch): RR u. Pulsmessung beim Pat. im Liegen, dann Pat. aufstehen lassen, Messungen sofort und nach 2, 4, 6, 8, 10 Min. im Stehen.

  Physiologisch: RR-Veränderung bis 10 mmHg und Pulsanstieg bis 20/Min.

  Pathologisch: RR-Anstieg >10 mmHg (hypertone Reaktion) od. Abfall >10 mmHg (hypotone Reaktion), Pulsanstieg >20/Min. (sympathikotone Reaktion) oder Pulsabfall (vasovagale Reaktion)
- Gefäßstatus (s. Abb.): Beidseitige **Auskultation** sowie **Tasten** der **A.carotis**, Tasten der A.subclavia und A.temporalis

  Tasten der Arm-/Handpulse: A.radialis (und A.ulnaris), A.brachialis, A.axillaris

  Auskultation der Aorta abdominalis

  Tasten der Bein- und **Fußpulse** (A.femoralis, A.poplitea, A.tibialis post. u. A.dorsalis pedis)

  Lagerungsprobe nach RATSCHOW: Pat. liegt auf dem Rücken, er hält beide Beine senkrecht in die Höhe, bei Gefäßstörungen (AVK der Beine) führt dies zur Abblassung und Schmerzen. Bei der anschließenden Tieflagerung kommt es erst eine Minute später zur Rötung und Venenfüllung (normal nach 5-10 Sek.).

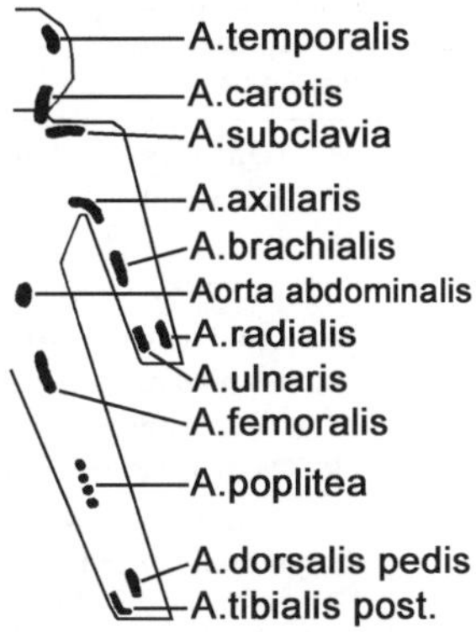

- Abdomen: **Leber** u. **Milz** tastbar, Konsistenz und vergrößert?, Darmgeräusche, rektal-digitale Untersuchung
- Wirbelsäule: Skoliose od. sonstige Fehlhaltungen, klopfempfindlich, Stauchungsschmerz, Beweglichkeit frei (Rotation, OTT- u. SCHOBER-Zeichen), Myogelosen (Muskelhartspann) der paravertebralen Muskulatur
- Vegetative Funktion: Betrachten der Hand und Fußsohlen: auf Trockenheit oder verstärkte Verhornung sowie trophische Störungen der Haut (dünne, pigmentierte Haut, Ulzerationen) achten.

  Testung der Piloreaktion: Der Untersucher kneift mehrmals hintereinander die Patientenhaut im Bereich des oberen M.trapezius-Randes an der Schulter. Dieser Stimulus löst einen zentralen Hauthaar-Reflex aus, d.h. an Rumpf, Armen und Beinen zeigen behaarte Stellen das Auftreten von sog. „Gänsehaut". Die Reaktion bleibt bei einer Läsion eines peripheren Nerven mit Schädigung seiner sympathischen Fasern aus.

  Testung der Vasomotorik: Der Untersucher kratzt mit einem Holzstäbchen auf der Patientenhaut. Entsteht nach etwa 1-2 Minuten an der Kratzstelle eine Hautrötung, so ist die Gefäßweitenregelung normal. Verdächtig auf Störungen der Gefäßweitenregelung sind

Fehlernährungen der Haut ⇨ die Haut kann verdünnt sein, bläulich verfärbt oder eventuell auch besonders viele Falten zeigen.

Schweißsekretionstest (Ninhydrintest nach MOBERG): Der Test wird eingesetzt an Füßen, Händen und an der Stirn. Aufdrücken der Hautpartie auf ein Blatt Papier, dieses wird dann in einer 1%igen essigsauren Ninhydrin-Lösung getränkt und dann heiß getrocknet. Es zeigt sich eine violette Verfärbung bei Bezirken mit Schweißsekretion (eigentlich ein Nachweis von Aminosäuren und Peptiden, die im Schweiß ausgeschieden werden).

MINOR-Schwitzversuch (Nachweis des thermoregulatorischen Schwitzens): Provokation der Schweißsekretion durch Trinken von 1 Liter Flüssigkeit und Gabe von 1,0 g ASS = Acetylsalicylsäure (Aspirin®). Nachweis der Schweißsekretion mit Jod + Stärke, die auf die Haut aufgetragen werden. Bei normaler Schweißsekretion verfärben sich die Hautpartien im Provokationstest dunkel. Test wird eingesetzt am Stamm. Pathologisch bei Störung der zentralen sympathischen Bahnen.

Pathol: – Schweißproduktions-Veränderungen:

Hypohidrose (verminderte Schweißproduktion) oder **Anhidrose** (keine Schweißproduktion): Findet sich bei peripherer Nervenläsion, Plexusläsion oder bei Wurzelläsionen und Querschnittläsion im Bereich zwischen Th2 bis L2 (s. auch neurologisch-topische Diagnostik, radikuläre Lähmung) und bei Läsion des sympathischen Grenzstranges.

Hyperhidrose: vermehrte Schweißproduktion, z.B. kompensatorisch in der Region oberhalb einer Querschnittlähmung.

– HORNER-Syndrom: Läsion der zentralen Sympathikusbahnen oder des sympathischen Grenzstranges im Bereich von Th2 oder höher führen zur Anhidrose von Hals und Gesicht, weitere Zeichen: Ptosis, Miosis und Enophthalmus.

Etlg: Beurteilung der allgemeinen/neurologischen Behinderung mit dem **BARTHEL-Index** (1965). Es werden 10 Items bestimmt, insgesamt kann ein Punktwert von 0 bis 100 erreicht werden ⇨ für den Pat. wird meist ein Punktwert für den aktuellen Stand (z.B. bei Aufnahme) und im Verlauf einer Therapie (z.B. bei Entlassung aus dem Krankenhaus) ermittelt.

1. **Nahrungsaufnahme**: selbständig = 10 Pkt., mit Hilfe = 5 Pkt., nicht/parenteral = 0 Pkt.
2. **Körperpflege**: selbständig = 5 Pkt., sonst 0 Pkt.
3. **Baden/Duschen**: selbständig = 5 Pkt., sonst 0 Pkt.
4. **Anziehen**: selbständig = 10 Pkt., mit Hilfe möglich = 5 Pkt., nicht = 0 Pkt.
5. **Stuhlkontrolle**: vollständig = 10 Pkt., mit Hilfe = 5 Pkt., keine = 0 Pkt.
6. **Harnkontrolle**: vollständig = 10 Pkt., mit Hilfe = 5 Pkt., keine = 0 Pkt.
7. **Toilettenbenutzung**: selbständig = 10 Pkt., mit Hilfe möglich = 5 Pkt., nicht = 0 Pkt.
8. **Transfer Bett - Stuhl**: selbständig = 15 Pkt., mit Hilfe möglich = 10 Pkt., nicht = 0 Pkt.
9. **Treppensteigen**: selbständig = 10 Pkt., mit Hilfe möglich = 5 Pkt., nicht = 0 Pkt.
10. **Gehen in der Ebene**: selbständig = 15 Pkt., mit Hilfe möglich = 10 Pkt., selbständig mit dem Rollstuhl = 5 Pkt., nicht/im Rollstuhl nur mit Hilfe = 0 Pkt.

APPARATIVE DIAGNOSTIK

BILDGEBENDE VERFAHREN

Allg: Auf Strahlenhygiene achten = keine unnötigen Röntgenaufnahmen machen

Ind:
- **Schädel-Hirn-Trauma**, HWS-Distorsion
- Beurteilung degenerative Prozesse der Wirbelsäule
- Beurteilung oder zum Ausschluss **intrazerebraler** oder **intraspinaler Prozesse** (Tumoren, Blutungen, Apoplexie, Gefäßmissbildungen, Sinusvenenthrombose, entzündliche Prozesse, Hirnödem, hirnatrophische Prozesse, Demenz, Psychosen)
- Ischämien mit V. a. Stenose eines intra- od. extrakraniell zuführenden Gefäßes

Diag: ⇒ **Native Röntgenbilder: Schädelübersicht** in 2 Ebenen (a.p. u. seitlich, s. Abb.)

HWS, BWS, LWS in 2 Ebenen, zusätzliche 2 Ebenen bei der HWS (sog. Schrägaufnahmen = Aufnahme zur Beurteilung der Foramina intervertebralia), ggf. Funktionsaufnahmen der HWS bei V. a. Instabilität (in Inklination, Reklination)

Spezialaufnahmen: Sella-Aufnahme (Hypophysentumoren weiten die Sella turcica auf, wird heute nur noch selten durchgeführt)

Aufnahme nach SCHÜLLER und STENVERS zur Beurteilung des Gehörganges (Akustikusneurinom führt zur Erweiterung) und zum Ausschluss einer Mastoiditis und von Felsenbein- u. Schläfenbeinfrakturen.

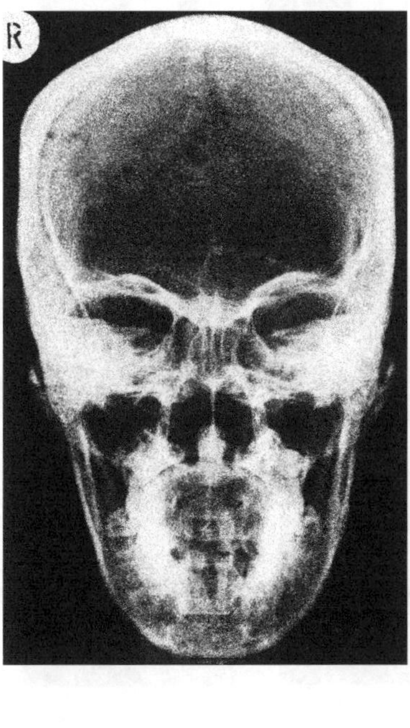

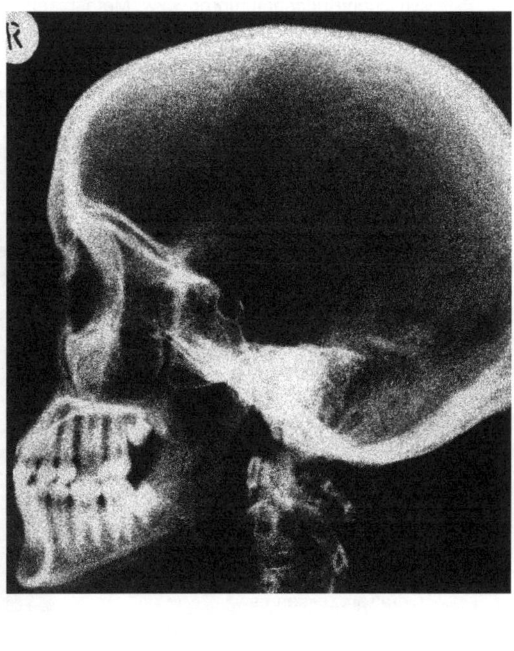

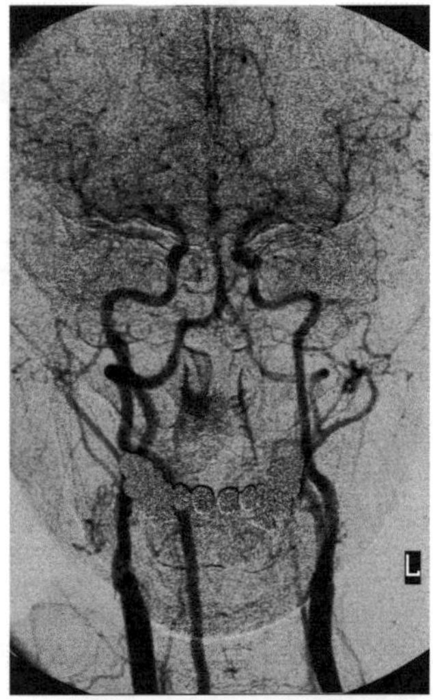

⇒ **Röntgen-Kontrastmitteluntersuchungen: Zerebrale Angiographie** mit iodhaltigem KM, bzw. heute zunehmend als arterielle **DSA** (digitale Subtraktionsangiographie = durch den Computer wird die Information der Leeraufnahme herausgerechnet und es stellt sich im Idealfall nur das kontrastmittelgefüllte Gefäßsystem dar, s. Abb.) über transfemoralen Katheter in SELDINGER-Technik, dargestellt wird das Gefäßsystem in der arteriellen, kapillaren und venösen Phase: Karotisangiographie, Vertebralisangiographie, Darstellung der Gefäße und Abgänge vom Aortenbogen (A.subclavia, Trunc.brachiocephalicus), Phlebogramm (Darstellung der Sinus und Hirnvenen).

Myelographie: Röntgen der LWS/BWS/HWS mit KM-Applikation (wasserlöslich) über eine Lumbalpunktion ⇨ Darstellung des spinalen Subarachnoidalraums (heute zunehmend durch das MRT ersetzt).

Ventrikulographie: Darstellung des Ventrikelsystems mit wasserlöslichem Kontrastmittel (Ind: Tumoren im Ventrikelsystem, Shuntkontrolle), heute kaum noch angewendet.

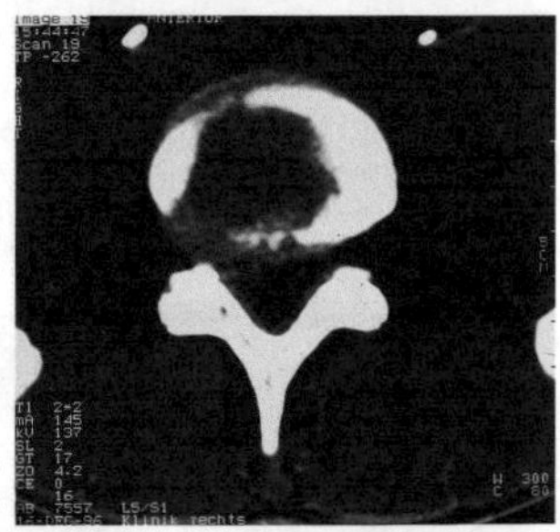

⇒ **CT:** Ohne (= nativ) und mit i.v.-Kontrastmittel (KM) mögl., das KM reichert sich in Gefäßen, Randzonen von Infarkten und bei gestörter Blut-Hirn-Schranke an.

CCT = craniale Computertomographie (s. Abb. 1. Spalte auf der folgenden Seite)

CCT in Knochentechnik zum Ausschluss von Felsenbein- od. Schädelbasisfrakturen sowie bei V. a. osteolytischen Knochentumoren, bzw. Metastasen

Spinales CT: Nachweis von spinalen raumfordernden Prozessen, insb. Bandscheibenschäden im Bereich der LWS (s. Abb.) und knöchernen Prozessen

Myelo-CT: spinales CT mit KM-Applikation (wasserlöslich) über eine Lumbalpunktion (wie bei Myelographie)

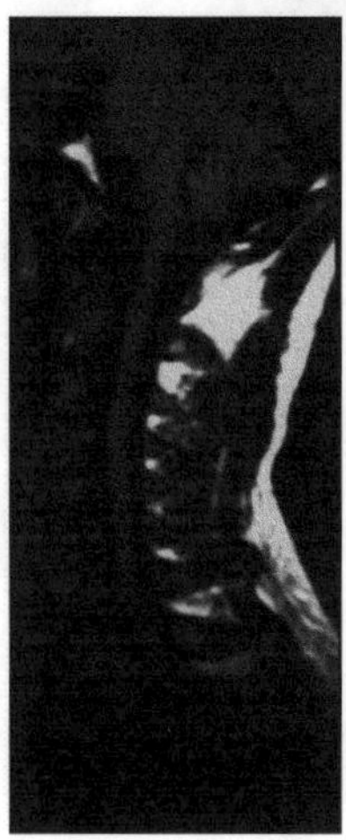

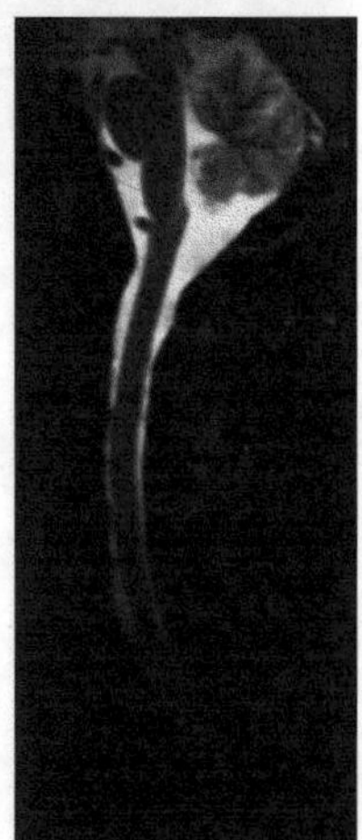

⇒ **MRT** = Magnetresonanztomographie Syn: **Kernspintomographie**, MRI = magnetic resonance imaging, NMR = nuclear magnetic resonance): hohe Weichteilauflösung in der T1-Gewichtung (graue/weiße Substanz, s. 2. Spalte folgende Seite, „Fettbild"), in der T2-Gewichtung (od. FLAIR-Sequenz) gute Darstellung der Liquorräume (s. 3. Spalte folgende Seite, „Wasserbild"), von Ödemen sowie ischämischen Veränderungen. Insg. bei der Beurteilung des Gehirns (ohne Knochenbeteiligung, da sich kalkhaltiges Material im MRT nicht darstellt) und des Myelons (s. Abb.) dem CT weit überlegen (und auch keine Strahlenbelastung).

Kontrastmittel für MRT: **Gadolinium** (paramagnetisch), Anwendbar bei der Diagnostik von Hirntumoren, MS, Gefäßprozessen usw.

CCT	**MRT** T1-gewichtet	**MRT** T2-gewichtet

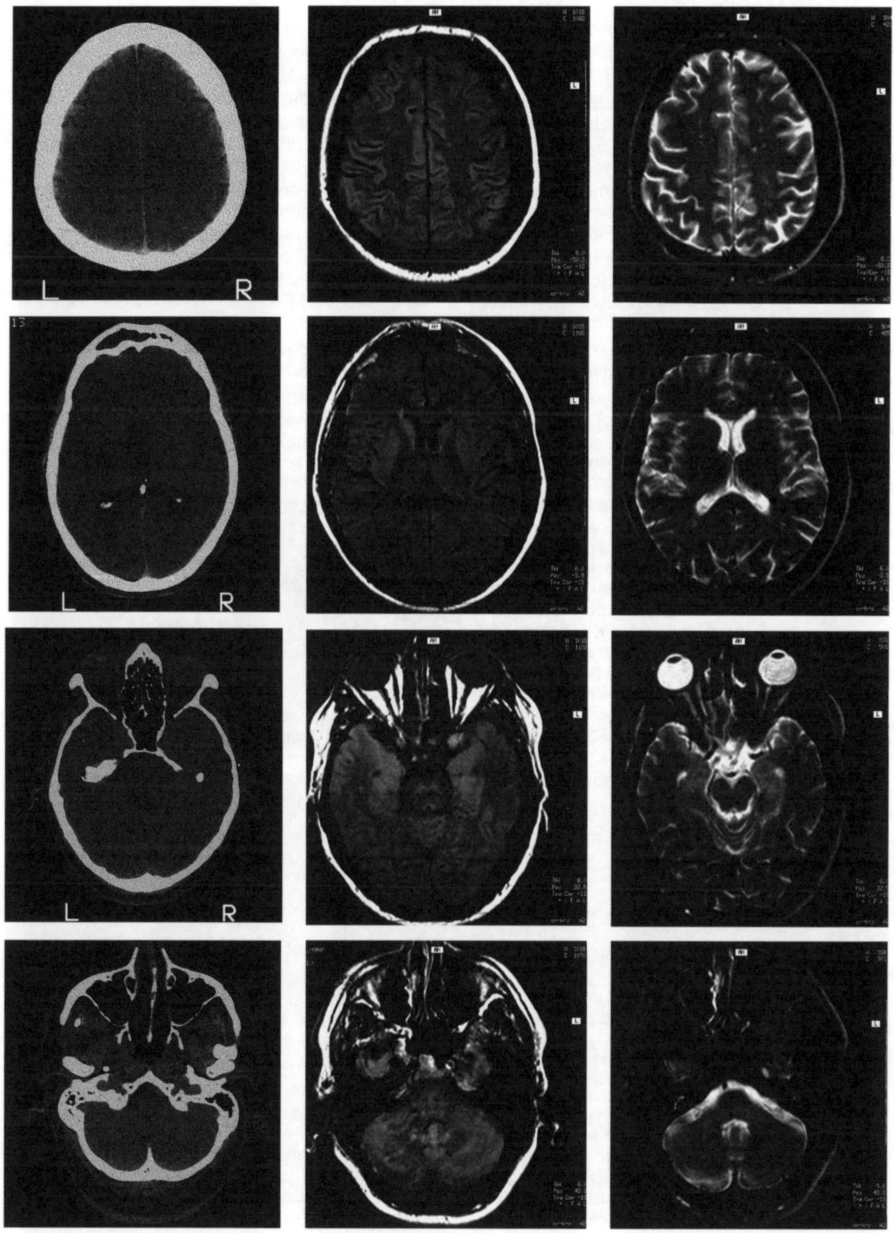

⇒ fMRT = funktionelle Magnetresonanztomographie ⇨ Methode zur indirekten Darstellung der neuronalen Aktivität von Hirnregionen (über den Blutoxygenierungsgrad)

⇒ ^{1}H-MRT-Spektroskopie ⇨ Methode zur Darstellung von Stoffwechselvorgängen im Gehirn (vermindertes N-Acetylaspartat u. erhöhtes Cholin bei malignen Hirntumoren, erhöhtes Alanin bei Meningeomen, erhöhtes Lipid u. Cholin bei Lymphomen, erhöhtes Lipid u. Laktat bei Metastasen anderer Tumoren im Gehirn)

⇒ Emissionscomputertomographie (ECT) = Szintigraphie mit Schichtaufnahmen:
- **SPECT** (Single-Photon-Emissionscomputertomographie, verwendet werden übliche Gamma-Strahler, ^{99m}Tc-Hexamethylpropylenaminoxim od. ^{123}Jod-Amphetamin): Darstellung der Perfusionsverhältnisse nach ischämischen Ereignissen
- **PET** (Positonen-Emissionscomputertomographie, verwendet werden Positronen-Strahler): Darstellung der zerebralen Perfusionsverhältnisse (^{15}CO), des Glukosestoffwechsels (^{18}F-Fluorodeoxyglucose) und für Rezeptorstudien (z.B. ^{11}C-Dopamin) ⇨ keine Routineuntersuchung, nur an Zentren vorhanden

⇒ Liquorszintigraphie: Ind. heute nur noch selten zum Nachweis einer Liquorfistel (Nase od. Ohr), Durchführung: Applikation v. ^{169}Ytterbium-DTPA über eine Lumbalpunktion, dann Aufnahme vor der Gammakamera

⇒ Knochenszintigraphie: bei V. a. Metastasen, Plasmozytom od. Osteomyelitis zur Darstellung des Knochenstoffwechsels mit ^{99}Tc-Polyphosphatverbindungen

⇒ Dopplersonographie: auf dem **Dopplereffekt** basierende Darstellung extrakranieller Halsgefäße (A.carotis) und der A.ophthalmica (Nachweis einer pathologischen umgekehrten Strömungsrichtung, normal ist von innen nach außen) sowie der A.subclavia und A.vertebralis. Stenosen können ab ca. 50 % erfasst werden, im Stenosebereich Beschleunigung der Strömung, dahinter poststenotische Turbulenzen.

B-Mode-Sonographie (konventionelles Schnittbild): Zweidimensionale Darstellung morphologischer Veränderungen (Stenosen, Plaques, Verschlüsse) und Kombination von Bild und Dopplersonographie (s. Abb.), heute als **farbkodierte Duplexsonographie** (Syn: Farbdoppler, Angiodynographie ⇨ Strömung wird im B-Bild in rot od. blau angezeigt, je nachdem ob die Strömung auf den Schallkopf hin oder weg gerichtet ist)

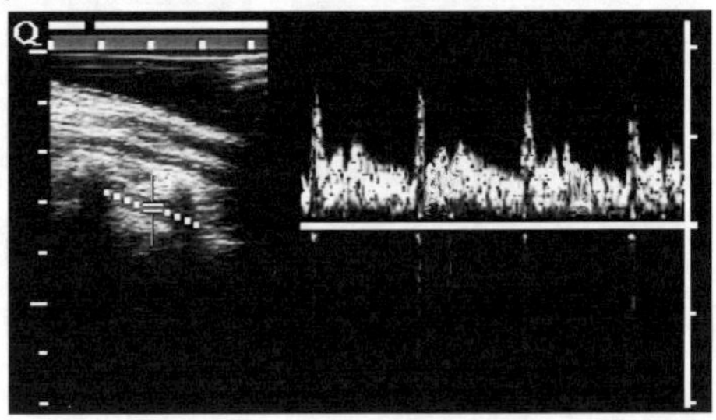

Transkranieller Doppler: durch die (dünne) Temporalschuppe (transtemporal), das Foramen magnum (transnuchal) und über die Orbita (transorbital) mittels gepulstem Doppler (dadurch variable Eindringtiefe mögl.) ist eine Darstellung der Flussrichtung, der Pulsatilität und eine Flussgeschwindigkeitsmessung der A.cerebri med. (mittlere Flussgeschwindigkeit: 60 cm/Sek.), des Karotissiphon (40 cm/Sek.) und der A.basilaris (40 cm/Sek.) mögl.

Kompl: ∗ Allergien auf Röntgen-KM
∗ Lumbalpunktion: postpunktionelles Syndrom durch Liquorverlust

LIQUORPUNKTION

Allg: Die Liquorpunktion (**LP**) wird über eine **Lumbalpunktion** od. (extrem selten) über eine Subokzipitalpunktion kurz unterhalb der Protuberantia occipitalis der Hinterhauptschuppe (hierbei wird die Cisterna cerebellomedullaris punktiert, daher auch nicht ganz ungefährlich wegen der Verletzungsgefahr der angrenzenden Medulla oblongata oder aberrierender Gefäße) oder operativ durch Ventrikelpunktion zur Gewinnung des **Liquor cerebrospinalis** durchgeführt. Zur Anatomie s. Kapitel Hydrozephalus.

Durchführung der Lumbalpunktion (Syn: Spinalpunktion): **steriles Arbeiten!**

Pat. sitzt in Katzenbuckel-Stellung, Desinfektion, ggf. Lokalanästhesie der Punktionsstelle
Punktion des Duralsacks **zwischen LWK 3 u. 4** (s. Abb.) od. LWK 4 u. 5 mit einer (atraumatischen, dünnen) Hohlnadel (z.B. Sprotte- od. Whitacre-Nadel), die einen entfernbaren Mandrin hat. Beim Durchstechen des Lig.interspinale und des Duralsacks spürt man meist einen kurzen federnden Widerstand. Dann den Mandrin entfernen, um zu prüfen ob der Liquorraum bereits getroffen ist. Tropft noch kein Liquor ab, Mandrin wieder einführen und die Nadel mit Mandrin weiter vorschieben.

Cave: Bei **Hirndrucksteigerung** (Tumoren in der hinteren Schädelgrube) Gefahr der Einklemmung des Hirnstammes durch den Druckabfall bei der Punktion (daher vorher immer Augenhintergrund spiegeln zum Ausschluss einer Stauungspapille)

Ind:
- Infektionen: V. a. Meningitis, Enzephalitis, Neurolues, Neuroborreliose
- Multiple Sklerose, GUILLAIN-BARRÉ-Syndrom
- Subarachnoidalblutung
- Meningeosis carcinomatosa od. leucaemica

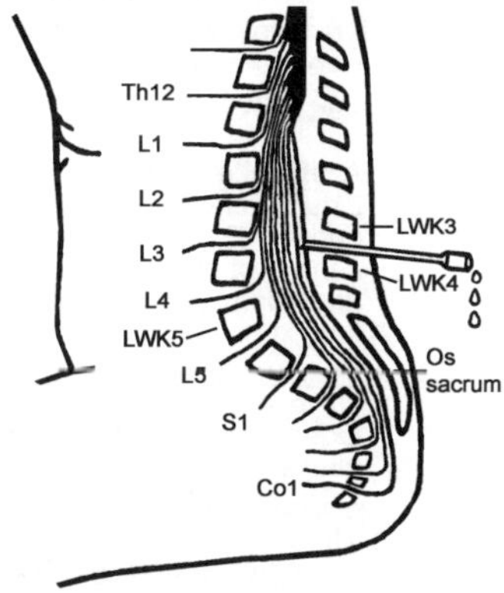

Diag: Untersuchungsmethoden und Normwerte des Liquors:

⇒ **Äußerer Aspekt:** Normaler Liquor ist **klar**; trübe bei Zellzahl >800, eitrig bei Zellzahl >3.000 (meist dann segmentkernige Granulozyten), rosa bis rot bei frischer Blutung, Blutgerinnsel, xanthochrom (= Gelbfärbung) bei älterer Blutung
Spezifisches Gewicht: 1,003-1,009 g/cm³
pH-Wert 7,31

⇒ **Liquordruck:** 15-25 cm H_2O im Sitzen gemessen (6-20 cm H_2O im Liegen)
QUECKENSTEDT-Versuch: Abdrücken der beiden Vv.jugulares führt zur Druckerhöhung bei intakter Liquorpassage (pathologisch bei Behinderung, z.B. Hirntumoren im Bereich der hinteren Schädelgrube, Rückenmarktumoren = Stoppliquor, Sinusvenenthrombose)

⇒ **Zellzahl:** 0/3-**12/3 Zellen** (= 0-4 Zellen pro µl = mm³), die Angabe als sog. „Drittelzellen" ergibt sich durch die Auszählung in der FUCHS-ROSENTHAL-Kammer, die pro Zählfeld ca. 3,2 mm³ hat. Der gefundene Wert in der Zählkammer wird also ungefähr durch 3 geteilt und man erhält den Wert pro µl. Eine Vermehrung der Zellzahl wird **Pleozytose** genannt.
Zytologisch: Normalerweise sind die gefundenen Zellen Lymphozyten u. Monozyten, pathologisch sind polynukleäre od. eosinophile Zellen und Plasmazellen

⇒ **Eiweiß:** 15-45 mg/dl, pathologisch erhöht z.B. bei Hirntumoren od. Entzündungen
Albumin: bis 35 mg/dl, IgG bis 4 mg/dl
PÁNDY-Reaktion: orientierender Nachweis von vermehrten Globulinen mit H_2O-Phenol
DELPECH-LICHTBLAU-Quotient = **Eiweißquotient** zwischen Liquoreiweiß u. Serumeiweiß (daher auch Blutentnahme nötig):

$$\text{Eiweißquotient} = \frac{IgG_{Liquor} * Albumin_{Serum}}{IgG_{Serum} * Aibumin_{Liquor}}$$

Normal: <0,7; Werte >0,7 zeigen eine autochthone IgG-Bildung im ZNS an.
Die gefundenen Werte lassen sich in ein Diagramm übertragen, das sog. **REIBER-Schema** u. daraus die Befunde ableiten. Bereiche s. Abb.:

❶ = Normalwert
❷ = Schrankenstörung (z.B. Hirntumoren, Insult)
❸ = Schrankenstörung + autochthone IgG-Synthese im ZNS (z.B. Enzephalitis)
❹ = Reine autochthone IgG-Bildung im ZNS (z.B. Multiple Sklerose), %-Werte = prozentualer Anteil des im ZNS synthetisierten IgG

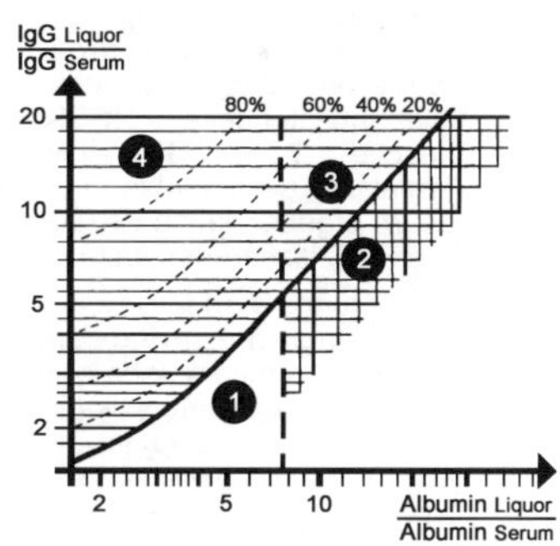

⇒ **Glukose:** 2,7-4,8 mmol/l = 45-80 mg/dl, etwas mehr als **50 % des Serumzuckerwertes** (daher auch Blutentnahme zum Vergleich nötig), muss bald nach der Punktion untersucht werden, da der Zucker schnell reduziert wird, pathologisch erniedrigt bei bakterieller Meningitis.

Laktat: normal bis 2 mmol/l, ist erhöht wenn der Liquorzucker pathologisch erniedrigt ist (also Zucker reduziert wurde).

Die Elektrolyte zeigen in etwa die gleichen Werte wie im Serum.

⇒ **Liquorelektrophorese:** pathologisch sind **oligoklonale Banden** (zusätzliche Banden = IgG-Proteine) z.B. bei Multipler Sklerose (s. dort), Infektionen des ZNS, Vaskulitis

⇒ Seroreaktion auf Lues-Antigen (Treponema pallidum) und Borrelien-Titer

⇒ Mikrobiologische Untersuchung auf Bakterien, Pilze, Antikörper gegen Viren, ggf. auch Tierversuch (Tuberkulose)

⇒ Ggf. histopathologische Untersuchung auf Tumorzellen?

Kompl: * **Artifizielle Blutung** (= Nachweis von Blut im Liquor, das aber punktionsbedingt in den Liquor gelangt): ein Zeichen ist schlierenartige Blutbeimengung beim Abtropfen des Liquors ⇨ 3-Gläser-Probe zeigt abnehmenden Blutgehalt bei den 3 nacheinander gewonnene Proben. Es kann im Labor auch kein freies Hämoglobin nachgewiesen werden und nach dem Zentrifugieren ist der Überstand bei artifizieller Blutung klar (bei echter Blutung xanthochrom, freies Hämoglobin und Siderophagen).

* Postpunktionelles Syndrom durch Liquorunterdruck (**Liquorverlust** aus der Punktionsstelle = Liquorunterdrucksyndrom, heute durch die atraumatischen Nadeln seltener) mit lageabhängigem **Kopfschmerz**, evtl. Schwindel, Tinnitus, Übelkeit und Erbrechen, Meningismus sowie orthostatische Beschwerden beim Aufstehen mit einem Beginn nach 1-2 Tagen und für meist 4 Tage Dauer. Proph: atraumatische Nadel verwenden

Ther: Bettruhe, Koffein 3 x 200 mg/Tag i.v., bei Persistenz der Beschwerden setzen eines **epiduralen Eigenblutpatch** mit zuvor beim Pat. steril entnommenen 20 ml venösen Blutes (dies dichtet die Punktionsstelle in 90 % d.F. ab)

Proph: ♥ Möglichst **dünne** (22 Gauge) und **atraumatische Nadel** (abgerundete Spitze, seitliche Öffnung) verwenden, Mandrin vor dem Entfernen der Nadel wieder einführen

♥ Cave: Zeitabstand bei Gabe von Heparin (zur Thromboseprophylaxe) zur Lumbalpunktion sollte 12 Std. betragen (gilt auch für Spinalanästhesie/Periduralanästhesie)

EEG

Allg: Die EEG (**Elektroenzephalographie**) registriert bio**elektrische** Aktivität = Makropotentialschwankungen des Gehirns durch **Aktivität großer Neuronenverbände** (postsynaptische Potentiale, inhibitorische = IPSP + exzitatorische = EPSP; Gliazellaktivität oder Fortleitung der Impulse in den Nervenfasern ergeben keine EEG-Potentiale).

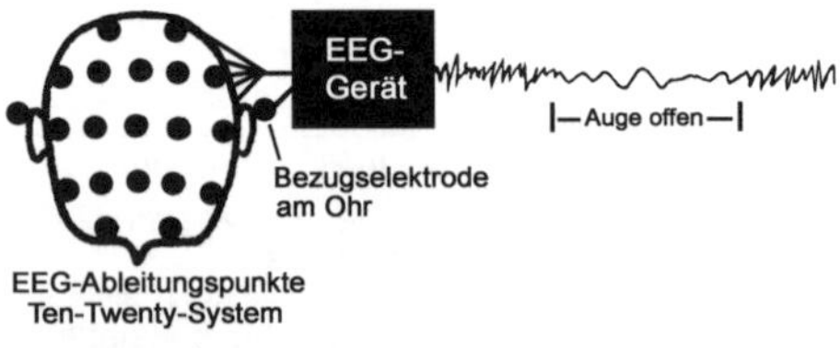

Das EEG ist schmerzlos, unschädlich und beliebig oft wiederholbar.

Ausführung: Standardisiert mit 16 oder 20 auf der Kopfhaut aufgebrachten Elektroden (s. Abb.). Unipolare (= indifferente Bezugselektrode ist am jeweiligen Ohr) oder bipolare (= zwei Elektroden messen gegeneinander) Ableitungen mögl.

Beurteilt werden die **Frequenz**, die Höhe der **Amplitude**, spezielle Formen/ **Steilheit** der Wellen (Epilepsie-spezifische Abläufe) und die **Lokalisation** (Fokus) pathologischer Potentiale über dem Kortex.

Trotz normalem EEG (= negativ) kann eine Epilepsie vorliegen, bei 30 % der Epilepsie-Patienten ist das EEG im Intervall normal.

Umgekehrt sind Krampfpotentiale im EEG nicht gleichbedeutend mit Epilepsie, 10 % d. Bev. haben Epilepsie-typische Potentiale (epileptische Graphoelemente) im EEG **ohne** je einen Anfall zu haben. Sie haben keine Epilepsie und es ist keine Therapie erforderlich. Bei Verwandten von Epilepsie-Pat. sind in bis zu 40 % d.F. Veränderungen zu finden.

Normalbefunde: je nach Wachheitsgrad des Patienten ergeben sich charakteristische Frequenzen (s. Abb.):

α-**Wellen** (Alpha): physiologischer **Grundrhythmus** beim Erwachsenen (85 % d.F.) in Ruhe und bei geschlossenen Augen, über der Okzipitalregion am ausgeprägtesten. Beim Öffnen d. Augen wird der α-Grundrhythmus normalerweise **blockiert** (sog. On-off-Effekt, Arousal-Reaktion, BERGER-Effekt, s. Abb.)

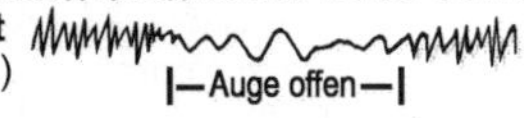

β-**Wellen** (Beta): bei geistiger Anspannung im frontalen Bereich, niedrige Amplitude

ϑ-**Wellen** (θ-, Theta- oder Zwischenwellen): z.B. bei starker Ermüdung

δ-**Wellen** (Delta): im Tiefschlaf (Schlafstadium E = IV)

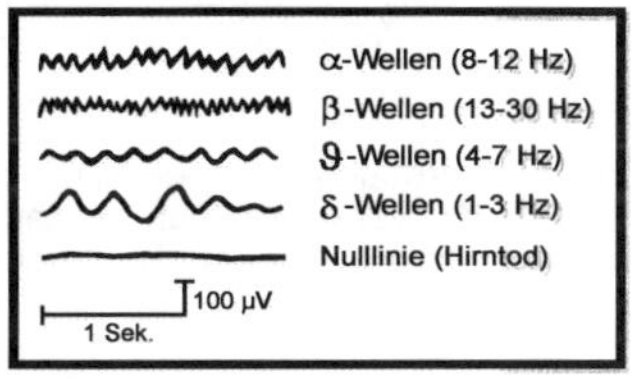

Normvarianten beim Erwachsenen: ß-Grundrhythmus (ca. 10 % d.F.), wird auch flaches EEG genannt und EEG mit Frequenzschwankungen bei 4-7 Hz-Grundrhythmus bis langsamer ß-Rhythmus (5-15 % d.F.)

Neugeborene: extrem langsame und unregelmäßige Wellen („unreifes EEG")

Kindes- und Jugendalter: Langsame Stabilisierung eines okzipitalen α-Rhythmus zw. 3. und 7. Lj., gegen Ende der Pubertät ist das EEG dann vollständig ausgereift.

Beschreibung eines EEG: Angabe der vorherrschenden Frequenz, Amplitudenhöhe, Regelmäßigkeit, Ausprägungsgrad und abschließende Beurteilung ob normal od. pathologisch

Ind:
- **Anfallserkrankungen** und Behandlungskontrolle bei Anfallskrankheiten
- Beurteilung der Hirnaktivität bei **Schädel-Hirn-Trauma**, Bewusstlosigkeit / Koma
- Beurteilung der Hirnaktivität bei Enzephalitis, Stoffwechselerkrankungen, Intoxikationen, Zirkulationsstörungen
- **Intraoperativ** als Monitoring zur Kontrolle der Hirnfunktion (z.B. bei A.carotis-Chirurgie zur Bestimmung einer relevanten Ischämie während der Abklemmphase)
- Nachweis des **Hirntodes** (vor Organentnahme zur Transplantation, Null-Linie = isoelektrisches EEG = no detectable cortical activity über 30 Min. bei doppelter Verstärkung)

Diag:
⇒ Normale EEG-Ableitung: während eines Krampfanfalles (= **iktual**) nur selten mögl., meist **im freien Intervall** (= interiktual). Ein Normalbefund des EEG im Intervall schließt eine Epilepsie aber nicht aus ⇨ meist weiterführende EEG-Diagnostik mit Provokation erforderlich.

⇒ **EEG mit Provokation** ⇨ Versuch Epilepsie-spezifische Potentiale durch neuronale Reizung abzuleiten (Kompl: dabei kann auch einen Anfall ausgelöst werden): **Hyperventilation**sprovokation (respiratorische Alkalose), **Schlafentzug**sprovokation (und anschließendes Schlaf-EEG), **Lichtstimulation** (Flickerprovokation mittels Stroboskop, „photogene" Epilepsie)

⇒ Mobiles **Langzeit-EEG** über 24 Std.

⇒ Schlaf-EEG oder ggf. LZ-EEG mit gleichzeitiger Videoüberwachung (= **Simultan-Doppelbild-Aufzeichnung**, Syn: Polysomnographie) in speziell dafür eingerichteten EEG-Labors

⇒ Intrazerebrales EEG (sog. Elektrokortikographie), sehr selten indiziert (z.B. vor/bei der Epilepsiechirurgie zur Operationsvorbereitung, dabei wird das EEG direkt an der Gehirnoberfläche über Subduralplatten abgeleitet. Ein epileptogener Fokus kann so ganz exakt lokalisiert werden)

⇒ EEG-Brain-Mapping: Darstellung der EEG-Befunde als simuliertes räumliches Verteilungsmuster (ein Fokus lässt sich damit gut darstellen)

Pathol:
♦ Allgemeine Beschreibung eines pathologischen EEG: fokale od. generalisierte Verteilung, kontinuierliche oder intermittierende pathologische Abläufe, besondere Wellenformen (Krampfpotentiale, s.u.)

- Allgemeinveränderungen: **Diffuse Verlangsamung** (<8 Hz) und paroxysmale Dysrhythmien, z.B. bei organischen Hirnerkrankungen, Enzephalitis, Schädel-Hirn-Trauma, Intoxikationen, Koma
- Herdbefund: Über einer bestimmten Hirnregion findet sich eine **fokale Verlangsamung** des Rhythmus (Theta- od. Deltawellen), z.B. bei Hirntumoren, nach lokalisiertem Schädel-Hirn-Trauma, Impressionsfraktur, Subduralhämatom
- Epilepsie-spezifische Potentiale (sog. Krampfpotentiale): Unterschiedliche Formen und Abläufe steiler Elemente (spikes = spitze, kurze Potentiale <80 ms) oder steiler Wellen (sharp waves = steil ansteigende – langsam abfallende Kurven, 80-200 ms) oder Kombinationen davon, s. Abb.

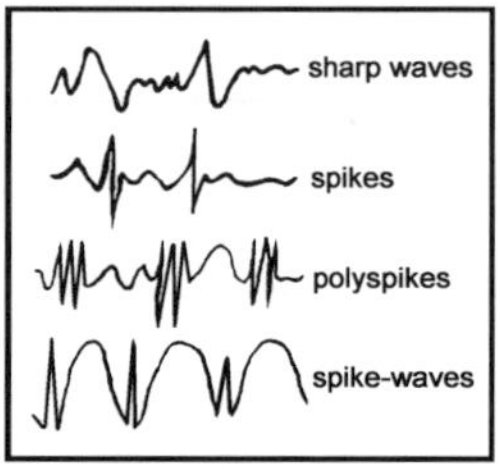

Krampfpotentiale

In der Erprobung befindet sich ein neues Verfahren: **MEG** (Magnetoenzephalographie). Hierbei werden die von den Neuronen erzeugten extrem schwachen magnetischen Felder (10^{-15} T) mit einem Scanner über dem Kopf abgeleitet (sehr aufwändig, daher bisher nur für Forschungszwecke eingesetzt).

NLG

Allg: Syn: **Elektroneurographie** (ENG) ⇨ Messung der sensiblen od. motorischen Nervenleitgeschwindigkeit (NLG).

Es bestehen große Unterschiede von Nerv zu Nerv und auch innerhalb eines Nervenverlaufs bezüglich der NLG. Daher sind genaue und standardisierte Messverfahren, Erfahrung des Untersuchers und ausführliche Normwerttabellen notwendig. Starke Empfindlichkeit gegenüber Temperaturschwankungen (1-2 m/Sek. pro 1 °C)

Physiologie: Geschwindigkeit der Nervenleitung ist abhängig vom Grad der Myelinisierung der Nervenfasern ⇨ je dicker die Markscheide um so schneller die NLG.

Die NLG nimmt mit dem Lebensalter ab.

Ind:
- **Polyneuropathie** (insb. auch zur Differenzierung des Markscheiden- od. axonalen Typs)
- **Lokalisationsdiagnostik** bei Verletzungen peripherer Nerven
- Engpasssyndrome
- Differenzierung zwischen radikulärer Läsion (sensible NLG ist dann normal, da das Spinalganglion intakt ist) und Plexusläsion
- Periphere Nervenläsionen zur Lokalisationsdiagnostik und Verlaufsbeobachtung (Regeneration?)

Diag: ⇒ Reizung eines Nerven mit **überschwelligem Reiz** ⇨ Weiterleitung des Reizes im Nerv in beide Richtungen (orthodrom = in physiologischer Richtung und auch antidrom = entgegengesetzt der normalen Leitung des Nerven). Messung der Zeit zwischen Reiz und dem Eintreffen des Aktionspotentials über der Ableitungsstelle. Aus der Zeitdifferenz zwischen Reizung und Erfolg kann die NLG berechnet werden.

⇒ Motorische NLG: Reizung an **mehreren Stellen** im Verlauf des Nerven und Ableitung des Muskelaktionspotentials mittels **Oberflächenelektrode** über dem Erfolgsmuskel (= orthodrom, s. Abb.). Berechnet wird die NLG mittels Laufzeitendifferenz zwischen einem prox. und einem dist. Ableiteort geteilt durch die Entfernung.

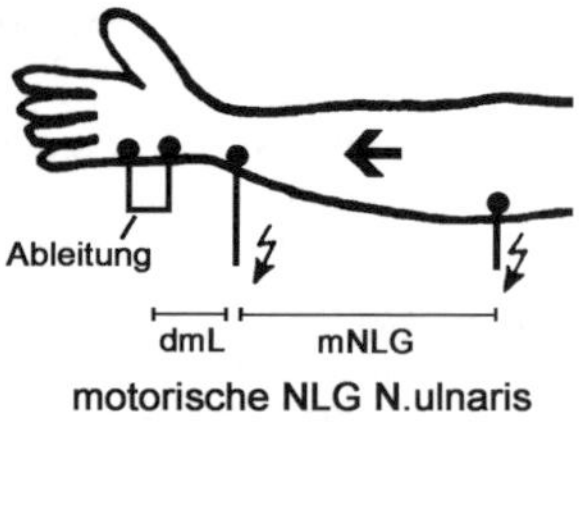

motorische NLG N.ulnaris

Gemessen werden kann auch die distale (motorische) Latenzzeit (dmL, terminale Überleitungszeit) = Zeit, die die Überleitung auf den Muskel direkt am Ableiteort benötigt (dazu wird kurz vor dem Ableiteort gereizt und die Zeit bis zur Muskelzuckung gemessen, Normwert ca. 4 ms an der Hand und 6 ms am Fuß).

⇒ Sensible NLG: Gemessen wird orientierend die **antidrome** (= dem normalen Nervenleitverlauf entgegengerichtete) Ausbreitungsgeschwindigkeit. Der Reiz darf dabei nur so stark sein, dass noch keine motorische Antwort erfolgt.

Auch **orthodrome Messung** der sensiblen NLG mögl., jedoch aufwändiger, da mittels **Nadelelektroden** in der Nähe des Nerven abgeleitet werden muss (s. Abb.).

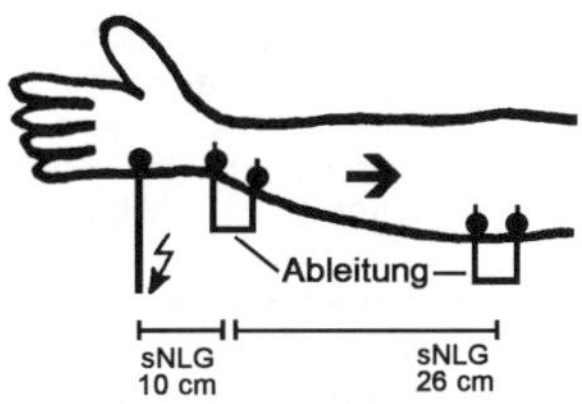

sensible orthodrome NLG N.ulnaris

Einige **NLG-Normwerte** (angegeben für 20-jährige, bei 50 bis 60-jährigen sind die Werte etwa 10 % geringer), motorisch:

N.medianus am UA 50-70 m/Sek., OA 55-75 m/Sek.

N.ulnaris am UA 50-80 m/Sek., sensibel: 45-60 m/Sek.

N.tibialis am US 40-60 m/Sek.

N.peroneus am US 45-65 m/Sek.

N.suralis (sensibel orthodrom): vom Fußrücken bis zum Malleolus lat. 40-60 m/Sek., am US 50-60 m/Sek.

⇒ F-Welle: Durch Reizung für motorische NLG antidrome Leitung zum α-Motoneuron, das erregt wird und selbst wieder feuert (Ping-Pong-Effekt), was wiederum zu einem erneuten Aktionspotential im zugehörigen Muskel führt. Die Amplitude ist dabei viel geringer. Die F-Welle ist nicht bei allen Menschen auslösbar. Normwerte an der Hand ca. 27 ms, am Fuß ca. 50 ms, M.soleus 30-32 ms.

⇒ H-Reflex: Stimulation des N.tibialis in der Kniekehle und motorische Antwort im M.soleus (dies entspricht einem elektrisch ausgelösten Achillessehnenreflex). Der H-Reflex ist etwas schneller als die F-Welle (M.soleus 28-30 ms).

⇒ Orbicularis-oculi-Reflex (Blinkreflex, Lidschlussreflex): Gleichzeitige Ableitung beider M.orbicularis oculi (VII. HN) bei elektrischer Reizung jeweils getrennt an beiden Seiten über dem Foramen supraorbitale (HN V_1) ⇨ Reflexantwort (Lidschluss) ist ein schneller monosynaptischer Reflex (R_1, 11-13 ms) und ein später polysynaptischer Reflex ($R_{2ipsilat.}$, 32-38 ms), der über den Hirnstamm läuft und auch zur kontralateralen Antwort führt ($R_{2kontralat.}$, 33-39 ms).

⇒ Masseterreflex: Auslösung mit einem Reflexhammer (mit Auslösemechanismus für die Zeitmessung) bei gleichzeitiger Ableitung in beiden M.masseter zur Überprüfung des N.trigeminus (Latenzzeit: 6-10 ms)

⇒ Long-loop-Reflex: Elektrische Reizung von Nerven am Arm führt zu einer Reflexantwort in den Handmuskeln durch supraspinale Verschaltung im Kortex (sehr langer Reflexbogen = long-loop). Pathologisch bei Multipler Sklerose und extrapyramidal-motorischen Störungen.

⇒ Bulbocavernosusreflex (Syn: Bulbospongiosusreflex): Elektrische Reizung der Penishaut (N.dorsalis penis) führt zu einer Reflexantwort mit Kontraktion im M.bulbospongiosus (N.pudendus). Ind. zur Diagnostik der erektilen Dysfunktion (intakter spinaler Reflexbogen, S_3/S_4-Läsion?)

<u>Pathol:</u>
- Bei gemischten Nerven ist die sensible NLG eher vermindert als die motorische.
- **Markscheidenläsion** (Demyelinisierung, Degeneration/Untergang der Markscheiden) führt zur Verminderung der NLG (<40 m/Sek.), die Amplitude bleibt meist normal.
- **Axonale Degeneration** führt zu keiner wesentlichen Änderung (solange sie inkomplett und der Nerv an sich noch erhalten ist) der NLG (da die Markscheiden noch erhalten sind und die saltatorische Weiterleitung des Aktionspotentials noch erfolgt). Jedoch verbreitert sich das Muskelaktionspotential und es vermindert sich die Amplitude.
- F-Welle u. H-Reflex fallen bei proximalen entzündlichen Nervenveränderungen pathologisch aus.
- Orbicularis-oculi-Reflex ist pathologisch bei N.trigeminus- od. N.facialis-Strörung und bei Hirnstammprozessen (z.B. Hirnstamminsult, Multiple Sklerose, Hirnstammtumoren).

EMG

Allg: **Elektromyographie:** Darstellung von Muskelaktionspotentialen (MAP). Es werden spontane MAP (Ruheaktivität), MAP bei Willkürinnervation (leichte und maximale Innervation) und durch elektrische Stimulation erzeugte MAP (bei der motorischen NLG, s.o.) aufgezeichnet.

Anatomie: **Motorische Einheit** = peripheres motorisches Neuron und die davon innervierten Muskelfasern. Ihre Anzahl variiert von 5 (Augenmuskeln, die hochfrequent (350/Sek.) entladen) bis 1.800 Muskelfasern (M.gastrocnemius), je nachdem ob besonders feine Bewegung erforderlich ist oder grobe Bewegung ausreicht.

Ind:
- **Muskelatrophie** (zur Unterscheidung zwischen neurogener und myogener)
- **Myopathien**: Muskeldystrophie, Myotonien, Myositis
- **Myasthenie**, Pseudomyasthenie
- Spinale Muskelerkrankungen, amyotrophische Lateralsklerose, Poliomyelitis anterior
- Neurogene Paresen (Nervenläsionen, Polyneuropathien) und Beurteilung von Regenerationsvorgängen (Reinnervation)

Diag: ⇒ Ableitung durch in den Muskel gestochene **Nadelelektrode** = Nadelmyographie. Optische und akustische Anzeige der Potentialschwankungen bei Aktivierung der motorischen Einheiten.

⇒ Normalbefunde (s. Abb. einschließlich Muskelbiopsie):

1. **Einstichaktivität**: kurze Salve von Potentialen beim Einstechen oder Verschieben der Nadel (mechanische Reizung), ca. 300 ms lang.
2. **Ruheaktivität** (= Spontanaktivität): keine, allenfalls in der Nähe der mot. Endplatte sind neg. Spikes ableitbar (sog. „Endplattenrauschen“)
3. **Willküraktivität:** bei **leichter** Muskelanspannung (= ableitbare Potential, die zu einer motorischen Einheit gehören) mono- bis triphasische MAP
4. **Willküraktivität:** bei **maximaler** Muskelanspannung Interferenzmuster (viele motorische Einheiten feuern mit unterschiedlich hoher Frequenz = Summenpotential)

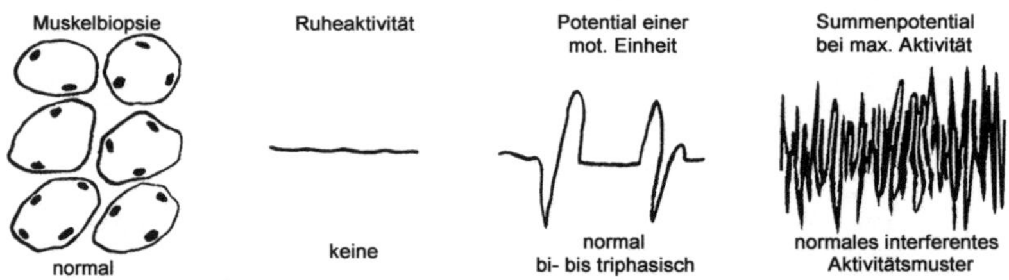

⇒ Einzelfaserelektromyographie: Zum Nachweis einer zeitlichen Differenz (sog. Jitter-Wert) bei der neuromuskulären Übertragung bei Muskelfasern, die zu einer motorischen Einheit gehören (pathologisch ist >50 μs, insb. bei Myasthenie vorkommend).

⇒ Stimulationselektromyographie (Ermüdungstest-EMG): Repetitive Reizung (wie bei motorischer NLG) mit unterschiedlichen Frequenzen (3 u. 20-30 Hz) ⇨ pathologische Amplitudenveränderungen bei Myasthenia gravis und Pseudomyasthenie (s. dort).

⇒ Elektronystagmographie (Syn: EOG = Elektrookulographie, wird meist vom HNO-Arzt durchgeführt): Ableitung mit Oberflächenelektroden am äußeren Augenwinkel sowie über Ober- u. Unterlid. Registrierung eines spontanen Nystagmus (insb. auch bei geschlossenem Augen) und Nystagmographie bei kalorischer Reizung in den Gehörgängen (eigentlich kein EMG, da der Augenbulbus selbst ein elektrisches Potential erzeugt, welches sich bei Bewegungen ändert). Pathologisch bei Vestibularisstörung und Hirnstamm- od. Kleinhirnprozessen.

Pathol: ♦ **Neurogene Muskelatrophie:** Verlängerte Einstichaktivität, **pathologische Spontanaktivität** (Fibrillationen und Faszikulationen, ca. 2 Wo. nach Schädigung), positive scharfe Wellen, **verlängerte und polyphasische Potentiale** durch Reinnervation (durch Neuronenaussprossung zu untergegangenen motorischen Einheiten), evtl. Riesenpotentiale (nach Monaten oder z.B. bei amyotrophischer Lateralsklerose), maximales **Aktivitätsmuster gelichtet** (bis hin zum völligen Fehlen bei Nervendurchtrennung).

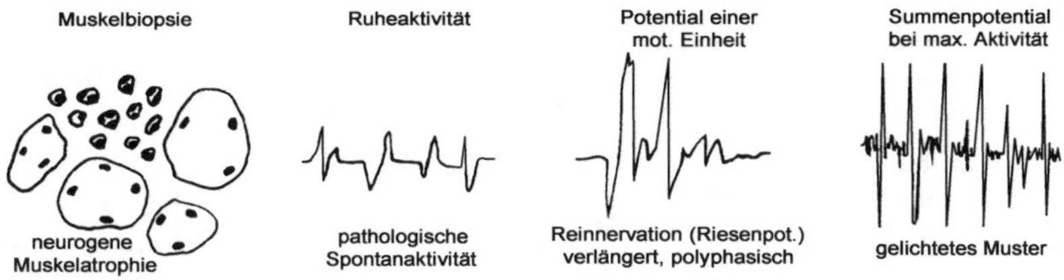

- Myopathien: Allg. **myopathisches Bild**, mit Unterschieden je nach Erkrankung

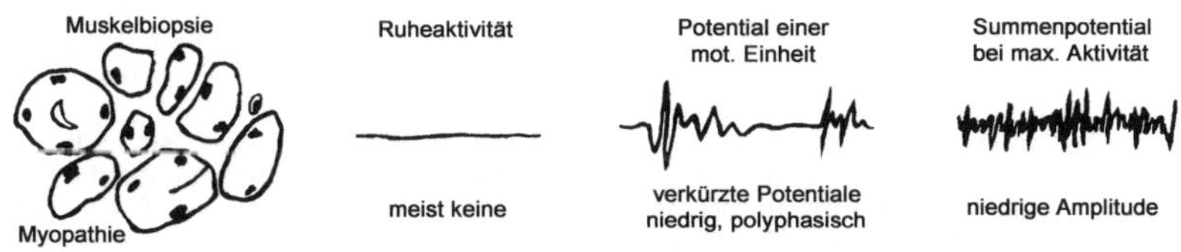

- Muskeldystrophien: Keine Spontanaktivität, **verkürzte polyphasische Potentiale** (>4 Phasen), **dichtes Interferenzmuster** (Nervenfasern sind ja alle vorhanden, diese feuern sogar früher und schneller = vorzeitige Rekrutierung) aber mit **niedrige Amplitude** bei max. Innervation.
- Myositis: **Fibrillationspotentiale** (pathologische Spontanaktivität), sonst wie bei Muskeldystrophie.
- Myotonien: Pathologische Einstichaktivität mit myotonen **Entladungsserien** (hörbar als sog. „Sturzkampfbombergeräusch") über mehrere Sek.
- Myasthenia gravis: Amplitudenabnahme (= Dekrement) bei repetitiver niederfrequenter (3 Hz) Reizung.
- Pseudomyasthenie: Vorübergehende Amplitudenzunahme (= Inkrement) bei repetitiver hochfrequenter (20 Hz) Reizung.
- Stiff-man-Syndrom: Daueraktivität bei normaler Amplitude, zeitweise auch silent periods.

EVOZIERTE POTENTIALE

Allg: Ableitung eines EEG mit elektronischer Verrechnung (es wird eine Mittelung aus mehreren Durchgänge durchgeführt) zur Darstellung der durch die Reizung entstandenen Hirnströme. Die Ableitungen können über dem Rückenmark, Hirnstamm und insb. über dem **Kortex** erfolgen und somit zur Lokalisationsdiagnostik von krankhaften Prozessen dienen.

Ausschläge nach oben werden mit „N" = negativ bezeichnet, Ausschläge nach unten mit „P" = positiv.

Ind:
- Hilfsmittel bei der Prognoseabschätzung bei schwerem **Schädel-Hirn-Trauma**
- **Multiple Sklerose** (insb. VEP, MEP)
- Neurologisch verursachte Visusstörungen (VEP)
- **Hirnstammprozesse** (insb. AEP)

- Objektive Hörbestimmung (AEP, keine Mitarbeit des Pat. erforderlich, keine Täuschungsmöglichkeit)
- Objektiver Nachweis von **Sensibilitätsstörungen**, Thalamusschädigung, **Rückenmarkschädigung** und Hinterstrangsyndromen (SEP)
- Ausschluss psychogener Lähmungen oder Sensibilitätsstörungen
- Intraoperatives Monitoring (SEP) bei Eingriffen an der A.carotis (Abklemmphase), Wirbelsäulenchirurgie (Skoliosenaufrichtung), Aneurysma-Op

Diag: ⇒ **VEP** (visuell evozierte Potentiale): **Visuelle Reizung** durch Flickerlicht (128 Durchgänge) od. abwechselndem Schachbrettmuster und Ableitung der entstehenden Potentiale okzipital (über der Sehrinde).

Physiologisch: N nach 75 ms, P nach 100 ms (wird daher auch P100 genannt, Amplitude von P100 ca. +2 μV, s. Abb.)

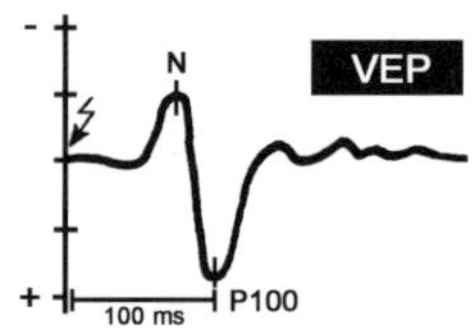

⇒ **AEP** (akustisch evozierte Potentiale, auch BERA genannt, brainstem evoked response audiometry = akustische Hirnstammpotentiale): **Auditive Reizung** durch Klicklaute (2.000 Durchgänge) über einen Kopfhörer und Ableitung der Potentiale ipsilateral über dem Mastoid und in der Mitte des Kopfes (Vertex).

Physiologisch: mindestens Welle I-V innerhalb von 6 ms (meist sind alle 7 Wellen ableitbar, s. Abb.), die den anatomischen Strukturen der Hörbahn zugeordnet werden können. Verhältnis der Amplitude Welle V:I >1, größte Welle (V) ca. 0,4 μV. Der Abstand von III-V wird auch Hirnstammlaufzeit bezeichnet.

I – Cochlea (Ganglion spirale) und N.acusticus (VIII. HN)
II – Medulla oblongata (Nucl.cochlearis)
III – untere Pons (Olivia sup.)
IV – obere Pons (Lemniscus lateralis)
V – Mesencephalon (Colliculus inf.)
VI – Diencephalon (Corpus geniculatum med.)
VII – Hörstrahlung (zur Hörrinde im Temporallappen)

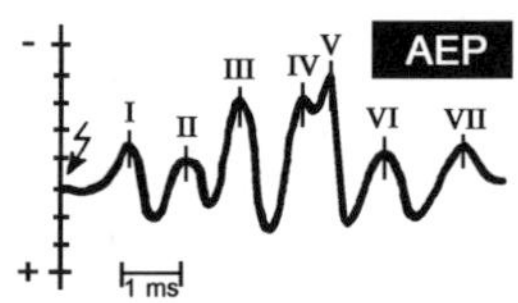

⇒ **SSEP** (somatosensibel evozierte Potentiale, oft auch nur **SEP** genannt): Elektrische **Reizung über d. Nervenstämmen** (128 Durchgänge) od. als Dermatostimulation (Reizung einer Hautfläche) u. Ableitung der entstehenden Potentiale kontralateral über dem sensiblen Kortex (Gyrus postcentralis). Es gibt dann je nach Nerv noch zusätzliche Messpunkte im Verlauf d. sensiblen Leitungsbahn (spinale SSEP).

- Medianus-SEP (Ableitung über dem Kortex, N20 = 20 ms bis zur ersten Antwort im Kortex, P25 ca. 5 μV, s. Abb.) ⇨ Beurteilung der Handfunktion, zusätzliche Messpunkt sind über dem ERB-Punkt (Fossa supraclavicularis = Armplexus, P8/N10), C7 u. C2 (N13)
  Ulnaris-SEP wie bei Medianus

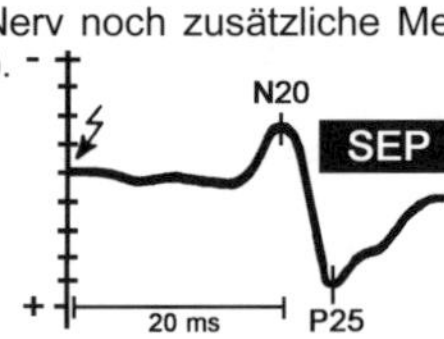

- Tibialis-SEP: Reizung am Malleolus med. ⇨ Beurteilung der Gehfunktion (P40 = 40 ms bis zum Kortex), zusätzliche Messpunkt sind bei L5, L1 (N22) und C7
- Trigeminus-SEP (Reizung an der Lippe, V2 u. V3) ⇨ Beurteilung der sensiblen Trigeminusfunktion und des Hirnstamms (P19 = 19 ms bis zum sensiblen Kortex)

⇒ **MEP** (motorisch evozierte Potentiale): Reizung durch transkranielle **magnetische Stimulation** (zirkuläre Stimulatorspule erzeugt Magnetfeld bis zu 2,5 Tesla ⇨ Magnetfeld induziert seinerseits einen Stromfluss im Gewebe) über dem Gyrus praecentralis (und über C7 bzw. L4, auch periphere Nervenstimulation und Hirnnervenstimulation mögl.) führt zu motorischer Antwort (Ableitung mit Oberflächenelektroden). Zur besseren Ableitung kann der Patient durch **Vorinnervation** der Muskulatur die Reizantwort verstärken (verkürzt Latenz und erhöht die Amplitude). Cave K-Ind: Epilepsie, Herzschrittmacher, implantiertes Metall (z.B. Osteosynthesematerial, Aneurysmaclips)

Motorische Gesamtleitzeit: Zeit von transkranieller Reizung bis zum ersten EMG-Potential im Arm- od. Beinmuskel.

Motorisch-periphere Leitzeit: Zeit von Reizung untere HWS (C7) für Handmuskeln bzw. der LWS (L4) für Beinmuskeln bis zum EMG-Potential.

Berechnung: Zentral-motorische Leitzeit = Gesamtleitzeit minus peripherer Leitzeit

Physiologisch: Gesamtleitzeit für Handmuskeln 20 ms, für M.tibialis ant. 30 ms
Zentral-motorische Leitzeit für Handmuskeln 6 ms, M.tibialis ant. 15 ms

⇒ Olfaktorisch evozierte Potentiale: zum Nachweis von Geruchsstörungen (keine Routinemethode)

Pathol: ♦ VEP: Visuelle Latenz = verzögerte Leitung (verlängerte P100-Zeit) und verminderte Amplitude, z.B. bei Multipler Sklerose, Optikusneuritis, raumfordernde Prozesse im Bereich des N.opticus und des Chiasma opticum

♦ AEP: Auditive Latenz = verzögerte Leitung bei Störung der Hörbahn und insb. bei Störungen im Verlauf des **Hirnstamms** (Welle II bis V verzögert und Potentialabnahme)

Keine Wellen nachweisbar: Innenohrschädigung

Nur Welle I nachweisbar = nur N.acusticus ableitbar, z.B. bei Akustikusneurinom, großem Kleinhirnbrückenwinkeltumor

♦ SEP: Latenz der Überleitung eines sensiblen Reizes oder völliges Fehlen von Potentialen.

SHT: Fehlen alle Potentiale ist dies prognostisch sehr ungünstig (i.d.R. letal). Sind Potentiale vorhanden aber deformiert, werden wahrscheinlich Defekte bleiben. Bei normalem SEP ist die Prognose günstig.

♦ MEP: Zentral-motorische Leitzeit verzögert bei Multipler Sklerose, Verzögerung bei Schäden des Pyramidensystems (z.B. amyotrophische Lateralsklerose, zervikale Myelopathie, raumfordernde spinale Prozesse), normale Leitzeit und Amplitude bei psychogener Lähmung

BIOPSIEN

Ind: – Muskelbiopsie: Unterscheidung zwischen neurogener Muskelatrophie, **Myopathien** (= primäre Muskelerkrankung und mitochondriale Myopathien) und **Myositis**

– Nervenbiopsie: Erkennen einer **Polyneuropathie**, Guillain-Barré-Syndrom, hereditären Neuropathien, Amyloidose, Gammopathien, Vaskulitis (Panarteriitis nodosa, Lupus erythematodes, Riesenzellarteriitis, SJÖGREN-Syndrom, rheumatoide Arthritis, Thrombangiitis obliterans, Wegner-Granulomatose)

Diag: ⇒ Muskelbiopsie: Entnahme in Lokalanästhesie aus dem Muskel, der im EMG pathologische Veränderungen zeigt, aber noch nicht völlig degeneriert ist. Ein Gewebeblock wird normal entnommen, ein zweiter Gewebeblock wird nach der Entnahme sofort in flüssigem Stickstoff schockgefroren (für enzymhistochemische Untersuchungen).

⇒ Nervenbiopsie: **N.suralis lateralis** (rein sensibler Nerv), Entnahme eines 2-3 cm langen Stückes in Lokalanästhesie hinter dem Malleolus lat.

⇒ Histo: Licht- und elektronenmikroskopische Darstellung, histochemische Untersuchungen (Enzyme) und immunologische Untersuchungen mögl.

Pathol: ♦ Muskelbiopsie: Entzündungszellen, Muskelfaserkaliberschwankungen, zentral gelegene Zellkerne, Muskelfaseruntergang (felderförmig = neurogen od. diffus = myopathisch) und mesenchymal-lipomatöser Umbau od. Muskelfaserhypertrophie, Bindegewebe- und Fettgewebsvermehrung (ggf. dadurch Pseudohypertrophie)

♦ Nervenbiopsie: Nervenfaseruntergang (axonaler Untergang), Markscheidendegeneration (De- und Remyelinisierungen), Vermehrung des endoneuralen Bindegewebes, Amyloideinlagerungen

NEUROLOGISCH-TOPISCHE DIAGNOSTIK

Zum Verständnis neurologischer Symptome folgt eine Übersicht wichtiger **neuro-anatomischer Strukturen** und ihrer Schädigungsmöglichkeiten sowie deren **pathophysiologischen Auswirkungen**.

MOTORISCHES SYSTEM

Motorische Großhirnrinde mit Hauptfunktion: *motorischer Bewegungsentwurf*

Willkürliche Bewegungen = Ursprung in motorischen Großhirn-:

1. **Prä-motorischer Kortex** im Lobus frontalis (Stirnlappen, Area 6 nach BRODMANN). Aufgabe = **Bewegungs-Planung,** wie bestimmte Teile eines Muskels, mehrere Muskeln oder Muskelgruppen eingesetzt werden sollen. **Abstimmung** und korrekte **Aneinanderreihung** der Bewegungskomponenten, um bestimmte Aufgaben optimal zu erfüllen, z.B. Schwingen eines Reflexhammers.
2. Supplementär-motorischer Kortex (v.a. mediale Seite der Hemisphären, Area 6 nach BRODMANN). Beteiligung v.a. bei komplexen Bewegungen, z.B. Schwimmen, Klettern.
3. Kortex im oberen Lobus parietalis (Scheitellappen). Er erhält von sensiblen Kortex-Arealen die Information, wie sich der Körper im Raum befindet (Lage- und Bewegungsempfindung).

Gyrus praecentralis = primär motorischer Kortex (Area 4 n. BRODMANN). *Erhält die End-Informationen der auszuführenden Bewegung.* Nicht ein bestimmtes Areal ist der Funktion eines einzelnen Muskels zugeordnet, sondern die Areale präsentieren **Bewegungsmuster**. Bei Schädigung fallen somit nicht einzelne Muskeln aus, sondern gestört werden Bewegungen, vor allem die der **Feinmotorik**.
Die neuronale „Verteilung" der Muskelgruppen im motorischen Hirnareal entspricht einem auf dem Kopf stehenden, nicht normal proportionierten Menschlein, dem sog. **Homunkulus** (s. Abb.) mit extrem großem Gesicht und großen Händen, weil für besonders feine Bewegungen besonders große Areale in der motorischen Großhirnrinde notwendig sind (viele Bewegungsprogramme brauchen auch viel Speicherplatz auf der „Festplatte").

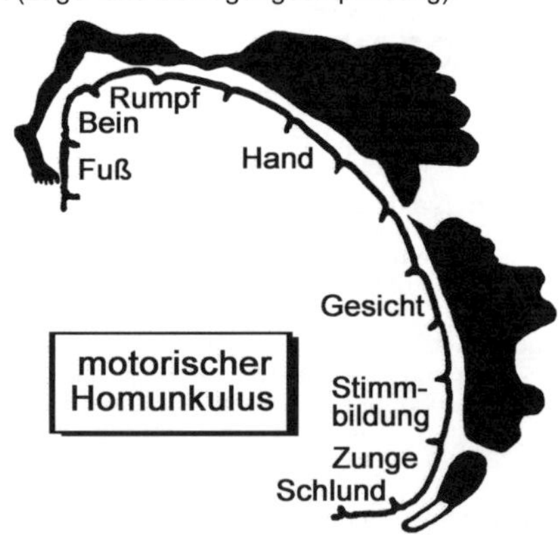

Bei Ausfall z.B. im motorischen Handareal, hat der Patient deshalb besonders Probleme in der **Feinmotorik**, wie beim Zuknöpfen von Jacken oder beim neurologischen Test: Nacheinander aufeinandersetzen von Fingern.

Von der motorischen Area 4 (1. motorisches Neuron) erfolgt die Weiterleitung des motorischen Bewegungsentwurfs über die motorische **Pyramidenbahn** (Trac.corticospinalis Syn: Trac.pyramidalis) und auch über extrapyramidal-motorische Bahnen zu den Motoneuronen in den Vorderhörnern des Rückenmarks (2. motorisches Neuron) und zu den Motoneuronen der motorischen Hirnnervenkerne (Trac.corticonuclearis, Syn: Trac.corticobulbaris).

Pyramidenbahn und α-Motoneurone

mit Hauptfunktion: *Steuerung der Willkürmotorik*

Pyramidenbahn

Hat ihren Name, weil ein Teil der Verlaufsstrecke die sog. Pyramide bildet = ventralseitige Vorwölbung an der Medulla oblongata. Die Nervenimpulse der Pyramidenbahn stammen aus dem primär motorischen Kortex (= 1. motorisches Neuron) und sind **willkürlich** von uns steuerbar. Andere motorische Bahnen, z.B. die extrapyramidalen unterliegen nicht unserem Willen und steuern v.a. Stützmotorik und Muskeltonus, s. dort. Pyramidale und extrapyramidale Bahnen arbeiten funktionell immer zusammen.

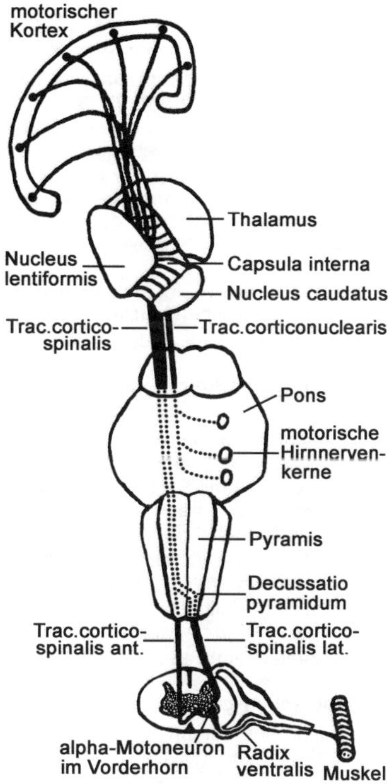

Die Pyramidenbahn besteht aus 2 Hauptbahnen (s. Abb.):

1. Bahn: **Tractus corticospinalis** vom primär motorischen Kortex kommend, im Hirnstamm zu 80-90 % zur Gegenseite **kreuzend** (Decussatio pyramidum) und als Trac.corticospinalis lat. direkt oder indirekt über Schaltneurone (Interneurone = Zwischenneurone) v.a. zu den **α-Motoneuronen im Vorderhorn** des Rückenmarks (= 2. motorisches Neuron) ziehend. Die übrigen Fasern verlaufen zunächst ungekreuzt als Trac.corticospinalis ant. und kreuzen dann im jeweiligen Segment. Die motorischen Axone verlassen dann das Vorderhorn und ziehen in den peripheren Nerven zu den jeweiligen Muskeln von Armen, Rumpf und Beinen. Abzweigungen ziehen auch zu Gamma-Motoneuronen (Stützmotorik und Muskeltonus) ⇨ pyramidales (= dem Willen untergeordnete Motorik) arbeitet immer mit dem extrapyramidalen (= unwillkürliche Motorik) System zusammen.

2. Bahn: **Tractus corticonuclearis** vom primär motorischen Kortex kommend, **kreuzt** im Stammhirn zur Gegenseite zu den **motorischen Hirnnervenkernen** (= 2. motorisches Neuron). Die Axone dieser Hirnnerven-Motoneuronen ziehen dann in den jeweiligen Hirnnerven zu den entsprechenden Muskeln im Kopf- und Halsbereich.

Die Pyramidenbahnen geben im Verlauf darüber hinaus über abzweigende Nervenfasern Informationen an alle Zentren ab, die an der Motorik beteiligt sind:

- **Basalganglien** (extrapyramidal-motorisches System)
- **Thalamus**
- **Kleinhirn**
- **Gleichgewichtskerne**

α-Motoneuron

Die α-Motoneurone liegen im Vorderhorn des Rückenmarks und sind eigenständig aktiv (2. motorisches Neuron). Die Pyramidenbahn reguliert sie **inhibitorisch** (= bremsend).

Bei Schädigung (z.B. Querschnittlähmung) fällt der Bremseffekt aus. Nach anfänglicher Schock-Ruhephase (spinaler Schock) feuern die darunter liegenden Motoneurone dann stärker als vorher. Dadurch **Steigerung** der monosynaptischen **Eigenreflexe** und Verbreiterung der Reflexauslösezonen. Polysynaptisch verschaltete **Fremdreflexe** sind **vermindert**, weil Fremdreflexe über längere Strecken im Rückenmark verschaltet sind und durch die Schädigung die Verschaltungen fast immer an irgendeiner Stelle unterbrochen werden.

Reflexe

Monosynaptische Eigenreflexe (Afferenzen über Fasern der Tiefensensibilität)

- **Sehne des reagierenden Muskels** wird durch den Reflexhammerschlag **gedehnt.**
- Die kurze Dehnung wird von den Längenmesseinrichtung des Muskels, den **Muskelspindeln** und **Golgi-Sehnenorganen** registriert.
- Über die **Ia-Faser** der Muskelspindel = **Tiefensensibilitätsfasern** werden die Impulse über die Hinterwurzel ins Rückenmark geleitet (= Afferenz).
- Hier bildet die Ia-Faser nur **eine Hauptsynapse** mit den **α-Motoneuronen** im Vorderhorn des Rückenmarks (= **monosynaptischer** Eigenreflex). Gleichzeitig hemmen Axon-Kollateralen den antagonistischen Muskel, damit er nicht die Kontraktion des agonistischen Muskels behindert. Deshalb wird der monosynaptische Eigenreflex auch „Eigenreflex mit polysynaptischer Komponente" genannt.
- Das α-Motoneuron feuert Impulse über sein Axon zum initial gedehnten Muskel (= Reiz und Erfolg ist im gleichen Muskel, daher Eigenreflex), der sich **kontrahiert** (= Efferenz).
- Mehrmaliges Auslösen des Reflexes führt zu **keiner Abschwächung** der Reflexantwort.

Polysynaptische Fremdreflexe (Afferenzen über Fasern der Oberflächensensibilität)

- Bei Reizung von **sensiblen Oberflächenrezeptoren der Haut** (z.B. Bestreichen der Bauchhaut mit einem Holzstäbchen von lateral nach medial) werden die sensiblen Impulse über die Hinterwurzel ins Rückenmark geleitet (= Afferenz).
- Hier enden sie mit Synapsen an **Zwischenneuronen.** Deren Axone ziehen einige Segmente im Rückenmark z.T. **nach oben** und z.T. **nach unten**, um dann per Synapse an **α-Motoneuronen** im Vorderhorn des Rückenmarks zu enden (daher **polysynaptischer** Reflex).
- Die α-Motoneurone feuern über ihre Axone Impulse zu den Muskeln (z.B. Bauchmuskeln), die sich **kontrahieren** (= Efferenz).
- Mehrmaliges Auslösen des Reflexes führt im Gegensatz zu Eigenreflexen zu einer **Abschwächung** der Reflexantwort.
- Der Name **Fremdreflex** betont, dass Reizort und Erfolgsorgan nicht identisch sind.

Pathologische Reflexe

- Neugeborene zeigen Reflexe, die nach vollständiger Ausbildung der Pyramidenbahn von ihr unterdrückt werden. Bei **Pyramidenbahnschädigung** treten sie wieder auf, sie gehören zur Gruppe der **BABINSKI-Zeichen** (s. auch neurologische Untersuchung, Kapitel Reflexe).
- Ebenso gibt es frühkindliche (primitive) Reflexe, die bei Neugeborenen normal sind (z.B. Greifreflex, Suchreflex, Saugreflex) und sich nach wenigen Tagen bis Monaten wieder verlieren. Sie treten erneut (= pathologisch) bei diffuser Hirnschädigung auf.

Pyramidenbahnschädigung

Nach initial schlaffer kommt es zur **spastischen Parese**. Spastik tritt nur auf, wenn extrapyramidalmotorische Bahnen gleichzeitig mitgeschädigt sind (Spastik entsteht nicht nach isolierter Läsion der Pyramidenbahn oder des motorischen Kortex in der Area 4 oder bei Läsion peripherer Nerven). Die spastische Komponente kann nach Stunden, am häufigsten nach **Tagen** oder erst nach Wochen, selten sogar erst nach Monaten auftreten.

Untersuchung: Muskel passiv rasch dehnen, z.B. passive Streckung im Ellenbogengelenk od. rasche Beugung im Kniegelenk. Nach initial kurzem Anstieg des Muskelwiderstands, lässt er plötzlich taschenmesserartig nach. Da Spastik eine Erhöhung des Muskel-Tonus ist = Hypertonus, erfolgt allenfalls eine geringe oder **keine Muskelatrophie** (Atrophie entsteht immer nur bei schlaffer Lähmung durch Schädigung in Höhe der α-Motoneuronen im Vorderhorn des Rückenmarks, z.B. bei spinaler Kinderlähmung, oder distal des α-Motoneurons, z.B. bei radikulärer Läsion, Plexusläsion oder peripherer Nervenläsion).

Prüfung der **Pyramidenbahnzeichen**, sog. pathologische Reflexe der **BABINSKI**-Gruppe (s. Kapitel Reflexe).

Zusammenfassung: Zeichen zentral-motorischer Schädigung (motorischer Kortex oder Pyramidenbahn)

- **Lähmung** ohne Muskelatrophie oder mit allenfalls geringer Muskelatrophie, da der **Muskeltonus spastisch erhöht** ist
- **Feinmotorikstörungen**
- **Steigerung der Eigenreflexe**
- Abschwächung der Fremdreflexe
- Entstehung **pathologischer Reflexe** (BABINSKI-Zeichen)

α-Motoneuron- und periphere Nervenschädigung, Schädigungstypen:

1. **Nukleäre Lähmungen** (Nucleus = Kern = Ansammlung der Nervenzellkörper = Motoneurone)

   * Geschädigt sind nur die Motoneurone im Vorderhorn (s. Abb.), z.B. durch das Poliomyelitis-Virus der Kinderlähmung. Ab den Motoneuronen beginnt der periphere Teil des motorischen Nervensystems. Deshalb entsteht bei Ausfall der Motoneuronen keine spastische, sondern eine **schlaffe Lähmung**. Die Folgen sind **Reflexausfall, Muskelatrophie** und **Faszikulationen** = Muskelzucken ohne Bewegungseffekt, quasi eine Art letztes Aufbäumen der Motoneurone vor ihrem Untergang.

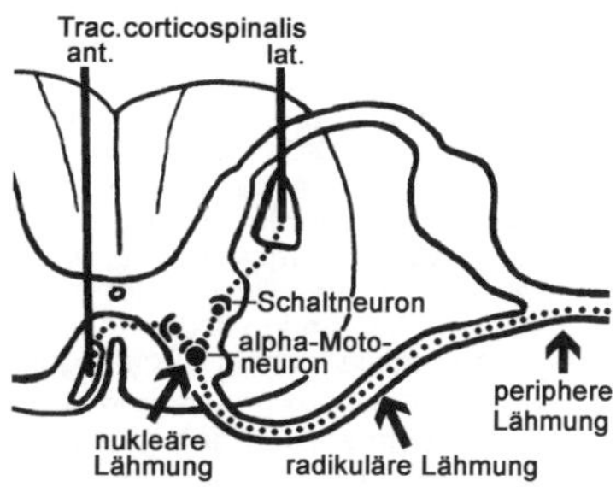

   * Über wie viele Rückenmarksegmente sich die Läsion der Motoneurone erstreckt, lässt sich durch Bestimmung des Ausfallmusters und der Muskelkraft abschätzen (Kraftgrade 1-5, s. neurologische Untersuchung Motorik). Viele Muskeln werden von Motoneuronen mehrerer Rückenmarksegmente innerviert. Fallen nicht alle den Muskel innervierenden Rückenmarksegmente aus, werden auch nur Teile des Muskels nicht mehr innerviert.
   * Muskeln, die nur von Motoneuronen eines einzigen Rückenmarksegments innerviert werden nennt man **Kennmuskeln.** Bei Ausfall der Motoneurone des zugehörigen Rückenmarksegments erschlafft nur dieser Kennmuskel (s.u.).
   * Die **Eigenreflexbögen** sind in der Höhe der Motoneuronen unterbrochen (= fehlende Efferenz). Abgeschwächte oder ausgefallene Eigenreflexe sind gut feststellbar. Die **Kennreflexe** (wie die Kennmuskeln zu bestimmten Rückenmarksegmenten zugehörend) zeigen dem Untersucher an, welche Rückenmarksegmente geschädigt sind.
   * **Sensible und vegetative Störungen** finden sich nicht, da sensible und vegetative Fasern bei Schädigung nur der Motoneuronen nicht betroffen sind.

2. **Radikuläre Lähmungen** (radix = Wurzel = Spinalnerven-Wurzel)

   * Eine Schädigung im Bereich der **Spinalnerven-Wurzeln** kann die **vordere** (motorische) Wurzel (Radix ventralis) oder die **hintere** (sensible) Wurzel (Radix dorsalis) betreffen oder beide zusammen.
   * Ausfall der **motorischen vorderen Wurzel** zeigt die gleichen Ausfälle wie bei nukleärer Lähmung (s.o.) und je nach Schädigungshöhe zusätzlich einen Ausfall **vegetativer sympathischer Fasern**, der folgende Strukturen betrifft:
     - ⇒ Sekretion der Haut-Schweißdrüsen, es entsteht trockene Haut
     - ⇒ Aufrichten der Hauthaare durch glatte Muskulatur (Pilomotorik), Gänsehaut ist nicht mehr provozierbar
     - ⇒ Gefäßverengung (= Vasokonstriktion) durch die glatte Muskulatur der Hautgefäße ist nicht mehr möglich, es resultiert Gefäßerweiterung = Vasodilatation.
   * Die **vegetativen sympathischen Fasern** sind die Axone sympathischer Neurone, die nur in den seitlichen Teilen der **Rückenmarksegmente Th2 bis L2** liegen. Sie ziehen daher nur aus den **Vorderwurzeln** von Th2 bis L2. Trotzdem innervieren sie die oben genannten Struk-

turen in der gesamten Körperhaut. Zum Ausfall kommt es deshalb nur bei Wurzelschädigung im Bereich zwischen Th2 und L2. Oberhalb von Th2 (= Armbereich) und unterhalb von L2 (= Beinbereich) lagern sich sympathische Fasern erst distal von den Wurzeln den Spinalnerven im Bereich ihrer Plexus an, sodass es oberhalb von Th2 und unterhalb von L2 bei reiner Wurzelschädigung keinen Ausfall sympathischer Fasern gibt. Dies ist wichtig bei der Lokalisationsdiagnostik einer Schädigung (z.B. bei einem Bandscheibenvorfall, der die Wurzel L5 schädigt, werden die erst distal dazukommenden vegetativen sympathischen Fasern nicht unterbrochen. Jedoch werden bei einer lumbalen Plexusverletzung, z.B. durch einen Motorradunfall oder bei einer peripheren Nervenläsion die sympathischen Fasern geschädigt).

* Ausfall der **sensiblen hinteren Wurzel** zeigt eine sensible Störung im jeweiligen Dermatom. Ein **Dermatom** (z.B. L5-Syndrom bei einem Bandscheibenvorfall, s. Abb.) ist das Hautareal, welches sensible Impulse einem einzigen Rückenmarksegment über seine sensible Hinterwurzel und dessen Spinalganglion zuleitet. Eine Läsion eines Rückenmarksegments oder seiner sensiblen hinteren Wurzel/Spinalganglion führt meist noch nicht zum Ausfall (Taubheit, **Anästhesie**) sondern nur zur Reizung (Kribbeln **Parästhesie** od. Schmerz und Überempfindlichkeit **Hyperästhesie**) mit Ausstrahlung nach distal in das Dermatom des Rückenmarksegments, also entgegengesetzt der physiologischen Impulsleitung, da sich die Fasern für Druck- und Berührung in den Dermatomen überlappen. Die Dermatom-Hautareale sind **streifenförmig** und unterscheiden sich deshalb von dem sensiblen Hautareal der peripheren Nerven, welche sensible Fasern mehreren Rückenmarksegmenten zuführen und deshalb nicht streifenförmig sondern eher fleckförmig sind. Dieser wichtige Unterschied hilft die Schädigung auf Wurzelebene von einer Schädigung auf Nervenebene zu differenzieren.

  Da die Eingrenzung des gestörten Areals von der exakten Angabe des Patienten abhängt, sollte der Untersucher um korrekte Mitarbeit bitten und die subjektive Angabe des Patienten auch kritisch auf Täuschungsversuche hin beurteilen.

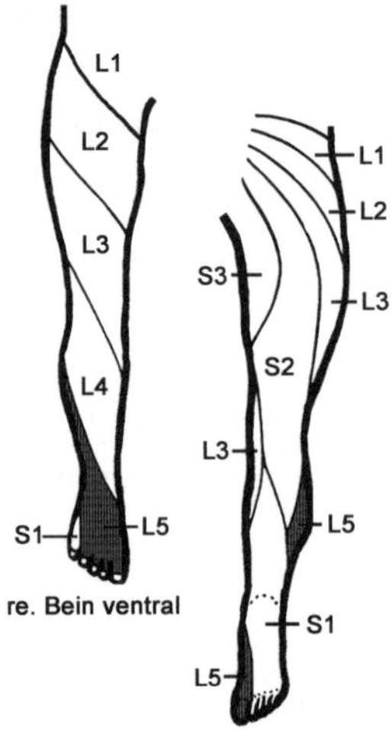

Begriff Kennmuskel

Muskel, der nur von motorischen Fasern **eines Rückenmarksegments** versorgt wird, d.h. von den Axonen der Motoneurone im Vorderhorn eines Rückenmarksegments, die über **eine motorische Vorderwurzel** das Rückenmark verlassen.

Diese motorischen Fasern verlaufen in einem peripheren Nerv (Nerven bekommen aber fast immer zusätzlich von weiteren Rückenmarksegmenten Fasern. Bei Schädigung eines Nerven, fallen daher meist mehrere Muskeln aus, die aus diesen Rückenmarksegmenten ihre motorischen Fasern bekommen).

Bei **Schädigung** nur des Kennmuskel-Rückenmarksegments (nukleäre Lähmung, selten) oder nur der **Vorderwurzel dieses Rückenmarksegments** (radikuläre Lähmung) fällt aber nur eben dessen Kennmuskel aus (dies kann zur Unterscheidung von einer peripheren Nervenlähmung dienen).

Durch den Ausfall von Kennmuskeln können einzelne Wurzelschädigungen diagnostiziert werden, Beispiel: Der M.extensor hallucis longus wird nur vom Rückenmarksegment L5 innerviert. Ein Bandscheibenvorfall (zwischen LWK 4 und 5) mit Schädigung der rechten Wurzel L5 lähmt den rechten M.extensor hallucis longus. Der Untersucher bittet den Patienten die Großzehe in Richtung Körper zu bewegen, während er mit seiner Hand Widerstand gegen die Großzehenbewegung leistet. Er spürt rechts die verminderte oder fehlende Kraft im Seitenvergleich.

3. **Plexus- und periphere Nervenlähmungen**

   * Motoneurone mehrerer Rückenmarksegmente geben ihre **motorischen Axone** an einen Nerven ab. Ausfall eines Nerven ergibt eine Lähmung und **Atrophie der Muskeln**, die von diesem Nerven innerviert werden.
   * Die **Eigenreflexe fallen aus**, da die sensiblen und motorischen Reflexkomponenten unterbrochen sind.

* Die sensiblen Fasern des Nerven fallen aus. Sie ziehen zu mehreren Rückenmarksegmenten. Der **Ausfall** entspricht somit dem **sensiblen Versorgungsgebiet des Nerven** und nicht einem Dermatom.
* Sympathische vegetative Fasern des Nerven fallen aus mit **vegetativ sympathischen Störungen**, d.h. trockene Haut, keine Gänsehautreaktion und Gefäßerweiterung im Versorgungsgebiet des Nerven.

Zusammenfassung: Zeichen peripherer Nervenläsion

➲ Lähmung mit **Muskelatrophie**, der Muskeltonus ist **schlaff**

➲ Abschwächung oder **Verlust der Eigenreflexe**

➲ **Sensibilitätsstörung** entsprechend einem oder mehreren Dermatomen oder dem Versorgungsgebiet eines peripheren Nerven (nicht bei alleiniger Läsion der α-Motoneurone)

➲ Störung der **vegetativen sympathischen Nervenfunktion** bei Wurzel- (Th2 - L2), Plexus- und peripherer Nervenschädigung (nicht bei nukleärer Lähmung)

Extrapyramidal-motorische Zentren

mit Hauptfunktion: *unwillkürliche Steuerung von Stützmotorik und Regulierung des Muskeltonus*

Lok: Die **Basalganglien** (Syn: **Stammganglien**) gehören zu den motorischen Arealen des **Großhirns** (liegen medial der Seitenventrikel: Corpus striatum = Nucl.caudatus + Putamen; Claustrum + Corpus amygdaloideum) und des **Zwischenhirns** (Globus pallidus = Pallidum + Nucl.subthalamicus).

Strukturen im **Mesencephalon** (Substantia nigra + Nucl.ruber, Formatio reticularis) u. im **Rhombencephalon** (v.a. Oliven, Vestibularis-Kerne, Formatio reticularis) zählen funktionell ebenfalls zum extrapyramidal-motorischen System.

Funktion: Die Basalganglien sind Anhäufungen von Nervenzellkörpern, ihre Axone sind **mit allen an der Motorik beteiligten Zentren verbunden**. Es entstehen so extrapyramidal-motorische **Bahnschleifen** (Name extrapyramidal, weil die Bahnen nicht anatomisch wie die Pyramidenbahn durch die Pyramide am Hirnstamm ziehen).

Wie alle Strukturen die an Bewegung beteiligt sind, bekommen auch die Basalganglien von Axon-Kollateralen (= Nervenfaser-Ausläufern der Pyramidenbahn) Informationen, welcher Bewegungsentwurf von den motorischen Hirnarealen zur Ausführung geplant und als Nervenimpulse abgeschickt wurde.

Die Extrapyramidal-motorische Bahnen enden v.a. direkt oder indirekt über Schaltneuronen an den **Gamma-Motoneuronen** im Vorderhorn des Rückenmarks. Abzweigungen ziehen auch zu den α-Motoneuronen, d.h. extrapyramidales (= nicht dem Willen untergeordnete Motorik) und pyramidales System (= willkürliche Motorik) arbeiten immer zusammen.

Die Axone der Gamma-Motoneuronen enden an den **Muskelspindeln** (= Muskellängenmesser), um deren Empfindlichkeit einzustellen. So kann das Bewegungssystem ständig auf die wechselnden Anforderungen bezüglich Stützmotorik und Muskeltonus reagieren. Die Fasern der Muskelspindeln leiten als sensible Teilbahn der **Tiefensensibilität** (1. Hinterstränge = medial gelegener Fasciculus gracilis [GOLL] für die Beine + lateral gelegener Fasciculus cuneatus [BURDACH] für die Arme und 2. Kleinhirnbahnen: Tractus spinocerebellaris anterior [GOWER] + Trac.spinocerebellaris posterior [FLECHSIG]) über das sensible Hinterhorn des Rückenmarks ihre Informationen an die Startareale in der motorischen Großhirnrinde, an das Kleinhirn und zu sensiblen Großhirnarealen.

Die Tiefensensibilität informiert das Gehirn, wie sich der Körper und seine Gliedmaßen im dreidimensionalen Raum befindet. Eine Schädigung der Fasern für die Tiefensensibilität, ob im peripheren Nerven (z.B. bei Polyneuropathie) oder zentral (z.B. bei syphilitischer Tabes dorsalis der Hinterstränge) führt zu Koordinationsstörungen, wie z.B. Laufen wie auf Watte oder Schwanken bei Augenschluss (da die optisch stabilisierende Kontrolle am Horizont wegfällt).

Allgemein wichtige Rezeptoren der Tiefensensibilität (= Propriozeption):

- **Muskelspindeln** innerhalb der Muskeln (Aktivierung nur bei Verlängerung des Muskels)
- **Golgi-Sehnenorgane** am Übergang Sehne/Muskel (Aktivierung bei Spannungsänderung durch kürzer- oder längerwerden des Muskels)
- Gelenkkapsel-Rezeptoren und Hautfalten-Rezeptoren über den Gelenken
- **VATER-PACINI-Lamellenkörperchen** in der Unterhaut und am Knochen (Wahrnehmung von Vibrationen)

Sinnvolles Zusammenwirken von Pyramidenbahn, extrapyramidal-motorischen Zentren, Tiefensensibilität und Kleinhirn ermöglicht erst physiologische Haltung, stützende Bewegung und koordinierte Bewegungsabläufe.

Extrapyramidal-motorische Schädigungen

* Je nach Schädigungsort und Veränderung chemischer Substanzen treten unterschiedliche klinische Symptome auf. Störungen zeigen sich v.a. in Veränderungen des **Muskeltonus**: Erhöhung **(Hypertonus)** oder Erniedrigung **(Hypotonus)** sowie **im Bewegungsfluss**: Vermehrung **(Hyperkinese)** oder Verminderung **(Hypo- bis Akinese)**. Typische extrapyramidal-motorische Erkrankungen sind Parkinson-Syndrom und Chorea (Veitstanz).
* Parkinson-Syndrom (s. auch dort) ist ein Beispiel für eine **hypertone / hypokinetische** Basalganglienerkrankung mit der Haupttrias:
  - **Rigor** (wächserner Widerstand): Der Untersucher empfindet bei passiver Bewegung einer Extremität des Pat. einen Widerstand, als ob er ein Bleirohr biegt, Wachs oder festen Teig knetet. Der erhöhte Muskelwiderstand ist schon in Ruhe vorhanden und unabhängig von der Stellung der Gliedmaßen. Bei der passiven Bewegung der Extremitäten gibt der Widerstand in zahnradartigem Rucken nach (sog. „Zahnradphänomen")
  - **Akinese**, eine Art „Einfrieren" von Bewegungen
  - **Ruhetremor** mit einer Frequenz von 4-7/Sek.
* Chorea (s. auch dort) ist ein Beispiel für eine **hypotone / hyperkinetische** Basalganglienerkrankung, bei der es zu überschießenden Bewegungen v.a. der distalen Gliedmaßen kommt. Die Bewegungen sind unwillkürlich. Bei Aufregung (Bewegungsmotivation des limbischen Systems) verstärken sich die Bewegungen.

Zusammenfassung: Zeichen extrapyramidal-motorischer Schädigung

➲ Störung von Wechselbewegungen (z.B. Pro- und Supination), Tremor
➲ Störung von Mimik und Gestik, Haltung
➲ Störung der Feinmotorik
➲ Erschwertes Starten und Stoppen von Bewegung, gestörte Mitbewegungen
➲ Änderung des Muskeltonus (erhöht/hyperton oder erniedrigt/hypoton)
➲ Änderung des Bewegungsflusses (überschießend/hyperkinetisch oder eingefroren/hypokinetisch)

Kleinhirn (= Cerebellum) mit Hauptfunktion: *Koordination der Bewegungsabläufe*

- Koordination des **gesamten Bewegungsablaufs** inkl. der **Blickmotorik**, indem es durch seine Bahnen am pyramidalen und an extrapyramidal-motorischen Zentren ständig Veränderungen vornehmen kann
- Steuert das Gelingen der vom Großhirn geplanten **schnellen Zielmotorik**
- Korrektur der Zielbahn **langsamer Zielbewegungen** während einer Bewegungsausführung
- Reguliert und korrigiert die **Stütz-** und **Haltemotorik** sowie den **Muskeltonus**.

Das Kleinhirn erhält über die motorischen Bahnen Informationen eines motorischen Befehls vor der Ausführung der Bewegung. Während und nach der Ausführung der Bewegung erhält es Informationen von den sensiblen Bahnen (Tiefensensibilität) sowie von den Seh-, Hör- und Gleichgewichts-Bahnen, wie die Bewegung ausgeführt wurde. Durch Abwägen aller Informationen korrigiert das Kleinhirn mittels seiner Bahnsysteme alle Zentren in Gehirn und Rückenmark, die an Bewegung beteiligt sind.

Kleinhirnschädigungen oder Schädigung seiner Bahnen

Es resultieren **Koordinationsstörungen**. Differentialdiagnostisch muss an Schädigungen der sensiblen Hinterstrangbahnen, Basalganglien und des Vestibularissystems gedacht werden.
Die Koordinationsstörungen des Kleinhirns werden in 3 große Gruppen gegliedert:

1. **Ataxie** (Gang-, Stand-, Rumpf- und Extremitätenataxie) ⇨ Wackeln (z.B. beim Strich-Gang) und Bewegungen im Zickzack (z.B. beim Finger-Nase-Versuch)
2. **Asynergie:** Agonisten und Antagonisten wirken nicht mehr im Einklang (z.B. bei raschen Wechselbewegungen = Pronation und Supination arbeiten diese nicht mehr präzise), Störung der **Feinmotorik**
3. **Dysmetrie:** Muskelaktivität ist nicht auf die gewünschte Zielbewegung abgestimmt. Das Ziel, z.B. eine Tasse zu greifen oder der Finger-Nase-Versuch wird verfehlt, zu kurz **(Hypometrie)** oder zu weit **(Hypermetrie)**. Die Schriftprobe des Patienten ist verzittert und hat große Buchstaben. **Dysarthrie** = abgehackte od. skandierende Sprache, sie ähnelt den Lautäußerungen eines Alkoholikers. **Intentionstremor** = Tremor mit einer Frequenz von 2-3/Sek. Er kann schon beginnen sobald der Patient die Absicht hat eine Bewegung durchzuführen. Während der Bewegungsausführung verstärkt sich der Tremor. Es finden sich Wackelbewegungen von leichtem Zittern bis zu mehr als 10 cm Amplitude.

Eine Kleinhirnschädigung führt darüber hinaus zu einer Erniedrigung des Muskeltonus = **Hypotonie.** Schädigungen in der Mitte = des unpaaren Kleinhirnwurms (Vermis cerebelli) führen eher zu Koordinationsstörungen am Stamm; Schädigungen der Kleinhirnhemisphären zu Koordinationsstörungen an den ipsilateralen Extremitäten.

SENSIBILITÄT

Der Begriff Sensibilität umfaßt zwei unterschiedliche Wahrnehmungsformen. Diese sind die **Oberflächensensibilität** und die **Tiefensensibilität**.

Oberflächensensibilität

Sie wird in 2 voneinander unabhängigen Hauptbahnen geleitet, die eine für **Schmerz und Temperatur**, die andere für den Tastsinn, d.h. für **Druck und Berührung**.

Die Rezeptoren nehmen Wahrnehmungen aus der Außenwelt auf und liegen v.a. an der Körperoberfläche und heißen daher **Exterozeptoren.** Tiefer gelegene Schmerz- und Druckrezeptoren gibt es auch noch in Muskeln, Gelenkkapseln und Knochen.

- Bahn für Schmerz- und Temperatursinn: Von den freien Nervenendigungen kommen die Nervenfasern und kreuzen direkt nach dem Eintritt über die Hinterwurzel vorne (in der weißen Substanz vor dem Zentralkanal) im Rückenmark über die **Commissura alba** zur Gegenseite. Von dort ziehen sie im **Vorderseitenstrang** (Trac.spinothalamicus ant. und lat.) des Rückenmarks über den **Thalamus** zum sensiblen Areal der Großhirnrinde (**Gyrus postcentralis**, Area 3, 1 u. 2 nach BRODMANN) und zur Formatio reticularis des Hirnstamms.
- Bahn für den Tastsinn (Druck und Berührung): Von den MEISSNER-Tastkörperchen (Berührung) und den MERKEL-Zellen (Druck) ziehen die Nervenfasern nach dem Eintritt über die Hinterwurzel zunächst auf der gleichen Seite in den **Hinterstrangbahnen** (medial: Fasciculus gracilis = GOLL-Strang für die untere Körperhälfte [bis Th4] u. lateral: Fasciculus cuneatus = BURDACH-Strang für obere Körperhälfte) des Rückenmarks zu den Hinterstrangkernen in der Medulla oblongata. Dann erst kreuzen sie (im Lemniscus medialis) zur Gegenseite, um über den Thalamus zum sensiblen Areal der Großhirnrinde (Gyrus postcentralis, Area 3, 1 u. 2 n. BRODMANN) zu ziehen.

Tiefensensibilität

(Rezeptoren der Tiefensensibilität s.o.): Die Rezeptoren für den **Lagesinn**, d.h. Lage- und Bewegungsempfindung liegen in Sehnen, Muskeln, Gelenken und Knochen und werden **Propriozeptoren** genannt. Ebenfalls gehören noch die Rezeptoren für die **Vibrationsempfindung** in der Unterhaut dazu.

Die Informationen der Tiefensensibilität werden durch sensible Bahnen geleitet, die v.a. dem Kleinhirn als Koordinationszentrum für Motorik mitteilen, wie der Körper während und nach der Ausführung einer Bewegung im Raum orientiert ist. Ein Teil der Tiefensensibilität zieht in der **Hinterstrangbahn** (zusammen mit den Druck- und Berührungsempfindungen), ein anderer Teil wird in den **Kleinhirn-Bahnen** (Trac.spinocerebellaris ant. u. post.) teils gekreuzt und teils ungekreuzt geleitet.

Schädigung sensibler Bahnen im Rückenmark

Die verschiedenen Bahnen für die Oberflächensensibilität und die der Tiefensensibilität verlaufen im Rückenmark getrennt und kreuzen wie oben beschrieben in verschiedenen Höhen. Durch den unterschiedlichen Verlauf können die Bahnen unabhängig voneinander ausfallen oder bei gemeinsamer Schädigung zu Ausfällen auf unterschiedlichen Seiten führen, dies nennt man dann eine **dissoziierte Sensibilitätsstörung** (Syn: dissoziierte Empfindungsstörung).

Beispiele:

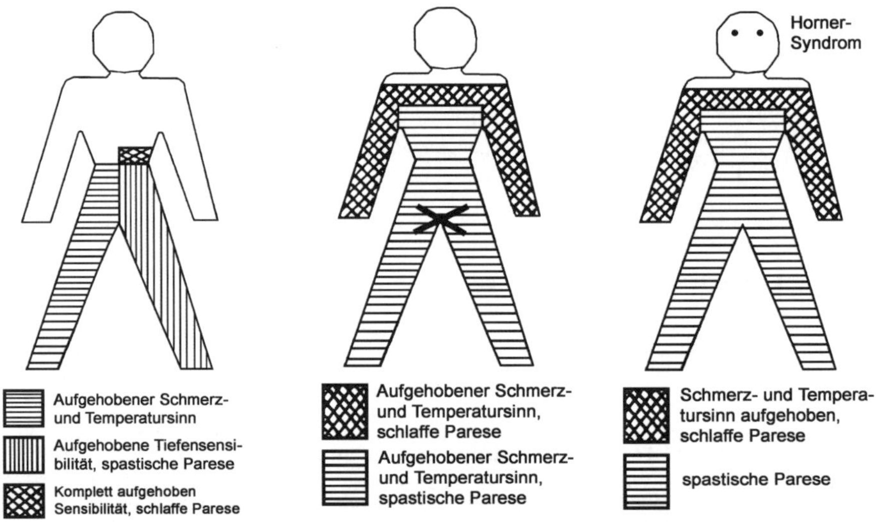

Brown-Séquard-Syndrom | A.spinalis-anterior-Syndrom | Syringomyelie (C4-Th1)

* **BROWN-SÉQUARD-Syndrom** = halbseitige Querschnittlähmung, z.B. durch einseitigen Rückenmarktumor: Unterhalb der Läsion ipsilaterale Störung der Tiefensensibilität (und spastische Parese) und kontralateral Störung von Schmerz- und Temperatursinn bei erhaltener Tiefensensibilität (= dissoziierte Sensibilitätsstörung). In Höhe der Läsion sind ipsilateral alle sensiblen Qualitäten aufgehoben (und schlaffe Parese) durch Affektion der hinteren und vorderen Wurzel (s. Abb.).
* **A.spinalis-anterior-Syndrom**: Störung von Schmerz- und Temperatursinn bei meist erhaltenem Druck- und Berührungsempfinden sowie erhaltener Tiefensensibilität (= dissoziierte Sensibilitätsstörung) in Höhe und unterhalb der Läsion durch die ischämische Schädigung des vorderen Bereichs des Rückenmarks (Commissura alba und Trac.spinothalamicus betroffen, Hinterstränge meist intakt). In der Höhe der Läsion schlaffe Parese, darunter spastische Parese und positive Pyramidenbahnzeichen, Blasen- u. Mastdarmlähmung (s. Abb.).

* **Syringomyelie**: Zentrale Höhlenbildung im Rückenmark (meist im HWS- und oberen BWS-Bereich), dadurch Schädigung der Commissura alba, in der die Fasern für Schmerz und Temperatur kreuzen. Die Hinterstränge bleiben intakt ⇨ dissoziierte Sensibilitätsstörung (in Höhe der Schädigung beidseitig Schmerz- und Temperatursinn aufgehoben, Druck- und Berührungsempfinden erhalten). Auf der Höhe der Syringomyelie schlaffe Lähmung (= Untergang der Vorderhornzellen), darunter spastische Paraparese (= Schädigung der Pyramidenbahnen durch Druckwirkung der Höhle auf die weiße Substanz, s. Abb.)

LIMBISCHES SYSTEM

Lok: Die limbischen Hauptstrukturen liegen v.a. wie ein Saum (lat. limbus) **zentral um den Balken** (= Corpus callosum, median im Großhirn gelegene breite Bündelung von Nervenfasern, die die rechte und linke Hirnhemisphäre miteinander verbinden) und im **medialen Temporallappen**, ergänzt um limbische Kerngebiete im **Stammhirn** (Diencephalon, Hypothalamus, Mesencephalon und Rhombencephalon). Sämtliche Strukturen sind **untereinander verbunden** und bilden Erregungskreise (PAPEZ-Kreis).

Zuflüsse = Afferenzen v.a. von den **Sinnesorganen** (Bahnen für Sehen, Hören, Riechen, Schmecken, Fühlen, von den vegetativen Hypothalamus-Regionen, Thalamus und vom Hirnstamm)

Abflüsse = Efferenzen projizieren v.a. in den **Neokortex** (jüngster Teil des Großhirns)

Hauptbestandteile:

Hippocampus (mit dem schädigungsempfindlichen Ammonshorn) im unteren Temporallappen. Verantwortlich für Langzeit-Lernprozesse mit Verbindungen zu Großhirnarealen, über die **Corpora mamillaria** des Hypothalamus zum Mittelhirn und zur Formatio reticularis.

Corpus amygdaloideum (Mandelkern-Komplex) liegt vor dem Hippocampus im Temporallappen. Es ist ein vegetatives Koordinations-Zentrum bei affektivem/emotionalem Verhalten mit Verbindungen zum Motokortex, Striatum (Limbo-Motorik), Hypothalamus (Nahrungs- und Flüssigkeitsaufnahme, Sexualverhalten, Aggression) und Hirnstamm (Atmungs- und Kreislaufzentrum).

Funktion:
- **Gedächtnisbildung** und **Lernprozesse**
- **Aufmerksamkeit**, **Bewusstsein**
- **Emotionen** (Zuneigung, Freude, Wut, Angst) und Koppelung zum **vegetativen** und **endokrinen Nervensystem**
- Antriebssteuerung von Bewegungen (Trieb- und Instinkthandlungen, emotionale Limbo-Motorik)

Schädigung des limbischen Systems

* Allgemein: Änderung des **Affektes** (z.B. hemmungslose Wutausbrüche), Änderung der **Stimmungslage** und des **Verhaltens**, triebhafte **Enthemmung**, Störung der **Lernfähigkeit**
* **Corpora mamillaria**-Zerstörung: Unfähigkeit Neues zu lernen bei erhaltenem Altgedächtnis, z.B. bei alkoholischer WERNICKE-Enzephalopathie, KORSAKOW-Syndrom mit Konfabulationen
* Hippocampus-Affektion: Temporallappenepilepsie (Syn: epileptische Dämmerattacken, psychomotorische Anfälle) mit komplexen Bewegungsabläufen, Geruchssensationen, oralen Automatismen und Amnesie für die Zeit des Anfalls
* **Hippocampus**-Zerstörung: Verlust des Kurzzeitgedächtnisses und Lernstörung
* **Hippocampus und Corpus amygdaloideum**-Zerstörung: sexuelle Enthemmung und orale Tendenz = Pat. nimmt alles in den Mund, ist stark ablenkbar, zahm und angstlos (KLÜVER-BUCY-Syndrom)

Neuro-psychologische u. psychopathologische Störungen

Schädigungen der Großhirnrinde (z.B. durch Blutungen, Ischämie, Hirntumoren usw.) führen häufig zusätzlich zu den zentral-motorischen Störungen zu neuropsychologischen und psychopathologischen Störungen durch Schädigung der entsprechenden Zentren in der Großhirnrinde (s. Abb.):

* <u>**Neuro-psychologische Störungen:**</u>
  - Sprachstörungen (= **Aphasie**) durch Schädigung der Sprachzentren in der sprachdominanten Großhirnrinde: meist **links** [bei Rechtshändern immer li., bei 70% der Linkshänder auch li. u. bei 30% beidseitig, nur ganz wenige Linkshänder haben Sprache ausschließlich rechts lokalisiert], motorische Aphasie – BROCA (Sprachproduktion gestört); sensorische Aphasie – WERNICKE (Sprachverständnis gestört)
  - Unfähigkeit zu lesen (= **Alexie**), zu schreiben (= **Agraphie**) und zu rechnen (= **Akalkulie**)

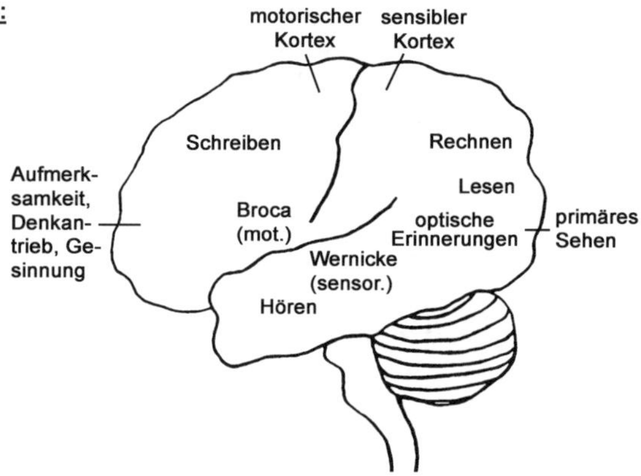

  - Nichterkennen von Personen oder Gegenständen durch die Sinne, obwohl diese intakt sind (= **Agnosie**).
  - Probleme u.a. in der Abfolge von Bewegungen (= **Apraxie**)

* <u>**Psychopathologische Störungen:**</u>
  - Veränderungen des **Wachheitsgrades** (somnolent = schläfrig, Sopor = schwer erweckbar, Koma = nicht erweckbar)
  - **Orientierungsstörungen** (zeitlich, örtlich, zur Situation, zuletzt auch zur Person)
  - Konzentrationsstörungen, **Merkfähigkeitsstörungen** von Kurzzeit- und Langzeit-Gedächtnis
  - Störung des **Antriebs**
  - **Sinnestäuschungen** (z.B. Sehen von nicht vorhandenen weißen Mäusen, Hören von Stimmen obwohl Anwesende nichts hören)

NEURONALE REGENERATIONSVORGÄNGE

<u>ZNS:</u>

Folgende Formen der **Reorganisation (= Wiederherstellung)** zerstörter Strukturen oder der **Plastizität (= Umbau)** noch intakter Strukturen sind im ZNS (Gehirn und Rückenmark) möglich/nicht mögl.:

<u>Nicht</u> möglich sind: Vermehrung = Proliferation von Neuronen und Ersatz von untergegangenen Neuronen ⇨ stattdessen bildet sich eine gliale Narbe aus. Ebenfalls nicht möglich ist das Wiederauswachsen von Axonen (im peripheren Nervensystem ist dies dagegen möglich, s.u.), weil Wachstumsfaktoren fehlen, die ein Wiederauswachsen von Axonen ermöglichen und die Gliazellen des ZNS, die in einer 10fachen Menge um ZNS-Neuronen liegen, zusätzlich noch Axonwachstums-Hemmproteine (sog. Stopp-Proteine, Nogo-Moleküle = von engl. „<u>no</u>t to <u>go</u>") produzieren.

Möglich sind:

- Rückbildung von lediglich sekundären Schäden (z.B. Ödemzonen um Infarkte oder Hirntumoren) nach Behandlung od. spontaner Abheilung der Grunderkrankung. Dadurch erholt sich dann die Funktion des vorübergehend neurologisch gestörten Bereichs.
- **Axonverzweigungen = Kollateralen** können auswachsen.
- **Aktivierung** bisher funktionell nicht benutzter **Synapsen und Verschaltungen** zwischen Nervenzellen. Bei angeborener spastischer Hemiparese (nicht bei im Alter erworbener) können z.B. **neue Verbindungen** von der gesunden zur gelähmten Hirnhälfte entstehen. Axone von den motorischen Großhirnarealen können sich zu motorischen Nervenzellen beider Seiten aufzweigen, sodass beidseitige Mitbewegungen (= mirror movements) zustande kommen.
- **Verminderung von Hemmmechanismen**, z.B. erhöht sich nach zentraler Schädigung die Empfindlichkeit der Motoneuronen im Rückenmark durch den Wegfall der bremsenden Einflüsse der Pyramidenbahn.

In vielen Experimenten wird derzeit nach Regenerationsmöglichkeiten (z.B. Wiederauswachsen von Axonen nach Querschnittläsion) gesucht, z.B. durch Applikation neurotropher Faktoren, Antikörper gegen Nogo-Moleküle, Mikrotransplantation von Nervenfragmenten, Schwann-Zellen, Gliazellen des N.olfactorius od. fetalen Nervengewebes in die Läsionsstelle. Keines der Verfahren hat aber bisher die klinische Routine erreicht.

Peripheres Nervensystem:

Je nach Schwere der Schädigung unterscheidet man (nach SEDDON, 1943):

Neurapraxie	=	Funktionsstörung des Nerven ohne Kontinuitätsverlust (z.B. durch Druckschädigung), gute Regeneration, Erholung im Regelfall in 1-4 Monaten
Axonotmesis	=	Axone unterbrochen, Perineurium erhalten ⇨ distale WALLER-Axondegeneration, Regeneration durch Aussprossung von Axonen möglich (Erholungszeit: 4-18 Monate)
Neurotmesis	=	Axone und sämtliches Nervenhüllgewebe durchtrennt distale WALLER-Axondegeneration, häufig Neurombildung, ohne Op. keine Regenerationsfähigkeit

- Bei erhaltener Leitstruktur (= Perineurium) sprossen die Axone entlang der Leitschiene wieder aus (das Wachstum wird vom Perikaryon über wachstumsassoziierte Proteine gesteuert)
- Bei Neurotmesis können durch eine Operation mittels mikrochirurgischer Nervenadaptation einzelnen Perineurium-Faszikelgruppen **End-zu-End anastomosiert** werden.
- Bei Defekten: Defektüberbrückung durch autologe Nerventransplantate (z.B. aus dem N.suralis zur Überbrückung eines N.facialis-Defektes nach radikaler Tumorchirurgie der Glandula parotis)

⇨ axonale Regeneration: **1-3 mm/Tag**, von proximal nach distal wachsend.

Diag: HOFFMANN-TINEL-Zeichen (auch TINEL-HOFFMANN-Zeichen): der Untersucher beklopft von distal nach proximal die Haut über dem Nervenverlauf ⇨ Empfindet der Patient ein Kribbeln od. „Elektrisieren" über den frisch ausgesprossten marklosen Axonen, so zeigt dies mit großer Wahrscheinlichkeit einen Erfolg der Therapie an. Nach der axonalen Regeneration können jedoch falsche Muskelgruppen vom Nerv angesprochen werden. Es entstehen dadurch **Synkinesen** = pathologische Mitbewegungen ⇨ Bewegungen müssen neu gelernt und geübt werden (z.B. Fazialistraining).

NEUROKINESIOLOGISCHE DIAGNOSTIK

Def: Neurologische Untersuchung der Entwicklung von Neugeborenen, Säuglingen u. Kleinkindern

Epid: Die neurokinesiologische Untersuchung erfolgt i.d.R. während der **Früherkennungsuntersuchungen** (U1 – U9, freiwilliges Angebot u. wurde 1991 eingeführt) durch den Kinderarzt:

U1: Neugeborenenerstuntersuchung direkt nach der Geburt (meist durch den Gynäkologen) ⇨ **APGAR** (Vitalitätsbeurteilung 1, 5 u. 10 Min. nach Geburt, s.u.)
Bei Frühgeburtlichkeit kann anhand der körperlichen und neuromuskulären Reife (Scores, z.B. n. DUBOWITZ od. n. BALLARD mit Beurteilung von Aussehen, Genitalien, Körperhaltung, Muskeltonus, Reaktionen auf passive Bewegungen) das Gestationsalter bestimmt werden.

U2: 3.-10. Tag (Neugeborenenbasisuntersuchung) — **U3**: 4.-6. Woche
U4: 3.-4. Monat, mit den 1. Impfungen (s.u.) — **U5**: 6.-7. Monat
U6: 9.-14. Monat — **U7**: 2. Jahr (21.-24. Mon.)
U7a: 3. Jahr (33.-38. Mon., wurde in Deutschland im Jahr 2008 neu eingeführt)
U8: 4. Jahr (46.-48. Mon.) — **U9**: 5. Jahr (60.-64. Mon.)
U10: 8. Jahr und **U11**: 10. Jahr (sollen in Deutschland noch eingeführt werden)
FU: zahnärztliche Frühuntersuchung, ab dem 30. Mon. 1x/J. bis zum 6. Lj., dann ½-jährlich
J1: (Jugendgesundheitsuntersuchung): 12.-13. Lj. (wurde 1998 noch zusätzlich eingeführt)

Diag:
1. Anamnese durch die Eltern: Fragen nach Gedeihstörung, Trinkschwäche, Erbrechen, Miktion, Stuhlgang, Schlafen, Bewegungsarmut, Krampfanfälle zwischenzeitliche Erkrankungen, sonstige **Auffälligkeiten in der Entwicklung** des Kindes und Impfstatus
2. Messung von Größe, Gewicht, Kopfumfang (Erfassung, insb. auch im Verlauf in **Somatogrammen** im gelben Kinder-Untersuchungsheft, Beispiele s. Abb. unten)
3. Untersuchung: spontane Haltung, Fehlstellungen, Asymmetrien, Dyszephalie (durch Kraniosynostosen), Vorwölbung der Fontanellen?
Beurteilung der Haltungskontrolle, Motorik, Lagereaktionen, Stellreaktionen, primitiven (frühkindlichen) Reflexe, sensorischen Funktionen (s. Übersicht auf der folgenden Seite)

APGAR-Index zur Vitalitätsbeurteilung des Neugeborenen nach der Geburt

	A (Aussehen)	**P** (Puls)	**G** (Gesichtsbewegung)	**A** (Aktivität)	**R** (Respiration)
0	blau, blass	fehlt	keine Reaktion	schlaff	fehlt
1	Körper rosig, Extremitäten blau	<100/Min.	schwacher Schrei, Grimmassieren	träge Bewegungen der Extremitäten	flach, unregelmäßig
2	alles rosig	>100/Min.	kräftiges Schreien	aktive Bewegungen	regelmäßig (40/Min.)

APGAR: 1, 5 u. 10 Min. nach der Geburt bestimmen ⇨ normal **9-10** Punkte, 5-8 Punkte Depressionszustand des Neugeborenen, <5 Punkte Lebensgefahr (bei Frühgeborenen ist der APGAR-Index nur eingeschränkt verwendbar).

Somatogramme:

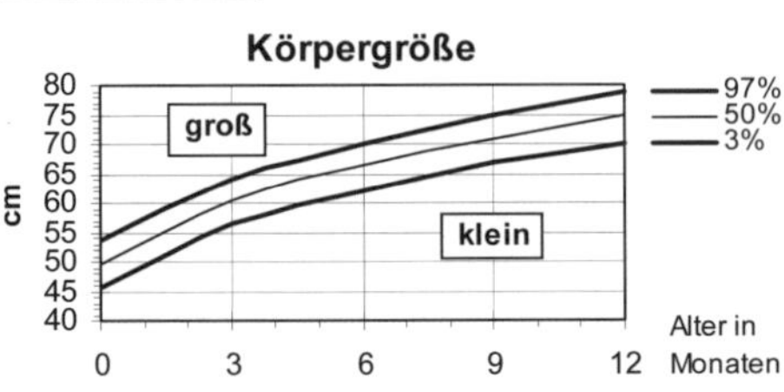

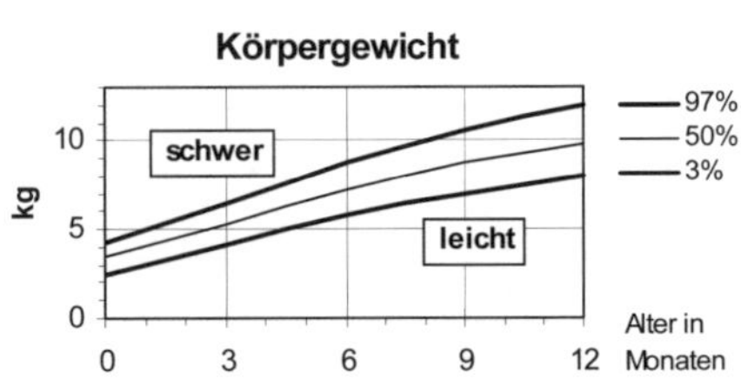

	Lebensmonat	1.	2.	3.	4.	5.	6.	7.	8.	9.	10.	11.	12.
Motorik	Kopfkontrolle	Kopfkontrolle beginnt		hält Kopf in Schwebelage		Kopf abheben in Rückenlage		sichere Kopfkontrolle in jeder Körperlage					
	Bauchlage/Vierfüßlerstand Lokomotion in Bauchlage	Kopf drehen Reflexkriechen	Kopf abheben 10 Sek 45°	in Bauchlage 1 Min 75°	Einzelellenbogen-Stütz		Handstütz	robben		krabbeln		koordiniertes krabbeln	
	hochziehen/sitzen		Kopf wird mit angehoben				sitzen mit Unterstützung		freies sitzen		setzt sich alleine hin		
	Lokomotion Rückenlage	Strampeln, Massenbewegungen			drehen in Seitenlage		drehen in Bauchlage				aufrichten mit Rotation u. Stützen		
	Stehen	Extensorenstoß							zieht sich hoch		stehen mit Festhalten	geht an Gegenständen entlang	
	Hände/Greifen	häufig Faust		häufig offen	Hände spielen miteinander, Hand-Mund-Koordination		Greifen (mit flacher Hand)	bimanuelle Koordination	Hand-Augen-Mund-Exploration	Pinzettengriff, schlägt 2 Klötzchen zusammen, winkt, wirft Spielzeug mit Absicht weg			
Primitive Reflexe	Glabellareflex	Lidschluss bei Druck auf die Glabella											
	Suchreflex	Kopfwenden auf Bestreichen der Wange											
	Saugreflex	Mundspitzen u. Saugen bei Bestreichen d. Lippen											
	Babkin-Reflex (Hand-Mund-Reflex)	Druck in beide Hände ⇨ Mundöffnung, Augen zu, Kopf nach vorne											
	Handgreifreflex	Finger in die Hand legen ⇨ Faustschluss (palmarer Greifreflex)											
	Galant-Reflex (tonischer Rückgratreflex)	in Bauchlage bestreichen der Rückenhaut ⇨ ipsilaterale Rückenverkrümmung											
	tonischer Labyrinth-Reflex	in Bauchlage Strecken des Kopfes ⇨ Beugung von Kopf u. Extremitäten											
	asymmetrisch tonischer Halsreflex	Kopf langsam drehen ⇨ Fechterstellung = gleichseitiger Arm + Bein gestreckt, Gegenseite wird gebeugt											
	symmetrisch tonischer Halsreflex (Nackenreflex)	Kopf in Rückenlage langsam beugen ⇨ Beugen der Arme, Strecken der Beine											
	Halsstellreflex	Drehen des Kopfes in Rückenlage ⇨ Körper folgt der Drehung nach mit Torsion (= zuerst Schulter, dann Becken)											
	Moro-Reflex	Beklopfen der Unterlage führt zu „Umklammerungs“-Reaktion											
	Gekreuzter Beugereflex	In Rückenlage Beugen von Hüfte u. Knie eines Beines ⇨ Beugung des Gegenbeines											
	Fußgreifreflex	Berühren der Fußsohle führt zum Krallen der Zehen (plantarer Greifreflex)											
	Stützreaktion	Aufsetzen des ganzen Fußes auf die Unterlage ⇨ Strecken der Extremität											
	Schreitreflex	„gehen“ bei Berühren der Unterlage in Axillahänge											
	Landau-Reflex					Kind in Bauchhängelage, passive Kopfbeugung ⇨ alle Extremitätengelenke werden gebeugt							
	Sprungbereitschaft						Syn: SCHALTENBRAND-Reflex, „parachute reflex“, Kind in Bauchlage nach vorne unten fallen lassen ⇨ Arme werden ausgestreckt, Abstützbewegung mit geöffneten Händen						
	Stemmreaktion							Anstoßen ⇨ Anspannen der ipsilateralen Muskulatur, Abstützreaktion					
Sensorik	Visueller Kontakt	fixiert bis 45°	folgt Personen	betrachtet eigene Finger	betrachtet Spielzeug in der Hand		ROF = optico-fazialer Reflex (vor Auge ⇨ Lidschluss)				berührt Dinge gezielt mit dem Zeigefinger		
	Gehör	RAF = acustico-fazialer Reflex (klatschen ⇨ Lidschluss)		reagiert auf Geräusch mit Innehalten		Kopfwenden n. Papierrascheln					reagiert auf seinen Namen		
	Lautbildung/Sprache	schreien	Kehllaute	r r r-Laute			Lippen-/Zungenlaute		Silbenketten „dadadada“		1. Wort	gezielt Mamma, Papa	
	Sozialverhalten		lächelt spontan		lacht laut		verfolgt Tätigkeit der Bezugsperson		fremdelt, spielt Verstecken		Spiele nachahmen, trinkt aus einer Tasse		befolgt erste Aufträge
	Sonstiges	Kopfumfang 35 cm, Größe 50 cm		Kopfumfang 40 cm, Größe 60 cm	doppeltes (Geburts-) Gewicht		1. Zahn (UK 1. Schneidezahn)		Kopfumfang 45 cm, Größe 70 cm		10.-14. Monat schließt sich die große Fontanelle		dreifaches Gewicht, Größe 75 cm

ANFALLSKRANKHEITEN

<u>Syn:</u> **Epilepsie**, Epilepsia (griechisch: Fallsucht), Krampfanfälle, Anfallsleiden, „Morbus sacer = die Heilige Krankheit", Ictus, engl. epilepsy, seizures, convulsions, ICD-10: G40.-

<u>Def:</u> Rezidivierende anfallsartige Funktionsstörung des Gehirns mit Veränderungen im EEG durch gleichzeitige (= synchronisierte) exzessive Entladung vieler Neurone.

<u>Ät:</u>
- ***<u>Endogene Faktoren:</u>*** genuine u. erbliche Anfälle sind meist **altersgebunden** (Säuglings- u. Kindesalter) und machen 40-50 % d.F. aus
  - idiopathisch / kryptogen / ***genuin*** (ohne fassbare Ursache = kein organisches oder metabolisches Korrelat zu finden)
  - **erbliche Disposition**: genetisch bedingt, aut.-dom., bisher bekannte Defekte betreffen diverse Ionenkanäle (Na^+, Cl^-, K^+, Ca^{++}) od. Funktionsverlust des $GABA_A$-Rezeptors familiäre Häufung (ist ein Elternteil erkrankt, beträgt das Risiko für die Kinder 2-15 %)
- ***<u>Exogene Faktoren</u> = symptomatische Epilepsien*** (fassbare Ursache durch akute oder chronische Gehirnkrankheit od. Hirnschädigung ⇨ es resultieren eher fokale Anfälle):
  - **Perinatale Asphyxie** und **perinatale Hirnschäden** (= Residualepilepsie, 10 % d.F.)
  - Intrakranielle **raumfordernde Prozesse: Hirntumoren**, 10-20 % d.F., insb. niedrig maligne (Grad I-II), Hirndruck, Hydrozephalus, Fehlbildungen
  - Akutes **Schädel-Hirn-Trauma** od. **posttraumatisch** (10 % d.F.), gliale Narben
  - Intrakranielle Blutungen, insb. chron. subdurales Hämatom, Subarachnoidalblutung, intrazerebrale Blutung, Sinusvenenthrombose, Angiome (kavernöse Hämangiome), Phakomatosen, zerebrale Durchblutungsstörungen (Arteriosklerose), Apoplexie
  - Infektionen: Herpes-Enzephalitis, CREUTZFELDT-JAKOB-Krankheit, Entzündungen, hohes Fieber
  - Hirnatrophische Prozesse, Ammonshornsklerose, Leukodystrophien
  - Intoxikationen: chron. Alkoholismus, Delirium tremens, insb. **Alkoholentzug**, Drogenabusus und -entzug
  - Systemerkrankungen/metabolische Störungen: Hypoglykämie od. Hyperglykämie, Urämie, Phenylketonurie (aut.-rez.), Pyridoxinmangel (Vit. B_6), Porphyrie
  - Schwangerschaft: *Eklampsie* = epileptische Komplikation einer schweren *Gestose*
  - Iatrogen: perioperativ, nach Organtransplantationen (insb. Herz u. Leber)

<u>Path:</u>
- ♦ Funktionsstörung des ZNS mit abnormer extremer **Synchronisierung** der Neuronenaktivität im Cortex = pathologische Erregung von **Gruppen von Nervenzellen** (auf der Ebene der einzelnen Nervenzelle betrachtet ist diese normal aktiviert, Gruppen von Neuronen arbeiten aber normalerweise asynchron) ⇨ Epilepsie-spezifische Potentiale (epileptische Graphoelemente) im EEG ableitbar (s. Abb.)
- ♦ Fehlende Erregungsbegrenzung, die eine Ausbreitung der pathol. Entladungen ermöglicht

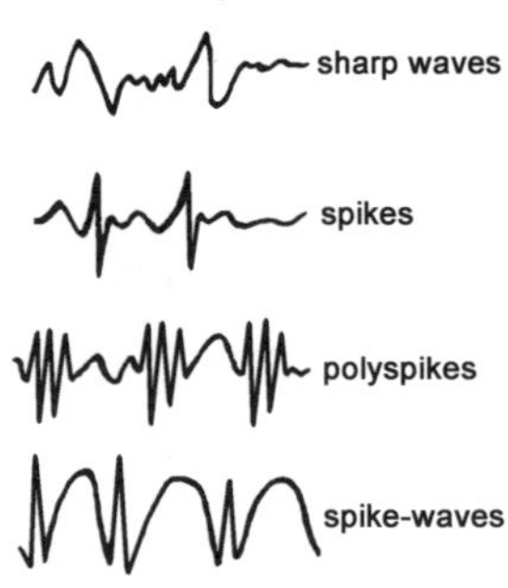

<u>Epid:</u>
- ◊ Inzidenz: 40-140/100.000/Jahr (je nach Alter)
- ◊ <u>Prävalenz:</u> **0,5-1 %** der Bevölkerung ⇨ ca. 600.000 Epilepsie-Pat. in Deutschland geschätzt
- ◊ Lebenszeitprävalenz: 5 % = jeder 20. Mensch krampft irgendwann einmal im Leben
- ◊ <u>Erblichkeit:</u> Epilepsierisiko bei einem betroffenen Elternteil für Nachkommen bei den idiopathischen Formen 4 %, bei beiden Eltern mit Epilepsie bis 25 %!
  Bei den symptomatischen Formen Epilepsierisiko 1,5 % (es besteht also ebenfalls eine gewisse genetische Disposition, die das Auftreten begünstigt)

◊ Prädisp.alter: bis zum 20. Lj. sind 70 % der Patienten betroffen, Spätepilepsien (mit Beginn >30. Lj.) sind immer verdächtig symptomatisch zu sein und müssen abgeklärt werden! Häufigste Form aller Anfälle sind die Grand-mal-Anfälle.

Etlg: # **Nach der Ätiologie:**

1. Genuin, genetisch
2. Symptomatisch (= Läsion nachweisbar)

Nach dem Alter:

* Frühepilepsie (Kindesalter, meist die genuinen Formen)
* Spätepilepsie (nach dem 30. Lebensjahr, meist v.a. symptomatische Epilepsie)

oder:

1. Altersgebunden (meist die genuinen Formen, die in einem best. Alter auftreten: z.B. BNS, myoklonisch-astatische Anfälle, Pyknolepsie, Impulsiv-petit-mal)
2. nicht altersgebunden (meist fokale symptomatische Epilepsien, z.B. JACKSON-Anfälle)

Klassifikation in Anlehnung an die Internationale Liga gegen Epilepsie

1. Fokale (partielle, lokalisierte) Anfälle = Herdanfälle

- 1.1. *Einfache partielle Anfälle* ohne Störung des Bewusstseins
  - motorisch (JACKSON-Anfälle), sensibel, Epilepsia partialis continua
  - sensomotorisch (ROLANDO-Epilepsie)
  - somatosensorisch, okzipital
  - vegetativ
  - Adversivanfälle
- 1.2. *Komplexe partielle Anfälle* mit Störung des Bewusstseins
  - psychomotorische Anfälle (Syn: Temporallappenepilepsie, Dämmerattacken)
- 1.3. *Primär fokale sekundär generalisierte Anfälle*
  - sekundär generalisiertes Grand-mal
  - sekundär generalisiertes Petit-mal

2. Generalisierte Anfälle

- 2.1. ***Grand-mal*** (klassische tonisch-klonische Anfälle)
- 2.2. ***Petit-mal***
  - Blitz-Nick-Salaam-Anfälle (= WEST-Syndrom od. Propulsiv-petit-mal)
  - Myoklonisch-astatische Anfälle = LENNOX-GASTAUT-Syndrom
  - Myoklonische Anfälle = Impulsiv-petit-mal
  - Atonischer Anfall
  - Absencen / Pyknolepsie

3. Nicht klassifizierbare Anfälle

Klin: ⇒ Fokale Anfälle: auf **eine Hirnregion** (Hirnrinde) beschränkte Anfälle ⇨ Symptome entsprechend der Hirnfunktion des betroffenen Areals, mit oder ohne Bewusstseinsstörung

⇒ Generalisierte Anfälle: alle Hirnregionen betroffen, meist **mit Bewusstseinsstörung**

Diag: 1. **Anamnese** (Eigen- und Fremdanamnese):

- ➢ Anfallsanamnese: Subjektive **Anfallsschilderung**, Anfallsfrequenz, Zeitpunkt der Anfälle (Schlaf, Aufwachphase), **Provokationen** od. auslösende Ursachen, Vorboten (= **Aura**, z.B. epigastrische Missempfindungen, Schwindel, Déjà-vu-Erlebnisse = Vertrautheit od. Jamais-vu = Entfremdung, Störungen der Sinneswahrnehmung), Amnesie und Bewusstlosigkeit für die Zeit des Anfalls, Verletzungen, Zungenbiss, Urinabgang (Enuresis), Kotabgang, postiktuale Symptome, Fieber?
- ➢ Ergänzung durch **Fremdangaben** von Personen, die den Anfall beobachtet haben, anfallsbegleitende neurologische Symptome?
- ➢ Familiäre Disposition?

- Geburtsanamnese (perinatale Schädigung?), Fieberkrämpfe als Kind?
- Frühere Schädel-Hirn-Traumen, Meningitis, Enzephalitis?
- Andere neurologische Erkrankungen?
- Internistische Erkrankungen, Medikamenteneinnahme, Drogen-, Alkoholabusus?

2. **Anfallskalender** vom Pat. führen lassen
3. Neurologische Untersuchung: Im Intervall meist unauffällig
4. **EEG** (= Elektroenzephalographie): Ableitung im Anfall = iktual (meist nur selten mögl.) und im freien Intervall = **interiktual**. Ein normales EEG im Intervall schließt eine Epilepsie aber nicht aus (s. auch DD) ⇨ weiterführende EEG-Diagnostik erforderlich. Die EEG-Ableitung erfolgt meist standardisiert (z.B. mit dem Ten-Twenty-System, s. Abb.), um auch im Verlauf gleiche Bedingungen zu haben.

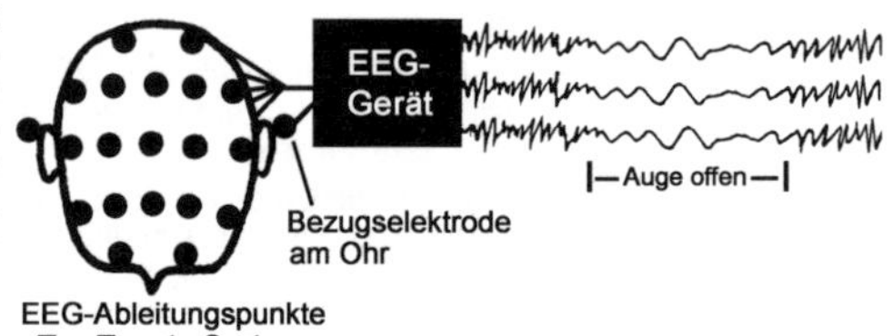

EEG-Ableitungspunkte Ten-Twenty-System

Weiterführende EEG-Diagnostik: **EEG mit Provokation** ⇨ Versuch einen Anfall zu provozieren, bzw. Epilepsie-spezifische Potentiale abzuleiten: Hyperventilationsprovokation (respiratorische Alkalose), Schlafentzugsprovokation (und anschließendes **Schlaf-EEG**), Lichtstimulation (Flickerprovokation mittels Stroboskop = „photogene“ Epilepsie)

Mobiles 24-Stunden-**Langzeit-EEG** oder ggf. LZ-EEG mit gleichzeitiger Videoüberwachung (= **Simultan-Doppelbild-Aufzeichnung**) in speziellen EEG-Labors

Intrazerebrales EEG, sehr selten indiziert (z.B. vor Epilepsiechirurgie zur Operationsvorbereitung)

5. Bildgebende Verfahren: **MRT** od. **CCT** bei der Erstdiagnostik zum Ausschluss organischer Ursache (ggf. mit KM), ggf. zerebrale Angiographie bei V.a. Gefäßveränderungen
6. Funktionsdiagnostik: SPECT (Single-Photon-Emission-CT), PET (Positronen-Emissions-Tomographie), keine Routinediagnostik, zeigt Perfusionsunterschiede
7. **Diagnosestellung:**

   Sicheres Anfallsleiden: **Mehrere Anfälle** pro Jahr, ohne akuten auslösenden Reiz

   Unsicher: bei einmaligem Anfall = **Gelegenheitsanfall**, insb. bei Reaktion auf einen definierten Reiz, z.B. Fieberkrampf

Ther:

- Im Anfall: Pat. vor Verletzungen schützen (Polsterung, Pat. nicht fixieren), Lockerung der Kleidung, Ruhe bewahren und Anfall beobachten, Atmung überwachen, stabile Seitenlage (wenn die motorischen Zuckungen sistieren)
- Allgemein: anfallprovozierendes Verhalten meiden = **kein Alkohol, Chronohygiene** (regelmäßiger Schlaf, kein Nachtdienst), **kein Flickerlicht** (z.B. in Diskotheken, Vorsicht beim Fernsehen, Fahrten in Baumalleen

  Sorgfältige Aufklärung über die Erkrankung
- **Medikamentös:** Ind: **manifestes Anfallsleiden** (mind. 2 Anfälle in 6 Monaten, ein einmaliger Anfall od. Gelegenheitsanfälle mit vermeidbaren Auslösern oder reine EEG-Veränderungen ohne Anfälle werden nicht medikamentös behandelt)
  - Das **geeignete Medikament** ist entsprechend des Anfalltyps auszuwählen (s. Tabelle)
  - Eine **Monotherapie** mit Antiepileptika (Syn: Antikonvulsiva) ist anzustreben, auf **ausreichende Dosierung** achten (⇨ Serumkontrolle der Antiepileptikaspiegel und individuelle Dosisanpassung erforderlich).

    Eine Kombinationstherapie (2 od. mehrere Antiepileptika) ist nur indiziert, wenn mit ausreichend dosiertem, einzelnem Medikament keine Anfallsfreiheit zu erzielen ist. Es sollte immer erst versucht werden mit einem anderen einzelnen Antikonvulsivum Anfallsfreiheit zu erzielen. Gelingt dies nicht, dann wird heute meist ein Standardantiepileptikum (Carbamazepin, Valproinsäure od. Phenytoin) mit einem Antiepileptikum der **neuen Generation** (Gabapentin, Vigabatrin, Lamotrigin, Tiagabin, Topiramat od. Levetiracetam) kombiniert (sog. Add-on-Medikation).

    Beachte: **Latenz** bis zum vollen Wirkungseintritt und Fließgleichgewicht (steady state) der Serumspiegel der Antiepileptika kann bis zu **2 Monate** dauern ⇨ nicht zu schnell wechseln, wenn ein Medikament nicht sofort wirkt.

- Wirkprinzip der Antiepileptika: Membranstabilisierend (Phenytoin, Carbamazepin) oder über erhöhte GABA-Konzentration (Benzodiazepine, Barbiturate, Valproinsäure, Tiagabin) die Neuronenaktivität hemmend, Glutamatantagonisten (Gabapentin, Lamotrigin, Topiramat, Felbamat)
- Therapieende nach 2-5 Jahren Anfallsfreiheit und unauffälligen EEG-Kontrollen ⇨ Med. über einen langen Zeitraum (½-1 Jahr) ausschleichen

• Chirurgische Therapie: in Deutschland ca. 500 Eingriffe/Jahr

Ind: bei den symptomatischen Formen, wenn eine operative **Ursachenbeseitigung** möglich ist (= Beseitigung des krampfauslösenden Stimulus), z.B. operative Entfernung eines Hirntumors, einer Gefäßmissbildung, Entlastung eines Hämatoms, Op. einer Schädelfraktur od. Resektion einer Exostose

Epilepsiechirurgie bei pharmakoresistenten Anfallskranken (Therapieversuche mit mehreren einzelnen Antiepileptika und Kombinationen über mind. 3 Jahre ohne Erfolg) ⇨ Entfernung des epileptogenen Fokus (kortikale Resektion = ein Teil des Gehirns wird reseziert), ist insg. nur selten indiziert, am häufigsten wird sie bei der Temporallappenepilepsie angewendet.

Als ultima ratio kommen noch die Hemisphärektomie od. die stereotaktisch geführte Radiotherapie in Betracht.

• Zusätzliche Therapieverfahren: bei therapierefraktärer Epilepsie kann die Vagusnervstimulation mit einem operativ implantierten Stimulationsgerät (Impuls alle 5 Min. für 30 Sek., 20-50 Hz, Elektrode im li. Halsbereich) versucht werden.

Ein weiteres Stimulationsverfahren, die tiefe Hirnstimulation (Elektrode liegt im Hippocampus od. Thalamus) wird in verschiedenen Studien ebenfalls bei pharmakoresistenter Epilepsie erprobt.

• Selbsthilfegruppe und kostenloses Informationsmaterial: Deutsche Sektion der Internationalen Liga gegen Epilepsie, 77694 Kehl-Kork

Deutsche Epilepsievereinigung e.V., Zillestr. 102, 10585 Berlin, Tel.: (0 30) 3 42 44-14, Fax: -66, Epilepsie-Hotline: (01 80) 1 42 42 42, Internet: http://www.epilepsie.sh

Informationszentrum Epilepsie, Herforder Str. 5-7, 33602 Bielefeld, Tel.: (05 21) 12 41-17, Fax: -72, Internet: http://www.izepilepsie.de und http://www.epilepsie-netz.de

Epilepsie Bundes-Elternverband e.V., Am Eickhof 23, 42111 Wuppertal, Tel./Fax: (02 02) 2 98 84 65, Internet: http://www.epilepsie-elternverband.de, http://www.epikurier.de

	1. Wahl	2. Wahl	3. Wahl
Fokale Anfälle			
Einfach-partielle Anfälle	Carbamazepin	Phenytoin, Valproinsäure, Oxcarbazepin, ggf. zusätzlich Gabapentin, Topiramat, Vigabatrin od. Levetiracetam	Clobazam, Phenobarbital
Psychomotorische Anfälle (Temporallappenepilepsie)	Carbamazepin	Phenytoin, Valproinsäure, Lamotrigin, ggf. zusätzlich Gabapentin, Tiagabin od. Vigabatrin	Clonazepam
Generalisierte Anfälle			
Grand-mal (Schlaf u. diffus)	Carbamazepin, Phenytoin	Valproinsäure	Clobazam
Grand-mal (Aufwach)	Valproinsäure	Clobazam, Phenobarbital, Lamotrigin	
BNS	ACTH, Glukokortikoide	Clonazepam, Valproinsäure, Vigabatrin, Topiramat	
Myoklonisch-astatische Anfälle	Valproinsäure	Clonazepam, Clobazam, Lamotrigin, Vigabatrin	Felbamat, ACTH, Glukokortikoide
Myoklonische Anfälle	Valproinsäure	Ethosuximid, Nitrazepam	Phenobarbital
Absencen / Pyknolepsie	Valproinsäure	Ethosuximid, Lamotrigin	Phenobarbital
Gelegenheitsanfälle			
Fieberkrampf, Zahnkrampf	Diazepam Supp.		

Prog: Das Anfallsleiden selbst verursacht keine hirnorganische Schäden. Es können jedoch sekundäre Folgen entstehen (s.u. bei Kompl.).

70-80 % der Pat. werden durch eine medikamentöse antikonvulsive Ther. anfallsfrei.

Proph:
- ♥ Korrekte und **zuverlässige Einnahme der Antikonvulsiva** (Compliance!), regelmäßige **Kontrolle** des Serumspiegels (zur Vermeidung von Unterdosierungen, Erkennen von Überdosierung wegen der Gefahr der Intoxikation) anfangs wöchentlich, später in 3-monatigem Abstand (zusätzlich BB, Transaminasen): Carbamazepin [4-12 µg/ml], Phenytoin [5-20 µg/ml], Valproinsäure [40-100 µg/ml]
- ♥ **Vermeidung anfallprovozierendem Verhaltens** = Chronohygiene (kein Schlafentzug, regelmäßige und gleiche Schlafzeiten), keine Drogen, kein Alkohol, kein Diskobesuch (wegen Stroboskoplicht), keine Krampfschwelle-senkende Medikamente (s.u.) verordnen, bei Flugreisen über mehrere Zeitzonen ggf. Zusatzmedikation (Diazepam Valium®)
- ♥ *Cave:* **Krampfschwelle-senkende Medikamente** (⇨ erhöhte Krampfbereitschaft): Antidepressiva, Neuroleptika, Reserpin, Pyrazolonderivate, Isoniazid, Penizillin in hohen Dosen, L-Thyroxin, Glukokortikoide, Theophyllin, Malariaprophylaxe (insb. Mefloquin, Chloroquin), Pertussisimpfung, parenterale Typhusimpfung
- ♥ Bei Operationen häufigere Serumspiegelkontrollen durchführen (perioperativer Stress), ggf. perioperativ Antiepileptika i.v. verabreichen.

  Allgemein: am Tag vor und nach Op. eine zusätzliche Regeldosis dem Pat. geben.
- ♥ Sozialmedizinische/rechtliche Empfehlungen:

  Kein **Beruf** mit Absturzgefahr (z.B. Gerüstbauer, Zimmermann, Dachdecker), an selbstdrehenden Maschinen (z.B. Werkzeugmechaniker), keine Nachtdienste (z.B. Wachdienste, Gesundheitsberufe), keine Pilotentauglichkeit, keine Überwachungstätigkeit (z.B. Fluglotse), kein Beruf mit Schusswaffen (z.B. Polizei, Bundeswehr) - Einzelheiten bei der HVBG (Hauptverband der gewerblichen Berufsgenossenschaften, BG-Information: BGI 585 von 2007, als Download unter http://www.arbeitssicherheit.de), keine extreme Belastungssituationen, Vorsicht beim Sport (insb. Wassersportarten, Tauchen).

  Fahrtüchtigkeit: Kein Führen von Kraftfahrzeugen (PKW) bis 1 Jahre anfallsfrei unter Therapie ⇨ dann wieder erlaubt. Nach einem Gelegenheitsanfall für 6 Monate Fahrpause, wenn dieser eine plausible Auslösung (z.B. hohes Fieber, SHT) hatte für 3 Monate. Eine ärztliche Kontrolluntersuchung wird jährlich gefordert.

  Nach mehr als einem Anfall und medikamentöser Ther. ist grundsätzlich keine LKW- od. Bus-Fahrereignung mehr gegeben (Angaben gem. Begutachtungs-Leitlinie zur Kraftfahrereignung der Bundesanstalt für Straßenwesen, Bergisch Gladbach, Stand: 11/2009)

Kompl:
- * Status epilepticus = andauernder Anfall (Grand-mal >5 Min.) od. dichtes Aufeinanderfolgen von Anfällen, **ohne** dass der Pat. zwischenzeitlich das **Bewusstsein erlangt**, lebensbedrohlicher Zustand, insb. bei **Grand-mal-Status.** Therapeutische Intervention notwendig! Ein Status epilepticus kann auch vorkommen bei fokalen Epilepsien (>20-30 Min.) und Petit-mal.
- * Morphologische Veränderungen: vorwiegend die **iktogene Hypoxie** bedingt sekundäre Hirnschädigung mit Großhirnatrophie, lobuläre Kleinhirnatrophie, Ammonshornsklerose
- * Epileptische Wesensänderung: nach sehr vielen und schweren Anfällen mögliche chronische psychische Veränderungen (psychomotorische Verlangsamung, Umständlichkeit im Denken und Handeln, enechetische Wesensänderung („klebriges" Wesen) bis hin zur Demenz), auch mögl. sind iktale Psychosen, erhöhte Suizidalität (4- bis 5fach erhöht)
- * Grand-mal: Zungenbiss, Lippenverletzungen, Verletzungen beim Sturz auf den Boden, Aspiration
- * TODD-Paralyse = temporäre Parese nach einem Anfall
- * Postparoxysmaler Dämmerzustand: nach einem Anfall (insb. nach einem Status) temporäre Bewusstseinstrübung, verlangsamtes Denken, ungeschickte Bewegungsabläufe für Stunden, manchmal auch für Tage. EEG: verlangsamt (Delta- od. Thetawellen), vereinzelte Krampfpotentiale
- * Eine Anfallshäufung findet sich bei manchen Frauen zyklussynchron (periovulatorisch od. prämenstruell) und bei chronischen anovulatorischen Zyklen, da Östradiol prokonvulsiv wirkt (sog. katameniale Anfallshäufung)

* Erhöhte Inzidenz für das Auftreten einer Migräne (liegen beide Erkrankungen vor, können die Antiepileptika Valproinsäure, Gabapentin od. Topiramat auch zur Migräneprophylaxe eingesetzt werden)
* NW der Antiepileptika: **Schläfrigkeit**, Nausea, Gewichtszunahme (insb. Valproinsäure u. Carbamazepin), Überempfindlichkeitsreaktionen, Agranulozytose, Haarausfall, Lupus erythematodes, **Enzyminduktion** (Cave: ⇨ verminderte Wirkung von hormonalen Kontrazeptiva), Hirsutismus, Verminderung der Konzentration fast aller Vitamine, **Lebererkrankung** bis hin zum Leberkoma u. Pankreatitis (Valproinsäure, insb. bei Kindern), Osteomalazie (Phenytoin, Primidon durch Vit.-D-Verminderung), Gerinnungsstörungen (Valproinsäure), Polyneuropathie (Carbamazepin), Gingivahyperplasie (Phenytoin), zerebellare Ataxie, Nystagmus, Gesichtsfeldeinschränkung (Vigabatrin, Gabapentin, Tiagabin), Folsäureantagonismus mit megaloblastärer Anämie (Phenytoin), bei Frauen häufiger anovulatorische Zyklen (hyperandrogene Anovulation), Spermatogenesestörung bei Männern
* Reproduktionsmedizin: fokale Epilepsien (insb. Temporallappenepilepsie) führen bei iktaler Aktivität im limbischen System zur Störung der hypothalamischen/hypophysären Funktion (Prolaktin ↑) und somit häufiger zu anovulatorischen Zyklen und Sterilität
* Schwangerschaft: kann die Anfallshäufigkeit vermehren (10 % d.F.), keinen Einfluss haben (85 % d.F.), diese aber auch vermindern.

  Durch die Antiepileptika **2- bis 3faches Risiko** für Missbildungen/Embryo-/Fetopathien (= insg. ca. 10 %, z.B. Herzfehler, Lippen-Kiefer-Gaumenspalten und Gesichtsschädelanomalien, Myelomeningozelen, Spina bifida. Besonders hohes Risiko für die Neuralrohrdefekte [10- bis 20faches Risiko] bei Valproinsäure u. Carbamazepin. Zusätzlich später neuropsychologische Entwicklungsstörungen, z.B. verminderter verbaler IQ bis zum Autismus bei Valproinsäure mögl.). Trotzdem sollten Antiepileptika bei ungeplanter Schwangerschaft **nicht abgesetzt** werden, da dann auftretende Anfälle durch die iktale Hypoxie ebenfalls zu Schäden führen würden.

  Vor einer geplanten Schwangerschaft sollte bei langjähriger Anfallsfreiheit ein Auslassversuch gemacht werden. Ist ein Weglassen nicht mögl., ist eine **Monotherapie in niedriger Dosis** anzustreben [teratogenes Risiko vervielfacht! sich bei Kombinationstherapie auf bis zu 50 %], **Retardpräparate** verwenden (Vermeidung von Serumkonzentrationsspitzen), ggf. Umstellung von Valproinsäure auf Lamotrigin.

  Zusätzlich erweiterte **pränatale Diagnostik** mit Bestimmung von α-Fetoprotein in der 16. SSW zum Nachweis von Neuralrohrdefekten sowie Ultraschallfeindiagnostik [= Organultraschall] in der 20. SSW durchführen.

  Substitution von **Folsäure** (Folsan® 5 mg/Tag) im ersten Trimenon (bei geplanter Schwangerschaft schon davor beginnen), regelmäßige Spiegelkontrollen der Antiepileptika (bei gleichbleibender Dosierung **sinken die Spiegel** meist ⇨ ggf. Dosisanpassung erforderlich), Spiegel möglichst im unteren Grenzbereich einstellen. Bei Antiepileptikamedikation der Mutter mit Carbamazepin, Phenytoin, Phenobarbital oder Primidon 2 Wochen vor Geburt Vitamin K (20 mg/Tag) wegen der erhöhten Blutungsneigung des Neugeborenen geben.

  In Europa gibt es ein Zentralregister für Schwangere, die eine Antiepileptika-Medikation erhalten (EURAP – European Registry of Antiepileptic Drugs and Pregnancy in Mailand, Kontaktadresse in Deutschland an der Charité in Berlin, Internet: http://www.eurap.de, E-Mail: eurap.germany@charite.de) Zu Forschungszecken sollten alle Schwangeren mit Antiepileptika-Medikation dorthin gemeldet werden.

  Eine Liste spezialisierter Schwerpunktzentren findet sich bei der Dt. Gesellschaft für Epileptologie, Internet: http://www.dgfe.info

DD:
- EEG: 10 % d. Bev. haben Epilepsie-typische Potentiale im EEG **ohne** je einen Anfall zu haben. Sie haben keine Epilepsie und es ist **keine** Therapie erforderlich. Bei Verwandten von Epilepsie-Pat. sind in bis zu 40 % d.F. Veränderungen zu finden.
- **Gelegenheitsanfall** (einmaliger Anfall durch Provokation, s.u.), meist als Grand-mal. Daher kann die Unterscheidung zwischen Gelegenheitsanfall und Grand-mal-Anfallskrankheit bei dem ersten Anfall manchmal schwierig sein und klärt sich erst im weiteren Verlauf.
- **Psychogene Anfälle** (hysterische Anfälle, s. Psychiatrie Kap. Konversionsneurosen): Im Zusammenhang mit affektiv belastenden Situationen auftretende Anfälle mit opisthotonem Krampf und extremer ventral-konvexer Flexion des Körpers („arc de cercle, arc en ciel"),

Zuckungen, Tremor und Wälzbewegungen („Bewegungssturm") oder „Totstellreflex". Die Patienten sind in einem Dämmerzustand und dabei nicht ansprechbar, die Anfälle können stundenlang anhalten und sind damit mit einem Grand-mal-Status zu verwechseln. Machen ca. 10 % aller Anfallssyndrome aus. Unauffälliges EEG. Ther: Psychotherapie

- **Synkopen: vasovagal**, kardial bedingt, Karotissinussyndrom, Hypoglykämien
- Tetanische Anfälle, Krämpfe bei Hypokalzämie (**Hyperventilationstetanie**, Alkalose)
- Narkolepsie, Kataplexie (s.u.)
- Hirnstammanfälle bei Multiple Sklerose, Hirnstammläsionen, Tumoren ⇨ plötzliche Muskelkontraktionen einer Körperhälfte bei erhaltenem Bewusstsein und ohne EEG-Veränderungen, Ther: Carbamazepin (Tegretal®)
- Neugeborenenkrampfanfälle: durch Asphyxie, Infektionen mit Meningitis, Enzephalitis od. Sepsis, Hypoglykämie, Hypomagnesiämie, Hypokalzämie, Hypo- od. Hypernatriämie, schwerer Hyperbilirubinämie, intrakranieller Blutung, Hirnödem, Hydrozephalus, „Drogenentzug" (Opiat-abhängige Mutter) od. Pyridoxinmangel (Vit. B_6)

  weitere DD: klonische, sog. 5-Tage-Krämpfe = ungeordnete Zuckungen der Extremitäten zw. 3.-7. Lebenstag bei reifen Neugeborenen, die spontan nach einigen Tagen sistieren und benigne familiäre neonatale Konvulsionen (s.u. bei DD zu BNS-Krämpfen)

  Ther: wenn mögl. Ursache behandeln (z.B. Glukose 20%ig 2-4 ml/kgKG i.v. bei Hypoglykämie, Kalziumglukonat 10%ig 1-2 ml/kgKG i.v. bei Hypokalzämie). Persistieren die Krämpfe dann Phenobarbital 10-20 mg/kgKG [Luminal®] langsam i.v. od. i.m. (Erhaltungsdosis 2 x 1,5-2,5 mg/kgKG/Tag), bei weiterer Persistenz Phenytoin 10-20 mg/kgKG [Zentropil®] als Kurzinfusion über 30 Min. (Erhaltungsdosis 2 x 2-4 mg/kgKG/Tag), auch Clonazepam 0,05-0,1 mg/kgKG [Rivotril®] langsam i.v. mögl., bei Therapieresistenz noch 50 mg Pyridoxin (Vit.-B_6) i.v. unter EEG-Kontrolle
- Kleinkinder: **Fieberkrampf** oder Zahnkrampf (beim Zahnen), s.u. Kap. Gelegenheitsanfall

FOKALE ANFÄLLE

Syn: Partielle Anfälle, lokalisationsbezogene Anfälle, Herdanfälle, ICD-10: G40.0-G40.2

Ät: Ursache sind meist **exogenen Faktoren** (s.o.)

Path:
- ♦ Lok: Temporallappen > Frontallappen
- ♦ In 95 % d.F. morphologisch fassbare Hirnveränderungen = **symptomatische Anfälle**
- ♦ Jedes Gehirnareal kann Ausgangspunkt sein. Die Symptomatik entspricht der Funktion des kortikalen Areals, z.B. Okzipitallappen ⇨ Sehstörungen des Pat.
- ♦ Generalisierung mögl. durch Ausbreitung der primär kortikalen (einseitigen) Funktionsstörung auf tiefere Gehirnregionen (Formatio reticularis, Thalamus, Hirnstamm) und den gesamten Großhirnkortex mit Bewusstseinsstörung

Epid:
- ◊ **Jedes Lebensalter** mögl. (= nicht altersgebundene Anfälle)
- ◊ 60 % aller epileptischen Anfälle sind fokale Anfälle, davon 80 % im Temporallappen

Etlg:
- # Einfach-fokale Anfälle: **ohne Bewusstseinsstörungen**
- # Komplex-fokale Anfälle: einfach-fokaler Beginn gefolgt von Bewusstseinsstörungen oder **mit Bewusstseinsstörung** von Beginn an
- # Fokale Anfälle mit sekundärer Generalisierung: einfach-fokale Anfälle mit sek. generalisierten Anfälle od. komplex-fokale Anfälle mit sek. generalisierten Anfällen

Klin:
- ⇒ Einfach Fokale Anfälle (JACKSON): Anfall primär auf eine Körperregion **beschränkt** mit klonischen Zuckungen und/oder Parästhesien (Beginn meist in der Hand), evtl. mit postiktualer Hemiparese, primär **keine Bewusstseinsstörung**, allenfalls wenig getrübt
- ⇒ Somatosensorische fokale Anfälle: akustische Sensationen, Geschmacks- u. Geruchs-

sensationen, Schwindelerscheinungen

⇒ Okzipital-Anfälle: Lichtsensationen, Schattensehen, Lichtblitze, optische Halluzinationen

Diag: 1. Anamnese: klinische Lokalisation der Anfälle, Ausbreitung?
2. Neurologische Untersuchung
3. EEG: Iktual immer epileptogener Fokus, im Intervall epileptogener Fokus oder Deltaherd
4. **CCT** nativ und mit KM: Intrakranielle Raumforderung oder Gehirnläsionen suchen

Ther:
- **Therapie der Ursache** anstreben: operative Entfernung des epileptogenen Fokus
- Postoperativ: antiepileptische Medikation noch für 12 Mon. fortführen (wenn präoperativ Medikamente gegeben wurden)
- Med: Carbamazepin (Tegretal®, Timonil®), Oxcarbazepin (Trileptal®, Timox®), Phenytoin (Zentropil®, Phenhydan®) od. Lamotrigin (Lamictal®),
  ggf. zusätzlich (sog. Add-on-Medikation, wenn mit einem Med. der 1. Wahl keine Anfallsfreiheit zu erzielen ist, wird zusätzlich gegeben): Gabapentin (Neurontin®), Vigabatrin (Sabril®), Topiramat (Topamax®), Tiagabin (Gabitril®), Levetiracetam (Keppra®), Pregabalin (Lyrica®), Zonisamid (Zonegran®), Lacosamid (Vimpat®) od. Eslicarbazepinacetat (Zebinix®)

Prog: Bei Ther. der Ursache sehr gut. Bei Pat. ohne anfallsauslösender Ursache werden 50-75 % d.F. unter medikamentöser Therapie anfallsfrei.

Kompl:
- ∗ Fokaler Status epilepticus: Rasch aufeinanderfolgende fokale Anfälle od. Daueranfall >20-30 Min., Ther: Clonazepam (Rivotril®) i.v.
- ∗ Epilepsia partialis continua (KOZEVNIKOW-Syndrom): Anhaltende (für Tage) streng auf eine Körperstelle lokalisierte myoklonische Zuckungen, Ther: Clonazepam (Rivotril®) i.v.

DD:
- Gutartige kindliche fokale Epilepsie (ROLANDO-Epilepsie): Ät: idiopathisch, Prädisp.alter: 2.-12. Lj., m > w, Klin: einseitige Missempfindungen, diese können sich zu tonisch-klonische Anfällen nur einer Körperhälfte od. generalisierten Krämpfen entwickeln, getrübtes oder aufgehobenes Bewusstsein, EEG: Sharp-wave-Fokus mit zentrotemporaler Lok.
  Ther: keine, bei >2 Anfällen/Jahr Sultiam 5-10 mg/kgKG (Ospolot®), Prog: gut, meist Spontanremission
- Erworbene Aphasie mit Epilepsie im Kindesalter (LANDAU-KLEFFNER-Syndrom) mit Sprachverständnisstörung, EEG zeigt spikes u. slow-waves-Komplexe über rückwärtigen Hirnabschnitten beider Hemisphären, li. > re., Prädisp.alter: 3.-7. Lj.
- Nächtliche Frontallappenepilepsie (aut.-dom. erblich, Chrom. 20_{q13}, Mutation des neuronalen ACh-Rezeptors): Frontallappenanfälle aus dem Schlaf heraus

JACKSON-ANFÄLLE

Syn: Einfach-fokale (-partielle, -lokale) motorische od. sensible Anfälle, ICD-10: G40.1

Ät:
- Umschriebene **lokale Hirnschädigung** im Bereich des sensomotorischen Kortex, v.a. Hirntumoren, Angiome, Subduralblutung, Schädel-Hirn-Trauma (traumatische Spätepilepsie = Monate bis Jahre nach SHT auftretende Anfälle)
- Perinatale Hirnschädigung

Path:
- ♦ Anfallsherd im **motorischen Kortex** (Gyrus praecentralis, Area 4 u. 6) lokalisiert ⇨ kontralaterale motorische Anfallserscheinungen
- ♦ **March of convulsion** = Ausbreiten des Anfalles, z.B. von distal nach proximal einer Extremität oder sogar gesamte Körperhälfte

Klin: ⇒ Motorische JACKSON-Anfälle: Tonische und/oder klonische Zuckungen, Beginn häufig an der **Hand** (seltener an Gesicht od. Fuß)

⇒ Sensible JACKSON-Anfälle: Missempfindungen (Taubheit, Kribbeln) breiten sich von einer Körperregion auf benachbarte Bezirke aus

⇒ **Ausbreitung** (innerhalb v. Minuten) der Krämpfe/Missempfindungen auf benachbarte Körperregionen von distal nach proximal = sog. march

⇒ Keine Bewusstseinsstörungen

⇒ Postparoxysmale Parese (Path: Aktiver Hemmungsmechanismus auf neuronaler Ebene mit Hyperpolarisation der Nervenzellmembran) = TODD-Paralyse mögl.

Diag: 1. Anamnese (früheres SHT), Beginn u. Lokalisation der Anfälle, Ausbreitung?
2. Neurologische Untersuchung
3. EEG: **Spike-Aktivität** (über dem betroffenen Areal der Hirnrinde lokalisiert)

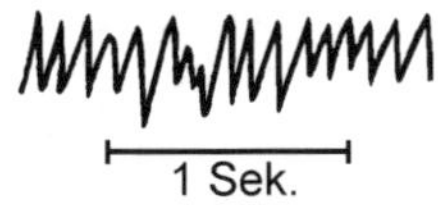

4. **CCT** nativ und mit KM: Suche nach Raumforderung, Schichten bis ganz nach oben fahren

Ther: • Operativ: bei operablem Fokus neurochirugische Entfernung
• Med: Carbamazepin (Tegretal®, Timonil®), Oxcarbazepin (Trileptal®, Timox®), Phenytoin (Zentropil®, Phenhydan®)

Prog: Bei Operabilität des epileptogenen Fokus sehr gut.

Kompl: **Epilepsia partialis continua** (KOZEVNIKOW-Syndrom): Anfall bleibt mit klonische Zuckungen auf einen umschriebenen Körperbezirk beschränkt.
Ät: Hirnläsion oder Stoffwechselstörungen (z.B. hyperosmolare Hyperglykämie), bei Kindern RASMUSSEN-Enzephalitis (spongiforme halbseitige Großhirnatrophie durch Autoimmunantikörper gegen zentrale Glutamatrezeptoren). Dauer: stunden- bis tagelang (= continua, auch im Schlaf), pathologisches EEG direkt über dem Ort der Läsion, sonst o.B.
Medikamentöse Ther. u. Prog. oft frustran, ggf. Epilepsiechirurgie (funktionelle Hemisphärektomie) in seltenen Fällen bei Kindern indiziert. Bei RASMUSSEN-Enzephalitis kann eine Ther. mit Tacrolimus (Prograf®) od. Immunglobulinen versucht werden.

DD: – Hemikonvulsion-Hemiplegie-Epilepsie-Syndrom durch perinatale Hirnschädigung mit Epilepsie bei andauernder Hemiparese (DD: TODD-Paralyse bildet sich immer zurück)
– Migraine accompagnée (hat ebenfalls halbseitige neurologische Symptome, jedoch langsame Ausbreitung über Stunden und heftige Kopfschmerzen)
– Hemispasmus facialis (N.facialis-Schädigung, keine EEG-Veränderungen)

ADVERSIVANFÄLLE

Syn: Versivanfälle

Path: ♦ Einfach-fokaler Anfall
♦ Lok: Irritation der Hirnrinde in der **Frontalregion** (frontales Adversivfeld, prämotorischer Kortex) ⇨ tonische Bewegung zur Gegenseite des Herdes

Klin: ⇒ **Tonische Drehung des Kopfes** (= Versiv-Bewegung) und Hebung des Armes („Fechterstellung") für einige Sek. Dauer (vom zerebralen Herd abgewandte Bewegung)
⇒ Nystagmus
⇒ Bewusstsein erhalten
⇒ Evtl. sekundäre Generalisierung mögl.

Diag: 1. Anamnese, Fremdanamnese mit typischer Anfallsschilderung
2. Neurologische Untersuchung
3. EEG: **Spike-Aktivität** über der Frontalregion

PSYCHOMOTORISCHE ANFÄLLE

Syn: **Temporallappenepilepsie**, temporale Epilepsie, Schläfenlappenepilepsie, Dämmerattacken, Unzinatus-Anfälle, ICD-10: G40.2

Ät:
- Geburtsschädigung (Erweichung des Ammonshorn = Teil des Hippocampus = Teil des limbischen Systems)
- Hirntumoren im Bereich des Temporallappens
- Ammonshornsklerose
- Limbische Enzephalitis (paraneoplastisch od. Antikörper gegen Kaliumkanäle)

Path:
- ♦ **Komplex-fokaler** Anfall
- ♦ Lok: **basaler Temporallappen** (Uncus Gyri parahippocampalis) ⇨ **limbisches System** betroffen

Klin: Bei typischer Manifestation Ablauf in 3 Stadien:

⇒ Beginn mit **Aura** (meist für den Pat. negative Symptome): epigastrische Missempfindungen, „komisches Gefühl", Übelkeit, Schwindel, psychische Manifestationen (Déjà-vu-Erlebnisse = Vertrautheit od. Jamais-vu = Entfremdung), Angst, Störung der Sinneswahrnehmung (Dysmorphopsie = verzerrte Größenwahrnehmung), Geruchssensationen („Unzinatus-Krisen")

⇒ **Bewusstseinstrübung** für 1-2 Min. (DD: Länger und weniger tief als bei den Absencen), ähnelt einem „wachen" **Dämmerzustand** (die Pat. sind nicht ansprechbar). Die Pat. führen derweil **stereotype Bewegungen**, Automatismen (v.a. **orale Automatismen**, Grunzen, nestelnde Bewegungen) oder objektbezogene Handlungsabläufe (z.B. hin- und herrücken von Stühlen oder umherliegenden Dingen, zielloses Umherlaufen „fugue épileptique") durch.
Für die Dauer des Anfalls besteht **Amnesie**
Vegetative Störungen: Tachykardie, Hypersalivation, Mydriasis, Blässe oder Rötung des Gesichts

⇒ **Reorientierungsphase**: Langsame Wiedererlangung des Bewusstseins und der Orientierung in Beziehung zur Umwelt

Diag:
1. Anamnese, insb. Fremdanamnese: Beschreibung des Anfallablaufes
2. Neurologische Untersuchung i.d.R. unauffällig
3. EEG: Paroxysmale Dysrhythmie, hohe Deltawellen oder scharfer Abläufe in den Ableitungen **über der Temporalregion** (uni od. auch bilateral), in 30 % d.F. normales EEG (ggf. intrazerebrale Ableitung der Temporalregion erforderlich)

Ther:
- Med: **Carbamazepin** (Tegretal®), Phenytoin (Zentropil®), Lamotrigin (Lamictal®), ggf. zusätzlich bei Therapieresistenz Gabapentin (Neurontin®), Tiagabin (Gabitril®), Vigabatrin (Sabril®) od. Zonisamid (Zonegran®)
- Operativ: bei medikamentöser Therapieresistenz ggf. auch **Epilepsiechirurgie** (selektive Amygdalohippokampektomie, Läsionektomie od. anterobasale 2/3-Resektion des Temporallappens)

Prog: 80 % d. Pat. werden mit der medikamentösen Ther. anfallsfrei. Die selektive Epilepsiechirurgie führt bei guter Op-Planung noch einmal bei 50-80 % der zuvor nicht anfallsfreien Pat. zur Anfallsfreiheit.

Kompl:
- ∗ Psychomotorischer Status, Ther: Clonazepam (Rivotril®) i.v.
- ∗ Generalisierung des Anfalles mögl.
- ∗ Rezidivrisiko bei Absetzen der antikonvulsiven Medikation ist hoch
- ∗ Statistisches Suizidrisiko 5-mal höher als in der Normalbevölkerung

Op: ∗ Verbale Gedächtnisstörungen (insb. bei linksseitiger Op.), postoperativ Medikation noch für 2 J. fortführen, dann ggf. langsam ausschleichen

DD: – Absencen (dauern nur Sekunden, beginnen und enden plötzlich = keine Aura, keine verlängerte Reorientierung)
- Komplex-fokale Anfälle der Frontalregion zeigen ebenfalls komplexe Handlungsabläufe, die sich wiederholen
- Epileptische Psychosen: Anfallartige Schizophrenie-ähnliche psychotische Symptome mit manischem Charakter („überwache" Pat.), EEG: Im Anfall relativ normal (forcierte Normalisierung), im Intervall Allgemeinveränderungen und Epilepsie-spezifische Abläufe
- Schizophrenie
- Narkolepsie
- Psychogene Anfälle

GRAND-MAL

Syn: **Generalisierte tonisch-klonische Anfälle**, Epilepsia major, "klassische" Form der Epilepsie, ICD-10: G40.6

Ät: – **Genuin** (= keine organische oder metabolische Ursache)
- genetische Disposition
- Symptomatisch: z.B. Hirnschädigung durch SHT, Hirntumoren, Alkoholentzug, Eklampsie (Schwangerschaftskomplikation)

Path: Primär großer generalisierter Anfall oder großer generalisierter Anfall, der sich aus einem partiellen Anfall heraus entwickelt

Epid: Prädisp.alter: **6.-25. Lj.**, aber grundsätzlich auch später in jedem Lebensalter mögl. ⇨ dann nach symptomatischer Ursache suchen!

Etlg: # Schlaf-Epilepsie = Anfälle während des Schlafens
Aufwach-Epilepsie = Anfälle während der **Aufwachphase** (bis 2 Std. nach dem Erwachen), typisch für die genuine Form
Diffuse Epilepsie = nicht an bestimmte Zeit gebunden

Klin: ⇒ Anfall: Beginn plötzlich ohne Aura oder mit einer **Aura**, z.B. Sehstörungen, Sprachstörungen, motorische Erscheinungen, traumartige Erlebnisse
⇒ Häufig **Initialschrei** (= tonische Kontraktion der Atemmuskulatur), Pat. stürzt zu Boden (Verletzungsgefahr), **tonische Phase** mit Überstrecken der Extremitäten, opisthotone Haltung des Kopfes, Schließen des Mundes (evtl. lateraler Zungenbiss) für einige Sekunden und Apnoe
⇒ Dann **klonische Phase** mit rhythmischen Muskelzuckungen, schaumiger, blutiger Speichel (durch Hypersalivation und Hyperpnoe), Einnässen (Enuresis) = Urin- und ggf. auch Stuhlabgang, lichtstarre weite Pupillen, Dauer insgesamt ca. **1-2 Min.**
⇒ **Bewusstseinsstörung** setzt mit Beginn des Anfalls ein (Amnesie für die Zeit des Anfalles und für einen Teil der postiktualen Periode, ca. 10 Min.)
⇒ Anschließend Erschlaffung, postiktuale Verwirrtheit, erweckbarer Nachschlaf = **Terminalschlaf**
⇒ Anfallsprovokation: durch Schlafentzug, Hyperventilation, Alkoholabusus, bzw. Alkoholentzug mögl.

Diag: 1. Anamnese und Fremdanamnese: Schilderung des Anfallablaufes, Aura (je nach Symptom kann dies ein diagnostischer Hinweis auf die Ursprungsregion geben)
2. Neurologische Untersuchung: pathol. Reflexe (BABINSKI pos.), RR stark erhöht während eines Anfalles

3. <u>EEG:</u> Iktuales EEG immer pathologisch. In der tonischen Phase ß- und α-Wellen mit Krampfspitzen, in der klonischen Phase rhythmische Verlangsamung mit eingestreuten Krampfspitzen über allen Ableitungen.
   Postiktuale Phase: Irreguläre hohe delta- und subdelta-Aktivität (= verlangsamte Grundaktivität), danach α-Wellen

   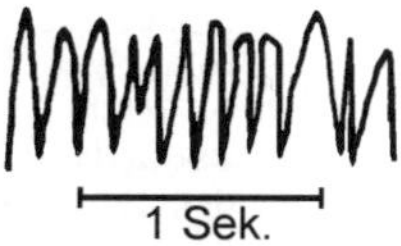

   <u>Merke:</u> Wenn unmittelbar vor und/oder nach einem Anfall das EEG normal ist, spricht das gegen einen Grand-mal-Anfall
   EEG im Intervall bei 50 % d.F. ohne Ther. episodisches Auftreten von Spikes-waves-Komplexen
4. <u>Labor:</u> Erhöhung der CK (Creatinkinase), Erhöhung des Prolaktins u. Plasmakortisols unmittelbar nach dem Anfall
5. LP: Normal, allenfalls geringe Pleozytose mögl.
6. Postiktual: Nach Sturz z.B. bei Beschwerden Röntgen der Extremitäten zum Ausschluss von Frakturen od. Luxationen

<u>Ther:</u>
- <u>Allgemein:</u> Pat. nicht fixieren (Gefahr v. Luxationen) sondern nur **polstern** (Kopfunterlage, umherliegende Gegenstände entfernen, störende Kleidung öffnen), Beobachtung des Pat., stabile Seitenlage nach der klonischen Phase
- <u>Med:</u> **Carbamazepin** (Tegretal®), **Phenytoin** (Zentropil®)
  Bei Aufwach-Grand-mal: **Valproinsäure** (Orfiril®, Ergonyl®, Convulex®), Phenobarbital (Luminal®), Primidon (Mylepsinum®), Lamotrigin (Lamictal®)
- Bei Eklampsie: Magnesiumsulfat ($MgSO_4$ zeigt sehr gute antiepileptische Wirkung, Mg5-Sulfat®10%) od. Magnesiumaskorbat 20%ig (Magnorbin®) i.v., bei weiteren Anfällen (od. Status epilepticus) auch Phenytoin und/od. Diazepam, vorzeitige und möglichst vaginale Entbindung

<u>Prog:</u> Fast jeder Grand-mal-Anfall (99 %) sistiert von alleine. Die medikamentöse Anfallsprophylaxe gelingt in 80 % d.F.

<u>Kompl:</u>
* **Verletzungsgefahr** bei dem Sturz zu Boden oder bei den klonischen Zuckungen
* Tonische Verkrampfung mit Krampf der Stimmritze ⇨ Apnoe u. Zyanose mögl.
* Frakturen der Wirbelkörperdeckplatten bis hin zu Kompressionsfrakturen der Wirbelkörper durch extreme tonische Muskelkontraktion mögl.
* Schultergelenkluxation durch die klonischen Zuckungen (insb. wenn der Pat. während des Anfalls fixiert wird)
* Aspirationspneumonie
* TODD-Paralyse: Postiktuale temporäre Parese
* Epileptische Wesensänderungen bei sehr vielen und sehr schweren Anfällen mögl.
* **<u>Status epilepticus</u>** (Syn: Grand-mal-Status) = kontinuierlicher Grand-mal >5 Min od. dichtes Aufeinanderfolgen von Grand-mal-Anfällen, <u>ohne</u> dass der Pat. zwischenzeitlich das Bewusstsein erlangt. **Lebensbedrohlicher Zustand**, der Status epilepticus sistiert nicht von alleine! (DD: Häufung von Anfällen/Anfallsserien = zwischen den Anfällen wird das Bewusstseins wiedererlangt, nicht lebensbedrohlich).
  Ät: insb. bei **symptomatischen Formen** (Hirntumoren, SHT, intrakranielle Blutung, Apoplexie, Alkoholdelir ⇨ Diagnostik durchführen), vergessen einer antikonvulsiven Medikation od. Schlafmangel bei bestehender genuiner Epilepsie
  Epid: Prädisp.alter insb. im 1. Lj. und >60. Lj., Inzidenz ca. 10-20/100.000/Jahr
  <u>Ther:</u> **Benzodiazepine i.v.** Clonazepam (Rivotril®, 1 mg nach 5 u. 10 Min., da kurze HWZ) od. Lorazepam (Tavor® pro injectione, 4 mg nach 5 u. 10 Min., lange HWZ) od. Diazepam (Valium® Injektionslösung, 10 mg nach 5 u. 10 Min.), bei Therapieresistenz dann Aufsättigung mit **Phenytoin i.v.** (Zentropil®) 750 mg in 500 ml NaCl-Infusionslösung über 30 Min. und noch einmal falls weitere Persistenz (und ggf. nach 6, 12 u. 24 Std. wiederholen und später oral fortführen) oder alternativ Valproinsäure i.v. (900 mg initial, dann 2.400 mg als Infusion über 24 Std., Orfiril® Injektionslösung). Mit der i.v.-Kombination Benzodiazepine + Phenytoin lassen sich 80 % aller Grand-mal-Status kontrollieren.

Zusätzlich: Infusion von Glukose 40%ig 50 ml (bei nachgewiesener oder auch bei V. a. Hypoglykämie), Vit.-B1-Gabe (100 mg Thiamin, Betabion®) bei V. a. Alkohol-bedingte Anfälle (um die Entstehung eines WERNICKE-KORSAKOW-Syndroms zu vermeiden)

Bei weiterer Therapieresistenz: **Phenobarbital** 10-20 mg/kgKG (Luminal®) Cave: Atemdepression ⇨ **Intensivüberwachung**, Sauerstoffgabe, Intubationsbereitschaft

Ist dies auch nicht ausreichend, dann **Kurznarkose** (nach Intubation und mit kontrollierter Beatmung) mit Thiopental i.v (Trapanal®, 100-200 mg als Bolus, dann ggf. alle 2-3 Min. mit 50 mg wiederholen, NW: starke Hypotonie mögl.) od. Propofol i.v. (Disoprivan®). Versagt auch dies, dann Inhalationsnarkose mit Isofluran. Die Narkosedauer sollte mind. 24 Std. betragen.

Nach Durchbrechen des Anfalles häufig postparoxysmaler Dämmerzustand noch für Stunden bis Tage.

Cave: Hypoxie, Hirnödem, steigende Körpertemperatur, Rhabdomyolyse, Elektrolytstörungen, Hypotonie, Aspirationsgefahr ⇨ Gefahr von Herz- und Kreislaufversagen sowie irreversiblen sekundären Hirnschäden, insb. bei Status >1 Stunde (Prog: Letalität dann je nach Grunderkrankung bis 35 % d.F.)

DD: – **Psychogene Anfälle** (hysterische Anfälle, s. Psychiatrie Kap. Konversionsneurosen): im Zusammenhang mit affektiv belastenden Situationen auftretende Anfälle mit opisthotonem Krampf und extremer ventral-konvexer Flexion des Körpers („arc de cercle"), Zuckungen, Tremor und Wälzbewegungen mögl. Die Patienten sind dabei nicht ansprechbar, die Anfälle können stundenlang anhalten und sind mit einem Grand-mal-Status verwechselbar. Unauffälliges EEG

PETIT-MAL

Syn: ICD-10: G40.7

Epid: Beginnen im kindlichen oder jugendlichen Alter (altersgebundene Anfälle)

Etlg: **Kleine primär generalisierte Anfälle**:
- BNS-Krämpfe
- Myoklonisch-astatische Anfälle (LENNOX-GASTAUT-Syndrom)
- Myoklonische Anfälle (Impulsiv-petit-mal)
- Absencen (bis zu 100x/Tag = Pyknolepsie)

BNS-KRÄMPFE

Syn: BNS = Blitz-Nick-Salaam-Anfälle, Propulsiv-petit-mal, WEST-Syndrom, engl. infantile spasm, ICD-10: G40.4

Ät: – Oft **perinatale Hirnschädigung**, Asphyxie, Frühgeburtlichkeit
- Zerebrale Missbildungen, tuberöse Sklerose, angeborene Stoffwechselerkrankungen (z.B. Phenylketonurie), Leukodystrophie
- 1/3 d.F. keine fassbare Ursache (idiopathisch)

Epid: ◊ Prädisp.alter: Beginn sehr früh, **½-1. Lj.**
◊ M > w
◊ Kleine generalisierte Anfälle (Petit-mal, altersgebunden)

Klin: ⇒ Anfall: Wenige Sekunden dauernd, heftiges **Zusammenzucken** des Körpers, **brüske Vorwärtsbewegung** des Kopfes (nicken), tonische Beugung der Arme nach vorne, Anheben der Beine (selten auch des Oberkörpers = „Salaam")
⇒ Auftreten in **Serien** bis zu 100 Anfällen/Tag
⇒ Bewusstseinstrübung
⇒ Kombination mit Grand-mal-Anfällen mögl.

Diag: 1. Anamnese und Fremdanamnese, Geburtskomplikationen, typisches Alter und typischer Ablauf der Anfälle
2. Neurologische Untersuchung
3. EEG: Langsame Wellen wechselnd mit diffusen gemischten Krampfpotentialen = **Hypsarrhythmie** (= unregelmäßige Frequenzen und unterschiedlich hohe Amplituden)

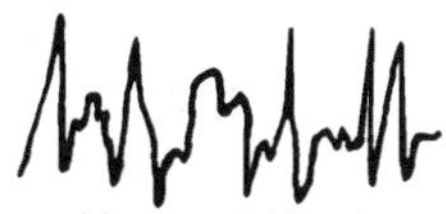
Hypsarrhythmie

Ther:
- Stationäre Therapieeinleitung (Kinderklinik)
- Med: Clonazepam (Rivotril®) oder Nitrazepam (Mogadan®), Valproinsäure (Orfiril®, Ergenyl®), ggf. zusätzlich Vigabatrin (Sabril®) od. Topiramat (Topamax®)
- ACTH-Behandlung oder **Glukokortikoide** (Dexamethason) über mehrere Wochen

Prog: **Schlecht**, körperliche und geistige **Retardierung** häufig, Letalität 20 %
Prognostisch ungünstig: früher Beginn (<3. Mon.), vorbestehende Gehirnschädigung, zusätzliche andere Anfälle
Um das 5. Lj. setzen die BNS-Krämpfe meist aus, später folgen jedoch häufig fokale und/oder generalisierte Anfälle.

DD:
- Benigne familiäre neonatale Konvulsionen (aut.-dom., Chrom 20q13.3 od. 8q24, Mutation neuronaler Kaliumkanäle): kurzdauernde tonisch-klonische generalisierte Anfälle, beginnend bereits in den ersten Lebenstagen, diese sistieren dann meist spontan bis ca. zum 6. Lebensmonat. In 15 % d.F. im späteren Leben weitere epileptischen Anfälle.
- Klonische, sog. 5-Tage-Krämpfe = ungeordnete Zuckungen der Extremitäten zw. 3.-7. Lebenstag bei reifen Neugeborenen, die spontan nach einigen Tagen sistieren

MYOKLONISCH-ASTATISCHE ANFÄLLE

Syn: LENNOX-GASTAUT-Syndrom, Sturzanfälle, engl. akinetic seizures, ICD-10: G40.4

Ät:
- Genetische Disposition
- Hirnschädigung

Epid:
◊ Prädisp.alter: Beginn 2.-4. Lj.
◊ M > w
◊ Kleine generalisierte Anfälle (Petit-mal, altersgebunden)

Klin: ⇒ Beuge**myoklonien**, Zuckungen der Gesichtsmuskulatur, Nicken des Kopfes, orale Automatismen
⇒ Dann durch plötzlichen **Tonusverlust** der Antigravitationsmuskeln Zusammensinken des Körpers und **Sturz zu Boden**
⇒ Auftreten insb. nach dem Erwachen und auch nachts mit tonischen Anfällen mögl.

Diag: 1. Anamnese und neurologische Untersuchung
2. EEG: **2/Sek. Spike-wave**-Muster oder sharp-slow-waves wie bei BNS-Anfällen

Ther:
- Med: Valproinsäure (Orfiril®, Ergenyl®), Lamotrigin (Lamictal®), Vigabatrin (Sabril®), Clonazepam (Rivotril®), Nitrazepam (Mogadan®) od. Clobazam (Frisium®), bei Therapieresis-

tenz auch Felbamat (Taloxa®, nur als Reservemittel indiziert, da schwere NW mögl.: Leberversagen, Panzytopenie, Anaphylaxie)

Neu ist Rufinamid (Inovelon®), das speziell für das LENNOX-GASTAUT-Syndrom eine europäische Zulassung hat.

- Evtl. auch ACTH od. Glukokortikoide bei jungen Kindern (wie bei BNS-Anfällen)

Prog: Aufgrund der progredienten Reifung des Gehirns beim Erwachsenen nicht mehr auftretend. Übergang in andere Anfälle häufig.

Kompl: * Zusätzlich Grand-mal-Anfälle mögl.
* Statusartige Häufung der myoklonisch-astatischen Anfälle

DD: Atonischer Anfall: Zusammensinken des Körper durch Tonusverlust der Muskulatur = nur astatische Komponente (keine Myoklonien)

MYOKLONISCHE ANFÄLLE

Syn: **Impulsiv-petit-mal**, Myoklonisches-Petit-mal, **Myoklonien** des Heranwachsenden, juvenile myoklonische Epilepsie, bilaterale epileptische Myoklonie, HERPIN-JANZ-Syndrom, ICD-10: G40.3

Ät: – Genetische Disposition/familiärer Häufung (z.B. Mutation im GABA-Rezeptor-Gen)
– Meist ohne fassbare Ursache (idiopathisch)

Epid: ◊ Prädisp.alter: Beginn 10.-20. Lj.
◊ Kleine generalisierte Anfälle (Petit-mal, altersgebunden)
◊ Kann auch als motorische Aura von Grand-mal-Anfällen auftreten (Aufwach-Epilepsie)

Klin: ⇒ Anfall: ruckartige unsystematische **Zuckungen** = Myoklonien der oberen Extremität, 2-3 Sek. dauernd
⇒ Keine wesentliche Bewusstseinsstörung, kein Tonusverlust, kein Hinstürzen
⇒ Auftreten oft morgens **nach dem Erwachen**, z.B. Zahnbürste wird weggeschleudert, Kaffeetasse wird umgestoßen
⇒ Schlafentzug ist Trigger

Diag: 1. Anamnese und neurologische Untersuchung
2. EEG: **Polyspikes-waves-Komplexe**, in 1/3 d.F. Provokation mit Flickerlicht oder Schlafentzug mögl.

Ther: • Med: Valproinsäure (Orfiril®, Ergenyl®), Ethosuximid (Petnidan®), Nitrazepam (Mogadan®) ggf. Phenobarbital (Luminal®) 50 mg zur Nacht
• Kein Schlafentzug (**Chronohygiene**), kein Alkohol, keine Lichtstimulation (Flickerlicht)

Prog: Gut

Kompl: Zusätzlich Entwicklung von Absencen oder Grand-mal-Anfällen mögl.

DD: – Myoklonusepilepsie (UNVERRICHT-LUNDBORG-Syndrom): Grand-mal-Anfälle + Myoklonien + Demenz durch aut.-rez. (Chrom. 21q22.3) Kohlenhydratstoffwechselstörung mit Polyglukosanablagerungen im Gehirn (LAFORA-Körper)
– Familiäres Myoklonus-Niereninsuffizienz-Syndrom (aut.-rez.)
– Familiäre Hyperekplexie (Syn: STARTLE-Erkrankung, Stiff-baby-Syndrom, aut.-dom. erblich, Chrom. 5q32, Mutation des Glycin-Rezeptors): gesteigerte Schreckreaktion mit generalisierten Myoklonien, Hypertonus der Flexoren, häufigen Stürzen, selten auch epileptische Anfälle, Ther: Clonazepam

- DRAVET-Syndrom (Syn: severe myoclonic epilepsy in infancy): Epilepsie im Kindesalter mit mentaler Retardierung, Ther: schwierig, versucht wird Valproinsäure, Topiramat od. Stiripentol (Diacomit®), Prog: schlecht
- Physiologische Myoklonien als Einschlafzuckungen, Singultus (Schluckauf), Schreckreaktion, nach starker Muskelarbeit, erschöpfliche Kloni (z.B. Fußklonus) und während der REM-Phasen im Schlaf

ABSENCEN / PYKNOLEPSIE

Syn: Pyknolepsie (griechisch pyknós = dicht) = sehr häufige Absencen, FRIEDMANN-Syndrom, ICD-10: G40.3

Ät: Genetische Disposition

Path: Aktivitätsänderung in Neuronen im Thalamus (regulieren Schlaf-/Wachzustände)

Epid: ◊ Prädisp.alter: Beginn 2.-15. Lj., 8-10/100.000 Kindern betroffen
◊ w > m
◊ Kleine generalisierte Anfälle (Petit-mal, altersgebunden)

Klin: ⇒ Pyknolepsie = große Häufigkeit der Absencen-Anfälle (bis 100x/Tag)
⇒ Absencen: plötzlicher Beginn, schlagartig einsetzend, kurze Dauer von **wenigen Sekunden**, abruptes Ende
Die gerade durchgeführte Handlung wird unterbrochen, **starrer, leerer Blick** („Hans-guck-in-die-Luft"), Pat. **nicht ansprechbar** und **Amnesie** für die Zeit der Absence
⇒ Evtl. Rückwärtsneigen des Kopfes (über mind. 6 Sek.), rhythmische motorische Abläufe, z.B. nystaktische Augenbewegungen nach oben, Lidzuckungen, auch nestelnden Automatismen oder Mund- und Zungenbewegungen mögl.
⇒ Häufung nach dem Aufwachen oder in den Vormittagsstunden
⇒ Durch seelische Erregung und Hyperventilation provozierbar

Diag: 1. Anamnese und Fremdanamnese (Eltern, Kindergärtnerin, Schullehrer)
2. Neurologische Untersuchung
3. EEG: iktual generalisierte synchrone **3/Sek. Spike-waves**-Komplexe, sehr hohe Amplituden (300-400 μV), Provokation durch Hyperventilation leicht mögl.

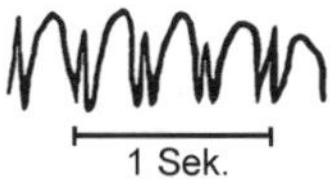

Ther: • Med: **Valproinsäure** (Orfiril®, Ergenyl®), Ethosuximid (Petnidan®), Lamotrigin (Lamictal®)
• Evtl. Phenytoin (Zentropil®) od. Phenobarbital (Luminal®) als Schutz gegen Grand-mal-Anfälle nach der Pubertät

Prog: Gut. 30 % heilen spontan aus, unter Therapie meist Anfallsfreiheit.

Kompl: * Status pyknolepticus (Petit-mal-Status, Absencenstatus): Der Patient erscheint wie in einem Dämmer-/Traumzustand dauerhaft benommen, verlangsamte Reaktion, stereotype mot. Handlungen, retropulsive Kopfbewegungen. Ther: Clonazepam (Rivotril®) 2 mg i.v., ggf. wiederholt
* Zusätzlich Entwicklung von Grand-mal-Anfällen mögl. (= Mischepilepsie)
* Valproinsäure: Gewichtszunahme

DD: – Psychomotorische Anfälle (haben ebenfalls Automatismen, dauern aber länger, mit einer Aura zu Beginn, jedoch kein abruptes Ende sondern verlängerte Reorientierungsphase)
– Narkolepsie (Pat. sind erweckbar)

GELEGENHEITSANFALL

Syn: Gelegenheitskrampf, Kinder: Fieberkrampf, ICD-10: G40.5

Def: **Einmaliger Anfall** = Gelegenheitsanfall, als **Reaktion** auf einen **definierten Reiz.** Jedes Gehirn kann unter bestimmten Provokationen (z.B. experimentell) zu einem Krampf veranlasst werden.

Ät:
- **Fieberkrampf:** Hohes Fieber bei Infektionskrankheiten (Herpes-Virus-Infekt, Erythema subitum), **Zahnkrampf** (beim Zahnen der Kleinkinder)
- Extremer Schlafentzug, extreme körperliche Belastung
- **Alkoholkonsum** („durchzechte Nächte"), **Alkoholentzugsdelir**, Drogenabusus, insb. Drogenentzug
- Medikamente: Amitriptylin
- Iatrogen: nach Hirnoperation, Elektrokrampftherapie in der Psychiatrie bei therapierefraktären Psychosen (es resultiert ein Grand-mal während der EKT), experimentell durch Pentetrazol-Injektion [Cardiazol®] = Convulsivum

Epid:
◊ Lebenszeitprävalenz: **5 %** = jeder 20. Mensch krampft irgendwann einmal in seinem Leben

◊ Fieberkrampf: 2,5 % aller Kinder entwickeln in der Kindheit einmal einen Fieberkrampf, Wiederholungsrisiko dann 30 %.
Prädisp.alter: Kinder bis zum 5. Lj.

Klin:
⇒ Ein Gelegenheitsanfall kann jede Art von Anfall sein, meist aber in Form eines Grand-mal

⇒ Fieberkrampf: Bild eines **generalisierten Krampfanfalls** (Grand-mal), klonische Phase verlängert (bis 20 Min.)

Diag:
1. Anamnese: hohes Fieber, Zahnen bei Kleinkindern, besondere Belastungen?
2. Neurologische Untersuchung
3. LP: bei Kinder im 1. Lj. mit einem Fieberkrampf immer LP zum Ausschluss einer Meningitis durchführen

Ther:
- Ein einmaliger Gelegenheitsanfall bedarf **keiner Therapie**, **Meiden der Provokation**
- Med: Diazepam, für Kinder als Supp. (Diazepam Desitin® rectal tube), auch bei wiederholten Fieberkrämpfen nur im Anfall geben, keine Intervalltherapie.

Prog: Gut, die Anfälle enden mit dem Ende der Grunderkrankung.
4 % d. Kinder mit Fieberkrämpfen entwickeln später auch eine Epilepsie. Prognostisch ungünstig sind familiäre Disposition, häufige und langandauernde Fieberkrämpfe, mehrere Anfälle während eines Infektes, Alter >5 J., vorbestehende organische Hirnschädigung oder pathol. EEG im Intervall (= komplizierter Fieberkrampf).

DD:
- Generalisierte Epilepsie mit Fieberkrämpfen plus (aut.-dom. erblich, Chrom. 19q13.1-2): Fieberkrämpfe in der Kindheit, später gefolgt von anderen meist primär generalisierten Anfällen
- Neugeborene: klonische, sog. 5-Tage-Krämpfe (zw. 3.-7. Lebenstag) = ungeordnete Zuckungen der Extremitäten bei reifen Neugeborenen mit guter Prog. (spontanes Sistieren nach 1-14 Tagen) und benigne familiäre neonatale Konvulsionen (s.o. bei DD zu BNS-Krämpfen)

NARKOLEPSIE

Syn: Narkoleptischer Anfall, Narkolepsie-Kataplexie-Syndrom, Schlafanfälle, engl. narcolepsy od. narcoleptic attacks, ICD-10: G47.4

Ät:
- **Idiopathisch** (Anlagestörung im Bereich des kaudalen Hirnstamms, Formatio reticularis, Reifestörung der Schlaf-Wach-Regulation?)
- Genetische Disposition (**familiäre Häufung**): Assoziation zum **HLA-System** (bei 98 % d. Pat. nachweisbar): DQB1*0602 u. DQA1*0102 von DR15/DQ6 (DR2)
- Aut.-dom. erblich (GÉLINEAU-Syndrom mit typischen Schlafanfällen, KLEINE-LEVINE-Syndrom = Schlafsucht von evtl. mehrtägiger Dauer bei jungen Männern mit Bulimie)
- Symptomatisch: Hirnschädigung durch Enzephalitis, SHT, Hirntumoren, MS, Apoplexie

Path: Es wird heute ein Mangel an Hypocretin-haltigen Neuronen/Rezeptoren im posterioren/lateralen Hypothalamus angenommen ⇨ überwiegen der cholinergen Aktivität der REM-on-Zellen gegenüber den REM-off-Zellen

Epid:
◊ Prädisp.alter: Beginn nach Pubertät oder >30. Lj., m = w
◊ Prävalenz: 20-50/100.000 Einwohner, für Deutschland 1.500-2.000 Pat. geschätzt

Etlg:
Monosymptomatisch: Schlafanfälle (Narkolepsie)
Polysymptomatisch (Narkolepsie-Kataplexie-Syndrom): Schlafanfälle und zusätzlich affektiver Tonusverlust, Wachanfälle, hypnagoge Halluzinationen

Klin:
⇒ **Tagesmüdigkeit**, zwanghafte nicht unterdrückbare **Schlafanfälle am Tag** für wenige Sekunden – Minuten Dauer (Pat. sind dabei erweckbar) = **Narkolepsie**, danach Gefühl frisch und ausgeruht zu sein
⇒ **Hypnagoge Halluzinationen** (traumartige Erlebnisse, insb. beim Einschlafen) mit automatischen Handlungen im Schlaf und Amnesie mögl.
⇒ Störung des Nachtschlafes, z.B. unruhiger Schlaf mit häufigem Erwachen, verfrühter Schlaf, verfrühter Traumschlaf (REM-Phasen), weniger Tiefschlafphasen
⇒ **Kataplexie = affektiver Tonusverlust** der Haltemuskulatur ohne Bewusstseinstrübung für wenige Sekunden bis einige Minuten ⇨ Bewegungsunfähigkeit und Hinstürzen mögl., Auslöser sind unerwartete affektive Stimuli, z.B. insb. Lachen (sog. Lachschlag) od. Erschrecken
⇒ **Wachanfälle** (Schlafparalysen) mögl., die beim Einschlafen oder Erwachen bei vollem Bewusstsein für Minuten zur völligen Aufhebung der Willkürmotorik führen
⇒ Kopfschmerzen, Gedächtnisstörungen, Doppelbilder

Diag:
1. Anamnese: Häufigkeit und Dauer der Anfälle, Schlaftagebuch führen lassen
2. Neurologische Untersuchung: im Intervall unauffällig
3. EEG: im Anfall wie im Schlaf Theta- (4-7/Sek.) oder Delta-Wellen (0,5-3,5/Sek.) oder REM-EEG mit flachen, raschen unregelmäßigen Wellen
4. LP: eine Bestimmung des Hyocretin-1 im Liquor ist mögl. (pathologisch sind verminderte Werte <200 pg/ml)
5. Schlaflabor + EEG (= Simultan-Doppelbild-Aufzeichnung, Polysomnographie): **schnelles Einschlafen** (<5 Min.) und zwei od. mehr **frühzeitige REM-Phasen** ohne Durchlaufen der anderen Schlafstadien jeweils bereits 10-15 Min. nach dem Einschlafen (= sog. Sleep-onset-REM-periods) und insg. häufigere REM-Phasen
   Im multiplen Schlaflatenztest (= Pat. liegt 5mal während des Tages für 20 Min. in einem dunklen Raum mit Polysomnographie) kommt es sofort zum Einschlafen u. REM-Phasen

Ther:
- Keine kausale Therapie möglich
- Einfache oder nur seltene Narkolepsie bedarf **keiner Therapie**, lediglich Aufklärung (Meidung monotoner Tätigkeiten, Schlafpausen während des Tages)

- <u>Med:</u> bei Schlafanfällen werden L-Dopa (Madopar®) od. Weckamine/Psychostimulanzien (Methylphenidat [Ritalin®]) eingesetzt – Cave: Gefahr der Sucht!, daher heute Mittel der ersten Wahl **Modafinil** [200-400 mg/Tag, Vigil®], das zentral α-adrenerg wirkt und weniger/keine Suchtgefahr besitzt.
  Bei Kataplexie od. Wachanfällen aktivierende trizyklische **Antidepressiva** (Imipramin, Tofranil®; Clomipramin, Anafranil®) od. auch GHB (Gamma-Hydroxybuttersäure, Xyrem®, ist ein BtM)
- Selbsthilfegruppen und Infos: Deutsche Narkolepsie Gesellschaft e.V., Wilhelmshöher Allee 286, 34131 Kassel, Tel.: (05 61) 40 09 07-04, Fax: -06, Internet: http://www.dng-ev.de

<u>Prog:</u> Gut, spontane Remissionen sind häufig.

<u>Kompl:</u> Verletzungsgefahr durch Stürze bei Kataplexie

<u>DD:</u>
- Epilepsie: Absencen/Pyknolepsie, psychomotorische Anfälle, myoklonisch-astatisches Petit-mal, Gelegenheitsanfall
- Idiopathische Hypersomnien, Schlafapnoesyndrom, PICKWICK-Syndrom (hochgradige Fettsucht mit alveolärer Hypoventilation, Schlafapnoen und anfallsweisen Schlafzuständen)
- Restless-Legs-Syndrom
- Synkopen, paroxysmale Lähmungen durch Hypo- oder Hyperkaliämie
- Endokrine Störungen: Hypothyreose, ADDISON-Krankheit (= NNR-Insuffizienz)
- Psychogene Anfälle

TETANISCHE ANFÄLLE

<u>Syn:</u> Tetanie, engl. tetany, ICD-10: R29.0

<u>Ät:</u>
- **Hyperventilationstetanie** (meist psychogene Ursache, ICD-10: F45.33, Hyperventilation ⇨ respiratorische Alkalose), **häufigste Form**
- <u>Hypokalzämische Tetanie:</u> Hypoparathyreoidismus, Rachitis (Vit.-D-Mangel), chron. Niereninsuffizienz, Pankreatitis, Störung der Kalziumresorption, Schwangerschaft, Stillzeit, Neugeborenenperiode
- Tetanie bei metabolischer Alkalose durch Erbrechen, Hypomagnesiämie
- Zerebrale Tetanie: Schädel-Hirn-Trauma, Hirntumoren
- Idiopathische Tetanie

<u>Path:</u> Alkalose (führt zur Abnahme des ionisierten Kalziums im Serum) oder Hypokalzämie führt zur erhöhten Erregbarkeit der Nerven ⇨ Spontanentladungen und Verlust der Dämpfung der Nerven ⇨ Mehrfachentladungen

<u>Klin:</u>
⇒ <u>Prodromi:</u> Angstgefühl, Unruhe, **periorale Missempfindungen** und **Parästhesien distal** an Händen und Füßen, Gefühl der Atemnot
⇒ **Pfötchenstellung**, Geburtshelferstellung der Hand (= TROUSSEAU-Zeichen), im Ellenbogen gebeugter Arm
⇒ **Karpopedalspasmen** (Spasmen von Armen und Beinen), Equinovarusstellung der Füße
⇒ Kontraktionen der Gesichtsmuskulatur (gespitzte Lippen = **Fischmaulstellung**, Lidkrampf)
⇒ Krämpfe der glatten Muskulatur: Laryngospasmus, exspiratorische Apnoe, Koliken
⇒ Sensibilitätsstörungen (Hypästhesie)
⇒ Kurze Bewusstlosigkeit mögl.

<u>**Diag:**</u> 1. Anamnese: psychische Belastungssituationen, Dauer, Häufigkeit

2. <u>Neurologische Untersuchung:</u> **CHVOSTEK-Zeichen** (Beklopfen des N.facialis vor dem Kiefergelenk führt zu Muskelzuckungen des gesamten Halbgesichts), Fibulariszeichen (Beklopfen des N.fibularis/N.peroneus führt zu Muskelzuckungen mit Dorsalflexion und Pronation des Fußes), TROUSSEAU-Zeichen (Pfötchenstellung nach 1 Min. Hyperventilation und Abklemmen des OA mit einer RR-Manschette)
3. Hyperventilationsversuch: Vertiefte Atmung über mehrere Minuten löst Tetanie aus
4. EKG: QT-Verlängerung (verzögerte Erregungsrückbildung) bei Hypokalzämie
5. EMG: repetitive Entladungen (Doubletten, Tripletts)
6. EEG: unspezifische Allgemeinveränderungen
7. <u>Labor:</u> **Kalzium** im Serum, pH-Wert (respiratorische Alkalose), Parathormon

<u>**Ther:**</u>
- Hyperventilationstetanie: **Beruhigung** des Patienten, Aufklärung über Harmlosigkeit, ggf. Rückatmung der Ausatemluft über eine Plastiktüte (Erhöhung des alveolären PCO_2), ggf. Psychotherapie
- <u>Med:</u> nur bei sicher hypokalzämischer Tetanie ist Kalzium indiziert (20 ml Kalziumglukonat über 15 min i.v.), sonst ggf. Diazepam (Valium®) 2 mg i.v.

<u>**Prog:**</u> Gut therapierbar, Hyperventilationen aber häufig rezidivierend.

<u>**DD:**</u>
- Epilepsie, Gelegenheitsanfall
- Angina pectoris
- Wundstarrkrampf = Tetanus (Toxin von Clostridium tetani), Strychninvergiftung
- Frühdyskinesien bei Neuroleptikamedikation

SYNKOPEN

<u>**Syn:**</u> Vegetative Anfälle (= vasomotorische Anfälle), Kollaps, Ohnmacht, Blackout, ICD-10: R55

<u>**Ät:**</u>
- **Vasovagale Synkope** durch orthostatische Belastung (= reflexvermittelte Synkope, **orthostatische Dysregulation**, ICD-10: I95.1), körperliche Erschöpfung, Stress, Erschrecken (z.B. Blutentnahme od. Injektion beim Arzt)
- Synkope bei „Pressen": Husten, Defäkation, Lachen, Schlucken
- Miktionssynkope (meist Männer bei nächtlicher Miktion im Stehen)
- Karotissinussyndrom (arteriosklerotische Alteration des Sinus caroticus (= Pressorezeptoren), Druck auf den Sinus carotis führt zur reflektorischen Asystolie), okulovagale Synkope (Druck auf das Auge führt zu vagotoner Reaktion), trigeminovagale Synkope (Kältereiz auf dem Gesicht führt zu vagotoner Reaktion)
- ADAMS-STOKES-Anfall (**kardiale Störung** durch hämodynamisch wirksame extreme Bradykardie/Asystolie oder ventrikuläre Tachykardie/Kammerflimmern, Herzinfarkt), ICD-10: I45.9
- Prädisp.: **starke Raucher**, kein Sport

<u>**Path:**</u>
- <u>Allgemein:</u> Eine Synkope entsteht durch eine vorübergehende **zerebrale Minderperfusion,** meist bedingt durch eine extrazerebrale Kreislaufstörung. Die zerebrale Autoregulation kann die Gehirndurchblutung bis zu einem systemischen Mitteldruck von 70 mmHg aufrecht erhalten, darunter kommt es zur Synkope. Durch die Hypoxie Depolarisation der Neuronen ⇨ Bewusstseinsstörung, evtl. kurze Krämpfe
- Vasovagale Synkopen: vagotone Reaktion von Herz und Kreislauf (verminderte Auswurfleistung des Herzens, Abfall der Herzfrequenz, periphere Vasodilatation)
- Orthostatische Dysregulation: beim Übergang vom Liegen zum Stehen versacken 300-800 ml Blut in der unteren Extremität/Becken ⇨ Blutdruckabfall ⇨ Kompensation durch Baroreflexmechanismen mit folgender peripherer Vasokonstriktion und Herzfrequenz-

erhöhung innerhalb von ca. 30 Sek. bis zum Ausgangsblutdruckwert. Ist dieser Regelkreis unterbrochen, kann es zu einer Hypotonie-bedingten Synkope kommen.

♦ Synkopen bei „Pressen“: intrathorakaler Druck übersteigt den ZVD ⇨ Abfall der Herzleistung durch fehlenden Preload + Liquordruck steigt über arteriellen Druck ⇨ zerebrale Durchblutung kurzzeitig vermindert

<u>**Epid:**</u> ◊ Inzidenz: 700/100.000/Jahr

◊ Lebenszeitprävalenz: fast jeder 2. Mensch erleidet während seines Lebens mindestens einmal ein Synkope

◊ Prädisp.alter: Kinder und Jugendliche sowie ältere Menschen (>70. Lj.)

<u>**Klin:**</u> ⇒ <u>Prodromi:</u> **Blässe**, Kaltschweißigkeit, Flimmern oder Schwarzwerden vor den Augen (Ischämie der Retina), Schwindel, Tinnitus, Übelkeit

⇒ **Bewusstseinsstörung** (einfache Ohnmacht, **wenige Sekunden** dauernd, die Pat. sinken durch Tonusverlust der Muskulatur zu Boden), selten Streckkrämpfe (tonischer Krampf oder kurze klonische Zuckungen), nur sehr kurze Reorientierungszeit nach der Ohnmacht (<30 Sek.)

⇒ Vegetative Symptome: Tachykardie, schwacher Puls, enge Pupillen, selten Einnässen

<u>**Diag:**</u>

1. Anamnese und Fremdanamnese: Begleitumstände der Synkope (wie Tätigkeit, Körperposition, besondere Ereignisse), Dauer der Bewusstlosigkeit, Prodromi, Symptome nach einer Synkope (Reorientierung)
   Nach kardialen Vorerkrankungen, plötzlichen Todesfällen in der Familie und Medikamenteneinnahme fragen.
2. Neurologische und klinisch-internistische Untersuchung: Blutdruck (im Liegen und Stehen), Puls, Herzgeräusche, Arrhythmie?, **SCHELLONG-Test** (Kreislauftest, bei liegendem Pat. RR u. Pulsmessung, dann Pat. aufstehen lassen, Messungen sofort und nach 2, 4, 6, 8 u. 10 Min. im Stehen), evtl. Karotissinus-Druckversuch, Bulbusdruckversuch (Auge), Lagerungsversuch auf dem Kipptisch
3. EEG: während einer Synkope diffuse Verlangsamung bis hin zur Null-Linie mögl., sonst im Intervall meist unauffällig
4. Dopplersonographie der extrakraniellen Halsgefäße und der A.vertebralis
5. <u>Internistische Diagnostik:</u> EKG, Ergometrie, LZ-EKG (ggf. auch externer Loop-Rekorder), LZ-RR-Messung, je nach Befund auch weitere (invasive) Diagnostik erforderlich, z.B. Herzkatheteruntersuchung

<u>**Ther:**</u>

- Einmaliger synkopaler Anfall: werden diagnostisch keine Auffälligkeiten gefunden, kann erst einmal abgewartet werden
- <u>Physikalische Therapie der orthostatische Dysregulation:</u> Kreislauftraining durch **Ausdauersportarten**, Bürstenmassage, Wechselbäder, Kaltduschen, ausreichende Flüssigkeitszufuhr
- Bei kardialen Störungen: sofortige Abklärung, Behandlung der Ursache, z.B. Schrittmacherimplantation bei relevanten Rhythmusstörungen
- <u>Med:</u> Etilefrin (Effortil® Lösung) od. Dihydroergotamin (DET MS®) nur kurzfristig bei Beschwerden verordnen, bei chronisch rezidivierenden Beschwerden können Mineralkortikoide (Fludrocortison, Astonin®H) oder α-Sympathomimetika (Midodrin, Gutron®) versucht werden

<u>**Prog:**</u> Vasovagale Synkopen sind günstig.

<u>**Kompl:**</u>

* Commotio, Contusio cerebri oder sonstige Verletzungen durch Sturz zu Boden, z.B. Frakturen, Verursachung eines Verkehrsunfalls
* Herzstillstand (**ADAMS-STOKES-Anfall**) ⇨ Apnoe, Hypoxie, Mydriasis und Tod (in bis zu 30 % d.F.)
* Angst vor neuen Stürzen
* Med: bei regelmäßiger Einnahme Gewöhnungseffekt und Wirkungsverlust

DD:
- **Epilepsie**, Gelegenheitsanfall, Narkolepsie
- **Hypoglykämie** (Glukose <50 mg/dl)
- Früh- oder Spät-Dumping-Syndrom des Magens
- Sympathikotone Krise bei Phäochromozytom, Flush-Syndrom bei Karzinoid
- Zerebrovaskuläre Insuffizienz: TIA, Apoplexie
- Intrakranielle Blutung: Subarachnoidalblutung
- Drop-Attacks: vertebrobasiläre Insuffizienz (A.vertebralis, A.basilaris) führt zu atonischem Stürzen, meist ohne Bewusstseinsstörung
- Ischämien im Bereich der Medulla oblongata, z.B. WALLENBERG-Syndrom
- Hirndruck
- Intoxikation
- **Psychogene Anfälle**/Bewusstlosigkeit, psychogene Synkope, Hyperventilation (s. Kap. Konversionsneurosen)

DEMYELINISIERENDE ERKRANKUNGEN

MULTIPLE SKLEROSE

Syn: MS, E. d. = **Encephalomyelitis disseminata**, disseminierte Sklerose, Sclerosis multiplex, Polysklerose, disseminierte Hirnerweichung, sclérose en plaques, engl. multiple sclerosis, ICD-10: G35.-

Ät: **Ursache unbekannt**, zahlreiche Hypothesen, evtl. Kombination aller Faktoren:
- Multifaktorielles neuroallergisches **Autoimmungeschehen** (T-Zell-vermittelte Autoimmunerkrankung gegen Myelinantigene)
- **Genetische Disposition** (familiäre Häufung in 10 % d.F., 15fach höheres Erkrankungsrisiko bei Erkrankung in der nächsten Verwandtschaft) mit Überwiegen der Histokompatibilitätsantigene: HLA-DR2, -DR15, -Dw2, -A3, -B7, -DPB1,
  Genvariante des MHC-2TA ⇨ genetisch bedingte Vulnerabilität des Myelins, Störung des **Stoffwechsels der Oligodendrozyten**
- Infektion nach Art einer **Slow-virus-Genese** (Herpes-Viren, Epstein-Barr-Virus, Rabies-Virus, Paramyxo-Viren), chronische Chlamydien-Infektion des ZNS, Klima-assoziierte geographische Faktoren (s.u.)?
- Vaskulär: chronische zerebrospinale venöse Insuffizienz?, Vaskulitis?

Path:
- Makroskopisch: Myelinverlust in der weißen Hirnsubstanz mit multiplen Herden. Diese finden sich im gesamten ZNS fleckförmig als rötlich-graugelbe Veränderungen.
- Histo: Perivenöse monozytäre Infiltration des Myelins, ausgehend von d. Vasa nervorum ⇨ Schwellung, **Markscheidenfragmentation u. -degeneration**, Zerstörung myelinbildender Oligodendrozyten (s. Abb.) ⇨ **Ersatz durch Neuroglia,** Sklerose = Narbe = Plaque. Bei einem Teil der Pat. kommt es zusätzlich auch zu **axonaler Schädigung**.

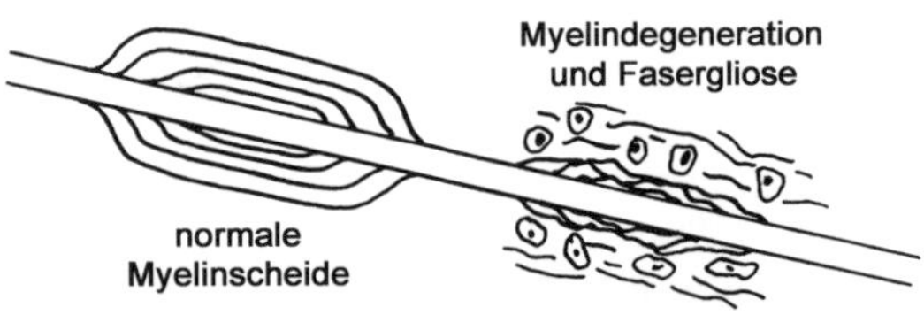

- Pathophysiologie: durch die Entmarkung (= Demyelinisierung) sinkt die Nervenleitgeschwindigkeit, dies kann in der Folge für sehr lange Nervenbahnen (z.B. Fuß) auch einen kompletten Funktionsverlust bedeuten
- Lok (s. Abb.): **periventrikulär** (Seitenventrikel u. Boden des IV. Ventrikel), Kleinhirn u. -stiel, Hirnstamm (insb. Pons u. Augenmuskelkerne), N.opticus u. Rückenmark (insb. Pyramidenbahn u. Hinterstränge)

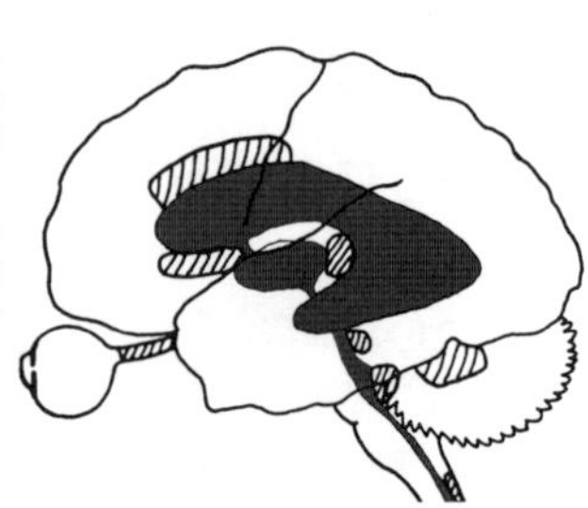

▨ bevorzugte MS-Herdlokalisationen

Epid:
- ◊ Inzidenz: 4/100.000/Jahr in Deutschland
- ◊ Prävalenz: 149/100.000 (für Deutschland werden 120.000 Patienten geschätzt, weltweit ca. 2,5 Mio.)
- ◊ Etwas mehr Frauen betroffen: w > m (3:2, in Deutschland sogar 5 : 2)
- ◊ Prädisp.alter: **20.-40. Lj.** (s. Abb.), Kinder erkranken extrem selten u. meist unerkannt
- ◊ Vor allem **weiße Bevölkerung** auf der **nördliche Halbkugel** und **Australien** bevorzugt (s. Abb.) mit weiterem Fokus meist in jedem Land. Ausnahme: Farbige in den Großstädten der USA haben ein 3fach größeres Risiko.

◊ Auswanderung nach der Pubertät (>15. Lj.) ⇨ relatives Risiko des Geburtslandes an MS zu erkranken bleibt für den Probanden erhalten.
Auswanderung vor der Pubertät (<15. Lj.) ⇨ Risikowahrscheinlichkeit des neuen Landes für den Probanden wird übernommen.
Diese Befunde werden zur Unterstützung der Hypothese einer infektiösen Genese mit Klima-assoziierten neurotropen Viren gewertet.

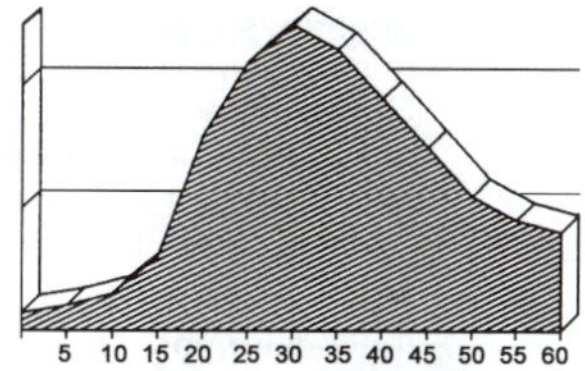

Erstmanifestationsalter

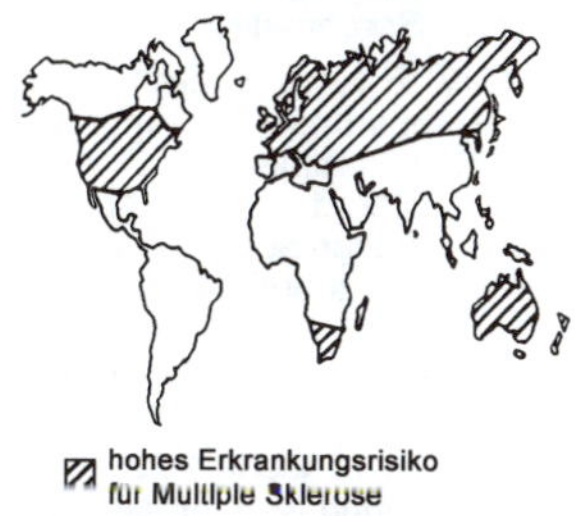

Etlg: Verlaufsformen (s. Abb.)

Schubförmig (60-70 % d.F.) = chronisch rezidivierend: Entwicklung in Tagen oder Wo., mind. 24 Std. dauernd mit spontaner Remission nach Tagen oder Wochen. Es folgt ein freies Intervall das >1 Monat, meist 1-2 J. oder auch bis zu 15 J. dauern kann.

Schubförmig progredient (25 % d.F.): Schübe ohne vollständige Remissionen

Chronisch progredient (ca. 10 % d.F.): zunehmende progrediente Symptomatik ohne Remission (eher bei Krankheitsbeginn in höherem Lebensalter vorkommend)

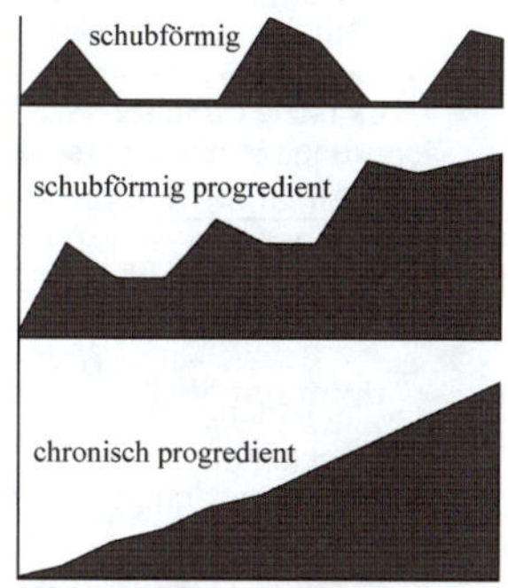

MS-Verlaufsformen

Klin: ⇒ Eine MS kann klinisch stumm verlaufen (Zufallsbefund bei der Sektion)

⇒ Grundsätzlich kann ein MS-Pat. alle nur erdenklichen neurologischen oder psychiatrischen Symptome entwickeln (s. Abb.)

⇒ Sehstörungen: **Neuritis N.optici** (Entzündung der intraokulären Anteile, Optikusneuritis ein- od. beidseitig mögl.) mit Schleiersehen bis zur Erblindung, gerötete und durch Schwellung **unscharf begrenzte Papille** ⇨ N.opticus-Atrophie od. Remission nach Wochen

Retrobulbärneuritis (ein- od. beidseitig, papillomakuläres Sehnervenbündel betroffen) mit Zentralskotom, Farbsehschwäche (insb. für rot), Augenbewegungsschmerz, Augenhintergrund mit **temporaler Abblassung** der Papille („der Pat. sieht nichts und der Arzt sieht auch nichts"), MARCUS-GUNN-Phänomen (Pupillendilatation des betroffenen Auges bei rhythmisch wechselnder Beleuchtung der Augen)

Internukleäre Ophthalmoplegie (mit Adduktionsverlangsamung eines Auges und Nystagmus am kontralateralen abduzierten Auge, Läsion liegt im Bereich des Fasciculus longitudinalis med.)

HN III-, IV-, VI-**Augenmuskelparesen** mit Doppelbildersehen

Nystagmus (bei Hirnstamm- od. zerebellaren Herden) horizontal, vertikal, monokulär od. dissoziiert und überschießende Augenbewegungen möglich, Periphlebitis retinae am peripheren Augenhintergrund

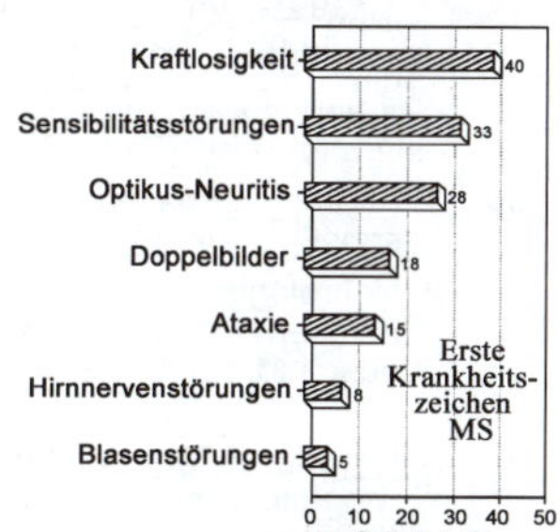

⇒ Hirnnervensymptome: sensible Trigeminusstörungen bis zur Trigeminusneuralgie, hemifaziale Myokymien (= Faszikulationen der mimischen Muskulatur, N.facialis), **Dysarthrie** (Sprechstörungen), Geruch- u. Geschmackstörungen, Hypakusis

⇒ Sensibilitätsstörungen (folgen nicht den Dermatomgrenzen): Hypästhesien, Hyperästhesien, Allodynie (Schmerz bei Berührung), Parästhesien (Missempfindungen strumpf- od. fleckförmig), **Erlöschen der Bauchhautreflexe**, Lagesinnstörung ⇨ Ataxie

Skotom = Dunkelheit

! Hirnnerven: Myelinscheide von Oligodendrozyten gebildet!
↳ bei MS auch befallen!

⇒ <u>Schmerzen:</u> Kopfschmerzen, Migräne, schmerzhafte Missempfindungen, Trigeminusneuralgie, schmerzhafte Spastik, sekundäre Schmerzen im fortgeschrittenen Stadium, z.B. Gelenk, Kreuz- od. Hüftschmerzen bei Fehlhaltungen, Osteoporose

⇒ <u>Pyramidenbahnsymptome:</u> schlaffe od. **spastische Paresen** (Para-, Hemi- od. Tetraplegie, distal betont), Hyperreflexie, Kloni, Störung der Feinmotorik, pathologische Pyramidenbahnzeichen

⇒ <u>Zerebellare Störungen:</u> **Ataxie**, Dysmetrie, Intentionstremor bei Zielbewegungen, Dysdiadochokinese, muskuläre Hypotonie, skandierende Sprache (schleppende, abgehackte Sprechweise)

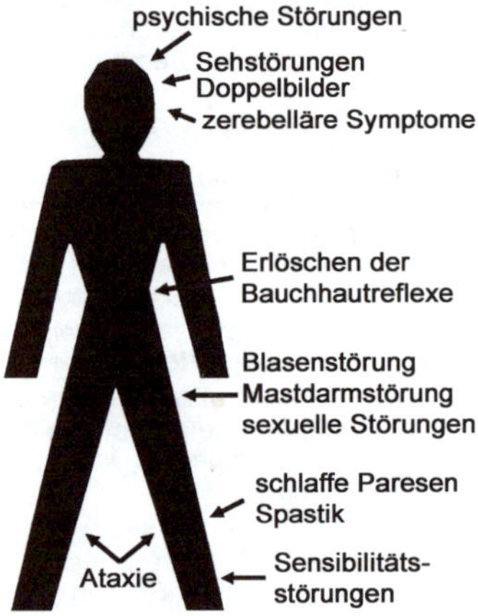

⇒ <u>Vegetative Symptome:</u> neurogene Blasenentleerungsstörung (Blaseninkontinenz, Urge-Inkontinenz = Dranginkontinenz = imperativer Harndrang, Blasenatonie/Reflexblase mit Detrusor-Sphinkter-Dyssynergie mit erhöhtem Restharn) u. Mastdarmstörungen (Obstipation und Incontinentia alvi), sexuelle Störungen (Frauen verminderte Sensibilität im Genitalbereich, Männer erektile Impotenz)

⇒ <u>Psychische Störungen:</u> dysphorische Stimmungslage, **inadäquate Euphorie,** Kritiklosigkeit, Depression, **Fatigue** (pathologische Ermüdbarkeit), emotionale Labilität

⇒ <u>Kognitive Störungen:</u> Verschlechterung des **Kurzzeitgedächtnis**, psychomentale Nivellierung bis hin zur **Demenz** mögl.

⇒ **<u>Klinische Symptomenkomplexe:</u>** prinzipiell ist jede Symptomkombination möglich, im Folgenden einige typische, die in der Literatur beschrieben wurden:

⇒ <u>Trias v. MARBURG:</u> Paraspastik + Erlöschen der Bauchhautreflexe + temporale Papillenabblassung

⇒ <u>CHARCOT-Trias:</u> Nystagmus + Intentionstremor + skandierende Sprache in ca. 15 % d.F. zu finden

⇒ Nackenbeugezeichen nach LHERMITTE: bei Nackenbeugung ⇨ Pat. fühlt einen „Stromstoß" entlang der Wirbelsäule mit Ausstrahlung in Arme und Beine

⇒ MCARDLE-Zeichen: bei Nackenbeugung ⇨ Verstärkung des spastischen Schwächegefühls in den Beinen und zunehmende Gangstörung

⇒ **<u>Trigger:</u>** körperliche u. psychische starke Belastungen, hohe Temperaturen (= UHTHOFF-Zeichen: Verschlechterung der Symptome bei Hitze/Fieber, z.B. heißes Bad, Sauna usw.; Besserung bei Kälte ⇨ pathophysiologisch ist dies wegen der besonderen Labilität der NLG bei partiell demyelinisierten Nerven zu erklären)

<u>Diag:</u>
1. <u>Anamnese:</u> nach besonderen Belastungen fragen, familiäre Disposition, frühere Schübe, sonstige frühere neurologische Symptome?
2. <u>Neurologische Untersuchung:</u> **Erlöschen der Bauchhautreflexe**, positives BABINSKI-Zeichen, allgemeine Hyperreflexie der MER, Ataxie, Nystagmus, Augenfundus spiegeln: unscharf begrenzte Papille, temporale Papillenabblassung, periphere Periphlebitis retinae?
3. **<u>LP:</u> <u>klarer Liquor</u>**, **<u>Pleozytose</u>** mit Erhöhung der Leukozyten bis 150 Zellen/mm³ (überwiegend **Lymphozyten** und **Plasmazellen**), Gesamteiweiß normal bis geringfügig erhöht (0,80 g/l)

<u>Autochthone Synthese von IgG</u> im ZNS (REIBER-Typ IV = IgG-Synthese im Liquor ohne Nachweis im Serum u. ohne Vorliegen einer Schrankenstörung = pathologischer DELPECH-LICHTBLAU-Quotient >0,8) und positive **oligoklonale Banden** in der Elektrophorese in 95 % d.F. (s. Abb.).

Die gesamten Befunde sind persistent!

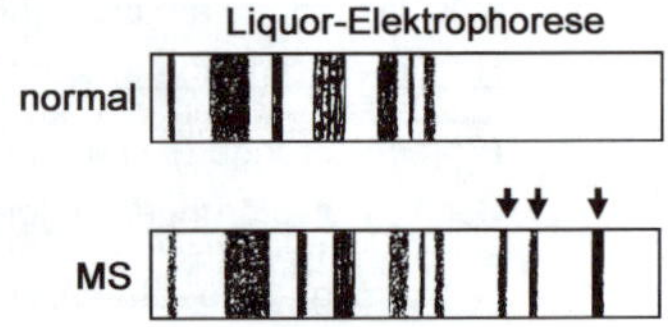

4. Bildgebung: CCT: ovoid-geformte **hypodense Herde**, evtl. Minderung des Hirnvolumens
   MRT: nativ (insb. T2-gewichtete Bilder) und mit Kontrastmittel (**Gadolinium**, aktiv entzündliche MS-Herde reichern das KM in T1-gewichteten Bildern an) ⇨ Herde besser sichtbar als in der CT (daher heute bevorzugtes bildgebendes Verfahren und weitere Verbesserung der Bildqualität durch Hochfeld-MRT (3 Tesla) und Verwendung spez. Pulssequenzen mögl.)
   Allg. gilt: ein Nachweis von mindestens 2 räumlich getrennten Entmarkungsherden ist für die Diagnose erforderlich (s.u.) = **Polytopie** (insg. aber unsicheres Zeichen, da vielfältige Störungen, z.B. Infarkte, Entzündungen, Tumore, chron. Enzephalomyelitis bei Neuroborreliose, Leukoariosis usw. ebenfalls solche Herde vortäuschen können, s. DD.)
   Farbkodierte Dopplersonographie: fehlender Fluss zerebraler- od. in den Halsvenen, venöser Reflux
5. **Evozierte Potentiale (EP):** (haben guten diagnostischen Aussagewert bei der MS)
   VEP: Visuelle Latenz mit verzögerter Leitung u. verminderter Amplitude
   Blinkreflex (Lidschlussreflex): Latenz der Reaktion
   AEP (auch BERA genannt = brainstem evoked response audiometry): Auditive Latenz, zeigt neben Störung der Hörbahn auch Störung der Hirnstammlaufzeiten
   SEP: Latenz der Überleitung eines sensiblen Reizes
   MEP: Motorisch evozierte Potentiale ⇨ motorische Antwort auf magnetische Stimulation über dem Gyrus praecentralis oder dem Hirnstamm

Diagnosestellung (McDonald-Kriterien, Revision v. 2005):

- Eindeutig wenn:
  - **2 od. mehr Schübe** od. zeitliche Disseminierung der Läsionen = **neue MRT-Herde** nach mind. 3 Mon. od. progrediente Symptomatik über mind. 1 Jahr
  - **Räumliche Dissemination** (= Polytopie in der MRT ⇨ 1 Gadolinium-anreichernde Läsion od. 9 T2-Läsionen, davon mind. 3 periventrikuläre Läsionen od. mind. 1 infratentorielle od. 1 spinale Läsion)
  - Charakteristischer MS-Liquorbefund (bei progredienter Symptomatik)

Stadien: Bewertung der Behinderung (EDSS, expanded disability status scale) n. Kurtzke (1961)

0 = Normalbefund
1 = Geringfügige neurologische Abweichung ohne Leistungsminderung
2 = Geringfügige Leistungsminderung mit leichten neurologischen Störungen
3 = Mittelschwere Leistungsminderung (z.B.: Monoparesen, mäßige Ataxie, größere Sensibilitätsausfälle, Blasenstörungen)
4 = Relativ schwere Leistungsminderung
5 = Völlige Arbeitsunfähigkeit, noch max. 500 m Gehstrecke
6 = Nur noch kurze Gehstrecke mit Hilfsmitteln (Stock, Stützen) möglich
7 = Rollstuhlpatient, alleine ein- u. aussteigen noch möglich
8 = Bettlägerigkeit, selbständig Essen noch möglich
9 = Bettlägerigkeit bei völliger Hilflosigkeit
10 = Tod durch MS

Ther:

- Bis heute **keine kausale** Therapie bekannt. Es gibt weit über 100 Studien mit Erprobung von verschiedensten Substanzen und Behandlungsansätzen.
- Im Schub: Bettruhe für einige Tage, anschließend **Krankengymnastik**! und Bewegungstherapie (Gymnastik, Laufband), bei Bedarf Blasentraining
- Med:
  - Im akuten Stadium/Schub: **Glukokortikoide**, als sog. Pulstherapie mit 1.000 mg/Tag Methylprednisolon für 3 Tage i.v. unter Magenschutz, dann oral über 14 Tage reduzie-

ren und ausschleichen (od. ACTH = adreno-corticotropes-Hormon zur Stimulation der körpereigenen Kortisonproduktion), keine Dauertherapie!

- Immunmodulatoren: ß1a-**Interferon** (Avonex® 1x/Woche 30 µg = 6 mio. I.E. i.m. oder Rebif® 3x/Wo. 22 µg s.c. od. bei schlechtem Ansprechen auch 3x/Wo. 44 µg s.c.) oder ß1b-Interferon (Betaferon®, Extavia®, jeden 2. Tag 250 µg s.c.)
  Ind: schubförmiger Verlauf und sekundär progrediente MS ⇨ verringert Anzahl, Schwere und Dauer der Schübe signifikant um ca. 1/3 sowie Verminderung der Entzündungsaktivität (im MRT nachweisbar), allerdings nur geringer Einfluss auf die Gesamtprognose. Ther. frühzeitig (nach Glukokortikoidgabe) beginnen. Komedikation: NSAR/Paracetamol (Benuron®) zur Milderung der Grippe-ähnlichen Nebenwirkungen

  Copolymer-1 (COP-1, Glatirameracetat, Copaxone®) 20 mg/Tag s.c., Ind. u. Wirkung ähnlich wie Interferon, hat weniger NW

  Bei hoher Aktivität trotz Interferontherapie kann der monoklonale Antikörper Natalizumab (Blockiert die Einwanderung von Lymphozyten in das ZNS durch Bindung an das α_4-β_1-Integrin, 300 mg i.v. 1x/Monat, Tysabri™) eingesetzt werden.
- Immunsuppression: Ind: insb. bei chron. progredientem Verlauf, **Azathioprin** (Imurek®, 2 mg/kgKG), Mitoxantron (Novantron®, 10-12 mg/m²KOF), Cyclophosphamid (Endoxan®), Methotrexat oder Cyclosporin A (Sandimmun®), dazu immer Magenschutz mit H_2-Blockern und/oder Antazida
- Bei Therapieresistenz: es werden versucht (Wirksamkeit nicht belegt od. widersprüchliche Studien hierzu): Immunglobulin G i.v. (0,2 g/kgKG alle 4 Wo., Polyglobin®), Plasmapherese bei schwersten akuten Verlaufsformen, ebenso experimentell Immunablation + anschließende autologe Knochenmarktransplantation, Antibiotikagabe (Roxithromycin, Rulid®) gegen „Chlamydieninfektion", Valaciclovir (Valtrex®) gegen „Virusinfektionen".

  In der Forschung: sind ein oraler Sphingosin-1-Phosphat-Rezeptormodulator (FTY720 – Fingolimod, Gilenya®, verhindert das Einwandern von T-Zellen in das ZNS), ein oraler Fumarsäureester (BG-12, wirkt zytoprotektiv und antiinflammatorisch), ein orales Purin-Nukleosid-Analogon (Cladribin, Movectro®, zugelassen in Russland, vermindert die Anzahl an Lymphozyten), ein Fusionsprotein (Atacicept, blockiert reife B- u. Plasmazellen), Chemokinrezeptorantagonisten (hemmen mononukleäre Zellen im ZNS) und verschiedene monoklonale Antikörper (Rituximab, Ocrelizumab u. Ofatumumab binden an Oberflächenantigene von B-Lymphozyten, Daclizumab an T-Lymphozyten, Alemtuzumab an B- u. T-Lymphozyten). Fampridin (ein Kaliumkanalblocker, verbessert die Leitfähigkeit demyelinisierter Neurone) wird bei Gehbehinderung getestet.

  Ernährung: versucht werden fettarme Diäten od. Rohkostdiät (z.B. FRATZER-Diät, SWANK-Diät od. EVERS-Diät) od. Substitution essentieller Fettsäuren (Fischöl, ω-3- u. ω-6-Fettsäuren) od. Antioxidanzien (Vitamine, Selen), auch Schlangengift, hyperbare Oxygenation, Eigenblutbehandlung ⇨ ein wissenschaftlicher Nachweis über einen Nutzen konnte aber bisher für keine dieser alternativen Therapien erbracht werden.

  Vit-D- u. Kalziumsubstitution zur Proph. einer Osteoporose bei Immobilisation u. wegen der Kortikoidnebenwirkung sind sinnvoll.
- Symptomatisch gegen die Spastik: Baclofen 15-75 mg/Tag (Lioresal®), Tizanidin 6-12 mg/Tag (Sirdalud®), Benzodiazepine 5-200 mg/Tag (Tetrazepam, Musaril®; Diazepam, Valium®), Tolperison 150-450 mg/Tag (Mydocalm®, Viveo®), Dantrolen 50-200 mg/Tag (Dantamacrin®), Memantin 10-20 mg/Tag (Akatinol Memantin®), Gabapentin 300-2400 mg/Tag (Neuronton®). Bei auf ein Gebiet lokalisierter Spastik (z.B. Adduktorenspastik) auch lokale Botulinumtoxin-Injektion mögl.

  Bei Blasenentleerungsstörungen (Detrusorhyperaktivität): Behandlung mit Anticholinergika Tolterodin (Detrusitol®), Oxybutynin (Dridase®), Trospiumchlorid (Spasmex®) od. Propiverin (Mictonorm®). Bei Therapieresistenz auch Botulinumtoxin-Injektion in den Detrusor mögl. Akute Harnwegsinfekte immer antibiotisch behandeln, eine gezielte Therapie nach Antibiogramm ist empfehlenswert.

  Bei starker körperlicher und kognitiver Müdigkeit (Fatigue): Amantadin 2x100 mg/Tag (PK Merz®) od. Modafinil 200 mg/morgens (Vigil®)

- **Hilfsmittel**: je nach Behinderungsgrad, z.B. Orthesen, Rollstuhl, Lagerungskissen, behindertengerechte Sanitäreinrichtungen.
  Gegen die Spastik Physiotherapie mit passiver Muskeldehnung, Kältebehandlung. Kör-

perliches Fitnesstraining und Kühlung des Körpers verringern auch die Fatigue.

Bei obstruktiver Blasenentleerungsstörung intermittierender Einmalkatheterismus. Ist eine dauerhafte Harnableitung erforderlich ⇨ suprapubischen Katheter mit geschlossenem System verwenden.

Bei Schluckstörungen Ernährung über eine PEG-Sonde.

- Schwangerschaft: hat nach heutigen Erkenntnissen keinen negativen Einfluss auf den Krankheitsverlauf (eher sogar schubreduzierend, nach der Schwangerschaft aber wieder ansteigend). Immunsuppressiva sollten bei geplantem Kinderwunsch 3 Monate vorher abgesetzt werden. Sind Immunsuppressiva postpartal erforderlich ⇨ nicht stillen.
  Bei akutem Schub in der Schwangerschaft/Stillzeit sind Glukokortikoide u. ggf. i.v.-Immunglobuline möglich.
- Impfungen: haben nach heutigem Kenntnisstand keine negative Auswirkung und können durchgeführt werden (nicht empfohlen ist der Lebendimpfstoff gegen Gelbfieber, unter Immunsuppression auch nicht Masern, Mumps, Röteln u. Varizellen impfen). Die STIKO hat 7/2010 für MS-Patienten mit durch Infektionen getriggerten Schüben die saisonale Influenza-Impfung zusätzlich aufgenommen.
- Informationen und Selbsthilfegruppen: Deutsche Multiple Sklerose Gesellschaft e.V., Küsterstr. 8, 30519 Hannover, Tel.: (05 11) 9 68 34-0, Fax: -50, Internet: http://www.dmsg.de mit vielen weiteren Geschäftsstellen in den einzelnen Bundesländern

Prog: Abhängig von der Verlaufsform: günstig ist ein rascher Beginn, Alter <35. Lj., Erstsymptome Sensibilitäts- oder Sehstörungen mit vollständiger Rückbildung.

Ungünstig ist Alter >40. Lj., Erstsymptome Paresen, Ataxie, bleibende neurologische Defizite, familiäre Disposition.

Die mittlere Lebenserwartung beträgt 25-30 Jahre nach Krankheitsbeginn. Letalität: nach 20 Jahren ca. 25 % (Todesursachen sind Kompl. wie Pneumonien, Lungenembolie usw. durch die Immobilisation, aber auch Suizid ⇨ 7faches Risiko). Die Hälfte der Pat. hat einen gutartigen Verlauf mit 30 J. und länger.

Im Durchschnitt nach 12-20 J. gehunfähig (EDSS 7), nach 17-29 J. pflegebedürftig (EDSS ≥8).

Kompl:
* Rezidivierende Harnweginfekte, Pyelonephritiden
* Bronchitis, Bronchopneumonien bis hin zur Sepsis
* Thrombosen, Inaktivitätsosteoporose, Dekubitalulzera bei Bettlägerigkeit
* Interferontherapie: Entwicklung neutralisierende Antikörper in 25-40 % d.F. (insb. bei ß1b-INF) und lokale Hautreizung bei ß1b-INF, bei Schwangerschaft erhöhtes Risiko für Spontanaborte und vermindertes Geburtsgewicht

DD: – Andere Entmarkungskrankheiten:
- ADEM (akut disseminierte Enzephalomyelitis), nach Infekten (insb. Masern, Röteln) od. Impfungen (z.B. Masern-, Mumps-, Röteln), aber auch spontan auftretend. Klin: gleiche Symptome wie bei einer MS, Demyelinisierungen insb. perivenös, jedoch bleibt es bei einem Schub. Am häufigsten Kinder betroffen, insg. gute Langzeitprognose. Ther: Methylprednisolon 500 mg/Tag (Urbason Solub Forte®) für 5 Tage, bei fehlendem Ansprechen auch Immunglobulin G i.v., Plasmapherese od. Cyclophosphamid (Endoxan®)
- HURST-Syndrom: besonders schnell verlaufende akut hämorrhagische Leukenzephalitis
- Konzentrische Sklerose (BALÓ-Krankheit): bei Kindern und Jugendlichen mit Tetraparese
- SMON (subakute Myelo-Optiko-Neuropathie, Syn: Neuromyelitis optica, DEVIC-Krankheit): Klin: doppelseitige Sehstörung und hohe Querschnittlähmung. Ät: genetische Disposition u. autoimmune Kreuzreaktion auf virale/bakterielle Antigene?, insg. schlechte Prognose (bleibender Visusverlust, Paresen, häufige Rezidive in der Hälfte d.F., 16- bis 50%ige Mortalität), Ther: versucht werden Glukokortikoide und Immunsuppression mit Azathioprin
- Enzephalitis pontis et cerebelli, sehr rasch progrediente maligne Form einer MS mit Ataxie, HN-Ausfällen, Erbrechen, vegetativen Störungen

– Metachromatische Leukodystrophie (angeborene aut.-rez. vererbte Lipidspeicherkrankheit): Häufigkeit: 1/100.000, Prädisp.alter: 2.-20. Lj., Arylsulfatase-A-Mangel ⇨ Sulfatideinlagerungen im ZNS mit bilateral symmetrischer Demyelinisierung und Sklerose. Klin: spastische Tetraparesen, extrapyramidal-motorische und zerebellare Symptome, bilaterale Optikusatrophie, Demenz, organische Psychosen

- BEHÇET-Krankheit (Autoimmunerkrankung?): Klin: Aphthen an Schleimhäuten, Iritis bis zur Erblindung, Meningoenzephalitis
- Neurosarkoidose, ZNS-Vaskulitis bei Kollagenosen
- Funikuläre Myelose (Vit.-B_{12}-Mangel), pontine Myelinolyse, amyotrophische Lateralsklerose (keine Sehstörungen, keine Sensibilitätsstörungen!), Myelitis transversa, chronische zervikale Myelopathie, Rückenmarktumoren, spinale Angiome
- Infektiöse Erkrankungen: Neuroborreliose (Radikulo-Myelitis = BANNWARTH-Syndrom), Neurolues (Tabes dorsalis, progressive Paralyse), Toxoplasmose, Zytomegalie, progressive multifokale Leukenzephalopathie, Enteroviren, Herpes-Virus 6, FSME-Virus, HIV-Infektion, subakut sklerosierende Panenzephalitis
- Gehirntumoren (z.B. Ponsgliome), zerebrale Lymphome
- Zerebellare Ataxie
- Intoxikation mit Barbituraten, Hydantoin
- Leukoariosis (mit dem Alter zunehmende unspezifische Veränderungen der weißen Hirnsubstanz, CT/MRT-FLAIR-Diagnose, im Gegensatz zur MS aber keine KM-Anreicherung = keine Entzündungsaktivität, insg. eher durch zerebrale Mikroangiopathie bedingt)
- <u>DD der Optikusneuritis / Retrobulbärneuritis:</u>
  Diabetes mellitus, Arteriosklerose, Sinusitis der Nasennebenhöhlen, Tabak-Alkohol-Amblyopie, Sinus-cavernosus-Thrombose, Autoimmunkrankheiten und oft auch ohne erkennbare Ursache u. ohne spätere Entwicklung einer MS = idiopathische Form

EXTRAPYRAMIDALE SYNDROME

Anatomie:
Das extrapyramidal-motorische System setzt sich zusammen aus den **Basalganglien** (Stammganglien im Telenzephalon) mit dem **Corpus striatum** (aus Putamen und Nucl.caudatus) und **Globus pallidus** (bildet mit dem Putamen den sog. Linsenkern). Dazu im Mesenzephalon die **Substantia nigra**, der Nucl.ruber und der Nucl.subthalamicus (Corpus LUYSI) im Dienzephalon.

Physiologie:
Aufgabe des extrapyramidal-motorischen Systems ist die Koordination von Bewegungsprogrammen, die im motorischen Rindenfeld angestoßen werden. Geregelt wird die Kraft, Belastung, Richtung, Geschwindigkeit und Amplitude einer Bewegung.

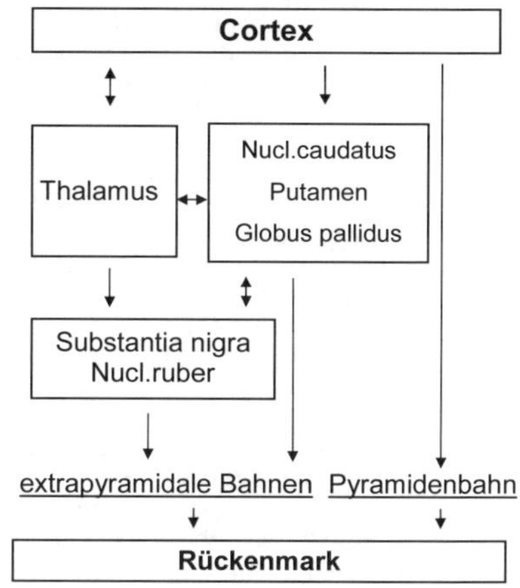

PARKINSON-SYNDROM

Syn: PARKINSON-Krankheit (nach J. PARKINSON, 1817 benannt), Morbus PARKINSON, Paralysis agitans, "Schüttellähmung", engl. Parkinson´s disease, ICD-10: G20

Anatomie: Die **Substantia nigra** mit einer Pars compacta und einer Pars reticularis ist eine wichtige Umschaltstelle des **extrapyramidal-motorischen Systems** (s. Abb.) und erhält seine hemmenden Zuflüsse vom **Striatum** (Putamen und Nucl.caudatus), hat Verbindung zum Rückenmark und Rückflüsse zum Striatum (geschlossener Regelkreis), Pallidum, Thalamus und prämotorischen Rindenfeld (Area 6a n. BRODMANN).

Def: **Hypokinetisch-hypertones** extrapyramidal-motorisches Syndrom

Ät:
- Primäres idiopathisches PARKINSON-Syndrom = **sporadisch** auftretend mit bisher letztlich **ungeklärter Genese** (multifaktorielle Ursachen, häufigste Form, 80-90 % d.F.)
- **Hereditär** (familiär = **genetisch bedingt**, aut.-dom. od. aut.-rez. Defekt auf Chromosom 2, 4, 6 od. 12, α-Synuclein-Mutation): "Paralysis agitans" = Morbus PARKINSON ⇨ Männer um 50. Lj. (ca. 5 % d.F.), Parkinsonismus-Demenz-Komplex ⇨ Männer ab 30. Lj. (selten)
- Symptomatisch = **sekundäre** PARKINSON-Syndrome nach/bei Trauma, Boxerenzephalopathie, Hirntumoren, postenzephalitisch (z.B. nach Fleckfieberenzephalitis oder die in den Jahren 1916-19 in Mitteleuropa endemische Economo-Encephalitis lethargica sive epidemica mit einer Latenz von vielen Jahren mit Blickkrämpfen), Hirninfarkt, subkortikale arteriosklerotische Enzephalopathie, Stoffwechselerkrankungen (z.B. Taurinmangel, Morbus WILSON, FAHR-Krankheit = Ca-P-Störung mit Gefäßverkalkungen im Striatum), CO- oder H_2S-Intoxikation, Mangan-Intoxikation (Bergbauarbeiter), MPTP(=Meperidin)-Vergiftung
- Multisystemerkrankungen (werden auch *Parkinson plus* genannt = Erkrankungen mit Parkinson-Symptomatik, s. auch bei DD): diffuse LEWY-Körper-Krankheit (mit Demenz), Multisystematrophie (mit Kleinhirnstörung, Pyramidenbahnstörung, orthostatischer Hypotonie),

kortikobasale Degeneration (mit Apraxie, Pyramidenbahnstörung, Dystonie), ALZHEIMER-Krankheit, frontotemporale Demenz mit Parkinsonismus (Chrom. 17, Mutation im Gen für Tau-Protein), Parkinson-Demenz-ALS-Komplex auf der Insel Guam u. West Neuguinea

- Parkinsonoid: **medikamentös** induzierte Parkinson-ähnliche Symptome bei **Neuroleptika** (Phenothiazine, Butyrophenone = postsynaptische Dopa-Antagonisten), Reserpin, Flunarizin, Nifedipin, Amphetaminen

Path:
- Pathophysiologisch: multisystemische Degeneration ⇨ führt zu einem **Neurotransmitterdefizit** an **Dopamin (Dopa)** durch **Degeneration** dopaminerger, melaninpigmenthaltiger Neurone in der **Substantia nigra** (Pars compacta) und **Dopaminmangel im Corpus striatum**. Daneben sind auch Kerngebiete des N.vagus (erklären u.a. die vegetativen Symptome) u. des Trac.olfactorius betroffen.
- Antagonistisch wirken Dopa und Acetylcholin (ACh) im Striatum, sie sind physiologischerweise im Gleichgewicht ⇨ daraus leitet sich der Erfolg in der Therapie der PARKINSON-Erkrankung mit Anticholinergika ab (da Dopa vermindert, ACh relativ dazu erhöht)
- **Rigor** durch fehlende Hemmung der Substantia nigra auf das Striatum, das wiederum normalerweise das Pallidum hemmt ⇨ Bahnung tonischer Dehnungsreflexe ⇨ gesteigerte α-Motoneuronaktivität (= erhöhter Tonus) für Beuge- und Streckmuskulatur

  Tremor entsteht durch Funktionsausfall hemmender nigrostrialer Efferenzen (desynchronisierend) auf die spinalen Neurone (die in Ruhe rhythmisch entladen)

  Hypokinese durch fehlende hemmende Efferenzen der Substantia nigra zu den RENSHAW-Zellen (RENSHAW-Zellen hemmen normalerweise die Vorderhornzellen = α-Motoneurone) ⇨ diese sind also aktiv und hemmen somit die α-Motoneurone ⇨ Start der Willkürbewegung erschwert
- 70 % d.F. beginnen **halbseitig** hypokinetisch-rigid oder mit Tremor. Die klinischen Symptome treten dabei auf der kontralateralen Körperhälfte auf
- Pathoanatomisch: 50-70 % der melaninhaltigen Ganglienzellen in der Substantia nigra müssen Zugrunde gegangen sein, ehe klinische Symptome zu erwarten sind.
- Histo: Depigmentation der Substantia nigra, tyrosinhaltige hyaline eosinophile Einschlusskörperchen, sog. LEWY-Körperchen in den alterierten Ganglienzellen und Ersatz untergegangener Ganglienzellen durch Faserglia, ebenfalls in Teilen des limbischen Systems (hier besonders im Corpus amygdaloideum = Mandelkern) u. dorsalen Vaguskerngebieten zu finden (dies erklärt auch die vegetativen und psychischen Symptome).

Epid:
◊ Inzidenz: ca. 20/100.000/Jahr

◊ Prävalenz: 0,1-0,2 % der Bevölkerung (160/100.000), **>65. Lj. 0,5-1 % !**, insg. 250.000 Pat. für Deutschland geschätzt

◊ Manifestationsalter: **40.-60. Lj.**, sehr selten auch juvenile Form ab 20. Lj. mögl.

◊ **M** > w, bei der schwarzen Bevölkerung insg. seltener vorkommend

Etlg:
Hypokinetisch/akinetisch-hypertoner/rigider Verlaufstyp

Tremordominanter Verlaufstyp

Äquivalenztyp (alle Symptome ähnlich gleich stark vorhanden)

Parkinson plus: Parkinson-Symptome + Symptome einer zerbralen Zweiterkrankung (= Multisystemerkrankungen)

Stadien nach HOEHN und JAHR (1967)

I.	Einseitige Symptomatik ohne oder mit allenfalls geringer Beeinträchtigung
II.	Beidseitige Symptomatik, keine Gleichgewichtsstörungen
III.	Geringe bis mäßige Behinderung, gestörte Stellreflexe z.B. mit Unsicherheit beim Umdrehen, Arbeitsfähigkeit noch zum Teil erhalten
IV.	Parkinson-Vollbild mit starker Behinderung, Pat. kann aber noch gehen u. stehen
V.	Pat. ist rollstuhlpflichtig oder bettlägerig und auf fremde Hilfe angewiesen

Klin: ⇒ Klassische Trias (nicht obligat) Muskulärer **Rigor** (Hypertonus), **Tremor** und **Akinese** (Hypokinese):

- **Rigor:** **Zunahme des Muskeltonus**, zäher wächserner Widerstand, **Zahnradphänomen** bei passiver Bewegung (Antagonistentonuszunahme), Kopfkissenphänomen (Kopffalltest, engl. head dropping test ⇨ der Kopf schwebt nach Anheben und plötzlichem Loslassen über dem Kissen durch den Nackenrigor und sinkt nur langsam ab), der Pat. empfindet den erhöhten Muskeltonus als **Steifigkeit** und Schmerzhaftigkeit (häufige anfängliche Fehldiagnose: „Schulter-Arm-Syndrom", „Rückenschmerzen")
- **Tremor:** rhythmisch, regelmäßig, **grobschlägig**, **4-7/Sek.**, distal betont, insb. in **Ruhe** ein- oder beidseitig auftretend mit „Pillendrehen" (Finger) u. „Geldzählen" (Hände) od. „Rabbit-Phänomen" (Kiefer), Verstärkung durch Emotionen, Minderung durch Intentionsbewegungen (im Gegensatz zum essentiellen Tremor und bei Kleinhirnstörungen)
- **Akinese/Hypokinese:** allg. **Verlangsamung aller Bewegungen** (Bradykinese), **Starthemmung** (start-hesitation, eingefrorene Motilität = freezing), **fehlende Mitbewegung** der Arme beim Gehen, leicht angewinkelt gehaltene Arme, im Sitzen werden die Beine nicht übereinander geschlagen, **kleinschrittiger** schlurfender **Gang** (marche à petits pas), vornübergebeugte Haltung ⇨ kleine Hindernisse werden unüberwindbar (z.B. Türschwelle)

  Pro-, Retro- und Lateropulsion (gestörte posturale Reflexe = nach Auslenkung benötigt der Pat. einige Zeit und Ausgleichsschritte, um das Gleichgewicht wieder einzunehmen) ⇨ Fallneigung, Stolpern, gehäuftes Hinstürzen

  Hypomimie = „Maskengesicht", seltener Lidschlag, Schluckstörung, Augenmotilitätsstörung

  Mikrographie (kleiner werdende Schrift), monotone und leise Sprache (Mikrophonie, Dysarthrophonie, Palilalie), Atemstörungen (unregelmäßige Atmung)

⇒ Vegetative Symptome: „**Salbengesicht**" (durch Seborrhoe und Hypomimie), Speichelfluss (Sialorrhoe/Hypersalivation durch Schluckstörung), Schwitzanfälle, trophische Störungen der Haut, chronische Obstipation, Inappetenz, Blasenstörung (Harnretention, imperativer Harndrang, Pollakisurie), Sexualstörungen (reduzierte Libido, erektile Dysfunktion, Impotenz)

Frühsymptom

⇒ Sensorische Symptome: **Riechstörung** (Hyposmie bis zur Anosmie), Verminderung des Farbsehens

⇒ Psychische Symptome: Antriebsverlust, Verlangsamung der Denkabläufe (Bradyphrenie, Pseudodemenz), Affektstörung, Stimmungslabilität, **Depression**, Rückzug und Isolierung des Patienten, **Schlafstörungen**, Tagesschläfrigkeit, Suizidgedanken

⇒ Spätsymptome: Dystonie u. Dyskinesien (Hyperkinesen durch L-Dopa-Ther.), On-off-Phänomene (Wechsel von Hyperkinese und Akinese), akinetische Krisen (⇨ Patient ist völlig akinetisch, isst und trinkt nicht mehr ⇨ Dehydratation und Infekte möglich, führt unbehandelt zum Tod. Ther: Infusion von Flüssigkeit), organisches Psychosyndrom

⇒ *Parkinson plus* = Parkinson-Symptome **+** sekundäre zusätzliche Symptome (durch eine Multisystemdegeneration), z.B. neurologisch Pyramidenbahnzeichen od. Blickparesen, psychopathologisch **dementive** Veränderungen, vegetativ zentrale orthostatische Hypotonie/Synkopen usw.

Diag:
1. Anamnese und Fremdanamnese (Frühzeichen fallen häufig den Angehörigen auf, ohne dass diese dem Pat. bewusst sind)
2. Neurologische Untersuchung: **in erster Linie klinische Diagnose!**, typische Befunde (5/Sek. Tremor, Gangbild, Rigor, Zahnradphänomen, etc.), Nasopalpebral-Reflex (auch Glabella- oder Orbicularis-oculi-Reflex genannt) gesteigert und habituiert nicht

   L-Dopa-Test ⇨ Besserung der Symptome auf L-Dopa Gabe (1 Tabl. NACOM®)
3. EEG: unauffällig, allenfalls verlangsamte Grundaktivität, unspezifische Allgemeinveränderungen
4. Liquorpunktion: unauffällig, allenfalls geringe Eiweißvermehrung
5. CCT/MRT: Zeichen einer Hirnatrophie (50-60 % d.F.), Ausschluss anderer neurologischer Erkrankungen (Multiinfarktsyndrom, Tumoren, Hydrozephalus)
6. EMG: Nachweis von Rigor und Tremor möglich
7. PET (Positonen-Emissionscomputertomographie) zeigt Fehlen von Dopamin (keine klinische Routineuntersuchungsmethode)
8. Sonographie (transkraniell, keine Routine): Echovermehrung in der Substantia nigra

Ther: • **Konservativ:** wichtige therapeutische Grundsätze: **Aufklärung** des Pat. und seiner Familie über Art und Verlauf der Erkrankung, **Krankengymnastik** (Koordinationstraining, Gymnastik, Gehübungen), Massage und Bäder zur Erhaltung der Mobilität (gegen Rigor, Akinese, Gelenkversteifungen), Logopädie bei Dysarthrophonie, Gruppentherapie und Ergotherapie sowie Selbsthilfegruppen.

• **Medikamente:** Therapieprinzip ist die Substitution des fehlenden Neurotransmitters (durch L-Dopa) oder/und die Stimulation des Dopamin-Rezeptors (Dopa-Agonisten).

Die Parkinsonsymptomatik nicht voll austherapieren, sondern kleine Dosis wählen. Kein Drug-Holiday (Auslassen der Medikamente) ⇨ kann zu akinetischer Krise führen!, alle Therapeutika **langsam ein- und ausschleichend** dosieren!

Bei Pat. <70 Lj. wird heute eine initiale Ther. ohne L-Dopa nur mit MAO-B-hemmern od. Dopa-Agonisten durchgeführt (wegen den vorhersehbaren L-Dopa-Wirkungsschwankungen nach einigen Jahren u. den L-Dopa-NW, insb. den Dyskinesien), die im weiteren Krankheitsverlauf (nach Jahren) dann bei Bedarf mit niedrig dosierter L-Dopa-Gabe kombiniert werden kann. Bei Pat. >70 J. wird die Ther. mit L-Dopa begonnen.

- Substitutionstherapie mit **L-Dopa:**

  Zu Beginn 3 x 50 mg/Tag, Dosissteigerung auf 250 bis 800 mg/Tag mögl.

  Zur Verbesserung der Wirkung wird L-Dopa immer in Kombination mit einem **Decarboxylasehemmer** (⇨ vermindert den peripheren Abbau) gegeben, Präparate: z.B. L-Dopa + Benserazid (Madopar®) oder L-Dopa + Carbidopa (NACOM® 100, Isicom®).

  Zur Verminderung von Dosisschwankungen außerdem viele Einzeldosen geben (kurze Wirkzeit von L-Dopa, HWZ: 2 Std., geringe biologische Verfügbarkeit) und nüchtern einnehmen lassen, bzw. retardierte Präparate (NACOM® 200 Retard) verordnen.

  NW: Übelkeit und Erbrechen, orthostatische Hypotonie, Schwindel, Harndrang, Extrasystolie, tachykarde Herzrhythmusstörungen, selten Myoklonien, Schlafstörungen

  L-Dopa zeigt meist nach 3-4 Jahren einen Wirkungsverlust und damit Verschlechterung der Symptomatik mit folgenden Komplikationen ⇨ Symptomfluktuation, End-of-dose-Akinesen (wearing-off, immer kürzere Wirkdauer von Einzeldosen), Dystonien bei zu niedrigem zentralem Dopa-Wirkspiegel, Peak-dose-Dyskinesien ("choreiforme" unwillkürliche Hyperkinesen bei zu hoher Dosis), On-off-Phänomene (Wechsel von Hyperkinese = on und Akinese = off).

  Dopa-Psychosen (im Verlauf bei 10-30 % der Pat.): gesteigerte Traumaktivität, visuelle Halluzinationen, paranoide Störungen, delirante Zustände

  Wenn eine Monotherapie mit L-Dopa nicht ausreicht, bringt eine **frühzeitige Kombinationstherapie** Vorteile (L-Dopa + Dopamin-Agonist oder L-Dopa + MAO-B-Hemmer).

- Zusätzlich können COMT(Catechol-O-Methyl-Transferase)-Inhibitoren, die den Abbau von L-Dopa hemmen, gegeben werden (Entacapon, Comtess® od Tolcapon, Tasmar®) ⇨ Verlängerung der On-Phasen u. geringerer L-Dopa-Bedarf

- Postsynaptische **Dopamin-Agonisten** (insb. am D2-Rezeptor):

  Mutterkorn-Alkaloide (Ergot-Derivate) mit guter Wirksamkeit auf alle PARKINSON-Symptome bei insg. geringeren NW.

  Präparate: Lisurid (Dopergin® p.o. oder i.v.), Cabergolin (CABASERIL®, 2,5-5 mg 1 x tägl., HWZ: 68 Std.), Bromocriptin (Pravidel®), α-Dihydroergocryptin (Almirid®), Ropinirol (ReQuip®, NW: Schlafattacken mögl.), Pramipexol (Sifrol®, NW: Schlafattacken mögl.), Pergolid (Parkotil®, NW: Herzklappenfibrose!, daher in einigen Ländern auch vom Markt genommen), Apomorphin (wird s.c. appliziert, APO-go®-Pen, HWZ: 20 Min., intermittierender Einsatz bei schweren motorischen Off-Phasen, NW: Übelkeit)

  Daneben gibt es nicht-ergoline Dopa-Agonisten: Rotigotin (als transdermales Pflaster, Neupro®, wird 1x/tgl. aufgeklebt, Vorteil: kein First-pass-Effekt) und Piripedil (Clarium®). Vorteil: diese haben keine kardialen NW und weniger Tagesmüdigkeit

- **MAO-B-Hemmer** hemmen den intraneuronalen Dopa-Abbau: Selegilin (Movergan®, Xilopar™) und Rasagilin (Azilect®)

- Modulierende Wirkung an der Synapse (Glutamatantagonist): **Amantadin** (PK Merz®) oral (oder auch i.v. bei akinetischer Krise, 200-600 mg/Tag), Memantin (Akatinol®), Budipin (Parkinsan®, gute Wirkung insb. bei Tremor)

- **Anticholinergika**: Biperiden (Akineton®), Trihexyphenidyl (Artane®), Metixen (Tremarit®) wirken vornehmlich auf das cholinerge Corpus striatum; K-Ind: Glaukom, Prostatahyperplasie, Harnverhalt

- ß-Blocker gegen den Tremor (heute selten gebräuchlich, Ind. hauptsächlich bei essentiellem Tremor, s.u.)
- Bei chronischer Obstipation iso-osmolare Trinklösungen (Movicol®, Isomol®)
- Bei Depression SSRI-Präparate (nicht mit MAO-B-Hemmer kombinieren)

• Operativ: Ind: konservativ nicht beherrschbarer Tremor
  - **Tiefe Hirnstimulation** (deep brain stimulation) mit einem „Hirnschrittmacher" Ind: im Spätstadium bei relativer medikamentöser Therapieresistenz mit guter Wirkung auf den Tremor u. ausgeprägten Hypokinesen (Off-Phasen) ⇨ Implantation von Stimulationselektroden meist beidseitig mit Stimulationsziel im Nucl.subthalamicus od. seltener Globus pallidus internus od. Thalamus (Nucl.ventralis intermedius), diese werden über Kabel mit dem subkutan implantierten Stimulationsgerät (ähnlich einem Herzschrittmacher) zur elektrischen Dauerstimulation (Stimulation mit Hochfrequenz >110 Hz) verbunden.
  - Destruierende Verfahren: Thermokoagulation des Nucl.ventrooralis posterior des Thalamus der Gegenseite (bei ausgeprägter halbseitiger Störung mögl.), Nachteil: Eingriff ist nicht mehr reversibel und wirkt nur einseitig, beidseitige Eingriffe machen extreme NW und sind daher obsolet.
    Bei extremem Rigor kann auch das innere Pallidumglied der Gegenseite koaguliert werden, Nachteile wie bei Eingriff am Thalamus.
  - Die Transplantation embryonaler/fetaler ventraler Mittelhirnzellen (aus ethischen Gründen nicht in Deutschland mögl.) in das Corpus striatum führte bei Pat. <60. Lj. teilweise zur Besserung der Symptomatik, kann aber zu erheblichen Dystonien führen und ist daher sehr umstritten. Neue Variante ist die beidseits intrastriatale Implantation von Spheraminen (= Gelatinekügelchen, die retinale dopaminerge Epithelzellen enthalten).
    Früher wurde auch versucht Dopamin-produzierende autologe Nebennierenmarkzellen zu transplantieren (Effekt war gering, sehr hohe Komplikationsrate, daher heute obsolet).

• Selbsthilfegruppen: Deutsche Parkinson Vereinigung e.V., Moselstr. 31, 41464 Neuss, Tel.: (0 21 31) 4 10 16, Internet: http://www.parkinson-vereinigung.de,
  weitere Informationen im Internet: http://www.kompetenznetz-parkinson.de, http://www.m-parkinson.de u. http://www.parkinson-selbsthilfegruppe.de

Therapiekontrolle: WEBSTER-Rating-Scale (1968)

Beurteilt werden 10 Symptome (s.u.), die je nach Beeinträchtigung 0-3 Punkte erhalten:

0 Punkte = normale Funktion, 1 Punkt = leichte Symptome, 2 Punkte = mittelschwere Symptome, 3 Punkte ⇨ schwerste Symptome, Endstadium.

Die Gesamtpunktzahl wird ermittelt und kann als Verlaufs- und Therapiekontrolle im Krankheitsverlauf mit den jeweiligen Vorergebnissen verglichen werden.

1. Bradykinese der Hände, Beurteilung des Schreibens (normal ⇨ Unfähigkeit)
2. Rigidität (normal ⇨ Nackenrigor, trotz Medikation)
3. Haltung (normal ⇨ Kopf mehr als 15 cm vornübergebeugt, Arm-Handflexion)
4. Mitschwingen der oberen Extremität beim Gehen (normal ⇨ beide Arme ø)
5. Gang und Umdrehen (normal ⇨ Schritte <10 cm, Umdrehen sehr langsam)
6. Tremor (normal ⇨ Tremor >10 cm Amplitude, Schreiben und Essen unmöglich)
7. Beurteilung der Gesichtsmimik (normal ⇨ frozen facies, offener Mund)
8. Seborrhoe (normal ⇨ Salbengesicht)
9. Sprache (normal ⇨ zögernd, heiser, monoton, undeutlich, Mikrophonie)
10. Selbständigkeit im täglichen Leben (normal ⇨ dauernd behindert, Pflegefall)

Proph:
♥ Konsequente Dauertherapie mit kleinen Einzeldosen unter klinischer Kontrolle des Therapieerfolges. Kein Abbruch der Therapie. Dosierungen ein- und ausschleichend ändern.

♥ Raucher (Nikotin) haben statistisch eine geringere Progression bei Erkrankung (dies ist aber keine Therapieempfehlung für das Rauchen)

Prog: Die PARKINSON-Krankheit ist (bisher) **nicht heilbar!**, der Verlauf ist **langsam progredient**.
Tremordominanztyp hat eine bessere Prognose als der hypokinetisch-rigide Verlaufstyp.
Nach 5 Jahren Krankheitsdauer sind etwa 25 % d. Pat. arbeitsunfähig, nach 10 J. ca. 80 %. Nach ca. 9 J. sind die meisten Pat. auf fremde Hilfe angewiesen, nach ca. 14 J. rollstuhlpflichtig oder bettlägerig. Die Letalität wird letztlich meist von kardiopulmonalen Erkrankungen od. Komplikationen bestimmt.

Kompl:
* Durch die **Immobilisation** im fortgeschrittenen Krankheitsstadium oder bei akinetischer Krise: kardiopulmonale Insuffizienz, Pneumonien, Thrombosen, Embolien, Osteoporose, Gelenkversteifungen
* **Akinetische Krise**: Schluckstörung und folgend Exsikkose
* Risiko für die Entwicklung einer Demenz ist 2- bis 3fach erhöht
* Malignes Dopa-Entzugssyndrom: Hyperthermie, Akinese, Rigor, Bewusstseinsstörung bis hin zum Koma
* Op: vorübergehendes hirnorganisches Psychosyndrom mit Depression und Apathie, Verschlechterung der Sprachproduktion, Manie, Störung der Impulskontrolle, erhöhte Suizidalität, Infektion, Hirninfarkt, intrakranielle Blutung, Kabelbruch

DD: Vom idiopathischen Parkinson-Syndrom sind eine große Anzahl heterogener Systemerkrankungen abzugrenzen, die in ihrem Verlauf Parkinson-Symptome aufweisen (z.B. multisystemdegenerative Erkrankungen, auch *Parkinson plus* od. atypische Parkinson-Syndrome genannt):

- Diffuse **LEWY-Körper-Krankheit** mit Parkinson-Symptomen + progressiver Demenz, Vigilanzstörungen, Halluzinationen, neurogene Blasenstörungen, evtl. Synkopen und Stürze, auch Klinik einer amyotrophischen Lateralsklerose mögl.
- **Multisystematrophie** mit Parkinson-Symptomen + Kleinhirnstörung (Ataxie) + Pyramidenbahnstörung + schwere Störung des autonomen Nervensystems (orthostatische Hypotonie, Harnretention, Impotenz, Dysphagie). Dazu zählen die Krankheitsbilder:
  - Olivo-ponto-zerebellare Atrophie (Heredoataxie): zeigt neben extrapyramidal-motorischen Störungen auch zerebellare, vegetative, Augenmotilitäts- und Sehstörungen ⇨ CT-Diagnose: Atrophie von Kleinhirn und Pons
  - SHY-DRAGER-Syndrom: orthostatische Hypotonie mit Synkopen, Ataxie, Akinese, Rigor und Tremor, Blasen-, Potenz- und Schweißsekretionsstörungen durch Nervenzelldegeneration in der Subst.nigra sowie in sympathischen/parasympathischen Kerngebieten
  - Striatonigrale Degeneration: Akinese, Tremor, erektile Impotenz, Inkontinenz
- Kortikobasale Degeneration mit Parkinson-Symptomen + kortikale Apraxie, Pyramidenbahnstörung, Dystonie, evtl. supranukleäre Blickparesen, Demenz
- Progressive supranukleäre Ophthalmoplegie = STEELE-RICHARDSON-OLSZEWSKI-Syndrom mit vertikalen Blickparese nach unten, evtl. von Rigor und Akinese begleitet, progrediente Demenz, spricht anfangs auf L-Dopa oder Dopa-Agonisten an
- Progressive Pallidum-Atrophie (HUNT-Syndrom), aut.-dom., Beginn in der Kindheit mit extrapyramidal-motorischen Störungen, chronisch progredient und schlechter Prog.
- HALLERVORDEN-SPATZ-Erkrankung (aut.-rez. erblich oder sporadisch, in der Kindheit beginnend mit Rigor, Choreoathetosen, Sehnervenatrophie, progredienter Fußdeformität und langsam progredienter Demenz, Lebenserwartung <30 Jahre, Diag: im MRT hyperintenses Areal umgeben von hypointensem Signal (sog. Eye-of-the-tiger-Zeichen) im Bereich des Globus pallidus)
- **ALZHEIMER-** od. CREUTZFELDT-JAKOB-Krankheit können im fortgeschrittenen Zustand ebenfalls extrapyramidal-motorische Symptome verursachen, die Demenz ist jedoch führend
- Multiinfarkt-Syndrom (= BINSWANGER-Krankheit, Syn: subkortikale arteriosklerotische Enzephalopathie, Status lacunaris) mit arteriosklerotisch bedingten Parkinson-Symptomen
- WEBER-Syndrom (Mittelhirnfußsyndrom) bei Verschluß der A.cerebri post. R.interpeduncularis ⇨ halbseitiger Parkinson (kontralateraler Rigor und spastische Hemiparese) durch Alteration der Subst. nigra
- Normaldruckhydrozephalus kann ebenfalls zu extrapyramidal-motorischen Symptomen führen, insb. mit kleinschrittiger Gangstörungen und Starthemmung aber normale Motorik der oberen Körperhälfte sowie dementielles Syndrom und Harninkontinenz

- Hepatolentikuläre Degeneration (Morbus WILSON, aut.-rez. vererbt, Chromosom 13), Cu-Stoffwechselerkrankung mit Parkinson-ähnlichen Symptomen, sog. flapping Tremor, vegetativen Symptomen und Demenz, Kayser-Fleischer-Kornealring, Hepatomegalie
- DD der Tremores:
  ≈ **Essentieller Tremor** (Beginn <20. Lj., häufigste Tremorform, Prävalenz: 0,4-6 %) und orthostatischer (nur im Stehen an den Beinen) und seniler Tremor (>50. Lj.), 20x häufiger als der Parkinson-Tremor, familiäre Häufung (aut.-dom.), Frequenz: 8-13/Sek.
  Klin: Haltetremor (im Gegensatz zum Parkinson-Ruhetremor), häufig auch am Kopf
  Ther: ß-Blocker (Propranolol, Dociton®) oder auch Einsatz des Antiepileptikum/Barbiturates Primidon (Mylepsinum®), ggf. auch in Kombination. Deutliche Symptombesserung auch bei Alkoholkonsum (ist aber keine Therapieempfehlung). Bei therapieresistentem Tremor tiefe Hirnstimulation am VIM-Kern des Thalamus mögl.

  ≈ **Intentionstremor**: Frequenz von 2-3/Sek. Er kann schon beginnen sobald der Patient die Absicht hat eine Bewegung durchzuführen. Während der Bewegungsausführung verstärkt sich der Tremor (= Crescendo-Charakter). Es finden sich Wackelbewegungen von leichtem Zittern bis zu mehr als 10 cm Wackelbreite. Das Ziel der Bewegung wird meist verfehlt. Typisch für Kleinhirnschädigungen.

  ≈ **Flapping tremor**: ist ein Haltungsverlust der Muskulatur mit anschließenden Korrekturbewegungen, insb. an Finger, Hand und Armen ⇨ sieht aus wie ein „Flügelschlagen" (Syn: Asterixis), vorkommend bei Morbus WILSON (hepatolentikuläre Degeneration) und hepatischer Enzephalopathie

  ≈ Tremor bei Drogen/Drogenentzug: **Alkoholismus** (feinschlägig), Delirium tremens, Cannabis, Schnüffelsucht, Barbiturate, **Nikotin**

  ≈ Tremor als Medikamenten-NW: Antiepileptika, Neuroleptika, Lithium, trizyklische Antidepressiva, MAO-Hemmer, ß-Sympathomimetika

  ≈ **Psychogener Tremor** (Konversionsstörung, s. Psychiatrie)

CHOREA

Syn: Veitstanz (griechisch Choreia = Tanz), ICD-10: major: G10, minor: I02.-, sonstige: G25.5

Etlg: # **Chorea major** HUNTINGTON (aut.-dom., Syn: Morbus HUNTINGTON, engl. Huntington's disease) und Morbus HUNTINGTON-ähnliche Chorea (HDL-1 u. -2, aut.-dom.)

Benigne familiäre Chorea (aut.-dom. ohne Progredienz und Demenzentwicklung, im frühen Kindesalter beginnend)

Familiäre Choreoakanthozytose (aut.-rez., orofazial betont, keine Demenzentwicklung, mit Akanthozyten im Blutbild = Stechapfel-Erythrozyten)

Chorea minor SYDENHAM (nach Streptokokkeninfekt, rheumatisches Fieber)

Chorea gravidarum (Schwangerschaft, Erwachsenenform der Chorea minor), auch nach der Einnahme von hormonalen Kontrazeptiva beschrieben, insg. sehr selten, bei ca. 0,002 % aller Schwangerschaften auftretend

Chorea senilis (>60. Lj., unklarer Ätiologie od. nach Apoplexie, zerebrovaskuläre Insuffizienz)

Chorea electrica (HENOCH-BERGERON-Syndrom, Auftreten wurde nach Encephalitis lethargica sive epidemica beschrieben, s. Parkinson)

Arzneimittelinduzierte Chorea: mögl. durch **Neuroleptika** (Früh- und Spätdyskinesien), Antikonvulsiva, L-Dopa-induzierte Dyskinesien, Dopamin-Agonisten, Metoclopramid, Lithium, hormonale Kontrazeptiva, Chloroquin, Vincristin

Def: **Hyperkinetisch-hypotones** extrapyramidal-motorisches Syndrom

Ät: – Chorea HUNTINGTON: **autosomal dominant** erblich (Defekt auf dem kurzen Arm des Chromosom 4, Lok: p16.3 im IT15-Gen mit vermehrten CAG-Basentriplettrepeats ⇨ es finden sich mehr als 40 bis zu 120 Wiederholungen der Tripletts), Kinder von Betroffenen haben ein **50 % Erkrankungsrisiko** (vollständige Penetranz)

- Chorea minor: entzündliche Erkrankungen, insb. **rheumatisches Fieber** (Streptokokken, Angina), **Gravidität** (meist während der ersten Schwangerschaft, im 3.-5. Schwangerschaftsmonat)

Path:
- ♦ Extrapyramidale Störung durch Überwiegen der Dopaminwirkung („umgekehrter Parkinson"), bedingt durch den Untergang der Ganglienzellen im **Nucl.caudatus** und Nucl.lentiformis (Putamen und Globus pallidus) und durch Verminderung von GABA (Gammaaminobuttersäure) im gesamten **Corpus striatum** (aus Putamen und Nucl.caudatus) und Globus pallidus
- ♦ Fehlfunktion der retikulären Hemmmechanismen durch Unterbrechung d. Fasciculus strionigralis (⇨ Verlust der Kontrolle der Substantia nigra über Mitbewegungen)

Epid:
- ◊ Chorea-HUNTINGTON-Krankheitsbeginn: 35.-50. Lj. (in 10 % d.F. auch schon früher = juvenile Form, sog. WESTPHAL-Variante), Prävalenz: 5-10/100.000 (= ca. 8.000 Erkrankte in Deutschland)
- ◊ Chorea minor: 6.-13. Lj., **w** >> m

Klin:
- ⇒ Allgemeine Bewegungsstörungen: **Muskelhypotonie** und **Hyperkinesen** (plötzlich einschießende, **blitzartige**, unwillkürliche und meist asymmetrische, schleudernde Bewegungen, Extremitäten-betont), Verstärkung durch emotionale Erregung (choreatischer Bewegungssturm) und bei intendierender Bewegung, Sistieren der Beschwerden im Schlaf und in Narkose
- ⇒ Chorea HUNTINGTON: zusätzlich **Persönlichkeitsveränderungen**, Aggressivität, Nachlässigkeit, Unaufmerksamkeit, paranoid halluzinatorische Psychosen („Choreophrenie") ⇨ **progressive Demenz**, Grimassieren der mimischen Muskulatur, Schwierigkeiten beim Sprechen (Dysarthrie) und Schlucken, Hyperkinesen beim Gehen (macht normales Gehen unmöglich, die Pat. müssen gestützt werden), vertikale Blickparesen, Stuhl-/Harninkontinenz (Fehlsteuerung der Beckenbodenmuskulatur)
- ⇒ Chorea minor: oft nur einseitige Hyperkinesen (Hemichorea) im Bereich der Kopfmuskeln und der distalen oberen Extremitätenmuskulatur (kurze, arrhythmische Zuckungen), Affektlabilität, Ängstlichkeit
- ⇒ Chorea senilis: Arrhythmische Zuckungen insb. der Gesichts- und Kopfmuskulatur

Diag:
1. Anamnese und Familienanamnese
2. Neurologische Untersuchung: Gordon-II-Zeichen: PSR führt erst verzögert zur Rückstellung des Beines in die Ausgangsposition, Chamäleonzunge (Zunge kann nicht im herausgestreckten Zustand gehalten werden, sondern zuckt unwillkürlich zurück)
3. Internistische Untersuchung bei Chorea minor: kardiale Mitbeteiligung (Endokarditis?)
4. EEG: Synchrone 4-6/Sek. Wellen, unspezifische Allgemeinveränderungen
5. CCT: bei Chorea HUNTINGTON evtl. Einbuchtungen der lateralen Seitenventrikelwand (= Ventrikelerweiterung) durch Atrophie des Nucl.caudatus, evtl. auch frontal betonte Hirnatrophie
6. PET: Reduktion des strialen Glukosestoffwechsels (keine Routineuntersuchung)
7. Labor: direkter Gennachweis mit PCR-(= polymerase chain reaction)-Screening-Methode auf Chromosom-4-Defekt zur Vorhersage des Erkrankungsrisikos bei Kindern erkrankter Chorea HUNTINGTON-Pat. (mehr als 42 CAG-Basenwiederholungen zeigen dabei ein 100%iges Erkrankungsrisiko an und je mehr Triplett-Repeats um so früherer Erkrankungsbeginn; der Test ist jedoch sehr aufwändig und langwierig)

Ther:
- Chorea HUNTINGTON: **keine kausale Ther.** mögl.

  Med: Tiaprid (Tiapridex® 3x200 mg/Tag) gegen Hyperkinese od. Tetrabenazin (75-225 mg/Tag), ggf. auch Haloperidol (Haldol®), genetische Beratung und Testung mögl. (50 % der Kinder erkranken!)

  Studien zur Neuroprotektion bei Chorea HUNTINGTON konnten bisher keine wirksamen Substanzen nachweisen.
- Chorea minor: Antibiose bei entzündlicher Genese, Glukokortikoide, leichte Sedativa (z.B. Diazepam, Valium®), Penizillin-Prophylaxe (z.B. bei Zahnextraktionen, Operationen) im

Zeitraum von 5 J. nach Erkrankung empfohlen, keine hormonalen Kontrazeptiva verordnen

- Selbsthilfegruppen: Deutsche Huntington-Hilfe e.V., Börsenstr. 10, 47051 Duisburg, Tel.: (02 03) 2 29-15, Fax: -25, Internet: http://www.dhh-ev.de sowie weitere Informationen bei dem European Huntington's Disease Network, Internet: http://www.euro-hd.net

Prog: Chorea HUNTINGTON: 15-20 Jahre Überlebenszeit nach Diagnosestellung, Tod durch sekundäre Komplikationen
Chorea minor: gut, Erkrankungsdauer 1-6 Mon., Ausheilung ohne Residuen
Chorea gravidarum: gut, endet nach der Schwangerschaft ohne Residuen

Kompl: * Chorea HUNTINGTON: zunehmende Immobilisation im Krankheitsverlauf kann zu pulmonalen Infekten (Inaktivitätspneumonie), Thrombosen, Dekubitus und schließlich tödlichen Kompl. führen. Von Generation zu Generation nimmt die Zahl der CAG-Basentriplettrepeats meist zu und damit früherer Beginn der Erkrankung (= genetische Antizipation).
* Chorea minor: späteres Rezidiv in 30 % d.F., psychogene Fixierung
* Chorea gravidarum: Fehlgeburt, Rezidiv bei erneuter Schwangerschaft

DD: – Psychogene Hyperkinesien
– Neurolues, postenzephalitische Störungen, CREUTZFELDT-JAKOB-Krankheit
– Hepatolentikuläre Degeneration (Morbus WILSON)
– Chorea als Begleitsymptom bei spinozerebellärer Ataxie, Immunvaskulitiden

DYSTONE SYNDROME

Syn: Engl. dystonia, ICD-10: G24.-

Def: Pathologischer Spannungszustand (Tonussteigerung) der Muskulatur mit abnormen Haltungen. Diese können fokal, einseitig, segmental oder generalisiert vorkommen.

Ät: – Unbekannt (idiopathisch)
– Genetisch/familiäre Disposition (insb. bei Ashkenazi-Juden): aut.-dom. und aut.-rez. erbliche Torsionsdystonien (früher ZIEHEN-SCHWALBE-OPPENHEIM-Syndrom genannt): verschiedene Mutationen mögl., am häufigsten am DYT1-Gen auf Chrom. 9, insg. derzeit 16 DYT-Gene bekannt
– Raumfordernde oder entzündliche intrakranielle Prozesse

Path: Ganglienzelldegeneration an verschiedenen Stellen des **extrapyramidal-motorischen** Systems

Etlg: # **Torticollis spasmodicus/spasticus** (zervikale Dystonie, spastischer Schiefhals), m = w, Prädisp.alter: 30.-50. Lj.
Torsionsdystonien (Dystonia musculorum deformans), Beginn meist im Kindes- od. Jugendalter
Athetose, s.u.
Paroxysmale Choreoathetose, s.u.
Ballismus / Hemiballismus, s.u.

Klin: ⇒ Torticollis spasmodicus: langsame spastische Hals- u. Nackenmuskel-Kontraktionen (Striatumläsion) ⇨ führt zur **Drehung** (zur Gegenseite = Torticollis) und seitlichen **Neigung des Kopfes** (= Laterocollis) oder nach hinten (= Retrocollis), Verstärkung unter emotioneller Belastung, Abschwächung beim Schlaf und in Narkose, Abschwächung auch durch bestimmte Griffe des Pat. (z.B. Finger an das Kinn oder Anlehnen an den Rücken, ohne dass dies pathophysiologisch erklärt werden kann, sog. Geste antagonistique). Im Verlauf Hypertrophie des M.sternocleidomastoideus u. M.trapezius mögl.

⇒ Beschäftigungsdystonien, z.B. **Schreibkrampf** oder Verkrampfungen der Finger bei bestimmten Bewegungen (z.B. Klavier od. Geige spielen, sog. Musiker-Dystonien)

⇒ MEIGE-Syndrom (Syn: BREUGHEL-Syndrom): oromandibuläre Dystonie (mit laryngealer, spasmodischer Dysphonie) und Blepharospasmus (= Lidspasmus), auch bei Mittel- u. Kleinhirnläsionen mögl.

⇒ Torsionsdystonien: kraftvoll rotierende Bewegungen durch tonische Kontraktionen (Putamenläsion) stammbetonter Muskelgruppen (kann im fortgeschrittenen Stadium zur Skoliose der WS führen). Im Krankheitsverlauf breiten sich die Dystonien aus (generalisieren).

⇒ Athetose: wurmartige Bewegungen insb. der distalen Extremitäten (s.u.)

⇒ Paroxysmale Choreoathetose (s.u.): mehrmals am Tage wiederholende dystone Verkrampfungen der Extremitäten, Trigger sind Bewegungen der Extremitäten

⇒ Hemiballismus u. Ballismus: plötzlich einschießende, werfende, abnorm-unwillkürliche Schleuderzuckungen (s.u.)

Diag:
1. Anamnese (typische Bewegungsmuster)
2. Neurologische Untersuchung
3. Gentest: in spezialisierten Laboratorien mögl.

Ther:
- Krankengymnastik, Biofeedback-Training, Entspannungstechniken
- Bei fokalen Dystonien (z.B. Torticollis spasmodicus, Blepharospasmus, oromandibuläre Dystonie): funktionelle Denervierung (Hemmung der Acetylcholinfreisetzung an der motorischen Endplatte) betroffener Muskeln durch **Injektion** von **Botulinumtoxin-A** (Botox®, Dysport®, Xeomin®) od. Botulinumtoxin-B (Neurobloc®) in die Muskulatur und das umliegende Gewebe (zugehörige periphere Nerven = Chemodenervierung). Die Wirkung hält ca. 3-5 Monate an, die Injektionen können dann wiederholt werden.
- Bei Torsionsdystonien: Anticholinergika (Biperiden, Akineton®), Tiaprid (Tiapridex®) od. Tetrabenazin (Nitoman®)
- Neue Methode: tiefe Hirnstimulation mit Hochfrequenzstimulation mittels einer implantierten Elektrode im Globus pallidus internus und einem Stimulationsgerät bei schweren therapierefraktären, fokalen od. generalisierten Dystonien
- Operativ: Stereotaktische Eingriffe haben heute keine Bedeutung mehr.
- Selbsthilfegruppen: Bundesverband Torticollis e.V., Eckernkamp 39, 59077 Hamm, Tel.: (0 23 89) 53 69 88, Internet: http://www.bvtorticollis.de
  Deutsche Dystonie Gesellschaft e.V., Theodorstr. 41 p, 22761 Hamburg, Tel.: (0 40) 87 56 02, Internet: http://www.dystonie.de

Prog: Chronisch progredient

DD:
- **Muskulärer Schiefhals** (Caput obstipum) durch Muskelschäden, z.B. Geburtsschaden (Hämatom) im M.sternocleidomastoideus bei Beckenendlagekindern
- Torticollis ocularis: Schiefhalten des Kopfes bei N.trochlearis-Lähmung zum Ausgleich von Doppelbildern
- Tic-Störungen
- Kamptokormia (Dystonie der Bauchmuskulatur ⇨ Beugung des Rumpfes nach vorne), vorkommend als eigenständige Dystonieform, bei Parkinson-Syndrom und psychogen
- Familiäres Myoklonus-Dystonie-Syndrom (aut.-dom. vererbt, Chrom. 7q21-q31): Kombination von tonischen Muskelkontraktionen und Zuckungen
- Sekundäre Dystonien (Begleitsymptom anderer neurologischer Erkrankungen): Morbus WILSON, Gangliosidosen und bei anderen Stoffwechsel-/Speicherkrankheiten, nach Schädel-Hirn-Trauma, vaskulären Erkrankungen, intrakranielle Raumforderung, Enzephalitis
- Medikamentös ausgelöste Dystonien (**tardive Dyskinesien**), insb. bei **Neuroleptika**-Ther. (ca. 20 % d. Neuroleptika-Pat. betroffen) mit perioralen unwillkürlichen Bewegung und Wälzbewegungen der Zunge, Ther: Dosisreduktion bzw. Umstellen auf ein atypisches Neuroleptikum (z.B. auf Clozapin, Leponex®)
- Psychogene Dystonie

ATHETOSEN

Syn: Engl. athetosis (griechisch: Áthetos = ohne feste Stellung), ICD-10: G80.3

Ät:
- Asphyktischer (O_2-Mangel) **perinataler Hirnschaden** (Status marmoratus) od. Rh-Inkompatibilität (**Kernikterus**, Status dysmyelinicus) ⇨ beidseitige Athetose (Athétose double, HAMMOND-Syndrom)
- HALLERVORDEN-SPATZ-Erkrankung (aut.-rez. erblich oder sporadisch, in der Kindheit beginnend mit langsam progredienter Demenz, Lebenserwartung <30 Jahre, Diag: im MRT hyperintenses Areal umgeben von hypointensem Signal (sog. Eye-of-the-tiger-Zeichen) im Bereich des Globus pallidus)
- Zerebrovaskuläre Insuffizienz, Apoplexie (dann meist kontralaterale Hemiathetose)

Path:
- ♦ Verlust der kleinen Nervenzellen im Putamen und Nucl.caudatus (= Striatum), seltener im Nucl.ruber u. Thalamus (subthalamische Kerne)
- ♦ Ausfall der Steuerung prämotorischer Rindenfelder

Epid: Nach perinataler Schädigung: Beginn im 1. Lj.

Klin:
- ⇒ Unwillkürliche, langsam, verkrampfte, verschraubte, **wurmartige Bewegungen** (Hyperkinesen), insb. der distalen Extremitäten (Hände und Füße) einseitig (Hemiathetose) od. beidseitig
- ⇒ Bizarre grimassierende Bewegungen der mimischen Muskulatur = **pathologisches Lachen** und Weinen, Beeinträchtigung des Sprechens und der Atmung
- ⇒ Bajonettfinger (Subluxation, Hyperextension)
- ⇒ Verstärkung bei affektiver Erregung, Sistieren beim Schlafen und in Narkose
- ⇒ Evtl. Kombination mit anderen extrapyramidal-motorischen Störungen

Diag:
1. Anamnese (typisches Bewegungsmuster)
2. Neurologische Untersuchung: MER lebhaft, starke gleichzeitige Anspannung von Agonisten und Antagonisten dann abwechselnd (= poikilotonisch) mit herabgesetztem Muskeltonus

Ther:
- Krankengymnastik (insb. nach BOBATH) mit Erlernen von normalen Haltungen und Bewegungsabläufen
- Med: Tiaprid (Tiapridex®), Haloperidol (Haldol®)

Prog: Bei schwerer perinataler Schädigung schlecht, sonst gut.

Kompl:
- ∗ Kontrakturen der Gelenke
- ∗ Bei perinataler Schädigung verzögerte motorische u. geistige Entwicklung, Anfallsleiden

PAROXYSMALE CHOREOATHETOSEN

Syn: Paroxysmale Dyskinesien

Ät:
- **Aut.-dom.** erblich (MOUNT-REBACK-Syndrom)
- Status marmoratus (VOGT-Syndrom) durch **frühkindliche** hypoxische **Hirnschädigung** od. Enzephalitis
- Sekundär: bei Multipler Sklerose, Apoplexie, Schädel-Hirn-Trauma, Enzephalitis mögl.
- Prädisp.: Alkohol, Stress, Koffein, akustische Reize

<u>Path:</u> ♦ **Extrapyramidal-motorische Störung** mit halbseitigen Dystonien, Läsion im Thalamus
♦ <u>Trigger:</u> Bewegungen der Extremitäten (= kinesiogene Anfälle)

<u>Epid:</u> ◊ Prädisp.alter: im Kindesalter beginnend
◊ M > w

<u>Klin:</u> ⇒ Mehrmals täglich meist halbseitige **choreoathetotische Hyperkinesien** der Extremitäten ⇨ Kombination von choreatischen (= schleudernde) und athetotischen (= wurmartige) Bewegungsstörungen
⇒ Keine Bewusstseinsstörungen

<u>Diag:</u> 1. Anamnese (familiäre Erkrankung, frühkindliche Hirnschädigung?)
2. Neurologische Untersuchung: im Intervall normal
3. EEG: Normalbefund (als DD zur Epilepsie)
4. CCT: Normalbefund

<u>Ther:</u> Med: Versucht werden Antikonvulsiva Valproinsäure, Phenytoin od. Carbamazepin

<u>Kompl:</u> Bei frühkindlicher Hirnschädigung zusätzlich epileptische Anfälle (BNS), psychomotorische Retardierung mögl.

<u>DD:</u> – Fortgeschrittene Chorea HUNTINGTON zeigt ebenfalls Choreoathetose
– Athetose
– Epilepsien (haben meist Vigilanzstörung)
– Medikamenten-<u>NW</u> (Neuroleptika, L-Dopa, Antikonvulsiva)

BALLISMUS

<u>Def:</u> Balleín = griechisch werfen, tanzen, ICD-10: G25.9

<u>Ät:</u> – **Zerebrale Insulte**, ischämische Hirnerweichung, Raumforderungen und Entzündungen (Blutung, Tumoren, Granulome, Gummata, Tuberkulome, Toxoplasmose bei AIDS) mit meist einseitigen **kontralateralen Symptomen** (= *Hemiballismus*)
– Enzephalitis, Kernikterus mit bilateralen Symptomen = Paraballismus

<u>Path:</u> ♦ Läsion im Bereich d. **Nucl.subthalamicus**, seltener sind Läsionen im Corpus striatum und Globus pallidus oder Nucl.lenticularis, Thalamus
♦ Ausfall regulativer Einflüsse auf den Nucl.ruber und Enthemmung prämotorischer Rindenfelder

<u>Klin:</u> ⇒ Meist **halbseitige**, **schleudernde**, weit ausfahrende unwillkürliche **große Bewegungen** (Hyperkinesen) = **Hemiballismus**, meist ist die proximale Extremitätenmuskulatur (Schulter- und Beckengürtel) und mit großer Kraft betroffen
⇒ Gesichtsgrimassieren, evtl. pathologisches Lachen und Weinen
⇒ Verstärkung bei hoher Vigilanz und externen Reizen, Aussetzen im Schlaf u. in Narkose
⇒ Verstärkung bei intendierenden Bewegung, daher ist jegliche Bewegungskoordination für die Pat. sehr schwierig

<u>Diag:</u> 1. Anamnese (typische Bewegungsmuster, vorangegangene neurologische Erkrankung)
2. Neurologische Untersuchung: Normale Reflexe, ggf. Hemihypästhesie und Hemiparesen

<u>Ther:</u> • Akut: Biperiden 5 -10 mg i.v. (Akineton®) od. Clonazepam 1-2 mg i.v. (Rivotril®)

- Konservativ: Versucht werden Haloperidol oder Phenothiazine, Valproinsäure, ggf. zusätzlich Diazepam
- Operativ: Ind. bei operabler Raumforderung (z.B. Hirntumoren) gegeben

Prog: Spontane Remission innerhalb von 2 Mon. mögl. (z.B. nach Insult) sonst schwer zu beeinflussen und chronifizierend.

Kompl: * Akut: durch extreme Bewegungen Verletzungsgefahr
* Akut: Erschöpfung, Pneumonie, Herzversagen und Tod mögl.

DD:
- Myoklonien: kurzfristige, blitzartige Kontraktionen einzelner Muskeln od. Muskelgruppen, pathologisch bei entzündlichen od. infektiösen zerebralen Erkrankungen, auch familiär vorkommend
- Myoklonien bei Anfallserkrankungen (z.B. Impulsiv-petit-mal, BNS)
- Physiologische Myoklonien als Einschlafzuckungen, Singultus, Schreckreaktion, nach starker Muskelarbeit, erschöpfliche Kloni (z.B. Fußklonus) und während der REM-Phasen im Schlaf

TOURETTE-SYNDROM

Syn: GILLES-de-la-TOURETTE-Syndrom, BRISSAUD-Syndrom, maladie des tics, tic impulsiv, ICD-10: F95.2

Ät: Autosomal dominanter Erbgang (Chrom. 13) mit unvollständiger Penetranz

Path: Störung im Bereich der Basalganglien sowie frontalen, limbischen und zingulären Kortex

Epid: ◊ Prädisp.alter: 2.-18. Lj., mittleres Erkrankungsalter 7 Jahre, Symptommaximum 12.-14. Lj.
◊ **M** >> w (3-4 : 1)
◊ Prävalenz: 50-500/100.000

Klin:
⇒ **Multiple motorische Tics** (Augenzwinkern, Mundzuckungen, Zungenschnalzen, ruckartige Kopfdrehungen, Schulterzuckungen, Hüpfen)
⇒ **Vokale Tics:** Geräusche wie „hä“, „pfu“ (Klazomanie), Räuspern, Bellen, Grunzen, Husten, manchmal auch ganze Wörter oder sogar Sätze, z.B. mit obszönem Inhalt (Koprolalie) oder Echolalie (Nachsprechen von Wörtern ohne Sinnzusammenhang)
⇒ Die motorischen Tics können von den Pat. für kurze Zeit willkürlich unterdrückt werden, Anspannung verstärkt meist die Symptome
⇒ Häufigste Begleiterkrankung: Hyperaktivität (**ADHS**)
⇒ **Zwangsstörungen**, z.B. Zählzwang, gestische Abläufe obszönen Inhalts (Kopropraxie)
⇒ Innere Anspannung und soziale Beeinträchtigung durch die Erkrankung, Depression
⇒ Schlafstörungen

Diag:
1. Anamnese
2. Neurologische Untersuchung
3. EEG: Unspezifische Veränderungen

Ther:
- Keine kausale Ther. mögl.
- Spiel- oder Gesprächstherapie, Aufklärung von Pat. und Eltern sowie des sozialen Umfelds (z.B. Kindergarten, Schule, Arbeitskollegen)
- Med: versucht werden Tiaprid (Tiapridex®) od. Neuroleptika, z.B. Sulpirid (Meresa®), Risperidon (Risperdal®), Pimozid (Orap®), Aripiprazol (Abilify®), Haloperidol (Haldol®, in Deutschland als einziges Med. zugelassen) oder Clonidin

- Bei Zwangssymptomen: Clomipramin (Anafranil®) oder Fluoxetin (Fluctin®)
- Bei ADHS-Symptomen: Atomoxetin (Strattera®)
- Nicotin-Kaugummi/-Pflaster, Alkoholkonsum und Cannabinoide können die Tics mindern (dies ist aber keine Therapieempfehlung)
- Bei extremem therapieresistentem TOURETTE-Syndrom kann eine tiefe Hirnstimulation im Bereich des Thalamus versucht werden (bisher nur in Studien, mit gutem Erfolg).
- Selbsthilfegruppen: Tourette-Gesellschaft Deutschland, c/o Prof.Dr. Rothenberger, Von-Siebold-Str. 5, 37075 Göttingen, Tel.: (05 51) 39 67 27, Internet: http://www.tourette-gesellschaft.de und http://www.tourette.de

Prog: 1/3 bis 2/3 d.F. bilden sich spontan bis zum Erwachsenenalter zurück.

DD:
- **Vorübergehende Tic-Störungen** im Kindes- und Jugendalter (bei bis zu 20 % der Kinder), insb. bei Jungen ohne Krankheitswert, diese verlieren sich mit der Zeit von alleine
- Einfache motorische Tic-Störungen: Dystone Syndrome, z.B. Blepharospasmus, Chorea major oder minor, Tremor, Morbus WILSON, fokale Epilepsie, tardive Dyskinesien nach Neuroleptikamedikation, Enzephalitis, posttraumatisch, postischämisch, CO-Vergiftung
- Komplexe motorische Tics: Stereotypien, Manierismus, Akathisie, Schizophrenie, Autismus, mentale Retardierung, komplexe epileptische Anfälle, psychogen bei Konversionsstörung

HIRNNERVEN-LÄSIONEN

Anatomie

Trac.olfactorius (I. HN, Riechnerv): Bipolare Riechzellen (1. Neuron) durch die Lamina cribrosa ⇨ Zusammenschluss als Bulbus olfactorius (2. Neuron) ⇨ Tractus olfactorius als lateraler Strang zum Corpus amygdaloideum und dann zum Gyrus praehippocampalis (Assoziationsfeld, Area 28) und als medialer Strang zum limbischen System.
Akzessorisch kann noch ein vomeronasales Organ (JACOBSON-Organ) im Nasenseptum vorkommen (embryonales Rudiment ohne Funktion)

N.opticus (II. HN, Sehnerv): 3 Neurone befinden sich noch in der Retina ⇨ Nervus opticus zum Chiasma opticum ⇨ Tractus opticus ⇨ Corpus geniculatum lat. (4. Neuron) ⇨ Radiatio optica (GRATIOLET) zur Sehrinde (Okzipitalhirn, Area 17, 18 + 19)

N.oculomotorius (III. HN): Zwei Kerngebiete:

1. Nucl.originis n.oculomotorius im Tegmentum des Mesenzephalon (Colliculi sup.), gekreuzt und ungekreuzt ⇨ durch die Fissura orbitalis sup. in die Orbita ⇨ Teilung in 2 Äste ⇨ einer für Innervation v. M.levator palpebrae u. M.rectus superior, der anderer für M.rectus medialis, M.rectus inferior, M.obliquus inferior
2. Nucl.accessorii (autonomici) EDINGER-WESTPHAL (parasympathisch) ⇨ Ganglion ciliare in der Orbita ⇨ Innervation der „inneren“ Augenmuskeln = M.ciliaris (für die Akkommodation), M.sphincter pupillae (Miosis)

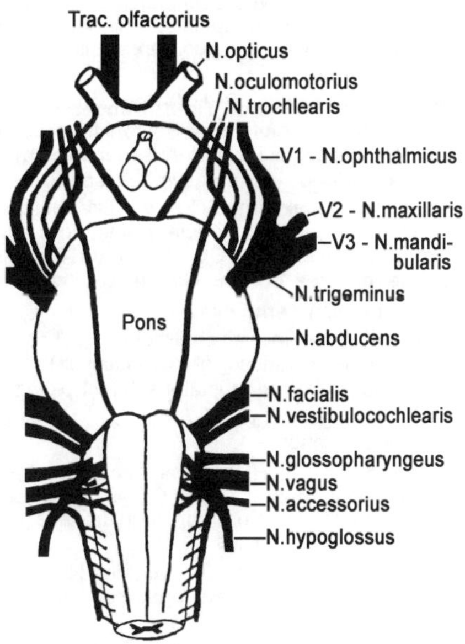

Hirnstamm mit Hirnnerven, ventrale Ansicht

N.trochlearis (IV. HN): Kerngebiet: Nucl.originis n.trochlearis im Tegmentum des Mesenzephalon, kreuzt, dann Austritt unterhalb der Colliculi inf. dorsal (einziger HN, der dorsal austritt) aus dem Hirnstamm ⇨ durch die Fissura orbitalis sup. in die Orbita zum M.obliquus superior

N.trigeminus (V. HN): Sensible Kerngebiete, besser Kernsäule (= 2. sensibles Neuron), die sich von der Pons bis ins Spinalmark (bis C2) erstrecken (gekreuzt mit Thalamus (3. Neuron) und Area postcentralis verbunden). Motorisch ein Nucl.originis motorius n.trigemini (gekreuzt und ungekreuzt Zuflüsse vom Gyrus praecentralis). Der Nerv tritt dann aus dem Hirnstamm am vorderen Rand der Pons aus ⇨ Ggl.trigeminale GASSERI (= 1. sensibles Neuron) ⇨ 3 Äste:

- V_1: *N.ophthalmicus* (Austritt in die Orbita über die Fissura orbitalis sup., dann durch die Incisura frontalis als N.frontalis) versorgt Stirnregion und Konjunktiven/Kornea des Auges sensibel
- V_2: *N.maxillaris* (Austritt aus Canalis rotundum, dann durch das Foramen infraorbitale als N.infraorbitalis) versorgt Oberkieferregion sensibel
- V_3: *N.mandibularis* (Austritt aus dem Foramen ovale, dann durch das Foramen mentale als N.mentalis) versorgt Unterkieferregion und Ohrregion sensibel + N.masticatorius für die motorische Innervation der Kaumuskulatur und des M.tensor tympani (N.pterygoideus med.)

N.abducens (VI. HN): Kerngebiet: Nucl.originis n.abducens im Tegmentum/kaudale Pons (unter dem Boden des IV. Ventrikel) ⇨ Austritt ventral zwischen Medulla oblongata u. Pons ⇨ durch die Fissura orbitalis sup. in die Orbita zum M.rectus lateralis ziehend

N.facialis (VII. HN): s.u. Kapitel Fazialisparese

N.vestibulocochlearis (VIII. HN, oft auch N.statoacusticus genannt) mit 2 Anteilen/Kerngebieten:

1. Gleichgewicht: Labyrinth ⇨ Ggl.vestibulare (1. Neuron) ⇨ N.vestibulocochlearis pars vestibularis, zieht dann zusammen mit dem Pars cochlearis aus dem Meatus acusticus internus zum Kleinhirnbrückenwinkel ⇨ Nuclei n.vestibularis (vestibulärer Kernkomplex, 2. Neuron aus: Nucl.vest.superior – BECHTEREW, Nucl.vest.lateralis – DEITERS, Nucl.vest. medialis – SCHWALBE, Nucl.vest.inferior – ROLLER) ⇨ über Tractus vestibulospinalis mit dem Rückenmark, über den Pedunculus cerebellaris inferior mit dem Kleinhirn, über den Fasciculus longitudinalis medialis mit den Augenmuskelkernen in Verbindung
2. Hören: CORTI-Organ (Haarzellen) ⇨ Ggl.spirale ⇨ N.vestibulocochlearis pars cochlearis ⇨ Nuclei n.cochlearis (Nucl.coch.dorsalis, Nucl.coch.ventralis) ⇨ gekreuzt u. ungekreuzt im Lemniscus lateralis zum Colliculus inf. ⇨ über Corpus geniculatum mediale als Radiatio acustica (durch den hinteren Schenkel der Capsula int.) zur Area 41 im Gyrus temporalis transversus (HESCHL-Querwindung)

N.glossopharyngeus (IX. HN)-Kerngebiete:

1. Nucl.ambiguus (motorisch, Pharynxmuskulatur)
2. Nucl.tractus solitarii/gustatorius (sensorisch)
3. Nucl.salivatorius inf. (parasympathisch)

⇨ kaudal des Kleinhirnbrückenwinkels aus dem Hirnstamm austretend ⇨ (mit den HN X u. XI) durch das Foramen jugulare aus dem Schädel ziehend ⇨ Ggl.sup. u. inf., Abgang des N.petrosus min. über Ggl.oticum zur Gld.parotis, N.glossopharyngeus zu Pharynxmuskulatur, Zunge (hinteres 1/3) und Glomus caroticum

N.vagus (X. HN)-Kerngebiete:

1. Nucl.ambiguus (motorisch, Pharynx- u. Larynxmuskulatur)
2. Nucl.dorsalis n.vagus (parasympathisch)
3. Nucl.tractus solitarii (gustatorisch im Epiglottisbereich)

⇨ Ggl.sup. (jugulare) u. inf. (nodosum) ⇨ Äste zum Ohr, zum Larynx, zum Herz, zu den Bronchien, zur Bauchhöhle

N.accessorius (XI. HN): Kerngebiete: Nucl.ambiguus (⇨ Radix cranialis), Nucl.originis spinalis accessorius (Vorderhornzellen C2 bis C6, aszendierender Verlauf ⇨ Radix spinalis) ⇨ (mit den HN IX u. X) durch das Foramen jugulare aus dem Schädel ziehend ⇨ innerviert M.sternocleidomastoideus u. M.trapezius

N.hypoglossus (XII. HN): Kerngebiet: Nucl.originis n.hypoglossi ⇨ zwischen Olive und Pyramide aus der Medulla oblongata austretend durch den Canalis hypoglossi ziehend ⇨ zur Zungenmuskulatur

Der (nicht ganz jugendfreie) Spruch als Merksatz zur Kontrolle der Hirnnerven: **O**nkel, **O**tto, **o**naniert, **t**ag-, **t**äglich, **a**ber, **f**eiertags, **v**ögelt, **G**ustav, **v**iele, **a**lte, **H**uren

Syn: Hirnnervenstörungen, ICD-10: G50.- (HN V), G51.- (HN VII), G52.- (HN I, IX, X, XI, XII), H47 (HN II), H49 (HN III, IV, VI), H93.3 (HN VIII)

Ät:
- Trac.olfactorius-Läsion: Rhinitis sicca, fehlende Ventilation der Siebbeinzellen, Ethmoiditis/Pansinusitis, Virusinfektionen (Grippe), **Schädelhirntrauma** mit Abriss d. Filae olfactoriae, raumfordernde Prozesse frontobasal, Olfaktoriusrinnen- oder Keilbeinflügelmeningeom, PAGET-Krankheit (Osteodystrophia deformans), Diabetes mellitus, KALLMANN-Syndrom (Aplasie des Bulbus olfactorius und hypogonadotroper Hypogonadismus, geistige Behinderung), epileptische Aura, als Med.-NW: D-Penicillamin, L-Dopa, Thiamazol, chronische Anwendung von Nasenspray
- N.opticus-Läsion: Trauma mit Sehnervenläsion, Orbitaspitzensyndrom, Optikusneuritis/**Retrobulbärneuritis** (Multiple Sklerose), Neuropathia N.optici, Papillitis, Neurolues, Tumorkompression des Sehnerven z.B. durch Orbitatumor, Optikusgliom, Kraniopharyngeom, Sellameningeom, Amaurosis fugax bei Stenose d. A.carotis int./Thromboembolie in die A.ophthalmica, Riesenzellarteriitis, Aneurysma, Ischämie des Okzipitalhirnes (z.B. A.basilaris-Verschluss), rasche Entlastung eines Hydrocephalus int., Anämien, Diabetes mellitus, Röntgenbestrahlung, toxisch z.B. Methylalkohol, Med.-NW: Chloroquin, Amiodaron
- N.oculomotorius- und N.trochlearis-Parese: Schädelbasisfraktur, Kompression durch Hirntumoren (z.B. Keilbeinflügelmeningeom) od. Subarachnoidalblutung / Aneurysma, Sinus-cavernosus-Thrombose, Karotisdissektion, basale Meningitis (TBC), Orbitaspitzensyndrom, toxisch (Botulismus, Diphtherie), Hirnstammsyndrome, Multiple Sklerose, WERNICKE-Enzephalopathie bei Alkoholabusus

Miosis: Intoxikation mit Opiaten, Med.-NW: Reserpin, Meprobamat, Pilocarpintropfen

Mydriasis (Cave: Glaukomanfall mögl.): Tollkirschenvergiftung, Intoxikation mit Kokain od. Amphetaminen, Botulismus, NW bei alkaloidhaltigen Med., Pethidin, Neuroleptikum Phenothiazin und Antidepressiva Imipramin, Amitriptylin, Chlorprothixen

- N.abducens-Parese: **häufigste Augenmuskellähmung** wegen des langen intrakraniellen Verlaufes. Mögl. Ursachen wie bei HN III- u. IV-Parese und Sinus-sphenoidalis- od. Sinus-ethmoidalis-Prozesse, GRADENIGO-Syndrom (Mastoiditis) sowie nach Liquorpunktion (dann nach ca. 6 Wochen meist reversibel)
- N.trigeminus: Schädelfrakturen, Kompression (Hirntumoren, Blutungen, Aneurysma), Sinus-cavernosus-Syndrom (nur 1. und 2. Ast betroffen), Meningitis, Trigeminusneurinom (sehr selten), Polyneuritis cranialis, toxisch z.B. Trichlorethylen
- N.facialis-Parese: s.u.
- N.vestibulocochlearis: **MENIÈRE-Krankheit** (s. Gleichgewichtsstörungen), akute isolierte Vestibularisstörung (infektiös, postinfektiös, idiopathisch), Otolithenlithiasis, **Akustikusneurinom** (s. dort), Raumforderungen im Bereich des Kleinhirnbrückenwinkels, Infektionen mit Beteiligung des N.vestibulocochlearis (Virusinfekt, Meningitis, Lues), frühkindliche Hörbehinderung, A1555G-Genmutation, Multiple Sklerose, vertebrobasiläre Insuffizienz, Intoxikation mit Blei, Quecksilber, Med.-NW: Aminoglykosid-Antibiotika (**Streptomycin**, Gentamicin), Chinin
- N.glossopharyngeus: Schädelbasisfraktur, Hirnstammischämien, Sinus-sigmoideus-Thrombose, A.basilaris-Aneurysma, Hirntumoren in der hinteren Schädelgrube, basale Meningitis, Syringobulbie, progressive Bulbärparalyse, Glossopharyngeusneuralgie
- N.vagus: Hirntumoren in der hinteren Schädelgrube, Hirnstammischämien, Syringomyelie, progressive Bulbärparalyse, Multiple Sklerose, basale Meningitis, **Rekurrensparese** (Op., insb. Schilddrüsen-Op., Aortenaneurysma, Tumorinfiltration im Mediastinum ⇨ Gefährdung, da sich der N.laryngeus recurrens li. um die Aorta und re. um den Truncus brachiocephalicus schlingt)
- N.accessorius: progressive Bulbärparalyse, Syringomyelie, amyotrophische Lateralsklerose, Poliomyelitis anterior, Schädelbasisfraktur, Hirntumoren in der hinteren Schädelgrube, HNO-Op., insb. radikale Neck dissection, operative Eingriffe am lateralen Halsdreieck (insb. bei Lymphknotenexstirpationen gefährdet)
- N.hypoglossus: zentrale Zungenlähmung: Apoplexie, multiple Sklerose, amyotrophische Lateralsklerose (meist bds., zentral + peripher);

  periphere Zungenlähmung: Syringobulbie, progressive Bulbärparalyse, Poliomyelitis anterior, Borreliose, Schädelbasisbrüche, Hirntumoren im Bereich der Medulla oblongata und der hinteren Schädelgrube, Meningeosis carcinomatosa, Osteomyelitis der Schädelbasis, Aneurysma, Karotisdissektion, knöcherne Exostosen, toxisch: Blei-, Alkohol-, Arsen-, CO-Vergiftung, iatrogen: Op. an der A.carotis (TEA), Op. im Mundbodenbereich, Bestrahlung

Path: Die **motorischen Hirnnervengebiete** (V, VII), IX, X, und XI (u. XII) in der Medulla oblongata werden als bulbäre HN-Kerne bezeichnet. Bei ihrer Läsion wird unterschieden:

- **Bulbärparalyse** = hier ist das Kerngebiet selbst betroffen ⇨ schlaffe Paresen (entspricht einer peripheren Lähmung), Muskelatrophie und Faszikulationen
- **Pseudobulbärparalyse** = supranukleäre Störung (z.B. Apoplexie im Bereich des Großhirns mit Schädigung des Trac.corticonuclearis) ⇨ spastische Paresen (entspricht einer zentralen Lähmung), keine Muskelatrophien und keine Faszikulationen

Diag:
1. Anamnese (Trauma, Beginn der Beschwerden, Verlauf), Vorerkrankungen, Medikamenteneinnahme
2. Neurologische Untersuchung s. Kapitel Neurologische Untersuchung – Hirnnerven

Klin:

⇒ Trac.olfactorius: **Anosmie** = keine Geruchsempfindung, geruchsbetonter Geschmacksverlust („pappig" – indifferenter Geschmack bei Anosmie), Kakosmie = unangenehme Geruchssensationen

⇒ N.opticus: ein- oder beidseitige **Erblindung**, **Gesichtsfelddefekte** je nach Lokalisation der Läsion (s. Abb.), FOSTER-KENNEDY-Syndrom (= homolaterale Optikusatrophie und kontralaterale Stauungspapille bei Tumoren im basalen Stirnhirnbereich)

⇒ N.oculomotorius: **Blicklähmung** für Bewegungen vertikal (oben, unten) und nach medial, **Strabismus paralyticus** (= Lähmungsschielen): Schielwinkel und damit Doppelbilder zunehmend bei Blick in die Funktionsrichtung des gelähmten Muskels, Pupillen mit Mydriasis und lichtstarr (Ophthalmoplegia interna), fehlende Akkommodation

⇒ N.trochlearis: **Blicklähmung** für Rollbewegung nach innen und Bewegung nach unten, außen

⇒ N.abducens: **Blicklähmung** horizontal für Bewegung nach lateral, **Strabismus paralyticus** (= Lähmungsschielen): Schielwinkel und damit Doppelbilder zunehmend bei Blick in die Funktionsrichtung des gelähmten Muskels

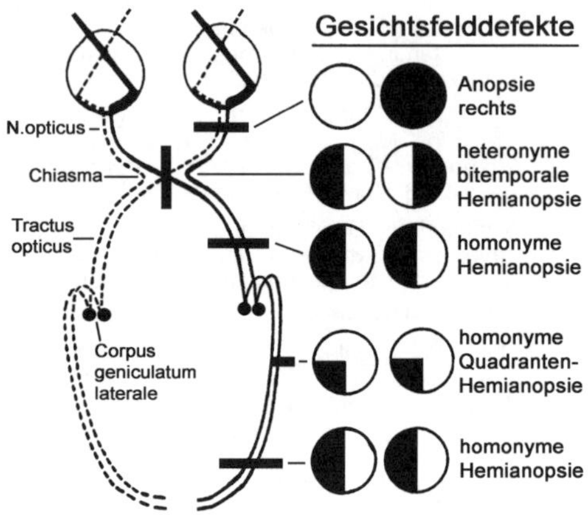

⇒ N.trigeminus: **Hypästhesie** des Gesichtes im entsprechenden Versorgungsgebiet (V1-3, s. Abb.), Parästhesien, Zungenbrennen, Trigeminusneuralgie (s. dort), Lähmung d. Kaumuskulatur (zentral nur bei beidseitigem Ausfall, da gekreuzte u. ungekreuzte Fasern)

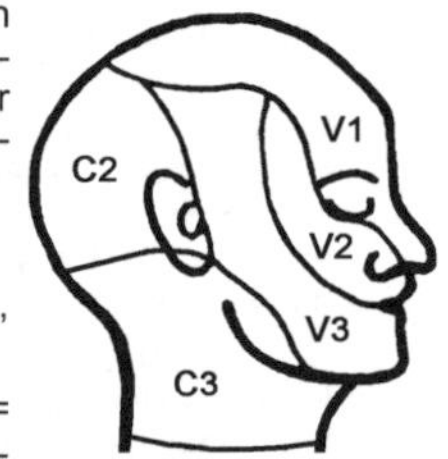

Kopf seitl. re.

⇒ N.facialis-Parese: s.u.

⇒ N.vestibulocochlearis: Schwindel, Gleichgewichtsstörungen, Hypakusis (Hörverlust), Tinnitus (Ohrgeräusche)

⇒ N.glossopharyngeus: Geschmacksempfindung vermindert (= Dysgeusie [kein Totalausfall = Ageusie, da der N.facialis ebenfalls Geschmacksfasern hat]), Hypästhesie im Pharynxbereich, Würgreflex-Ausfall, Gaumensegelparese mit **Kulissenphänomen** (Zäpfchen steht zur gesunden Seite, s. Abb.), Schluckstörungen

⇒ N.vagus: **Heiserkeit** (bei beidseitigem Ausfall Aphonie), Pharynxmuskelparese mit Kulissenphänomen (Pharynxhinterwand steht zur gesunden Seite), Würgreflex-Ausfall, Schluckstörung, Tachykardie/Arrhythmie

⇒ N.accessorius: Schultertiefstand, Atrophie des M.trapezius, Kopfdrehung zur Gegenseite erschwert

⇒ N.hypoglossus: beidseitige bulbäre Zungenlähmung: Faszikulieren, Zungenparese, Zungenmuskelatrophie
(einseitige) periphere Zungenlähmung: Abweichung der Zunge zur gelähmten Seite, einseitige Zungenmuskelatrophie

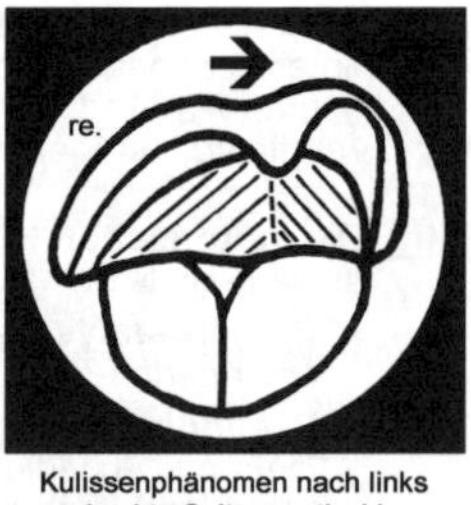

Kulissenphänomen nach links (rechte Seite paretisch)

Ther. und Prog: Abhängig von der Grunderkrankung

DD:
- HN-Beteiligung bei Polyneuropathie, HMSN, Guillain-Barré-Syndrom
- HN-Beteiligung bei Myasthenie, spinaler Muskelatrophie = progressive Bulbärparalyse
- HN-Beteiligung bei amyotrophischer Lateralsklerose
- HN-Beteiligung bei Neurolues, Poliomyelitis anterior
- Familiäre infantile Bulbärparalyse (aut.-rez. erblich), Beginn: 2.-12. Lj., progredient

FAZIALISPARESE

Syn: Fazialislähmung, engl. facial palsy, ICD-10: G51.0

Anatomie: **VII. Hirnnerv – N.facialis** (Abkömmling des 2. Kiemenbogens)

Kerngebiete: Nucleus originis n.facialis (motorisch), Nucleus salivatorius superior (vegetativ) + Nucleus n.gustatorius (sensorisch)

Funktionen: branchiogen efferent (= motorisch) und als N.intermedius viszeral efferent (= vegetativ/parasympathisch), gustatorisch-viszeral afferent (= sensorisch), somatisch afferent (= sensibel)

- Motorisch: Gyrus praecentralis ⇨ Tractus corticonuclearis ⇨ Kreuzung der Bahn in Höhe der Rautengrube auf die Gegenseite (Stirnfasern kreuzen und sind zusätzlich ungekreuzt = Doppelinnervation) ⇨ **Nucl.originis n.facialis**, dann im Verlauf um den Abduzenskern gewunden (sog. inneres Fazialisknie) im Kleinhirnbrückenwinkel aus dem Hirnstamm austretend ⇨ mit VIII. HN in den Meatus acusticus internus, dann in den Canalis facialis ziehend ⇨ über Ganglion geniculi (keine motorische Verschaltung, sog. äußeres Fazialisknie), nach Abgang des N.stapedius (M.stapedius), durch das Foramen stylomastoideum aus dem Schädel austretend und weiter als **Plexus parotideus** (Aufteilung in der Glandula parotis in Rr.temporales, Rr.zygomatici, Rr.buccales, Rr.marginalis mandibulae) ⇨ Äste zur gesamten mimischen Gesichtsmuskulatur (M.orbicularis oris und M.orbicularis oculi, M.buccinator, M.risorius usw.), M.platysma (R.colli), M.stylohyoideus, M.digastricus (R.digastricus) und M.occipitofrontalis (N.auricularis post.)
- Vegetativ (parasympathisch): Nucl.salivatorius superior ⇨ **N.intermedius** gibt den **N.petrosus major** im Ganglion geniculi ab ⇨ Ganglion pterygopalatinum ⇨ zu den Glandulae lacrimalis und nasales. **Chorda tympani** im Canalis facialis abgehend ⇨ durch die Fissura petrotympanica zum Ganglion submandibulare ⇨ zu den Glandulae submandibularis und sublingualis
- Sensorisch (Geschmack): Vordere 2/3 der Zunge innervierend als **Rr.linguales** (ziehen mit dem N.lingualis des V. HN) durch die Fissura petrotympanica ⇨ **Chorda tympani** im Canalis facialis über das Ggl.geniculi als **N.intermedius** durch den Meatus acusticus internus ⇨ Nucleus n.gustatorius + Nucleus tractus solitarii ⇨ gekreuzt im Lemniscus med. zum Thalamus ⇨ Gyrus postcentralis
- Sensibel: **N.intermedius** (Ganglion geniculi) als sensibler Anteil des N.petrosus major zum Mittelohr ⇨ Innenfläche Membrana tympani u. Mittelohrschleimhaut (Plexus tympanicus) innervierend. Weiterhin variable Anteile am äußeren Ohr oder dahinter und Außenfläche der Membrana tympani im Gehörgang innervierend

Etlg: # **Periphere Fazialisparese:** Läsion liegt im 2. mot. Neuron (= Kerngebiete, s.o.) oder im peripheren Nervenverlauf ⇨ alle Äste sind dann betroffen

Zentrale Fazialisparese = faziale Parese: Läsion liegt im 1. mot. Neuron (Gyrus praecentralis) oder Verbindungsstrang (Trac.corticonuclearis) bis zum 2. mot. Neuron (Stirnrunzeln ist wegen gekreuzten und ungekreuzten Bahnen noch mögl.)

Ät: Periphere Fazialisparese

- **Idiopathisch** = **keine Ursache** zu finden (in 80 % d.F., häufigste Form!)
- **Infektiös/postinfektiös** durch Virusinfektion, Herpes zoster oticus, Borreliose, Otitis media, Mastoiditis, Parotitis, lymphozytäre Meningitis, Poliomyelitis anterior
- **Mechanisch**: **Akustikusneurinom** (im Verlauf des Meatus acusticus int.) od. Cholesteatom, Aneurysma der A.vertebralis, Schädel-Hirn-Trauma, Schädelbasisbrüche insb. Querfraktur des Felsenbeins, Tumoren oder Blutung an der Schädelbasis / Kleinhirnbrückenwinkel / Hirnstamm, Sarkoidose, Wegner-Granulomatose, maligne Parotistumoren
- Polyneuritis, GUILLAIN-BARRÉ-Syndrom (dann meist beidseitige Parese), progressive Bulbärparalyse und Syringobulbie (= nukleäre Schädigung)
- **Iatrogen**: Operation der Gld.parotis mit Verletzung oder Entfernung des Plexus parotideus, Operationen am Ohr mit Verletzung des N.facialis im Canalis facialis
- Prädisponierend: Schwangerschaft, Wochenbett, Diabetes mellitus
- Angeboren (meist mit weiteren HN-Ausfällen kombiniert), z.B. MÖBIUS-Kernaplasie (Gendefekt auf Chrom. 1, 3, 10, 13)
- Neugeborene: Durch Druck am Kopf während der Geburt, insb. bei Zangengeburt (sog. **Geburtslähmung**, engl. birth palsy, gute Prog.)

Zentrale Fazialisparese
- Zerebrale Tumoren, **Apoplexie** oder Blutungen, Angiome
- Syringobulbie mit Schädigung des Trac.corticonuclearis (= Pseudobulbärparalyse)

Epid: ◊ Häufigste Form ist die **idiopathische Fazialisparese**, alle anderen Ursachen sind letztlich **Ausschlussdiagnosen** und müssen daher abgeklärt werden, bevor die Diagnose einer idiopathische Fazialisparese gestellt werden kann.

◊ W = m, jedes Alter mögl.

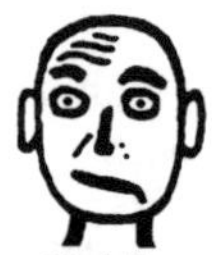
Fazialisparese li.

Klin: ⇒ **Motorisch:** innerhalb von Stunden sich entwickelnde motorische Lähmung der Gesichtsmuskulatur (s. Abb.)

⇒ **Asymmetrie der Stirnfurchen** bei periphere Lähmung mit verstrichenen Falten der betroffenen Seite (bei zentraler Parese kein Stirnmuskelausfall = Stirnrunzeln und auch Lidschluss ist noch mögl.)

⇒ Herabhängen des Unterlids, vergrößerte Lidspalte, betroffenes Auge bleibt offen beim Versuch die Augen zu schließen = **Lagophthalmus** ⇨ die physiologische Rotation der Augenbulbi bei der Innervation zum Augenschluss nach oben wird dadurch sichtbar = **BELL-Phänomen** (s. Abb.)

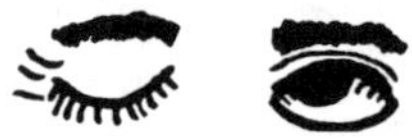
Bell-Phänomen

⇒ **Schiefstand des Mundes**, verstrichene Nasolabialfalte, Ausfluss von Speichel aus dem herabhängenden Mundwinkel mögl.

⇒ Einziehung des Lippenrots (Platysmaschwäche)

⇒ Tieferstehender Zungengrund auf der Seite der Parese

⇒ Sprechen, Kauen gestört

⇒ **Hyperakusis** (vermehrte Lärmempfindlichkeit, schepperndes Geräusch im Ohr bei Beschallung) durch Funktionsausfall des M.stapedius (durch die fehlende Kontraktion wird die Steigbügelplatte im Mittelohr nicht mehr kontrolliert)

⇒ Vegetativ/sensorisch: Bei Mitbeteiligung d. N.intermedius verminderte Tränen- und Speichelsekretion, Geschmackstörung der vorderen 2/3 der Zunge (Dysgeusie, bei Mitbeteiligung des N.glossopharyngeus auch Ageusie = vollständiger Geschmacksverlust)

⇒ Sensible Störungen im Bereich des Gehörganges mögl.

⇒ Bei Zoster oticus Eruptionen im Ohrbereich durch die sensiblen Anteile des N.facialis in diesem Bereich, Fazialislähmung nach 1-2 Wo.

Diag:
1. Anamnese: Beginn, Prodromi, vorangegangener Infekt, Trauma, bisheriger Verlauf der Erkrankung
2. Neurologische Untersuchung: **motorische Prüfungen** (Stirnrunzeln, Augen schließen, Mund spitzen, pfeifen, lachen), Prüfung der **Tränensekretion** (SCHIRMER-Test, beeinträchtigt bei Läsion vor dem Ggl.geniculi), Sensibilitätsstörungen (Ohrmuschel, Gehörgang, Region hinter dem Ohr)
3. LP: zum Ausschluss entzündlicher Erkrankungen
4. **Blinkreflex** (= Orbicularis-oculi-Reflex): Leitungsverzögerung u. Amplitudenreduktion bis zum kompletten Verlust
5. EMG: Denervierungspotentiale als spätes Zeichen
6. HNO-Konsil: Hörtest wegen Hyperakusis, Stapediusreflexprüfung

Ther:
- **Physikalische Therapie**: Gesichtsmassage, mehrmals täglich aktive Bewegungsübungen vor dem Spiegel
- **Uhrglasverband** und Augensalbe (Panthenol, Bepanthen®) bei Lagophthalmus zur Verhinderung von Korneaschäden, insb. auch nachtsüber
- Med: versucht werden **Glukokortikoide** (Methylprednisolon, Urbason® 80-100mg/Tag für 1 Wo., dann über 4 Wo. ausschleichen)

  Herpes zoster oticus: Aciclovir (Zovirax® 5 mg/kgKG 3 x/Tag i.v.) für 1 Wo.
- Operativ: Ind: bleibender Defekt (Diskontinuität des N.facialis)

- End-zu-End-Anastomose des N.facialis bei kurzstreckiger Durchtrennung
- Nerventransplantation (N.auricularis mag. od. N.suralis) bei langstreckiger operativer Unterbrechung des N.facialis (z.B. bei der Op. eines malignen Parotistumors) od. End-zu-End-Anastomosierung des N.hypoglossus od. der Ansa cervicalis prof. (des N.hypoglossus) mit dem peripheren N.facialis-Stumpf und anschließende Innervationsübungen
- Dekompression des N.facialis bei Schädelbasisfrakturen
- Bei definitiv fehlendem Lidschluss (frühestens nach ½ J.): Tarsorrhaphie (Syn: Blepharorrhaphie = teilweise Vernähung von Ober- und Unterlid zur Verringerung der Lidspalte) oder Lidloading mit einem kleinen Platin- od. Goldgewicht in eine präparierte Tasche des Oberlids (Schwerkraft zieht dann das Oberlid nach unten)

Prog: **Gut**, 85 % der idiopathischen Fazialisparesen heilen spontan aus. Es können unvollständige Reinnervationen verbleiben oder selten ein kompletter Ausfall.

Kompl:
* Durch Lagophthalmus Konjunktivitis und Erosion der kaudalen Korneaanteile
* Mitbefall der HN V, IX, X
* Unvollständige Reinnervation: **Fazialiskontraktur** (enge Lidspalte, hochgezogener Mundwinkel, Gesichtsasymmetrie), **Restlähmung** (komplette sind selten), Innervationsgebietvergrößerung (plumpe Mimik), Fehlbewegungen (**Synkinesen = pathologische Mitbewegungen**, z.B. bei Augenschluss bewegt sich der Mund mit), **Krokodilstränenphänomen** (= Tränensekretion anstatt Speichelsekretion beim Essen von Speisen)
* Op: bei Verwendung des N.hypoglossus kommt es zur Atrophie der ipsilateralen Zungenmuskulatur. Bei Verwendung der Ansa cervicalis prof. ist dies nicht der Fall, jedoch ist die Reinnervationsleistung für den N.facialis wiederum nicht so gut.

DD:
- Hemispasmus facialis: Faziale Spastik durch Gefäßanomalien (A.cerebelli inf. post. od. ant. od. A.vertebralis) od. Gliome im Kleinhirnbrückenwinkel mit plötzlichen, unwillkürlichen, schmerzlosen, **einseitigen Kloni** (auch tonische Spastik mögl.) der Gesichtsmuskulatur Erkrankungsgipfel: 40. Lj., w > m (2:1)
  Ther: als Med. kann Carbamazepin (Tegretal®) versucht werden, bei schwereren Fällen funktionelle Denervierung der betroffenen Muskulatur durch Botulinumtoxin-Injektionen (Botox®, Dysport®, Xeomin®) in 3- bis 6-monatigem Abstand od. mikrochirurgische Neurolyse des N.facialis am Hirnstamm (neurovaskuläre Dekompression der Wurzeleintrittszone, Op. n. JANETTA) über Kraniotomie
- Tic-Störungen: Gesichtstics/Fazialistics häufig psychogene Ursache mit schwachen Zuckungen, z.B. insb. des M.orbicularis oculi
- Hemifaziale Myokymien bei Multipler Sklerose
- FREY-Syndrom: nach operativer Entfernung der Gld.parotis kommt es bei fast allen Pat. zur Hyperhidrosis im Gesichtsbereich beim Essen. Ther: intrakutane Botulinumtoxin-A-Injektion
- MELKERSSON-ROSENTHAL-Syndrom: Symptomenkomplex unklarer Genese mit Trias Fazialisparese, Lingua plicata, Cheilitis granulomatosa (= Lippenschwellung) + Schleimhautschwellungen
- Sluder-Neuralgie: Affektion des Ggl.pterygopalatinum, z.B. durch Sinusitis mit Schmerzen im Gesichtsbereich und Störung der Tränen- und Speichelsekretion
- HUNT-Neuralgie: Affektion des Ggl.geniculi bei Zoster oticus mit peripherer Fazialisparese, Tinnitus und Hörminderung, Störung der Tränen- und Speichelsekretion und der Geschmacksempfindung

KOPFSCHMERZEN

Syn: Zephalgie, Cephalgia, engl. headache, ICD-10: G44.-

Ät: Die International Headache Society (2004) unterscheidet zwei große Gruppen:
- **Idiopathische Kopfschmerzen** (>90 % d.F.)
  Prädisposition: familiäre Disposition, psychische Belastung, Stress, Klimaeinflüsse (Wetterumschwung, Föhn), Genussmittel (Alkohol, Schokolade, Käse), Schlafmangel, Menstruation bei Frauen (Kopfschmerzen meist prämenstruell)
- **Symptomatische Kopfschmerzen**: durch neurologische od. Systemerkrankungen sowie als Nebenwirkungen medizinischer Therapien

Path: Das Gehirn selbst ist nicht schmerzempfindlich. Schmerz kann von den intrakraniellen Gefäßen, den Meningen (diese werden vom N.trigeminus sensibel innerviert) und den das Gehirn umgebenden Knochen und Weichteilen ausgehen.

Etlg: # Episodischer **Spannungskopfschmerz**, engl. tension headache (ICD-10: G44.2) und vasomotorischer Kopfschmerz (ICD-10: G44.1)
Migräne (s.u., ICD-10: G43.-)
Cluster-Kopfschmerz (s.u., ICD-10: G44.0)
Trigeminusneuralgie (s.u.), Gesichtsneuralgie, SUNCT-Syndrom
Symptomatische/sekundäre Kopfschmerzen:
- bei intrakraniellen Raumforderungen, z.B. **Hirntumoren**, **Aneurysma**, **Subarachnoidalblutung** („Vernichtungskopfschmerz“), **Sinusvenenthrombose**
- **Schädel-Hirn-Trauma** (chronisch posttraumatischer Kopfschmerz), HWS-Distorsion
- Hydrozephalus, spontanes Liquorunterdrucksyndrom
- TIA, Apoplexie, Arteriitis temporalis (Riesenzellarteriitis), arterielle Hypertonie, hypertensive Krise, Phäochromozytom, Hypoglykämie, akuter Glaukomanfall
- entzündlich: Meningitis, Otitis, Mastoiditis, Sinusitis, Hirnabszess, Enzephalitis
- Dentalgie (Zahnschmerz, Bruxismus = Zähneknirschen, Okklusionsstörungen, COSTEN-Syndrom des Kiefergelenkes)
- CO-Vergiftung, Methanol-Vergiftung
- Plasmozytom (am Schädelknochen)
- Iatrogen: postpunktioneller Kopfschmerz (nach LP durch Liquorunterdrucksyndrom)
- Med-NW: Arzneimittelinduzierter Kopfschmerz, insb. durch **Analgetika**-Übergebrauch (w >> m, Schmerzmittelgebrauch >15 Tage/Monat), Nitrate, Kalziumantagonisten, Ergotamin, Östrogene

Epid: ◊ Prävalenz: 50-70 % der Bevölkerung haben zumindest zeitweise Kopfschmerzen, 10-20 % d. Bevölkerung haben chronisch od. rezidivierend Beschwerden (12 Mio. Betroffene in Deutschland geschätzt)
◊ **Spannungskopfschmerz** (54 %) u. **Migräne** (38 %) machen zusammen über 90 % der Kopfschmerzen aus!
◊ Auch Kinder (bis zum 12. Lj.) haben schon zu 90 % Kopfschmerzerfahrungen. Bei 10-30 % der Kinder kommt es zu wiederkehrenden Kopfschmerzen (Trigger ist u.a. Stress durch zu wenig Freizeit, Streit in der Familie und pos. od. neg. Verstärkung durch die Eltern).

Klin: ⇒ Spannungskopfschmerz: durch Muskelkontraktion **von Nacken** und Schulter **ausstrahlender beidseitiger, diffuser, drückend od. beengender Kopfschmerz** („Band um den Kopf“), von 30 Min. bis einen Tag oder bis zu einer Woche dauernd, Häufigkeit: 1-15 x /Monat (bei >15 x /Monat wird vom chronischen Spannungskopfschmerz gesprochen)

⇒ Migräne (s.u.): **halbseitiger** dumpf-drückender, oft pulsierender Kopfschmerz

⇒ Cluster-Kopfschmerz (s.u.): einseitige heftigste Schmerzen hinter dem Auge/Schläfe, Rötung des Gesichts, Hyperhidrose, Tränenfluss, Nasensekretion, Miosis + Ptosis

⇒ Postpunktioneller Kopfschmerz: 1-2 Tage nach einer LP auftretend, okzipital und nuchal ausstrahlend mit Übelkeit und Erbrechen, Tinnitus, Nackensteifigkeit. Dauer ca. 1 Wo.

Diag:
1. Anamnese: frühere Erkrankungen, Operationen, SHT?, Verlauf des Kopfschmerzes, Beginn, Aura?, **Dauer**, **Charakter** der Schmerzen (dumpf-drückend, pulsierend, spitzstechend, halbseitig, oberflächlich), **Lokalisation** und **Ausstrahlung** der Schmerzen, Häufigkeit (Kopfschmerzkalender führen lassen), familiäre Belastung, Menstruation, welche Medikamente wurden schon genommen (Häufigkeit in den letzten 4 Wo.?)
2. Neurologische und körperliche Erstuntersuchung: Hirnnervenstatus, neurologische Ausfälle?, Meningismus?, Herz- und Lunge, Blutdruck, HWS, Gefäßstatus, Zahnstatus
3. CCT: Ausschluss intrakranieller Erkrankung/Raumforderung (= symptomatischer/sekundärer Kopfschmerz), bei nicht eindeutigem Ergebnis MRT, ggf. Röntgen der HWS
4. LP: wenn Verdacht auf entzündliche Ursache
5. EEG: i.d.R. Normalbefund

Ther:
- Spannungskopfschmerz: **Analgetika** (Acetylsalicylsäure, Aspirin® od. Paracetamol, Benuron®), evtl. zusätzlich in Kombination mit Koffein oder Codein, bei chronischem Kopfschmerz Amitriptylin (25-150 mg/Tag, Saroten®), bei starken Muskelverspannungen auch muskelrelaxierende Substanz mögl. (Tizanidin, Sirdalud®)
- **Entspannungsverfahren** (Autogenes Training, progressive Muskelrelaxation), Akupunktur od. Akupressur, Hypnose mögl., Massagen und Krankengymnastik bei Verspannungen, ggf. Verhaltenstherapie (Stressbewältigungstraining)
- **Meidung schädigender Noxen** (Alkohol, Medikamente), ausreichend Schlaf
- Phytotherapeutika (pflanzliche Med.): **Pfefferminzöl** (10%iges Öl in alkoholischer Lösung lokal auf Stirn und Schläfen aufgetragen, Euminz®) mit nachgewiesener Wirkung gegen Spannungskopfschmerzen
- Postpunktioneller Kopfschmerz: Bettruhe, flache Lagerung, Analgetika, Koffein i.v. (3 x 200 mg/Tag), bei Persistenz Eigenblutpatch
- Analgetika-induzierter Dauerkopfschmerz: sofortiges Absetzen aller Schmerzmittel (der „Entzug" mit vermehrten Kopfschmerzen in dieser Zeit dauert ca. 10 Tage), ggf. Amitriptylin (25-75 mg/Tag, Saroten®) für einige Monate, dann ausschleichen
- Selbsthilfegruppen: Deutsche Schmerzliga e.V., Adenauerallee 18, 61440 Oberursel, Tel.: (07 00) 3 75 37 53-75, Fax: -8, Internet: http://www.schmerzliga.de

Prog: Bei Disposition letztlich immer rezidivierend und nur symptomatisch therapierbar.

Kompl:
* Chronifizierung der Kopfschmerzen, affektive Labilität, Depression
* Cave: Bei Meningismus immer stationäre Abklärung (LP, CCT)
* **Analgetikaübergebrauch** (insb. bei Analgetika-Mischpräparaten) ⇨ verursacht selbst Kopfschmerzen!, Nierenschädigung

Proph:
♥ Keine Dauereinnahme von Analgetika
♥ Bei LP dünne atraumatische Nadel benutzen

DD:
- Psychosomatische Kopfschmerzen (Psychosomatose), im Rahmen einer Depression, bei Angstneurosen
- Hypnic Headache (Kopfschmerzen aus dem Schlaf heraus)
- Benigne intrakranielle Hypertension ("Pseudotumor cerebri", w >> m)
- Hustenkopfschmerz, Anstrengungskopfschmerz, Kopschmerz bei sexueller Aktivität
- Drogenabusus (Amphetamine und andere Psychostimulanzien)

MIGRÄNE

Syn: Hemikranie, engl. migraine, ICD-10: G43.-

Ät:
- **Familiäre Disposition** (50 % d.F., leidet ein Elternteil unter Migräne ist das Risiko für die Kinder 2- bis 4fach erhöht, insb. bei Migräne mit Aura)
- Psychische Belastung, Erwartungsangst und **Stress**, bzw. im Anschluss an belastende Situationen = Entlastungsreaktion (Wochenende)
- Durchblutungsstörungen
- Prädisp./Trigger: Klimaeinflüsse (Wetterumschwung, Föhn), Medikamente, Genussmittel (Alkohol, Rotwein, Nikotin, Schokolade, Käse, Zitrusfrüchte, Milchprodukte), Schlafmangel
- Frauen: Menstruation, Eisprung, hormonale Kontrazeptiva, Hormonpräparate in den Wechseljahren, in der Schwangerschaft meist Abnahme der Migränefrequenz

Path: Neurovaskuläre Theorie: Beginn mit Vasokonstriktion der intrakraniellen Hirngefäße dann Vasodilatation der extrakraniellen Arterien sowie Freisetzung von Neuropeptiden. Eine mögl. Ursache hierfür kann eine trigeminale Innervation der intrakraniellen Gefäße sein.

Epid:
◊ Prävalenz: 12 % der Frauen (Lebenszeitprävalenz bei Frauen bis zu 30 %) und 6 % der Männer betroffen (**w** > m = 2:1), in Deutschland geschätzt ca. 8 Mio. Migräne-Pat.
◊ Prädisp.alter: Maximum von der Pubertät an bis zum 35.-45. Lj., aber auch schon bei Kindern zu beobachten (ca. 5 % der Kinder/Jugendlichen im Schulalter, m = w)

Etlg:
Einfache Migräne (= ohne Aura)
Klassische Migräne (= **mit Aura**, 10-15 % d.F.)
Komplizierte Migräne, **Migraine accompagnée** = mit neurologischen Ausfällen
Basilarismigräne (junge Frauen, zyklusabhängiges Auftreten)
Vestibuläre Migräne
Ophthalmoplegische Migräne (symptomatische Form, z.B. bei Aneurysma, Sinusvenenthrombose des Sinus cavernosum)
Retinale Migräne
Prolongierte Migräne (>7 Tage anhaltend), Status migraenosus
Chronische Migräne (an mehr als 15 Tagen / Monat)
Familiäre hemiplegische Migräne (aut.-dom. erblich, Gendefekt auf Chrom. 1, 2 od. 19 bekannt ⇨ Störung von neuronalen Na^+/K^+-, Na^+- od. Ca^{++}-Kanälen), Beginn meist schon im Kindesalter
Migräneartige Störungen, z.B. anfallartige amnestische Episoden

Klin:
⇒ Allgemein: **Halbseitiger** dumpf-drückender, oft **pulsierender Kopfschmerz** im Bereich hinter den Augen oder Stirn, auch beidseitig oder die Seiten wechselnd mögl., meist morgendlicher Beginn und Progredienz **über Stunden** (Dauer der Attacken 4-72 Std.), Verstärkung bei körperlicher Aktivität, Zunahme bei Kopfbewegungen
⇒ Vegetative Störungen: **Übelkeit** bis zum **Erbrechen**, Appetitlosigkeit, Schwitzen, psychische Reizbarkeit, Überempfindlichkeit auf Licht und Geräusche ⇨ **Licht**- (Photophobie) und **Lärmscheu** (Phonophobie), Überempfindlichkeit gegenüber bestimmter Gerüche
⇒ **Aura**: dem Kopfschmerz vorausgehende neurologische Symptome, z.B. **Flimmerskotom**, Lichtblitze, sog. Fortifikationen (gezackte Lichtlinien), homonyme Hemianopsie (Migraine ophtalmique), bei Kindern Alice-im-Wunderland-Syndrom (bekannte Dinge werden ganz groß od. ganz klein wahrgenommen)
⇒ Neurologische Ausfälle = Migraine accompagnée: zerebrale **Herdsymptome** mit Parästhesien, Lähmungen, Sprechstörungen wie Dysarthrie oder Wortfindungsstörungen, Schwindel, Ataxie, Doppelbilder, paroxysmaler Torticollis (bei Kindern)
⇒ Basilarismigräne: Hinterkopfschmerzen, Gesichtsfeldausfälle, Funkensehen, Nystagmus, Sensibilitätsstörungen im Gesicht und an den Händen, Schwindel, Tinnitus, Gangataxie, Sprechstörungen, Minderung des Hörvermögens und Bewusstlosigkeit mögl.

⇒ Vestibuläre Migräne: migränetypische Aura-Symptome mit Schwindelattacken, aber ohne Kopfschmerz

⇒ Ophthalmoplegische Migräne: homolaterale Okulomotoriuslähmung

⇒ Familiäre hemiplegische Migräne: schwer verlaufende Migräne mit Aura, bei der es zu einer fast kompletten, halbseitigen Lähmung kommt

Diag:
1. Typische Anamnese und Schmerzcharakter, **Kopfschmerzkalender** führen lassen
2. Neurologische Untersuchung: im Intervall unauffällig
3. EEG: im Anfall bei Herdsymptomen Delta-Fokus als Herdbefund über dem jeweiligen Kortexareal zu finden, sonst unauffällig od. unspezifische Dysrhythmie
4. CCT: zum Ausschluss intrakranieller Erkrankung/Raumforderung (insb. bei erstmaligen neurologischen Ausfällen)

Ther:
- Allgemein: Reizabschirmung = Ruhe, kühler, abgedunkelter Raum und Schlaf
- Akut: Med: bei Übelkeit **Antiemetika Domperidon** (Motilium® p.o.) od. **Metoclopramid** (Paspertin® p.o.) od. Dimenhydrinat (Vomex A® langsam i.v. od. auch als Supp., NW: Müdigkeit) und dazu **Analgetika**

  Analgetika: **Acetylsalicylsäure** (Aspirin® 1,0 g p.o. als Brausetablette od. auch i.v. = Aspirin®i.v., nicht bei Kindern wegen Gefahr des REYE-Syndroms), **Ibuprofen** (Contraneural®, 400-600 mg p.o.), Naproxen (Proxen® 0,5-1,0 g p.o.), Diclofenac (Voltaren®, 50-100 mg) od. Paracetamol (Benuron® 1,0 g p.o. od. als Supp.) und ggf. zusätzlich oder in Kombination mit Ergotamin (z.B. Ergo-Kranit® Tbl. od. Dihydroergotamin, DET MS® 1 mg i.m. od. s.c.) od. Koffein (Cafergot N®)

  Bei schweren Schmerzen od. fehlendem Ansprechen auf Analgetika: **Serotoninrezeptoragonisten** (Triptane): **Sumatriptan** (6 mg **s.c.**, Imigran®) od. **Zolmitriptan** (2,5 mg als **Nasenspray**, AscoTop®Nasal), weitere Triptane sind Rizatriptan (5-10 mg per os, MAXALT®), Eletriptan (20-80 mg p.o., Relpax®), Almotripan (12,5 mg p.o., Almogran®), Frovatriptan (2,5 mg p.o., Allegro®), Naratriptan (2,5 mg p.o., Formigran®, ist als einziges Triptan nicht mehr verschreibungspflichtig) ⇨ wirken vasokonstriktorisch im ZNS, schneller Wirkungseintritt und gute Wirksamkeit (allerdings wegen des schnellen Abbaus erneutes Auftreten der Kopfschmerzen in 1/3 d.F. mögl., die auf eine nochmalige Triptangabe aber meist erneut gut ansprechen)

  In der Entwicklung befinden sich CGRP-Rezeptorantagonisten (Calcitonin gene-related peptide) und 5HT-1F-Agonisten für die Akuttherapie.

  Bei Kindern: Domperidon (Motilium®) + 10 mg/kgKG Ibuprofen (Contraneural®), bei Therapieresistenz ggf. Triptane als Nasenspray
- Intervalltherapie (= Prophylaxe): meiden anfallfördernder Faktoren, **Entspannungsverfahren** (Autogenes Training, progressive Muskelrelaxation nach JACOBSON), thermales Biofeedbacktraining, Stressbewältigungstraining, Ausdauersportarten, regelmäßiger Schlaf (gleiche Weckzeit, auch am Wochenende!), auch Akupunktur mögl.

  Med. als Prophylaxe: Ind: >1-2 Anfälle/Woche, mehrfacher Migräne-Status

  β-Rezeptorenblocker: 40-240 mg/Tag **Propranolol** (Prophylux®) od. 50-200 mg/Tag **Metoprolol** (Beloc-Zok®), einschleichend dosieren od.

  Kalziumantagonist: **Flunarizin** (5-10 mg/Tag, Natil® hilft insb. bei Migräne mit Aura)

  Antiepileptika: **Topiramat** (25-100 mg/Tag, Topamax®), **Valproinsäure** (600-1.800 mg/Tag, Orfiril®) od. Gabapentin (2.400 mg/Tag, Neurontin®)

  Versucht werden auch Acetylsalicylsäure (300 mg/Tag) od. Naproxen (500-1.000 mg/Tag, Proxen®), Antidepressiva: Amitriptylin (50-150 mg/Tag, Saroten®) od. Venlafaxin (75-150 mg/Tag, Trevilor®), Magnesium (600 mg/Tag), hochdosiert Vit. B_2 (400 mg/Tag), AT-II-Rezeptorantagonist Candesartan (16 mg/Tag, Blopress®) od. ACE-Hemmer Lisinopril (20 mg, Acerbon®).

  Für alle gilt: Wirkungseintritt nach etwa 2-4 Wo., es sollte eine mind. 50%ige Anfallsreduktion erreicht werden (Kopfschmerzkalender führen lassen!), Dauer der Behandlung 6-9 Monate, bei Erfolg dann Dosisreduktion und Auslassversuch nach ca. 12 Monaten.

  Bei menstruell bedingter Migräne kann zur Prophylaxe ab 2 Tg. vor der Regelblutung ein Östrogenpflaster über 7 Tage eingesetzt werden od. Naproxen 2x500 mg/Tag von 4 Tg. vor bis 3 Tg. nach der Regelblutung.

  Phytotherapie (pflanzliche Med.): Pestwurzextrakt 2 x 50-75 mg/Tag (Petadolex®)

- Selbsthilfegruppen: Migräne Liga e.V., Westerwaldstr. 1, 65462 Ginsheim-Gustavsburg, Tel.: (0 61 44) 22 11, Fax: 3 19 08, Internet: http://www.migraeneliga.com

Prog: Letztlich nicht heilbar, bisher nur symptomatische Therapie mögl., spontane Heilung mögl.

Kompl: * Bei Migräne mit Aura und bei Migraine accompagnée ischämischer **Hirninfarkt** mögl. sowie erhöhtes Risiko für kardiovaskuläre Ereignisse. Frauen im prämenopausalen Alter mit Migräne haben ein 3- bis 4fach höheres Risiko für einen Schlaganfall und ein potenziertes Risiko bei zusätzlichem Nikotinabusus und/od. Einnahme hormonaler Kontrazeptiva.

* Migräne-Status (Migräne >72 Std., selten), Ther: Cortison 250 mg. i.v.
* Med.-NW: regelmäßiger Gebrauch von Ergotamin-Präparaten kann zu **Dauerkopfschmerzen**, Muskelkontrakturen, Fibrosen, Magen-Darm-Störungen, **akralen Durchblutungsstörungen** (Ergotismus) od. pektanginösen Beschwerden führen

  Ein hohes Risiko für Medikamenten-induzierten Dauerkopfschmerz besteht bei >10 Analgetika-Anwendungen/Monat ⇨ daher ab 7 Anfälle/Monat eine medikamentöse Prophylaxe durchführen.

Proph: ♥ Prädisponierende Faktoren (s.o.) meiden

DD:
- Cluster-Kopfschmerz
- Herpes simplex Enzephalitis
- Ischämischer Insult, TIA, Amaurosis fugax, akute Sinusvenenthrombose
- Akuter Glaukomanfall
- Hinterkopfschmerzen nach HWS-Distorsion, fälschlich auch als „Migräne cervicale" bezeichnet
- Pseudomigräne mit Pleozytose: kurzfristiges neurologisches Defizit gefolgt von starker Migräne und Nachweis einer Pleozytose im Liquor. Beschwerden sistieren von alleine.

CLUSTER-KOPFSCHMERZ

Syn: BING-HORTON-Kopfschmerz, HORTON-Neuralgie, Erythroprosopalgie, Hemicrania periodica neuralgiformis, **trigemino-autonomer Kopfschmerz**, Blitz-Kopfschmerz, engl. cluster headache, ICD-10: G44.0

Ät:
- **Unklar**, diskutiert werden eine **aseptische Entzündung** im Bereich des Sinus cavernosus/V.ophthalmica sup. od. eine Strömungsbeschleunigung im Bereich der Halsgefäße od. sekundäre vaskuläre Aktivierung ausgelöst durch einen trigeminalen Schmerzreiz
- Symptomatisch: bei Raumforderungen im Bereich des Hirnstammes (pontine Trigeminuskerngebiete), z.B. durch Angiome, Aneurysmen, Hypophysentumoren
- Trigger: geringe Menge Alkohol, blendendes Licht, Histamin, Nitropräparate, Nifedipin

Epid: ◊ Prädisp.alter: um das 30. Lj. beginnend, **m** >> w (5:1, "Migräne des Mannes")
◊ Inzidenz: 10/100.000/Jahr, Prävalenz: 90/100.000

Etlg: # Episodischer Cluster-Kopfschmerz
Chronischer Cluster-Kopfschmerz (= Kopfschmerzattacken ohne Remission >1 Jahr)

Klin: ⇒ Dicht gehäuftes Auftreten der Kopfschmerzattacken (engl. cluster = Haufen) für 1-2 Monate, dann Remission mit schmerzfreiem Intervall zwischen 6 Monaten bis 2 Jahren

⇒ **Kopfschmerzattacke** häufig in der **Nacht** aus dem Schlaf heraus (1-3 Uhr) oder in den frühen Morgenstunden für 15 Min. bis max. 3 Std. (im Durchschnitt 30-45 Min.), alle 2 Tage einmal bis zu 8-mal täglich (im Durchschnitt 2-mal pro Tag)

⇒ Streng **einseitige** (fast immer die gleiche Seite, nie simultan beidseitig) heftigste **Schmerzen orbital/frontal** und/oder **temporal**

⇒ Vegetative Symptome: ipsilaterale **konjunktivale Injektion**, Rötung des Gesichts, Hyperhidrose, verstopfte Nase od. Nasensekretion, verstärkter **Tränenfluss**, Miosis + Ptosis (= partielles **HORNER-Syndrom**), Lidödem

⇒ Die Pat. sind während der Kopfschmerzattacke meist unruhig und laufen umher

Diag:
1. Anamnese: Schmerzangabe hinter dem Auge/Schläfe, Dauer, Begleitsymptome
2. Neurologische Untersuchung im Intervall o.B., im Anfall können die vegetativen Symptome beobachtet werden
3. Röntgen: CCT/MRT zum Ausschluss einer organischen Erkrankung (insb. beim erstmaligen Auftreten od. neurologischen Ausfällen)

Ther:
- Akut: **Inhalation** von **100%**igem **O_2** (high flow = >10 l/Min.) über eine Gesichtsmaske, topische Anwendung von Lidocain in die Nase, s.c.-Injektion von 6 mg **Sumatriptan** (Imigran®) od. Zolmitriptan (5 mg als Nasenspray, AscoTop®Nasal) od. Ergotamin (als s.c.-Injektion, DET MS® 1-2 mg)
- Intervalltherapie: es werden **Verapamil** (3 x 80-160 mg/Tag), Lithium (unter Serumspiegelkontrolle, Ziel: 0,4-1,2 mmol/l), Methysergid (für max. 6 Mon., Bezug über internationale Apotheke mögl.), Valproinsäure, Ergotamintartrat (nur kurzfristig) od. Glukokortikoide (Prednison 100 mg, nur kurzfristig) zur Prophylaxe versucht
- Bei therapieresistenten Cluster-Kopfschmerzen kann eine occipitale od. hoch spinale Nervenstimulation versucht werden, im Ausland wird auch eine tiefe Hirnstimulation mit implantierten Elektroden im Bereich des Hypothalamus erprobt.
- Selbsthilfegruppen: Verband Clusterkopfschmerz Hilfe, Zur Mühle 36, 14558 Nuthetal-Nudow, Tel./Fax: (03 32 00) 8 67 02, Internet: http://www.clusterkopfschmerzen.de
  Bundesverband der Clusterkopfschmerz Selbsthilfegruppen – CSG e.V., Schubertstr. 20, 41539 Dormagen, Tel.: (0 21 33) 47 84 84, Internet: http://www.clusterkopf.de

Prog: Letztlich nicht heilbar, spontane Heilungen sind selten.

DD:
- Migräne (zur Unterscheidung: die Migräne hat deutlich längere Attacken)
- Hemicrania continua (ähnliche Symptome wie der Cluster-Kopfschmerz, jedoch Stunden bis Tage andauernd, w > m), Ther: Indometacin (Amuno®)
- Paroxysmale Hemikranie, sehr kurze Symptome, eine Ther. mit Indometacin 200 mg/Tag (Amuno®) spricht immer an (das Ansprechen ist auch obligates diagnostisches Kriterium)
- Trigeminusneuralgie, SUNCT-Syndrom (s.u.)
- HNO: Entzündliche Prozesse im Bereich der Nasennebenhöhlen
- Augen: Glaukom, Korneaverletzung
- Hypophysentumor

TRIGEMINUSNEURALGIE

Syn: Syndrom des paroxysmalen Gesichtsschmerzes, Tic douloureux, engl. trigeminal neuralgia, ICD-10: G50.0

Ät:
- Bei der Mehrzahl der Pat. findet sich eine **Kompression** des Nerven durch sklerosierte und elongierte Arterien (**Gefäßschlinge**, meist der A.cerebelli superior, seltener der A.basilaris od. einer persistierenden A.trigeminia primitiva) an der Hirnbasis oder eine lokale Kompression des N.trigeminus. Bei allen diesen Pat. wurde früher von einer **idiopathischen** Erkrankung gesprochen (da heute die Ursache bekannt ist, ist der Begriff idiopathisch hier nicht mehr gerechtfertigt).

– Symptomatisch (insb. bei Beginn im Gebiet V1 oder im gesamten Gesicht): bei basalen od. im Kleinhirnbrückenwinkel gelegenen Hirntumoren, Schädelfrakturen, Entzündungen, usw. (s.u. bei DD)

Anatomie: N.trigeminus = **V. HN** tritt aus dem Hirnstamm am vorderen Rand der Pons aus und gibt aus dem Ggl.trigeminale GASSERI seine 3 Äste ab:

V1: **N.ophthalmicus** (Austritt Foramen supraorbitale als N.frontalis) versorgt die Stirnregion sensibel

V2: **N.maxillaris** (Austritt Foramen infraorbitale als N. infraorbitalis) versorgt die Oberkieferregion sensibel

V3: **N.mandibularis** (Austritt Foramen mentale als N. mentalis) versorgt die Unterkieferregion und Ohrregion sensibel + N.masticatorius für die motorische Innervation der Kaumuskulatur und des M.tensor tympani (N.pterygoideus med.)

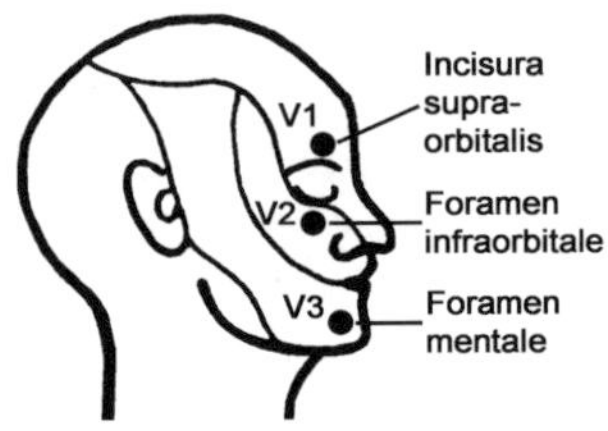

Epid: ◊ **W** > m

◊ Prädisp.alter: höheres Lebensalter (>50. Lj.), vor dem 50. Lj. muss an eine symptomatische Form gedacht und diese ausgeschlossen werden.

Klin: ⇒ **Anfallartige, blitzartig** einschießende **Schmerzen** (meist halbseitig, 95 % d.F.) in einem od. mehreren Versorgungsgebieten des N.trigeminus (meist **V2** und **V3**) für **einige Sekunden**, meist **einseitig**

Die Schmerzattacken treten in Episoden von einigen Wochen bis Monaten auf. Bei etwa 1/3 d. Pat. sistieren die Beschwerden nach einer Episode.

⇒ Kontrakturen der Gesichtsmuskulatur mögl.

⇒ Vegetativ: im jeweiligen HN-V-Versorgungsgebiet Rötung, Tränensekretion, Schweißsekretion

⇒ Berührung (auch Kältereiz, Wärmereiz, Sprechen, Kauen, Niesen) von **Triggerpunkten** (engl. trigger points) führen zu den Schmerzsensationen. Nach einem Schmerzanfall kann für einige Minuten meist kein neuer Anfall mehr ausgelöst werden.

⇒ Vermeidungsverhalten (Trigger-Vermeidung): Pat. rasieren und waschen sich nicht, versuchen nicht zu sprechen, essen nicht, meiden Kälte

⇒ Im Intervall (= zwischen den Schmerzattacken): meist **keine** Schmerzen od. Sensibilitätsstörungen

Diag: 1. Anamnese: **typischer Schmerzcharakter**, kurze Dauer der Schmerzen, Auslösbarkeit der Schmerzen?

2. Neurologische Untersuchung: Druckschmerzhaftigkeit der Trigeminus-Nervenaustrittspunkte (NAP, s.o. Abb.), Hyperästhesien im Gesichtsbereich, Triggerpunkte?, gleichzeitige neurologische Ausfälle sprechen für eine symptomatische Form

3. CCT od./u. MRT: Ausschluss intrakranieller Erkrankung/Raumforderung
MRT: Nachweis des pathologischen Gefäß-Nerven-Kontaktes mögl.

Ther: • Primär wird immer erst ein kons. Therapieversuch mit Med. gemacht. Nach 6-8 Wo. sollte ein stufenweiser Auslassversuch erfolgen, um eine spontane Heilung zu erkennen.

Med: versucht werden **Carbamazepin** (Tegretal®, 600-1200 mg/Tag) od. Oxcarbazepin (Timox®), Gabapentin (Neurontin®), Pregabalin (Lyrica®), Phenytoin (i.v. bei Exazerbation von Attacken, Zentropil®), Baclofen (Lioresal®), Clonazepam (Rivotril®), Imipramin (Tofranil®), Amitriptylin (Saroten®) od. Haloperidol (Haldol®) zur Prophylaxe von Attacken

Ggf. auch wiederholte Lokalanästhesie eines Trigeminusastes od. des Ggl.trigeminale.

• Operativ: Ind: Versagen der konservativen Therapie

– Op. nach JANNETTA: neurovaskuläre **Dekompression** der Trigeminuswurzel am pontinen Abgang in der hinteren Schädelgrube (subokzipitale Kraniotomie erforderlich, mikrochirurgisches Vorgehen mit dem Operationsmikroskop) ⇨ Mobilisierung des Gefäßes und einbringen eines kleinen Teflonflieses zwischen Gefäß und Nerv zur Trennung

- **Thermokoagulation** des Ggl.trigeminale (eine Elektrode wird vom Gesicht aus über das Foramen ovale eingeführt u. dann wird für 1 Min. mit 60-70 °C koaguliert), alternativ kann das Ggl.trigeminale auch durch Injektion von Glyzerin alteriert werden

- Eine stereotaktische Bestrahlung des N.trigeminus am Abgang aus der Pons (sog. GammaKnife, „Radiochirurgie“, einmalige Radiatio mit 80-90 Gy) wird bei Inoperabilität ebenfalls mit relativ gutem Ergebnis angewendet.

Prog: Spontane Heilung im Verlauf mögl., versagt die medikamentöse Therapie kann mit der Op. noch einem großen Teil der Pat. mit Trigeminusneuralgie geholfen werden (ca. 80 %).

Kompl:
* Durch Vermeidungsverhalten (meiden des Triggers Kaubewegung) Gewichtsabnahme
* Erhöhte Suizidalität, reaktive Depression
* Medikation: Lebertoxizität und Blutbildveränderungen

Op:
* Sensibilitätsstörung im Gesicht, Verletzung von HN (insb. ipsilaterale Ertaubung), Blutung, Liquorfistel, Rezidiv (ca. 10-30 % d.F.)
* Thermokoagulation und GammaKnife: Sensibilitätsstörung (50 % d.F.), Rezidiv (bis 50 % innerhalb von 5 J.)

DD:
- Glossopharyngeusneuralgie (anfallartige Schmerzen im Bereich des Zungengrundes und Pharynx, Trigger: Sprechen, kalte Getränke, Ät: Gefäßschlinge im Bereich des IX. HN?)
- Atypischer Gesichtsschmerz (hält sich nicht an das Versorgungsgebiet des N.trigeminus, keine Triggerung mögl.), psychosomatische Ursache mögl.
- Migräne, Cluster-Kopfschmerz (s.o.)
- SUNCT-Syndrom (= short-lasting unilateral neuralgiform headache attacks with conjunctival injection and tearing, m > w): ca. 1 Min. lange, streng einseitige Schmerzattacken mit autonomen Symptomen, Ther: Lamotrigin
- Münzkopfschmerz: attackenartiger Kopfschmerz immer an der gleichen Stelle (ca. münzgroßes Areal), meist parietal
- Akuter Herpes zoster, Post-Herpes-zoster-Neuralgie im Bereich des V. HN
- Fokale epileptische Anfälle
- Multiple Sklerose
- Hirnstammtumoren (insb. Schädelbasis od. Kleinhirnbrückenwinkel, z.B. Akustikusneurinom od. Metastasen)
- Angiom am Hirnstamm
- Syringobulbie
- Schädelfrakturen
- Sinus-cavernosus-Thrombose, Hirnstammischämie
- TOLOSA-HUNT-Syndrom: Gesichtsneuralgie, retrobulbäre Kopfschmerzen, Okulomotoriuslähmung, Ät: Entzündungen im Bereich des Sinus cavernosus od. der Fissura orbitalis sup.
- Arteriitis temporalis (Morbus HORTON, Riesenzellarteriitis): Arteriitis mit Riesenzellgranulomen in den extrakraniellen Ästen der A.carotis, insb. der A.temporalis
  Klin: Kopfschmerzen, Sehstörungen, Schmerzen im Kiefergelenk beim Kauen, BSG ↑, Fieber, Assoziation mit der Polymyalgia rheumatica, Kompl: Apoplexie, Visusverlust
  Epid: w>m (2:1), Prädisp.alter >50. Lj.,
  Ther: Glukokortikoide u. Immunsuppressiva
- GRADENIGO-Syndrom: parietale Kopfschmerzen, Trigeminusreizung, Abduzensparese bei Mastoiditis
- Sinusitis, Otitis, Mastoiditis
- Speichelstein, Dentalgie
- Glaukom

SCHWINDEL

Syn: Gleichgewichtsstörungen, Vertigo, engl. dizziness, *Störung der Vestibularfunktion* ICD-10: H81.-, *Schwindel ohne nähere Angabe* ICD-10: R41

Anatomie: Vestibularapparat (Labyrinth im Felsenbein) besteht aus 2 Teilen:

- **Utriculus** und **Sacculus** mit je einer Macula statica (mit den Rezeptoren) und Otolithen (Statolithen, Statoconia) in einer gallertigen Membran für Linearbeschleunigung (= Rezeption der Schwerkraft)
- 3 senkrecht aufeinanderstehende, Endolymphe enthaltende **Bogengänge** (Duct.semicirculares ant., post., lat.) mit Crista ampullaris (mit den Rezeptoren) und der gelatinösen Cupula für Winkelbeschleunigung (Drehbeschleunigung = Rezeption von beliebigen Bewegungen in allen 3 Achsen)

Nervale Versorgung: **R.vestibularis** (Teil des N.vestibulocochlearis [VIII. HN], klinisch oft auch N.statoacusticus genannt) hat mit den 4 Nucl.vestibulares (sup. BECHTEREW, lat. DEITERS, med. SCHWALBE, inf. ROLLER) über die Formatio reticularis, Fasc.longitudinalis med., Trac.vestibulocerebelli und Trac.vestibulospinalis Verbindung mit visuellen Zentren, Kleinhirn und Spinalmark

Gefäßversorgung: über die **A.labyrinthi** (R.vestibularis) aus der A.cerebelli inf. post. aus der A.basilaris (A.vertebralis-Stromgebiet)

Ät:
- **Vestibulärer Schwindel** (systematischer/peripherer Schwindel): **benigner paroxysmaler Lagerungsschwindel**, idiopathische **Neuronitis vestibularis** (Virusinfektion?) / akuter Vestibularisausfall, Vestibularisparoxysmie (neurovaskuläre Kompression), **MENIÈRE-Krankheit** (Attackenschwindel) und LERMOYEZ-Syndrom (= MENIÈRE mit Hörverbesserung im Anfall), perilymphatische Fistel, Labyrinthitis (virale, bakterielle Infektion, Meningitis), COGAN-Syndrom (Autoimmun-Schädigung des Labyrinths), traumatische Labyrinthkontusion od. Felsenbeinfraktur, intrameatales Akustikusneurinom, Cholesteatom (benigner Tumor, z.B. bei chronischer Otitis media mit Knochendestruktion und möglichem Übergriff auf das Labyrinth), Herpes zoster oticus, medikamentöse Schädigung, z.B. durch Tuberkulostatikum Streptomycin (Aminoglykosid), Chinin, Thalidomid
- **Hirnschwindel** (asystematischer/zentraler Schwindel): bilateraler Vestibularisausfall, Kleinhirnstörungen, **Multiple Sklerose**, Hirnstammsyndrome (vertebrobasiläre Durchblutungsstörung), Syringobulbie, vestibuläre Epilepsie, **vestibuläre Migräne** (Schwindelattacke ohne Kopfschmerz), Basilarismigräne, großes Akustikusneurinom (Kleinhirnbrückenwinkeltumor), intrazerebrale Raumforderungen,
  Intoxikationen: **Alkohol**, CO, Opiate
- **Visueller Schwindel**: Diskrepanz zwischen visuellen Eindrücken und Körperlage (Bewegungsschwindel, physiologischer Höhenschwindel, **Kinetosen** = Reisekrankheit, Seekrankheit, Weltraumkrankheit), Visusstörungen mit Doppelbildern
- **Psychogener/somatoformer Schwindel**, z.B. bei **Angstneurosen**, **Phobien** („phobischer Attackenschwindel", Höhenschwindel, z.B. auf Brücken, Treppen oder in bestimmten Situationen, z.B. große Menschenansammlungen, soziale Phobien), konversionsneurotisch, schizophrene Psychose

Path:
- Benigner paroxysmaler Lagerungsschwindel: Bestimmte Kopfbewegungen (z.B. Aufrichten im Bett) oder -haltung (Seitwärtslage) verlagern **gelöste Utriculus-Otolithen** an eine Cupula der Bogengänge oder in den Kanal des hinteren Bogenganges (sog. Kanalolithiasis), sodass die jeweilige Cupula eine vermeintliche Winkelbeschleunigung registriert. Der Drehschwindel und Nystagmus ist dabei nur von **kurzer Dauer** (10-20 Sek., max. 1 Min.).
- Neuronitis vestibularis: viral oder parainfektiös bedingter Ausfall des N.vestibularis, akut einsetzend, für Tage anhaltender Dauerdrehschwindel und (richtungsbestimmter) Horizontalnystagmus zur Gegenseite.
- MENIÈRE-Krankheit: **endolymphatischer Hydrops** durch erhöhte Produktion od. verminderte Resorption von Endolymphe ⇨ Ruptur der Endolymphmembran ⇨ Kaliumschwan-

kungen im Perilymphraum, Reizung der Bogengänge (insb. des lat.) ⇨ Min. bis Std. dauernder Drehschwindel, der sich attackenartig und unregelmäßig wiederholt, richtungsbestimmter Nystagmus (in Richtung des betroffenen Labyrinths) + Hörminderung + Tinnitus.

- Zentraler Schwindel: meist nur geringer Schwankschwindel, aber **dauerhaft** + richtungswechselnder Nystagmus durch Affektion zentraler Bahnen oder Kerngebiete des vestibulären Systems.

Epid: ◊ Gesamtprävalenz: 20-35 % der Bevölkerung haben zeitweise Schwindelepisoden

◊ Verteilung und Altersgipfel:
Benigner paroxysmaler Lagerungsschwindel 1/3 d.F., 50.-70. Lj.
Phobischer Attackenschwindel 10-25 % d.F., 30.-50. Lj.
Neuronitis vestibularis 10-20 % d.F., um 50. Lj.
MENIÈRE-Krankheit 10-15 % d.F., 30.-50. Lj.

Klin: ⇒ Schwindel mögl. als: **Drehschwindel** (sog. systematischer Schwindel, dabei dreht sich die Umwelt scheinbar um einen, eher bei peripherer Schädigung), **Schwankschwindel** (Boden schwankt scheinbar, wie auf einem Schiff, eher bei zentraler Schädigung), **Liftschwindel** (Gefühl zu sinken oder zu steigen)

⇒ **Spontannystagmus**

⇒ **Unsicherheitsgefühl** beim Gehen, Stehen oder sogar Sitzen, **Fallneigung** (Pulsion), Taumelgefühl

⇒ Evtl. Flimmern oder Schwarzwerden vor den Augen, evtl. Hörstörungen

⇒ Zusätzlich **Übelkeit** und Erbrechen, Schweißausbruch, Blutdruckschwankungen, Kopf- od. Nackenschmerzen, Ohrgeräusche (Tinnitus), Hörminderung und Angstgefühl mögl.

⇒ Psychogener Schwindel: attackenartige Fallangst ohne reale Stürze, Vermeidungsverhalten gegenüber auslösenden Reizen, normaler neurologischer Befund und unauffällige Gleichgewichtsprüfung

Diag:

1. Anamnese: Beginn, Häufigkeit und Dauer des Schwindels, Begleitsymptome, Provokation mögl.?, Vorerkrankungen (insb. kardiale Erkrankungen, Infekte, Trauma), Medikamentenanamnese
2. Neurologische Untersuchung: Prüfung auf **spontanen Nystagmus** oder Nystagmus nach Drehbewegungen/Seitwärtslagerung des Kopfes (DIX-HALLPIKE-Manöver) mit der **FRENZEL-Brille**, weitere Gleichgewichtsprüfung: ROMBERG-Stehversuch, UNTERBERGER-Tretversuch, Strichgang,
   Prüfung der Tiefensensibilität: Vibrationsempfindung,
   Koordination/Kleinhirnstörung: Finger-Nase-Versuch, Knie-Hacken-Versuch, Dysdiadochokinese
3. HNO-Konsil: Gleichgewichtsprüfung mittels Elektronystagmographie durch kalorische Reizung (Kaltspülung mit 30 °C u. Warmspülung mit 44 °C) ⇨ physiologisch ist ein Nystagmus zur „wärmeren Seite"
   Hörtest: Mitbeteiligung des akustischen Anteils des VIII. HN?
4. CCT/MRT: bei V. a. intrazerebrale Erkrankung
5. AEP: evtl. Latenzverzögerung
6. Internistische Untersuchung: Schellong-Test, EKG, Ergometrie, LZ-EKG, 24-Stunden-Blutdruckmessung

Ther:

- **Schwindeltraining**, z.B. Schwindelbrett, kontrollierte Augenbewegungen
- Bei paroxysmalem Lagerungsschwindel: spezielle Kopfdrehmanöver (durch den HNO-Arzt) n. SEMONT od. EPLEY ⇨ Otolithen werden aus den Bogengängen „ausgeschüttet"
- Bei psychogenem Schwindel: Verhaltenstherapie (z.B. Desensibilisierung = wiederholte Exposition, s.u. Kap. Phobien)
- Med: nur **kurzfristig** in der Akutphase einsetzen, z.B. Antivertiginosa/Antihistaminika (Dimenhydrinat, Vomex A®; Betahistin, Vasomotal®), Neuroleptikum (Sulpirid, Dogmatil®) Rheologische Ther. mit durchblutungsfördernden Infusionen (z.B. HAES) oder Medikamenten (Naftidrofuryl, Dusodril®) sind umstritten
- Operativ (nur selten indiziert): Labyrinthektomie od. Durchtrennung des N.vestibularis im Bereich der mittleren Schädelgrube, bei Lymphfisteln operativer Fistelverschluss

- Selbsthilfegruppen: KIMM e.V. (Kontakte u. Infos für Morbus Menière), Strümpfelbacher Str. 63, 71384 Weinstadt, Tel.: (0 71 51) 6 41 13, Internet: http://www.kimm-ev.de

Prog: Kann die Ursache gefunden werden, meist gut, sonst Fixierung mögl.

Kompl: * Psychosomatische Fixierung, depressive Reaktion, hohe Rezidivrate
* MENIÈRE-Krankheit: Hörschädigung mit **Schwerhörigkeit** (Tieftöne) und **Tinnitus** (Ohrgeräusche)

Proph: ♥ Vorbeugend gegen Kinetosen (= Reisekrankheit): Scopolamin (Scopoderm®TTS Membranpflaster, am Abend vor Reisebeginn hinter dem Ohr aufkleben, wirkt bis zu 72 Std.)

DD:
- Physiologischer Höhenschwindel
- Schwindel bei arterieller Hypotonie (**orthostatische Dysregulation**), Herzinsuffizienz, Herzrhythmusstörungen, Sick-Sinus-Syndrom, Karotissinus-Syndrom, Anämie, Leukämien, Hyperthyreose
- Schwindel bei HWS-Trauma (s.u.), Tinnitus (s.u.)
- Schwindel und Innenohrschwerhörigkeit bei erblichen Erkrankungen: WAARDENBURG-Syndrom (aut.-dom., zusätzlich Pigmentstörungen), PENDRED-Syndrom (aut.-rez. erblich, SLC26A4-Mutation auf Chrom. 7, zusätzlich Hypothyreose mit Struma), ALPORT-Syndrom (aut.-dom. od. rez., mit Glomerulopathie und Augenfehlbildungen), USHER-Syndrom (aut.-rez., zusätzlich Retinopathie)
- Schwindel als Medikamentennebenwirkung: Antihypertensiva, ß-Blocker, Diuretika, Vasodilatatoren, Antikonvulsiva, Antidepressiva, Dopamin-Agonisten, Muskelrelaxanzien, Tranquilizer, Hypnotika

TINNITUS

Syn: Tinnitus aurium (lat. tinnitus = Geklingel), **Ohrgeräusche**, Ohrdauergeräusche, Ohrensausen, engl. ear noises, ICD-10: H93.1

Anatomie: Schall führt zu Trommelfellschwingungen, Übertragung durch die Gehörknöchelchenkette auf das ovale Fenster ⇨ Schwingung der Lymphe in der Cochlea (Schnecke) je nach Frequenz (Frequenzdispersion = hohe zu Beginn nahe am Stapes, tiefe am Ende in Richtung Helicotrema) ⇨ Erregung der Haarzellen im **CORTI-Organ** durch die schwingende Membrana tectoria ⇨ Aktionspotentiale zum Ggl.spirale ⇨ **N.vestibulocochlearis** pars cochlearis ⇨ Nuclei n.cochlearis (Nucl.coch.dorsalis, Nucl.coch.ventralis) ⇨ gekreuzt u. ungekreuzt im Lemniscus lateralis zum Colliculus inf. ⇨ über Corpus geniculatum mediale als Radiatio acustica (durch den hinteren Schenkel der Capsula int.) zur Area 41 im Gyrus temporalis transversus (HESCHL-Querwindung)

Ät:
- Häufig **keine Ursache** zu finden, evtl. psychischer Stress (Disstress) in der Anamnese
- **Kochleärer Schaden:** akuter Hörsturz, Lärmschäden, MENIÈRE-Krankheit/LERMOYEZ-Syndrom (s. Kap. Schwindel)
- **Mittelohrerkrankung:** Otitis media, Otosklerose, Tubenkatarrh/-verschluss
- **Virusinfektion:** Herpes zoster, Masern, Mumps, Influenza, Mononukleose
- **Durchblutungsstörungen**, pulsatiler Tinnitus bei stenosierenden Gefäßprozessen, Dissektion, Aneurysma, Angiom, arteriovenöse Fistel, Sinus-cavernosus-Fistel, arterielle Hypertonie, atypischer Verlauf der A.carotis interna od. V.jugularis
- SHT, Commotio labyrinthi, Barotrauma, Migräne
- HWS-Syndrome, zahnmedizinische Artikulations- od. Kiefegelenkstörungen
- Akustikusneurinom, Glomus-tympanicum-Tumor, Meningeom
- Intoxikationen (z.B. Arsenvergiftung, Schwermetalle)
- Medikamenten-NW: Aminoglykoside (z.B. Streptomycin), Cisplatin, Carbamazepin, L-Dopa

Epid: Lebenszeitprävalenz: 35-45 % d. Menschen geben an, mindestens einmal in ihrem Leben ein Ohrgeräusch gehabt zu haben

Etlg: # Verlauf: anfallsartige od. konstante = chronische Ohrgeräusche
Lok: ein- od. beidseitig
Schweregrade nach der Dt.Gesellschaft für HNO-Heilkunde (1997)

Kompensiert = Pat. nimmt Ohrgeräusche wahr, jedoch keine Sekundärsymptomatik Grad I: kein Leidensdruck Grad II: Wahrnehmung hauptsächlich bei Stille, Ohrgeräusch stört bei Stress od. psychischer Belastung
Dekompensiert = hoher Leidensdruck, Entwicklung einer **Sekundärsymptomatik** Grad III: dauernde Beeinträchtigung des priv. u. beruflichen Bereichs, Störungen im emotionalen, kognitiven und körperlichen Bereich Grad IV: völlige Dekompensation im privaten Bereich, Berufsunfähigkeit

Klin: ⇒ Sausende, brummende od. pfeifende, klingelnde Ohrgeräusche (nonpulsativ, subjektiver Tinnitus)
⇒ Pulssynchrone Ohrgeräusche bei Durchblutungsstörungen (= Gefäßgeräusch)
⇒ Schwindelgefühl, Konzentrationsstörungen, Schlafstörungen

Diag: 1. Anamnese und neurologische Untersuchung: meist unauffällig, evtl. auskultierbare pulssynchrone Geräusche über der Ohrregion bei Gefäßprozessen (sog. objektiver Tinnitus). Orientierende Prüfung des **Hörvermögens:** Flüstersprache, Reiben der Finger vor dem Ohr, Uhrticken, Versuch nach RINNE (Aufsetzen der Stimmgabel auf dem Mastoid, der Pat. gibt an wenn er nichts mehr hört, dann Stimmgabel sofort vor das Ohr halten, der Pat. sollte dann wieder etwas hören, da die Luftleitung im Normalfall besser als die Knochenleitung ist = RINNE positiv) u. WEBER (Aufsetzen der Stimmgabel in der Mitte auf dem Kopf, s. Abb. ⇨ pathologisch ist eine angegebene Lateralisierung = Verstärkung zur kranken Seite bei Mittelohrprozess, Verstärkung zur gesunden Seite bei Innenohrschädigung der Gegenseite), Trommelfellspiegelung.

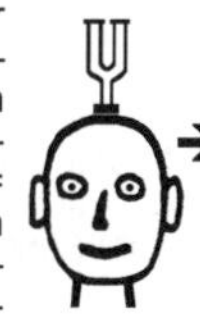
Weber-Versuch

2. HNO-Konsil: objektive Audiometrie (Luft- und Knochenleitung), (subjektive) Tinnitus-Lautstärkebestimmung
3. Bei pulssynchronen Ohrgeräuschen: Dopplersonographie, CT des Felsenbeins, MRT, Angiographie

Ther:
- Meist keine kausale Therapie möglich, Absetzen mögl. toxischer Med./Substanzen
- **Rheologische Maßnahmen** mit durchblutungsfördernden Infusionen (z.B. Hydroxyäthylstärke, HAES Steril®) oder Med. (Naftidrofuryl, Dusodril®) sind nur in kurzem zeitlichem Zusammenhang mit dem erstmaligen Auftreten eines Tinnitus erfolgversprechend.
- Phytotherapeutika (pflanzliche Med.): Ginkgo-biloba-Präparate (Tebonin®)
- Bei Chronifizierung (>6 Monate): Psychotherapie als kognitive **Verhaltenstherapie** u. **Entspannungsverfahren** (Autogenes Training, progressive Muskelrelaxation nach JACOBSON), **Retrainingtherapie** = Demaskierung des Tinnitus durch breitbandiges leises „Gegengeräusch" über ein spezielles Hörgerät (Masker/Noiser, Verordnung durch den HNO-Arzt)
- Eine hyperbare Oxygenation in einer Überdruckkammer wurde teilweise versucht, wird von den Fachgesellschaften wegen fehlendem Wirksamkeitsnachweis jedoch nicht mehr empfohlen.
- Selbsthilfegruppen: Deutsche Tinnitus-Liga e.V., Am Lohsiepen 18, 42369 Wuppertal, Tel.: (02 02) 2 46 52-0, Fax: -20, Internet: http://www.tinnitus-liga.de

Kompl: ∗ Chronifizierung und Entwicklung eines depressiven Syndroms

DD: – Autophonie (= Hören der eigenen Stimme bei Offenstehen der Tuba auditiva EUSTACHII)
– Akustische Aura bei Epilepsie
– Akustische Sinnestäuschungen bei Psychosen

SCHLAFSTÖRUNGEN

Syn: Dyssomnien, nicht-erholsamer Schlaf, engl. dyssomnia, sleep disorders, ICD-10: G47.-

Physiologie: Schlaf wird unterschieden in **orthodoxen** (non-REM-Schlaf) und **paradoxen (REM-Schlaf** = rapid eye movements). Der orthodoxe Schlaf hat 5 Stadien (n. LOOMIS) von A = Wachsein bis E = Tiefschlaf und REM-Phasen (die Einteilung n. DEMENT u. KLEITMANN verwendet statt B bis E I-IV und V steht für REM-Phasen).

Die **Einschlafzeit** (Schlaflatenz) liegt beim Gesunden <15 Min. (während dieser Zeit typische slow eye movements = SEM-Phase)

Das Stadium E (= **Tiefschlaf**) wird schnell zu Beginn des Nachtschlafes innerhalb von 35-40 Min. erreicht (Erwecken am schwersten), in der zweiten Nachtschlafhälfte nehmen die Tiefschlafphasen (v. 30-60 Min. in der ersten Tiefschlafperiode bis zu wenige Min. in der letzten Tiefschlafperiode) dann ab und die REM-Phasen zu.

Die REM-Phasen machen ca. 20 % der Gesamtschlafzeit aus u. nehmen an Dauer im Verlaufe der Nacht zu (von 20 bis auf 35 Min.), Herz- u. Atemfrequenzerhöhung

3-6 Traumphasen/Nacht, meist in den REM-Phasen.

Allgemein: Schlafdauer insg. 4-10 Std., es gibt starke interindividuelle Unterschiede. Mit dem Alter nimmt das nächtliche Schlafbedürfnis meist ab.

Schlafzentren des ZNS: **Formatio reticularis**, limbisches System, Mittelhirn, Thalamus, Hypothalamus und kortikale Areale

Epid: ◊ Inzidenz: Schlafstörungen gehören zu den häufigsten Befindlichkeitsstörungen / Erkrankungen in der Allgemeinmedizin. 25-30 % der Bevölkerung leiden unter Schlafstörungen.

◊ Schlafapnoesyndrom: 400.000 bis 2,5 Mio. für Deutschland geschätzt, **m** > w (2:1)

Etlg: # **Hypersomnie** (vermehrte Schlafneigung, engl. disorders of excessive somnolence)

Insomnie (Syn: Hyposomnie, Schlaflosigkeit, Asomnie, Agrypnie, engl. disorders of initating or maintaining sleep, sleeplessness), häufigste Form: als Ein- oder Durchschlafstörungen oder mit vorzeitigem morgendlichem Aufwachen

Parasomnien (motorische oder psychische Auffälligkeiten im Schlaf)

Schlafrhythmusstörungen

Ät: – Hypersomnien: **Schlafapnoesyndrom** (ICD-10: G47.3, 90 % **obstruktiv**, 10 % zentral bedingt = Insuffizienz des Atemzentrums, familiäre Disposition mögl.), bei neurologischen Erkrankungen z.B. **Narkolepsie** (s. dort), Parkinson-Syndrom, Psychosen, Alkohol-, Drogen- oder Medikamentenabusus

– Insomnien: **reaktiv** bei Belastungssituationen, familiärer od. beruflicher **Stress** oder psychosomatisch, **Psychosen** (manische Phase einer Zyklothymie, Manie), Persönlichkeitsstörungen, Hyperthyreose, **Alkoholabusus**, Medikamente (z.B. Antidepressiva Imipramin, Theophyllin, L-Thyroxin), Drogen (z.B. Amphetamine, Ecstasy), sekundär bei Schmerzen, hohem Fieber, Licht od. Lärm

– Parasomnien: nächtliche Alpträume bei Kindern durch Verarbeitung von Ängsten, bei Erwachsenen durch traumatisierende Ereignisse (PTSD), genetische Disposition (insb. beim Somnambulismus)

– Schlafrhythmusstörungen: Schichtarbeit (shift work sleep disorder), kontinentale Zeitzonenflüge (Jet-lag)

Klin: ⇒ Schlafapnoesyndrom (engl. sleep apnoea syndrome): >10 Sek. dauernde **Atemstillstände** (bis zu 2 Min. ⇨ *Hypoxie*) und anschließende unregelmäßige **tiefe schnarchende Atemzüge** (durch die inspiratorische Obstruktion der erschlafften Pharynx- und Mundbodenmuskulatur od. durch zentral bedingte Hypoxie (UNDINE-Syndrom) erfolgt eine *Weckreaktion* (= Arousal-Reaktion) ⇨ vertiefte Atmung), v.a. während des orthodoxen Schlafes. Es wird dadurch kein Tiefschlafstadium erreicht!

Meist **Männer** mit **Adipositas** (insb. beim PICKWICK-Syndrom mit Adipositas permagna), **Alkoholabusus**, Raucher und **vorbestehendem Schnarchen** betroffen.

Tagsüber Müdigkeit und **Einschlafneigung**, Konzentrationsstörungen, gesteigerte Reizbarkeit, Kopfschmerzen, Persönlichkeitsveränderungen (Enzephalopathie)

⇒ Insomnien: verminderte Gesamtschlafdauer ⇨ führt tagsüber zu vermehrter Müdigkeit, Konzentrationsstörungen, erhöhte Reizbarkeit, mehr Frauen betroffen
- Störung des Einschlafens: langes Wachliegen, grübeln
- Durchschlafstörungen: häufiges nächtliches Erwachen
- Morgendliches Früherwachen

⇒ Parasomnien:
- **Alpträume** (Pat. erwacht und erinnert sich an die Träume),
- **Somnambulismus** (Schlafwandeln),
- Schlafmyoklonien (Zuckungen), Somniloquie (Sprechen im Schlaf), Bruxismus (Zähneknirschen),
- REM-Schlaf-Verhaltensstörungen (heftige Körperbewegungen),
- **Pavor nocturnus** insb. bei Kindern (sog. Nachtangst mit Aufrichten im Bett, Schreien, Verwirrtheit und teilweiser Amnesie für die Angst-/Trauminhalte),
- Enuresis nocturna (>5. Lj.)

Diag:
1. Anamnese: Schlafdauer, Störungen wie Erwachen, Traumphasen, psychische Stressoren, Tagesbefindlichkeit und Medikamenten- (Tranquilizer), Drogen-, Alkoholeinnahme
   Fremdanamnese durch den Schlafpartner bei Schlafapnoesyndrom
   Schlaffragebögen bzw. Schlaftagebuch führen lassen
2. Neurologische Untersuchung: Ausschluss organischer neurologischer Erkrankungen, ggf. CCT/MRT
3. Ambulante nächtliche Polygraphie (Ableitung von Atmung, Sauerstoffsättigung u. Thoraxexkursion)
   Schlaflabor = **Polysomnographie**: gleichzeitige Ableitung von EEG, EKG und Puls, EMG (M.tibialis, Armmuskulatur), EOG, Thoraxexkursionen, Atemluft über Mund/Nase, O_2-Sättigung und Körperposition während des Schlafes, ggf. mit gleichzeitiger Videoaufzeichnung des Schlafenden (unter stationären Bedingungen)
   Pathologisch sind vermehrte Schlaffragmentierung, vermehrte Arousals (Aufwachreaktionen, plötzliche Frequenzbeschleunigung im EEG), plötzlicher Wechsel von Wach/NREM/REM -Phasen
4. HNO-Konsil: Ausschluss obstruktiver Erkrankungen im Nasen-/Rachenraum

Ther:
- Allgemein: **Schlafhygiene** = **gleichmäßiger Wach-Schlafrhythmus** (keine wechselnde Zubettgehzeit und regelmäßig gleiche Schlafdauer einhalten, kein Tagschlaf, keine Licht- od. Lärmbelästigung beim Schlaf), **sportliche Aktivität** (Ausdauersportarten), keine schwere Mahlzeiten vor dem Schlafen, **kein Alkohol!** (Alkohol macht Durchschlafstörungen), Nikotinkarenz, kein Kaffee, Tee od. koffeinhaltige Getränke nach dem Mittagessen mehr, persönliches Einschlafritual einführen.
  Bei einfachem Schnarchen kann Snoreeze® Rachenspray versucht werden.
  Schlafapnoesyndrom: **Gewichtsreduktion**, kein Alkohol, keine Benzodiazepine!, Schlafen in seitlicher Liegeposition. Med: evtl. Theophyllin (300-500 mg 1 Std. vor dem Schlafen), ggf. Überdruckbeatmung während der Nacht (**CPAP** = continuous positive airway pressure über eine Nasenmaske), bei HNO-Problemen ggf. Op. (Raffung des Gaumensegels), bei exzessiver Tagesschläfrigkeit ggf. Modafinil (Vigil®)
  Somnambulismus (Schlafwandeln): Verhaltensberatung, z.B. Verschließen von Fenster u. Türen und Abpolsterungen um Verletzungen zu vermeiden, kein Alkohol, ggf. antizipatorisches Erwecken 1-2 Std. nach dem Einschlafen (zur Tiefschlafreduktion in der ersten Nachthälfte)
- Med: bei Hyposomnien Hypnotika (Schlafmittel, Tranquilizer) = Benzodiazepine (z.B. Oxazepam, Adumbran®), aber nur **kurzfristig** verordnen! (Cave: Gewöhnungseffekt und Suchtgefahr), ggf. auch Amitriptylin (Saroten®) od. Melatonin (Circadin®retard)
  Bei Jet lag Einnahme von Melatonin am Zielort zur Schlafenszeit mögl.
  Phytotherapie (pflanzliche Med.): Baldrian-Extrakt (Luvased®) zur Beruhigung
- Autogenes Training, Hypnose, Psychotherapie bei neurotischer Verarbeitung

- Selbsthilfegruppen: Bundesfachverband Schlafapnoe e.V., Keltenweg 19, 69221 Dossenheim, Tel.: (0 62 21) 86 27 06, Internet: http://www.schlafapnoe.org
  Fachverband Schlafapnoe/Chronische Schlafstörungen, In den Ministergärten 4, 10117 Berlin, Tel.: (0 30) 7 26 29-04 04, Fax: -04 99, Internet: http://www.vdk-schlafapnoe.de
  weitere Informationen bei der Deutschen Gesellschaft für Schlafforschung und Schlafmedizin, Internet: http://www.dgsm.de und bei www.initiative-gesunder-schlaf.de

Prog: Abhängig von der Grunderkrankung

Kompl:
* **Tagesmüdigkeit** ⇨ Konzentrationsstörungen, erhöhtes Unfallrisiko z.B. bei Autofahrten durch Einschlafneigung
* Schlafapnoesyndrom: zusätzliches Risiko für arterielle Hypertonie, nächtliche Herzrhythmusstörungen (AV-Block, Sinusarrest, Vorhofflimmern, Tachykardien), Herzinsuffizienz, Herzinfarkt, zerebrovaskuläre Störungen bis zum Schlaganfall, pulmonale Hypertonie, kompensatorische Polyglobulie mögl., Konflikte mit dem Ehepartner
* Kinder: häufiger Verhaltensauffälligkeiten, hyperaktive Störungen (ADHS)

DD:
- Organische Psychosen durch intrazerebrale Erkrankungen, z.B. Hirntumoren, Zirkulationsstörungen oder endogene Depression
- Narkolepsie (s. Kap. Anfallskrankheiten), psychomotorische Anfälle (komplex fokale Epilepsie)
- Schlafkrankheit durch Trypanosoma brucei gambiense od. rhodesiense, bei Befall des ZNS mit Schlafstörungen
- Restless-Legs-Syndrom (s.u.), nächtliche Myoklonien
- Organische Erkrankungen, wie z.B. Herz-, Nieren- od. respiratorische Insuffizienz
- Upper airway resistance syndrome: ähnliche Symptome wie beim Schlafapnoesyndrom mit Weckreaktion bei nur geringer Atemwegsbehinderung (es entstehen keine Apnoen). Diag. /DD: nur in der Polysomnographie mögl., Ther: Protrusionsschiene für den Unterkiefer

CHRONIC FATIGUE SYNDROME

Syn: **CFS**, chronisches Erschöpfungssyndrom, chronisches Müdigkeitssyndrom, ICD-10: F48.0 (Ermüdungssyndrom) od. G93.3 (postvirales Ermüdungssyndrom)

Ät:
- Meist **unklar** (alle DD müssen ausgeschlossen sein, s.u.), umstrittenes Krankheitsbild
- Vorangegangene od. chronische **Infektionserkrankungen** des Atmungs- oder Verdauungstraktes (z.B. persistierende virale oder sonstige chronische Infektion?): **EBV** (Mononukleose), **Herpes-Viren** (HHV-6), **HIV**, Zytomegalie, Coxsackie, Varizella-Zoster, Röteln, Masern, Enteroviren, Chlamydien, Toxoplasmose, Yersinien, Mykoplasmen, Borrelia burgdorferi, Legionellen, Salmonellen, Candida albicans
- Störung des Immunsystems (Aktivierung der Immunabwehr)
- Genetische Disposition, Allergie auf Getreide- od. Milchprodukte, psychische Ursachen

Epid:
◊ Prädisp.alter: 30.-40. Lj., **w** > m
◊ In Deutschland geschätzt 300.000 Pat. betroffen

Klin:
⇒ Chronische **Mattigkeit**, leichte Ermüdbarkeit, ständiges **Erschöpfungsgefühl**
⇒ Deutlich **reduzierte Leistungsfähigkeit**, Konzentrationsstörungen, Vergeßlichkeit
⇒ Schlafstörungen od. übersteigertes Schlafbedürfnis, **depressive Verstimmung**
⇒ Evtl. subfebrile Temperaturen, Lk-Schwellungen, Myalgien/Fibromyalgie, Kopfschmerzen, wechselnde Gelenkschmerzen, Pharyngitis

Diag:
1. Das CFS ist letztlich eine **Ausschlussdiagnose** (alle DD müssen ausgeschlossen sein)
2. Anamnese (Verringerung der üblichen Aktivitäten um 50 % für mind. **6 Monate**)

3. Neurologische u. körperliche/internistische Untersuchung: i.d.R. unauffällig
4. Labor: Eiweißelektrophorese (Hypogammaglobulinämie?), Virusserologie

Ther:
- Keine kausale Ther. mögl., da Ursache letztlich unbekannt
- Psychologische Führung des Pat., Beschwerden ernst nehmen
- Physiotherapie zur Aktivierung, sportliches Ausdauertraining (kann die Symptome aber auch verschlimmern)
- Med: versucht werden Immunglobuline i.v., Antidepressiva (antriebssteigernde, z.B. Imipramin [Tofranil®], Nortriptylin [Nortrilen®]), MAO-Hemmer, Amphetamine (Cave: Sucht)
  Naturheilkundlich: versucht werden Immunmodulatoren (z.B. Phytotherapie mit Echinacea-Extrakt), „aktivierende" Präparate (z.B. Ypsiloheel®, Lymphomyosot®, Gripp-Heel®) od. auch hochdosierte Vit.-Präparate
- Ggf. Psychotherapie bei neurotischer Ursache od. Verarbeitung
- Selbsthilfegruppen: Fatigatio e.V. - Bundesverband Chronisches Erschöpfungssyndrom, Albrechtstr. 15, 10117 Berlin, Tel.: (0 30) 3 10 18 89-0, Fax: -20, Internet: http://www.fatigatio.de

Prog: Chronisch persistierend, jedoch i.d.R. keine Invalidisierung, spontane Heilung mögl.

DD:
- Maligne Tumoren, Autoimmunerkrankungen
- Chronische Infektionserkrankungen
- Neurologische Erkrankungen: Multiple Sklerose, Myasthenie, Muskeldystrophien
- Chronisch entzündliche Erkrankungen (Colitis ulcerosa, Sarkoidose usw.), rheumatologische Erkrankungen
- Fibromyalgie-Syndrom, Ät. wie beim CFS meist unbekannt und oft zusammen mit den Symptomen eines chronic fatigue syndrome vorkommend
- Endokrinologische Erkrankungen (Hypothyreose, Diabetes mellitus, ADDISON-Krankheit, CUSHING-Syndrom I), Mangelernährung (Alkoholismus)
- **Intoxikationen** (Medikamente, Holzschutzmittel, chemische Lösungsmittel, Schwermetalle, Kunststoffe)
  Diag: Human-Biomonitoring (Nachweis tox. Stoffe im Blut/Urin des Pat., z.B. Formaldehyd, Pyrethroide od. Pentachlorphenol) und Umweltmonitoring (z.B. Ortsbegehung und Schadstoffanalyse der Raumluft)
- **MCS** (multiple chemische Sensibilität, Syn: umweltbezogene Störungen, idiopathische umweltbezogene Unverträglichkeit, engl. multiple chemical sensitivity, idiopathic environmental intolerances, Sick Building Syndrom): geringe Konzentrationen von vielen chemischen Substanzen, die normalerweise keine Symptome verursachen, führen bei den betroffenen Pat. zu subjektiven Beschwerden, sog. Nozeboeffekt
  Elektrosensibilität (Pat. verspüren Symptome durch elektromagnetische Felder, z.B. von Mobilfunkmasten)
  Klin: hoher subjektiver Leidensdruck, Symptome können Reizung von Augen, Nase, Rachen od. Haut sein, allgemeine Überempfindlichkeit, Geruchs- od. Geschmackswahrnehmungen od. Nervensystem-assoziierte Symptome, Tendenz zur Chronifizierung der Beschwerden
  Diag: Ausschluss umweltrelevanter Intoxikationen, allergologisch-internistische Abklärung, psychologisch-psychiatrische Untersuchung
  Selbsthilfegruppen: MCS + CFS-Initiative e.V., Postfach 30 09 36, 40409 Düsseldorf, Tel.: (021 83) 20 54 92, Internet: http://www.mcs-cfs-initiative.de
  weitere Informationen bei Internet: http://www.umweltmedizin.de u. http://www.dgmcs.de
- Psychische Erkrankungen: Psychosen (endogene Depression, Schizophrenie), Neurosen (larvierte Depression, Psychosomatosen, Angstneurose, Kriegsneurose), Drogenabhängigkeit (Alkoholismus, weiche und harte Drogen, iatrogen: Schlafmittelabusus)
- Chronische Überforderung (sog. Burn-out-Syndrom durch berufliche Überlastung): körperliche und emotionale Erschöpfung, Lust- und Antriebslosigkeit, sozialer Rückzug, chronische Müdigkeit, Konzentrationsstörungen, Gefahr der „Kompensation" durch Alkohol od. Drogen
  Für Ärzte mit Burn-out gibt es eine Hotline der Vereinigung Psychotherapeutisch tätiger Kassenärzte, Tel.: (0 89) 58 92 99 30, E-Mail: vpk@psychotherapie.org

RESTLESS-LEGS-SYNDROM

Syn: Syndrom der unruhigen Beine, Anxietas tibiarum, WITTMAACK-EKBOM-Syndrom, ICD-10: G25.8

Ät:
- Meist idiopathisch
- Selten familiär (aut.-dom. erblich, Prädispositionsgene liegen auf Chrom. 9, 12, 14)
- Symptomatisch: bei Pat. mit dialysepflichtiger Niereninsuffizienz (Urämie), in der Schwangerschaft, Eisenmangel, rheumatoide Arthritis, Amyloidose
  Neurologische Erkrankungen: Rückenmarkläsionen, Small-fiber-Neuropathie
  Med-NW: Neuroleptika- od. Antidepressivamedikation

Path: Störung dopaminerger und opioiderger Systeme im Bereich des Zerebellum, Thalamus, Nucl.ruber und Hirnstamms

Epid:
◊ Prävalenz: sehr **häufig**, geschätzt 2-10 % der Bev. betroffen, bis 20 % aller Schwangeren
◊ Prädisp.alter: >65. Lj., familiäre und symptomatische Formen auch früher, selten auch schon im Kindesalter mögl.
◊ W > m (2:1)

Klin:
⇒ In Ruhe und insb. abends/nächtlich auftretender **Bewegungsdrang** der Extremitäten (Maximum meist kurz nach Mitternacht), sistiert bei willkürlicher Bewegung
⇒ Kribbelparästhesien od. Schmerzen der Beine ⇨ Besserung der Beschwerden durch Umhergehen (im Gegensatz zur Polyneuropathie)
⇒ Schlafstörungen: häufiges Erwachen aus dem Schlaf ⇨ reduzierte Tiefschlafphasen

Diag:
1. Anamnese und neurologische Untersuchung: meist unauffällig
2. Labor: Ausschluss symptomatischer Formen ⇨ Nierenwerte, Blutbild, Serumeisen u. Ferritin bestimmen
3. NLG/EMG zum Ausschluss einer Polyneuropathie
4. Polysomnographie (Schlaflabor mit Oberflächen-EMG am M.tibiales ant.): typische PLMS = periodic limb movements in sleep (unwillkürliche Beinzuckungen im Schlaf) mit Arousal-Reaktion (Weckreaktion), verlängerter Einschlafzeit und insg. verkürzte Gesamtschlafzeit

Ther:
- Symptomatische Formen: Behandlung der Grunderkrankung, z.B. Eisensubstitution, Nierentransplantation bei terminaler Niereninsuffizienz
- Med: niedrig dosiert **L-Dopa**/Benserazid (100-200 mg, Restex®) od. Dopa-Agonisten (z.B. 0,25-4 mg Ropinirol [Adartrel®], 0,15-0,5 mg Pergolid od. 0,5-3 mg Cabergolin) am Abend. Bei Therapieresistenz ggf. Opioide, z.B. Oxycodon (Oxygesic®) od. Tramadol (Tramal®) oder Antikonvulsiva, z.B. Gabapentin (Neurontin®)
- Selbsthilfegruppen: RLS e.V., Schäufeleinstr. 35, 80687 München, Tel.: (0 89) 55 02 88-80, Fax: -81, Internet: http://www.restless-legs.org

Prog: Chronisch progredient

Kompl: * Med: Wirkverlust der L-Dopa-Medikation ⇨ auf Dopa-Agonisten wechseln

DD:
- Polyneuropathie, nächtliche Wadenkrämpfe
- Parasomnien, Einschlafmyoklonien und Schlafapnoesyndrom (s.o.)
- Periphere Durchblutungsstörungen (AVK), chronisch venöse Insuffizienz
- Akathisie

ENTZÜNDLICHE ERKRANKUNGEN DES NERVENSYSTEMS

BAKTERIELLE MENINGITIS

Syn: Eitrige Meningitis, Hirnhautentzündung, ICD-10: G00.9

Def: Entzündung der Pia mater + Arachnoidea mit Exsudation in den Subarachnoidalraum

Ät:
- Hämatogene Streuung (septischer Eiterherd nach Infektion im Nasen-Rachenraum, Endokarditis)
- Fortgeleitete Infektionen (z.B. Otitis, Mastoiditis, Sinusitis frontalis)
- Offenes SHT (direkte Infektion von außen, Kalotten- oder Schädelbasisfraktur, Liquorfistel)

Path: Keimspektrum:
- ♦ Neugeborene: Escherichia coli, Streptokokken B
- ♦ Säuglinge u. Kleinkinder: **Meningokokken** (= Neisseria meningitidis [gramnegative Diplokokken], in Deutschland in 75 % d.F. der Gruppe B, in 20 % der Gruppe C, insg. gibt es 12 verschiedene Serogruppen), Pneumokokken, Haemophilus influenzae Typ B (durch die Impfung seltener)
- ♦ Erwachsene: **Pneumokokken** (= Streptococcus pneumoniae), Meningokokken, Listeriose (Listeria monocytogenes), Borrelien, Streptokokken, Staphylokokken, E.coli, Enterobakterien, Pseudomonas aeruginosa, Mykoplasmen

Epid:
- ◊ Inzidenz: in Deutschland 2,5/100.000 /Jahr, 80 % davon bei Säuglingen und Kleinkindern (1.-4. Lj.) mit Maximum im **1. Lebensjahr** (bis zum 4. Lj.)
- ◊ **Meldepflichtig** (namentlich) gem. IfSG ist eine Meningokokken-Meningitis od. -sepsis (Krankheitsverdacht, Erkrankung od. Tod)

Klin:
- ⇒ Prodromi: grippeähnliche Symptome, Müdigkeit, Abgeschlagenheit, Kopf- und Gliederschmerzen, subfebrile Temperaturen, Überempfindlichkeit gegen Berührungsreize
- ⇒ **Meningismus** (Nackensteifigkeit, diese kann aber auch fehlen), starke **Kopfschmerzen**, Übelkeit, Erbrechen, Lichtscheu (Photophobie)
- ⇒ **Septische Fiebertemperaturen** (39-40 °C)
- ⇒ **Getrübtes Bewusstsein** bis hin zum Koma
- ⇒ Zusätzliche (fakultative) neurologische Symptome: fokale od. generalisierte Anfälle, Hirnnervenausfälle (Parese des III., IV., VI., VII. HN), Muskelzuckungen, Paresen
- ⇒ Exantheme typisch bei Meningokokkenmeningitis

Diag:
1. Anamnese (vorangegangene Infektionserkrankung, z.B. im Nasen-Rachenraum, Otitis)
2. Neurologische Untersuchung: Meningismus, **positive Dehnungszeichen** (LASÈGUE-, KERNIG-, BRUDZINSKI-Zeichen)
3. Labor: Abnahme von **Blutkulturen**, BSG-Erhöhung, Leukozytose mit Linksverschiebung
4. LP: trüber bis **eitriger Liquor** durch **Pleozytose** (massenhaft, mind. 1.000 Zellen/mm³, vorwiegend Granulozyten), **Zucker vermindert**, erhöhter Laktatspiegel, bakteriologische Untersuchung + Antibiogramm (dauert lange) bzw. **Antigen-Schnelltest** auf verschiedene Erreger mögl. (Ergebnis in 1 Std.)

   Mikroskopischer Erregernachweis (z.B. Diplokokken) im Ausstrichpräparat
5. Bildgebung: CCT (Hydrozephalus, Hirnabszess, Sinusitis, Mastoiditis?), MRT (Verdikkung der Meningen)

<u>**Ther:**</u>
- Bei Verdacht **sofortige Klinikeinweisung**, Einzelzimmer, engmaschige Überwachung und Einhaltung hygienischer Schutzmaßnahmen durch das Personal
- <u>Med:</u> **i.v.-Antibiose** bei V. a. Meningitis <u>**sofort**</u> beginnen (noch vor LP u. CCT) mit einem Cephalosporin der 3. Generation (z.B. Cefotaxim, Claforan® i.v.) + Aminopenicillin (Ampicillin i.v.). Nach Antibiogramm (Erreger und Resistenz) auf keimspezifische Antibiose umsetzen (z.B. Penicillin G bei Meningokokken, Tetrazyklin bei Mykoplasmen), ausreichende Flüssigkeitszufuhr, adjuvante Gabe von Glukokortikoiden (bei Pneumokokkenmeningitis, Dexamethason)
- Operativ: Ind. bei Keimherd (z.B. Mastoiditis) ⇨ operative Sanierung des Herdes noch am Aufnahmetag

<u>**Prog:**</u> Bei schnellem Therapiebeginn insg. gut, die Letalität einer Meningokokken-Meningitis liegt in Europa bei ca. 6 %, die höchste Letalität haben Listerien-Meningitiden mit 25 %

<u>**Proph:**</u>
- ♥ Bei Infektion mit Meningokokken <u>Mitbehandlung</u> der engen Bezugspersonen (Familienmitglieder) und der Kontaktpersonen ersten Grades (Kindergarten, Schule) mit **Rifampicin** p.o. möglichst innerhalb von 24 Std. (Erwachsene 2 x 600 mg/Tag für 2 Tage, Kinder 1.-12. Lj. 2 x 10 mg/kgKG/Tag für 2 Tage, Säuglinge 3.-11. Monat 5 mg/kgKG/Tag für 2 Tage), K-Ind: Rifampicin nicht bei Schwangerschaft, dann Ceftriaxon (Rocephin®) geben
- ♥ <u>Impfungen:</u> in Deutschland gem. STIKO (Stand 7/2010) bei allen Kinder gegen **<u>H</u>aemophilus <u>i</u>nfluenzae** <u>B</u> (HIB-Impfung, heute als 6fach Kombination mit Tetanus, <u>D</u>iphtherie, Pertussis, Polio u. Hepatitis B [Infanrix®Hexa] beginnend ab dem 2. Mon.),
  gegen **Pneumokokken** (ab dem vollendeten 2. Lebensmonat bis zum Ende des 2. Lj. mit Konjugatimpfstoff, Prevenar®, danach mit Pneumovax®23)
  und ab dem vollendeten 12. Lebensmonat eine einmalige Impfung gegen **Meningokokken** Gruppe C (Meningitec®)
- ♥ Bei Risikopersonen (z.B. Entwicklungshelfer, Mekka-Pilgerreisende) zusätzliche Impfung s.c. gegen Meningokokken mögl. (in Europa gegen Gruppe A, C, W_{135}, Y [Mencevax ACWY®], in Kuba gibt es auch einen Impfstoff gegen Gruppe B).

<u>**Kompl:**</u>
- ∗ **WATERHOUSE-FRIDERICHSEN-Syndrom:** fulminante Meningokokkensepsis (selten auch bei Haemophilus) mit hohem Fieber, meist bei Kleinkindern vorkommend. Kompl: disseminierter intravasaler Koagulopathie (DIC, Verbrauchskoagulopathie), petechialen Hautblutungen, hämorrhagische Nekrosen der Nebennieren, Letalität: 50 %
  Ther: sofortige Intensivmedizin, Vollheparinisierung, AT-III-Substitution, Frischplasma
- ∗ **Meningoenzephalitis** mit neurologischen Herdsymptomen, epileptischen Anfällen, Bewusstseinsstörungen, selten Übergriff auf das Rückenmark
- ∗ Hirnabszess (s.u.)
- ∗ Hydrocephalus communicans/occlusus durch Arachnopathie (Verklebung der Hirnhäute, Stenose des Aquaeductus cerebri), erhöhter Hirndruck
- ∗ Eitrige/septische Sinusvenenthrombose ⇨ Ther: i.v.-Heparinisierung
- ∗ Schädigung des N.vestibulocochlearis
- ∗ Diabetes insipidus

<u>**DD:**</u> Lymphozytäre Meningitis (Virus- od. Reizmeningitis), Meningoenzephalitis, Enzephalitis

HIRNABSZESS

<u>**Ät:**</u>
- **Offenes Schädel-Hirn-Trauma** (direkte Keimverschleppung)
- Fortgeleitete Infektion: Meningitis, eitrige Sinusitis frontalis, Schädelknochenosteomyelitis, otogene Infektion, eitrige Mastoiditis

- **Hämatogene Streuung** (z.B. bronchopneumonische Infekte, Endokarditis) ⇨ oft multiple Herde (Mikroabszesse in der grauen Substanz)
- Iatrogen: nach neurochirurgischen Eingriffen, Trepanation bei Blutung od. Hydrozephalus

Path: ♦ Keimspektrum: Staphylokokken, Streptokokken, Pneumokokken
♦ Prädisp: **schlechte Abwehrlage** des Organismus, z.B. Diabetes mellitus, Sarkoidose, konsumierende Prozesse, Tumoren, HIV-Infektion, Tuberkulose, Immunsuppression, Chemotherapie

Etlg: # Epiduraler Abszess
Subdurales Empyem
Hirnabszess (abgekapselter Prozess, ICD-10: G06.0)
Phlegmonöse Enzephalitis (Hirnphlegmone)

Klin: ⇒ Meningitische Reizung, **Kopfschmerzen**, Lichtscheu, Übelkeit ⇒ **rasche Entwicklung** als DD zu Hirntumoren
⇒ Fieber, **Bewusstseinstrübung**, psychische Verlangsamung
⇒ Epileptische Anfälle, Hemiparesen, Hirndruckzeichen bei chronischem Prozess

Diag:
1. Anamnese (vorangegangenes Trauma od. Infektion)
2. Neurologische Untersuchung: Meningismus?
3. LP: trüber Liquor, Pleozytose, Eiweiß vermehrt, Zucker erniedrigt, Laktat erhöht (nur wenn der Abszess in den Liquorraum eingebrochen ist, sonst Normalbefund)
4. EEG: Herd mit Deltawellen, Allgemeinveränderungen
5. Bildgebung: **CCT** ⇨ unscharfer, hypodenser Herdbefund, nach Kontrastmittelgabe typisches **ringförmiges Enhancement** (Anreicherung des Kontrastmittels in der Abszesskapsel), gute Detektion auch mit **diffusionsgewichtetem MRT**
6. Bei unklarem Befund stereotaktische Punktion oder Abszessextraktion über Bohrlochkraniotomie ⇨ Erreger- und Resistenzbestimmung
7. Suche nach einem Fokus (z.B. Sinusitis, Otitis, Mastoiditis, Endokarditis, HIV-Infektion)

Ther:
- Konservativ: akute Abszesse werden breit systemisch **antibiotisch** abgedeckt ⇨ 3er-Kombination mit Cephalosporin (z.B. Cefotaxim, Claforan®) + Metronidazol + Vancomycin i.v. für 4-8 Wo., bei perifokalem Ödem Glukokortikoide (Dexamethason)
- Operativ: Ind: sichere bakterielle abgekapselte Abszesse, Empyem
  - Bei Abszessen und Empyem Kraniotomie und Ausräumung des Abszessgebietes, möglichst mit der Abszesskapsel, evtl. Einlage einer Spüldrainage + systemische Breitspektrumantibiose
  - Operative Sanierung des Keimherdes (z.B. Mastoiditis, offenes SHT)

Prog: Letalität 10 %

Kompl: * Septische Ausbreitung, Einbruch in das Ventrikelsystem (Pyocephalus internus) bis zur phlegmonösen Enzephalitis (Hirnphlegmone) mit einer sehr schlechten Prognose (Hirnschwellung, Einklemmungszeichen)
* Septische Thrombophlebitis der intrakraniellen Venen
* Spätabszesse noch nach Jahren mögl. (z.B. bei Geschosssplittern)

DD:
- **Eitrige Meningitis**, tuberkulöse Meningitis, Enzephalitis durch Viren
- Phlegmone der Kopfschwarte, Osteomyelitis des Schädelknochens
- Hirntumoren

TUBERKULÖSE MENINGITIS

Syn: Meningitis tuberculosa, ICD-10: A17.0+ G01*

Ät:
- Septische Streuung einer Organtuberkulose (Mycobacterium tuberculosis, selten auch Mycobacterium bovis)
- Prädisp.: **HIV-Infektion!**

Path:
- ♦ Lok: befallen werden insb. die Meningen der **Hirnbasis** und am Rückenmark
- ♦ Histo: **Granulationsgewebe**, Panarteriitis mit ischämischen Nekrosen meist im Bereich der basalen Zisternen
- ♦ Selten isolierte Tuberkulome od. Granulationsgewebe im Hirnparenchym

Epid:
- ◊ Kinder: septische Streuung bei Miliartuberkulose (Herde im gesamten Organismus)
- ◊ Erwachsene: häufig kein Primärherd zu finden
- ◊ Allgemein: Tuberkulose ist weltweit die am häufigsten zum Tode führende Infektionskrankheit, 1/3 der Weltbevölkerung ist infiziert, eine tuberkulöse Meningitis ist selten (nur bei 3 % d.F. mit extrapulmonalen Manifestationen)
- ◊ **Meldepflichtig** gem. IfSG (Krankheitsverdacht, Erkrankung und Tod)

Klin:
- ⇒ Allgemein: Kopfschmerzen, Erbrechen, Leistungsminderung
  Kinder: Appetitlosigkeit, Reizbarkeit
- ⇒ **Hohes Fieber**, Bewusstseinstrübung, Verwirrtheit, meningitische Reizung (Nackensteifigkeit)
- ⇒ Hirnnervenausfälle: N.oculomotorius- u. N.abducens-Parese, Fazialisparese, Optikusatrophie, Ausfall der kaudalen Hirnnerven
- ⇒ Spinale Wurzelsymptome: Ausfall von Muskeleigenreflexen
- ⇒ Selten Herdsymptome: Anfälle, Hemiparesen, organische Wesensänderung

Diag:
1. Anamnese (schleichender Beginn)
2. Neurologische Untersuchung, Fundoskopie (Chorioideatuberkel), Stauungspapille?
3. EEG: Allgemeinveränderungen, evtl. Herdbefund
4. LP: klarer Liquor, Pleozytose (50-300 Zellen/mm^3, lymphozytäre Meningitis), Eiweiß vermehrt (>100 mg/dl), **Zucker vermindert** (<30 mg/dl), Laktat erhöht, Spinngewebsgerinnsel, Versuch des direkten mikroskopischen Erregernachweises (ZIEHL-NEELSEN-Färbung)
   Bakteriologische Untersuchung d. Liquor: Kultur- und Tierversuch (lange Nachweisdauer und der Nachweis gelingt nicht immer)
5. Blut- und Urinkulturen auf TBC, Tuberkulinprobe (intracutan n. MENDEL-MANTOUX)
6. Röntgen: CCT/MRT, Rö-Thorax (Primärkomplex?)

Ther:
- Frühzeitig konservativ (auch ohne Erregernachweis) mit liquorgängigen Antituberkulotika
- Med: 3er-Kombination: Isoniazid (Isozid®) + Protionamid (Peteha®) + Ethambutol (Myambutol®) i.v. und Vit.-B_6-Gabe (Pyridoxin) wegen Isoniazid-NW
- Evtl. Glukokortikoide bei neurologischen Symptomen

Prog: Langfristige Ther. (2 Jahre) hat gute Prog.

Kompl:
- ∗ Verklebung der Liquorwege ⇨ Hydrocephalus occlusus (Ther: Liquordrainage)
- ∗ Querschnittlähmung

Proph:
- ♥ Eine Impfung wird mit dem derzeitigen BCG-Impfstoff nicht empfohlen.
- ♥ Beschäftigte im Gesundheitswesen können mittels Tuberkulintest (intracutane Injektion n. MENDEL-MANTOUX von 0,1 ml = 2 TE mit Tuberkulin PPD RT 23 SSI, seit 2005 in Deutschland wieder zugelassen u. erhältlich) überwacht werden (die früher durchgeführ-

te Röntgenüberwachung der Lungen wird nicht mehr empfohlen). Negative Reaktion = Indurationsdurchmesser der Haut <5 mm, positiv >6-14 mm, stark pos. >15 mm.

DD: – Sarkoidose (Morbus BOECK) mit lymphozytärer Meningo-Enzephalitis, ebenfalls basale Granulome, Mitbeteiligung von Lunge, Milz, Haut, Knochen, Augen. Ther: Glukokortikoide
– Mykotische Meningitis (Pilze), Zystizerkose (Schweinebandwurm, Taenia solium)
– Meningealkarzinose

LYMPHOZYTÄRE MENINGITIS

Etlg: # Akute lymphozytäre Meningitis: Virus-Meningitis (ICD-10: A87.9), Reizmeningitis, Hirnhautentzündung (ICD-10: G03.-)
Chronische lymphozytäre Meningitis (ICD-10: G03.1)

Ät: – Akute **Virusinfektion** (s.u. Enzephalitis)
– **Reizmeningitis** (z.B. nach Hirnoperationen, LP, Strahlentherapie) ohne Erregernachweis als unspezifische Reaktion
– Sympathische Meningitis (Reizmeningitis bei entzündlichem Prozess in der Nähe der Liquorräume, z.B. Otitis, Sinusitis aber ohne eitrige Meningitis)
– Chronisch: Tuberkulose (s.o.), Sarkoidose, Toxoplasmose, Lues, Borreliose, Pilzinfektion (Kryptokokkose, Kokzidiose, Aktinomykose), Zystizerkose (Schweinebandwurm)

Path: **Keimspektrum akuter lymphozytärer Meningitis:**
Primär neurotrope Viren: Varicella-Zoster- (Herpes zoster), Arbo-, Poliomyelitis anterior-, Herpes simplex-, lymphozytäre Choriomeningitis (LCM)-Virus
Nicht primär neurotrope Viren: ECHO-, Coxsackie A- + B-, Cytomegalie-, Adeno-, Masern-, Mumps (Myxo)-, Epstein-Barr-Virus (Mononukleose), HIV
Bakteriell: Leptospirosen (gram. neg. Schraubenbakterien)

Epid: Inzidenz: in Deutschland 1-2/100.000 /Jahr

Etlg: # Akute lymphozytäre Meningitis: Virus-Meningitis, Reizmeningitis
Chronische lymphozytäre Meningitis

Klin: ⇒ Allgemein: **Kopfschmerzen**, Übelkeit, Lichtscheu, Schmerzempfindlichkeit
⇒ **Meningismus**, Bewusstseinsstörungen, Temperaturerhöhung
⇒ Neurologisch: epileptische Anfälle, Paresen
⇒ Chronisch: Konzentrationsstörungen, Kopfschmerzen, Hirnnervenausfälle

Diag: 1. Anamnese (vorangegangene Op. od. LP?) und neurologische Untersuchung
2. LP: klarer Liquor, Pleozytose (>1.000 Zellen/mm³, meist Lymphozyten), geringe Eiweißvermehrung, Zucker allenfalls gering vermindert
3. EEG: Allgemeinveränderungen, ggf. Herdbefunde
4. Labor: serologischer Nachweis von Virus-Ak (mittels ELISA od. RIA), akut Ig_M-Ak

Ther:
- Virusmeningitis: Bettruhe, Analgesie
- Unspezifische Meningitis: Glukokortikoide
- Leptospirosen: Penizillin i.v. hochdosiert
- Mykotische Meningitis: Amphotericin B (Ampho Moronal®) + Miconazol (Daktar®) i.v.

Prog: i.d.R. gute Prognose, Krankheitsmaximum meist nur einige Tage.

Kompl: Übergang in eine **Meningoenzephalitis**

DD: – Meningealkarzinose (Meningeosis carcinomatosa), Meningeosis leucaemica, primäre ZNS-Lymphome
– Enzephalitis
– Spontanes Liquorunterdrucksyndrom mit zunehmenden Kopfschmerzen in aufrechter Körperposition (die Kopfschmerzen sistieren im Liegen), Übelkeit, Schwindel, Meningismus, evtl. Doppelbilder durch N.abducens-Parese. Ät: zerviko-thorakale Liquorleckage, Diag: Liquorszintigraphie, Kompl: subdurale Hämatome/Hygrome, Herniation des Hirnstammes
Ther: lumbale epidurale Eigenblutinjektion zur Abdichtung der Leckage, bei Persistenz auch operativer Verschluss mit Fibrinklebung od. Naht

ENZEPHALITIS

Syn: Entzündung des Gehirns, engl. encephalitis, ICD-10: G04.9

Ät: – Direkt **virale** Enzephalitis:
Herpes simplex I, II, **Poliomyelitis anterior I**, II, III, **Cytomegalie**,
ECHO (enteric cytopathogenic human orphan), **Coxsackie** A u. B (insb. A9, A7), Nipah-Virus (Paramyxovirus aus Fledermäusen u. Schweinen in Malaysia), Hendra-Virus (Pferde)
Arbovirosen (= arthropode-borne) meist von Insekten übertragen, dazu gehören folgende Viren: Alpha- (Chikungunya-, Vektor: Aedes agypti, eine Stechmücke), Flavi- = u.a. **FSME-** (Frühsommer-Meningoenzephalitis, s.u.), **Japanische-B-Enzephalitis-** (Vektor: Reisfeldmücke), West-Nil-, St.-Louis-, Bunya-, Toscana-, Arena- (LCM- = lymphozytäre Choriomeningitis, Vektor: Nagetiere), Rhabdo-Virus (Lyssa, Tollwut, s.u.)
– **Parainfektiöse** (perivenöse) Enzephalitis = **immunologische Reaktion** bei allgemeinen Viruserkrankungen: Morbilli (Masern), Myxo (Mumps), Rubeola (Röteln), Varizella-Zoster (Windpocken, Herpes zoster), Epstein-Barr (Mononukleose), Influenza-A u. -B, HIV
– Postvakzinale Enzephalitis (Risiko: 1/300.000 - 1/2.000.000) nach Tollwutimpfung (Rabies), Masernimpfung, Keuchhusten-Impfung, FSME-Impfung, (früher auch nach Pockenschutzimpfung, diese wird aber nicht mehr durchgeführt)
– Neuroborreliose (Borrelia burgdorferi)
– Rhombenzephalitis bei Listeriose (Listeria-monocytogenes-Infektion)
– Fleckfieberenzephalitis (Rickettsia prowazeki)
– **Komplikation einer Meningitis** (s.o.) als Meningoenzephalitis durch Bakterien, Pilze oder Protozoen
– Paraneoplastisch (mit verschiedenen Enzephalitis-assoziierten onkoneuralen Antikörpern): limbische Enzephalitis (z.B. bei kleinzelligem Bronchialkarzinom, Hodentumoren, Thymom), Anti-NMDA-Rezeptor-Enzephalitis (bei ovariellen Teratomen, aber auch ohne Tumor vorkommend)
– Unbekannte Ätiologie/Enzephalitis im Zusammenhang mit anderen Erkrankungen: VOGT-KOYANAGIE-HARADA-Syndrom (= Entzündung von Augen, Haut u. ZNS, möglicherweise Autoimmunreaktion auf Melanozytenantigen), WHIPPLE-Krankheit, Sarkoidose, BEHÇET-Krankheit, Multiple Sklerose, retikulohistiozytäre Enzephalitis, BICKERSTAFF-Enzephalitis (= Hirnstammenzephalitis, meist junge Erwachsene)

Path: ♦ Lok: virale Enzephalitis meist graue Substanz betroffen = Polioenzephalitis
Parainfektiöse Enzephalitis meist weiße Substanz betroffen = Leukoenzephalitis
Häufig Mitreaktion des Rückenmarks = **Enzephalomyelitis**
♦ Histo: perivenöse Entmarkungsherde, Infiltration mit mononukleären Entzündungszellen und nachfolgend Gliazellersatz. Bei Herpes-Enzephalitis hämorrhagische Nekrosen im Bereich des Temporallappens.
♦ Für die Pathogenese und den Krankheitsverlauf scheinen die immunologischen Reaktionen des ZNS wichtig zu sein, da auch tödliche Verläufe ohne Virusnachweis vorkommen können.

Epid: ◊ Japanische-B-Enzephalitis weltweit häufigste Enzephalitis (Inzidenz ca. 1.000.000 Fälle pro Jahr), in Deutschland ist am häufigsten die **Herpesenzephalitis**

◊ Inzidenz: in Deutschland 3/100.000/Jahr für virale Meningoenzephalitiden/Enzephalitiden

Klin: ⇒ Allgemein: akuter Beginn aus voller Gesundheit mir **rascher Progredienz**

⇒ Fieber, Kopfschmerz, evtl. meningitische Reizsymptome

⇒ Neurologische Symptome je nach Lokalisation: Anfälle bis zum Status epilepticus bei Hirnmantelbefall, Hirnnervenausfälle, Myoklonien und Strecksynergismen bei Hirnstammbefall, Atmungsstörung (CHEYNE-STOKES-Atmung bei Affektion des Atemzentrums)

⇒ Bewusstseinsstörung mit **zunehmender Eintrübung** bis hin zum Koma

⇒ Organische Psychose

Diag:
1. Anamnese (vorangegangene Viruserkrankung, Aufenthalt im asiatischen Raum?)
2. Neurologische Untersuchung
3. LP: klarer Liquor, Normalbefund für Zellzahl, Eiweiß, Zucker mögl. oder geringe Pleozytose (20-30 Zellen/mm³) und leicht erhöhtes Eiweiß (<150 mg/dl), direkter Virusnachweis über PCR (polymerase chain reaction) mögl.
4. EEG: immer **schwere Allgemeinveränderungen**, evtl. Herdbefunde
5. Labor: Serologie auf Virus-AK (mittels ELISA od. RIA), akut Ig_M-Ak
6. CCT und MRT: Anfangs normal, evtl. im Verlauf diffuses Hirnödem, bei Herpes-Enzephalitis hypodense Nekrosen der basalen Temporallappen

Ther:
- Symptomatische Therapie: Bettruhe, Analgesie und Antipyretika, Glukokortikoide (Dexamethason), ggf. Antikonvulsiva (Carbamazepin) u. Hirnödembehandlung (Glycerol)
- Bei Progredienz intensivmedizinische Therapie mit parenteraler Ernährung und Flüssigkeitssubstitution, ggf. Intubation und kontrollierte Beatmung
- Herpes-Enzephalitis: Aciclovir (Zovirax®) 3 x 10 mg/kgKG/Tag i.v. über zentralen Venenkatheter für 10-14 Tage (bei Resistenz Vidarabin od. Foscarnet)
- Rehabilitation: Physiotherapie, Logopädie, neuropsychologisches Training

Prog: **Sehr ernst**, unbehandelt Letalität (insb. bei der Herpes-Enzephalitis) bis 70 %, mit Intensivtherapie immer noch 25 %

Kompl: * Hirnschwellung ⇨ Ther: osteoklastische Trepanation

* Postenzephalitisches Syndrom mit bleibenden neurologischen Defiziten und hirnorganischem Psychosyndrom

Proph: ♥ Impfungen: in Deutschland gem. STIKO bei allen Kinder gegen Poliomyelitis sowie Masern, Mumps, Röteln und Varizellen (MMRV)

♥ Impfung gegen FSME (Indikation s.u.), Japanische-B-Enzephalitis (für Reisende in ländliche Gebiete Südostasiens empfohlen, in Europa ist seit 5/2009 ein Impfstoff für Erwachsene zugelassen, Ixiaro®)

DD:
- Meningitis, Meningoenzephalitis, septisch-embolische Herdenzephalitis bis zum Hirnabszess, meningovaskuläre Neurolues
- Hirntumoren
- Zerebrovaskuläre Insuffizienz, Apoplexie, Sinusvenenthrombose, zerebrale Vaskulitis
- Intoxikationen
- Malignes neuroleptisches Syndrom (schwere NW bei Neuroleptika-Medikation, s.u.)

FSME

Syn: FSME = **Frühsommer-Meningoenzephalitis**, Zeckenenzephalitis, zentraleuropäische Enzephalitis, engl. central european encephalitis (CEE), tick-borne encephalitis, ICD-10: A84.1

Ät:
- **FSME-Virus** aus der Gruppe der **Flavi-Viren** (RNA-Viren, frühere Bezeichnung Arbo B = arthropode-borne) der Familie der Togaviridae
- Übertragung: **Zecken** (Arthropoden) als Vektor, v.a. **Ixodes ricinus** (gemeiner Holzbock) u. Ixodes persulcatus. Ein **Zeckenstich** mit einem längeren Saugakt ist zur Übertragung der Viren über den Speichel der Zecke erforderlich (das Infektionsrisiko steigt daher mit der Dauer des Saugaktes). Keine Übertragung von Mensch zu Mensch.

  Erregerreservoir: **Mäuse**, Vögel, Rehe, Rotwild

  Aus Polen u. Litauen wurde auch eine Übertragung durch Rohmilch-Produkte berichtet.

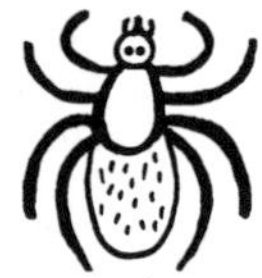

Ixodes

Epid:
- ◊ Endemiegebiete: v.a. in Mitteleuropa (**Süddeutschland** [Baden-Württemberg, Bayern, Südhessen, Rheinland-Pfalz, Thüringen], **Österreich**, tschechische Republik, Polen, Ungarn, slowakische Republik, Russland, Estland, Lettland, Litauen), Südschweden, Südnorwegen. In den Hochrisikogebieten sind 1-2 % der Zecken FSME-Virusträger.
- ◊ Inzidenz: ca. 0,5/100.000/Jahr. In 2008 in Deutschland 288 gemeldete Erkrankungen, davon 90 % aus Bayern und Baden-Württemberg (vermutlich wegen der globalen Erwärmung stieg die Inzidenz in den letzten Jahren an, ist nun aber konstant), **m** > w (2:1)
- ◊ Durchseuchung: der Bevölkerung in Deutschland ca. 1,5 %, in Endemiegebieten 4-8 %, bei Risikopopulation (Waldarbeitern) bis 40 %
- ◊ Ausbreitungszeit: **Sommer** (März bis November) meist Juni-August
- ◊ Inkubationszeit: 7-14 Tage, im Mittel 10 Tage (Spannweite 4 Tg. bis 4 Wo.)
- ◊ Das statistische Risiko nach einem Zeckenstich an FSME zu erkranken beträgt ca. 0,5-1/1.000
- ◊ **Meldepflichtig** gem. IfSG (nichtnamentliche Meldung durch das Labor)

Klin:
- ⇒ Subklinische bis **grippeähnliche Symptome** in 10-30 % d.F. (Fieber, Kopf- u. Gliederschmerzen, bei Kindern auch Bauchschmerzen), diese bilden sich nach wenigen Tagen völlig zurück
- ⇒ In 10 % d.F. mit grippeähnlichen Symptomen kommt es nach 2- bis 5-tägigem (bis zu 20 Tagen) **fieberfreiem Intervall** zu einem **zweiten Fiebergipfel** (bis 40 °C) und beginnender ZNS-Beteiligung (Kopfschmerzen, Erbrechen, meningeale Reizzeichen)
- ⇒ Meningitis, **Meningoenzephalitis** (Stupor bis Koma), **Myelomeningitis** (Paresen)

Diag:
1. Anamnese (Zeckenstich?) und neurologische Untersuchung
2. Labor: spezifischer IgM- und IgG-Nachweis mit ELISA im Serum und Liquor (LP) mögl., auch Virusnachweis in Zellkultur od. mittels nRT-PCR (nested reverse transcriptase-PCR) mögl.
3. LP: Pleozytose u. Eiweißerhöhung ab dem 2. Fiebergipfel nachweisbar

Ther:
- Bei Zeckenbefall Zecke umgehend entfernen (Quetschen vermeiden). Zur Übertragung des Virus benötigt die Zecke längere Zeit.
- Bei Erkrankung: symptomatische Enzephalitistherapie (s.o.)
- Selbsthilfegruppen: Deutsche Borreliose- u. FSME-Liga e.V., Rheinstr. 38, 76676 Graben-Neudorf, Tel.: (0 72 55) 72 55-55, Fax: -56
  Borreliose und FSME Bund Deutschland e.V., In den Rödern 13, 64354 Reinheim, Tel.: (01 80) 5 00 69 35, Internet: http://www.bfbd.de

Prog: Insg. **sehr günstig**, ein letaler Ausgang ist selten bei Meningoenzephalitis mögl. (1 % d.F.), nach Enzephalitis/Myelitis in 30 % längerdauernde od. bleibende neurologische Defizite (Paresen, Ataxie, Hörstörungen, Konzentrations- od. Gedächtnisstörungen).

Bei Kindern ist der Verlauf im Allgemeinen deutlich besser (nur in 2 % d.F. Langzeitschäden und bisher keine Todesfälle bekannt).

Proph: ♥ **Expositionsprophylaxe:** in Waldgebieten Unterholz meiden (die Zecken streifen sich von Gräsern und niedrigen Sträuchern ab und klettern dann am Körper entlang), **geschlossene Kleidung** tragen, mit insektenabwehrenden Mitteln (repellents) einreiben, nach Rückkehr aus dem Wald die **Haut gründlich absuchen** (insb. auch unter der Kleidung, da die Zecken gerne am Körper, z.B. bis zur Leiste entlangkriechen)

♥ Aktive Impfung (Encepur®, FSME-Immun®) wird für Pers. mit beruflicher Exposition (Waldarbeiter usw.), Bewohner und auch für Reisende in die **Endemiegebiete** (s.o.) empfohlen. Auch ist ein Impfstoff für Kinder ab dem 4. Lj. (bei besonderem Risiko auch ab dem 2. Lj. mögl.) erhältlich (Encepur® Kinder, FSME-Immun®Junior).

Die Durchimpfungsrate in Endemiegebieten Deutschlands (Baden-Württemberg und Bayern) beträgt derzeit 20-30 %, sonst ca. 10 %.

Immunisierungsschema: 3 x 0,5 ml an den Tagen 0, 28 (1-3 Monate) und 300 (9-12 Monate), mögl. ist auch ein Schnellimmunisierungsschema an den Tagen 0, 7 u. 21 (u. 365 als Booster). Erste Auffrischimpfung nach 3 J., dann alle 5 J. empfohlen.

Passive Immunisierung (nach Exposition = nach einem Zeckenstich ohne bestehendem Impfschutz) mit Immunglobulin mit 0,1 ml/kgKG i.m. ist bis max. 48 Std. nach Zeckenstich mögl. Kompl: die passive Immunisierung kann aber durch Immunkomplexbildung zur Symptomverstärkung führen! (insb. bei verspäteter Applikation >96 Std.) und wird daher nicht mehr durchgeführt (ist in Deutschland auch nicht mehr erhältlich).

DD: – Fernöstlicher Subtyp des FSME-Virus: RSSE-Virus (= Russian-spring-summer-Enzephalitis), in Osteuropa vorkommend, ebenfalls von Zecken übertragen, hat häufiger einen schwereren Verlauf als die FSME

– Ebenfalls von Zecken übertragen (auch gleichzeitige Infektion mögl.): **Neuroborreliose** (Borrelia burgdorferi, s.u.), Q-Fieber, Rickettsiosen, humane Ehrlichiose und Anaplasma, Tularämie, Rückfallfieber, Babesiose, Bartonella, Powassan-Virus (in USA u. Sibirien vorkommend mit FSME-ähnlichem klinischem Bild)

– Enzephalitis, Meningoenzephalitis, Meningitis durch andere Erreger (s.o.)

MYELITIS

Syn: Rückenmarkentzündung, ICD-10: G04.9

Ät: – **Infektiös**: fortgeleitete Infektion (per continuitatem, z.B. bei syphilitischer od. tuberkulöser Meningitis), Mitreaktion des Rückenmarks bei Enzephalitis (= Enzephalomyelitis), hämatogene Infektionen (z.B. Herpes simplex, Zytomegalie, Varizellen, Masern, Röten, Poliomyelitis anterior, Neuroborreliose, Neurolues, Toxoplasmose, Leptospirose, Listeriose, Mykoplasmen, Rickettsien), traumatisch: offene Rückenmarkverletzung, Spondylodiszitis (Bandscheiben-/Wirbelknochenentzündung)

– Parainfektiös: 1-2 Wo. nach einer Infektionskrankheit, v.a. Masern, Mumps, Röteln, Varizelleninfektion

– Postvakzinal: nach Impfung gegen Tollwut, (Pocken, wird nicht mehr durchgeführt)

– Autoimmunologisch: Vaskulitis (BEHÇET-Krankheit), Kollagenosen (SJÖGREN-Syndrom, systemischer Lupus erythematodes, systemische Sklerodermie), Sarkoidose

– Iatrogen: postoperativ nach Wirbelsäuleneingriff, nach Liquorpunktion

– **Idiopathisch** (Syn: akute Querschnittmyelitis, Myelitis transversa) ⇨ Ausschluss aller möglichen Ät. und DD (s.u.) erforderlich

Klin: ⇒ Dumpfe Rückenschmerzen (kann aber auch ohne Schmerzen sein)

⇒ Sensibilitätsstörungen, evtl. Parästhesien

⇒ Abschwächung der Reflexe, evtl. positive Pyramidenbahnzeichen, Paresen

⇒ Harnverhaltung

⇒ Querschnittmyelitis: Beginn ohne erkennbare Ursache, meist im Thorakalmark lokalisiert, Symptomatik wie bei einer vollständigen sensomotorischen Querschnittlähmung

Diag: 1. Anamnese: vorangegangene Infektion?
2. Neurologische Untersuchung: Motorik, Sensibilität, Reflexstatus
3. Labor: Erreger- od. Ak-Nachweis der o.g. Bakterien od. Viren, Auto-Antikörper (ANA)
4. Bildgebung: im **MRT** hyperintense Signalanhebung im betroffenen Areal, evtl. Schwellung des Rückenmarks, Ausschluss von anderen DD
5. LP: Normalbefund oder mäßige Pleozytose, Lymphozytenzahl gering erhöht, bei bakterieller od. viraler Infektion Erregernachweis/PCR
6. SSEP, MEP: pathologisch verlängert

Ther:
- Konservativ: Bettruhe, bei vermuteter infektiöser Ursache initial Antibiotikum, z.B. Ceftriaxon + Virustatikum, z.B. Aciclovir, dann nach Erregerbestimmung gezielt. Sonst Glukokortikoide (Methylprednisolon 1.000 mg/Tag für 3 Tage, dann ausschleichen über 14 Tage), Low-Dose-Heparinisierung, Antiphlogistika, bei Rückenmarkschwellung Glycerol.
- Operativ: Ind: offene Rückenmarkverletzung
  - Stabilisierung der Wirbelsäule (z.B. Fixateur int.), Verschluss der Rückenmarkhäute

Prog: Meist gut und Rückbildung der neurologischen Symptomatik mit geringen Residuen.

DD:
- Epiduraler Abszess ⇨ Ther: sofortige operative Sanierung und Antibiose
- Spinale Ischämie, z.B. A.spinalis-anterior-Syndrom, fibrokartilaginäre Embolie
- Spinale Gefäßmissbildungen: durale AV-Fisteln, Kavernome, Angiome, Varicosis spinalis, arterielle Aneurysmen
- Spinale Blutung (epidural, subdural, subarachnoidal und intramedullär mögl.), Ther: operative Entlastung
- Spinale Tumoren (Meningeome, Gliome, Hämangioblastome, Lymphome), intraspinale Metastasen anderer Tumoren, pathologische Wirbelfraktur (bei Metastasen)
- Großer Bandscheibenvorfall (medianer Massenprolaps)
- Traumatisch: spinaler Schock, Commotio spinalis, Contusio spinalis, Myelomalazie (nach HWS-Distorsion, Luxation, Wirbelsäulenfraktur)
- Zervikale Myelopathie, Syringomyelie
- Spinale Muskelatrophie, HMSN (= hereditäre motorische-sensible Neuropathien)
- Akute Polyradikulitis, GUILLAIN-BARRÉ-Syndrom
- Amyotrophische Lateralsklerose
- Spinale Form einer **Multiplen Sklerose** (akuter Schub), DEVIC-Krankheit (Syn: Neuromyelitis optica, Kombination aus doppelseitiger Sehstörung und Querschnittlähmung)
- Mantelkantensyndrom (Schädigung des somatosensiblen Beinareals, z.B. durch beidseitige Ischämie der Aa.cerebri ant.)
- Funikuläre Myelose (Vit.-B_{12}-Mangel), Kupfermangel bedingte Myelopathie
- Hyper- od. hypokaliämische Lähmung
- Psychogenes Querschnittssyndrom

POLIOMYELITIS ANTERIOR

Syn: Poliomyelitis epidemica anterior acuta, **spinale Kinderlähmung**, HEINE-MEDIN-Krankheit, ICD-10: A80.-

Ät: Poliomyelitis-Virus (Gruppe der Enteroviren der Picornaviridae, unbehülltes RNA-Virus), es werden drei Subtypen unterschieden: I (BRUNHILD) häufigster, II (LANSING), III (LEON)

Path:
- Infektionsmodus: **fäkal-oral** (Schmierinfektion), einziges Erregerreservoir ist der **Mensch** (Virusausscheidung bereits 72 Std. nach Infektion und damit bereits 7-14 Tage vor klinischen Symptomen = während der Inkubationszeit und noch bis zu 6 Wo. nach Infektion, bei Immuninkompetenten auch Jahre lang mögl.)
- Inkubationszeit: 5-14 Tage (bis 35 Tage)
- Virusreplikation in der Darmschleimhaut, dann hämatogene und neurogene Verbreitung auf das „Zielorgan" graue Rückenmarksubstanz, insb. Befall der **Vorderhornzellen**
- Kontagionsindex: **sehr gering**, 95 % der Infektionen verlaufen inapparent,
  4 % mit ausschließlich grippeähnlichen Symptomen (minor illness, abortive Form),
  1 % entwickeln eine aseptische Meningitis ohne Paresen,
  nur ca. 0,1 % d.F. bilden das Vollbild mit Paresen aus (major illness)
- Histo: Ganglienzelldegeneration und Ersatz durch Gliazellen im Vorderhornbereich, Formatio reticularis, mot. HN-Kerne und Gyrus praecentralis

Epid:
- Prädisp.alter: **Kleinkinder**
- Inzidenz: 0,01/100.000/Jahr, weltweit noch ca. 1.500 Fälle/Jahr
  In Deutschland erkrankten zuletzt 1992 zwei Pat. an einer Poliomyelitis (Ansteckung erfolgte im Ausland)
- Vorkommen: heute noch in **Dritte-Welt-Ländern**/tropische Zone in Asien (**Indien, Pakistan, Afghanistan**, **Tadschikistan**, Bangladesh, Myanmar) u. Afrika (**Nigeria**, Somalia, Sudan, Kongo, Angola, Äthiopien) endemisch vorkommend
  In Europa zuletzt im Jahr 1998 in der Türkei 26 Fälle und im Jahr 2001 in Bulgarien 4 Fälle. Amerika ist seit 1994 poliofrei, China u. Australien seit 2000.
  Die WHO plante ursprünglich bis zum Jahr 2005 die Poliomyelitis weltweit zu eradizieren und die Impfungen dann im Jahr 2010 einzustellen. Das Ziel wurde um einige Jahre/Jahrzehnte verschoben.
- In Deutschland leben noch ca. 70.000 ehemals an Poliomyelitis erkrankte Patienten. Die Impfung wird in Deutschland seit 1962 durchgeführt (die Impfbereitschaft lässt in den letzten Jahren aber etwas nach).
- **Meldepflichtig** gem. IfSG: Krankheitsverdacht [= jede schlaffe Lähmung, sofern nicht traumatisch bedingt], Erkrankung, Tod und Impfreaktion

Klin:
- ⇒ Allgemeinsymptome (minor illness): febrile Temperaturen 37-39 °C, grippeähnliches Bild, Durchfall, Übelkeit, Schwindel, Kopf- und Gliederschmerzen
- ⇒ Meningitische Reizsymptome mögl. (lymphozytäre Meningitis)
- ⇒ Paralytische Poliomyelitis (major illness): **asymmetrische schlaffe Paresen** unterschiedlicher Stärke und uneinheitlicher Verteilung (prox. Becken-/Bein- u. Schultergürtelmuskulatur bevorzugt)

Diag:
1. Anamnese (Impfanamnese, Aufenthalt in Dritte-Welt-Ländern)
2. Neurologische Untersuchung: MER der paretischen Extremitätenabschnitte aufgehoben, Muskelstatus erheben, keine Störung der Sensibilität
3. LP: klarer Liquor, Normalbefund oder Pleozytose, leichte Eiweißvermehrung und IgG-Vermehrung, Erregernachweis
4. Labor: Antikörpernachweis mit Komplementbindungsreaktion od. Enzymimmunoassay
   Stuhl: kultureller Erregernachweis in den ersten 2-4 Krankheitswochen mögl.

Ther:
- Konservativ: Bettruhe, Antipyretika, **krankengymnastische Übungsbehandlung**
- Bei Ateminsuffizienz: Intubation/Tracheotomie und kontrollierte Beatmung
- Hilfsmittel: Gehstock, orthopädische Hilfen, Rollstuhl je nach Bedarf
- Selbsthilfegruppen: Bundesverband Polio e.V., c/o Reha-Klinik Miriquidi, Freiberger Str. 33, 09488 Thermalbad Wiesenbad, Tel.: (0 37 33) 5 04 11-87, Fax: -88, Internet: http://www.polio.sh
  Polio Initiative Europa e.V., Weinbergstr. 19, 97797 Wartmannsroth, Tel.: (0 97 32) 78 64 99, Internet: http://www.polio-initiative-europa.de
  Polio Selbsthilfe e.V., Auf den Hüchten 15, 33647 Bielefeld, Tel.: (05 21) 40 35 35, Internet: http://www.polio-selbsthilfe.net

Prog: Rekonvaleszenzzeit und Rückbildung der Lähmungen bis zu 2 Jahre mögl.
Als Residuen können atrophische Lähmungen und Fuß- od. Gelenkdeformitäten verbleiben. Das Extremitätenwachstum kann vermindert sein.

Proph: ♥ Impfung: seit 1998 wird die aktive Schutzimpfung in Deutschland nur noch mit **inaktivierten Polio-Viren** (IPV, nach SALK) durchgeführt. Vorgehen: 2-malige **Impfung i.m.** im Abstand von 4 Wo. bis 6 Mon. [Ipv Virelon®] bzw. bei Säuglingen heute als 4-malige Kombinationsimpfung mit 6fach Impfstoff gegen Tetanus, Diphtherie, Pertussis, Haemophilus influenzae Typ B, Polio, Hepatitis B [Infanrix®Hexa] im Alter von 2, 3, 4 u. 12 Monaten. Dann einmalige Auffrischung nach 10 J., danach nur noch bei Personen mit möglicher beruflicher Exposition, Kontakt mit Poliokranken oder bei Reisenden in Endemiegebiete (für alle anderen wird keine Auffrischung mehr empfohlen).

Die orale Poliovakzination = „Schluckimpfung" (OPV, nach SABIN, Oral Virelon®T1) wird wegen des Risikos einer möglichen Impfpoliomyelitis (VAPP = Vakzine-assoziierte paralytische Poliomyelitis, Risiko: 1/4.400.000, zuletzt 2 gesicherte Fälle in 1998) in Deutschland gem. den Empfehlungen der Ständigen Impfkommission am Robert-Koch-Institut seit 1998 nicht mehr durchgeführt. Die OPV würde jetzt nur noch als sog. Riegelungsimpfung bei Krankheitsausbrüchen angewendet, wie zuletzt im Jahr 2001 in Bulgarien bei 17.000 Kindern.

Kompl:
* Rasch aufsteigende Lähmung, Atem- und Kreislaufinsuffizienz mit schlechter Prog. (20-60 % Letalität)
* Mitbeteiligung von Hirnnerven (bulbäre Form), insb. HN IX u. X, schlechte Prog.
* Polioenzephalitis acuta infantum: bei Kinder vorkommender sehr progredienter Verlauf mit hohem Fieber, Bewusstseinsstörungen, Lähmungen, Kontrakturen, zerebralen Krampfanfällen
* Postpolio-Syndrom (ICD-10: G14): ca. 35-40 Jahre nach der Primärerkrankung auftretendes Krankheitsbild mit chronischer Müdigkeit, depressiven Symptomen, Muskelschmerzen, Kälteempfindlichkeit, vermehrter Muskelermüdbarkeit und neuer, chronisch progredienter Muskelschwäche (schlaffe Parese) u. Muskelatrophien durch Nervenzelluntergänge der ursprünglich nicht betroffenen Neurone, die die Funktion teilweise für geschädigte Neurone durch Aussprossung übernommen hatten. Ther: Physiotherapie

DD:
- Guillain-Barré-Syndrom, Myelitis
- Amyotrophische Lateralsklerose
- Tropische spastische Paraparese (HTLV-I-Infektion = human T-cell leucaemia virus)

HERPES ZOSTER

Syn: **Gürtelrose**, Zoster, engl. shingles, ICD-10: B02.-

Ät:
- **Reaktivierung** (aus Gliazellen der **Spinalganglien**) des persistierenden **Varizella-Zoster-Virus** (aus der Gruppe der Herpesviridae, Subfamilie Alphaviridae) bei partieller Immunität nach vorangegangenen Windpocken in der Kindheit, selten auch Virusneuinfektion
  Trigger: Resistenzminderung durch hohes Alter, UV-Bestrahlung, örtliche Reizung
- Prädisp.: = **symptomatischer Zoster** bei HIV-Infektion, Malignomen, Leukämien, Plasmozytom, Immunsuppression, Strahlentherapie, schwerem Trauma, Intoxikationen (CO, Arsen), Schwangerschaft

Epid:
◊ Übertragung: Tröpfcheninfektion und durch den Inhalt der Bläschen od. Krusten mögl.
◊ Inkubationszeit: 7-14 Tage
◊ Prädisp.alter: **60.-70. Lj.**, symptomatischer Zoster im Alter je nach Grunderkrankung
◊ Inzidenz: 100-200/100.000/Jahr

<u>**Klin:**</u>

⇒ Allgemeinsymptome: Kopfschmerz, Appetitlosigkeit, Lethargie, Abgeschlagenheit, Gliederschmerzen, leichtes Fieber, meningitische Reizung

⇒ <u>Lokal:</u> innerhalb des betroffenen **Dermatoms Schmerzhaftigkeit**, Missempfindungen und Rötung mit **Bläschenbildung** (Inhalt ist **infektiös!**), meist eines **Thorakalsegments** = „Gürtelrose" oder eines unteren Zervikalsegments (meist halbseitig, also eigentlich nur halber „Gürtel", Zoster segmentalis)

⇒ **Zoster ophthalmicus** (1. Trigeminusast aus Ggl.trigeminale GASSERI = N.ophthalmicus) an Stirn, Konjunktiven und Kornea. Übergriff auf den N.opticus, Augenmuskellähmungen, Iritis, Sekundärglaukom mögl.

⇒ **Zoster oticus** (N.facialis, Ggl.geniculi und N.vestibulocochlearis) an Ohrläppchen, Ohrmuschel, äußerem Gehörgang, Trommelfell und später periphere Fazialisparese, Schwindel, Übelkeit, Innenohrausfall, weitere Hirnnervenparesen mögl. (HN V, VI, X, XII), Nystagmus zur Gegenseite und Singultus

⇒ Zoster maxillaris/mandibularis (Ober-/Unterkieferregion befallen)

⇒ Zoster genitalis (Befall der Genitalregion)

⇒ Selten Übergang auf Rückenmark mit Vorderhornbeteiligung = Zostermyelitis ⇨ schlaffe Paresen, Halbseiten- oder Querschnittsymptomatik möglich

⇒ Evtl. Anhidrose bei Befall des sympathischen Grenzstranges

<u>**Diag:**</u>

1. <u>Anamnese:</u> bei jungen Pat. immer an eine andere, primäre Erkrankung denken (HIV, Malignome, konsumierende Prozesse), Frage nach immunsupprimierenden Med., Zytostatika, insulinabhängigem Diabetes mellitus?
2. Neurologische Untersuchung: typischer Lokalbefund, Sensibilitätsstörung, Überempfindlichkeit (Brennparästhesein) des betroffenen Segmentes
3. **Internistische Untersuchung** zum Ausschluss systemischer Erkrankungen
4. Labor: Antikörpernachweis gegen Varizellen-Zoster-Virus, Nukleinsäurenachweis durch PCR mögl. (z.B. bei unklarem Krankheitsbild bei Immunsuppression erforderlich)
5. LP: Pleozytose (20-70 Zellen/mm³, vorwiegend Lymphozyten)

<u>**Ther:**</u>

- <u>Lokaltherapie:</u> juckreizstillende Puder (z.B. Anaesthesin® N Puder)
- <u>Med:</u> Ther. so schnell wie mögl. beginnen (zumindest innerhalb von 72 Std.)

  Ind: Pat. >50 Lj., immunsupprimierte Pat., Zoster im Kopf-/Halsbereich

  Aciclovir (Zovirax®) oral 5 x 200 mg, bzw. bei Immungeschwächten 3 x 5-10 mg/kgKG/Tag i.v. für 1 Woche

  Bei Generalisierung: Aciclovir **+** Brivudin (Helpin®, 4 x 125 mg/Tag) od. Valaciclovir (Valtrex®, 3 x 1.000 mg/Tag) od. Famciclovir (Famvir®, 3 x 250 mg/Tag) für 1 Woche

  Bei Virusresistenz ggf. Foscarnet-Natrium (Foscavir®) od. Cidofovir (Vistide®) i.v.

  Glukokortikoide (initial 30-60 mg Prednisolonäquivalent, dann absteigend über 10 Tage dosiert), verkürzt die Zosterschmerzen, nicht indiziert bei symptomatischem Zoster

  Als Analgetika NSAR, evtl. kombiniert mit Haloperidol (Haldol®), ggf. auch Opiate
- Bei (bakterieller) Superinfektion: Antibiose

<u>**Prog:**</u> In der Regel narbenfreie Abheilung innerhalb von 2-3 Wochen, i.d.R. auch lebenslange Immunität (Rezidive sind trotzdem mögl.)

<u>**Kompl:**</u>

* Zoster duplex bilateralis = bilateraler Zoster (also richtiger „Gürtel") bei schlechter Immunlage
* **Zoster generalisatus** (disseminierter Zoster) = Ausbreitung auf mehrere Dermatome bei Immundefizienz
* Zoster haemorrhagicus = Einblutungen im betroffenen Segment in die Effloreszenzen
* Zoster gangraenosus = Hautnekrosen im betroffenen Segment
* Zoster meningealis mit hohen Temperaturen, Meningismus, Bewusstseinstrübung
* Zosterenzephalitis, granulomatöse Angiitis
* Bakterielle Superinfektion (meist durch Staphylokokken)

* Postzosterneuralgie/-neuritis: ziehende, brennende **therapieresistente Dauerschmerzen**, Hyperästhesien, Allodynie (starker Schmerz bei nur leichter Berührung, z.B. Wind od. Stoff) im betroffenen Dermatom, oft auch mit zusätzlicher psychischer Komponente (Depression, Vermeidungsverhalten). Anaesthesia dolorosa = Hypästhesie und gleichzeitig therapieresistente Dauerschmerzen als Sonderform im Trigeminusgebiet.
  Epid: Beginn meist 1-3 Mon. nach Abheilung der Hauteffloreszenzen, ca. 20 % d. Pat. betroffen (das Risiko nimmt mit dem Erkrankungsalter und >50 Effloreszenzen zu).
  Ther: Versucht werden Analgetika (Paracetamol + Codein od. Opioide), Antidepressiva (Clomipramin 150 mg/Tag, Anafranil®) od. Antiepileptika (Carbamazepin 600-800 mg/Tag, Tegretal®)
* Rezidive sind möglich

Proph: ♥ Impfung: ein Zoster-Lebendimpfstoff s.c. (Zostavax®) ist seit 10/2009 in Deutschland zur Pävention einer Gürtelrose zugelassen, für Erwachsene >60. Lj. empfohlen.

DD: Herpes simplex, Erysipel, Impetigo, epidemische Pleurodynie

NEUROBORRELIOSE

Syn: LYME-Borreliose, engl. **Lyme disease** (nach der Ortschaft LYME in Connecticut, USA benannt, dort erstmals 1976 beobachtet), Erythema-migrans-Krankheit, ICD-10: A69.2

Ät:
- **Borrelia burgdorferi** (Borrelien gehören zur Familie der Spirochaeta = schraubenförmige Bakterien), in Europa kommen 5 humanpathogene Spezies vor: Borrelia burgdorferi sensu stricto, garinii, afzelii, spielmanii und bavariensis. Bei Neuroborreliose überwiegt B. garinii.
- Bei Chronifizierung des Krankheitsverlaufes wird ein Autoimmungeschehen bei genetischer Disposition diskutiert

Path:
- ♦ Überträger: **Zecken** – Ixodes ricinus (Holzbock, s. Abb.) in Europa (bis zu **30 %** der geschlechtsreifen Zecken sind infiziert), in den USA Ixodes scapularis u. pacificus, außerdem werden Insekten (Mücken, Bremsen) als Vektoren vermutet
  Erregerreservoir sind kleine Nagetiere und Vögel.
- ♦ Das Infektionsrisiko steigt wie bei der FSME mit der Dauer des Saugaktes. Zur Infektion ist eine längere Verweildauer der Zecke am Körper erforderlich (mind. 24-48 Std.) ⇨ bei schneller und sachgerechter Entfernung ist die Infektionswahrscheinlichkeit daher gering, auch wenn die Zecke infiziert war.

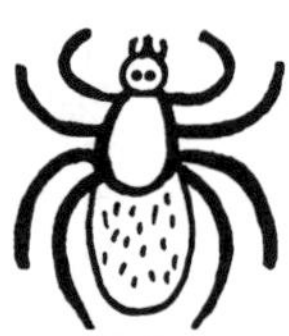

Ixodes

Epid:
- ◊ Saisonale Häufung im **Sommer** und Herbst (März – Oktober)
- ◊ Durchseuchung: bei Waldarbeitern bis 30 %, aber **selten klinische Manifestation**, daher kann von einem geringen Kontagionsindex ausgegangen werden. Bei der allgemeinen Bevölkerung in Deutschland ist eine ca. 10%ige Durchseuchung zu finden.
- ◊ Nach Zeckenstich ist in ca. 1 % d.F. mit einer manifesten Erkrankung zu rechnen
- ◊ Inzidenz: 100-150/100.000/Jahr für Deutschland geschätzt (Tendenz steigend)
- ◊ Prävalenz einer manifesten Erkrankung: 50/100.000 Einwohner

Klin: Stadium I (Frühsymptome, Inkubationszeit: bis 4 Wochen nach Infektion)
- ⇒ Kopfschmerzen, Gliederschmerzen, Myalgien, Verdauungsstörungen, evtl. Fieber, Lymphknotenschwellung, Hepato- und Splenomegalie. Die Frühsymptome können aber auch fehlen.
- ⇒ Lokal: Juckreiz, Rötung. Der Zeckenstich kann aber **auch unbemerkt bleiben**.
  Entwicklung eines **Erythema chronicum migrans** (= langsam ausbreitende Rötung,

„Wanderröte", ringförmig wie ein Bullauge aussehend), beginnend nach Tagen bis Wochen nach dem Zeckenstich.

<u>Stadium II (Folgestadium, nach Wochen bis Monate)</u>

⇒ Lymphozytäre **Meningoradikulitis** (= **BANNWARTH-Syndrom**, langandauernde radikuläre Schmerzen, Polyneuropathie)

⇒ Hirnnervenbefall (am häufigsten eine periphere **Fazialisparese**)

⇒ Kardial: Störung des Reizleitungssystems (AV-Block, Schenkelblock, Extrasystolen, tachykarde Rhythmusstörungen, Synkopen), Perikarditis u. Myokarditis bis hin zur manifesten Herzinsuffizienz

⇒ Andere neurologische Symptome: Myelitis, Enzephalitis, Ataxie, asymmetrische Hemiparesen, neurogene Blasenentleerungsstörung

⇒ Selten: Lymphadenosis cutis benigna BÄFVERSTEDT (livide Schwellung an Mamillen, Skrotum od. Ohrläppchen)

<u>Stadium III (Spätstadium, nach Monaten bis Jahre)</u>

⇒ Neurologische Symptome: chronische Meningitis, **chronisch progressive Enzephalomyelitis** mit Para- und Tetraparesen, spastisch ataktische Gangstörung, Polyneuropathie, Hirnnervenlähmungen, Blasenentleerungsstörung, Konzentrations- und Verhaltensstörungen

⇒ Chronische Mono- oder Oligoarthritis (= **LYME-Arthritis**, chron. erosive Polyarthritis, häufig an den Kniegelenken), Vaskulitis, Kardiomyopathie

⇒ Hauterscheinungen: Lymphadenosis cutis benigna, **Akrodermatitis chronica atrophicans** HERXHEIMER

⇒ chronische dilatative Kardiomyopathie

<u>Diag:</u>
1. Anamnese (Zeckenstich erinnerlich?) und neurologische Untersuchung: Hirnnervenstatus, Sensibilitätsstörungen, Vibrationsempfindung
2. Labor: 4 Wo. nach Borrelieninfektion lassen sich bei 80 % d. Pat. IgM- und/oder IgG-Antikörper (ELISA, Bestätigungstest mit Westernblot) nachweisen. Ein direkter Erregernachweis im Blut od. Liquor ist sehr schwierig und keine Routine (Nachweis der erregerspezifischen DNA mittels PCR nur in 10-20 % positiv).
3. <u>LP:</u> Klarer Liquor, lymphozytäre Pleozytose (um 50 Zellen/mm³), Eiweißerhöhung, spezifische **IgM-** und IgG-Antikörper im Westernblot nachweisbar (auch autochthon als Zeichen einer intrathekalen Synthese), oligoklonale Banden, in der Erprobung ist der Nachweis des Markers Zytokin $CXCL_{13}$ bei Neuroborreliose (sehr sensitiv)
4. NLG/EMG: Zeichen einer Polyneuropathie
5. SEP: Verzögerte SEP bei Myelitis
6. CCT: Im Stadium der chronisch progressiven Enzephalomyelitis multiple Entmarkungsherde (Bild wie bei einer MS)

<u>Ther:</u>
- <u>Allgemein:</u> bei Zeckenbefall Zecke umgehend entfernen (Quetschen vermeiden). Nach einem Zeckenstich sollte die betroffene Körperstelle für 4 Wochen auf das Auftreten eines Erythems beobachtet werden. Keine prophylaktische Antibiose.
- <u>Med:</u> Frühstadium: antibiotisch mit **Tetrazyklin** (Doxycyclin, Supracyclin® 2 x 100 mg/Tag, nicht bei Kindern od. Schwangeren) od. Cephalosporin (Cefuroxim 2 x 500 mg/Tag, Elobact®) für 2-3 Wochen (ggf. dann nach 4-6 Wochen noch einmal wiederholen)
  Spätstadium mit neurologischen Symptomen: liquorgängiges **Cephalosporin i.v.** (Ceftriaxon, Rocephin® 1 x 2 g/Tag od. Cefotaxim, Claforan® 3 x 2 g/Tag) für 2-3 Wochen
- Selbsthilfegruppen: Borreliose und FSME Bund Deutschland e.V., In den Rödern 13, 64354 Reinheim, Tel.: (01 80) 5 00 69 35, Internet: http://www.bfbd.de

<u>Prog:</u> Bei neurologischen Symptomen unbehandelt chronischer Verlauf; mit Ther. gute Prog, die Symptome bilden sich aber auch dann meist nur langsam über Monate zurück.

<u>Kompl:</u> Cave: JARISCH-HERXHEIMER-Reaktion (Reaktion auf die Toxinfreisetzung bei Ansprechen der Antibiotikatherapie) ⇨ Temperaturerhöhung bis hin zu schweren Schockreaktionen

<u>**Proph:**</u>
- ♥ In Waldgebieten nicht in das Unterholz gehen, geschlossene Kleidung tragen, mit insektenabwehrenden Mitteln (insect repellents, z.B. DEET, Autan®) einreiben, nach Rückkehr aus dem Wald die Haut absuchen
- ♥ Ein monovalenter **Impfstoff** war in den USA zugelassen (Outer Surface Protein A, Lymerix™), wurde aber aus kommerziellen Gründen wieder zurückgenommen. Ein trivalenter Impfstoff ist für europäische Borrelienspezies in Erprobung.

<u>**DD:**</u>
- <u>Ebenfalls von Zecken übertragen</u> (auch gleichzeitige Infektion mögl.):

  viral Infektionen: **FSME**-Virus (Frühsommer-Meningoenzephalitis, s.o.), Powassan-Virus

  bakterielle Infektionen:

  Q-Fieber (Erreger: Coxiella burnetii, gramnegatives Stäbchenbakterium, obligat intrazelluläres Wachstum): meist berufsbedingte Erkrankungsfälle in der Landwirtschaft u. Viehzucht (Übertragung: Inhalation kontaminierten Staubes od. durch Zecken) ⇨ hohes Fieber, starke Kopfschmerzen, Pneumonie; Ther: Antibiose mit Tetrazyklin, Chinolone bei ZNS-Befall

  Rickettsiosen (20 verschiedene humanpathogene, gramnegative Bakterien bekannt, obligat intrazelluläres Wachstum, Überträger: Zecken, Läuse, Flöhe, Milben): in USA, Südamerika, Afrika u. Asien (selten auch in Deutschland) vorkommend ⇨ sog. Fleckfieber, hohes kontinuierliches Fieber, Kopfschmerzen, Exantheme, Kompl: Enzephalitis, Endokarditis mögl.; Ther: Antibiose mit Tetrazyklin (Doxycyclin 2 x 100 mg/Tag für 10 Tage)

  Tularämie (Hasenpest, Erreger: Francisella tularensis, gramnegative Bakterien): in USA u. Skandinavien (auch in Deutschland u. Österreich) vorkommend ⇨ Fieber, Lk-Schwellung, Ulzeration der Eintrittsstelle, auch Pneumonie od. septisches Krankheitsbild mögl.; Ther: Antibiose mit Gentamicin

  Humane **Ehrlichiose** (3 verschiedene Erreger) und **Anaplasma** phagozytophilum (alle gramnegative, obligat intrazelluläre Stäbchenbakterien, monozytäre od. granulozytärer Befall mögl.): hauptsächlich in USA vorkommend ⇨ ähnliche Symptome wie bei der Borreliose, zusätzlich Transaminasenerhöhung, Leuko- u. Thrombozytopenie mögl.; Ther: Antibiose mit Tetrazyklin

  Borrelia recurrentis (Überträger: Läuse) und duttoni (Überträger: Ornithodorus [Lederzecke]): in Südamerika u. Afrika vorkommend (keine autochthonen Fälle in Deutschland) ⇨ **Rückfallfieber** (hohes Fieber, mehrere Schübe), auch mit neurologischen Symptomen mögl.: Kopfschmerzen, Rückenschmerzen, Neuritiden; Ther: Antibiose mit Tetrazyklin

  Babesiose (Babesia divergens u. microti, intraerythrozytäre Parasiten): in Europa u. USA vorkommend ⇨ Malaria-ähnliche Infektion mit Fieber, Anämie, Ikterus, besonderes Risiko für splenektomierte od. immunsupprimierte Pat.; Ther: Chinin und Clindamycin

  Bartonellose (4 humanpathogene Bartonella-Arten bekannt, gramnegative, obligat intrazelluläre Stäbchenbakterien) ⇨ Rückfallfieber-ähnliche Symptome (OROYA-Fieber), Angiomatose an der Haut (Verruca peruana), Endokarditis; Ther: Antibiose mit Tetrazyklin
- **Multiple Sklerose**, insb. als DD zum Stadium d. chronisch progressiven Enzephalomyelitis
- Fibromyalgie-Syndrom
- Chronic fatigue syndrome

NEUROLUES

<u>**Syn:**</u> Neuro**syphilis**, harter Schanker, Progressive Paralyse, Tabes dorsalis, Lues cerebrospinalis, ICD-10: A52.3

<u>**Def:**</u> Neurolues = **Spätform der Lues** mit Befall des ZNS

<u>**Ät:**</u> **Treponema pallidum** (nach neuer Nomenklatur Treponema pertenue subspec. pallidum genannt, aus der Familie der Spirochaeta = schraubenförmige Bakterien, mit 6-24 Windungen, macht rotierende Bewegungen)

Path:
- ♦ Histo: im Stadium der Neurolues Eisenpigmentablagerungen im Cortex, Mikrogliavermehrung
- ♦ Heute wieder vermehrtes Auftreten bei **HIV**-Infizierten

Epid:
- ◊ Inzidenz: eine Neurolues ist selten, 0,4/100.000/Jahr in Deutschland (ca. 300 Fälle/Jahr)
- ◊ Infektionsmodus: **sexuelle Übertragung** (Lues acquisita, ca. 3.000-3.500 Fälle/Jahr in Deutschland), diaplazentar (>20. SSW, Lues connata, sehr selten in Deutschland, ca. 5 Fälle/Jahr) oder im Geburtskanal aus frischen Syphilisläsionen der Mutter
- ◊ Inkubationszeit: 3-4 Wochen bis zum Primäraffekt
- ◊ **Meldepflichtig** gem. IfSG (nichtnamentliche Meldung durch das Labor)

Klin:
- ⇒ Primärstadium: Ulcus durum („harter Schanker“, schmerzloses Ulkus mit hartem Randsaum) und regionäre inguinale Lk-Schwellung
- ⇒ Sekundärstadium (nach 8 Wochen): **frühluische Meningitis** mögl. (Lues cerebrospinalis), Erstlings**exanthem** (infektiöse Roseolen und palmare/plantare Papeln), nässende Papeln im Anogenitalbereich (**Condylomata lata,** hoch infektiös!), Halsschmerzen, Kopf- u. Gliederschmerzen, allgemeine Lk-Schwellung, Iritis, Hörminderung bis zum Hörverlust, Alopezie
- ⇒ Tertiärstadium mit einer Latenz von 5 Jahren nach dem Primäraffekt: **spätluische Meningitis** mögl. (Lues cerebrospinalis), papulomatöses Syphilid, subkutane Granulome (= Gummen), interstitielle fibröse Entzündung innerer Organe, Aortenaneurysma (luische Mesaortitis mit einer Latenz von 10-20 Jahren)
- ⇒ Quartärstadium / **Neurolues** (früher Metalues, Metasyphilis genannt) nach 8-12 Jahren:

  Lues cerebrospinalis: Vaskulitis und obliterierende **Endarteriitis** (HEUBNER-Krankheit) mit zerebraler Minderperfusion / ischämische Insulte (A.basilaris, A.cerebri med.), Meningoenzephalitis und Myelitis, Hirnnervenausfälle (Augenmuskelparesen, Pupillenstörung s.u.), Neuritis des N.opticus, faziale Sensibilitätsstörungen, meningeale Gummen

  Progressive Paralyse: Befall der grauen Hirnsubstanz = luische Enzephalitis (insb. des Stirnhirns, Stammganglien, Kleinhirn) ⇨ **psychische Symptome:** Persönlichkeitszerfall, Schlafstörungen, flache Euphorie u. triebhafte Enthemmung, Entwicklung einer schweren **Demenz**, Unruhe der mimischen Muskulatur, Sprechstörungen, plumpe-unsichere Bewegungen, Pupillenstörungen

  Tabes dorsalis („Rückenmarkschwindsucht“): betroffen sind die **Hinterstränge** und die hinteren Wurzeln im Rückenmark ⇨ sensible Ataxie, Störung der Schmerzempfindung (Hypästhesie und verzögerte Schmerzwahrnehmung = hintere Wurzel), plötzlich einschießende lanzierende Schmerzen, Ausfall der MER an der unteren Extremität, Blasenstörung (Harnretention, Inkontinenz, Zystitis) und Potenzstörungen (= Sakralmark)

  tabische Optikusatrophie und Pupillenstörungen (s.u., Störung der zentralen Pupillenreflexbahn), Augenmuskelparesen, tabische Arthropathie, Spontanfrakturen
- ⇒ Lues connata: erhöhte Frühgeburtlichkeit, bullöses **Syphilid** an Handtellern und Fußsohlen, später auch generalisiert und periorale Vernarbungen (FOURNIER-Zeichen), **Syphilisschnupfen** (hämorrhagisch, Coryza syphilitica), Hepatosplenomegalie, basale Meningitis, hypersekretorischer Hydrozephalus, Chorioretinitis, **Osteochondritis** und schmerzbedingte Pseudoparalyse (PARROT)

  später = Lues connata tarda (Symptome ab dem 2. Lj., wenn nicht behandelt wurde): Sattelnase, Tennisschlägerdaumen, Säbelscheidentibia, vorgewölbte Stirn und HUTCHINSON-Trias: tonnenförmige Schneidezähne, Innenohrschwerhörigkeit, Keratitis parenchymatosa

Diag:
1. Anamnese (Primäraffekt erinnerlich?)

   Neurologische Untersuchung: Pupillenstörung: (reflektorische) **Pupillenstarre** = (ARGYLL-ROBERTSON-Zeichen) mit entrundeter Pupille + Miosis + Aufhebung der konsensuellen und direkten Lichtreaktion bei intakter (meist überschießender) Konvergenzreaktion (und starker Naheinstellungsmiosis), verzögerte Akkommodation, ROMBERG-Stehversuch u. UNTERBERGER-Tretversuch mit geschlossenen Augen sowie Blindgang pathologisch
2. Labor: als Screening **TPHA-Test** (= Treponema-pallidum-Hämagglutinationstest), FTA-ABS-Test (= Fluoreszenz-Treponemen-Ak-Absorptions-Test) als Bestätigungstest und

auch IgM-spezifisch mögl., VDRL-Kardiolipinmikroflokkungstest (= Veneral-disease-research-laboratory-test) oder KBR (= Komplementbindungsreaktion) mit Titer zur Behandlungskontrolle, Erregernachweis in der Dunkelfeldmikroskopie

3. LP: frühluische Meningitis zeigt eine Pleozytose mit 300-400 Zellen/mm³, leichte Eiweißvermehrung, Luesserologie positiv, diese Befunden persistieren wenn sich eine Neurolues entwickelt, Ak-Nachweis mittels Immundiffusion, autochthone Immunglobulinproduktion (erhöhter DELPECH-LICHTBLAU-Quotient)
4. CCT: Endstrominfarkte bei Endarteriitis, Gummen als hypodense Herde, Stirnhirnrindenatrophie, Hydrocephalus int. et ext. im Stadium der Neurolues
5. SPECT mit ^{123}J-N-isopropyl-p-Jodamphetamin zur Darstellung der funktioneller Hirnveränderungen und der Besserung unter Penizillin-Ther. mögl.

Ther:
- Frühluische Meningitis: Antibiose mit Procain-**Penizillin** 600.000 I.E./Tag. i.m. für 14 Tage (Bipensaar® 1,2 Mega ½ Amp./Tag), bei Penizillinallergie auch Tetrazyklin, Erythromycin od. Cephalosporine mögl., an Diagnostik und Mitbehandlung des Partners denken
- Neurolues: Penizillin G i.v. hochdosiert 4-6 x 5 Mio. I.E./Tag für 14 Tage od. Doxycyclin (2 x 100 mg/Tag für 30 Tage)
- Schwangerschaft: unverzüglicher Therapiebeginn mit Penizillin, bei Penizillinallergie mit einem Ceftriaxon od. Erythromycin
- Neugeborene (Lues connata): Penizillin 50.000 I.E./kgKG/Tag i.v. für 14 Tage

Prog: Bei rechtzeitiger Antibiose gut, Todesfälle (z.B. durch Apoplexie, Demenz, Marasmus, Aortenaneurysma) werden bei uns fast nicht mehr gesehen.

Kompl:
* Lues connata tarda: Tonnenzähne, Innenohrschwerhörigkeit, Keratitis parenchymatosa, sog. HUTCHINSON-Trias
* Med: **JARISCH-HERXHEIMER-Reaktion** (Reaktion auf die Toxinfreisetzung bei Ansprechen der Antibiotikatherapie bis hin zum Endotoxinschock mit akutem Herzversagen)
  Ther: Glukokortikoide, Umsetzen der Antibiose auf Tetrazyklin

Proph: ♥ Die Lues-Serologie (TPHA-Test) gehört zum Routinescreening bei der ersten **Schwangerschaftsvorsorgeuntersuchung** und wird in vielen neurologischen Kliniken bei der Aufnahmeuntersuchung im Routinelabor mitbestimmt.

DD:
- Tuberkulöse Meningitis, Hirntumoren, Hirnischämie andere Genese
- Pupillenstörungen (Pupillotonie ⇨ Blendungsempfindlichkeit, Akkommodotonie) + Erlöschen von ASR + PSR = ADIE-Syndrom, 20.-30. Lj., w > m
- Polyneuropathie

TOXOPLASMOSE

Syn: Engl. toxoplasmosis, ICD-10: B58.-, pränatal: P37.1

Ät: **Toxoplasma gondii** (Sporozoa aus der Gattung der Protozoen)
- Pränatale Infektion: diaplazentare Infektion meist im 2. od. 3. Trimenon bei **Erstinfektion** der Mutter während der Schwangerschaft
- Erworbene Infektion: **Katzenkot** od. Nahrungsmittel (rohes Fleisch), Inkubationszeit: 3-10 Tage
- Reaktivierung einer früheren Infektion bei Immunschwäche

Path:
- ♦ Histo: intrazelluläres Wachstum, herdförmige Entzündungen und Nekrosen vor allem in der grauen Substanz perivaskulär und Bildung von Granulationsgewebe
- ♦ Bildung von Pseudozysten (nur von Bindegewebe umgeben, keine echte Kapsel) bei normaler Immunlage, der Mensch (und andere Tiere) ist Zwischenwirt

- ZNS-Affinität insb. bei pränataler Infektion hoch
- Prädisp.: Immunschwäche durch **HIV-Infektion** (ICD-10: B20.8), Immunsuppression, Transplantationen, konsumierende Prozesse, Kortison- oder Zytostatikatherapie

Epid: ◊ **Hohe Durchseuchungsrate**, regional bis 80 % der Bevölkerung.

◊ Überträger: Katzen (Hauptwirt mit Besiedlung des Dünndarmepithels und Ausscheidung über den Kot), Hunde, Kaninchen, Mäuse, rohes Fleisch, Milch, Menschen

◊ Meldepflicht gem. IfSG bei konnataler Infektion (nichtnamentliche Meldung durch das Labor), in Deutschland ca. 30 Fälle/Jahr

Klin: ⇒ Die Primärinfektion bei gesunden immunkompetenten Erwachsenen ist in der Mehrzahl der Fälle **asymptomatisch** und hinterlässt meist eine lebenslange Immunität

⇒ Bei symptomatischem Verlauf: Lymphknotenschwellung, Lymphadenitis (insb. am Hals), grippeähnliche Symptome u. subfebrile Temperaturen, Angina, Kopf- und Muskelschmerzen, Müdigkeit, Schwäche, Unlust

⇒ Nicht juckendes makulopapulöses Exanthem

⇒ Organmanifestationen: Lymphknoten, Leber, Milz, ZNS, Auge (Iridozyklitis, **Chorioretinitis** mit Narbenbildung), Lunge, Nebennieren, Myokarditis, Myositis

⇒ Meningismus (Meningoenzephalitis) bei schwerem akutem Verlauf

⇒ Pränatale Infektion: Abort (1. Trimenon), Frühgeburt, Hydrozephalus, Iridozyklitis, Chorioretinitis, Katarakt, Nystagmus u. Strabismus (Schielen durch Augenmuskellähmung), Mikrophthalmie, Meningoenzephalitis, intrazerebrale Verkalkungen, Krampfanfälle, Trinkfaulheit, prolongierter Ikterus (Hyperbilirubinämie), Fieber, Athetosen, Rigidität der Extremitäten, Paresen, Schwerhörigkeit, Hepatosplenomegalie, geistige Retardierung
Ein infiziertes Neugeborenes kann bei Geburt aber auch keine Symptome zeigen und erst im Verlauf o.g. Symptome als Spätschäden (bis zu 20 Jahre) entwickeln.

Diag:
1. Anamnese (Haustiere, insb. Katzen?)
2. Neurologische Untersuchung
3. Labor: ELISA, SABIN-FELDMANN-Serofarbtest, KBR od. Hämagglutinationstest
4. LP: klarer od. xanthochromer Liquor, leichte Eiweißvermehrung und Pleozytose, direkter Erregernachweis evtl. mikroskopisch mögl., bzw. Toxoplasma-DNA-Nachweis mit PCR
5. Röntgen: CCT/MRT bei fetaler Infektion multiple **intrazerebrale Verkalkungen**, bei AIDS-Pat. ringförmiges Enhancement (mit KM)

Ther:
- Konservativ: Med.: **Pyrimethamin** (2 x 25 mg/Tag, Daraprim®) + **Sulfonamid** (4 x 1 g/Tag, Sulfadiazin-Heyl®) für 3-4 Wo., bei Sulfonamid-Allergie Clindamycin (Sobelin®) od. Spiramycin (Selectomycin®), bei ZNS-Befall zusätzlich Atovaquon (Wellvone®)
- Bei AIDS-Pat. zur Prophylaxe einer Toxoplasmose-Enzephalitis: Co-Trimoxazol (Cotrim® 3 x pro Woche) bei pos. Serum-IgG und CD4-Zell-Zahl <200/µl
- Bei ZNS-Beteiligung Glukokortikoide (Dexamethason, Fortecortin®) zur Symptomreduktion
- Infektion in der Schwangerschaft: bis zur 16.-20. SSW Spiramycin (ist ein Makrolid-Antibiotikum [= Erythromycin-Derivat], Rovamycine®) 6 Mio. I.E./Tag in 2-4 Einzelgaben p.os für 4 Wochen, nach der 16.-20. SSW ist auch Pyrimethamin (Folsäureantagonist, daher nicht vor der 16. SSW anwenden) + Sulfadiazin (ist ein Sulfonamid) + Folsäuresubstitution p.os mögl. Hiermit Risikoreduktion für eine konnatale Toxoplasmose um 50-90 %.

Prog: Pränatale Infektion: Letalität 20 %, bei Überleben fast immer bleibende Schäden.

Kompl: ∗ Reaktivierte Toxoplasmose (bei schlechter Immunlage): Ruptur der Pseudozysten und Dissemination/Generalisierung der Toxoplasmose

∗ Chronischer Verlauf der erworbenen Form: rezidivierende Enzephalomyelitis mit organischen Psychosen, Krampfanfällen, extrapyramidal-motorischen Symptomen und Herdsymptomen

TETANUS

Syn: **Wundstarrkrampf**, ICD-10: A35

Ät: **Clostridium tetani**, sehr **widerstandsfähiger Anaerobier** (grampositives, sporenbildendes Stäbchen) mit ubiquitärem Vorkommen, bevorzugt in faulem Holz, feuchter Erde, Tierkot (auch im Darm des Menschen) od. an Pflanzen vorkommend. Die Sporen können monatelang überleben.

Path:
- ♦ Der Erreger Clostridium tetani produziert **Neurotoxine** (Tetanospasmin, Tetanolysin), die von der primären Wunde über d. Axon/Nervenscheide retrograd zu den **Motoneuronen** im Rückenmark u. Medulla/Hirnnervenkerne (auch über Blut- und Lymphweg mögl.) gelangen und dort zur **Aufhebung der RENSHAW-Hemmung** führen ⇨ erhöhte motorische Aktivitätsbereitschaft, Tetanie der Muskulatur bei kleinsten Reizen (z.B. Geräusche, Berührung)
- ♦ Übertragungsmodus: **Jede Wunde kann Eintrittspforte sein**, besonders gefährdet sind tiefe Wunden mit Fremdkörpereintritt, Kammern- und Taschenbildung, Gewebetrümmern u. Nekrosen sowie Verbrennungen. Auch jahrelang bestehende Fremdkörper können Sporen beinhalten, die bei einer Fremdkörperentfernung dann freigesetzt werden können.
- ♦ Sonderformen: Nabelschnurtetanus (Tetanus neonatorum), Tetanus post abortum
- ♦ Iatrogen: Tetanus post operationem

Epid:
- ◊ Inzidenz: 15/1.000.000 Verletzte, durch die Schutzimpfung in **Deutschland extrem selten** (nur noch ca. 10 Erkrankungsfälle/Jahr), weltweit jedoch besonders häufig in den tropischen Entwicklungsländern vorkommend (ca. 1.000.000 Fälle/Jahr)
- ◊ Inkubationszeit: 4-14 Tage, im Durchschnitt 1 Wo. (je später der Krankheitsbeginn, desto besser die Prognose), auch Spättetanus mit einer Inkubationszeit von Monaten bis ein Jahr mögl.

Etlg: nach EYRICH

Grad I:	Muskelrigidität, Trismus, Opisthotonus, Schluckbeschwerden
Grad II:	Erhebliche Muskelrigidität bis fast zur Ateminsuffizienz, leichte Krampfneigung
Grad III:	Starke Muskelrigidität, Ateminsuffizienz, generalisierte Krämpfe, Kreislauflabilität

Klin:
- ⇒ Prodromi: Kopfschmerzen, Schwitzen, motorische Unruhe, Müdigkeit, Parästhesien im Wundbereich
- ⇒ Schmerzhafte klonische Muskelkrämpfe: **Risus sardonicus** (unwillkürlich verkrampft grinsendes Gesicht), **Trismus** (Kieferklemme), **Opisthotonus** (Reklination des Kopfes und Überstreckung des Rumpfes, seltener auch Pleurothotonus = seitl., Emprosthotonus = nach vorne, Orthotonus = gerade gestreckter Rumpf mögl.), allgemein erfolgt die Krampfausbreitung in kranio-kaudaler Richtung, typische **Verstärkung durch sensible oder sensorische Reize**
- ⇒ Krämpfe der Zwerchfellmuskulatur mit Singultus, Dyspnoe, Hypoxie, Azidose, Atemlähmung
- ⇒ Schwindel, Schlaflosigkeit, Myalgien und **Myopathie**, Hyperthermie bis 42 °C
- ⇒ Herzrhythmusstörungen, arterielle Hypertonie
- ⇒ Das Bewusstsein der Kranken bleibt bis zum Schluss klar

Diag:
1. Anamnese (Verletzung, offene Wunden, Fremdkörper?)
2. Neurologische Untersuchung: Als Frühsymptom sind schnelle Wechselbewegungen mit dem Kiefer erschwert, es folgt später der Trismus
3. LP: Klarer Liquor, Normalbefund für Zellen, Zucker und Eiweiß
4. EMG: **Ständige** Aktivitätspotentiale (keine silent periods)
5. Evtl. Erregernachweis im Wundabstrich
6. Labor: Tetanus-Antitoxin Nachweis im Serum (Impfschutz bei >0,1 I.E./ml)

Ther:
- Chirurgisch: bei Wundstarrkrampf großzügige Wundexzision der Primärwunde (Débridement zur Keimreduktion) und offene Wundbehandlung
- Immunbehandlung: Initial 4 x 0,5 ml **Tetanustoxoid** (Tetanol®) **und** 10.000 I.E. **Tetanus-Immunglobulin** (Tetagam®N) i.m. an kontralateralen Körperstellen, in den folgenden Tagen 3.000 I.E. Tetanus-Immunglobulin/Tag, Dauer in Abhängigkeit vom Krankheitsbild
- Med: **Glukokortikoide** (Prednison 1 mg/kgKG/Tag i.v.) zur Dämpfung der Toxinwirkung auf die Nervenzellen

  Muskelkrampfbehandlung durch **Sedierung**: Phenobarbital (Luminal®) + Diazepam (Valium®), bei schwerer Form Relaxation mit Succinylcholin und kontrollierte Beatmung
- Allgemeine Maßnahmen: **Intensivüberwachung**, Isolierung in abgedunkeltem und ruhigem Raum, Thromboseprophylaxe, allgemeine Infektionsprophylaxe mit Breitbandantibiose, Ausgleich der Azidose, Ein- u. Ausfuhrkontrolle, ggf. hochkalorische parenterale Ernährung, Intubation, Relaxation und kontrollierte Beatmung oder assistierte Beatmung, Hypothermie

Prog: **Schlecht**, Letalität bei Krankheitsausbruch auch bei Intensivtherapie bis 50 % ⇨ immer an die **Impfprophylaxe** bei jeder noch so kleinen Verletzung denken! Je kürzer die Inkubationszeit, desto schlechter die Prognose. Letalitätsgipfel 1-5 Tage nach Krankheitsausbruch. Die Erholung dauert bei Überleben Monate. Auch nach Erkrankung keine zuverlässige Immunität.

Kompl:
* Bei Krämpfen Wirbelkörperfrakturen od. Frakturen der langen Röhrenknochen mögl.
* Aspirationspneumonie, Tod durch Dyspnoe, Kammerflimmern, Asystolie mögl.
* Impfung: Urtikaria, allergische Reaktionen, Übelkeit, Fieber, lokale Reaktionen (Rötung, Schwellung), Mono-, Polyneuropathien ⇨ insb. bei zu häufigem Impfen, der Abstand von 10 Jahren (sofern keine Verletzung zwischenzeitlich vorliegt) sollte nicht unterschritten werden. Ggf. vor einer Auffrischimpfung Tetanus-Antitoxin-Konzentration im Serum bestimmen.
* Cave: versehentliche intravenöse Injektion von Impfstoff ⇨ allergische Reaktionen bis hin zum Schock mögl.!

Proph:
♥ **Tetanus-Schutzimpfung:** aktive **Grundimmunisierung** (⇨ Vollschutz für 10 Jahre) durch 3-malige Injektion (intramuskulär in M.deltoideus, bei Antikoagulanzientherapie od. hämorrhagischer Diathese auch s.c.) von 0,5 ml Tetanustoxoid = Tetanusimpfstoff (hochgereinigtes, formaldehydbehandeltes Tetanustoxin an Aluminiumhydroxid adsorbiert, Tetanol®). Applikationszeiten: 1. Tag, dann nach 4-8 Wochen und nach 6-12 Monaten (bei längeren Abständen: **jede Impfung zählt!**, es braucht keine neue Grundimmunisierung von vorne begonnen zu werden).

Bei Säuglingen ab 3. Monat, insg. 4 Impfungen: 1. + 2. + 3. im Abstand von 4 Wo. und 4. Impfung im 12.-15. Lebensmonat mit **DT-Impfstoff** = Diphtherie- + Tetanus-Toxoid, bzw. heute mit einem 6fachen Impfstoff = + Pertussis + Poliomyelitis + Haemophilus influenzae Typ B + Hepatitis B [Infanrix®Hexa]).

Auffrischimpfung: lebenslang in Abständen von 10 Jahren nach Grundimmunisierung mit 1 x 0,5 ml Tetanustoxoid, bzw. heute mit **Td-Impfstoff** (Tetanus- u. weniger Diphtherietoxoid = d, wird ab 7. Lj. benutzt) empfohlen. Tetanus-Antikörper-Bestimmungen werden nicht empfohlen, im Zweifel immer Impfung durchführen.

Anmerkung: **Alle Impfungen immer in den Internationalen Impfausweis eintragen!**

♥ **Bei jeder Verletzung immer Impfstatus prüfen** (Impfpass) und entsprechend impfen (s. im Folgenden u. Übersicht)! **Jede Wunde sorgfältig reinigen** (Keimreduktion).

♥ Impfung bei Verletzungen von Personen **ohne Impfschutz** oder mit **unbekanntem Impfstatus** gegen Tetanus (s.u. Übersicht):
- bei sauberen kleinen Wunden Gabe einer normalen Tetanol®-Dosis, bzw. Td-Impfung (dann normale Grundimmunisierung mit o.g. Abständen 4 Wo. u. 6 -12 Mon. anschließen)
- bei verschmutzten großen Wunden **Simultanprophylaxe** (⇨ gleichzeitige Gabe von Tetanustoxoid [0,5 ml Tetanol®, bzw. Td-Impfung] und TIG [= Tetanusimmunglobulin vom Menschen, 250 I.E. Tetagam®N] i.m. an kontralateralen Körperstellen (bei chirurgisch nicht einwandfrei versorgbaren oder vernachlässigten Wunden oder schweren Verbrennungen 500 I.E. Tetagam®N, bei ausgedehnten Verbrennungen nach 36 Std.

noch einmal 250 I.E. Tetagam®N), danach normale Grundimmunisierung mit o.g. Abständen anschließen

Verletzungen bei Personen mit **unvollständigem Impfschutz** gegen Tetanus:

nach 1 Tetanusimpfung:

- bei sauberen kleinen Wunden 0,5 ml Tetanol®, bzw. Td-Impfstoff (dann nach 6-12 Mon. normale Grundimmunisierung abschließen)
- bei verschmutzten große Wunden Simultanprophylaxe (dann nach 6- 12 Mon. normale Grundimmunisierung abschließen)

nach 2 Tetanusimpfungen:

- bei sauberen kleinen Wunden Gabe einer normalen Tetanol®-Impfung, bzw. Td-Impfstoff (= damit normale Grundimmunisierung abgeschlossen)
- bei verschmutzten große Wunden und wenn die Verletzung >24 Std. zurückliegt ⇨ Simultanprophylaxe

Verletzungen bei Personen mit **vollständigem Impfschutz** gegen Tetanus:

- bei sauberen kleinen Wunden und letzte Impfung <10 Jahre: keine sofortige Impfung erforderlich, wenn >10 Jahre: Tetanol®, bzw. Td-Impfstoff (= Auffrischimpfung)
- bei verschmutzten große Wunden und letzte Impfung >5 Jahre: 0,5 ml i.m. Tetanol®, bzw. Td-Impfstoff

♥ Verletzungen bei Personen mit bekannten Immundefekten/immunsuppressiver Therapie neben der entsprechenden Tetanol®-Impfung (je nach Impfstatus) immer + Tetagam®N

bisherige Anzahl an Impfungen	**saubere, geringfügige Wunden**		**verschmutzte, größere Wunden**	
	Td (od. T <7. Lj.)	**TIG** (Tetagam®N)	**Td** (od. T <7. Lj.)	**TIG** (Tetagam®N)
unbekannt	**ja**	nein	**ja**	**ja**
0-1	**ja**	nein	**ja**	**ja**
2	**ja**	nein	**ja**	nein (ja, bei Verletzung >24 Std. zurück)
3 od. mehr	nein (ja, bei >10 J. nach letzter Impfung)	nein	nein (ja, bei >5 J. nach letzter Impfung)	nein

DD:
- Zerebrale Krämpfe
- Tetanie (Hyperventilation), Hypokalzämie, hysterische Krämpfe
- Lyssa (Rabies, Tollwut)
- Strychninvergiftung (der Strychnintetanus bevorzugt die Extremitäten)
- Trismus: Reflektorisch bei Entzündungen im Bereich des Kiefergelenks, Mundbodenphlegmone, Überempfindlichkeit gegen Depot-Neuroleptika
- Opisthotonus: Zerebrale Blutung, Hirnstammeinklemmung, Dezerebration, Meningitis

TOLLWUT

Syn: **Rabies**, **Lyssa**, Hundswut, Hydrophobie, ICD-10: A82.-

Ät: **Rabies-Virus**, RNA-Virus der Gattung Lyssa-Virus (gehört zur Familie der Rhabdoviren) mit weltweiter Verbreitung

Path:
- ♦ Übertragung: über den **Speichel**, z.B. durch **Biss** von Haustieren, wie **Hund**, Katze, Rind, Schaf (urbane Tollwut), Ziege, Pferd od. von Wildtieren, wie **Fuchs**, Wolf, Dachs, Marder, Reh, Waschbär, Skunk, Schakal, **Fledermaus**, Ratte, Maus (sylvatische Tollwut) ⇨ Ausbreitung aus der primären Wunde auf (vermutlich sensiblen) Nervenbahnen ⇨ Zielorgan: Befall der Perikaryen des ZNS (**graue Substanz**) im Rückenmark und/oder Gehirn
- ♦ Allg: Infektiosität gering, nur ca. 20 % der Infizierten erkranken, größtes Risiko bei Bissverletzungen am Hals, Gesicht und Kopf
- ♦ Lok: enzephalitische Herde im Hippocampus, Limbischen System, Kleinhirn und Stammhirnbereich

Epid: ◊ Inkubationszeit: 10 Tage bis mehrere Monate (im Durchschnitt **3-8 Wochen**, selten sogar mehrere Jahre)

◊ Deutschland ist frei von Tollwut (der letzte infizierte Fuchs wurde 2006 festgestellt, ein geringes Risiko wird noch bei **Fledermäusen** und durch illegalen Import von Haustieren gesehen), Risikogebiete sind Asien (insb. Indien, Nepal) und Osteuropa.
90 % aller Tollwutexpositionen gehen von **Hunden** aus.
Weltweit ca. 60.000 Erkrankungen pro Jahr, in Deutschland zuletzt 0/Jahr (letzter Fall in Deutschland im Jahr 2007 bei einem Mann, der bei einer Reise in Marokko von einem streunenden Hund gebissen worden war)

◊ **Meldepflichtig** gem. IfSG (schon bei **Krankheitsverdacht** und bei Erkrankung sowie Tod), auch die Berührung eines tollwutverdächtigen Tier ist meldepflichtig!

Klin: ⇒ Keine Warnsymptome!, treten erste Krankheitssymptome auf, ist die Tollwut bereits manifest ⇨ **Therapie bei Verdacht** (abnormes Verhalten des beißenden Tieres)

⇒ Prodromalphase: Kopfschmerz, Übelkeit, Erbrechen, Appetitlosigkeit, Lethargie, Reizbarkeit, Erregung, Depressionen, Angstzustände

⇒ **„Verspäteter" Wundschmerz** und Parästhesien an der Bissstelle

⇒ Akute neurologische Symptome (Exzitationsstadium, „rasende Wut"): Überempfindlichkeit gegen Sinnesreize mit tonisch-klonischen Krämpfen, Speichelfluss, Dysphagie und Schlundkrämpfe (pharyngealer Spasmus), **Hydrophobie** (= qualvoller Durst, ohne schlucken zu können, Angst vor dem Trinken), Wesensänderung, Wutanfälle, Aggressivität

⇒ Endstadium („stille Wut"): HN-Lähmungen und Paresen von Extremitäten- u. Stammmuskulatur, aufsteigende Lähmungen bis zur Ateminsuffizienz mit Koma

⇒ Atemstillstand, Herzlähmung und Tod bei klarem Bewusstsein

Diag:
1. Anamnese (Umstände des Tierbisses und Verhalten des Tieres) und klinische, neurologische Untersuchung
2. LP: leichte Pleozytose mit Lymphozyten
3. Labor: serologischer Nachweis nur nach Krankheitsausbruch mögl. ⇨ kein direkter Nachweis/Ausschluss in der Inkubationszeit mögl. (nur über das Tier), Speziallabor für Tollwut an der Universitätsklinik Essen.
4. Abschuss und Sektion des verdächtigen Tieres: Histo im Gehirn zeigt mikroskopisch die typischen **NEGRI-Körperchen** (intraplasmatische Einschlusskörperchen, insb. im Ammonshorn zu finden), Nachweis mit RT-PCR (Friedrich-Loeffler-Institut in Wusterhausen)

Ther:
- Lokal: **großzügige Wundausschneidung**, Auswaschen der Wunde mit viruziden Detergentien (Seifenlösung, Äthanol 70%ig), **offene Wundversorgung** (= keine Primärnaht)
- Med: **bei Verdacht auf Tollwutinfektion ⇨ Impfung!** (s.u. Übersicht zur Exposition)
  Bei oberflächlichen Kratzern oder Belecken des Tieres von nicht intakter Haut: sofortige (postexpositionelle) **Schutzimpfung mit HDC-Vakzine** (= human diploid cell strain, Rabipur®) 1 ml i.m. = 2,5 I.E., weitere Impfung nach 3 Tagen, 1, 2 u. 4 Wochen (der Impfschutz wird innerhalb von 1 Wo. erreicht, also noch vor Ablauf der Inkubationszeit), Lok: M.deltoideus i.m. (auch tief s.c. mögl.)
  Bei tiefen blutenden Kratzern oder jeglicher Bissverletzung (und natürlich bei Krankheitsmanifestation): **Simultanprophylaxe** mit HDC-Vakzine + exakt 20 I.E./kgKG Rabiesimmunglobulin (Berirab®, keine Überdosierung wegen Blockade der aktiven Immunisierung), davon die Hälfte lokal um die Bisswunde herum und den Rest i.m. an kontralateraler Körperstelle, anschließend weiter mit der postexpositionellen HDC-Vakzination (nach obigem Schema).
- Außerdem immer auch **Tetanusprophylaxe** durchführen (s.o.)!
- Intensivtherapie bei Krankheitsausbruch und Progredienz

Prog: Sehr ernst, unbehandelt Tod meist innerhalb von 1 Woche nach Krankheitsausbruch.

Kompl:
* Ateminsuffizienz, kardiale Arrhythmien, Herzlähmung
* Aspirationspneumonie

Proph: ♥ Schutzimpfung = präexpositionelle Grundimmunisierung bei Risikogruppen (**Tierärzte**, Forstpersonal, Jäger, Tierpfleger, Metzger, Landwirtschaft, Reisende in Risikogebiete): 3 Impfungen mit HDC-Vakzine je 1 ml = 2,5 I.E. i.m. im Abstand von jeweils vier Wochen und eine Auffrischimpfung nach 1 Jahr (dann Auffrischimpfung alle 3-5 Jahre, nach Titerkontrolle ⇨ Auffrischung bei Titer <0,5 IE/ml Serum)
Bei Exposition und Grundimmunisierung <5 Jahren ⇨ Impfung am Tag 0 und 3, liegt der Impfschutz >5 Jahren zurück, oder Verletzung am Kopf ⇨ vollständiger Impfzyklus wie bei ungeimpften Personen

♥ Impfung von Hunden und Füchsen (mit Impfflüssigkeit enthaltenden Ködern, wird in Deutschland seit 2008 nicht mehr durchgeführt, da Deutschland seit 2006 tollwutfrei ist)

♥ Auf auffällige Tiere achten, Abstand zu fremden Hunden (insb. in Asien)!

Grad/Art der Exposition	durch tollwutverdächtiges oder tollwütiges Wild- oder Haustier	durch einen Tollwut-Impfstoffköder	**postexpositionelle Immunprophylaxe**
I	Berühren/Füttern von Tieren, Belecken der intakten Haut	Berühren von Impfstoffködern bei intakter Haut	keine
II	oberflächliche, nicht blutende Kratzer od. Hautabschürfungen durch ein Tier, Lecken od. Knabbern an der nicht intakten Haut	Kontakt mit der Impfflüssigkeit eines beschädigten Impfköders bei nicht intakter Haut	**HDC-Vakzine**
III	jegliche Bisswunde oder Kratzwunde, Kontamination von Schleimhäuten od. Wunden durch Speichel der Tiere (z.B. durch Lecken od. Spritzer) od. Fledermausverletzung	Kontamination von Schleimhäuten od. frischen Hautverletzungen mit der Impfflüssigkeit eines beschädigten Impfköders	**Simultanprophylaxe**

DD: – Virusenzephalitis
– Intoxikationen, Tetanus

AIDS

Syn: **AIDS = acquired immune deficiency syndrome**, erworbenes Immundefektsyndrom, ICD-10: B20 - B24, asymptomatische HIV-Infektion Z21

Ät: **HIV** = human immunodeficiency virus (frühere Bezeichnung HTLV III = human T-cell leucaemia virus) Typ 1 (bisher 10 Subtypen bekannt: A - H u. 2x Typ O) und Typ 2 (4 Subtypen A - D) sind RNA-haltige **Retroviren** (= enthalten eine Reverse Transkriptase), direkt **lymphozytotrop** und auch **neurotrop.**
In Deutschland haben 85 % d. Pat. den Subtyp HIV-1B, weltweit am verbreitetsten ist der Subtyp HIV-**1C** gefolgt von -1A und -1B.

Path: ♦ HIV befällt die **T_4-Helfer-Lymphozyten**, Makrophagen, Langerhans-Haut-Zellen (als Eintrittspforte dient der CD_4-Rezeptor) und auch Fettzellen (über den CCR5-Rezeptor)

♦ **Serokonversion** = Auftreten von HIV-Antikörpern im Blut im Durchschnitt nach 2 Monaten, nach 6 Mon. sind 95 % HIV-Ak pos., einzelne Fälle zeigen noch spätere oder selten auch keine Serokonversion (Menschen mit homozygoter Mutation des CCR5-Rezeptor-Gens sind weitgehend immun gegen HIV, ebenfalls verminderte Anfälligkeit haben Menschen mit dem Blutgruppenmerkmal Pk)

♦ Es vermindert sich der Quotient T-Helfer zu T-Suppressorzellen (T_4/T_8, Norm = 2) durch Abnahme der absoluten (Norm: ca. 1.000/µl) und relativen Zahl der T-Helferzellen und Anstieg der T-Suppressorzellen (auf T_4/T_8 <1,2) und es folgt die allg. Abwehrschwäche

♦ Durch die heutige Ther. lässt sich die Anzahl der Viren meist unter die Nachweisgrenze vermindern. Die Viren verbleiben jedoch lebenslang in den Memory-Cells (funktionell ruhende, immunkompetente B- u. T-Lymphozyten) und vermehren sich z.B. bei einem Therapieabbruch sofort wieder (⇨ AIDS ist bisher nicht heilbar).

♦ Histo: AIDS-Enzephalopathie (häufigste neurologische Manifestation) zeigt diffuse lymphozytäre Infiltrationen, Entmarkungsherde, multiple Zellknoten aus Makro- und Mikrogliazellen insb. in den Basalganglien

<u>**Epid:**</u> ◊ Erstbeschreibung 1976 im damaligen Zaire, 1982 in Deutschland

◊ **M** >> w, z.Zt. **3 : 1** bei den HIV-Infizierten und 7 : 1 bei den AIDS-Erkrankten in **Deutschland** (auf der Welt hingegen mittlerweile ausgeglichenes Verhältnis! m = w)

◊ <u>Infektionsmodus:</u> **ungeschützter Sexualkontakt**, **i.v.-Drogenmissbrauch**, Blut- bzw. Blutprodukteübertragung, Organtransplantation, in der 3. Welt rituelle Beschneidung der Frauen, (rituelle) Tätowierungen, Piercing, medizinisches Personal: **Nadelstichverletzungen** und Blutkontakt
Schwangerschaft: **Neugeborene** infizierter Mütter (in 17-40 % intrauterine und insb. intrapartale Übertragung bei vaginaler Geburt od. auch beim Stillen [insb. >5. Monat, in den Industriestaaten sollten HIV-pos. Mütter generell <u>nicht stillen</u>]) = sog. *vertikale Infektion*, diese kann durch Ther. der Mutter während der Schwangerschaft und des Neugeborenen mit AZT (Zidovudin, Retrovir®) und mittels operativer Entbindung (Sectio caesarea) auf 1-2 % gesenkt werden.

◊ <u>Risikogruppen:</u> Promiskuitive Bi-/**Homosexualität** (meist **Männer**, aktuell 60 % d.F.), Personen aus Hochrisikoländern (15 % d.F.), **intravenös Drogenabhängige** (7 % d.F.), Hämophiliepatienten, Krankenhauspersonal durch den Umgang mit Körperflüssigkeiten von infizierten Patienten (das Risiko ist aber selbst bei einer Stichverletzung an einer infizierten Nadel nur 0,3-5 %, bei Schleimhautexposition 0,1 %; weltweit sind derzeit einige hundert, in Deutschland ca. 50 berufsbedingte Fälle bekannt).
Die „Risikogruppe" **Heterosexuelle** hat in den letzten Jahren bei uns zugenommen und betrifft z.Zt. 18 % der Infizierten in Deutschland. Weltweit ist die heterosexuelle Infektion der häufigste Übertragungsweg! (Übertragungsrisiko bei HIV-pos. Sexualpartner und ungeschütztem Geschlechtsverkehr ca. 1 %). In Afrika besonderes Infektionsrisiko durch die dortige Sexualpraktik „dry sex" = vaginales Einführen von Aluminiumhydroxidsteinchen, die die Vaginalschleimhaut trocken macht (als „Lustgewinn für den Mann") u. damit das Risiko für die Übertragung von Geschlechtskrankheiten erhöht.

◊ <u>Epizentren in Deutschland:</u> Berlin-West, Frankfurt, München, Düsseldorf, Köln, Hamburg = allgemein Ballungszentren der alten Bundesländer (s. Abb. – die Pkt. entsprechen Krankheitsclustern)

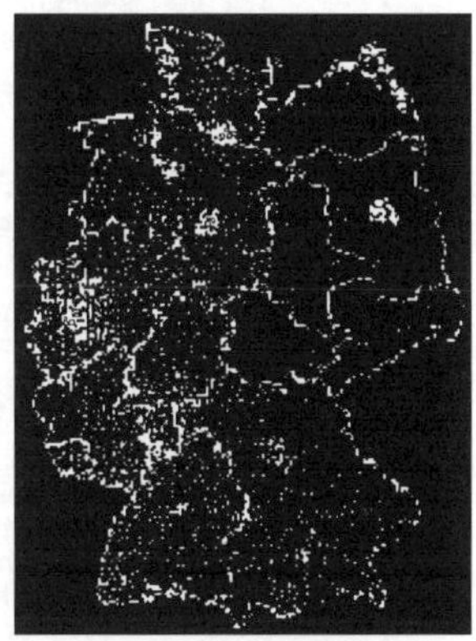

AIDS-Fälle in Deutschland

◊ <u>Infektionsinzidenz:</u> in Deutschland derzeit pro Jahr ca. **2.800 Neuinfektionen** (die Zahl der mit AIDS-Vollbild neu diagnostizierten Personen beträgt etwa 500-1.100/Jahr). Der zu Beginn der Pandemie noch prognostizierte steile Anstieg der Zahl HIV-Infizierter ist in Deutschland nicht eingetreten (Aufklärungserfolg), die Zahl der Neuinfektionen stieg seit 2001 leicht an und ist jetzt weitgehend stabil. Auf der **Welt** ist die Infektionsrate hingegen **extrem hoch**, es werden jährlich 2,5 Mio. Neuinfektionen (davon ca. 500.000 bei Kindern) geschätzt. In Europa 87.000/Jahr.

◊ <u>Infektionsprävalenz</u> (= Gesamtzahl gemeldeter lebender <u>**HIV-Infizierter**</u>) in Deutschland (Stand: 1/2010) **ca. 64.000 Personen** = 79/100.000 (davon ca. 200 Kinder), in Europa ca. 760.000 Infizierte geschätzt (3/4 davon in Osteuropa).
United Nation (UNAIDS) u. WHO schätzten die Zahl infizierter Personen **weltweit** auf **33,2 Mio.**, davon leben **95 %** in den **Entwicklungsländern!** (sog. Pattern-II-Länder, insb. Afrika südlich der Sahara und Südostasien), in mehreren Ländern Südafrikas sind bereits 20-30 % der erwachsenen Bevölkerung mit HIV infiziert! (es sind hier überwiegend junge Erwachsene und bereits mehr Frauen als Männer).

◊ In Deutschland (Stand: 1/2010) 36.500 gemeldete <u>erkrankte</u> Patienten seit 1982 (= kumulierte Inzidenz: 32/100.000 Einwohner), davon 27.500 bereits verstorben ⇨ es leben derzeit ca. 10.500 Pat. mit einem AIDS-Vollbild in Deutschland. In Europa 200.000 gemeldete Krankheitsfälle (Spitzenreiter ist **Spanien**! mit extrem vielen i.v.-Drogenabhängigen, gefolgt von Frankreich, Italien, Portugal, Schweiz und mit Abstand Deutschland u. Großbritannien), weltweit geschätzt 2,5 Mio. Krankheitsfälle

◊ <u>Mortalität:</u> bis heute sind auf der Welt geschätzt 25 Mio. Menschen an AIDS gestorben, weltweit sterben jährlich ca. 2,5 Mio. Menschen (davon alleine 500.000 Kinder), in Westeuropa sind es 8.000/Jahr, in Deutschland ca. 650/Jahr

◊ Schwangerschaft: in Deutschland 1 HIV-Infizierte auf 3.000 Schwangere, die Zahl der HIV-infizierten Kinder in Deutschland liegt derzeit bei etwa 200

◊ **Meldepflichtig** gem. IfSG (nichtnamentliche Meldung durch das Labor)

◊ Neueste Infos zur Epidemiologie: Robert Koch-Institut, Nordufer 20, 13353 Berlin, Fax-Abruf (0 30) 45 47-35 66 oder im Internet: http://www.rki.de (Halbjahresberichte)

Etlg: WHO-Stadien (v. 1991) und CDC-Einteilung v. 1993 [in Klammern], wobei in den USA bei Helferzellen (CD4-Zellen) <200/µl = immer Stadium 3 klassifiziert wird. Berücksichtigt werden 3 Laborkategorien (1-3) und 3 klinische Kategorien (A-C):

Kategorien	**A** = Pat. asympt. od. persistierende Lymphadenopathie	**B** = Kandidose, Fieber, Listeriose, Herpes zoster, Haarleukoplakie	**C** = typische AIDS-definierende Erkrankungen
1 = Helferzellen >500/µl	[A1] Stadium 1	[B1]	[C1] Stadium
2 = Helferzellen 200-499/µl	[A2]	[B2]	[C2] 3
3 = Helferzellen <200/µl	[A3] Stadium 2	[B3]	[C3] (AIDS)

Einteilung nach **CDC** (Centers for Disease Control, Atlanta USA, 1987) I-IV: Mit positiver Serologie, bzw. dokumentierter Serokonversion. Eine Rückstufung (z.B. III ⇨ II) ist bei der Klassifikation eines Patienten nicht zulässig.

I:	Akute HIV-Infektion, **Mononukleose-ähnliches Krankheitsbild**
II:	A **Latenzstadium, asymptomatische** HIV-Infektion über Jahre möglich B Latenzstadium, asymptomatische HIV-Infektion mit pathol. Laborbefunden **Die asymptomatischen Virusträger sind INFEKTIÖS!**
III:	LAS = **Lymphadenopathie-Syndrom** ohne Allgemeinsymptome A mind. 2 **extrainguinale** Lymphknotenstationen vergrößert B wie A + pathol. Laborbefunde, wie Lymphozytopenie, T_4/T_8-Verminderung
IV:	**Manifestes Immunmangelsyndrom**, ARC (= AIDS related complex, Untergrp. A), AIDS (= Untergruppe B - E). Mehrere Untergruppen können dabei gleichzeitig vorhanden sein. A Allgemeinsymptome wie Fieber, Nachtschweiß, Gewichtsverlust, persistierende Diarrhoe, etc. B Neurologische Symptome unterschiedlichster neurologischer Systeme, AIDS-dementia complex C1 Stadium der opportunistischen Infektionen: Protozoen, Viren, Pilze, Bakterien C2 zusätzliche Infektionen: generalisierter **Herpes zoster**, oral hairy-leukoplakia D AIDS-definierende Malignome: Kaposi-Sarkom, **primäre Hirntumoren**, Non-HODGKIN-Lymphome E Andere: Interstitielle Pneumonie, Thrombozytopenie und andere HIV-assoziierte Tumoren

CDC-Klassifikation für Kinder in P 0-2:

P0: Säuglinge/Kleinkinder bis 15 Monate HIV-Ak pos. ohne sicheren Nachweis der Infektion (HIV im PCR) bei perinataler Exposition

P1: ähnlich CDC II

P2 A-F: ähnlich CDC IV

Klin: ⇒ Allgemeinsymptome: Fieber, Nachtschweiß, Gewichtsverlust (HIV-Kachexie, sog. Wasting-Syndrom), Diarrhoen, Kopfhaarverlust, Dysmenorrhoe, LK-Schwellung, Gerinnungsstörungen ⇨ Hirnblutungen, Hirninfarkt, hypophysärer Infarkt mögl.

⇒ **Neurologische Symptome** (30-40 % d.F.):

HIV-assoziierte **Enzephalopathie**: Gedächtnis- und Konzentrationsstörungen, **Persönlichkeitsveränderungen** mit psychomotorischer Verlangsamung, Reizbarkeit, Affektlabilität, Depressivität bis hin zur **Demenz** (AIDS-dementia complex),

Meningoenzephalitis (zerebrale Toxoplasmose, Kryptokokken-Meningitis, Zytomegalievirusenzephalitis, tuberkulöse Meningitis, Herpes-simplex-Enzephalitis), progressive multifokale Leukenzephalopathie (JC-Virus-Reaktivierung), aggressive Neuro**lues**,

vakuoläre **Myelopathie**, insb. im thorakozervikalen Rückenmark mit spastisch-ataktischem Gangbild, Pyramidenbahnzeichen, Sphinkterinnervationsstörungen, erektile Impotenz,

pontine Myelinolyse,

distal symmetrische **Polyneuropathie** mit meist sensiblen (Parästhesien) aber auch motorischen (Paresen) od. vegetativen/autonomen (trophische Störungen, Inkontinenz, orthostatische Dysregulation, Erektionsstörungen) Störungen bis hin zum GUILLAIN-BARRÉ-Syndrom, Zytomegalie-bedingte Radikulomyelopathie

N.oculomotorius- od. N.facialis-Parese,

Myopathie (Myalgien, Muskelatrophien, Polymyositis)

⇒ **Opportunistische Infektionen:**

Bakt.: **Tuberkulose** (insb. auch mit mehrfach resistenten Stämmen, sog. XDR-Tuberkulose = extensively drug resistant), atypische **Mykobakteriosen** (z.B. Mycobacterium avium-intracellulare), Nokardiose, Salmonellensepsis, Legionellenpneumonie, Listeriose, bazilläre Angiomatose

Viral: **Zytomegalie** (auf Sehstörungen achten ⇨ Retinitis), **Herpes simplex** in ulzerierender Form (HSV 2 und 1), **Varizella-Zoster**, Hepatitis B und/oder C (insb. als **Doppel-Infektion** zusammen mit HIV bei Drogenabhängigen mit rascherer Leberzirrhoseentwicklung), Papova-Virus, HPV-Infektionen

Protozoen: **Toxoplasmose** (Enzephalitis), Isosporiasis (Kokzidiose des Dünndarms), Kryptosporidiose (wässrige Durchfälle), Lamblienruhr, Amöbiasis

Helminthen: Strongyloidiasis

Fungi: **Pneumocystis-jiroveci-**Pneumonie (früher P.-carinii genannt) = häufigste Infektion (etwa 60-80 % aller AIDS-Erkrankten machen diese Infektion durch, auch Retinitis mögl.), **Kandidose** (Candida albicans und andere Candida-Sprosspilze, Infektion insb. im GI-Trakt, Soorösophagitis, **vulvovaginal** und auch Hirnabszesse mögl.), **Kryptokokkose** (Cryptococcus neoformans), **Aspergillose** (pulmonale od. intrazerebrale Aspergillome), Histoplasmose, Coccidioides-Mykose

⇒ Dermatologische Symptome: Makulopapulöses rubeoliformes Exanthem, Dermatitis seborrhoides + Psoriasis vulgaris = "Seborrhiasis", **orale Haarleukoplakie** (EBV-Infektion), **Herpes zoster ulzerierend**, Molluscum contagiosum (Gruppe d. Pocken-Viren), **Condylomata acuminata** (HPV), ulzerierender Soor (Candida), Stomatitis, Pyodermien

⇒ **Malignome:** Generalisiertes (kutan, viszeral und im ZNS) **KAPOSI-Sarkom** bei AIDS (humanes Herpesvirus, HHV 8 als Kofaktor, m >> w), **invasives Zervixkarzinom** (Vorstufe: cervicale intraepitheliale Neoplasie, CIN), Non-HODGKIN-Lymphome (mehr als 100faches Risiko für HIV-Pat. im Vergleich zur Normalbevölkerung, Simian Vacuolating Virus, SV 40 als Kofaktor), primäre **ZNS-Lymphome** (mehr als 1.000faches Risiko für HIV-Pat. im Vergleich zur Normalbevölkerung) oder intrazerebrale Metastasen von System-Lymphomen, Mycosis fungoides (T-Zell-Lymphom der Haut), Adenokarzinom der Lunge

⇒ Konnatale Symptome: Frühgeburtlichkeit, Dystrophie, kortikale Atrophie und Verkalkungen, opportunistische Infektionen, Hepatosplenomegalie, generalisierte Lymphadenopathie

Diag: 1. Anamnese (Infektion ist meist schon länger bekannt od. Risikogruppe, Infektionsmodus) oder **HIV-Ak-Nachweis** als Screening (mit ELISA), wenn positiv Immunoblot als Bestätigungstest unbedingt erforderlich wegen der geringen Spezifität des Screening-HIV-Tests + Bestätigung mit einer 2. Blutprobe, um auch Verwechslungen auszuschließen.

Dann **PCR** (polymerase-chain-reaction = Amplifikation v. Genfragmenten, die dann nachgewiesen werden) ⇨ HI-Virus-Nachweis mögl. (aber auch falsch pos. Befunde mögl.)

Infizierte: ab Stad. II (bekannte Infektion) ⇨ **½-jährige Kontrolluntersuchungen** mit klinischer Untersuchung, Laborkontrolle von $CD4^+$-Zellzahl u. **Viruslast** (Virusload, HIV-RNA) = Virusäquivalente/ml Plasma ⇨ tatsächliche Menge an Virus im Plasma, somit Aktivität der Infektion und Wirksamkeitskontrolle der Therapie messbar.

Anmerkung: beim ELISA bleibt ein diagnostisches Fenster von einigen Wochen, bis sich Ak im Blut des Pat. gebildet haben (Serokonversion). Diese scheinbar neg. Pat. haben aber in dieser Zeit eine besonders hohe Viruslast (⇨ 20fach höhere Infektiosität bei sexuellen Kontakten in dieser Zeit! und hier auch Risiko für infektiöse Blutkonserven, wenn die Pat. in dieser Zeit Blut spenden).

2. Sonstiges Labor: **verminderte T4-Lymphozytenzahl** (CD4-Zellzahl <500/µl), **T4/T8-Verhältnis vermindert** (<1,2), Anstieg der Zahl aktivierter T8-Lymphozyten (CD 8/38-Antigen), Vermehrung von IgG durch B-Zell-Überproduktion ⇨ "nonsense"-Globuline, Thrombozytopenie, Anämie
3. Klinische Untersuchung: Ausfälle je nach erkranktem System, neurologischer Status
4. EEG: verlangsamte Grundaktivität, spontane Dysrhythmien, Amplitudenzunahme

Ther:
- **Allgemein:** gesunde Lebensführung, psychosoziale Betreuung, psychotherapeutische Gespräche, Laborkontrolle (CD4⁺-Zahl und Viruslast) alle 2-3 Mon. im Stadium CDC II
- **Med:** Ind: die medikamentöse Ther. wird nach den Deutsch-Österreichischen Leitlinien bei verminderter Lymphozytenzahl ($CD4^+$-Helferzellen <350/µl), hoher Viruslast (>100.000 Kopien/ml Plasma) od. bei symptomatischem Pat. (klinische Kategorie B od. C, unabhängig von der Immunsituation) begonnen.

  Derzeit stehen 6 Wirkstoffgruppen zur Verfügung: **Nukleosidanaloga, Proteaseninhibitoren, nicht nukleosidale reverse Transkriptase Inhibitoren** (NNRTI), **Fusionshemmer**, **CCR5-Antagonisten** und **Integrase-Inhibitoren** (aufgrund der zunehmenden Resistenzentwicklung erscheint es sinnvoll, vor Therapiebeginn und bei Therapieversagen die Resistenz zu testen sowie die Ther. dann anzupassen):

  1. Nukleosidanaloga (wirken alle durch Einbau „falscher" DNA-Basenbausteine):
     - **AZT** = 3-Acido-3'Desoxythymidin (Zidovudin, Retrovir®), Dosis: 2 x 250 mg/Tag, NW: Myelotoxisch (Neutropenie, Anämie), toxische Myopathie, Kopfschmerzen
     - **ddI** = 2',3'-Dideoxyinosin (Didanosin, Videx®), Dosis: 2 x 200 mg/Tag, wirkt wie AZT als falscher DNA-Basenbaustein, NW: insg. weniger als bei AZT, jedoch Pankreatitis u. Polyneuropathie mögl.
     - **ddC** = 2',3'-Didesoxycytidin (Zalcitabin, HIVID®, Dosis: 3 x 0,75 mg/Tag)
     - Neuere Nukleosidanaloga: **3TC** (Lamivudin, Epivir™ 2 x 150 mg/Tag, wirkt wie ddI od. ddC als Nukleosidanalogon, hat aber **bessere Liquorgängigkeit**, NW: Kopfschmerzen), **d4T** (Stavudin, Zerit®, 2 x 40 mg/Tag), Guanosin-Analogon ABC (Abacavir, Ziagen®, 2 x 300 mg/Tag), Cytosin-Analogon Emtricitabin (Emtriva™, 1 x 200 mg/Tag), Nukleotidanalogon Tenofovir (Viread®, 1 x 245 mg/Tag)
  2. Proteaseninhibitoren: **Indinavir** (Crixivan® 3 x 800 mg/Tag), **Ritonavir** (Norvir®), **Saquinavir** (Invirase® od. Fortovase™), Nelfinavir (Viracept™), Amprenavir (Agenerase®), Lopinavir (Kaletra®), Tipranavir (Aptivus®), Atazanavir (Reyataz®), Darunavir (Prezista™) führen durch Hemmung der Polyproteinspaltung zum Bau von nicht infektionsfähigen Virionen, NW: Lipodystrophie (intraabdominelle Fettansammlung, Fettabnahme im Gesicht u. an den Extremitäten, Triglyzeride u. Cholesterin ↑, Insulinresistenz) u. Nephrolithiasis (Indinavir-Steine), insb. bei der 3fach-Kombinationstherapie
  3. NNRTI (hemmen direkt oder indirekt die Reverse Transkriptase): **Efavirenz** (Sustiva™, 1 x 600 mg/Tag, K-Ind: Schwangerschaft), Delavirdin (Rescriptor™) od. Nevirapin (Viramune™), Etravirin (Intelence®), NW: Arzneimittelexantheme
  4. Fusionshemmer (verhindert den Eintritt des HIV-1-Viruskapsids in die Zellen): Enfuvirtid (Fuzeon®, 2 x 90 mg/Tag s.c.), Reservemedikament bei Therapieresistenz
  5. Neu: CCR5-Antagonisten (Maraviroc, Celsentri®; Vicriviroc) hemmen das Eindringen von HIV durch Blockade des CCR5-Moleküls an der Oberfläche der Zielzellen
  6. Neu: Integrase-Inhibitor (Raltegravir, Isentress™) hemmt das Integrieren des HIV-Erbguts in die menschliche Erbinformation, Reservemedikament bei Therapieresistenz

  ⇒ Die **aktuellen Therapiekonzepte** sind **Dreifach-Kombinationstherapien** o.g. Med. (wie 2 Nukleosidanaloga + 1 Proteasen-Inhibitor od. 1 NNRTI), sog. **HAART** (= highly active antiretroviral therapy)

  Gängige Kombinationen sind z.B. AZT + 3TC + Indinavir od. AZT + 3TC + Efavirenz. Problem: hohe Compliance der Pat. wegen der vielen Tbl. erforderlich (unregelmäßige Medikamenteneinnahme führt zur Resistenzentwicklung!). Daher sind jetzt auch schon fixe Kombinationen mit nur 1 Tbl./Tag zugelassen, z.B. Atripla® bestehend aus Tenofovir + Emtricitabin + Efavirenz.

  Ziel: die Viruslast sollte innerhalb von 6 Mon. unter die Nachweisgrenze (<50 Kopien/ml) sinken. Keine Therapiepausen machen (führen sonst zu größerer Resistenzentwicklung

und schnellerem Krankheitsprogress).
Die HAART ist sehr teuer (ca. 20.000 EUR/Jahr), insb. Problem in der Dritten Welt.

⇒ Bei HIV-assoziierte Enzephalopathie sollte zumindest ein Medikament mit guter ZNS-Gängigkeit gegeben werden: AZT, d4T, ABC, Indinavir, Nevirapin

- Opportunistische Infektionen: jeweils **erregerspezifische Therapie** durchführen
  - Prophylaxe einer Pneumocystis-Pneumonie (ab T_4 <250/µl): Pentamidin-Inhalation (Pentacarinat®, 1 x pro Monat) oder Co-Trimoxazol (Cotrim® 3 x pro Woche)
  - Prophylaxe bzw. Ther. einer Zytomegalie-Infektion: Ganciclovir, Cymeven® (Nutzen der Prophylaxe ist noch umstritten), bei Zytomegalie-Retinitis auch Cidofovir (VISTIDE®, NW: nephrotoxisch)
  - Prophylaxe einer Toxoplasmose-Enzephalitis: Co-Trimoxazol (Cotrim® 3 x pro Woche) bei pos. Serum-IgG und CD_4-Zell-Zahl <200/µl
  - Prophylaxe einer Kryptokokkenmeningitis: Fluconazol (100 mg/Tag, bei Ther. 400 mg/Tag, Diflucan®), Ther. bei Meningitis: Amphothericin B + Flucytosin
  - Prophylaxe einer Pneumokokken-Infektion durch einmalige Impfung i.m. (Pneumovax®23), Auffrischung im Abstand von 3-5 Jahren
  - Nicht empfohlen/kontraindiziert sind Lebendimpfungen gegen Varizellen, Masern, Mumps, Röteln, Tuberkulose und Gelbfieber (Masern, Mumps, Röteln, Gelbfieber u. ggf. auch Varizellen können im asymptomatischen Stadium noch geimpft werden, die Immunantwort kann aber reduziert sein). Impfungen mit Totimpfstoffen/Toxoide sind generell mögl.
- Malignome:
  - **α2A-Interferon** b. KAPOSI-Sarkom zur Stimulation des Immunsystems, in Erprobung auch Foscarnet (Foscavir® gegen die assoziierte Herpesvirus-8-Infektion)
  - Primäre ZNS-Lymphome: fraktionierte Schädelbestrahlung bis 40 Gy, Glukokortikoide zur Ther. des perifokalen Ödems
- Bei behandlungsbedürftiger Depression: selektive Serotonin-Wiederaufnahme-Hemmer (SSRI) Fluoxetin (Fluctin®) od. Sertralin (Zoloft®) verwenden, da diese keinen Einfluss auf die T_4-Helferzellenzahl haben.
- Schwangerschaft und Geburt: bei HIV-pos.-Mutter **AZT** (Zidovudin, Retrovir®) ab der **32. SSW** 5 x 100 mg/Tag oral und 200 mg i.v. am Sektio-Tag. War vor der Schwangerschaft bereits eine Dreifach-Kombinationstherapie erforderlich, wird diese fortgesetzt (wegen mögl. NW Efavirenz und Stavudin austauschen!). Geburt als geplante primäre **Sectio caesarea** in der 36. SSW am wehenfreien Uterus (= vor dem Einsetzen von Wehen und vor dem Blasensprung)

  Neugeborene: kurzzeitige AZT-Gabe (zumindest 3 Tage, besser) **für 2-4 Wo.** mit 4 x 2 mg/kgKG/Tag. Bei Komplikationen AZT + 3TC (2 x 2 mg/kgKG/Tag) für 6 Wo. sowie 2 Dosen (direkt nach der Geburt und 2 Tage später) Nevirapin (2 mg/kgKG) geben (nicht erforderlich wenn die Mutter eine Kombinationstherapie mit Nevirapin hat).

  Eine Labordiagnostik des Neugeborenen zum Ausschluss/Nachweis einer tatsächlichen Infektion ist erst nach 6 Monaten mittels PCR mögl.

  Stillen: in den Industriestaaten sollte eine HIV-pos.-Mutter generell **nicht stillen** (HIV kann mit der Muttermilch übertragen werden und das Stillen kann den Krankheitsprozess bei der Mutter beschleunigen).
- Selbsthilfegruppen: in jeder größeren Stadt, Adressen über Deutsche AIDS-Hilfe e.V., Dieffenbachstr. 33, 10967 Berlin, Tel.: (0 30) 69 00 87-0, Fax: -42, Internet: http://www.aidshilfe.de.

  Kostenloses Informationsmaterial über Bundeszentrale für gesundheitliche Aufklärung, Ostmerheimer Str. 200, 51109 Köln, Tel.: (02 21) 89 92-0, Fax: -3 00, Internet: http://www.bzga.de und Informationen bei http://www.unaids.org

Prog: 50-70 % der HIV-Positiven erreichen unbehandelt innerhalb von 10 Jahren das CDC-Stadium IV (Personen >40. Lj. haben dabei eine 4- bis 8fach höhere Wahrscheinlichkeit als die unter 20 J.). Durch die bei uns heute übliche HAART wird diese Progression sehr lange hinausgezögert. Wird eine HAART vor dem Auftreten von Symptomen begonnen und lebenslang fortgeführt, so ist die Lebenserwartung, wenn keine sonstigen Risiken vorliegen, praktisch kaum vermindert!

Im Stadium IV (= AIDS-Vollbild) schlechte 5-Jahresüberlebensrate, in den Industriestaaten mit Therapie mittlere Überlebensdauer 4 Jahre (die **Dreifach-Kombination** in der AIDS-

Therapie senkt die Mortalität bis zu 75 %), schlechteste Prog. haben Pat. mit primären ZNS-Lymphomen (mittlere Überlebensdauer nur 3 Mon.).

Die ältesten bekannten LTNP (long-term non-progressors) haben seit fast 30 J. eine bekannte Infektion ohne jegliche Krankheitszeichen (Ursache: u.a. genetische Mutation des CCR5-Rezeptors der Pat.).

Neugeborene infizierter Mütter haben bei optimaler Therapie von Mutter und Kind ein vertikales Infektionsrisiko (= Infektion des Kindes durch die Mutter) von nur 2 %. HIV-infizierte Neugeborene haben eine schlechte Prognose (Letalität um 80 %, insb. ein Problem in der Dritten Welt = Pattern-II-Länder).

Kompl:
* Med: neben den allgemeinen NW der antiretroviralen Med. können auf neurologischem Gebiet ddC, d4T u. ddI sowie Indinavir, Ritonavir u. Saquinavir durch Axonschädigung eine Polyneuropathie und AZT eine toxische Myopathie (mitochondriale Veränderungen) verursachen ⇨ ggf. Medikation umstellen
* Immune-reconstitution-inflammatory-Syndrom: 4-6 Wo. nach HAART-Beginn auftretende schwere Leukenzephalopathie durch Überreaktion des Immunsystems mögl.

Proph:
- ♥ Allgemein: **Aufklärung der Bevölkerung, Kondome, Meidung von Promiskuität, Safer Sex** für Hetero- und insb. Homosexuelle (kein „barebacking" = ungeschützter Verkehr unter männlichen Homosexuellen)

  ABC-Strategie (für einfachste Aufklärung, z.B. in Afrika): Abstain (Enthaltsamkeit), Be Faithful (Treue in der Partnerschaft), Condoms

  Fixer: Einmalbestecke (kein "needle sharing"), Förderung von Beratungsstellen

  In Afrika zusätzlich Aufklärung zu den rituellen Beschneidungen, rituellen Tätowierungen, dry-sex-Praktik, Kondomgebrauch, Geschlechtskrankheiten, Tuberkulose

  Eine Beschneidung (Zirkumzision) des Penis des Mannes hat einen protektiven Effekt (Risikoreduktion um ca. 60 %, laufende Studien hierzu gibt es in Afrika). Weitere Studien in Afrika werden mit vaginalen Mikrobizidien und Diaphragmen durchgeführt.
- ♥ Blutbanken: **HIV-Screening** von Blutkonserven und Blutprodukten obligat. Trotzdem bleibt ein rechnerisches Restrisiko von 1:4.000.000 eine infizierte Blutkonserven zu bekommen (darüber und über die Möglichkeit einer Eigenblutspende muss aufgeklärt werden! Wesentlich höher ist in diesem Zusammenhang das Risiko einer Posttransfusionshepatitis mit einem Risiko von 1:250.000)
- ♥ Klinik: **Vorsicht beim Umgang mit Blut!** – es gelten die gleichen Schutzempfehlungen wie beim Umgang von Sekreten und sonstigen Körperflüssigkeiten von Hepatitis-B-Erkrankten (jedoch reichen normale Vinylhandschuhe nicht aus, **Latex-Handschuhe** benutzen!). Eine berufsbedingte HIV-Infektion ist eine Berufskrankheit (daher nach fraglichem Kontakt/Verletzungen immer Kontrollen durchführen und dokumentieren!).

  Operationen: Vor jedem elektiven Eingriff sollte obligat ein HIV-Test beim Pat. durchgeführt werden, bei Notfalleingriffen sollte er anschließend nachgeholt werden. Wichtig: Der Patient muss über die Durchführung des Tests **aufgeklärt** werden! Bei Op von HIV-positiven Patienten doppelte Handschuhe tragen.
- ♥ Patienten: sollten Ihren Arzt od. Zahnarzt über das Vorliegen einer Infektion informieren
- ♥ **Bei Verdacht auf Kontamination** = Verletzungen mit **hohem** Risiko (z.B. Hohlnadelstichverletzung oder tiefe Stich-/Schnittverletzung im Op) ⇨ Postexpositionsprophylaxe (PEP) gem. Robert-Koch-Institut u. den dt./österreichischen Empfehlungen:

  Wunde intensiv ausbluten lassen (Blutung anregen), großzügige Desinfektion (Alkoholpräparat 2-4 Min., sollte schmerzen, z.B. durch spreizen des Stichkanals ⇨ nur dann effektiv); Med: möglichst unmittelbar (in den ersten 15-30 Min., max. innerhalb v. 2 Std.) 200 mg Nevirapin (Viramune®) + 500 mg Zidovudin (Retrovir®) + 150 mg Lamivudin (Epivir™) + 400 mg Lopinavir (Kaletra®) einnehmen, eigener HIV-Test und beim Pat. durchführen, D-Arzt-Bericht anfertigen! Dann Zidovudin 2 x 300 mg/Tag + 2 x 150 mg/Tag Lamivudin (Kombinationspräparat Combivir®) + 2 x 400 mg/Tag Lopinavir für 2, besser 4 Wochen einnehmen, wenn Patient tatsächlich HIV-positiv war. HIV-Test-Kontrollen nach 6 Wo., 3 u. 6 Mon. zur Dokumentation durchführen.

  An gleichzeitig mögl. Hepatitis-B- und -C-Infektion denken (Kontagiosität ist 25fach höher als die des HI-Virus!) und Hepatitis-B-Impfschutz überprüfen, ggf. simultane aktive + passive Hep.-B-Impfung durchführen.
- ♥ Impfung: Keiner der bisher entwickelten Impfstoffe konnte eine HIV-Infektion vollständig verhindern. Der erste klinische Test in Deutschland mit einem HIV-Impfstoff hat 2004 begonnen, es ist ein re-

kombinantes attenuiertes Vakzine-Virus mit den Genen gag, pol, nef u. env des HIV-1-Subtyp-C. Weltweit sind derzeit über 10 verschiedene Impfstoffe und andere Prophylaktika (z.B. ein Vaginalgel für Frauen mit 1%igem Tenofovir) in Erprobung.

DD:
- Idiopathisches CD_4-T-Lymphozytopenie-Syndrom
- CVID (common variable immunodeficiency): fehlende Ausreifung von B-Lymphozyten zu Plasmazellen unklarer Genese ⇨ primäres Antikörpermangelsyndrom
- X-chrom. vererbte Hypogammaglobulinämie
- Immunschwäche anderer Genese (Tumorerkrankung, konsumierende Prozesse, medikamentöse Immunsuppression)

SLOW VIRUS INFECTIONS

Syn: **SVI**, Slow infection, Slow virus disease (von SIGURDSSON (1954) eingeführter Begriff), schleichende Virusinfektion, langsame Viruskrankheiten des ZNS, übertragbare spongiforme Enzephalopathien, humane spongiforme Enzephalopathie, *Prionkrankheiten des ZNS*, ICD-10: A81.-

Ät: Letztlich noch unklar, verschiedene Hypothesen:
- **Prionen** = *proteinaceous infectious agent* (von S.PRUSINER 1982 eingeführter Begriff, dafür 1997 Nobelpreis für Medizin erhalten) = **nukleinsäurelose, faltungsmodifizierte Proteine**, die infektiös sind
- Spontane Neubildung von Prionen in Nervenzellen?
- Iatrogene Übertragung (Transplantationen, chirurgisches Instrumentarium, Blutprodukte, Wachstumshormone)
- Familiäre Erkrankungen, **genetische Disposition**
- Virale Späterkrankung
- Verringerte Immunabwehr des Wirtsorganismus

Path:
- ♦ Virus/Prion-Erkrankung mit extrem **langer Inkubationszeit** (>10 Jahre ?)
- ♦ Infektiös sind: ZNS-Gewebe, Auge, viszerale Organe, Blut, Tonsillen und Lymphknoten
- ♦ Die Prionen PrP^{sc} induzieren an den normalerweise im Gehirn auf der Oberfläche von Neuronen vorkommenden Proteinen PrP^{c} eine **Konformationsänderung** (fehlgefaltete Form) zu ebenfalls PrP^{sc} und es kommt in der Folge zu einer pathologischen Anhäufung dieser Proteine. Der Mechanismus der Induktion zur Konformationsänderung ist bis heute ungeklärt.
- ♦ Histo allgemein: **spongiforme** (schwammartige) Veränderungen, Neuronenuntergang, Ersatz durch Gliavermehrung/Astrozytose (Gliose), Protein-**Ablagerungen** im Gewebe (Amyloid)

Etlg: I. gesicherte SVI / Prionkrankheiten beim Menschen
- # **CREUTZFELDT-JAKOB-Krankheit** (subakute spongiforme Enzephalopathie), Prionen, s.u.
- # **Kuru** ("Zittern"), Prionen, s.u.
- # **GERSTMANN-STRÄUSSLER-SCHEINKER-Syndrom**, aut.-dom. erblich, Mutation des PrP-Gens an Codon 102, 105, 117, 198 od. 217 auf Chrom. 20
- # **Fatale familiäre Insomnie**, aut.-dom. erblich, Mutation des PrP-Gens an Codon 178 auf Chrom. 20
- # **Subakute sklerosierende Panencephalitis**, Masernvirus, s.u.
- # **Progressive Rötelnpanenzephalitis**, Rubivirus
- # **Progressive multifokale Leukenzephalopathie**, Papovavirus, s.u.
- # gesicherte TSE (= transmissible spongiform encephalopathy) im Tierreich (bei 24 Tierarten bisher bekannt) durch Prionen ⇨ Übertragung auf den Menschen vermutlich möglich (insb. bei Verzehr von BSE-infiziertem Hirngewebe)

- **BSE** (bovine spongiform encephalopathy) bei Rindern, sog. „**Rinderwahnsinn**", insb. in England vorkommend (in England bis 2006 über 180.000 erkrankte Rinder, in Deutschland waren es etwas über 400. Die Zahlen sinken durch die Schutzmaßnahmen derzeit stark, in Deutschland wurden in 2006 nur noch 16 Rinder pos. getestet). Vermutliche Übertragung bei den Rindern durch mangelhaft verarbeitetes Tiermehl, insb. aus Kadavern von Scrapie-infizierten Schafen u. BSE-infizierten Rindern. Wahrscheinlicher Auslöser der vCJD beim Menschen (s.u.).
- **Scrapie** (Traberkrankheit) bei Schafen u. Ziegen, insb. in Island vorkommend
- FSE (feline spongiforme Enzephalopathie) bei Katzen, Gepard, Puma, Tiger, Ozelot
- TME (transmissilble mink encephalopathy) bei Nerzen
- CWD (chronic wasting disease) bei Wapitihirschen in den USA
- EUE (exotic ungulate encephalopathy) bei Nyala, Kudu, Oryx, Gemsbock

gesicherte SVI beim Tier:
- Visna-Virus, Maedi-Virus beim Schaf
- Staupe-Virus (Morbilli-Virus) beim Hund

II. fragliche SVI

Familiäre progressive subkortikale Gliose, Prionen?

Multiple Sklerose evtl. SVI (Masern-, Rabies-, Paramyxovirus), neuroallergisches Autoimmungeschehen, genetische Disposition?

PICK-Atrophie und ALZHEIMER-Krankheit, Prionen?

ALS (amyotrophische Lateralsklerose), evtl. SVI, genetische Disposition, zytotoxische Substanzen?

PARKINSON-Erkrankung, multifaktorielle Genese, evtl. SVI?

Diag:
1. Anamnese (Familienanamnese, familiäre Disposition)
2. Neurologische Untersuchung: Pyramidenbahnzeichen, neurologische Ausfälle, extrapyramidal-motorische Symptome, Kleinhirnsymptome
3. CCT u. MRT: meist Normalbefund, allenfalls geringe Hirnatrophie

Klin: ⇒ GERSTMANN-STRÄUSSLER-SCHEINKER-Syndrom: zerebellare Symptome mit Ataxie, Gangunsicherheit, Dysarthrie, Nystagmus, keine oder erst sehr späte Demenz

⇒ Fatale familiäre Insomnie: progrediente Schlaflosigkeit und Tagesschläfrigkeit, Sympathikusaktivierung mit Hypertoniekrisen, Tachykardie, Hyperhidrose, Tremor, Ataxie, Hyperreflexie, Myoklonien, geringe Demenz, Halluzinationen
Epid: mittleres Erkrankungsalter bei 50 J.
Path: Neuronenverlust in anterioren u. mediodorsalen Thalamuskernen
Prog: rasche Progredienz (Tod nach 2-3 J.)

Ther: Bis heute **keine kausale Therapie** mögl.

Prog: **Sehr schlecht**, sie sind meist chronisch progredient und verlaufen i.d.R. tödlich.

Proph:
♥ Beim Umgang mit Sekreten, Exkrementen und Körperflüssigkeiten der Patienten gelten die gleichen Schutzmaßnahmen wie sie bei Hepatitis B oder HIV üblich sind.

♥ Für **BSE** ist ein Schnelltest zum Nachweis der $PrP^{(sc)}$ erhältlich. Alle Rinder, die älter als 30 Monate sind und geschlachtet werden, müssen in Deutschland/Europa getestet werden (hierzu wird Gehirn entnommen). Die Verfütterung von Tiermehl ist generell verboten, ebenso die Verwendung von Risikomaterial (Darm, Mandeln, Gehirn, Augen, Rückenmark und das darumliegende Separatorenfleisch) für die Nahrungsmittelindustrie.

CREUTZFELDT-JAKOB-KRANKHEIT

Syn: Pseudosklerose, humane/subakute **spongiforme Enzephalopathie**, subakute präsenile Polioenzephalopathie, engl. CREUTZFELDT-JAKOB disease [CJD], ICD-10: A81.0

Ät: – Sporadische Form:
Prionen = proteinaceous infectious agent sind **faltungsmodifizierte Proteine,** die sich in lebenden Zellen vermehren/anhäufen können und **sehr resistent** sind (⇨ normale Sterilisationsverfahren sind nicht ausreichend)
Die **neue Form** der CJ-Krankheit (variant = **vCJD**) mit einem Durchschnittsalter der Patienten von nur 29 J. ist seit 1996 bekannt (vermuteter Zusammenhang mit der oralen Zufuhr von BSE-infiziertem **Rindfleisch** [s.o.] und gleichzeitiges Vorliegen eines bestimmten Genotyps [Methionin-Methionin-homozygot am Codon 129] des Prion-Proteins-Gens des Patienten). Weltweit seither 213 vCJD-Fälle (1996 bis 2010), davon 172 in England und Irland (24 Fälle in Frankreich, 11 weitere im übrigen Europa). In Deutschland gab es bisher keinen Fall. Diskutiert wird auch, dass BSE eine konventionelle CJD verursachen könnte.
– Familiäre Häufung/genetische Disposition (aut.-dom. erblich, Mutation im PRNP-Gen auf dem Chrom. 20 des Menschen) in 15 % d.F.
– Iatrogene Übertragung: Blut- (?) und Gewebeinokulation vom Menschen (Transplantation von **Dura mater** od. Kornea), chirurgische Instrumente bei stereotaktischer Op. (normale Sterilisation ist unwirksam!), i.m. Wachstumshormonbehandlung (aus humanen Hypophysen hergestellt, dies wird seit Mitte der 80er Jahre aber nicht mehr verwendet) mit Inkubationszeiten von 1½ -12 Jahren

Path: ♦ Das normale zelluläre PrP^{C} wird durch posttranslationale Prozesse in das Proteasen-resistente und faltungsmodifizierte PrP^{sc} umgewandelt.
♦ Histo: **spongiforme** (= schwammartige) Enzephalopathie mit **Neuronenuntergang**, Vermehrung von Astrozyten (**Gliose**) und senile Plaques (**Amyloid** = **Anhäufung** der fehlgefalteten Prion-Proteine $\mathbf{PrP^{sc}}$) in der grauen Substanz
♦ Lok: nur mäßige Hirnatrophie im zerebralen Kortex, Striatum, Thalamus und gelegentlich Kleinhirndegeneration

Epid: ◊ Prädisp.alter: 50.-80. Lj., Durchschnittsalter: 65 J.
◊ W > m (1,5:1)
◊ Inkubationszeit: 6 Monate bis 30 Jahre
◊ Inzidenz: 0,1/100.000/Jahr (ca. 100 gesicherte Fälle/Jahr in Deutschland)
◊ **Meldepflichtig** gem. IfSG (Krankheitsverdacht, Erkrankung und Tod), daneben gibt es eine zentrale Datenbank in Rotterdam zur Auswertung epidemiologischer Daten, Surveillance-Zentrum für Deutschland in Göttingen, Tel.: (05 51) 39 66 36

Klin: ⇒ Prodromalphase: Schlafstörungen, Schlaflosigkeit, Appetitlosigkeit, Verwirrtheit, Verstimmung zum depressiven Pol hin, verminderte Leistungsfähigkeit, abnormes Verhalten, evtl. Halluzinationen, Schwindel, Kopfschmerzen
⇒ Psychoorganische Veränderungen: Stimmungsschwankungen, erhöhte Reizbarkeit, Konzentrationsstörungen, Vergesslichkeit rasch fortschreitend zur **Demenz,** im Endstadium **akinetischer Mutismus**
⇒ Neurologische Funktionsstörungen: **Kleinhirnsymptome** mit Ataxie,
extrapyramidal-motorische Störungen mit Ruhetremor, Chorea-artige Hyperkinesen, Hemiballismus und schließlich Hypo-/Akinese mit Spastik und **Rigor**
Paresen, Faszikulationen, **Myoklonien** (Provokation im Krankheitsverlauf schon durch leise Geräusche mögl.), Muskelatrophie, Dysarthrie, Blickparesen, Nystagmus
zerebrale Krampfanfälle, Aphasie, Alexie
⇒ Koma und Dezerebration ⇨ Tod

Diag: 1. Anamnese (familiäre Disposition, frühere neurochirurgische Operationen?)
2. Neurologische Untersuchung: Greifreflexe v. Hand und Mund auslösbar, pos. **Pyramidenbahnzeichen**
3. LP: klarer Liquor, allenfalls geringe Eiweißvermehrung,
Nachweis von NSE (Neuronen-spezifische Enolase), S100-beta-Protein, Tau-Protein u. **14-3-3-Protein** (p130/131 im Immunoblot)
4. CCT u. MRT: Normalbefund, im Spätstadium Zeichen einer Hirnatrophie. Im diffusionsgewichteten MRT Hyperintensität im Bereich der Stammganglien (insb. Pulvinar im posterioren Thalamus).

5. EEG: in 75 % d.F. initial δ-Aktivität (1 Hz), dann bilaterale diffuse frontal betonte **triphasische spontane Aktivität** (periodische Sharp-slow-wave-Komplexe) mit einer Frequenz von 1/Sek. (nicht bei der vCJD, diese zeigt keine charakteristischen EEG-Veränderungen)

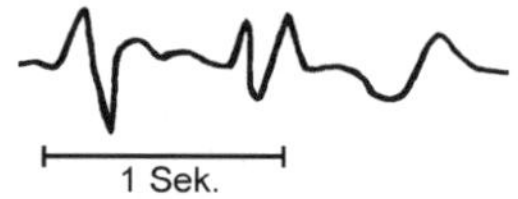

6. Bestätigung der Diagnose letztlich nur durch neuropathologische Untersuchung mittels Gehirnbiopsie bzw. Autopsie nach dem Tod ⇨ Nachweis des Prion-Proteins PrP^{sc} im Gehirn [Referenzlabore für Deutschland sind die Neuropathologie der Universität Göttingen und LMU München].

Ther:
- **Keine kausale Therapie** mögl.
- Vermeidung sekundärer Komplikationen wie Inaktivitätspneumonie, Harnweginfekte
- Bei starken Myoklonien Clonazepam (Rivotril®)
- Bei familiärer CJD ggf. genetische Beratung
- Selbsthilfegruppe/Angehörigengruppe: Heidelberger Selbsthilfebüro, Alte Eppelheimer Str. 38, 69115 Heidelberg, Tel.: (0 62 21) 18 42 90
  Aktuelle Informationen beim Institut für Neuropathologie in Göttingen, Internet: http://www.prionforschung.de

Prog: **Extrem schlecht**, **rasche Progredienz**, schnell fortschreitende Demenz, immer **tödlicher Ausgang** nach **1/2-2 J.** (90 % d.F. versterben innerhalb eines Jahres, durchschnittlich nach 8 Mon., bei vCJD nach 14 Mon.) meist durch Pneumonie, Exsikkose und nicht beherrschbare Hypotonien.

Proph:
♥ Seit dem Jahr 2000 werden in Deutschland von der Blutspende die Personen ausgeschlossen, die länger als 6 Monate (in der Zeit von 1980-96) in Großbritannien gelebt haben (wegen der dortigen potentiellen BSE-Infektionsgefahr). In der Diskussion war/ist auch eine Leukozytendepletion (= Entfernung von Leukozyten aus Blutkonserven zur Verminderung der potentiellen Prionen-Infektionsgefahr, da die Prion-Proteine auch auf lymphatischen Zellen exprimiert werden) - allerdings gibt es bis heute erst zwei nachgewiesene Fälle einer Infektion durch eine Blutspende in England.

♥ Sterilisation: Instrumente in 1- bis 2-molarer NaOH-Lösung für 2x30 Min. mit mechanischer Zwischenreinigung einlegen, dann automatisierte Reinigung und anschließend im Autoklaven bei 134 °C mit 2 bar (Dampfsterilisation) für 60 Min. sterilisieren.
Händedesinfektion mit 1-molarer NaOH-Lösung für 5-10 Min., Oberflächendesinfektion mit 2-molarer NaOH-Lösung

DD:
- GERSTMANN-STRÄUSSLER-SCHEINKER-Syndrom (s.o.), fatale familiäre Insomnie (s.o.)
- (familiäre) ALZHEIMER-Krankheit und andere Demenzformen
- Multisystematrophien, Chorea HUNTINGTON, PARKINSON-Syndrom
- Enzephalitis, zerebrale Sarkoidose

KURU

Syn: Zittern, engl. laughing disease, ICD-10: A81.8

Ät: **Prionen**, Verwandtschaft mit der Creutzfeldt-Jakob-Erkrankung wahrscheinlich

Path: Histo: Spongiforme (schwammartige) Enzephalopathie

Epid:
◊ Endemisches Auftreten im östlichen Hochland von **Papua-Neuguinea** (Erstbeschreibung 1954), früher bis zu 1 % der Bewohner betroffen.

◊ Infektionsmodus: ritueller Bestattungs-**Kannibalismus** des Stammes der Fore (Essen von Hirngewebe der Verstorbenen). Seit 1957 tritt diese Erkrankung nach Verbot des Kannibalismus praktisch nicht mehr auf (nur noch bei sehr alten Menschen).

◊ Inkubationszeit: 1-20 Jahre, junge Frauen

Klin: ⇒ Kleinhirnataxie, Gangunsicherheit, Dysarthrie, Paresen, Blickparesen (Strabismus), schüttelfrostartiger Tremor (Kuru = Zittern)

⇒ Wesensänderung, Demenz, Dezerebration und Tod

Ther: Keine kausale Therapie bekannt, rascher Tod

Prog: Sehr schlecht, Erkrankungsdauer mit Tod innerhalb von 6-12 Monaten

SUBAKUTE SKLEROSIERENDE PANENZEPHALITIS

Syn: **SSPE**, Einschlusskörperchenenzephalitis DAWSON, Panenzephalitis PETTE-DÖHRING, Panencephalitis sclerosans VAN BOGAERT, engl. subacute sclerosing panencephalitis, ICD-10: A81.1

Ät: Masernähnliches **Paramyxovirus**

Path: ♦ Chronische Virusinfektion des ZNS mit Entwicklung einer **Panenzephalitis** (graue + weiße Substanz und Meningen betroffen)

♦ Histo: Lymphozytäre Infiltrate, Markscheidendegeneration, Gliose, Einschlusskörperchen in Neuronen und Gliazellen, Fettkörnchenzellen im Marklager

Epid: ◊ Inkubationszeit: 2-20 Jahre (Durchschnitt: 8 J.)

◊ Prädisp.alter: **Kinder u. Jugendliche**, m > w

◊ Inzidenz: **sehr selten**, 5 SSPE-Fälle auf 1 Million Masern-Erkrankungen

Klin: ⇒ Psychische Veränderungen: Gereiztheit, Leistungsabfall, rascher **dementieller Verfall**

⇒ Neurologische Störungen: Sprachstörungen, Tremor, Ataxie, myoklonische Krämpfe, rhythmische Myoklonien, choreoathetotische **Hyperkinesen**, Paresen, **Rigor**, generalisierte Krampfanfälle mögl.

⇒ Vegetative Symptome: Hyperthermien, Tachykardie, Hyperventilation, Schwitzen, Erbrechen

⇒ Koma und Dezerebration (apallisches Syndrom) ⇨ Tod nach ca. 1-2 Jahren

Diag: 1. Anamnese
2. Neurologische Untersuchung: pathologische Reflexe
3. LP: klarer Liquor, isolierte **IgG-Vermehrung** (autochthon), Masern-Ak
4. EEG: alle 3-10 Sek. hohe **Deltawellen** (Radermecker-Komplexe, Slow-wave-Komplexe)
5. CCT: rasch progrediente Hirnatrophie
6. Isolierung von Masern-Ag (Virus) aus dem Gehirn

Ther:
- Keine kausale Therapie bekannt
- Med: versucht werden Inosin (Delimmun®) und Amantadin (PK-Merz®)

Prog: Sehr ernst, Dezerebration, Koma und Tod nach ca. ½-2 Jahren

Proph: ♥ Eine Masernimpfung verringert das Risiko für eine SSPE

DD:
- **Leukodystrophien** (im Kindesalter), familiär, mit Visusverlust einhergehend
- Progressive multifokale Leukenzephalopathie
- Progressive Rötelnpanenzephalitis: sehr seltene Erkrankung bei Kindern/Jugendlichen mit einem ähnlichen Verlauf wie die SSPE

PROGRESSIVE MULTIFOKALE LEUKENZEPHALOPATHIE

Syn: **PML**, multifokale Leukenzephalopathie, ICD-10: A81.2

Ät:
- **JC-Virus** (JC sind die Initialen des Pat. John Cunning, bei dem das Virus 1971 zuerst gefunden wurde) aus der Familie der Polyomaviren (weitere pathogene Viren sind SV 40-Virus des Rhesusaffen, BK-Virus, KI-, Wu-, Merkel-Zell-Viren)
- Prädisp.: **verminderte immunologische Abwehrlage**, insb. bei HIV-Infektion im Stadium 3 (= Vollbild **AIDS**) oder im Rahmen lymphoproliferativer Erkrankungen (Leukämien, Lymphosarkom, HODGKIN-Lymphom, Sarkoidose), paraneoplastisch bei Karzinomen, bei generalisiertem Lupus erythematodes oder nach iatrogener immunsuppressiver Therapie (Transplantationen, Steroide), Chemotherapie, Behandlung der MS mit Natalizumab (Tysabri™)

Path:
- ♦ Die (symptomlose) JC-Virusinfektionen erfolgt meist in der Kindheit u. ist weltweit verbreitet (Durchseuchung 50-80 %), die spätere JC-Virus-**Reaktivierung** kann zur PML führen.
- ♦ Histo: disseminierte Demyelinisierung bei erhaltenen Axonen, Vergrößerung der Astrozyten (Gliawucherung) und Einschlusskörperchen, perivaskuläre Leukozyteninfiltration

Epid:
- ◊ Inkubationszeit unbekannt
- ◊ Manifestationsalter: mittleres bis höheres Lebensalter, Durchschnitt: 55. Lj., bei HIV-Infizierten im Durchschnitt im 40. Lj.
- ◊ Inzidenz: 0,1/100.00, bei HIV-Infizierten viel häufiger (ca. 2-4 % erkranken an einer PML)

Klin:
- ⇒ Psychische Veränderungen: **Aphasie**, Verwirrtheit, Wesensänderung, Gedächtnisverlust bis zur **Demenz** (schnell progredient)
- ⇒ Neurologische Störungen: Mono- oder **Hemiparese** bis Tetraplegie, zerebellare Symptome, Ataxie, **Dysarthrie**, extrapyramidal-motorische Störungen, Visusverlust (Hemi- od. Quadrantenanopsie), **zerebrale Krampfanfälle**, Kopfschmerzen
- ⇒ Rasche Progredienz aller Symptome bis zum Koma ⇨ Tod nach insg. ¼-2 Jahren

Diag:
1. Anamnese: bekannte HIV-Infektion, sekundäre Erkrankungen, Immunsuppression?
2. Neurologische Untersuchung und psychiatrische Exploration / Testung
3. LP: klarer Liquor, Zellzahl und Eiweiß normal, beweisend ist der Nachweis von JC-Virus-DNA mittels PCR
4. CCT: **multifokale** hypodense **Läsionen** der weißen Substanz (Demyelinisierungsherde im Marklager), Enhancement mit KM
5. MRT: disseminierte Entmarkungsherde (hypointense in der T1-, hyperintense in der T2-gewichteten u. FLAIR-Sequenz) im gesamten Marklager
6. EEG: Allgemeinveränderungen, ggf. Herdbefunde

Ther:
- Keine kausale Therapie bekannt
- Absetzen einer immunsuppressiven Medikation (soweit möglich)
- Med: versucht werden das Virustatikum Cidofovir (VISTIDE®, NW: nephrotoxisch) u. Adenin-Arabinosid (Vidarabin®), jedoch nur geringe Wirksamkeit. Weitere Med. in der Erprobung sind Mefloquin (Malariamittel mit virustatischem Effekt) und Mirtazapin.
- Bei HIV-Infektion dreifache Kombinationstherapie (HAART, s. Kap. AIDS)

Prog: **Extrem schlecht**, führt innerhalb weniger Monate zum Tod (durchschnittlich nach 6 Mon.)

DD:
- Subakute sklerosierende Panenzephalitis (Kinder)
- Enzephalitis, Toxoplasmoseinfektion
- Akuter Schub einer Multiplen Sklerose, zerebrales Lymphom
- Leukodystrophien im Erwachsenenalter

GEFÄßERKRANKUNGEN

ZEREBROVASKULÄRE INSUFFIZIENZ / APOPLEX

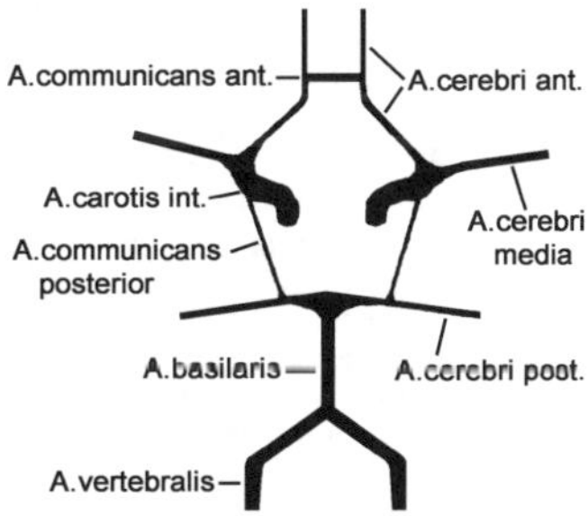

Syn: **Ischämischer Insult**, zerebraler Gefäßinsult, **Apoplexie**, Apoplex, Apoplexia cerebri, apoplektischer Insult, **Schlaganfall**, engl. apoplexy, stroke, cerebrovascular accident, TIA, Hirninfarkt, ICD-10: I63.- bis I67.-

Anatomie: Vorderes Stromgebiet = **A.carotis** (Durchfluss: 300-400 ml/Min.), hinteres Stromgebiet = **A.vertebralis** (100 ml/Min.). Verbindung zwischen den Stromgebieten über den **Circulus arteriosus cerebri** WILLISII über paarige A.communicans post. und auch zwischen den beiden Hemisphären (s. Abb.). Sehr viele anatomische **Variationen**!, nur 50 % haben einen vollständigen Circulus.

Physiologie: RR-Regulation im zerebralen Stromgebiet über BAYLISS-Effekt, dieser hält den RR durch Dilatation oder Konstriktion der Gefäße konstant (**Autoregulation**) bei systemischen RR-Werten von 70-180 mmHg.

Def: Umschriebene arterielle Durchblutungsstörung im zerebralen Stromgebiet

Ät:
- Generalisierte Veränderungen der Hirnarterien oder der extrakraniellen zuführenden Hirngefäße (**A.carotis-Stenose**) durch **Arteriosklerose** bei **arterieller Hypertonie** (>140/90 mmHg, wichtigster Risikofaktor, bei 70 % d. Pat., 3- bis 4faches Risiko), **Diabetes mellitus** (2- bis 3faches Risiko), **Nikotinabusus** (2- bis 3,5faches Risiko), Hypercholesterin- und Hyperlipidämie, erhöhtes Lipoprotein a (Lp[a] >30 mg/dl), Adipositas (BMI >30 kg/m² 2faches Risiko), Hyperurikämie, Hyperhomocysteinämie (>15 µmol/l), hormonale Kontrazeptiva (insb. auch bei Kombination mit Nikotinabusus) od. Hormonersatztherapie im Klimakterium, hoher Alkoholkonsum, obstruktives Schlafapnoesyndrom, Bewegungsmangel, chronischer Disstress
- **Thromboembolien** (20-30 % d.F.), insb. bei Herzerkrankungen wie **Vorhofflimmern**/absolute Arrhythmie (bis 17faches Risiko), dilatative Kardiomyopathie, Herzinfarkt, Mitralvitien mit Vorhofthrombus, Klappenvegetationen (infektiöse Endokarditis), Vorhofmyxom od. **arterio-arterielle Embolien** (z.B. aus Plaques an der Karotisgabel od. Aortenbogen od. bei Dolichoektasie = Aufweitung und Elongation intrakranieller Arterien, z.B. Megadolichobasilaris)
- Aneurysma dissecans (z.B. spontane Dissektion bei fibromuskulärer Dysplasie, traumatisch nach SHT-Trauma, HWS-Distorsion, chiropraktischer Manipulation), meist der A.carotis int.
- Polyglobulie, Polyzythämie, Thrombophilie (venöse Thrombosen mit paradoxer venösarterieller Thrombembolie bei offenem Foramen ovale od. Vorhofseptumdefekt = rechts-links Shunt), z.B. durch APC-Resistenz [Faktor-V-LEIDEN-Genmutation], AT-III-Mangel, Protein-S- od. -C-Mangel, Antiphospholipidantikörper-Syndrom, Methyltetrahydrofolatreduktase-Mutation, Prothrombin-Gen-Mutation, Hyperfibrinogenämie, Verbrauchskoagulopathie
- Vaskulopathien: Angiitis, Panarteriitis nodosa, systemischer Lupus erythematodes, SNEDDON-Syndrom (subintimale Arterienhyperplasie, Lumeneinengung und generalisierte Livedo racemosa), SUSAC-Syndrom (disseminierte Mikroinfarkte, Visus- u. Hörverlust), HERNS-Syndrom (hereditäre Endotheliopathie mit Retinopathie, Nephropathie u. Schlaganfällen, Chrom. 3)
- Erhöhtes CRP (C-reaktives Protein als unspezifischer Entzündungsparameter, vermutet wird ein entzündlicher Prozess bei der Arteriosklerose) ⇨ 2faches Risiko

- CADASIL (Cerebrale aut.-dom. Arteriopathie mit subkortikalen Infarkten und Leukenzephalopathie, Defekt auf Chrom. 19, Mutation im Notch-3-Gen)
- Frauen im prämenopausalen Alter mit Migräne (3- bis 4faches Risiko und potenziertes Risiko bei Nikotinabusus od. Einnahme hormonaler Kontrazeptiva, hier auch bei Kontrazeptiva der neueren Generation mit geringerem Hormonanteil [Ethinylestradiolgehalt <50 µg])
- Schwangerschaft: Gestose
- Moya-Moya-Syndrom (rezidivierende zerebrale Ischämien mit Ausbildung von Kollateralen, familiäre Häufung, HLA DR/DQ od. B51-DR4 gehäuft, sehr selten, Kinder u. Erwachsene 30.-50. Lj. betroffen)
- Drogen: erhöhtes Risiko bei Kokain- od. Amphetaminmissbrauch
- Kinder (selten): Gefäßdefekte, Herzvitien, Gerinnungsstörungen, Vaskulitis bei Varizelleninfektion, MELAS-Syndrom (= mitochondriale Myopathie, Enzephalopathie, Laktatazidose, Schlaganfälle), Moya-Moya-Syndrom, fibromuskuläre Dysplasie der A.carotis int.
- In bis zu 1/3 d. F. bleibt die Ursache unklar

Path:
- **85 % ischämisch** bedingt, 15 % intrakranielle Blutung
- Pathophysiologie:
  1. **Territorialinfarkt** - **embolisch** bedingt (ein gesamtes Stromgebiet betroffen, z.B. Aa.lenticulostriatae- oder A.cerebri-media-versorgtes-Gebiet) durch kardiale oder arterioarterielle Embolie = atheromatöse Ulzerationen/Plaques (**Makroangiopathie**) der Hirngefäße oder im präzerebralen Gefäßbereich, insb. Alteration der Abgänge bzw. Gefäßgabeln (insb. Karotisgabel) od. bei pathoanatomischen Veränderungen: Schlängelung (kinking), Schlingenbildung (coiling), Knickstenosen (meist kurzstreckige Veränderungen)

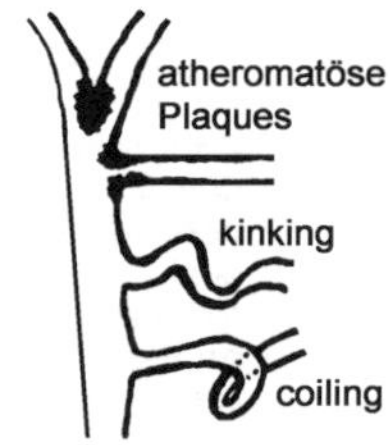

  2. **Endstrom-/Grenzzoneninfarkt** – **hämodynamisch** bedingte **Minderversorgung** (Makroangiopathie) im Endstromgebiet oder hämodynamisches **Perfusionsdefizit** im Grenzgebiet zwischen zwei Gefäßversorgungsgebieten („Wasserscheidengebiet", z.B. zwischen A.cerebri ant. und A.cerebri med.), z.B. durch Stenose der zuführenden Gefäße
  3. Lakunäre (kleine 2-10 mm), **multiple** Läsionen – **Mikroangiopathie** (hypertensive Arteriosklerose, BINSWANGER-Krankheit, Status lacunaris, CADASIL)
- Stenosen-Lok: makroangiopathische Stenosen finden sich in **90 % d. F.** im **vorderen Stromgebiet** (A.carotis): Sinus caroticus (**Karotisgabel**), A.carotis com., Aortenbogensyndrom (= Abgänge der Gefäße vom Aortenbogen, Truncus brachiocephalicus)
  hinteres Stromgebiet in 10 % d.F. betroffen (A.basilaris, A.vertebralis, A.subclavia)
- Bei totaler Ischämie: nach 2-8 Sek. kein freies O_2 mehr ⇨ n. 12 Sek. Bewusstlosigkeit, 30-40 Sek. Null-Linien-EEG, 3-4 Min. irreversible Nekrosen, 9 Min. Hirntod
- Histo: **Kolliquationsnekrose** der betroffenen ischämischen Hirnareale, Zystenbildung, Fasergliose. Das Randgebiet der Infarktzone wird **Penumbra** genannt = Gebiet verminderter Durchblutung ohne dass aber die Infarktschwelle bereits erreicht ist ⇨ hier Erholung mögl. (und damit Rückbildung klinischer Symptome) oder **Apoptose** (aktive Form = sog. programmierter Zelltod) durch biochemische Prozesse im weiteren Verlauf, wenn sich die Durchblutungssituation nicht bessert.

Etlg: nach der Klinik

I:	Stenosen u. Verschlüsse **ohne Klinik** (gute Kollateralen über Circulus arteriosus WILLISII)
IIa:	**TIA** (transitorische ischämische Attacke) oft brachiofazial betonte, kontralaterale Hemisymptomatik, die innerhalb **von 24 h voll reversibel** ist (ICD-10: G45.92)
IIb:	**PRIND** (prolongiertes reversibles ischämisches neurologisches Defizit) Rückbildung innerhalb von 7 Tagen bis 3 Wochen
III:	**Großer ischämischer Schlaganfall**, fortschreitender Insult (progressive stroke / stroke in evolution, Crescendo-TIA), Symptome nur noch teilweise reversibel
IV:	**Komplette Apoplexie** (completed stroke) ⇨ Defektheilung ⇨ bleibendes (chronisches) neurologisches Defizit

Epid: ◊ Inzidenz: in Deutschland ca. 340/100.000/Jahr, in der Altersgruppe 65-74 J. 800/100.000/Jahr, 75-84 J. 1.900/100.000/Jahr. Gesamt in Deutschland 150-200.000 Schlaganfälle/Jahr, weltweit 20 Mio./J.

Aufgrund des demographischen Wandels der Bevölkerung (zunehmende Lebenserwartung) wird mit einer weitere Zunahme der Inzidenz in den kommenden Jahrzehnten gerechnet (50%ige Zunahme bis zum Jahr 2050).

◊ Prädisp.alter: 60.-70. Lj., m = w

◊ Bei >65 J. haben Männer in 9 %, Frauen in 7 % eine Karotisstenose

◊ **3.-häufigste Todesursache** in Deutschland (nach Herzerkrankungen und malignen Tumoren), ca. 70.000 Tote/Jahr

Klin: ⇒ A.cerebri med.-Gebiet (am häufigsten betroffen sind die *lenticostriären Äste* der A.cerebri media, die u.a. die **Capsula interna** versorgen): **kontralaterale** brachiofazial betonte Paresen (initial schlaffe dann **spastische** Mono- od. **Hemiparese** u./od. faziale Paresen je nach Ausdehnung des Infarktgebietes), Parästhesien, **Aphasie** (in 85 % d.F. wenn die dominante Hemisphäre [meist li.] betroffen ist), BABINSKI pos., Schluckstörungen, pathol. Lachen u. Weinen, kontralaterale Hemianopsie, Kopf u. Augen sind der Herdseite zugewandt, Gleichgewichtsstörungen (Pat. fallen zur gelähmten Seite), **zirkumduzierender Gang** (wenn Gang wieder mögl., sog. WERNICKE-MANN-Prädilektionstyp der Hemiplegie mit angewinkeltem Arm, adduzierter Hand und Fingern, durchgestrecktem Knie und plantarflektiertem Fuß, s. Abb.)

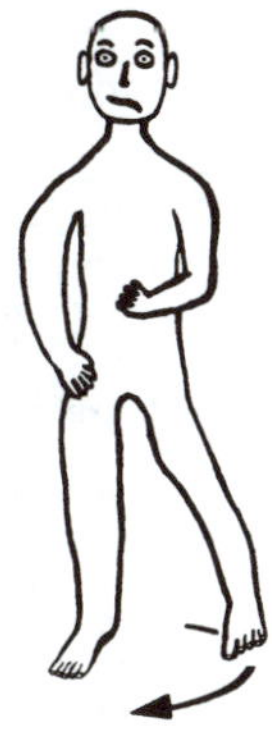

⇒ Amaurosis fugax (ipsilateral, bei rezidivierenden Embolien der A.ophthalmica)

⇒ Homonyme (= kontralaterale) Hemianopsie bei A.cerebri post.-Infarkt

⇒ A.basilaris / A.vertebralis-Gebiet: **Hirnstammsyndrome** (s.u.) mit Schwindel, Gleichgewichtsstörungen, Tinnitus (Ohrgeräusche), Kopfschmerzen, Doppelbilder, Nystagmus, Dysphagie u. zerebellarer Ataxie

Kleinhirninfarkte mit Kopfschmerzen, Schwindel, Übelkeit, Dysarthrie, Dysmetrie, Nystagmus, Rumpf-, Gang- und Extremitätenataxie, Bewusstseinsstörungen

⇒ Psychoorganische Veränderungen bei multiplen lakunären Infarkten = **subkortikale arteriosklerotische Enzephalopathie** (BINSWANGER-Krankheit), Leukenzephalopathie, CADASIL: emotionale Verflachung, Aufmerksamkeitsstörung, Antriebsstörung bis hin zur schwerwiegenden Demenz (Multiinfarktdemenz) und organischen Psychosen

⇒ (Hemi-)Neglect (Nichtwahrnehmung einer Körperseite u. der Umgebung (meist li.), insb. nach re. A.cerebri-med.-Infarkt, Gyrus-angularis-Gebiet)

⇒ Einseitige Stenosen (evtl. sogar Verschlüsse) können durch die Kompensation über den Circulus arteriosus cerebri WILLISII auch **ohne Symptomatik** sein (umgekehrt können auch sehr früh Symptome auftreten, z.B. bei Fehlen der Aa.communicantes), Symptome meist erst bei Stenosen >50 %

Diag: 1. Anamnese: Beginn, Dauer der Symptome, frühere Ereignisse, sonstige Gefäßerkrankungen, kardiale Vorerkrankungen

2. Neurologische Untersuchung: **Halbseitensymptomatik**, Apraxie, gesteigerte MER, positive Pyramidenbahnzeichen, Sprache (Aphasie), Fingerperimetrie (Sehen), Palpation (Pulsstatus komplett, Seitenvergleich) und Auskultation (bei 80 % ist bei einer Karotisgabelstenose ein Strömungsgeräusch zu hören)

3. **CCT** (nativ = ohne KM): heute die **Standarddiagnostik** akut zur DD zwischen Ischämie (akut isodens = Normalbefund, nach ca. 24 Std. hypodens) und Hirnblutung (hyperdens), Ausschluss von Hirnerweichungsherden oder sonstigen raumfordernden Prozessen (Tumoren). Nachteil: das eigentliche Infarktgebiet ist innerhalb der ersten Std. nach Infarkt im nativ-CT nicht zu erkennen

Ggf. Spiral-CT-Angiographie (= mit KM i.v., Beurteilung der basalen Hirngefäße) u. Perfusions-CT (zeigt minderperfundierte Gebiete zuverlässig an).

MRT: gute Beurteilung des perivaskulären ischämischen Hirnödems (Penumbra) und Infarktabgrenzung im diffusionsgewichteten MRT schon 30 Min. nach Beginn der Symptomatik mögl. (großer Vorteil gegenüber dem nativ-CT)

4. Carotis-Doppler: Frequenzerhöhung über der Stenose (ab 50 % erkennbar); retrograder Fluss über der A.supratrochlearis
   Farbkodierte Duplexsonographie: morphologische Darstellung der Stenosen (auch schon unter 50 % sichtbar) und des Flusses
   Transkranieller Doppler: Flussverhältnisse intrazerebral
5. Internistische Untersuchung: EKG, Langzeit-EKG, Langzeit-RR-Messung, **Echokardiographie**, TEE (trans-esophageale Echokardiographie zum Ausschluss einer kardialer Emboliequelle od. eines offenen Foramen ovale/Vorhofseptumdefektes), Labordiagnostik (Gerinnungsanalyse), Fettstoffwechselstörung ausschließen
6. **Angiographie** (als selektive **intraarterielle DSA**): exakte Vermessung der Stenosen, Ausschluss intrazerebraler Stenosen, Beurteilung des Aortenbogens und dessen Gefäßabgänge mögl. – dieser Zugang wird dann ggf. auch genutzt für eine selektive intraarterielle Thrombolyse (z.B. im hinteren Stromgebiet bei Verschluss der A.basilaris ⇨ s.u. Kap. Hirnstammsyndrome)
7. SPECT (Single-Photon-Emission-Computerized-Tomography): Beurteilung der Perfusion des Gehirns im Seitenvergleich
   PET (Positronen-Emissions-Tomographie): präzise Auskunft über die Stoffwechselsituation des Gehirns (O_2-Verbrauch), regionale Hirndurchblutung, Ischämien um das Insultgebiet (Penumbra), Glukosestoffwechsel od. Rezeptorstatus (dies ist aber keine Routineuntersuchung, nur in wenigen Zentren mögl.)
8. Präoperative Diagnostik: genauer neurologischer Status vor der Operation, Rö-Thorax, Lungenfunktionsprüfung, Echokardiographie, internistisches Konsil, EEG (ggf. auch intraoperativ)

Ther:

- Akut: **sofortige Klinikeinweisung** (möglichst in eine **Stroke unit**, von diesen sind in Deutschland bereits 140 nach amerikanischem Vorbild etabliert und eine flächendeckende Versorgung ist fast erreicht), rheologische Maßnahmen zur Hämodilution werden nicht mehr empfohlen, **Blutdruck im oberen Bereich** belassen (nicht senken), systolisch: 150-200 / diastolisch: 90-110 mmHg
- Lysetherapie: Bei kleinem ischämischem Infarkt, insb. im hinteren Stromgebiet (wegen Blutungsrisiko bei großem Infarkt kontraindiziert) mit rt-PA (recombinant tissue plasminogen activator, systemisch i.v. 0,9 mg/kgKG über 1 Std., Alteplase, Actilyse®) od. Pro-Urokinase, auch als interventionelle intraarterielle Thrombolyse mögl.
  Wichtig: schneller Therapiebeginn! (innerhalb von **3 Std.** [max. 6 Std.], „time is brain"), daher immer bei V. a. Hirninfarkt **schnelle** Klinikeinweisung in eine Stroke unit und dort schnelle Diagnostik (gefordert wird eine „door-to-needle-time" von max. 1 Std.). Derzeit erhalten aber nur ca. 4 % der Pat. mit einem Schlaganfall eine Lyse.
- Med: ggf. Vollheparinisierung (bei kardialen Embolien u. hochgradigen Stenosen ⇨ 20-30.000 I.E./24 Std. für 7-14 Tage, Ziel: 2fache PTT)
  Bei allen ischämischen Insulten auf Dauer: **Thrombozytenaggregationshemmer** ASS = **Acetylsalicylsäure** (Aspirin®) 300 mg/Tag. Bei ASS-Unverträglichkeit od. weiteren Gefäßerkrankungen od. erhöhtem Rezidivrisiko zusätzlich zu ASS ADP-Antagonist **Clopidogrel** 75 mg/Tag (Iscover®, Plavix®) od. Ticlopidin 2 x 250 mg/Tag (Tiklyd®) od. Dipyridamol (2 x 200 mg/Tag, Aggrenox®)
  Bei rezidivierenden kardialen Embolien (Vorhofflimmern) **Antikoagulation** mit Vit.-K-Antagonist (Cumarin-Derivat) Phenprocoumon (Marcumar®) od. Warfarin (Coumadin®) auf Dauer (Ziel: Quick 25-35 % bzw. INR = international normalized ratio = 2,0-3,0)
  Gegen Spastik: Benzodiazepine (50-200 mg/Tag Tetrazepam, Musaril®; 5-20 mg/Tag Diazepam, Valium®), Baclofen 15-75 mg/Tag (Lioresal®) od. Tolperison 150-450 mg/Tag (Mydocalm®, Viveo®)
- Symptomatisch: **optimale Lagerung** zur Vermeidung von Kontrakturen und Lungenfunktionsstörungen und **frühzeitige mobilisierende Krankengymnastik** (ab 4. Tag, z.B. nach BOBATH = neurophysiologische Bahnung von noch erhaltenen Haltungsreaktionen und Bewegungsmustern), ggf. Geh- od. Armtraining, logopädische Behandlung, Ergotherapie je nach Symptomatik als Frührehabilitation
  Orthopädische Hilfsmittel (z.B. Fußorthese zur Stützung, Rollstuhl, Gehwagen, Gehhilfen), Hilfsmittel für das tägliche Leben (z.B. Toilettenerhöhung, Badewannensitz, Anti-Rutsch-Unterlagen zum Essen usw.)

- Psychosomatische Begleitung und Gesprächstherapie, da die Pat. häufig eine reaktive Depression haben. Med: Antidepressiva vom SSRI-Typ
- Interventionelle Ther: in zunehmendem Maße wird die **PTA** (perkutane transluminale Angioplastie) = **Ballondilatation** statt des operativen Eingriffs an der A.carotis eingesetzt. Vorteil: geringere Invasivität. Die Langzeitegebnisse der Studien sind aber insg. schlechter als bei der operativen Thrombendarteriektomie, sodass die Indikation derzeit individuell zu stellen ist.

  Ind: bei Stenosen im Bereich der A.carotis od. A.vertebralis, häufig in Kombination mit einer **Stenteinlage** (kleines Metallgerüst, das mit dem Ballon eingebracht wird und die dilatierte Arterie abstützt). Mit endovaskulären Protektionssystemen wird versucht das erhöhte Schlaganfallrisiko durch Thrombembolie während der Stentapplikation zu minimieren.
- Operativ: Ind: Stad. II (= symptomatische Stenosen, >50 % Stenose), Stad. I nur bei hochgradigen Stenosen (>60 %, n. NASCET-Kriterien) od. bei zusätzlichen kraniellen arteriellen Veränderungen ⇨ **Ziel ist die Schlaganfallprophylaxe** (spontane Häufigkeit im Stad. II: 6-7 %/Jahr)

  Stad. III: bei nicht bewusstlosen Patienten innerhalb der ersten 6 Stunden, bei akutem Verschluss keine Op >6 Std., wegen der Gefahr der sekundären Einblutung in entstandene Erweichungsherde nach Revaskularisation

  Stad. IV: nur bei gleichzeitiger kontralateraler hochgradiger Karotisstenose od. -verschluss ⇨ Prophylaxe eines weiteren Infarktes

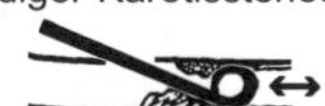

Ringdes-obliteration

  - Op: Offene **Desobliteration mit Karotis-TEA** (Thrombendarteriektomie), evtl. mit Patch-Plastik aus Dacron oder autologer V.saphena (⇨ verbreitert das Lumen ⇨ Stenose-Prophylaxe)
    Bei Kinking oder Coiling (nur wenn mit Symptomatik) ⇨ Kürzung u. Reinsertion
  - Alternativ: bei langstreckigem Verschluss der A.carotis interna (od. Moya-Moya-Syndrom): extra-intrakranieller Bypass zwischen A.temporalis superficialis und A.cerebri media nach Kraniotomie. Vorher ggf. zusätzlich Desobliteration des A.carotis-externa-Abgangs.
  - Intraoperativ evtl. intraluminaler Shunt zur Aufrechterhaltung der Zirkulation. In Kliniken, in denen dies nicht routinemäßig durchgeführt wird, erfolgt während der Abklemmphase zumindest ein SEP- (N.medianus der Gegenseite) od. EEG-Monitoring (Methode der Trendanalyse durch den Neurologen) zur Kontrolle der Hirnfunktion
  - Adjuvante anästhesiologische Maßnahmen perioperativ: Hämodilution, Heparinapplikation, konstanter Blutdruck, in der Abklemmphase eher Hypertension
- Falls das Führen eines Kraftfahrzeuges noch mögl. wäre, ist zuvor eine (stationäre) ärztliche Begutachtung und eine Überprüfung der Fahreignung durch eine Fahrprobe mit Prüfer (auf einem angepassten KFZ) erforderlich (gem. Begutachtungs-Leitlinie zur Kraftfahreignung der Bundesanstalt für Straßenwesen, Bergisch Gladbach, 2009)
- Selbsthilfegruppen: Stiftung Deutsche Schlaganfall-Hilfe, Carl-Bertelsmann-Straße 256, 33311 Gütersloh, Tel.: (0 18 05) 09 30 93, Internet: http://www.schlaganfall-hilfe.de

  Bundesverband für die Rehabilitation der Aphasiker e.V., Wenzelstr. 19, 97084 Würzburg, Tel.: (09 31) 25 01 30-0, Fax: -39, Internet: http://www.aphasiker.de

Prog: Das Risiko für einen Schlaganfall nach TIA beträgt ca. 10 % innerhalb eines Monats ⇨ auch bei flüchtiger TIA ist eine weitere Gefäßstatus-Diagnostik indiziert.

Bei extrakraniellen Stenosen ohne Op.: 35 % d. Pat. (im Stadium II) entwickeln einen Schlaganfall innerhalb von 5 J., mit Op. nur 5-7 %

Symptome nach einer Apoplexie können sich über einen langen Zeitraum (Monate - Jahre) bessern oder ganz zurückbilden. 50 % d. Pat. mit einem Insult bleiben aber **arbeitsunfähig,** von diesen haben die Hälfte eine schwere Behinderung und sind dauerhaft pflegebedürftig. 24 % d. Pat. sterben innerhalb v. 30 Tagen, ca. 40 % im ersten Jahr.

Proph: ♥ Primärprävention: Aufklärung über und Ausschaltung der Risikofaktoren (s. Ätiologie), insb. des **arteriellen Hypertonus** (Ziel: <140/90, je niedriger der Blutdruck um so besser), **Nikotinkarenz!** (5 J. nach Aufgabe des Rauchens kein erhöhtes Risiko mehr), mindestens 2 x 30 Min. **Ausdauersport**/Woche, bei Adipositas gewichtsreduzierende Diät

Mäßiger Alkoholkonsum von 10 g/Tag bei Frauen und 20 g/Tag bei Männern (unabhängig vom Getränk, z.B. 1/8 bzw. 1/4 Liter Rotwein) hat bei Konsumenten >50. Lj. ohne

weitere Risikofaktoren einen protektiven Effekt auf das Gefäßsystem (nicht jedoch hoher Alkoholkonsum >60 g/Tag, dieser erhöht das Risiko!).
Eine postmenopausale Östrogengabe bei Frauen hat keinen protektiven Effekt auf die Schlaganfallentwicklung.

♥ Tertiärprävention (nach einem Schlaganfall): konsequente Ther. (s.o.), optimale Einstellung eines Hypertonus (Ziel: <135/80 mmHg) u. eines Diabetes mellitus, Gewichtsreduktion bei Adipositas, körperliches Ausdauertraining, Nikotinkarenz

Kompl:
* Entwicklung eines ischämischen Hirnödems (insb. innerhalb der ersten 1-4 Tg. nach Apoplex, besonders bei komplettem Hemisphären- od. großem Kleinhirninfarkt) mit Gefahr der Herniation (dann Letalität bis 80 %) ⇨ Ther: operative Dekompression
* Krampfanfälle
* Durch die Immobilisation: Harnwegsinfekte, Aspirationspneumonie, Dekubitus, tiefe Beinvenenthrombose, Lungenembolie ⇨ Proph: Frühmobilisation
* Konservativ: Einblutung Thrombolyse od. Vollheparinisierung
  Heparinisierung: in 0,5-3 % d.F. Heparin-induzierte Thrombozytopenie (HIT)
* Depressive (eine Poststroke-Depression findet sich bei bis zu 50 % der Pat., Beginn meist 1-2 Mon. nach dem Schlaganfall) od. aggressive Wesensveränderungen
* Risiko für **Schlaganfallrezidiv** im 1. Jahr 10-12 %
* Angioplastie/Stent: intraoperative Apoplexie 3-7 % (spezielle Protektionskatheter mit einem distalen Ballon/Schirm verringern dabei das Risiko für eine Plaqueembolisation)
* Op: intraoperative Apoplexie 2-3 %, Läsion des N.hypoglossus 4 %, Läsion des N.vagus, Blutung, Op-Letalität: 1-2 % (intraoperativer Herzinfarkt, Schlaganfall), postoperatives zerebrales Hyperperfusionssyndrom 2 % (Cave: Hirnödem, intrazerebrale Blutung)
* Gleichzeitiges Vorliegen einer koronaren Herzkrankheit od. AVK

DD:
- **Hirnblutung** (15 % der Schlaganfälle sind intrazerebrale Blutungen ⇨ immer CCT zur DD durchführen)
- Andere neurologische Erkrankungen: Hirntumoren (mit Einblutung), Multiple Sklerose, Hirnabszesse, Enzephalitis, Migräne accompagnée, TODD-Paralyse nach Epilepsie
- Sinusvenenthrombose, Fettembolie, Luftembolie
- Primäre Angiitis des ZNS, Ther: Glukokortikoide, ggf. in Kombination mit Cyclophosphamid
- Internistisch: Synkopen, Hypoglykämie, Hypotonie

INTRAKRANIELLE BLUTUNGEN

Etlg: Von außen (Schädelknochen) nach innen (Gehirn) geordnet:
Epiduralblutung, Epiduralhämatom, ICD-10: I62.1
Subduralblutung, Subduralhämatom, ICD-10: I62.0-
Subarachnoidalblutung, ICD-10: I60.-
Intrazerebrale Blutung, ICD-10: I61.- = intraparenchymatöse Massenblutung (machen ca. 15 % d. apoplektischen Insulte aus) und intraventrikuläre Blutung

Ät:
- Traumatisch: als Früh- oder Spätmanifestation nach **SHT** als subdurale Blutung (50 % d.F.), epidurale Blutung (30 % d.F.), Subarachnoidalblutung (10 % d.F.) oder intraparenchymatöse Blutung (10 % d.F.)
- Spontan: **Arteriosklerose, arterielle Hypertonie**, Angiome, Aneurysmen (insb. Subarachnoidalblutung), Gerinnungsstörungen (Hämophilie, Antikoagulanzientherapie, HELLP-Syndrom bei Schwangeren), **Tumorblutungen**, Vaskulitiden

Diag: 1. Anamnese, Fremdanamnese bei bewusstlosem Patienten, Beginn und Entwicklung der Bewusstlosigkeit?

2. Neurologische Untersuchung
3. <u>Röntgen:</u> Schädelübersicht in 2 Ebenen ⇨ Frakturausschluss
   CCT (Methode der Wahl) zunächst nativ ⇨ zeigt Blutung und evtl. Einbruch in das Ventrikelsystem, evtl. zerebrale Angiographie (arterielle DSA)
4. Liquorpunktion: Gefahr der Hirnstammeinklemmung bei der Punktion durch den erhöhten Hirndruck bedenken! ⇨ blutiger Liquor bei Einbruch einer Blutung in das Liquorsystem

<u>Ther:</u>
- <u>Konservativ:</u> kleine intrazerebrale Blutungen werden lediglich beobachtet und kontrolliert
- <u>Operativ:</u> Ind: progrediente Eintrübung oder primär bewusstlose Patienten und nachgewiesene Blutung ⇨ Notfall-Op; intrazerebrale Hämatome >4-9 cm
  - Kraniotomie und Entlastung
  - Bei Hydrocephalus occlusus ⇨ Ventrikeldrainage

<u>Kompl:</u>
- ∗ Einbruch einer Blutung in das Ventrikelsystem ⇨ Hydrocephalus occlusus, bzw. Hydrocephalus malresorptivus bei Verklebung der PACCHIONI-Granulationen
- ∗ Cave: 2-3 Tg. nach Trauma/Aneurysmablutung ⇨ zerebraler Vasospasmus, Proph: Kalziumantagonist Nimodipin (Nimotop®) für 14 Tg.

<u>Op:</u> ∗ Insb. bei Ausräumung großer intrazerebraler Blutungen ⇨ neurologische Ausfälle

<u>DD:</u>
- Zerebrovaskuläre Insuffizienz und **apoplektischer Insult** (**ischämisch** bedingt durch arterielle Embolie oder Thrombose)
- **<u>Arteriovenöse Gefäßmissbildungen</u> (Angiome)**: mit oder ohne intrazerebrale Blutung/ Hämatom (rindennah)
  Als: arteriovenöse Rankenangiome, Kavernome (maulbeerartige venöse Gefäßräume mit Bindegewebesepten, in bis zu 50 % d.F. aut.-dom. erblich, Chrom. 7q21-22, 7p13-15, 3q25.2-27), venöse Angiome, Teleangiektasien, kraniozerebrale Hämangiome, Mikroangiome, erbliche Phakomatosen (STURGE-WEBER-KRABBE-Syndrom mit Naevus flammeus im Trigeminusbereich und meningealen Angiomen)
  Epid: m > w (= 2:1), klinisches Manifestationsalter: 10.-40. Lj.
  Klin: Epilepsie, neurologische Ausfälle, Steal-Syndrom bei arteriovenösem Shuntvolumen
  Diag: Angiographie und MRT (2-3 Wochen nach einer Blutung gute Sensitivität, akut schlecht = Angiom ist von einem Hämatom noch nicht abgrenzbar)
  Ther-Ind.: immer gegeben, da keine spontane Rückbildung
  Ther: operative Entfernung (bei akuter Blutung nach ca. 6 Wo.), ggf. bei Inoperabilität Embolisation (mit 96%igem Alkohol) oder stereotaktische Radiatio
- **Karotis-Kavernosus-Fistel:** Kurzschluss zwischen A.carotis int. und Sinus cavernosus durch Verletzung bei einer Schädelbasisfraktur oder spontan
  Klin: pulsierender Exophthalmus, Chemosis (Schwellung der Konjunktiven), konjunktivale Injektion, Stauungsblutungen in die Netzhaut und Glaskörper, pulssynchrones Ohrgeräusch, pulssynchrones Auskultationsgeräusch über dem Augenbulbus der betroffenen Seite, Affektion der HN III-VI; Diag: Angiographie
  Ther: interventioneller Verschluss mittels Ballonkatheter (ggf. mehrere Ballons)
- **Sinusvenenthrombose**
- Hypertensive Enzephalopathie (Status lacunaris)
- Hirntumoren (insb. Meningeome, intrazerebrale Metastasen und Glioblastom)

EPIDURALBLUTUNG

<u>Syn:</u> Epiduralhämatom, ICD-10: I62.1

<u>Ät:</u>
- **Schädel-Hirn-Trauma** (SHT) mit Schädelfraktur, insb. temporal (80 % d.F.)
- Selten bei Knochentumoren mit Gefäßarrosion

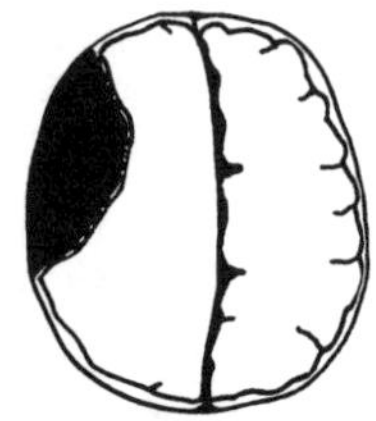

Path: ♦ Lok: Riss einer **A.meningea** (meist media, temporoparietal) durch Trauma, selten auch epidurales Hämatom durch Blutung aus einem Frakturspalt, einem verletzten Venensinus oder verletzten PACCHIONI-Granulationen mögl.
♦ Die Blutung liegt zwischen Schädelknochen und der Dura mater (die Dura wird dabei abgehoben, s. Abb.)

Epid: ◊ Meist junge Patienten (20.-45. Lj.)
◊ **M** > w (= 5:1)

Klin: ⇒ **Kurzes freies Intervall:** Commotio cerebri mit Bewusstlosigkeit - dann wach (kurzes freies Intervall für Minuten bis Stunden) - danach zunehmende Bewusstlosigkeit = sekundäre Verschlechterung der Bewusstseinslage durch Compressio cerebri
⇒ Kontralaterale Paresen, **homolaterale Pupillenerweiterung** (HN-III-Lähmung), HN-VI-Parese, Streckkrämpfe

Diag: 1. Anamnese (Trauma)
2. Neurologische Untersuchung, Bewusstseinslage, Anisokorie?
3. Röntgen: Schädelübersicht ⇨ temporale Fraktur od. Schädelbasisfraktur
4. **CCT** (nativ): hyperdense, scharf abgegrenzte, linsenförmige, konvexe Raumforderung unter der parietalen Schädelkalotte.
Ggf. Angiographie
5. EEG: Abflachung der betroffenen Halbseite

Ther: • **Sofortige Op.** indiziert: notfallmäßige Trepanation und Entlastung des Hämatoms
• Bei notfallmäßiger Op. in einem peripheren Krankenhaus ⇨ KÖHNLEIN-Bohrung = Entlastungslöcher vor und hinter dem Ohr auf der betroffenen Seite in der Höhe der Augenbrauen bohren

Prog: Bei rechtzeitiger Entlastung des Epiduralhämatomes günstig. Letalität 30 %, 20 % d. Pat. bleiben behindert.

Kompl: Hirndruck, Einklemmung des Hirnstammes in den Tentoriumschlitz ⇨ Dezerebrationssyndrom mit Streckhaltung

DD: Subduralblutung, intrazerebrale Blutung

SUBDURALBLUTUNG

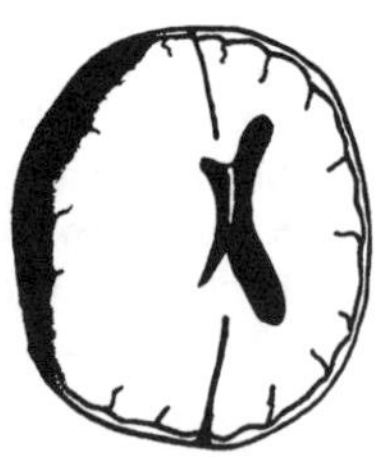

Syn: Subduralhämatom, ICD-10: I62.0-

Ät: – Starkes Schädel-Hirn-Trauma (SHT)
– Antikoagulanzien- oder Lyse-Therapie

Path: ♦ Zerreißung von **Brückenvenen** (spannen sich zwischen Gehirnoberfläche und den Venensinus aus)
♦ Das Hämatom liegt zwischen Dura mater und der Gehirnoberfläche/Arachnoidea (Leptomeninx)

Etlg: # **Akutes Subduralhämatom** ⇨ starkes SHT mit ausgeprägten Kontusionen
Chronisches Subduralhämatom ⇨ nach Bagatelltrauma, meist ältere Pat. (60.-80. Lj.), auch bei Antikoagulation (Phenprocoumon, Marcumar®) od. Streptokinasetherapie (dann auch beidseitig mögl.)

Klin: ⇒ Akut: starkes SHT ⇨ Pat. oft initial schon bewusstlos, kontralaterale Hemiplegie, Streckkrämpfe, ipsilaterale Ophthalmoplegie, Mydriasis

⇒ Chronisches Subduralhämatom (Symptome erreichen ihr Maximum erst nach 2-3 Monaten nach einem Bagatelltrauma) ⇨ Kopfschmerzen, Druckgefühl, Merkschwäche, Konzentrationsstörungen, Desorientiertheit, „Alterspsychose"

Diag: 1. Anamnese (Trauma vor längerer Zeit bei chron. Form?)
2. Neurologische Untersuchung, Bewusstseinslage
3. **CCT** (nativ): konkave, sichelförmige, nicht scharf begrenzte Form subduraler Hämatome entlang der Schädelkalotte, Mittellinienverlagerung, je nach Alter des Hämatoms (von frisch - alt) hyper-, iso- oder hypodens, oft auch verschiedene Dichten bei kleinen frischen Blutungen in das Hämatom

Ther: • Akutes Subduralhämatom ⇨ notfallmäßige Kraniotomie, Duraeröffnung und Entlastung
• Chronisches Subduralhämatom ⇨ Bohrlochkraniotomie, Eröffnung der Hämatomkapsel und Ausräumung, Spülung u. subdurale Drainage für 2-4 Tage

Prog: Akutes Subduralhämatom meist schlechte Prognose (Mortalität bis zu 90 %), chronisches Subduralhämatom sehr gute Prognose (meist keine neurologischen Ausfälle)

Kompl: * Ein chronisches Subduralhämatom bildet nach einiger Zeit eine Kapsel aus

DD: – Pachymeningeosis haemorrhagica interna = subdurales Hämatom bei Alkoholikern
– Subdurales Hygrom (Flüssigkeitsansammlung nach traumatischer Verletzung der Arachnoidea)

SUBARACHNOIDALBLUTUNG

Syn: **SAB** = Subarachnoidalblutung, engl. subarachnoid haemorrhage or bleeding, ICD-10: I60.-

Ät: – **Angeborene Aneurysmen** (Manifestationsalter früh, in Japan erbliche Disposition): Fehlbildung der Tunica media der Gefäßwand
– **Arteriovenöse Angiome** (Gefäßmissbildungen, insb. im A.cerebri-med.-Gebiet über der Konvexität einer Hemisphäre)
– **Arteriosklerotische** Aneurysmen (Manifestationsalter: Senium)
– Selten entzündliche Gefäßerkrankung, bakterielle Embolie der Vasa vasorum („mykotische" Aneurysmen), Arrosion durch Hirntumoren oder Metastasen, hämorrhagische Diathese, Zusatzfehlbildung bei polyzystischer Nierendegeneration od. MARFAN-Syndrom

Def: Aneurysma = umschriebene Ausstülpung der Gefäßwand
Angiom = angeborene Gefäßmissbildung mit Kurzschluss zwischen erweiterten Arterien und Venen ohne zwischengeschaltete Kapillaren

Path: ♦ Lok: **Hirnbasisarterien** (Circulus arteriosus cerebri WILLISII, s. Abb.), frontobasal die A.communicans ant., A.carotis int., A.cerebri media u. anterior, seltener vertebrobasilär
♦ In 85 % im vorderen Anteil des Circulus arteriosus cerebri, meist an den **Gabelungsstellen**
♦ Ausbreitung der Blutung im Subarachnoidalraum = Liquorraum
♦ In 10-15 % d.F. findet sich ein Zweitaneurysma, auch multiple Aneurysmen mögl.

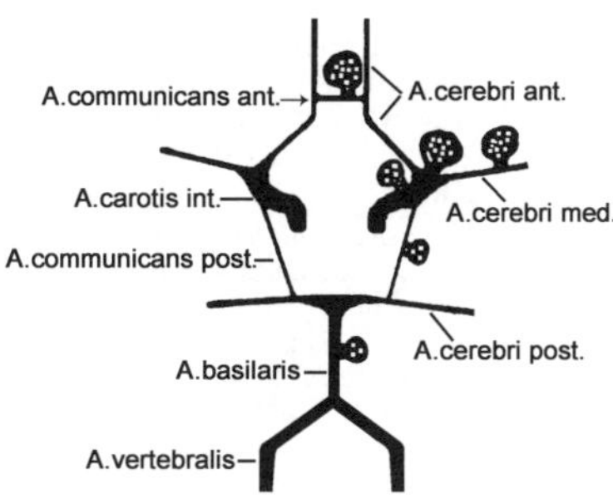

Epid: ◊ Prädisp.alter: 30.-60. Lj., w > m (= 1,6:1)
◊ Inzidenz: ca. 10/100.000/Jahr

◊ Bei ca. 1,8 % der Bevölkerung findet sich ein (nicht rupturiertes) Aneurysma als Zufallsbefund im MRT (asymptomatische Pat., die aber ggf. einer Therapie bedürfen, um eine Subarachnoidalblutung zu verhindern ⇨ bei Aneurysma >7 mm)

Klin:
⇒ Kleine, nicht rupturierte Aneurysmen oder Angiome können klinisch stumm sein
⇒ Rezidivierende Kopfschmerzen mit flüchtigen neurologischen Hirnnervenausfällen bei nicht rupturierten Aneurysmen oder Angiomen
⇒ Aneurysmaruptur: schlagartiger **Vernichtungskopfschmerz** („schlimmster Kopfschmerz, wie noch nie im Leben") okzipital/nuchal od. diffus (2/3 d.F. ohne besonderes Ereignis, 1/3 d.F. nach besonderer Anstrengung, z.B. Pressakt, Heben schwerer Lasten, Koitus)
⇒ 1/3 d. Pat. initial bewusstlos, 1/3 benommen
⇒ Übelkeit, Erbrechen, Schweißausbruch, **Meningismus,** LASÈGUE-Zeichen pos., BABINSKI pos. (50 % d.F.), neurologische Ausfälle je nach Lok. der Blutung (Hemiparesen, Aphasie, fokale Anfälle, Blasenstörung, Gangataxie, einseitige Ophthalmoplegie, Hirnnervenstörungen, insb. II., **III.** (N.oculomotorius häufig betroffen wegen der Nähe zur A.carotis int., A.communicans ant. und A.cerebri post.), IX., X. u. XI. HN, Sehstörungen, psychoorganische Symptome)

Etlg: Nach HUNT u. HESS (1968) bezgl. der Klinik des Patienten

Grad I	Patient wach, **minimale Kopfschmerzen**, evtl. leichter Meningismus
Grad II	Patient wach, starke Kopfschmerzen, **Meningismus**
Grad III	Patient **somnolent** und desorientiert
Grad IV	Patient **soporös** bis komatös, ausgeprägte **fokale neurologische Ausfälle** (Halbseitensymptome, Dysphasie) oder beginnende Dezerebrationserscheinungen, Pupillenreaktion und Schmerzreaktion noch vorhanden, vegetative Dysregulation
Grad V	Patient tief **komatös, Dezerebration**, evtl. Einklemmungserscheinungen, keine Pupillenreaktion

Diag:
1. Anamnese, bzw. Fremdanamnese bei Bewusstlosigkeit.
2. Neurologische Untersuchung: Augenhintergrund ⇨ papillennahe lachenförmige Blutungen
3. **CCT:** nativ ⇨ Nachweis von Blut in den basalen Zisternen, ggf. auch MRT (FLAIR)
4. LP: **blutiger Liquor**, bei älterer SAB (>8 Std.) xanthochromer (gelblicher) Liquor mit Nachweis von freiem Hämoglobin, Bilirubin, Ferritin, Siderophagen (hämosiderinspeichernde Erythrophagen)
5. **Angiographie** (intraarterielle digitale Subtraktionsangiographie, DSA) zur genauen Aneurysmalokalisation (in gleicher Sitzung kann dann ggf. der interventionelle Eingriff erfolgen), bei 10 % d. Pat. lässt sich auch damit keine Blutungsquelle finden ⇨ diese Pat. haben aber i.d.R. eine gute Prog. (Letalität lediglich 5 %)
6. EKG-Veränderungen (ST-Strecke, U-Welle, Ursache dafür nicht bekannt)
7. Transkranieller Doppler: Diagnostik u. Verlaufskontrolle der blutungsbedingten Spasmen
8. Evtl. Anlage einer epiduralen Drucksonde zur Kontrolle des Hirndrucks

Ther:
- Akut: Sicherung der Vitalfunktionen, Analgetika (Buprenorphin, Temgesic®) und Tranquilizer (Diazepam, Valium®), intensivmedizinische Überwachung, ggf. maschinelle Beatmung, sofortige CT-Diagnostik
- Bei sicherer SAB ⇨ Verlegung des Pat. in eine **neurochirurgische Klinik**
- Konservativ/interventionell/endovaskulär: inoperable Aneurysmen können transvaskulär Ballon-embolisiert werden
  Bei Aneurysmen <10 mm werden über einen speziellen Katheter mehrere kleine, ablösbare **Platinspiralen** in das Aneurysma eingebracht und dieses wird damit verschlossen (sog. Aneurysma-Coiling, s. Abb.). Nachteil: Rezidiv mögl. ⇨ angiographische Nachkontrolle nach 6 u. 24 Mon. erforderlich. Vorteil: keine Op notwendig, mit dem Verfahren können heute 70-80 % aller Aneurysmen behandelt werden (besonders gute Ergebnisse im hinteren Stromgebiet).

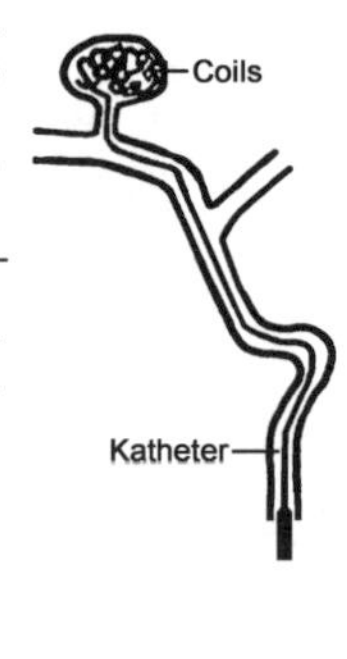

- Operativ: Ind: wenn eine interventionelle Ther. nicht mögl. ist, bei Grad I-III Frühoperation in den ersten 48-72 Std., Grad IV und V nach 2-3 Wochen (keine Gefäßspasmen mehr)
  - Zugang: Kraniotomie
  - Darstellung des Aneurysmas und Anbringen eines **Aneurysma-Clips** (an der Basis des Aneurysmas)
- Prophylaxe zerebraler Vasospasmen nach Subarachnoidalblutung mit Kalziumantagonist Nimodipin (Nimotop®) für 14 Tage (initial 1 mg/Std. für 2 Stunden, dann 2 mg/Std.)
- Neurorehabilitation im Anschluss an die Behandlung in der Akutklinik
- Selbsthilfegruppen: Verein für Hirn-Aneurysma-Erkrankte e.V., Egerländer Straße 40c, 86368 Gersthofen, Tel.: (08 21) 47 30 23, Internet: http://www.hirn-aneurysma.de

Prog: Frühmortalität 15 % d.F., bei Nachblutung sehr schlechte Prognose (Mortalität bei Rezidiv ca. 60-70 %!), Gesamtmortalität ca. 30-45 %, Grad I-III Mortalität 6-8 %.

Die Überlebenschance wird durch eine Op. etwa verdoppelt!

Von den Überlebenden bleibt ca. 1/3 lebenslang schwerwiegend behindert und pflegebedürftig.

Kompl:
* **Nachblutung** (besonders hohes Risiko in den ersten 14 Tagen, ca. 1,5 % d.F. pro Tag) mit hoher Mortalität (60 %)
* **Gefäßspasmen** (20-30 % d.F., Beginn am 2.-3. Tag, Maximum zw. 7. u. 10. Tag, Dauer bis 3 Wo., Kontrolle durch transkranielle Dopplersonographie) mit der Gefahr der Ischämie und folgenden ausgedehnten Infarkten
* Hirntamponade durch die Blutung in das Ventrikelsystem, Liquorraum ⇨ hohe Letalität
* **Hydrocephalus** communicans occlusus + aresorptivus (20 % d.F.) durch Verklebungen im Bereich der PACCHIONI-Granulationen ⇨ Ther: Ventrikeldrainage
* Hirnorganisches Psychosyndrom
* Gleichzeitiges Vorliegen von Zystennieren (4-6 % d. Pat.)
* Chronische Subarachnoidalblutung (die Blutungsquelle lässt sich in 50 % d. F. nicht finden): superfizielle Siderose (Eisenablagerung auf Gehirn, Hirnnerven und Rückenmark) ⇨ progredienter Hörverlust, Demenz, zerebellare Ataxie, Myelopathie mögl.

DD:
- **Arteriovenöse Angiome** (arteriovenöse Gefäßmissbildungen) ohne Blutung, Epid: M > w (= 2:1), Symptome meist in der Pubertät beginnend, insb. mit fokalen Anfällen, Diag: MRT u. Angiographie, Ther: Interventionelle (präoperative) Embolisation + operative Entfernung, fokale stereotaktische Radiatio (bei inoperablen Angiomen)
- starker Migräneanfall, Donnerschlagkopfschmerz (schlagartiger extremer Kopfschmerz, wie bei einer SAB; Ät: Vasospasmus intrakranieller Gefäße)
- TOLOSA-HUNT-Syndrom: retroorbitale Entzündung mit HN III-, IV-, VI-Parese und einseitige Kopfschmerzen, Ther: Glukokortikoide

INTRAZEREBRALE BLUTUNG

Syn: Hirnmassenblutung, hämorrhagischer Insult, engl. intracerebral bleeding, ICD-10: I61.-

Ät:
- 80 % haben eine **arterielle Hypertonie**, **Arteriosklerose**, Amyloidangiopathie ⇨ hypertensive Krise als Auslöser, bei Rauchern ist das Blutungsrisiko 2,5fach erhöht
- Traumatisch: meist in Verbindung mit epiduralen-/subduralen Hämatomen bei starkem Schädel-Hirn-Trauma
- Sekundär: **Antikoagulanzientherapie** (7- bis 10faches Risiko!), hämorrhagische Diathese, Alkoholismus, Leberzirrhose, sekundäre Einblutung in einen ischämischen Hirninfarkt oder Hirntumor / Metastase (insb. Melanom, Nierenzellkarzinom), blutendes arteriovenöses Angiom, Eklampsie, perinatale Blutung, Drogen (Ecstasy, Kokain, Crack, Amphetamine)

Path: ♦ Lok: 65 % d. Hämatome liegen medial od. lateral der **Capsula interna** im Bereich der **Stammganglien** (Thalamus), temporoparietales od. temporofrontales Marklager, parieto-okzipital, seltener Kleinhirn/Hirnstamm (10 % d.F.)

♦ Hämatom ⇨ erhöhter intrakranieller Druck, Hirnödem, Hirnstammkompression ⇨ Koma

Epid: ◊ Prädisp.alter: 50.-70. Lj.

◊ **M** > w

◊ Intrazerebrale Blutungen machen ca. 15 % der apoplektischen Insulte aus (alle anderen Schlaganfälle sind ischämische Insulte, s.o. Kap. zerebrovaskuläre Insuffizienz)

Klin: ⇒ **Kopfschmerzen** (aber auch schmerzlos mögl.), **Übelkeit/Erbrechen**, evtl. Meningismus

⇒ ca. 50 % d. Pat. sind initial **bewusstlos** und haben Streckkrämpfe ⇨ schlechte Prognose

⇒ Je nach Lok. neurologische Ausfallerscheinungen (**Halbseitensymptomatik**, Hirnstammsymptomatik, s.u. Kapitel Hirnstammsyndrome, epileptische Anfälle)

⇒ Thalamusnahe Herde: brennende halbseitige Schmerzen, Temperaturempfinden gestört, ipsilaterales HORNER-Syndrom (Ptosis, Miosis, Enophthalmus)

⇒ Subthalamische Herde: Störung der thermoregulatorischen Schweißsekretion (Läsion der ungekreuzten, absteigenden zentralen Sympathikusbahnen), Lichtüberempfindlichkeit

⇒ Pseudobulbärparalyse = Schädigung der supranukleären Bahnen zu den Hirnnervenkernen mit Zwangslachen, Zwangsweinen, Dysarthrie, pathognomonisch ist die Steigerung des Masseterreflexes (Läsion ist im 1. Motoneuron oder im Trac.corticonuclearis [vor dem 2. Motoneuron = Hirnnervenkerne] lokalisiert)

⇒ Operkulum-Syndrom (pathologischer Prozess im Bereich des Operculum über der Insula) mit Gesichtslähmung, Schluckstörung, Gaumensegelparese, Zungenparese bei normalen unwillkürlichen Bewegungen wie Gähnen, Lachen, Husten, Lidschlag

Diag:
1. Anamnese
2. Neurologische Untersuchung, Pyramidenbahnzeichen, Pupillenstörung (miotische, aber noch auf Licht reagierende Pupillen)
3. **CCT**: immer nativ durchführen ⇨ hyperdense Raumforderung (eine sehr kleine Blutung kann auch erst nach Tagen sichtbar werden) + perifokales Ödem, im Verlauf später Zystenbildung. Wichtig ist die Abgrenzung zum ischämischen Insult und zur SAB!

   Größe u. Lok. der Blutung ist prognostisch wegweisend: Blutung <30 ml lobär ⇨ Letalität 7 %, tief gelegen od. im Kleinhirn 20-50 %, >30 ml ⇨ 60 %, >60 ml ⇨ 70-90 %
4. Röntgen: ggf. Angiographie zur Blutungslokalisation
5. Liquorpunktion: bei ventrikelnaher oder oberflächlicher Blutung xanthochromer, bei Ventrikeleinbruch blutiger Liquor

Ther:
- Konservativ: kleine Hämatome werden nur **beobachtet** und kontrolliert, bei größerem perifokalem Ödem Glycerosteril od. Mannitol i.v., adäquate Blutdruckeinstellung, bei Krampfanfällen Benzodiazepine (Lorazepam, Clonazepam od. Diazepam), ggf. weitere Antiepileptika (s. bei Status epilepticus), in Studien wird eine frühzeitige Gabe von Faktor VIIa (vermindert die Nachblutung und Hämatomausdehnung) geprüft.
- **Mobilisierende Krankengymnastik** und optimale Lagerung zur Vermeidung von Kontrakturen und Lungenfunktionsstörungen, ggf. logopädische Behandlung
- Psychosomatische Begleitung, Gesprächstherapie, da die Pat. häufig depressiv sind
- Operativ: Ind: große Hämatome
  - Neurochirurgische Ausräumung (insb. bei Kleinhirnhämatom)
  - Externe Ventrikeldrainage bei Ventrikeleinbruchblutung mit Liquorstau

Prog: Kleine Hämatome resorbieren sich von selbst in ca. 2 Monaten.

Intrazerebrale Blutungen mit initial bewusstlosem Pat. haben eine schlechte Prognose. Ein Jahr nach einem Blutungsereignis sind 40-50 % d. Pat. verstorben. Der Rest ist meist hochgradig behindert.

Kompl: * Nachblutung/Größenzunahme ⇨ verschlechtert die Prog. erheblich

* Einbruch der Blutung in das Ventrikelsystem ⇨ verschlechtert die Prog. erheblich

Op: * Externe Ventrikeldrainage: Infektionsgefahr, daher nur einige Tage belassen

Proph: ♥ Konsequente antihypertensive Therapie senkt das Risiko für eine intrazerebrale Blutung um 50 %, auch nach einem Blutungsereignis beugt eine antihypertensive Ther. (Diuretikum + ACE-Hemmer) einer Rezidivblutung vor.

DD:
- **Ischämischer Insult** (Apoplex)
- **Subarachnoidalblutung**, Angiome, Gefäßmissbildungen
- Hirntumoren, Tumormetastasen
- Hypertensive Krise mit neurologischen Symptomen, Ther. akut: Nifedipin (Adalat®)

HIRNSTAMMSYNDROME

Syn: Hirnstammischämie, vertebrobasiläre (Durchblutungs-)Insuffizienz, engl. brain stem syndromes, *Hirnstamminsult,* ICD-10: I64

Anatomie: Ausgehend von den beiden A.vertebralis versorgen die Äste der unpaaren A.basilaris das obere Zervikalmark, die Medulla oblongata, das Zerebellum, die Pons und die basalen Anteile des Mesenzephalon. Endast der A.basilaris sind die beiden Aa.cerebri posteriores, die das Okzipitalhirn mit Blut versorgen und die beiden Aa.communicantes post. zum Circulus arteriosus cerebri WILLISII. Die Gefäßversorgung des Hirnstamms ist interindividuell sehr variabel!

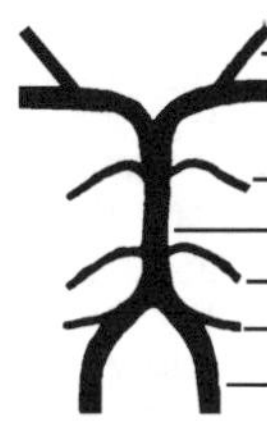

Ät:
- **Durchblutungsstörungen** durch Arteriosklerose (A.basilaris-Thrombose), Dissektion der A.vertebralis, Apoplexie, Status lacunaris (Mikroangiopathie) des Hirnstammes, kardiale Embolie, Subclavian-steal-Syndrom
- Variationen im Vertebralisstromgebiet, insb. bei nur einseitig angelegte A.vertebralis und Stenose/Arteriosklerose der Gegenseite; Megadolichobasilaris = Aufweitung und Elongation der A.basilaris
- Traumatisch, SHT, HWS-Distorsion, Wirbelkörperfraktur
- Intraspinale Raumforderung (Tumor, Blutung, Höhlenbildung), Einklemmung des Hirnstammes in den Tentoriumschlitz
- Mechanisch: starke Reklination des Kopfes mit Kompression des A.vertebralis-Stromgebietes
- Infektiös: Meningitis, Enzephalitis, Lues cerebrospinalis

Path:
- ♦ Lok: je nach Höhe und Stelle des pathologischen Prozesses ergibt sich ein typisches klinisches Ausfallmuster (s. Klin.)
- ♦ Bulbärparalyse = Schädigung der Hirnnervenkerne, meist HN IX, X, XII betroffen mit schlaffer Parese, Atrophie, Faszikulieren (Läsion liegt im 2. Motoneuron)

Klin:
- ⇒ Intermittierende vertebrobasiläre Insuffizienz (oft ausgelöst durch Kopfbewegungen): Drehschwindel, Doppelbilder, Parästhesien und Sensibilitätsstörungen im Gesicht, vorübergehende Sehstörungen, okzipitaler Kopfschmerz, ataktisches Hinstürzen, transitorische Amnesie
- ⇒ Allgemein bei schwerem Insult: Bewusstseinsstörung, Blickparesen, **ipsilaterale Hirnnervenlähmungen, kontralaterale spastische Parese der Beine** od. Tetraparese (Beine + Arme bds.) = **Hemiplegia alternans**
- ⇒ Gekreuzte Hirnstammsymptomatik (**Alternans-Syndrom**) = unterschiedliche ipsi- und kontralaterale Ausfallmuster bei einseitiger Läsion, z.B. dissoziierte Sensibilitätsstörung

Unterschieden werden je nach Höhe des pathologischen Prozesses folgende Syndrome:

⇒ **Mittelhirnsyndrome** (Rr.interpedunculares der A.basilaris u. A.cerebri posterior) mit extrapyramidal-motorischen Symptomen

CLAUDE-Syndrom (unteres Nucl.ruber-Syndrom): ipsilaterale HN-III-Parese, kontralaterale Hemiparese, Rigor, Tremor, Hemiataxie

BENEDIKT-Syndrom (oberes Nucl.ruber-Syndrom): ipsilaterale HN-III-Parese, kontralaterale Hemiparese, Rigor, Tremor, Hemiataxie, Hemichorea mit Gangstörung

CHIRAY-FOIX-NICOLESO-Syndrom (oberes Nucl.ruber-Syndrom): nur kontralaterale Hemiparese, Rigor, Tremor, Hemiathetose, Hemichorea mit Gangstörung

⇒ **Mittelhirnfuß-Syndrom** (Rr.interpedunculares d. A.basilaris u. A.choroidea posterior)

WEBER-Syndrom (Hemiplegia alternans oculomotorica): ipsilaterale HN-III-Parese, kontralaterale Hemiparese

⇒ **Vierhügelregion-Syndrome**

NOTHNAGEL-Syndrom: ipsilaterale HN-III-Parese, kontralaterale Hemiataxie

PARINAUD-Syndrom: ipsilaterale vertikale (oben und unten) Blickparese, Nystagmus

⇒ **Kraniales Brückenhaubensyndrom** (Rr.circumferentes longi d. A.basilaris)

RAYMOND-CÉSTAN-Syndrom: ipsilaterale Blickparese, Ataxie, kontralaterale Hypästhesie und Hemiparese

Kaudale Brückenhaubensyndrome (Rr.circumferentes d. A.basilaris)

FOVILLE-Syndrom: ipsilaterale HN-VI-Lähmung, kontralaterale Hemiparese

MILLARD-GUBLER-Syndrom (Hemiplegia alternans facialis): ipsilaterale HN-VII-Parese, kontralaterale Hemiparese

BRISSAUD-Syndrom: ipsilaterale Fazialiskrämpfe, kontralaterale Hemiparese

GASPERINI-Syndrom: ipsilaterale HN-V-, VI-, VII-Parese, Hörstörung, Nystagmus, Ataxie, kontralaterale Sensibilitätsstörungen

⇒ **Pontobulbäres Übergangssyndrom**

BABINSKI-NAGEOTTE-Syndrom: ipsilaterales HORNER-Syndrom, Ataxie, kontralaterale Hemiparese

⇒ **Laterale Oblongatasyndrome**

CÉSTAN-CHENAIS-Syndrom: ipsilaterales HORNER-Syndrom, HN-X-Parese, kontralaterale Hemiparese und Hemihypästhesie

AVELLIS-Syndrom: ipsilaterale HN-X-Parese, kontralaterale Hemiparese und Hemihypästhesie

SCHMIDT-Syndrom: ipsilaterale HN-X-, XI-, XII-Parese (kontralaterale Hemiparese und Hemihypästhesie, theoretisch – kommt klinisch so nicht vor)

VERNET-Syndrom (Syn: Foramen-jugulare-Syndrom): ipsilaterale HN-X-, XI-Parese + Hypästhesie im Pharynx (kontralaterale Hemiparese, theoretisch – kommt klinisch so nicht vor)

⇒ **Dorsolaterales Oblongatasyndrom** (A.cerebelli inf. post. - Versorgungsgebiet)

WALLENBERG-Syndrom: ipsilateraler Spontannystagmus und Drehschwindel, HN-IX-, X-Ausfall (Stimmbandparese mit Heiserkeit, Rachenhinterwand-, Gaumensegelparese, Kulissen-Zeichen), HORNER-Syndrom (zentrale Sympathikusbahn), Ataxie, HN-V-Ausfall (Analgesie u. Thermanästhesie im Gesicht, Ausfall d. Kornealreflexes), Übelkeit und Erbrechen, Hypakusis, gleichseitige Extremitätenataxie (Trac.spinocerebellaris ventralis), Lateropulsion, kontralaterale *dissoziierte Sensibilitätsstörung* am Körper (= kontralaterale Aufhebung von Schmerz- und Temperatursinn bei erhaltener Tiefensensibilität, ipsilateraler Ausfall der Tiefensensibilität, s. Abb.)

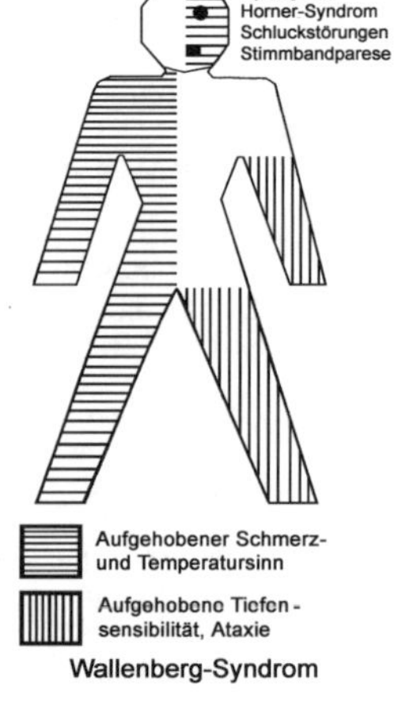

Wallenberg-Syndrom

⇒ **Unteres u. mediales Oblongatasyndrom** (paramediane Äste der A.vertebralis od. A.basilaris), häufig auch beidseitig

JACKSON-Syndrom: ipsilaterale Zungenparese (HN-XII-Ausfall), kontralateral nicht spastische Hemiparese (da isoliert die Pyramidenbahn ohne Beteiligung extrapyramidalmotorischer Bahnen geschädigt wird), Sensibilitätsstörungen

DÉJERINE-Syndrom: ipsilaterale Zungenparese (HN XII), kontralateral nicht spastische Hemiparese, BABINSKI-Phänomen und Hinterstranghypästhesie

Diag:
1. Anamnese, neurologische Untersuchung: Ausfallmuster (dissoziierte Ausfälle)
2. Klinische Untersuchung: Palpation und Auskultation der zerviko-kranialen Gefäße und allgemeiner Gefäßstatus zur Beurteilung einer generalisierten Arteriopathie
3. Bildgebung: CCT zum Ausschluss einer Blutung, diffusionsgewichtetes MRT, Angio-CT od. konventionelle Angiographie der extra- und intrakraniellen Gefäßabschnitte
4. Dopplersonographie: Karotis- und Vertebralisstromgebiet (Flussumkehr beim Subclavian-steal-Syndrom)
5. Echokardiographie/TEE: Ausschluss möglicher kardio-vaskulärer Emboliequellen
6. Elektroneurographie: Masseter- u. trigeminofazialer Blinkreflex, Elektrookulographie

Ther:
- **Sofortige Klinikeinweisung** in ein neurologisches Zentrum, RR eher im oberen Bereich halten (bis 220/120 mmHg), ausreichende Oxygenierung, ggf. Intubation
- Bei akutem ischämischem Verschluss: Lysetherapie (innerhalb von **3 Std.**, max. 6 Std.), insb. als **lokale intraarterielle Lyse** oder auch systemisch mit rt-PA (Alteplase, Actilyse®) des A.vertebralis-/A.basilaris-Stromgebietes (s. auch Kap. zerebrovaskuläre Insuffizienz). Die Thrombusentfernung kann durch einen Fragmentations-Absaugkatheter (Angiojet) unterstützt werden. Die Zeit bis zur Lyse kann mit dem Einsatz eines Glykoprotein-IIb/IIIa-Inhibitors (Tirofiban, Aggrastat®) überbrückt werden, dies verbessert das Outcome.

  Interventionell: nach Rekanalisierung bei lokaler Stenose Einsatz eines Stents
- Antikoagulation: akut Vollheparinisierung i.v., dann Thrombozytenaggregationshemmer (ASS u. Clopidogrel) od. Vit.-K-Antagonisten als Rezidivprophylaxe
- Operativ: selten indiziert und möglich, da im A.vertebralis-/A.basilaris-Stromgebiet sehr schwierig durchzuführen

Kompl:
* Durch die meist vorhandene Schluckstörung Gefahr der Aspirationspneumonie
* **Locked-in-Syndrom** (bilaterale Läsion der Pons - A.basilaris-Thrombose): Tetraparese, Hirnnervenlähmung, nur noch vertikale Augenbewegung und blinzeln/Lidschluss bei voll erhaltenem! Bewusstsein mögl. (Großhirn ist intakt), Atemfunktion erhalten, sehr schlechte Prog., Letalität 70 %
* **Enthirnungsstarre** (Dezerebrationssyndrom, apallisches Syndrom wenn Perfusionsdefekte im weiteren Verlauf Gehirnteile im Kortex betreffen): **Koma**, Streckhaltung des Rumpfes, Beugung der Arme, gesteigerte Reflexe, pathologische Reflexe, Miosis, träge Lichtreaktion mit insg. schlechter Prognose

DD:
- Stammhirnsyndrom (**dienzephales Syndrom**) mit endokrinen und vegetativen Symptomen, Störung von Antrieb, Affektivität und Orientierung, zentralem Diabetes insipidus
- Isolierter **Kleinhirninfarkt** (= lediglich distaler Verschluss einer der 3 Kleinhirnarterien) mit Kopfschmerzen, **Schwindel**, Übelkeit, Dysarthrie, **Nystagmus**, ipsilaterale Dysmetrie, Rumpf-, Gang- und Extremitäten**ataxie**, ipsilaterale Gangunsicherheit und Fallneigung, Bewusstseinsstörungen
- Pontine Myelinolyse (bei Alkoholismus, Dysäquilibrium durch Hyponatriämie)
- Akuter Schub einer Multiplen Sklerose

SUBCLAVIAN-STEAL-SYNDROM

Syn: **A.subclavia-Anzapfsyndrom**, Subklavia-Anzapfsyndrom, A.subclavia-Entzugssyndrom, A.vertebralis-Anzapfsyndrom, ICD-10: G45.8-

Path: Proximaler Verschluss der A.subclavia (vor dem Abgang der A.vertebralis; in 70 % links) od. des re. Truncus brachiocephalicus.
Es kommt v.a. bei **Belastung des Armes** zu einem **Steal-Effekt** aus dem Stromgebiet der A.vertebralis zur A.axillaris hin (Flussumkehr) ⇨ Blutentzug aus dem vertebrobasilären Stromgebiet zugunsten der Armversorgung, s. Abb.

Klin: ⇒ Beschwerden entstehen bei Belastung des Armes durch den Steal-Effekt
⇒ Intermittierende **Hirnstammsymptomatik**: **Schwindel**, Ataxie, Drop Attacks (plötzliches Hinstürzen), zentrale Sehstörungen, Parästhesien, rezidivierende Nackenschmerzen
⇒ Brachialgie, Claudicatio des Armes bei Belastung, seltener in Ruhe, da gute Kollateralen und Steal-Blut den Arm versorgt

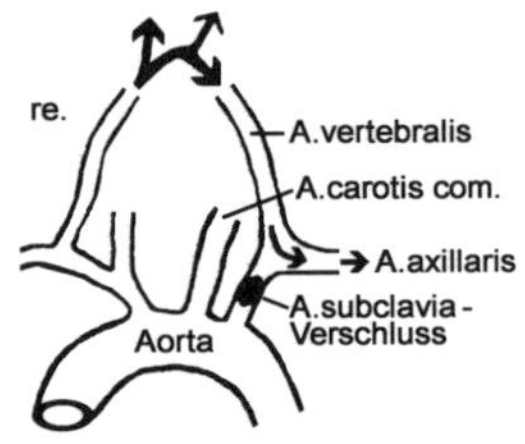

Diag: 1. Anamnese
2. Neurologische Untersuchung: Radialispuls abgeschwächt od. ausgefallen, **Blutdruckdifferenz** an den Armen (>30 mmHg), Faustschlussprobe als Provokationstest, evtl. Stenosegeräusch über der A.subclavia auskultierbar
3. Carotis Doppler: **Flussumkehr** in der A.vertebralis nachweisbar
4. Röntgen: Nachweis der Stenose in der **Angiographie**; Überprüfung auf weitere Gefäßanomalien (bei >50 % der Fälle)

Ther:
- Interventionell: **Ballondilatation** (**PTA** = perkutane transluminale Angioplastie) der Stenose (ca. 10%ige Rezidivrate), ggf. mit Stenteinlage
- Operativ: Ind: nur bei ausgeprägter Symptomatik gegeben
  - Extraanatomischer Bypass: Von der homolateralen A.carotis communis zur A.subclavia oder von der kontralateralen A.subclavia zur betroffenen A.subclavia mit Dacron-Prothese oder V.saphena-Transplantat
  - Anatomischer Bypass: Von der Aorta desc. zur A.subclavia

Prog: Operationsletalität: 0,5 %, die interventionelle Technik zeigt gute Ergebnisse, daher heute Therapie der ersten Wahl.

DD: – Aortenbogensyndrom: Stenose von vom Aortenbogen abgehenden Stammarterien (Trunc.brachiocephalicus, A. carotis communis od. A. subclavia)

THORACIC-OUTLET-SYNDROM

Syn: Thorax-Kompressionssyndrom, Schultergürtel-Kompressionssyndrom, ICD-10: G54.0

Def: Kompression von Plexus brachialis (Engpasssyndrom), A.subclavia und/oder V.subclavia im Bereich des Schultergürtels

Ät: – **Skalenussyndrom:** Skalenushypertrophie (M.scalenus anterior, Gewichtheber), Skalenusfibrose (nach einem Muskelriss)

- **Halsrippe** (Häufigkeit: 0,1-1 % der Bevölkerung, nur in 10 % d.F. symptomatisch)
- Kostoklavikularsyndrom, Steilstand der 1. Rippe (beim Astheniker), Exostosen der ersten Rippe
- Hyperabduktionssyndrom durch Hypertrophie des M.pectoralis minor
- Überschießende Kallusbildung nach medialer Klavikulafraktur
- HWS-Distorsion
- Physiologisches Absinken des Schultergürtels im Alter

Etlg: # Kompression der Skalenuslücke: Halsrippensyndrom, Syndrom der 1. Rippe, Skalenussyndrom
Kompression des Kostoklavikularspaltes: Kostoklavikularsyndrom, Hyperabduktionssyndrom
Kompression des Korakopektoralraumes: Korakopektoralsyndrom

Klin: ⇒ Lokal: Schmerzen, mit Ausstrahlung in das Schulterblatt, zervikal oder in die Brust
⇒ Neurologisch: Irritation des Plexus brachialis mit Parästhesien und Taubheitsgefühl (Entlang des N.ulnaris-Versorgungsgebietes, C7 u. C8, Ausfälle wie bei einem unteren Armplexus-Syndrom, fortgeschritten Atrophie der kleinen Handmuskeln)
⇒ Vegetativ neurologisch: RAYNAUD-Syndrom (Gefäßspasmen an den Akren)
⇒ Arteriell: Stenosegeräusch oder Pulsverlust der Arme (25 %), insb. bei Provokation (Hyperabduktion oder Retroversion) ⇨ leichte Ermüdbarkeit des betreffenden Armes, Absinken der Hauttemperatur

Diag: 1. Anamnese und klinische Untersuchung: Palpation der supraklavikulären Region
Provokationen: Hyperabduktion der Arme und Kopf nach hinten und zur Seite drehen (ADSON-Test)
AER-Test (Abduktion, Elevation, Rotation): Arm 90° abduzieren, im Ellenbogen beugen und Hände pronieren ⇨ Schmerz oder Ischämie oder Blauverfärbung nach 3 Minuten
Beidseitige Blutdruckmessung in Provokationsstellung
2. Röntgen: **Thorax** und **HWS** in 4 Ebenen (= mit Foramina intervertebralia) und ggf. Zielaufnahmen der oberen Thoraxapertur zum Ausschluss einer Halsrippe, Exostosen, abnorme Proc. transversi
dynamische Armangiographie (= mit Provokation): Aufnahmen in unterschiedlichen Armstellungen u. Kopfstellungen
Phlebographie (mit Provokation) bei V. a. venöse Thrombose
3. NLG: Prüfung der N.ulnaris-Nervenleitungsgeschwindigkeit

Ther:
- Konservativ: Physiotherapie mit Massagen/Wärme zur Lockerung, Krankengymnastik zur Kräftigung insuffizienter Muskulatur
- Operativ: Ind: bei ausgeprägten vaskulären u. neurologischen Symptomen
  - Operative Entfernung der Halsrippe bzw. der ersten Rippe oder komprimierender Muskel-/Bandstrukturen über supraklavikulären (laterales Halsdreieck) oder transaxillären Zugang. Durchtrennung des M.scalenus anterior ⇨ dadurch wird die Skalenuslücke u. der Kostoklavikularspalt erweitert
  - Evtl. gefäßchirurgisch: Resektion eines poststenotischen Aneurysmas
- Postoperativ: Rö-Kontrolle des Thorax ⇨ Pneumothorax?

Prog: In 80-90 % gute Ergebnisse mit Beschwerdefreiheit nach Op., ungünstiger bei präop. bereits vorhandenen neurologischen Komplikationen

Kompl: * Mikroembolien aus einem **poststenotischen Aneurysma** der A.subclavia
* Thrombotische Komplikationen bei Kompression der V.subclavia

Op: * Verletzung des Plexus brachialis (Truncus inf.) bei transaxillärem Zugang oder des N.phrenicus bei supraklavikulärem Zugang
* Pneumothorax bei Resektion einer Halsrippe ⇨ Pleurasaugdrainage anlegen
* Rezidiv durch Narben/Verwachsungen

DD: – Neurologisch: HWS-Syndrom, zervikales Wurzelkompressionssyndrom (Bandscheibenvorfall), Syringomyelie, unspezifische Neuritiden, neuralgische Schulteramyotrophie, Armplexuslähmung, PANCOAST-Tumor mit Nervenkompression, Brachialgia paraesthetica nocturna/Karpaltunnel-Syndrom (N.medianus), Loge-DE-GUYON-Syndrom (N.ulnaris)
- Venös: Thrombose der V.subclavia (PAGET-v.SCHROETTER-Syndrom)
- Arteriell: Verschlüsse der A.subclavia / Aortenabgang, TAKAYASU-Arteriitis
- RAYNAUD-Syndrom: I. primär ⇨ durch Ischämie (Kältereiz)
  II. sekundär ⇨ bei progressiver systemischer Sklerodermie, Lupus erythematodes, SUDECK-Dystrophie, paraneoplastisch (Plasmozytom), Vibrationstrauma (z.B. Presslufthammer)

SINUSVENENTHROMBOSE

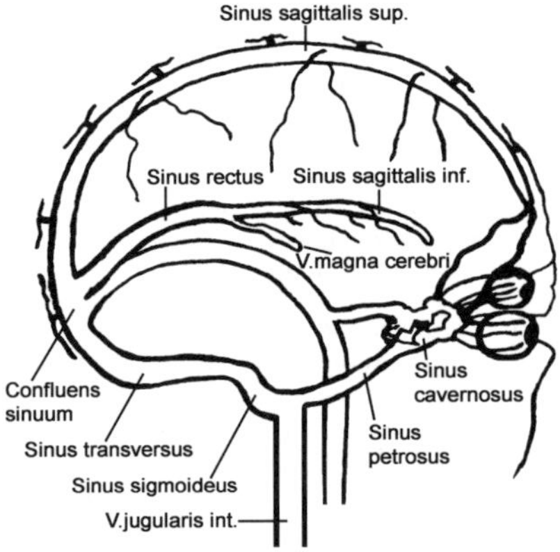

Syn: *Sinusthrombose,* engl. sinus thrombosis, Hirnvenenthrombose, ICD-10: Infektiös G08, nichtinfektiös I67.6

Anatomie: Der venenklappenlose Sinus durae matris nimmt das venöse Blut aus den vorgeschalteten intrakraniellen Venen auf und besteht aus einem unpaaren **Sinus sagittalis sup**. und **inf**. (inf. mündet zusammen mit der unpaaren V.magna cerebri GALENI in den unpaaren Sinus rectus). Diese alle münden in den **Confluens sinuum** von welchem paarig die Sinus transversi abgehen, die über die Sinus sigmoidei in die jeweilige V.jugularis int. münden.

Dort münden auch von vorne der li. u. re. Sinus petrosus, die das Blut aus dem Sinus cavernosus aufnehmen.

Es bestehen zahlreiche extra-intrakranielle Anastomosen über die Vv.diploicae durch den Schädelknochen zu den Vv.emissariae und zum Gesicht über die Vv.ophthalmicae (⇔ V.angularis, V.facialis).

Normvarianten: sind häufig, z.B. Hypoplasie eines Sinus transversus, Aplasie des vorderen Anteils des Sinus sagittalis sup.

Ät: – In 25 % d.F. findet sich keine Ursache
- Infektiös (= septische Thrombophlebitis): **Furunkel im Gesichtsbereich** (Fortleitung über die V.angularis zur V.ophthalmica zum *Sinus cavernosus*), Otitis media / Mastoiditis (Durchbruch zum *Sinus transversus*), Sinusitis, Osteomyelitis, **Meningitis**, Liquorfistel, Septikämie, Aspergillose, Trichinose
- Hormonal: **Schwangerschaft, Puerperium** (Wochenbett), **hormonale Kontrazeptiva**, Androgentherapie
- Hyperkoagulabilität des Blutes: Thrombophilie durch APC-Resistenz [Faktor-V-LEIDEN-Mutation], AT-III-Mangel, Protein-S- od. -C-Mangel, Prothrombin-Gen-Mutation, hämolytische Anämie, Thrombozytose, DIC (disseminated intravasal coagulation = Verbrauchskoagulopathie), Polyzythämie, Hyperhomocysteinämie, extreme Dehydratation, Kachexie, Leukämien, nephrotisches Syndrom, Kryofibrinogenämie, Antiphospholipid-Syndrom (Lupusantikoagulans, Anticardiolipin-Antikörper)
- Schädel-Hirn-Trauma
- Immunologisch: BEHÇET-Krankheit, WEGNER-Granulomatose, Sarkoidose, Morbus CROHN, Colitis ulcerosa, paraneoplastisch
- Lymphome, Hirntumoren
- AV-Malformationen

Path: Thrombose ⇨ venöse Abflussbehinderung ⇨ Ödem im betreffenden Hirnabschnitt ⇨ ggf. Stauungsblutung und hämorrhagische Erweichungsherde, Hirndruck

Epid: Prädisp.alter: meist vor dem 40. Lj.

Klin:
⇒ Allgemein: **Kopfschmerzen**, Übelkeit, Erbrechen, meningeale Symptome, Bewusstseinsstörung, fokale **Krampfanfälle**, Desorientiertheit, organische Psychose (Störung von Antrieb und Affektivität), ggf. Fieber

⇒ Sinus cavernosus: III, IV, V, VI-Hirnnerven-Ausfall (komplette **Augenmuskellähmung** = Ophthalmoplegia totalis), **Protrusio bulbi** (pulsierender Exophthalmus durch retrobulbäres Ödem), Lidödem, Chemosis (Ödem der Bindehaut)

⇒ Sinus transversus: IX, X, XI-Hirnnerven-Ausfall

⇒ Sinus sag. sup.: Paresen/Tetraparese, Miktionsstörung

⇒ V.cerebri magna: beidseitige hämorrhagische Infarzierung der Stammganglien

⇒ Kortikale Venen: Hemiparesen, fokale oder generalisierte Anfälle

⇒ Auch klinisch stummer Verlauf mögl. (mit spontaner Rekanalisation), dann können ggf. Residuen, z.B. bei einer Untersuchung aus anderem Grund gefunden werden

Diag:
1. Anamnese
2. Neurologische Untersuchung: Stauungspapille in der Fundoskopie der Augen
3. Röntgen: CCT mit KM, zerebrale Angiographie mit Spätaufnahmen (venöse Phase ⇨ fehlende Darstellung der Venen) oder **MRT** (MR-Venographie, primär ohne KM): fehlende Darstellung der Venen, kleine parasagittale Stauungsblutungsherde, Thrombusnachweis im MRT mit KM mögl.
4. Labor: BSG ⇧, Leukozytose, Gerinnungsfaktoren, D-Dimere
5. EEG: Allgemeinveränderungen (durch Hirndruck), evtl. Herdbefund
6. Liquorpunktion: Xanthochromer Liquor

Ther:
- Konservativ: **Vollheparinisierung** (24.000 I.E./Tag, Ziel: 2fache PTT) für ca. 14 Tage od. auch niedermolekulare Heparine s.c., dann Antikoagulation mit Phenprocoumon (Marcumar®) für 6 Monate (bei hereditärer Thrombophilie, z.B. homozygoter Faktor-V-LEIDEN-Mutation od. AT-III-Mangel ggf. lebenslang)

  Bei geringer Symptomatik ohne Progredienz kann auch abgewartet werden (der Vorteil der Heparingabe ist nur gering)
  Antibiose bei infektiöser Thrombose
  Therapie des Hirnödems/Hirndruck (s. dort)
- Schwangerschaft: bei frischer Thrombose Entbindung mittels Sektio (bei normaler Geburt kann das Pressen zur Verschlechterung führen)
- Operativ: bei septischer Thrombose Sanierung des Primärherdes, z.B. Op. der Mastoiditis

Prog: I.d.R. sehr gut, Letalität heute <10 %, nur 10-20 % der Pat. behalten ein neurologisches Defizit ⇨ 80 % heilen ohne Residuen aus.

Kompl:
* Hirndruck ⇨ Enthirnungsstarre
* Langzeitfolgen: persistierende Kopfschmerzen, Epilepsie
* Heparinisierung: in 0,1-3 % d.F. (das Risiko ist bei den niedermolekularen Heparinen 10fach geringer) **Heparin-induzierte Thrombozytopenie** (HIT Typ II, „Heparinallergie") = nach ca. 5 Tagen plötzlicher Thrombozytenabfall ⇨ Thrombosen, Lungenembolie, Extremitätenischämie, Myokardinfarkt, Fieber durch Antikörper-bedingte Bildung von Thrombozytenaggregaten (white-clot syndrome), Letalität 6 bis 20 %.
  Diag: HIPA-Test (Heparin-induzierter Plättchen-Aktivierungstest) od. Nachweis v. Heparin-Plättchenfaktor-4-Komplexen, ELISA-Test auf HIT-Immunglobuline.
  Ther: Heparin sofort absetzen, Antikoagulation mit Thrombininhibitor Danaparoid (Orgaran®), bei Thrombose mit einem Hirudin, z.B. Lepirudin (Refludan®) od. Desirudin (Revasc®). Proph: niedermolekulare Heparine verwenden, regelmäßig **Thrombozytenzahl kontrollieren** (Tag 0, 5, 7, 9, 11, 14), aufklärungspflichtige Komplikation!

DD: – Meningoenzephalitis
– Zerebraler Insult, apoplektisches Gliom (Einblutung in Hirntumor)
– Schwangerschaft: Eklampsie

SPINALE ZIRKULATIONSSTÖRUNGEN

Anatomie: Arteriell: unpaare **A.spinalis ant.** und paarige **A.spinalis post.**, die segmental in der **Vasocorona** anastomosieren (s. Abb.).

Zuflüsse: ⇨ zervikal aus der A.vertebralis und A.subclavia / Trunc.brachiocephalicus
⇨ thorakal aus den Aa.intercostales
⇨ lumbal aus d. Aorta abdominalis (A.radicularis magna ADAMKIEWICZ)/A.iliaca

Venös: venöser Abfluss zervikal in die Vv.vertebrales, thorakal in die Vv.intercostales u. lumbal in die Vv.lumbales sowie in den Plexus sacralis

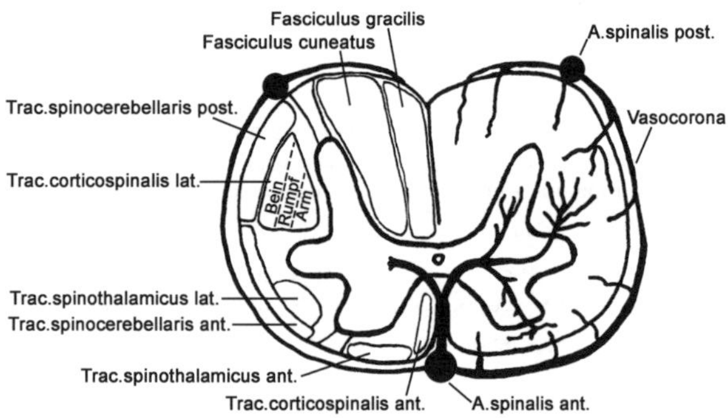

Ät: – Lokale Schädigung: **Kompression** durch Tumoren, Wirbelsäulentrauma (HWS-Distorsion, Luxation, Fraktur), entzündliche Gefäßerkrankungen, Angiome der intraspinalen Arterien
– Minderperfusion durch pathologischen Prozess der zuführenden Gefäße: Arteriosklerose der Aorta mit Verlegung der Gefäße zum Rückenmark

Path: Meist (unpaare) **A.spinalis anterior** betroffen (versorgt von ventral 2/3 des Rückenmarks)

Epid: Insgesamt 10-mal seltener als zerebrale Gefäßprozesse

Klin: ⇒ Allgemein: **radikulärer Schmerz** im betroffenen Segment
⇒ A.spinalis-anterior-Syndrom: in der Höhe der Läsion schlaffe Parese, darunter spastische **Parese** (z.B. der Beine und des Rumpfes bei zervikaler Läsion, s. Abb.) und positive Pyramidenbahnzeichen, **dissoziierte Sensibilitätsstörung** (Ausfall von Schmerz- und Temperatur bei intakter Tiefensensibilität und Druck-/Berührungsempfinden = Hinterstränge nicht betroffen)
Vegetativ: Blasenlähmung, Incontinentia alvi (Mastdarmlähmung), Priapismus
⇒ Progressive vaskuläre Myelopathie (alte Pat.): Paraspastik der Beine, strumpfförmige Sensibilitätsstörungen (Hinterhorn)

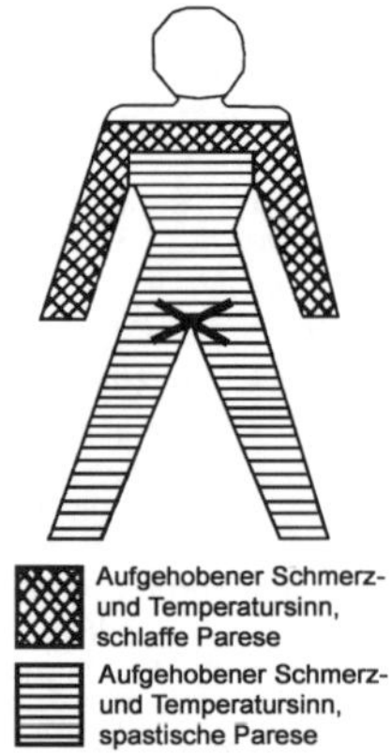

A.spinalis-ant.-Syndrom

Diag: 1. Anamnese: meist plötzlich einsetzende Beschwerden mit innerhalb von Std. entstehenden Paresen, Trauma?
2. Neurologische Untersuchung
3. Liquorpunktion: meist normal (allenfalls geringe Zell- oder Eiweißerhöhung)
4. Bildgebung: MRT (Erweichungsherde), ggf. Angio-MRT od. DSA

Ther: • Konservativ: Hämodilution, kardiale Therapie (RR eher hoch), Thromboseprophylaxe
- Krankengymnastik (passives Durchbewegen der gelähmten Körperteile)
- Operativ: bei Kompression, z.B. durch Tumor, neurochirurgische Resektion

Prog: Beginnende Rückbildung in 2-4 Wochen, sonst Prog. eher ungünstig

Kompl: * Myelomalazie (ischämische Rückenmarkerweichung)
* Hämatomyelie (intraspinale Blutung ⇨ hämorrhagische Rückenmarkerweichung mit Querschnittsymptomatik)
* Zystitis, Inaktivitätspneumonie, Dekubitus (⇨ Pat. mehrmals täglich umlagern)

DD: – Spinale Gefäßmissbildungen: durale arteriovenöse Gefäßmissbildungen (AV-Fisteln, m>>w, Prädisp.alter: 60. Lj., Inzidenz: selten ca. 0,5/100.000/Jahr, Diag: MRT), Kavernome, Angiome, Varicosis spinalis, arterielle Aneurysmen; Ther: interventionelle Embolisation oder Operation
- Direkte traumatische Myelomalazie (nach HWS-Distorsion, Luxation, Wirbelsäulenfraktur)
- Spinale Blutung (epidural, subdural, subarachnoidal und intramedullär mögl.), Ther: operative Entlastung
- Spinale Tumoren (Meningeome, Gliome, Hämangioblastome)
- Zervikale Myelopathie, Syringomyelie
- Querschnittmyelitis (entzündliche Myelitis, Syn: Myelitis transversa)
- Funikuläre Myelose (Vit.-B_{12}-Mangel)
- Amyotrophische Lateralsklerose
- Spinale Form einer Multiplen Sklerose

NEUROTRAUMATOLOGIE

SCHÄDEL-HIRN-TRAUMA

Syn: **SHT**, SHV = Schädel-Hirn-Verletzung, engl. head injury, Commotio cerebri, Contusio cerebri, Compressio cerebri, *intrakranielle Verletzung* ICD-10: S06.-

Ät:
- **Stumpfe Gewalt** (Sturz, Schlag, Anprall) ⇨ geschlossenes SHT
  1/3 d.F. sind **Verkehrsunfälle**, am häufigsten sind es **Stürze** (häuslicher Unfall, Sturz aus größerer Höhe bei der Arbeit) u. Sportunfälle (z.B. Ski- od. Fahrradunfall ohne Helm)
- **Perforierende Verletzung** (Pfählungs-, Schussverletzung, extrem starker Aufprall) ⇨ offenes SHT

Etlg:
Allgemein: **Geschlossenes SHT** (keine Eröffnung des Schädels, Dura intakt)
Offenes SHT ⇨ Mitverletzung der **Dura** mater (= Verbindung zw. Gehirn u. Außenwelt) - **Jede offene Gehirnverletzung ist a priori als infiziert anzusehen!**
indirekt offenes SHT ⇨ bei Schädelbasisfraktur mit Verbindng z.B. über die Nebenhöhlen

Hirntrauma:
- **Commotio** cerebri: Gehirnerschütterung (ohne bzw. mit nur minimalen pathoanatomischen Veränderungen ⇨ evtl. geringgradige Gliaproliferationen), ICD-10: S06.0
- **Contusio** cerebri: Hirnprellung (immer mit pathoanatomisch fassbaren Gewebeschädigungen = sog. ***Rindenprellungsherden***), ICD-10: S06.3-
- **Compressio** cerebri: Hirnquetschung, Hirnkompression durch Hämatome oder umschriebene Ödeme, ICD-10: S06.2-

Frakturen des Schädels: **Schädelkalottenfraktur, Schädelbasisfraktur** (insb. der Frontobasis), Frakturformen: Lineare- (Berstfraktur), sternförmige- und **Impressionsfrakturen**

Path:
- ♦ Contusio cerebri: Beschleunigungs-, Rotations- od. Verzögerungstrauma führt zu **Coup** = Stoßherd durch den Anprall und **Contrecoup** = Gegenstoßherd durch Sog ⇨ **Rindenprellungsherde** (meist frontal, temporal und occipital) ⇨ Parenchymnekrosen, diese werden durch Gliaproliferationen ersetzt ⇨ **Glianarbe**. Daneben entstehen traumatische Ödeme ⇨ Zirkulationsstörungen, Hypoxie mit **sekundären**, reaktiven Gewebsschäden.
- ♦ Frakturen: Berstfrakturen (Gewalteinwirkung flächig von der Seite)
  Impressionsfrakturen (lokale, spitze Gewalteinwirkung, Schussverletzung)
- ♦ Schädelbasisfrakturen (engl. basal skull fracture): ICD-10: S02.1
  - Frontobasale Frakturen ⇨ Eröffnung v. Sinus frontalis, ethmoidalis od. sphenoidalis mögl.
  - Laterobasale Frakturen ⇨ Fraktur im Bereich des Felsenbeins (quer, schräg od. längs)

Epid:
- ◊ Inzidenz: 200-350/100.000/Jahr ⇨ ca. 250.000 SHT in Deutschland pro Jahr, davon 5 % mittelschwere u. 5 % schwere SHT mit 8.000 Toten und ca. 4.500 dauerhaften Pflegefällen
- ◊ **M** > w, bis zum Alter von 45 J. häufigste Todesursache in Deutschland
- ◊ 25-30 % der Pat. mit einem SHT haben ein **Polytrauma** (z.B. mit Pneumothorax, intraabdominellen Blutungen und Organverletzungen, Frakturen)

Klin: ⇒ Schädelprellung: Kopfschmerzen, evtl. Schwindel od. Übelkeit, keine Bewusstseinsstörung, keine neurologischen Symptome

⇒ Commotio cerebri: **Bewusstlosigkeit** (für Sekunden bis max. 1 Std.) und posttraumatische = **anterograde Amnesie** (Zeit während und nach dem Unfall, die Erinnerungslücke kann mehrere Stunden umfassen, evtl. auch eine Zeit kurz vor dem Unfall = kurze retrograde Amnesie), Übelkeit, **Erbrechen**, Kopfschmerzen, Schwindel, Nystagmus

⇒ Contusio cerebri: **Bewusstlosigkeit** >1 Std. (bis zu Tagen), amnestischer Dämmerzustand (>24 Std.), **neurologische Ausfälle** je nach Lokalisation der Anprallherde (epileptische Anfälle, Atem- und Kreislaufstörungen, traumatische Anosmie, Paresen, Augenmotilitätsstörungen, Hypophyseninsuffizienz) bis hin zum Koma

⇒ Schädelkalottenfrakturen: Evtl. tastbarer Frakturspalt, Impression

⇒ Schädelbasisfrakturen: Brillen- od. Monokelhämatom, retroaurikuläre Blutungen, **Liquorrhoe** aus Nase (frontobasale Frakturen) od. Ohr (laterobasale Frakturen), Hämatotympanon, Ausfall v. Hirnnerven (z.B. Anosmie, Augenmotilitätsstörungen)

⇒ Tentorielle Einklemmung: Bewusstseinstrübung bis Koma, Pupillenerweiterung, fehlende Lichtreaktion, Pyramidenbahnzeichen, Strecksynergismen, CHEYNE-STOKES-Atmung

⇒ Zur schnellen Einschätzung des Schweregrades eines SHT: **GLASGOW Coma Scale**

Augenöffnen:	Spontan	4 Punkte
	Auf Ansprechen	3 Punkte
	Auf Schmerzreiz	2 Punkte
	Kein Augenöffnen	1 Punkt
Körpermotorik:	Bewegung auf Aufforderung	6 Punkte
	Gezielte Abwehr auf Schmerzreize	5 Punkte
	Flexionsbewegungen auf Schmerzreize	4 Punkte
	Abnormale Flexionsbewegungen auf Schmerzreize und spontan (Dekortikationshaltung = Beugesynergismen)	3 Punkte
	Extension auf Schmerzreize und spontan (Dezerebrationshaltung = Strecksynergismen)	2 Punkte
	Keine (auch nicht auf Schmerzreize)	1 Punkt
Verbale Reaktion:	Pat. orientiert und beantwortet Fragen	5 Punkte
	Pat. desorientiert, beantwortet aber Fragen	4 Punkte
	Inadäquate verbale Antwort auf Ansprechen	3 Punkte
	Unverständliche Laute	2 Punkte
	Keine	1 Punkt

Gesamtpunktzahl der 3 Gruppen = höchster Score („normal") sind 15, tiefster Score 3 Punkte

- **Leichtes SHT (I. Grades, als Anhalt: Bewusstlosigkeit bis 15 Min.): 13-15 Punkte**
- **Mittelschweres SHT (II. Grades, Bewusstlosigkeit bis 1 Std.): 9-12 Punkte**
- **Schweres SHT (III. Grades, Bewusstlosigkeit >1 Std.): 3-8 Punkte**

Diag:

1. Anamnese, sichtbare äußere Verletzungen, Unfallereignis, Eigenanamnese soweit möglich, Dauer der Amnesie und Fremdanamnese
2. Neurologische Untersuchung: Bewusstseinslage, Neurostatus mit Pupillenreaktion (beidseitige Mydriasis ohne Lichtreaktion zeigt schlechte Prog. an), Untersuchung häufig erschwert bei SHT mit Alkoholeinwirkung
3. Röntgen: **Schädelübersicht** in 2 Ebenen, ggf. Aufnahme der Hinterhauptschuppe und bei Bewusstlosigkeit zusätzlich **Halswirbelsäule** in 2 Ebenen + Dens axis durchführen

   CCT: bei **Bewusstlosigkeit** od. V. a. intrakranielle Raumforderung immer **CCT** (nativ) durchführen ⇨ Nachweis von Kontusionsherden (hypodense Läsionen), intrakraniellen Blutungen, Hämatomen, Hirnödem, intrakranieller Luft (⇨ Duraverletzung = offenes SHT!), bei V. a. Schädelbasisfraktur koronares Dünnschicht-CCT in Knochenfenstertechnik durchführen. Zur Verlaufsbeobachtung bei Bewusstlosigkeit ggf. MRT (je mehr Kontusionsherde umso schlechter die Prog., insb. bei Hirnstamm-, Basalganglien- od. Pons-Läsion).
4. LP (Cave: bei Hirndruck ⇨ Gefahr der Einklemmung): bei Kontusion evtl. blutiger od. xanthochromer Liquor

   Liquornachweis durch ß-Transferrin-Bestimmung (z.B. bei Sekretion aus der Nase)

   MRT od. Liquorszintigraphie zum Nachweis und Lokalisation einer Liquorfistel

5. Hirndruckmessung mittels Ventrikelkatheter od. epiduraler Drucksonde bei radiologischen Hirndruckzeichen
6. EEG: Allgemeinveränderung, ggf. Herdbefund, insg. aber sehr unspezifisch und diagnostisch wenig Aussagekraft
7. SEP: als „Prognoseuntersuchung“ ⇨ ein beidseitiger Ausfall der kortikalen Medianus-SEP zeigt mit hoher Wahrscheinlichkeit einen tödlichen Verlauf an

<u>Ther:</u>
- <u>Akut:</u> Sicherung der vitalen Funktionen an der Unfallstelle, **frühzeitige Intubation**, kontrollierte **Beatmung** und Schockbehandlung (großen Zugang legen und Volumengabe)

  <u>Minimierung zerebraler Sekundärschäden durch:</u>

  ➲ **Oberkörperhochlagerung** (bis 30°), nicht bei protrahiertem Schock

  ➲ Anlage einer **Halskrawatte** (Stiff-neck-Orthese, Vertebrace®) bei bewusstlosem Patient

  ➲ Blutdruck sollte 120 mmHg systolisch nicht unterschreiten

  ➲ Analgosedierung (z.B. mit Benzodiazepin, Midazolam [Dormicum®] + Fentanyl)

  ➲ Fremdkörper präklinisch in situ in der Wunde belassen

  ➲ Anlage eines sterilen Verbandes bei offenen blutenden Schädel-Hirn-Verletzungen

  Primärtransport in die nächste geeignete Klinik mit Intensivstation, CCT u. ggf. Neurochirurgie (bei polytraumatisierten Pat. ist es evtl. erforderlich, diese erst in das nächstgelegene Akutkrankenhaus zur Stabilisierung der Vitalfunktionen zu bringen und die Patienten dann sekundär bei Bedarf in ein **neurochirurgisches Zentrum** zu verlegen)
- <u>**Konservativ:**</u>
  - <u>Commotio cerebri:</u> **stationäre Überwachung für 24 Std.**, Bettruhe für einige Tage, symptomatische Therapie bei Kopfschmerzen (3x500 mg/Tag Paracetamol, Benuron® od. 1-4x20-40 Trpf./Tag Metamizol-Natrium, Novalgin®, keine Acetylsalicylsäure [ASS] in den ersten Tagen wegen der Möglichkeit einer übersehenen Blutung) und bei Übelkeit od. Erbrechen (3-4x20-30 Trpf./Tag Metoclopramid, Paspertin®)
  - <u>Bewusstlose Pat.:</u> kontrollierte Beatmung (ggf. milde Hyperventilation zur Hirndruckprophylaxe, Zielwert: 30-35 mmHg pCO_2), bei Hirndruck Osmotherapie mit 4x tgl. Mannitol (125 ml 20%iges Mannitol über 20 Min. infundieren), parenterale Ernährung, Elektrolyte- und Flüssigkeitssubstitution, gute Blutdruckverhältnisse, Krankengymnastik zur Verhinderung von Gelenkkontrakturen
  - <u>Frakturen:</u> lineare Frakturen und Schädelbasisfrakturen ohne Dislokation bedürfen meist keiner Therapie (lediglich stationäre Beobachtung wegen mögl. meningealer Hämatombildung). Otogene Liquorrhoe bei Felsenbeinlängsfraktur konservativ (Antibiotikaschutz).
- <u>**Operativ:**</u> Ind: **nach Stabilisierung der vitalen Funktionen** ist eine offene Fraktur immer eine Notfall-Op-Ind., intrakranielle Blutung/Hämatom mit Verdrängung
  - <u>Großes intrakranielles Hämatom:</u> Notfallkraniotomie zur Entlastung über eine temporoparietale, möglichst große Trepanation innerhalb von **2 Std.** (hierzu werden mehrerer Löcher gebohrt und dazwischen der Knochen durchgefräßt, der Knochendeckel wird entnommen und der knöcherne Defekt bleibt bestehen = osteoklastische Trepanation)

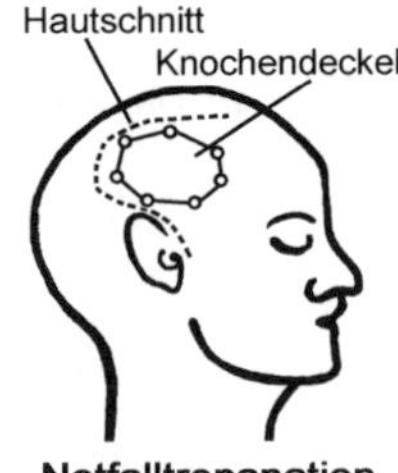

Notfalltrepanation

  - <u>Offene Impressionsfrakturen</u> ⇨ Entfernung stark verschmutzter Fragmente, Deckung des Defektes (= Verschluss der Dura mit lyophilisierter [= gefriergetrockneter] Dura), systemische Antibiose
  - <u>Impressionsfrakturen</u> (geschlossen) ⇨ Hebung der Impression
  - <u>Schädelbasisfrakturen:</u> Op-Ind. bei Beteiligung v. Hirnnerven od. frontobasaler Liquorfistel ⇨ Duraverschluss der Liquorfistel, ggf. Débridement der Nasennebenhöhlen und systemischer Antibiotikaschutz
  - <u>Kopfschwartenverletzung:</u> primärer Wundverschluss
  - Blutungen, Hydrozephalus, Hirndruck/Hirnödem ⇨ zur Ther. siehe jeweiliges Kapitel
- **Rehabilitationsbehandlung** über Wochen bis Monate, möglichst **früh** beginnen mit mobilisierender Krankengymnastik, physikalischer Therapie, Ergotherapie (Wiedererlangung

von Fähigkeiten und Fertigkeiten, die posttraumatisch gestört sind), logopädischer Behandlung (Sprachtherapie)

- Selbsthilfegruppen: Schädel-Hirn-Patienten in Not e.V., Bayreuther Str. 33, 92224 Amberg, Tel.: (0 96 21) 6 48 00, Internet: http://www.schaedel-hirnpatienten.de

  Selbst-Hilfe-Verband für neurologisch Erkrankte und Unfallopfer e.V., Kantstr. 15, 89522 Heidenheim, Tel.: (0 73 21) 5 55-22, Fax: -24, Internet: http://www.brainweek.de

  ZNS – Hannelore Kohl Stiftung, Rochusstr. 24, 53123 Bonn, Tel.: (02 28) 9 78 45-0, Fax: -55, Internet: http://www.hannelore-kohl-stiftung.de

Prog: Je länger die Bewusstlosigkeit und je älter der Pat. um so schlechter die Überlebensprognose (grober Anhalt, schlechte Prog. bei: 60. Lj. - 1 Wo., 15. Lj. - 3 Wo. Bewusstlosigkeit), pathoanatomisch ungünstiger Prognoseparameter ist die Verletzung des Hirnstammes.

Nach schwerem SHT versterben 40-50 % d. Pat., 2/3 der Überlebenden werden berufs<u>un</u>fähig. Jugendliche haben eine bessere Prognose, hier bleiben nur ca. 1/5 d. Pat. arbeitsunfähig.

Kompl:

- <u>Postkommotionelle Beschwerden:</u> oft noch über Wochen (bis Jahre) mit Kopfschmerzen, Schwindel, Konzentrationsstörungen, Gedächtnisstörungen, Reizbarkeit, Ermüdbarkeit (neurasthenisch-depressives Syndrom), Lichtempfindlichkeit, Alkoholintoleranz
- Contusio cerebri: durch das Shifting des Gehirns beim SHT ⇨ **Kontusion/Ruptur kleiner Gefäße** ⇨ kleine Einblutungen in das Parenchym (charakteristischerweise im Bereich der Windungskuppen), sog. Rhexisblutungen, evtl. auch intraparenchymatöse Hämatome
- <u>Postkontusionelle Beschwerden:</u> wie bei den postkommotionellen Beschwerden, jedoch intensiver und länger anhaltend, zusätzlich oft neurologische Defizite (z.B. aphasische Störungen, Paresen, Seh-, insb. Fusionsstörungen, Riechstörungen, epileptische Anfälle, Dystonien), posttraumatische Enzephalopathie (z.B. "Boxer-Enzephalopathie" Dementia pugilistica) mit hirnorganischem Psychosyndrom (HOPS, traumatische Psychose), KORSAKOW-Syndrom, Delir mögl.
- Bei Verletzung meningealer Gefäße (Kalottenfraktur) ⇨ **epidurales Hämatom**
- Hirnkontusion oder abgerissene Hirnvenen ⇨ akutes **Subduralhämatom**, als Spätkomplikation auch das **chronische subdurale Hämatom** (nach einem längeren symptomfreien Intervall), Sinusvenenthrombose
- Sekundäre Entwicklung eines **Hirnödems** (ab ca. 12 Std. bis zum 3. Tag)
- Posttraumatischer Hydrozephalus, Hygrome
- Entwicklung einer Hypophyseninsuffizienz (auch verzögert noch nach Jahren mögl.)
- **Dissektion** der A.carotis int. oder A.vertebralis durch das Trauma mit der Gefahr einer späteren Thrombusembolisation und ischämischer Insult
- Impressionsfraktur, Rindenprellungsherde ⇨ epileptogener Fokus (traumatische Frühanfälle mit erhöhtem Risiko für eine traumatische Spätepilepsie)
- Okzipitale Impressionsfrakturen ⇨ Verletzung des Sinus sagittalis sup.
- Blow out-Fraktur: Sprengung des Orbitabodens ⇨ Einklemmung von Augenmuskeln
- Schädelbasisfrakturen: Karotis-Kavernosus-Fistel (⇨ arteriovenöse Verbindung zwischen A.carotis int. und Sinus cavernosus) mit pulssynchronem Ohrgeräusch, Chemosis (= Ödem) der Konjunktiven, Exophthalmus, Affektion der HN III-VI
- <u>Liquorfistel:</u> **frontobasale** (Verbindung zum Nasen-Rachen-Raum) oder **laterobasale** (Verbindung zum Mittelohr) Liquorfistel ⇨ Gefahr der **aufsteigenden Infektion** mit **Meningitis, Meningoenzephalitis, Hirnabszess**
- <u>Offenes SHT:</u>
  - **Pneumenzephalon** = Eintritt von Luft + Infektionskeimen bei offenem SHT
  - Eitrige **Meningitis**, subdurales Empyem, Pyocephalus internus (Eiter im Ventrikelsystem ⇨ Okklusivhydrozephalus), Enzephalitis, Hirnabszess (Frühabszess in unmittelbarer Folge des SHT), Mark-/Hirnphlegmone (diffuse Eiterung in der Hirnsubstanz)
  - Spätabszesse und Meningitis (noch nach mehr als 10 Jahren) durch Eitererreger in der Nähe von z.B. Knochensplittern, Geschossfragmenten etc.

- Duranarbe ⇨ **posttraumatische Epilepsie** (Manifestation in den ersten 2 Jahren nach Trauma), lokaler Hydrocephalus e vacuo und Durchblutungsstörungen

* Dezerebrationssyndrom (Syn: **apallisches Syndrom**, Enthirnungsstarre, engl. persistent vegetative state) = neurofunktionelle Entkoppelung des geschädigten Großhirn vom intakten Hirnstamm (beidseitige mesencephale Läsion), geht meist aus einem längeren Koma hervor.

  Ät: **SHT**, **akute Hypoxie** bei kardiopulmonaler Insuffizienz, Reanimation, ausgedehnte Hirnblutung, Hirnkompression bei Hirndruck, Verschlusshydrozephalus od. tentorieller Herniation (Kontrolle im CCT: Weite der Cisterna ambiens?, AEP, VEP)

  Klin: Apallisches Syndrom = **Koma** mit **„offenen Augen"** aber ohne Blickkontakt, keine Fixierung von Objekten (Coma vigile, Wachkoma), Beuge- oder Streckhaltung der Arme, Streckstellung der Beine, evtl. orale Automatismen, pathologische/frühkindliche (primitive) Reflexe, Störung von Atmung, Temperatur- und Kreislaufregulation, Infektanfälligkeit. Dieser Zustand kann jahrelang andauern.

  Ther: Intensivtherapie, dann spezialisierte Langzeitpflegeeinrichtungen

  Prog: insg. schlecht (Rückbildung innerhalb von 12 Mon. mit meist erheblichen Defekten mögl., danach eher unwahrscheinlich), durchschnittliche Überlebenszeit 2 - 5 J., Tod durch Komplikationen wie Thrombosen od. pulmonale Infekte

* Locked-in-Syndrom (durch Hirnstammkontusion, Ponsblutung): Tetraparese, Hirnnervenlähmung, nur noch **vertikale Augenbewegung** und Blinzeln/Lidschluss bei voll erhaltenem! Bewusstsein mögl. (Großhirn ist intakt), sehr schlechte Prog.

* Dissoziierter Hirntod: **zerebraler Tod** mit Stillstand der Atmung, Koma, weite starre Pupillen, Ausfall des Kornealreflexes, fehlende Reaktion auf Schmerzreize, Diag: Null-Linien-EEG od. intrazerebraler Perfusionsstillstand in der Angiographie

* Koma: Einteilung der World Federation of Neurosurgical Societies
  BRÜSSELER-Klassifizierung

Koma I	**Bewusstloser Patient, normale Reaktion auf Schmerz**, Pupillenmotorik o.B., Augenmotorik erhalten, evtl. Anisokorie, Atmung intakt
Koma II	Bewusstloser Patient mit Paresen od. verlangsamter unkoordinierter Reaktion auf Schmerz, Pupillenmotorik intakt od. Anisokorie, Augenmotorik erhalten, Atmung intakt
Koma III	**Bewusstloser Patient mit Streckkrämpfen**, Pupillenmotorik intakt od. Anisokorie, evtl. mit Störungen der Augenmotorik, Atmung intakt
Koma IV	Bewusstloser Patient mit **initial beidseitig weiten Pupillen**, noch erhaltene Spontanatmung, Hypotonie u. **Reaktionslosigkeit auf Schmerzreize** aller Extremitäten, keine Augenmotorik
Hirntod	Keine Hirnstammreflexe (keine Spontanatmung, etc.), weite / lichtstarre Pupillen bds., keine Augenmotorik, spinale Reflexe können erhalten sein

DD: Für einen komatösen Patienten, der ohne sicheren Anhalt für ein SHT gefunden wird:

- Vigilanzstörungen durch internistische Erkrankungen: Herz-Kreislauf-Insuffizienz, Coma diabeticum, Intoxikationen
- Spontane intrakranielle Blutungen
- Grand-mal-Epilepsie
- Akinetischer Mutismus durch Schädigung des Frontalhirns
- Kinder: Schütteltrauma (engl. shaken baby syndrome, Kindesmisshandlung im Säuglingsalter) ⇨ subdurale u. retinale Blutungen, zentrale Apnoe durch Hyperextension der Medulla oblongata mit schlechter Prognose (Letalität 25 %, bei 80 % der überlebenden Kinder bleiben teils schwere neurologische Schäden)

RÜCKENMARKTRAUMA

Syn: Engl. spinal cord damage, ICD-10: T09.3

Ät:
- Stumpfes Trauma, **Sturz** aus großer Höhe oder Schlag, Stoß
- **Luxation** (insb. der HWS)
- **Wirbelfrakturen** mit Fragmentdislokation
- direkte Verletzung durch Schussverletzung od. Stich
- Elektrotrauma (Starkstromverletzung mit irreversibler Vorderhornnekrose und schlaffer Lähmung)
- Ionisierende Strahlung (z.B. Radiatio bei Tumoren, Grenze: 40 Gy, neurologische Ausfälle und brennende Schmerzen mit einer Latenz von ½-1 Jahr)
- Iatrogen: Chirotherapie (z.B. Densfraktur bei "Mobilisationsversuch" der HWS)

Path:
- ♦ Primär mechanische Läsion oder sekundär gefäßbedingte/ischämische Schädigung, die durch ein Ödem verstärkt werden kann
- ♦ Hämatomyelie: Einblutung meist in das Rückenmarkgrau
- ♦ Untergang von Rückenmarkgewebe führt zu Glianarben oder Höhlen

Etlg:
- # **Commotio spinalis** (Rückenmarkerschütterung, engl. spinal cord concussion)
- # **Spinaler Schock** (Diaschisis, engl. spinal shock) = akute Querschnittläsion
- # **Contusio spinalis** (Substanzschädigung, engl. spinal cord contusion)

Epid:
- ◊ In Deutschland ca. 1.100 traumatische Querschnittlähmungen pro Jahr, m > w (2:1), meist jüngere Pat. (Durchschnittsalter: ca. 30 J.)
- ◊ Prävalenz (Gesamtzahl): für Deutschland beträgt ca. 50.000 Querschnittgelähmte

Klin:
- ⇒ Commotio spinalis: flüchtige Gefühlsstörungen der Extremitäten, Reflexdifferenzen, die innerhalb von Stunden **komplett reversibel** sind
- ⇒ Spinaler Schock: kompletter Ausfall aller Rückenmarksfunktionen, schlaffe Parese, keine Pyramidenbahnzeichen, Blasen- und Mastdarmlähmung, meist für einige Tage bis Wochen bestehend, dann Übergang auf Symptome einer Contusio spinalis
- ⇒ Contusio spinalis: Symptome abhängig vom Ausmaß der Substanzschädigung und der Lokalisation ⇨ bleibende Querschnittlähmung (s.u.), Sensibilitätsstörungen, Blasen- und Mastdarmstörungen

Diag:
1. Anamnese: Unfallhergang
2. Neurologische Untersuchung
3. Röntgen: Wirbelsäule in 2 Ebenen nativ zum Ausschluss von Frakturen, CT od. MRT zur Beurteilung des Rückenmarkes (Ödem, Nekrosen, Höhlenbildung)
4. SEP

Ther:
- Akut: es gelten die gleichen Aussagen wie beim SHT (s.o.)
- Konservativ: Spezialbett zu Lagerung, Bettruhe, Krankengymnastik, Rehabilitation, Thromboseprophylaxe (Heparin, später Markumarisierung)
- Bei Blasenstörung akut Katheter oder suprapubische Ableitung
- Operativ: Ind: bei Wirbelsäulenfrakturen / Kompression des spinalen Raumes s.u.

Kompl:
- ∗ Bleibende neurologische Defizite mit Paresen, Sensibilitätsstörungen und Blasen-, Darmentleerungsstörungen, Potenzstörungen
- ∗ **Querschnittlähmung** bei Durchtrennung des Rückenmarks = vollständige (und bleibende) Querschnittläsion mit spastischer Para-/Tetraparese (je nach Höhe der Läsion), spinale Automatismen (unwillkürliche Streck- und/od. Beugesynergismen), Hyperreflexie, Pyramidenbahnzeichen, Blasenlähmung (akut: Harnverhalt mit atoner Überlaufblase, später Übergang zu automatisierter Blasenentleerung = sog. Reflexblase bei Läsion

oberhalb des Miktionszentrums (oberhalb S_2), immer Gefahr aszendierender Harnweginfektionen wegen des Restharnes), Darmlähmung (mit Stuhlüberlaufinkontinenz), durch die Immobilisierung Gefahr der Dekubitusentwicklung, periartikuläre Verkalkungen, Kontrakturen, Inaktivitätspneumonie

Ther: bis heute keine kausale Ther. mögl. An der Regeneration neuronaler Strukturen od. der Implantation elektronisch-neuronaler Stimulatoren wird intensiv geforscht. Symptomatisch: gute Pflege, Rehabilitation, Versorgung mit orthopädischen Hilfsmitteln (Rollstuhl, behindertengerechte Wohnung usw.), Blasentraining, Einläufe bei Obstipation, auf Harnweginfektionen achten, bei Spastik Baclofen (Lioresal®), ggf. auch intrathekal.

Selbsthilfegruppen: Bundesverband Selbsthilfe Körperbehinderter e.V., Postfach 20, 74236 Krautheim/Jagst, Tel.: (0 62 94) 42 81-0, Fax: -79, Internet: http://www.bsk-ev.org
Fördergemeinschaft der Querschnittgelähmten in Deutschland e.V., Silcherstr. 15, 67591 Mölsheim, Tel.: (0 62 43) 52 56, Internet: http://www.fgq.de

* A.spinalis-anterior-Verschluss oder Läsion durch das Trauma, Klin: spastische Parese (unterhalb der Läsion) der Beine und des Rumpfes und positive Pyramidenbahnzeichen, schlaffe Parese auf Höhe der Läsion, dissoziierte Sensibilitätsstörung (Ausfall von Schmerz- und Temperaturempfinden bei erhaltener Tiefensensibilität und Berührungsempfinden), Blasenlähmung, Incontinentia alvi (Mastdarmlähmung), Priapismus

HWS-TRAUMA

Syn: HWS-Beschleunigungsverletzung, HWS-Distorsion, engl. whiplash injury = Peitschenschlagverletzung, HWS-Schleudertrauma, posttraumatisches Zervikalsyndrom, ICD-10: S13.4

Def: Verbiegung/**Überbiegung** der Wirbelsäule durch Zug- und Scherkräfte ohne Kopf-Kontakt-Wirkung (z.B. Verkehrsunfälle, per Definition: Schleudertrauma = **Auffahrunfall von hinten**, sonst **HWS-Distorsion** genannt)

Anatomie: Wirbelsäule: **7 HWK** (Abkürzung: **C**), 12 BWK (Th), 5 LWK (L), Os sacrum (S, Syn: Kreuzbein, bestehend aus 5 fusionierten WK), Os coccygis (Syn: Steißbein, Kuckucksbein, 3-5 Wirbelkörperrudimente, nach ventral gekrümmt)

C_1 = Atlas mit Lig.transversum atlantis um den Dens axis, C_2 = Axis mit dem ventral gelegenem Dens axis, C_7 = Vertebra prominens (gut tastbar)

Form: **HWS Lordose**, BWS Kyphose, LWS Lordose, Os sacrum Kyphose. Wirbelsäule als federndes System mit den Disci intervertebrales (Bandscheiben) zur Kompensation von Stauchungen

Beweglichkeit: am **größten in der HWS** in allen Ebenen, gering in der BWS (schräg gestellte Dornfortsätze und Ansatz der Rippen), in der LWS gut für Beugung und Streckung, sonst ebenfalls gering (insb. fast keine Rotation)

Bänder: von ventral nach dorsal: Lig.longitudinale ant. (an den Wirbelkörpern ventral) und post. (an den Wirbelkörpern dorsal), Lig.flavum (am Wirbelbogen ventral), Lig.interspinale u. supraspinale (zw./über den Dornfortsätzen) und Ligg.intertransversaria (zw. den Querfortsätzen)

Ät:
- **Beschleunigungsverletzung** (Schleudertrauma): Auffahrunfall von hinten (non-contact injury)
- **Distorsion** der HWS durch direkte Gewalteinwirkung = mit Kopfkontakt (z.B. Lenkradanprall, Schlägerei, Sturz, Sprung in flaches Wasser)

Path:
- **Überbiegung** (= Distorsion): nach ventral = **Hyperflexion** und/oder nach dorsal = **Hyperextension** führt zur Distorsion und Subluxation der kleinen Wirbelgelenke ⇨ Schmerz in den Gelenken u. daraus resultierende reflektorische Myogelosen (Muskelverspannungen im betroffenen Segment)
- Lok: C_4 - C_6

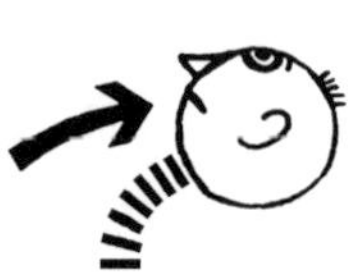

Epid: Inzidenz: mit 70-190/100.000/Jahr häufiges Krankheitsbild, meist Grad I u. II

Klin:
- ⇒ Allgemein: die Beschwerden haben häufig ein Maximum erst nach 1-3 Tagen (typischer **Crescendo-Verlauf**) und ein beschwerdefreies Intervall im Durchschnitt von 5 Std. bis zu den ersten Symptomen
- ⇒ **Nacken-** und **Kopfschmerzen** von dumpf-drückendem/ziehendem Charakter (Spannungskopfschmerz) und Bewegungsschmerz, evtl. in den Hinterkopf, Schulter oder Arme ausstrahlend
- ⇒ Bewegungseinschränkung (schmerzbedingte Zwangshaltung) und tastbare Myogelosen (Muskelhartspann) in der Schulter-Nacken-Region
- ⇒ Parästhesien in Armen/Händen
- ⇒ Schwindel, Übelkeit, Erbrechen, Müdigkeit, Schlafstörungen, Tinnitus, Konzentrationsstörungen

Etlg: Schweregrade nach ERDMANN

Grad I:	**HWS-Distorsion ohne neurologische Ausfälle** unauffälliger Röntgenbefund, beschwerdefreies Intervall >1 Std.
Grad II:	Gelenkkapselrisse, Muskelzerrungen, retropharyngeales Hämatom ohne neurologische Ausfälle, Röntgen: **HWS-Steilstellung** beschwerdefreies Intervall <1 Std.
Grad III:	Frakturen, Luxationen, isolierter Bandscheibenriss, Bandrupturen **neurologische Defizite**, Röntgen: Abnorme Aufklappbarkeit, Fehlstellung kein beschwerdefreies Intervall

Diag:
1. Anamnese (typischer Unfallhergang)
2. Neurologische Untersuchung: Druck- und Klopfschmerzhaftigkeit über der HWS, tastbare Myogelosen, eingeschränkte segmentale Beweglichkeit, neurologische Ausfälle und Status dokumentieren!
3. Bildgebung: **HWS** (a.p. und seitlich), evtl. zusätzlich Schrägaufnahmen (zur Beurteilung der Foramina intervertebralia), Zielaufnahmen und konventionelle Tomographie des betroffenen Segments zum Frakturausschluss, ggf. Funktionsaufnahme in In- und Reklinationsstellung
   Pathologisch: **Steilstellung**, Gefügestörung, verbreiterter prävertebraler Weichteilschatten (Einblutung!)
   CT-HWS zur Beurteilung des Wirbelkanals bei neurologischem Defizit (Ausschluss von Kalibereinengungen durch Fragmente, Protrusionen oder intraspinalem Hämatom)
   MRT bei V. a. auf Hämatom, Ödem des Myelons od. discoligamentärer Verletzung
   Doppler-Sonographie bei V. a. Verletzung der Halsgefäße

Ther:
- Konservativ: Grad I und II: **krankengymnastische Behandlung** mit detonisierenden Übungen und Kräftigungsübungen (wird in den meisten Studien vorteilhafter als die früher durchgeführte Ruhigstellung mit einem SCHANZ-Verband (= Halskrawatte) angesehen, wenn Ruhigstellung dann max. 7-10 Tage), trockene Wärmeanwendung (Rotlicht, Heißluft), Massage
  Med: NSAR (z.B. Diclofenac, Voltaren®) od. Acetylsalicylsäure (Aspirin®), Muskelrelaxanzien (z.B. Tetrazepam, Musaril®), Neuraltherapie mit Hautinfiltration ("quaddeln" z.B. mit Lidocain, Xyloneural®) im Bereich der Myogelosen bei Bedarf
  Bei chronifiziertem Kopfschmerz: Amitriptylin (Saroten®, 25-100 mg/Tag abends)
- Operativ: Ind: Grad III (Wirbelfrakturen, Bandscheibenriss) ⇨ Ther. s. jeweiliges Kapitel
- Selbsthilfegruppen: Unfallopfer-Netz e.V., Laubusweg 14, 65618 Selters-Haintchen, Tel.: (0 64 75) 63 07 19, Internet: http://www.unfallopfer-netz.de

Prog: Grad I gut, Ausheilung im Durchschnitt nach 3 Wo. Grad II u. III oft **lange Ausheilungszeit** von Monaten bis Jahre möglich, 20 % d.F. haben noch nach Jahren Kopfschmerzen.

Kompl:
- Hyperflexion (Überbiegung nach ventral) ⇨ **Wirbelkörperfrakturen**, Ruptur des Lig.longitudinale posterius
- Hyperextension (Überbiegung nach dorsal) ⇨ Wirbelbogen- oder Wirbelgelenkfortsatzfrakturen, Ruptur des Lig.longitudinale anterius
- **Bandscheibenverletzung**, Bandscheibenzerreißung
- Wirbelluxation, Dens-axis-Fraktur, atlantookzipitale Dislokation
- Spinalnerv-Verletzung mit neurologischen Ausfällen und meist brennenden Schmerzen
- Commotio spinalis, Contusio spinalis, Quetschungen des Rückenmarks (Compressio spinalis) bis hin zum spinalen Schock mit Querschnittsyndrom, posttraumatische zervikale Myelopathie
- Retropharyngeales Hämatom ⇨ **Schluckbeschwerden** möglich
- A.vertebralis-Abscher-Syndrom (Dissektion der A.vertebralis) bis hin zum Territorialinfarkt im Versorgungsgebiet ⇨ Klin: Sehstörungen
- A.carotis-int.-Dissektion bis hin zum Territorialinfarkt im Versorgungsgebiet ⇨ Halbseitensymptomatik
- Gleichzeitiges Schädel-Hirn-Trauma
- Cave: **psychogene Fixierung** der Beschwerden, ggf. Ausbildung einer Entschädigungs-/Rentenneurose durch erhoffte Schadenersatzansprüche (der Begriff „Schleudertrauma" sollte daher vermieden werden, da er bei Pat. häufig gleich Erwartungen auf Entschädigung weckt)

DD:
- Posttraumatische Belastungsstörung
- Entwicklung einer Unfallneurose, Rentenneurose (sog. Entschädigungsneurose)

WIRBELSÄULENFRAKTUREN

Syn: ICD-10: T08.- Möglich sind Wirbelkörperfrakturen, Wirbelkörperkompressionsfrakturen (= crush fracture), Wirbelbogenfrakturen, Wirbelgelenkfortsatzfrakturen, Quer- und Dornfortsatzbrüche, Luxationsfrakturen sowie zusätzlich Wirbelluxationen, Bänder- und Bandscheibenverletzungen

Ät:
- Indirektes Trauma: Sturz auf die ausgestreckten Beine, Gesäß (**Sturz aus großer Höhe**) oder Kopf (**Badeunfall** mit Kopfsprung in zu flaches Wasser oder herabfallende Lasten) ⇨ Stauchung der Wirbelsäule
- Extreme Verbiegung/Überbiegung der Wirbelsäule, z.B. **Verkehrsunfall** mit Lenkradanprall
- Direktes Trauma: Schlag, Stich- od. Schussverletzung
- **Pathologische Frakturen** (Knochenmetastasen, Plasmozytom, Myelosen, Leukämien, hochgradige Osteoporose)

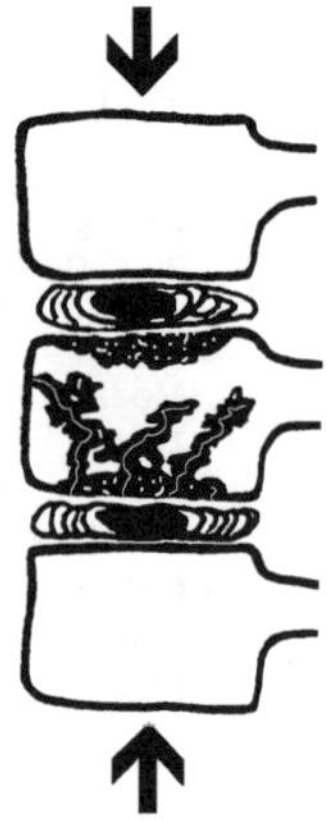

Path:
- **Stauchungsfrakturen:** betreffen die Wirbelkörper ⇨ **Wirbelkörperkompressionsfraktur** (s. Abb.)
  Lok: Th12 und L1, seltener L2, C5-7 und untere LWS
- **Überbiegungen:** nach ventral (Hyperflexion) können zu Wirbelkörperfrakturen, Ruptur des Lig.longitudinale posterius mit und ohne Wirbelluxationen führen.
  Nach dorsal (Hyperextension) können zu Wirbelbogen- oder Wirbelgelenkfortsatzfrakturen, Ruptur des Lig.longitudinale anterius mit und ohne Wirbelluxationen führen.
  Tear-drop-Fraktur: Absprengung eines Knochenfragments bei extremer Überbiegung aus der Wirbelkörpervorder- oder -hinterkante
  Lok: C4-6 (aber meist nur HWS-Distorsion ohne Frakturen, s.o.)

- Spezielle Frakturen der HWS:
  JEFFERSON-Fraktur: Atlasberstungsfraktur (C1)

  Hang-man-Fraktur (bei Erhängen oder Hochgeschwindigkeitsunfällen): Abriss der Axisbogenwurzel (C2) u. Luxation des Axiskörpers nach ventral

  Densfraktur (C2, Etlg. n. ANDERSON u. D´ALONZO)

  Typ I: kleines Fragment an der Densspitze (keine Op erforderlich, DD: Os odontoideum, s.u.)

  Typ II: Fraktur der Densbasis (hohe Pseudarthroserate, absolute Op.-Ind.)

  Typ III: Fraktur des Dens im Wirbelkörper C2 (guter Spongiosakontakt, eher keine Op)
- Pathologische Frakturen: entstehen durch Bagatelltrauma bei vorgeschädigtem Knochen (z.B. Knochentumor, Metastase, extreme Osteoporose)

Etlg: # **Wirbelfrakturen** als Wirbelkörperfrakturen, Wirbelbogenfrakturen od. Wirbelfortsatzfrakturen mögl. ⇨ stabil (90 %) oder instabil (10 %)

Frakturen mit Beteiligung von Bandscheiben und **Ligamentzerreißungen** und Luxationen

Os sacrum-Frakturen

Wirbelsäulenverletzung nach WOLTER (ABCD0123-Schema), 1985

Verletzungsort der Wirbelsäule:
A Ventrale Säule (Etlg. nach DENIS, s. Abb.): Wirbelkörper
B Mittlere Säule (nach DENIS): Wirbelkörperhinterwand u. Bogenwurzel
C Hintere Säule (nach DENIS): Wirbelbögen und Fortsätze
D Diskoligamentäre Strukturen

Einengung des Spinalkanales:
0 Keine Einengung des Spinalkanales
1 Einengung um bis zu 1/3
2 Einengung um bis zu 2/3
3 Einengung um mehr als 2/3

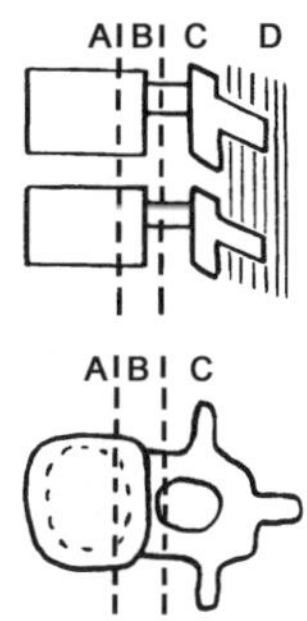

Klin: ⇒ Cave: bei **polytraumatisierten Patienten** od. Schädel-Hirn-Trauma werden Wirbelsäulenfrakturen häufig übersehen!

⇒ Stabile Verletzungen können gelegentlich völlig symptomlos sein!

⇒ Druck-, Klopf- und **Stauchungsschmerz** im betroffenen Abschnitt

⇒ Evtl. sichtbarer Gibbus (= Buckelbildung), tastbare Lücke in der Dornfortsatzreihe, paravertebrales Hämatom

⇒ Neurologisches Defizit: unterhalb der Läsion pathologische Reflexe, **motorische und sensible Ausfälle** bis hin zum kompletten **Querschnittsyndrom**, schmerzbedingte Bewegungseinschränkung, Schonhaltung, Myogelosen (Muskelhartspann)

⇒ Weitere Klinik wird von den möglichen Komplikationen (s.u.) und von den Begleitverletzungen bestimmt

Diag:
1. Anamnese (Unfallhergang, Richtung des Traumas)
2. Neurologische Untersuchung, wichtig: Dokumentieren!
3. Röntgen: **gesamte Wirbelsäule** (a.p. und seitlich) und **Becken**, evtl. Schrägaufnahmen der HWS (= 3. u. 4.-Ebene ⇨ zeigt Foramina intervertebralia), Zielaufnahmen (z.B. transorale Aufnahme bei V. a. Densfraktur) und ggf. konventionelle Tomographie des betroffenen Segments

   CT (oder Myelographie, falls kein CT vorhanden) zur Beurteilung von Frakturlinien und des **Spinalkanals** (Kalibereinengung durch Fragmente, Protrusionen, intraspinales Hämatom?)
4. MRT: gute Beurteilung des Myelons (Kompression des Myelons?) und begleitender Weichteilschädigung

Ther:
- Akut am Unfallort: vitale Funktionen sichern, **HWS-Schutz** durch Stiff-neck-Orthese (Vertebrace®), Lagerung auf der Vakuummatratze, schonender Transport (z.B. mit Rettungshubschrauber)

Die Gabe von Glukokortikoiden, Methylprednisolon 30 mg/kgKG (zum Schutz des Myelons vor sekundärem Schaden) noch am Unfallort ist umstritten und wird nicht mehr empfohlen.

- Konservativ: Wirbelsäulenvorderkantenabbruch, frühbelastbare Frakturen in guter Stellung ohne Dislokation, Densfraktur an der Spitze oder tief im Wirbelkörper ohne Dislokation ⇨ funktionelle Therapie, Stützkorsett, im HWS-Bereich evtl. Extensionsbehandlung (Halo-Fixateur/Weste)
- Operativ: Ind: Wirbelsäulenverletzung mit **neurologischem Defizit** (zunehmende Lähmungen), Verlegung des Spinalkanales um mehr als 1/3 (meist bei Frakturen der Wirbelsäulenhinterkante), grobe Dislokationen (Luxationen und Luxationsfrakturen, Kyphose >20°, Kompressionen >50 %) und Instabilität, basale Densfraktur (Typ II), offene Rückenmarkverletzung
  - Ziel: **Stellungskorrektur** und **Stabilisierung der Wirbelsäule**, Revision, Dekompression und **Rekalibrierung des Spinalkanals**. Bei HWS-Verletzungen sollte die Intubation zur Op. endoskopisch durchgeführt werden, um eine zusätzliches Trauma zu vermeiden
  - Methoden: vordere (ventrale) oder/und hintere (dorsale) Fusion (= **Spondylodese**, je größer die Instabilität, um so eher muss ventral und dorsal fusioniert werden) durch **Spanverblockung** (Knochen vom Beckenkamm, nach Entfernen der zerstörten Bandscheibe bei ventraler Fusion) + Plattenosteosynthese (an den Wirbelkörpern), Spongiosaanlagerung, Drahtcerclage (an den Fortsätzen) oder Wirbelsäulenfixateur (als ***Fixateur interne***).

    Bei völliger Zerstörung eines Wirbelkörpers auch minimal-invasive thorakoskopische Implantation aufspreizbarer Titanimplantate od. expandierbare Cages als Wirbelkörperersatz (von BWK_3 bis LWK_3 mögl.).
  - Densfrakturen: Verschraubung von ventralem (anterolateralem) Zugang aus, ist dies nicht möglich werden die HWK C_1 + C_2 miteinander von dorsal verschraubt (= atlantoaxiale Fusion durch transartikuläre Verschraubung + Anlagerung autologer Knochenspäne zwischen den beiden Dornfortsätzen), ggf. auch Fusion von C_0 bis $C_{3/4}$ mit dorsalem Stabilisationssystem (Cervicis) erforderlich
  - Neue Verfahren bei osteoporotischer Wirbelkörperfraktur: Vertebroplastie = Auffüllen des Wirbelkörpers mit Knochenzement (PMMA) über eine transkutan-transpediculär eingeführte Nadel, dies kann zuvor mit einer Aufrichtung des komprimierten Wirbelkörpers durch einen aufblasbaren Ballon (sog. Kyphoplastie) kombiniert werden.
  - Postoperative Bettruhe für 2 Wochen mit isometrischer Krankengymnastik, bei HWS-Frakturen weiche Halskrawatte für 2-3 Wo., dann Mobilisierung im Bewegungsbad, Gehen im Gehwagen ab 4. Wo.
- Nachbehandlung durch frühzeitige und umfassende Rehabilitation, z.B. in einem Querschnittgelähmten-Zentrum
- Selbsthilfegruppen: Bundesverband Selbsthilfe Körperbehinderter e.V., Postfach 20, 74236 Krautheim/Jagst, Tel.: (0 62 94) 42 81-0, Fax: -79, Internet: http://www.bsk-ev.org

Prog: Rückbildung eines primär kompletten Querschnitt in ca. 20 % d.F. unabhängig von der Therapie (operativ oder konservativ).

Kompl:
* C_1/C_2: Fraktur des Dens axis, Ruptur des Lig.transversum atlantis, Verrenkung des Atlas/Axis ⇨ **Impression des Myelons**

  Pseudarthrosenbildung nach Dens-axis-Fraktur (insb. bei basalen Frakturen ⇨ Op bei basaler Fraktur auch ohne Dislokation indiziert)
* Commotio, Contusio spinalis, spinaler Schock, s.o.: **neurologische Ausfälle** (ca. 1/3 d.F.) bis komplette Querschnittlähmung, Vasodilatation distal der Querschnittläsion, Priapismus, schlaffe Blasen- und Mastdarmlähmung (akuter Harnverhalt, sog. „Schockblase")
* **Retropharyngeales Hämatom** bei Wirbelkörperfrakturen im Bereich der HWS oder bei HWS-Distorsion ⇨ Schluckbeschwerden möglich
* **Retroperitoneales Hämatom** bei Wirbelkörperfrakturen im Bereich der BWS/LWS (thorakolumbaler Übergang) ⇨ Irritation des Sympathikus bis hin zum paralytischen Ileus
* Wirbelkörperhinterkantenverletzung ⇨ **Rückenmarkverletzung** mögl.

* Hohe Rückenmarkschädigung ⇨ Atemdepression
* Plötzliche Sehstörung (A.vertebralis-Abscher-Syndrom)
* Intraspinale Blutungen durch Verletzung von Meningeal- und Spinalgefäßen
* Lumbale Querschnittlähmung bei Verletzung der A.radicularis magna (ADAMKIEWICZ-Arterie, kommt direkt aus der Aorta abdominalis in Höhe Th9)
* Bei Stauchungsfrakturen (Sturz aus großer Höhe): Auf zusätzliche Fraktur des Kalkaneus, im Beckenbereich und der Schädelbasis achten!
* Bei Kompressionsfrakturen Ausheilung mit posttraumatischer Höhenminderung od. keilförmiger Deformierung od. Skoliose- und Gibbusbildung (vermehrte Kyphose) mögl., chronische Rückenschmerzen
* Osteoporose: insb. postmenopausale Frauen betroffen, das Risiko für eine weitere Wirbelkörperfraktur innerhalb eines Jahres beträgt dann 20 %

Op:
* Schädigung des Myelons (neurologische Verschlechterung) ⇨ gute Op.-Planung und guter Operateur wichtig!
* Dorsale Fusionen: Weichteiltrauma, Denervierung der autochthonen Rückenmuskulatur
* Pseudarthrose der Spanverblockung, insb. bei Schraubenlockerung (bei ventraler Fusion mit Gefahr der Ösophagusperforation) oder Implantatbruch
* Vertebroplastie/Kyphoplastie: intraspinaler Knochenzementaustritt, intravasaler Zementübertritt (Gefahr der Lungenembolie)

DD:
- Fehlender angeborener Schluss eines Wirbelbogens, Spina bifida, anlagebedingte Wirbeldeformitäten, Wirbelgleiten = Spondylolisthesis
- Atlanto-axiale Luxation bei rheumatoider Arthritis
- Os odontoideum = freies Knochenstück an der Stelle des Dens axis (durch früheres Trauma in der Kindheit od. Anlagestörung), bindegewebig mit C2 verbunden
- Querschnittlähmung: atraumatisch ⇨ Infektion, Tumoren, Gefäßmissbildung, intraspinale Blutung, iatrogene Schäden

INTRAKRANIELLE RAUMFORDERNDE PROZESSE

HIRNDRUCK / HIRNÖDEM

Syn: Gutartige intrakranielle Drucksteigerung ICD-10: G93.2, Hirnödem ICD-10: G93.6

Phys: Intrakranieller Druck: 15-25 cm H_2O [Wassersäule] im Sitzen gemessen (6-20 cm H_2O im Liegen = ca. 10 mmHg od. 0,5-2,0 kPa)

Ät:
- **Raumfordernde Prozesse** (Hirntumor, intrazerebrale Massenblutung, Hämatom, Abszess) + **perifokales Hirnödem** (= in der Umgebung) um Hirntumor od. Blutung (sog. Penumbra)
- Hirnödem **postischämisch** (nach Apoplexie, zytotoxisch bedingt), bei Intoxikationen, nach Starkstromunfall, als Komplikation einer Meningoenzephalitis
- Sinusvenenthrombose
- Verlegung der ableitenden Liquorwege ⇨ **Hydrocephalus** occlusus/communicans
- Benigne intrakranielle Hypertension ("Pseudotumor cerebri") unklarer Genese (Ausschlussdiagnose, meist adipöse jüngere Frauen)
- Kinder: REYE-Syndrom (4.-9. Lj., akute Enzephalopathie mit Hirnödem u. fettiger Leberdegeneration unklarer Genese [virale Infektion, Intoxikation, Medikamente, z.B. Acetylsalicylsäure, genetische Disposition], Letalität bis 70 %)

Path:
- ♦ Hirnödeme um Raumforderungen entstehen durch mechanische Schädigung der Blut-Hirn-Schranke im Bereich der Kapillaren und Störung des Sauerstofftransportes (vasogenes Ödem). Maligne Tumoren und Metastasen haben ausgeprägtere Ödeme als benigne Raumforderungen.
- ♦ Lok: Hirnödeme vorwiegend im Marklager (weiße Hirnsubstanz)
- ♦ Anfängliche Kompensation des gestiegenen Hirndruckes durch Abnahme des intrakraniellen Blut- und Liquorvolumens (funktionelle Reserve) ⇨ danach steiler Anstieg
- ♦ Intrakranieller Druckanstieg ⇨ Kompression und **Verlagerung** des Ventrikelsystems (= Mittellinienverlagerung, Falxherniation, s. Abb.), tentorielle **Herniation** des medialen Temporallappens nach kaudal in den Tentoriumschlitz und die Cisterna ambiens, bei weiterer Druckzunahme lebensbedrohliche Herniation der Kleinhirntonsillen u. der Medulla oblongata in das Foramen magnum

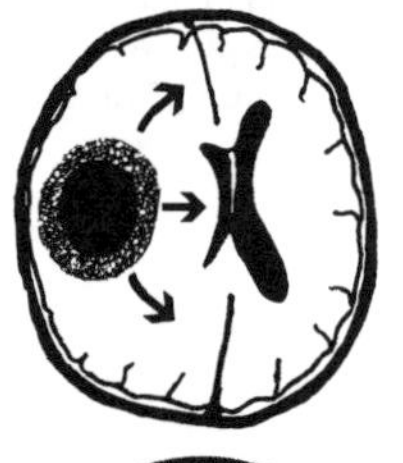

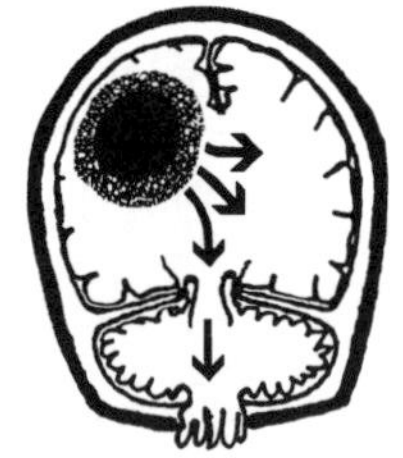

Etlg:
Vasogenes Hirnödem (um Raumforderungen)
Zytotoxisches Hirnödem (nach Apoplexie durch Gewebszerfall)

Klin:
⇒ **Kopfschmerzen**, Übelkeit, **Erbrechen**, Schwindel, Zwangshaltung des Kopfes
⇒ Neurologische Defizite, Sehstörungen (Abduzensparese)
⇒ Singultus (Syn: Schluckauf, Zeichen der Hirnstammschädigung, Ther: Triflupromazin [Psyquil®], Clonazepam [Rivotril® i.v.] od. Nefopam [Ajan® i.v.])
⇒ Bewusstseinsstörung, Somnolenz bis Koma (bei Einklemmung des Hirnstammes)
⇒ Atemstörungen (BIOT-Atmung intermittierend mit Atempausen)
⇒ Psychopathologische Symptome: Verlangsamung, Affektverflachung
⇒ Druckpuls (entsteht durch den Blutdruckanstieg als Erfordernishochdruck, sog. CUSHING-Reflex)

<u>**Diag:**</u>
1. Anamnese, Fremdanamnese
2. Neurologische Untersuchung, Augenhintergrund zeigt eine Vorwölbung der Papille (= **Stauungspapille**), Gesichtsfeldausfälle (vergrößerter blinder Fleck), auslösbare Greifreflexe (Hand und Mund), Druckschmerzhaftigkeit des HN $V_1 + V_2$- Austrittspunktes
3. EEG: Herdbefund und Allgemeinveränderungen mögl.
4. Röntgen: **CCT** zur Diagnose des Grundleidens, perifokale Ödeme meist gut sichtbar
5. <u>**KEINE Lumbalpunktion!**</u> wegen der Gefahr der Einklemmung bei Druckabfall durch die Punktion (daher vor Lumbalpunktion immer Augenhintergrund zum Ausschluss einer Stauungspapille spiegeln!)
6. Hirndruckmessung mittels Ventrikelkatheter od. epiduraler Drucksonde

<u>**Ther:**</u>
- <u>Konservativ:</u> 30° **Oberkörperhochlagerung**, milde **Hyperventilation** (Ziel: pCO_2 30 mmHg), **Osmotherapie** mit Mannitol (4 x tgl. 125 ml Mannitol 20%ig über 20 Min. i.v.) über zentralen Zugang
- <u>Med:</u> **Glukokortikoide** (Dexamethason, Fortecortin® 4 x 4 mg/Tag) präoperativ und einige Tage postoperativ bei vasogenem Ödem (Hirntumoren). Bei inoperablen Gehirntumoren auch als Glukokortikoid-Dauermedikation mit ¼ der Dosis.

  Barbiturate (Pentobarbital od. Thiopental) als kurzfristige Medikation zum Abfangen von Druckspitzen mögl. (Infusion unter EEG-Kontrolle ⇨ „Barbituratkoma")
- <u>Operativ:</u>
  - operable Raumforderungen werden immer neurochirurgisch entfernt
  - palliativ: bei inoperablem Tumor Liquorableitung durch Shunt-Anlage im Bereich von Hirnstamm od. Kleinhirn

    Trepanation (osteoklastisch), ca. 12 cm groß im Durchmesser bei Versagen der kons. Therapie

<u>**Prog:**</u> Abhängig von der Grunderkrankung

<u>**Kompl:**</u>
* Bei Steigerung des Hirndruckes auf die Höhe des arteriellen Blutdruckes kommt es zum zerebralen Kreislaufstillstand und damit zum Hirntod
* Massenverschiebung (Herniation von Gehirnteilen) führt zu Einklemmungserscheinungen: In den Tentoriumschlitz (Klin: Strecksynergismen) oder das Foramen magnum (Klin: Apnoe bei Affektion des Atemzentrums in der Medulla oblongata)

HIRNTUMOREN

<u>**Syn:**</u> Intrakranielle Tumoren, engl. brain tumours, *bösartige Neubildung der Meningen und des Gehirns*

ICD-10-Einteilung je nach Lok.: alle Hirntumoren C71.0 - C71.9, Meningeome C70.-

<u>**Ät:**</u> Genaue Ätiologie letztlich unklar, diskutiert werden u.a.
- Spontane Neubildung
- Entwicklungsgeschichtliche Fehlbildungen
- Familiäre, genetische (hereditär) und hormonale Faktoren
- Onkogene Viren
- Karzinogene, ionisierende Strahlung

<u>**Epid:**</u>
◊ <u>Inzidenz:</u> 10/100.000/Jahr, ca. 7.600 Neuerkrankungen/Jahr in Deutschland

◊ <u>Altersgipfel:</u> bei der Mehrzahl der Gehirntumoren zwischen **40.-70. Lj.** und im **Kindesalter** (ca. jeder 12. Hirntumor kommt bei einem Kind unter 15 Jahren vor)

◊ Kinder: zweithäufigste Tumorentität (nach den Leukämien)

Path: Histologisches Grading (Einteilung bezüglich der Malignität nach KERNOHAN):

G1 - gut differenziert (I) G3 - schlecht differenziert (III)
G2 – mäßig differenziert (II) G4 - undifferenziert (IV)

"Klinische Malignität" (= intrakranielle Komplikationen unabhängig von der Dignität) von Hirntumoren wird bestimmt durch folgende Auswirkungen:

- Primäre Raumforderung + **weitere Raumforderung** (insb. durch das perifokale Ödem)
- **Massenverschiebungen** und Herniationen (s. Abb.) ⇨ **Einklemmungssymptome** bis hin zur Dezerebration
- Direkte oder indirekte Beeinträchtigung der **Durchblutung** ⇨ Apoplexie mögl., Hirnmassenblutung durch Gefäßarrosion im Tumorgebiet („apoplektisches Gliom“)
- Beeinträchtigung der **Liquorzirkulation** (Hydrozephalusbildung)
- Direkte oder indirekte Beeinträchtigung der **vitalen Zentren** im Hypothalamus und Hirnstamm (insb. bei den infratentoriellen Tumoren)
- Vorschädigungen (z.B. TIA, Infarkte)

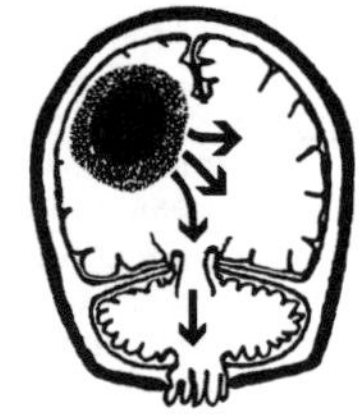

Etlg: **Nach der entwicklungsgeschichtlichen Herkunft**

- # Neuroepitheliale Tumoren (ca. 50 % d.F., auch als **Gliome** zusammengefasst): Astrozytome, Glioblastome, Oligodendrogliome, Medulloblastome, Neurinome, Gangliozytome und -blastome, Spongioblastome, Ependymome, Plexustumoren, Pinealome
- # Mesodermale Tumoren (ca. 20 %): **Meningeome**, Sarkome, Angioblastome
- # Ektodermale Tumoren (ca. 10 %): **Hypophysenadenome**, Kraniopharyngeome
- # Keimzelltumoren (ca. 2-3 %): Germinome, Epidermoide, Dermoide, Teratome, Hamartome
- # Intrazerebrale Metastasen (ca. 6-20 %): Bronchialkarzinom, Mammakarzinom, Nierenzellkarzinom, malignes Melanom, Lymphome, Prostatakarzinom, Karzinome des Magen-Darm-Traktes

Klinische Etlg. in Beziehung zur Lage zum Tentorium cerebelli (= bildet eine Trennlinie zwischen Großhirn und Hirnstamm mit Kleinhirn):

- ⅄ Supratentoriell ⇨ Klin: häufig Herdsymptome
- Y Infratentoriell ⇨ Klin: häufig Störung der Liquorpassage, Kleinhirnfunktionsstörungen

Häufigkeitsverteilung der bevorzugten Tumoren bei Kindern und Erwachsenen in Bezug zur Lage zum Tentorium cerebelli:

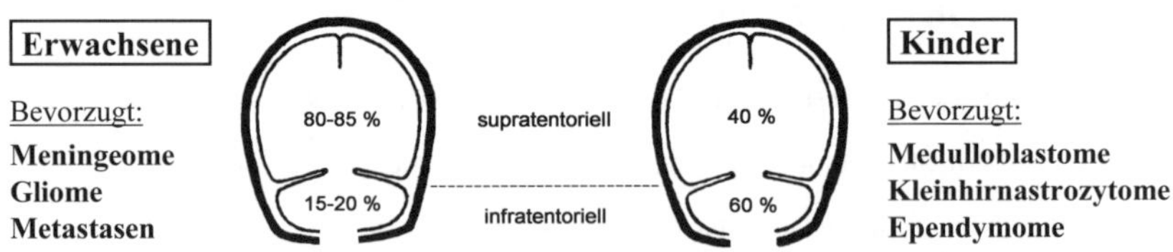

TNM-Klassifikation: diese wurde für Hirntumoren 1998 von der UICC (Union Internationale Contre le Cancer) gestrichen, da sie kaum angewandt wurde und sich nicht bewährt hatte.

Klin: **Frühsymptome einer intrakraniellen Raumforderung** ⇨ immer Diagnostik durchführen!

- ⇒ Neu aufgetretene, ungewohnte **Kopfschmerzen**
- ⇒ Neu aufgetretene **Krampfanfälle** (besonders jenseits des Kindesalters)
- ⇒ **Wesensänderung, Verhaltensänderung**, Ermüdbarkeit, Konzentrationsstörungen, Antriebslosigkeit, Dysphorie
- ⇒ Neurologische Herdsymptome: Hemiparesen, Sensibilitätsstörungen, Sehstörungen, Sprachstörungen, Geruchsstörungen, Apraxie

Alarmsymptome von Hirntumoren

- Störungen des Bewusstseins
- Doppelbilder (Hirnstamm-Affektion)
- Atem- und Kreislaufregulationsstörungen (Medulla oblongata)
- Stauungspapille
- Positives BABINSKI-Zeichen

Allgemeine klinische Symptome der Hirntumoren in Abhängigkeit von der Lokalisation

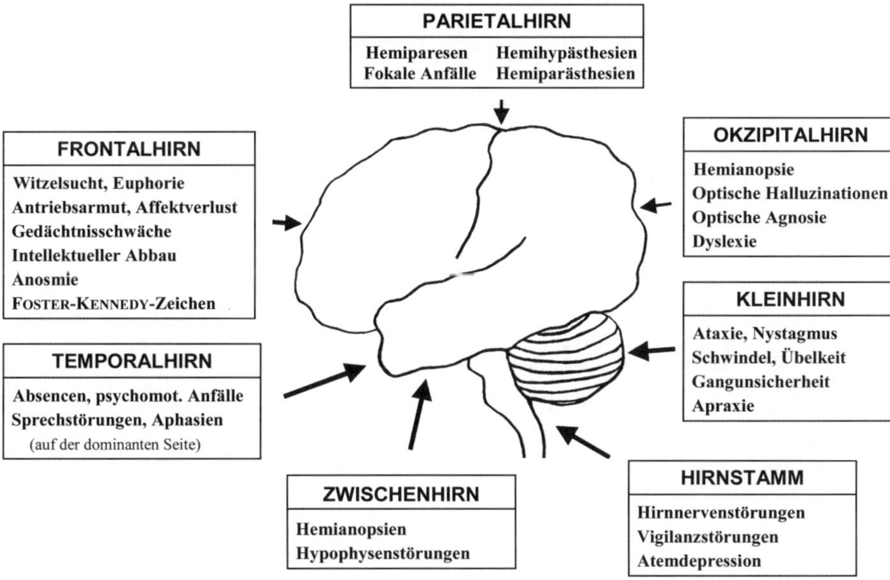

Diag:
1. Anamnese (auch Fremdanamnese), Alter des Pat.
2. Neurologische Untersuchung: Reflexstatus, neurologische Defizite, Augenhintergrund spiegeln (Stauungspapille als Hirndruck-Zeichen?)
3. EEG, evtl. mit Brain-mapping ⇨ fokale Herde, Allgemeinveränderungen
4. Bildgebung: bei Rö-Schädel in 2 Ebenen: Wolkenschädel, Sellaerweiterung, Entkalkung des Dorsum sellae, Mittellinienverlagerung einer verkalkten Glandula pinealis?
   MRT od. **CCT** ⇨ Raumforderung, perifokales Ödem, Verkalkungen (nur im CT)
   ^{1}H-MRT-Spektroskopie ⇨ Darstellung von Stoffwechselvorgängen (vermindertes N-Acetylaspartat, erhöhtes Cholin bei malignen Hirntumoren, erhöhtes Alanin bei Meningeomen)
   Angiographie ⇨ Vaskularisierung des Tumors
5. Stereotaktische Biopsie (nach vorheriger exakter stereotaktischer Ausmessung im CT) mit Zielgerät über ein kleines Bohrloch (in Lokalanästhesie) ⇨ **Histologie** (bei unklarer Dignität od. primär inoperablen Tumoren indiziert, um die Diagnose zu sichern)
6. Intraoperatives Monitoring: durchgeführt werden z.B. NLG, VEP, SEP zur Kontrolle möglicher Ausfälle, evtl. auch intraoperative Reizungen des Kortex zur Bestimmung wichtiger Zentren (um diese dann zu umgehen)
   In Zentren kommt auch die intraoperative Kernspintomographie zur Kontrolle der Resektionsränder zum Einsatz (insb. bei der Resektion von Gliomen od. Hypophysentumoren)

Ther:
- Konservativ: Radiatio (50 Gy) bei inoperablen Tumoren, bei nur subtotal resezierten Tumoren Grading III od. IV Chemotherapie durch Einlage von BCNU (1,3-bis(chlorethyl)-1-nitrosourea, Carmustine) in das Tumorbett

- <u>Med:</u> Glukokortikoide zur Behandlung des Hirnödems 4 x 4 mg Dexamethason/Tag (Fortecortin®)

  Wurden präoperativ Antiepileptika wegen zerebralen Anfällen gegeben, sollten diese postoperativ noch ein 1/2 Jahr weiter gegeben und dann ausgeschlichen werden, für diese Zeit besteht keine Tauglichkeit zum Führen von KFZ.

  Schmerztherapie bei Tumorschmerzen kombiniert mit normalen Analgetika + Opiate (z.B. Morphinsulfat, MST®) nach einem festen Stufen- und Zeitplan (s.u.)
- <u>Operativ:</u> subtotale oder möglichst **totale Tumorexstirpation**: Kraniotomie u. makro- od. **mikrochirurgische Op.**, neuerdings auch endoskopisch (mit speziellen Miniendoskopen und Spezialinstrumenten/Laser, z.B. für Op. am Ventrikelsystem bei Okklusivhydrozephalus) mögl. Zur exakten Resektion und gleichzeitigen Schonung von wichtigen neurologischen Strukturen wird zunehmend auch die sog. Neuronavigation (= präoperative erhobene CT-/MRT-Daten werden zur computerkontrollierten intraoperativen Orientierung mittels mechanischer Fixation des Schädels od. Infrarot-Ortung verwendet) eingesetzt.

  Perioperative Antibiotikaprophylaxe mit einem Cephalosporin.

  Postoperativ: Intensivtherapie für meist 1-2 Tage
- Liquordrainage bei Hydrozephalus und Gefahr der Einklemmung
- <u>Allgemeine Verhaltensregeln nach Hirntumoren-Op:</u> längere Ruhephasen, ausreichend Schlaf, kein Alkohol, Nikotin oder Drogen, zentral wirksame Medikamente haben meist einen verstärkten Effekt
- <u>Tumornachsorge:</u> neurologische Untersuchung und CT-/MRT-Kontrolle in regelmäßigen Abständen
- Weitere aktuelle wissenschaftliche Informationen für Ärzte bei Cancernet im Internet: http://www.med.uni-bonn.de/cancernet u. bei der Neuro-Onkologischen Arbeitsgemeinschaft in der Dt. Krebsgesellschaft, http://www.neuroonkologie.de

  Selbsthilfegruppen: Deutsche Hirntumorhilfe e.V., Karl-Heine-Str. 27, 04229 Leipzig, Tel. u. Fax: (0 34 37) 70 27-00, Fax: -27, Internet: http://www.hirntumorhilfe.de

<u>**KARNOFSKY-Index**</u>

Zur Beschreibung des Allgemeinzustandes eines Tumorpatienten (100 % bis 10 %) wird dieser sog. **Aktivitätsindex** benutzt:

100 %	= volle Aktivität ohne Beschwerden
80 %	= gewohnte Lebensweise unter Anstrengung möglich, einige Beschwerden
70 %	= **Arbeitsunfähigkeit**, Patient kann sich aber noch selbst versorgen
50 %	= Patient benötigt **regelmäßig Hilfe** und häufige medizinische Betreuung
<40 %	= **Pflegefall**, meist Hospitalisierung erforderlich
10 %	= moribund (0 % = Tod).

<u>**Kompl:**</u> Einblutung in das Tumorgebiet („apoplektisches Gliom“) mit akuter klinischer Verschlechterung des Zustandes des Pat.

<u>**DD:**</u>
- **Keimzelltumoren** <u>(Missbildungstumoren):</u> **Germinome, Teratome, Epidermoide** (25.-45. Lj., Lok: Schädelbasis), **Dermoide** (Kindesalter, Lok: parapontin, parapituitär, Oberkiefer-Augen-Schlusslinie), **Hamartome** (fehlerhaftes embryonales Gewebe ohne Proliferationstendenz), Ther: Totalexstirpation ⇨ Prog. im Allgemeinen gut
- Chordome und Chondrosarkome der Schädelbasis
- **Arachnoidalzysten,** enthalten Liquor-ähnliche Flüssigkeit. Lok: Zisternen, SYLVII-Furche (= Sulcus lat.), Großhirnkonvexität, CCT: Raumforderung niedriger Dichte (oft Zufallsbefund), Ther: Nur bei Symptomatik erforderlich ⇨ Marsupialisation (Zysteneinnähung) oder Ableitung über einen Shunt in das Peritoneum
- **Kolloidzysten** (meist im III. Ventrikel ⇨ können das Foramen interventriculare MONROI verschließen ⇨ Verschlusshydrozephalus mit Dilatation der Seitenventrikel, Ther: bei Größe >2 cm Zugang auf der nicht-dominanten Hirnseite und Exstirpation)
- Septum-pellucidum-Zyste (Syn: Cavum septi pellucidi, sog. „V. Ventrikel“): Erweiterung des Septum pellucidum zwischen den Vorderhörnern, evtl. mit Fortsetzung nach okzipital als Cavum vergae, hat keine pathologische Bedeutung

- Entzündlich: Enzephalitis, Hirnabszesse, Tuberkulome, Granulome, Gummata, parasitäre Zysten (z.B. Hydatidenzysten, Zystizerkose)
- Vaskulär: zerebrovaskuläre Insuffizienz, intrakranielle Blutungen, intrazerebrale Hämatome, chron. subdurales Hämatom, angeborene Gefäßmissbildungen, Angiome, Kavernome, Sinusvenenthrombose
- LI-FRAUMENI-Syndrom: familiäres Krebssyndrom mit TP53-Gendefekt (Tumorsuppressorgen, aut.-dom. erblich, Chromosom $17_{p13.1}$) ⇨ Risiko für Hirntumoren, Mammakarzinom, Sarkome, Leukämien
- Granulome bei Sarkoidose
- Umschriebene hirnatrophische Prozesse

Schmerztherapie

Ind:
- **Palliative** Schmerztherapie bei **finaler Tumorerkrankung**, Tumorrezidiv, **Knochenmetastasen**, pathologischer Fraktur, Tumornekrose an den Schleimhäuten (Ulzeration)
- **Nervenkompression** durch einen Tumor
- **Hirnödem**, Leberkapselschmerz, Aszites, Lymphödem, venöse Ödeme
- Viszerale Tumorinfiltration/Metastasen (⇨ intestinale Obstruktion) oder Weichteilinfiltration
- neuropathische Schmerzen, z.B. postzosterische Neuralgie, diabetische Neuropathie
  SUDECK-Syndrom
  Phantomschmerz nach Extremitätenamputation
  Iatrogen: Op-Narben, Nervenläsionen, Postthorakotomiesyndrom, postoperative Kontrakturen, Strahlenfibrose (Plexusfibrose, Osteoradionekrose, Mukositis, Neuropathie), Tumorembolisation, Chemotherapie

Diag:
1. Anamnese (Grunderkrankung, Krankheitsstadium, Begleiterkrankungen), **Schmerztagebuch** führen lassen (Schmerzdauer, Intensität, Lokalisation und Ausstrahlung, beeinflussende Faktoren, Begleitbeschwerden)
2. Klinische und neurologische Untersuchung: neurologische Ausfälle, DMS
3. Je nach Form und Lokalisation der Schmerzen erforderliche spezifische Diagnostik durchführen (z.B. zur Klärung Rezidiv, Metastasierung, kausale Behandlungsmöglichkeit durch Bestrahlung od. Op. mögl.?)

Allgemein:
- Mit der Schmerztherapie frühzeitig beginnen. Chronische Schmerzen führen zur Ausbildung eines sog. „Schmerzgedächtnisses", das dazu führt, dass die Schmerzen dann therapeutisch schwerer zu beeinflussen sind.
- Behandlung gem. dem Stufenschema (s.u., Tab.)
- Bei Dauerschmerzen **regelmäßige Medikation** (Einnahmeplan für den Pat. erstellen), keine Einnahmepause oder Verordnung „nur bei Bedarf" (außer für Zusatzmedikation zum Abfangen von extremen Schmerzspitzen)
- **Langwirksame** Präparate (Retardpräparate) und orale, rektale od. transdermale Applikation bevorzugen
- Ausreichend **hohe Dosierung** (keine Scheu vor hohen Dosen, Maximaldosis ausschöpfen bevor eine Kombinationstherapie begonnen wird), keine Kombination von Medikamenten aus der selben Wirkstoffgruppe
- Psychoonkologische Betreuung des Pat. (Krisenintervention, Gesprächstherapie, menschliche Zuwendung)

Stufenschema gem. WHO zur Behandlung von chronischen Tumorschmerzen

Stufe 1	**normale Analgetika**			
Stufe 2	**normale Analgetika**	**schwache Opioide**		
Stufe 3	(±)		**starke Opioide**	
Stufe 4	(±)	(±)	(±)	**invasive Schmerztherapie**

Stufe: 1. **Normale Analgetika** (Nichtopioidanalgetika): oral od. rektal appliziert
2. Stufe 1 **+ schwache Opioide**: oral od. rektal appliziert
3. **Starke Opioide** ± Stufe 1: oral, rektal od. transdermal appliziert
4. Invasive Schmerztherapie: **intravenös, intramuskulär, subkutan, epidural, intrathekal** appliziert oder regionale Schmerzblockade

Präp:
- Normale Analgetika (in Klammern Handelsname und übliche Dosierung/Tag für Erwachsene [in eckiger Klammer max. Tagesdosis]): **Acetylsalicylsäure** (Aspirin®, 3 x 500-1.000 mg [6.000 mg]), **Paracetamol** (Benuron®, 3 x 500-1.000 mg [4.000 mg]), **Metamizol** (Novalgin®, 3 x 625-1.000 mg = 25-40 Trpf. [5.000 mg]), nichtsteroidalen Antirheumatika (NSAR) wie Diclofenac (Voltaren®, 3 x 25-50 mg [300 mg]), Ibuprofen (Imbun®, 2-3 x 400 mg [2.400 mg]), Indometacin (Indomet®, 1-3 x 50 mg [200 mg]), Flupirtin (Trancopal®Dolo, 3 x 100 mg [600 mg]), Naproxen (Proxen®, 2-3 x 250 mg [1.250 mg]), Piroxicam (2 x 10 mg [40 mg])
- Schwache Opioide: **Tramadol** (Tramal®, 4 x 50-100 mg = 20-40 Trpf. [600 mg]), **Tilidin + Naloxon** (Valoron®, 4 x 50-100 mg [600 mg]), Nalbuphin (Nubain®, i.v. od. i.m., 4 x 0,15-0,30 mg/kgKG [2,4 mg/kgKG]), Meptazinol (Meptid®, i.v. od. i.m., 50-100 mg alle 2-4 Std.), Dihydrocodein (Remedacen®, 2 x 30 mg [360 mg])
- Starke Opioide *(unterliegen der BtMVV und erfordern ein BtM-Rezept)*: **Morphin** (Capros®1xtaegl., MST® Retardtabletten od. Granulat, 2 x 10-200 mg [900 mg oral]), **Buprenorphin** (Temgesic® sublingual Tabletten, 3 x 0,4 mg [1,8 mg], Transtec®-Pflaster, 35-140 µg/h alle 72 Std.), **Fentanyl** (Durogesic®-Membranpflaster, 50-100 µg/h alle 72 Std. [700 µg/h alle 72 Std., frühestens alle 48 Std. Pflasterwechsel], für kurzfristige Schmerzspitzen Fentanyl-Lutschtabletten 200-1.600 µg, Actiq®), Pethidin (Dolantin® Tropfen od. Supp., 1-3 x 50-100 mg [500 mg]), Kombination von Oxycodon + Naloxon (2 x 10/5 mg oral, [40/20 mg], Targin®, Vorteil: weniger opiatbedingte NW)
- Zusätzliche Medikamente (Adjuvantien): Antiemetika (Metoclopramid, Paspertin®) bei Übelkeit/Erbrechen (bei Chemotherapie stark wirksame, wie Ondansetron [Zofran®] od. Granisetron [Kevatril®], ggf. + Dexamethason und Aprepitant [Emend®]),

  Antikonvulsiva: Carbamazepin (Tegretal®), Pregabalin (Lyrica®) od. Gabapentin (Neurontin®) bei neuropathischen Schmerzen/Phantomschmerzen,

  Tetrazepam (Musaril®) bei Myogelosen,

  Glukokortikoide bei entzündlichem Prozess/Hirnödem/Rückenmarkkompression/Subileus,

  Calcitonin (Karil® s.c., i.m. od. i.v.) od. Bisphosphonate (Zoledronat, Zometa® od. Clodronat, Ostac®) bei Knochenmetastasenschmerzen,

  H_2-Blocker (Ranitidin, Sostril®) od. Sucralfat (Ulcogant®) als Magenschutz

  Quellstoffe (Macrocol, Movicol®Pulver) od. Laxanzien (Bisacodyl, Dulcolax®) bei Obstipation, Spasmolytika (Butylscopolamin, Buscopan®, Metamizol wirkt auch spasmolytisch) bei kolikartigen Schmerzen,

  Weitere Zusatzmedikation: **Antidepressiva**, insb. Amitriptylin (Saroten® retard Kapseln, mit 25 mg zur Nacht beginnen, steigerbar bis 25-25-50-50 mg) od. Duloxetin (1 x 60 mg/Tag, Cymbalta®) ⇨ modulieren das Schmerzempfinden und bessern die oft gleichzeitig vorhandene depressive Symptomatik; od. Neuroleptika, z.B. Levomepromazin (Neurocil®, einschleichend bis max. 300 mg/Tag)
- Invasive Schmerztherapie (wird meist vom Anästhesist/**Schmerztherapeut** durchgeführt):
  - i.v., i.m. od. s.c. Opiate: Morphin (MSI®-Ampullen, max. 50 mg alle 4 Std.), Piritramid (Dipidolor®, max. 22,5 mg alle 6 Std.), Pethidin (Dolantin®, max. 100 mg alle 4 Std.) zur Behandlung von Schmerzspitzen. Längere Applikation auch mittels s.c. Katheter und Pumpe (z.B. Pegasus light) mögl.
  - epidurale Opiatanalgesie (Morphin, MSI®-Ampullen) über subkutan getunnelten Katheter oder subkutan implantierten Port (evtl. auch mit subkutan implantierter Pumpe, z.B. Medtronic): 1-4 mg verdünnt mit physiolog. Kochsalzlösung
  - intrathekale Opiatanalgesie mit Morphin (MSI®-Ampullen): 0,5-1 mg verdünnt mit 1-4 ml physiologischer Kochsalzlösung über Katheter mit implantiertem Port od. Pumpe. Bei opiatrefraktären Pat. ist auch der neue Wirkstoff Ziconotid (Prialt®) intrathekal mögl.

- regionale Schmerzblockaden: Plexus coeliacus und Interkostalblockade als chemische Neurolyse (5%iges Phenol), Intrapleuralblockade mit Bupivacain (Carbostesin® 0,5%ig)
- epidurale elektrische Hinterstrangstimulation mit implantierten Elektroden und einem externen od. implantierten Generator (Ind: fehlendes Ansprechen auf andere Verfahren)

• Unterstützende Maßnahmen: Krankengymnastik, physikalische Therapie, Lymphdrainage, TENS (transkutane elektrische Nervenstimulation), Neuraltherapie mit Hautinfiltration eines Lokalanästhetikums ("quaddeln" z.B. mit Lidocain, Xyloneural®) im Bereich von Myogelosen od. auch anästhesierende Salben od. Pflaster (Capsaicin od. Lidocain), Akupunktur

• Operativ: Ind: finale Erkrankung und Versagen aller anderen analgetischen Methoden
- DREZ-Läsion (dorsal root entry zone): Koagulation od. Chemoneurolyse (mit Phenol-Glyzerin) der afferenten Schmerzbahn im Bereich der Hinterwurzel am Rückenmark od. auch operative Durchtrennung der Hinterwurzelnerven (Rhizotomie, FOERSTER-Operation) mögl.
- Chordotomie: offene operative Durchtrennung od. perkutane Thermoläsion/Radiofrequenzablation des Tractus spinothalamicus im Rückenmark in Höhe C1/C2
- Intrathekale Neurolysen, Thermokoagulation des Ganglion trigeminale GASSERI

• Radiatio: punktuelle Bestrahlung bei Knochenmetastasen

• Weitere Informationen für Ärzte und Patienten: Informationsdienst Krebsschmerz beim KID, Im Neuenheimer Feld 280, 69120 Heidelberg, Tel.: (08 00) 4 20 30 40, Internet: http://www.ksid.de

Kompl:
* Nichtopioidanalgetika: Magenschmerzen, Gastritis, Ulcus ventriculi, Ulkusperforation
* Metamizol: selten Agranulozytose, Anaphylaxie
* Opioide: limitierend in der Dosissteigerung ist die **Obstipation**, daneben Miktionsstörungen mit Harnverhalt, Übelkeit, Erbrechen, Sedation, Verminderung des Reaktionsvermögens (Aufklärung: kein Autofahren!), Schwindel, Miosis, Atemdepression (Antidot bei Intoxikation: Naloxon). Das Abhängigkeitspotential spielt bei der Behandlung chronischer Tumorschmerzen keine Rolle.

ASTROZYTOME

Anatomie: Tumor aus der Reihe der Neurogliazellen = Gliom. Astrozyten sind die größten Gliazellen mit zahlreichen zytoplasmatischen Zellfortsätzen. Sie bilden das Stützwerk des Nervengewebes.

Path:
♦ Dignität: je nach Entdifferenzierung G I-III (Einteilung bezüglich der Malignität nach KERNOHAN), G IV entspricht dem hochmalignen Glioblastom (s.u.)
G I u. II ⇨ langsames Wachstum, in der Randzone gelegentlich infiltrierend wachsend, geringer Masseneffekt
G III = malignes Astrozytom ⇨ schnelles Wachstum, starkes perifokales Ödem
♦ Histo: Gliazellen mit bläschenförmigen Kernen, je nach Malignität buntes Bild aber mit weniger Zellen und Mitosen/Atypien als das Glioblastom
Fibrilläre Astrozytome: bipolare, faserreiche Astrozyten
Protoplasmatische Astrozytome: große Zellen mit homogen-eosinophilem Zytoplasma
♦ Lok: Marklager von **Frontalhirn** und Temporallappen bevorzugt, seltener Parietal- od. Okzipitallappen

Epid:
◊ Prädisp.alter: insg. Gipfel um 40. Lj., Astrozytome G I u. II mittleres Lebensalter, G III höheres Lebensalter
◊ **M** > w (= 2:1)
◊ 25 % der primären Hirntumoren sind Astrozytome (häufigster primärer Hirntumor), bei Kindern 50 % der Hirntumoren

Etlg: # Nach der Dignität: G I bis IV nach KERNOHAN
Das Astrozytom G IV entspricht dabei histologisch dem Glioblastoma multiforme (s.u.)
Nach dem pathoanatomischen Aspekt: fibrilläre Astrozytome ⇨ feste Konsistenz
protoplasmatische Astrozytome ⇨ weiche Konsistenz
Sonderformen: pilozytisches Astrozytom und Spongioblastom (s.u. bei DD)

Klin: ⇒ Bei den niedrig malignen Astrozytomen Beschwerdeentwicklung über einen **langen Zeitraum** möglich, z.B. Kopfschmerzen, psychische Alterationen
⇒ **Anfälle**, insb. fokale Epilepsie, z.B. JACKSON-Anfälle
⇒ Später: neurologische **Herdsymptome**, z.B. Hemiparesen, Hemianopsie, Sprachstörungen (Aphasie), Ataxie

Diag: 1. Anamnese und klinische, neurologische Untersuchung (s.o.)
2. Bildgebung: im **MRT/CCT** oft Zone verminderter Dichte, mit dem Grad der Entdifferenzierung nimmt die Kontrastmittelanreicherung zu, zystische Strukturen mögl., Kalzifizierungen kommen gelegentlich vor.
In der ^{1}H-MR-Spektroskopie ist eine Differenzierung der Dignität mögl.
Im frühen Stadium niedrig maligner Astrozytome kann der radiologische Nachweis noch negativ sein!
3. Bei sehr kleinen hypodensen Raumforderungen im CCT ohne Kontrastmittel-Enhancement ggf. Biopsie und CT-Verlaufskontrollen

Ther: • Operativ: Ind: grundsätzlich indiziert, oft aber wegen der intrazerebralen Lokalisation an wichtigen Stellen nicht durchführbar
- Versuch der Resektion im Gesunden, wenn neuroanatomisch dies ohne großen Funktionsverlust möglich ist.
- Radiatio postoperativ (54 Gy in 1,8 Gy-Fraktionen) bei G III / IV
- Chemotherapie (PCV-Schema) nur bei Rezidiv od. Progression nach Strahlentherapie

Prog: 5-JÜR bei G I 50-60 %, bei G II 30 %, bei G III 10 %, G IV s. Glioblastome
Bei niedrig-malignen Astrozytomen auch Dauerheilung mögl.
Auch radikal entfernte Astrozytome können rezidivieren (noch nach bis zu 20 Jahren).

Kompl: * Übergang (maligne Entartung) in ein Glioblastom mögl.
* Gliomatose des Gehirns = plurifokale Herde unterschiedlicher Malignität
* Rezidiv noch nach Jahrzehnten mögl. und Phänomen der **malignen Progression** = Rezidive haben häufig eine höhere Malignität als der Primärtumor

Op: * Bleibende neurologische Defizite, je nach Resektion wichtiger Strukturen

DD: - Spongioblastome (auch Mittelliniengliome genannt): benignes Astrozytom G I-II mit Lok. im Fasciculus **opticus** od. Chiasma (sog. Optikusgliom) oder **Hypothalamus** bei jungen Pat. (5.-15. Lj.), Ther: eine Resektion ist wegen der Lage in der Mittellinie (neurofunktionell wichtige Verbindungen) manchmal nicht möglich, ist eine Op. durchführbar, dann sehr gute 5-JÜR mit 95 %
- Pilozytisches Astrozytom (Dignität G I): bei jugendlichen Pat. (macht 25 % aller Hirntumoren im Kindes- und Jugendalter aus), Lok: **Kleinhirn** (auch als Kleinhirnspongioblastom bezeichnet), Mittelhirn oder Hypothalamus.
Ther: Totalexstirpation, Prog: 5-JÜR 85 %
- Oligodendrogliome stellen sich im Röntgenbild gleich dar
- Glioblastoma multiforme (s.u.)
- Gliomatosis cerebri: diffuses anaplastisches Astrozytom/Gliom im gesamten Gehirn ausgebreitet

GLIOBLASTOME

Syn: Glioblastoma multiforme, Astrozytom G IV, entdifferenziertes/anaplastisches Glioblastom, Gliosarkom, Schmetterlingsgliom (beidseitig im Marklager)

Path:
- Glioblastoma multiforme entspricht histologisch dem **Astrozytom G IV**
- Dignität: **hoch maligne** (Grading IV nach KERNOHAN), rasches **infiltratives** Wachstum, Bildung von **neuen Gefäßen** und arteriovenösen Anastomosen, starke Neigung zu **perifokalem Hirnödem** ⇨ schnelle Entwicklung von Hirndruck und Massenverschiebungen
- Histo: **vielgestaltiges Bild** mit Zellpolymorphie, mehrkernigen Riesenzellen, Nekrosen, Blutungen und zystischen Tumorzerfallshöhlen (**Leopardfellstruktur** d. Schnitte)
- Lok: **Marklager** (auch beidseitig vom Corpus callosum ausgehend = Schmetterlingsgliom) der frontalen und parietalen Großhirnhemisphären, Stammganglienbereich, auch diffus

Epid:
- ◊ Prädisp.alter: 40.-60. Lj.
- ◊ **M** > w (= 2:1)
- ◊ ca. 15 % aller primären Hirntumoren sind Glioblastome
- ◊ In Deutschland ca. 3.000-5.000 Fälle pro Jahr

Klin:
- ⇒ Beschwerdenentwicklung kurzfristig innerhalb von Wochen - Monaten
- ⇒ Kopfschmerzen, Hemiparesen, zerebrale Herdsymptome und Krampfanfälle, Bewusstseinsstörungen
- ⇒ Rasche Entwicklung einer Hirndrucksymptomatik mögl.

Diag:
1. Anamnese und klinische, neurologische Untersuchung: **Stauungspapille**, neurologische Ausfälle
2. EEG: Herdbefund und mittelschwere Allgemeinveränderungen
3. Bildgebung: **MRT/CCT** zeigt Raumforderung mit **ausgeprägtem Randödem**, zentralen Nekrosen (erniedrigte Dichte, evtl. zystische Strukturen), unregelmäßigen (ringförmigen) Anreicherungen bei Kontrastmittelgabe, Verlagerungen der Ventrikel / Mittellinie

   Bei unklarem Befund kann in Zentren eine FET-PET durchgeführt werden (weißt den Aminosäurenstofwechsel nach, der in Tumorgewebe im Vergleich zum Gehirn erhöht ist)
4. Angiographie: arteriovenöse Kurzschlüsse (pathologische Gefäße), Blutungen

Ther:
- Konservativ = palliativ (bei Inoperabilität): Radiatio mit Hochvoltbestrahlung, Chemotherapie, Glukokortikoide (Dexamethason, Fortecortin®)
- Operativ: Ind: grundsätzlich indiziert, oft aber wegen der Lokalisation an neurofunktionell wichtigen Stellen **nicht od. nur teilweise durchführbar**.
  - Versuch der max. mögl. operativen Tumorenukleation
  - ggf. intraoperativ Einlage von BCNU (1,3-bis(chlorethyl)-1-nitrosourea, Carmustine) in das Tumorbett als adjuvante Chemotherapie
  - Postoperative Radiatio (54-60 Gy in 2 Gy-Fraktionen)
  - Postoperative Chemotherapie mit Nitrosoharnstoffhaltigem-Schema od. Temozolomid (Temodal®) mögl., verlängert das mediane Überleben um 2 Mon.
  - In Studien wird eine Impfung alle 4 Wo. mit den operativ gewonnen Tumorzellen erprobt (diese werden mit einem avirulenten Virus übertragen). Erste Ergebnisse zeigen eine Verdopplung der Überlebenszeit.

    In Erprobung ist auch die Gabe von Bevacizumab (ein Angiogeneseinhibitor, Avastin®) + Irinotectan (ein Topoisomerasehemmer, Campt®)

Prog: Insgesamt **extrem schlechte** Prognose, **5-JÜR** 0-3 %, mittlere Überlebenszeit ohne Ther. 4-5 Mon., mit Ther. 12-14 Monate

Kompl: * Frühe Hirndruckentwicklung, rasche Progredienz

* Einblutung ins Gliom ("Apoplektisches Gliom") mit zusätzlicher akuter Verschlechterung der Symptomatik

Op: * Durch die intraparenchymatöse Lage sind postoperative neurologische Defizite meist nicht auszuschließen
* Selbst bei radikal entfernten Glioblastomen kommt es fast ausnahmslos zum **Rezidiv** ⇨ u.a. ergibt sich daraus die extrem schlechte Prog. (auch experimentell gentherapeutischen Verfahren mit peritumoral injizierten Zell-Suizidgenen konnten dies in Studien beim Menschen nicht verhindern)

HIRNSTAMMGLIOME

Path: ♦ Dignität: hoch **maligne** (G IV) mit Infiltration der Dura mater und extrakranieller Metastasierung
♦ Lok: Hirnstamm

Epid: Prädisp.alter: 10.-20. Lj., Hirnstammgliome sind selten

Klin: ⇒ Hirnstammsymptome (Hirnnervenausfälle, Extremitätenparesen und Pyramidenzeichen)
⇒ Verschlusshydrozephalus durch Verlegung der Liquorwege

Diag: 1. Anamnese: schnelle Entwicklung der Symptome
2. Neurologische Untersuchung: Hirnnervenstatus (Fazialisparese, Schluckstörungen, Augenmotilitätsstörungen)
3. Bildgebung: **MRT/CCT**

Ther: Versuch der Exstirpation (meist nicht mögl.) und Radiatio

Prog: Sehr schlecht

OLIGODENDROGLIOME

Anatomie: Die Oligodendrozyten bilden die Myelinlamellen im Bereich der weißen Substanz des ZNS (analog den Schwann-Zellen der peripheren Nervenfasern)

Path: ♦ Dignität: meist ausgereift, gefäßarm, gut abgegrenzt, langsames Wachstum (G I-II)
⇨ **Verkalkungen** sprechen für langsames Wachstum, nur geringes Hirnödem
Höher maligne Oligodendrogliome sind den Astrozytomen / Glioblastom ähnlich
♦ Histo: Zellen hell, mit großem Zytoplasmasaum, häufig verkalkt, **Honigwabenstruktur**
♦ Lok: **Frontalhirn**, Temporal- und Parietalhirn, im Jugendalter häufig auch im Thalamus

Epid: ◊ Prädisp.alter: 35.-45. Lj., m > w
◊ ca. 10 % der primären Hirntumoren sind Oligodendrogliome

Klin: ⇒ Bei den wenig malignen Oligodendrogliomen Beschwerdenentwicklung über lange Zeit (Jahre) möglich, z.B. Kopfschmerzen, psychische Alterationen, oft ist ein **fokaler Anfall** dann das Erstsymptom (50 % d.F.)
⇒ Später: neurologische Herdsymptome (z.B. Hemiparesen, Ataxie, Sprachstörungen je nach Lokalisation)

Diag: 1. Anamnese und neurologische Untersuchung
2. Bildgebung: **MRT/CCT** ⇨ Raumforderung häufig mit **Verkalkungen** (40 % d.F.)

<u>**Ther:**</u> • <u>Operativ:</u> Ind: grundsätzlich indiziert, wegen der intrazerebralen Lokalisation an wichtigen Stellen aber oft nicht möglich
- **Tumorexstirpation** in toto oder zumindest partielle Exzision
- postoperative Chemotherapie nach dem PCV-Schema

• Radiatio nur bei hoch malignen Oligodendrogliomen mögl.

<u>**Prog:**</u> 5-JÜR niedrig maligner Oligodendrogliome bei 60 %, anaplastische haben eine 5-JÜR von 35 %. Langfristige Remission möglich, aber Rezidivrate insgesamt hoch.

<u>**Kompl:**</u> * Einblutung ins Gliom ("Apoplektisches Gliom") mit dann akuter Verschlechterung der Symptomatik

<u>Op:</u> * Da radikale Op. meist nicht mögl. ⇨ hohe **Rezidiv**rate

<u>**DD:**</u> Astrozytome (sind im Röntgen schwer von den Oligodendrogliomen zu differenzieren)

MEDULLOBLASTOME

<u>**Path:**</u>
- <u>Dignität:</u> hoch maligne (G IV), infiltrierend wachsend
- **Frühe Metastasierung** über den Liquor cerebrospinalis (1/3 der Pat. hat bei Diagnosestellung bereits Metastasen)
- <u>Histo:</u> kleine runde u. ovale Zellen mit sehr schmalem Zytoplasmasaum, zell- und **mitosenreich**, embryonale Geschwulst (entdifferenziertes Gliom), Pseudorosetten ohne Blutgefäß in der Mitte
- <u>Lok:</u> hintere Schädelgrube vom unteren Teil des Vermis cerebelli = **Kleinhirnwurm** ausgehend (90 % d.F.) ⇨ früh Okklusivhydrozephalus

<u>**Epid:**</u>
- ◊ <u>Prädisp.alter:</u> **Kindesalter** 3.-10. Lj.
- ◊ **M** > w (= 2:1)
- ◊ ca. 5 % aller primären Hirntumoren sind Medulloblastome, bei Kindern und Jugendlichen 20 % der Hirntumoren

<u>**Klin:**</u>
- ⇒ Kurze Anamnese mit schneller Symptomentwicklung aufgrund früher Liquorstauung ⇨ Übelkeit, **Erbrechen**, Kopfschmerz
- ⇒ **Ataxie** durch zerebellare Funktionseinschränkung
- ⇒ Nackensteifigkeit als Zeichen einer beginnenden Einklemmung
- ⇒ Vergrößerter kindlicher Schädel
- ⇒ Selten: Hirnnervenausfälle

<u>**Diag:**</u>
1. Anamnese (kurz: Woche – Monate)
2. Neurologische Untersuchung: **Stauungspapille**?
3. <u>Bildgebung:</u> Schädelübersicht zeigt Vergrößerung mit klaffenden Nähten
   CCT/MRT ⇨ in der Mittellinie des Kleinhirnes gelegene leicht hyperdense Raumforderung, deutliches Kontrastmittelenhancement hinter dem IV. Ventrikel, Hydrocephalus internus, evtl. Tumorabsiedlungen in den Liquorräumen
   ggf. präop. Angiographie über die A.vertebralis
4. LP: ggf. Nachweis von Tumorzellen

<u>**Ther:**</u> • <u>Operativ:</u> Ind: grundsätzlich gegeben, insb. bei akutem Verschlusshydrozephalus
- Versuch der radikalen Tumorexstirpation
- Hydrozephalus ⇨ Entlastung durch Liquorableitung

• Zusätzlich: postoperative Radiatio (55 Gy) und evtl. systemische Polychemotherapie (Cisplatin, CCNU u. Vincristin) oder intrathekale Zytostase

Prog: Mit maximaler Therapie 50%ige 5-JÜR, bei Kindern bis 60%ige 5-JÜR

Kompl: * Vom Kleinhirnwurm ausgehend in Kleinhirnhemisphären, Hirnstamm und Medulla oblongata infiltrierend wachsend
* Hydrocephalus internus occlusus ⇨ Einklemmungsgefahr der Medulla oblongata
* Metastasierung über den Liquor cerebrospinalis (Abtropfmetastasen) ⇨ Seitenventrikel oder Spinalkanal (⇨ Rückenmark-/Kauda-Symptome mögl.)

DD: – Kleinhirnastrozytome (Spongioblastom des Kleinhirnes, pilozytisches Astrozytom)
– Allgemeine DD des Hydrocephalus occlusus, hier z.B. DANDY-WALKER-Syndrom

PINEALOME

Syn: Pinealistumor, Pinealisparenchymtumoren, ICD-10: D44.5

Anatomie: Corpus pineale (Syn: Glandula pinealis, Zirbeldrüse, **Epiphysis cerebri**) liegt auf der Lamina tecti (Vierhügelplatte des Mesencephalon)

Path: ♦ Dignität: gutartig, hochdifferenziert, abgekapselt (G II) = Pinealozytom
zytäre und blastäre Anteile beim Pinealismischtumor
bösartig, anaplastisch, infiltrierend (G IV) = Pinealoblastom
♦ Histo: häufig verkalkend
♦ Lok: vom Corpus pineale ausgehend, kann das Mittelhirn und den Aquädukt komprimieren (s. Abb.)

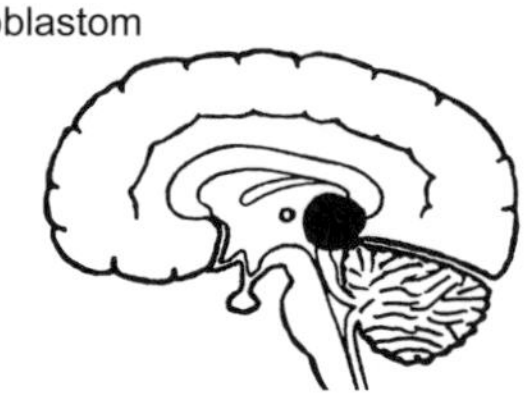

Epid: ◊ Prädisp.alter: 10.-30. Lj.
◊ **M** >> w (12:1)
◊ Sehr seltener Hirntumor

Klin: ⇒ Häufig Störung des Kerngebiets des III. Hirnnerven (N.oculomotorius) im Mittelhirn ⇨ PARINAUD-Syndrom (**vertikale Blickparese** = Blicklähmung nach unten und Konvergenzlähmung), Nystagmus, evtl. auch Ptose und Mydriasis
⇒ **Pubertas praecox** mögl.
⇒ Kopfschmerzen, psychoorganische Symptome (Verlangsamung, Affektverflachung) bei **Behinderung des Liquorabflusses** und resultierendem Hirndruckanstieg

Diag: 1. Anamnese
2. Neurologische Untersuchung, Stauungspapille bei Hirndruck
3. Bildgebung: **MRT/CCT** ⇨ hyperintense/hyperdense, scharf begrenzte Raumforderung am Hinterrand des III. Ventrikels mit Verkalkungen (im CT sichtbar), evtl. Angiographie
4. Liquorpunktion (maligne Zellen im Liquor bei Metastasierung)
5. Labor: in Blut und Liquor AFP, ß-HCG bestimmen zum Ausschluss eines sezernierenden Keimzelltumors (s.u. DD)

Ther: • Bei Hydrozephalus Ventrikeldrainage
• Operativ: mikrochirurgische Exstirpation
• Postoperativ: Radiatio (54 Gy)

Prog: Mittlere Überlebenszeit 4 Jahre, langfristige Remission bei kompletter Entfernung mögl.

Kompl: * Verlegung des Aquaeductus SYLVII ⇨ Liquorzirkulationsstörung mit **Hirndruck**symptomatik (Hydrocephalus occlusus internus)
* Ektope Pinealome durch Abtopfmetastasierung in den III. Ventrikel und weiter spinal

<u>**DD:**</u> – Keimzelltumoren: Germinom, Germinoblastom, embryonales Karzinom, Chorionkarzinom (sezerniert AFP, ß-HCG), Teratom, Dermoid, Epidermoid od. Hamartom ebenfalls in dieser Region häufig, Ther. wie bei den Pinealomen
- Gliom
- Lipom, Arachnoidalzysten

NEURINOME

<u>**Syn:**</u> Neurilemmome, Schwannome, häufigstes: ***Akustikusneurinom***, ICD-10: D33.3

<u>**Anatomie:**</u> Die Schwann-Zellen (= Neurolemm) bilden die Myelinscheiden um periphere Nervenfasern und Hirnnerven.

<u>**Path:**</u>
- ♦ Ausgehend von den Schwann-Zellen eines Hirnnerven oder peripheren Nerven, neuroepithelialer Tumor
- ♦ <u>Dignität:</u> G I-II (= relativ **benigne**), expansiv **verdrängend**, sehr **langsam wachsend**, selten kommen auch hoch maligne Schwannome vor
- ♦ <u>Histo:</u> spindelkernige Zellen, **palisadenförmige** oder fischzugförmige Anordnung der Zellen (s. Abb.), derb weißliche Schnittfläche
- ♦ <u>Lok:</u> am häufigsten **VIII. Hirnnerv** (N.vestibulocochlearis = N.statoacusticus, 50 % aller Neurinome) betroffen, meist vom vestibulären Anteil ausgehend (korrekte Bezeichnung ist demnach Vestibularisschwannom, wird aber klinisch meist Akustikusneurinom genannt). Ausbreitung: vom Meatus acusticus int. bis zum Kleinhirnbrückenwinkel wachsend

  Selten: V. Hirnnerv (N.trigeminus) oder XII. HN (N.hypoglossus)

  Peripher: Hinterwurzel des Rückenmarkes, periphere Nerven

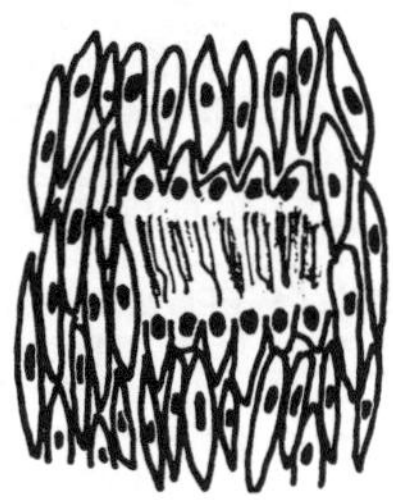

- ♦ Bei Neurofibromatosis generalisata (v.RECKLINGHAUSEN) ⇨ doppelseitiges Akustikusneurinom mögl.

<u>**Epid:**</u>
- ◊ Inzidenz: ca. 1/100.000/Jahr
- ◊ Prädisp.alter: 35.-60. Lj., **w** > m (= 2:1)

<u>**Etlg:**</u> <u>Nach dem Ort der Entstehung</u> und dem Wachstum der Akustikusneurinome:
- # Laterale Akustikusneurinome: nur im inneren Gehörgang = intrameatales Wachstum
- # Mediolaterale Akustikusneurinome: innerer Gehörgang/Porus + Kleinhirnbrückenwinkel = intrameatales + extrameatales Wachstum
- # Mediale Akustikusneurinome: direkt im Kleinhirnbrückenwinkel entstehend = extrameatales Wachstum

<u>Nach der Größe</u> des Akustikusneurinoms:
- Intrameatale Tumoren <8 mm ⇨ früher diagnostische Schwierigkeiten (⇨ heute MRT)
- Intrameatal-intrakranielle Tumoren <2,5 cm
- Intrakraniell-intrameatale Tumoren >2,5 cm

<u>**Klin:**</u> <u>Allgemein:</u> Symptome entwickeln sich langsam über Jahre

<u>Akustikusneurinome:</u>
- ⇒ Progrediente **einseitige Hypakusis** (= Hörminderung), **Tinnitus** (Ohrgeräusche)
- ⇒ **Schwindel**, Gleichgewichtsstörungen, evtl. Fallneigung zur betroffenen Seite
- ⇒ **Ataktische Störungen**, insb. **Gangunsicherheit**, Nystagmus und kontralaterale Pyramidenbahnzeichen bei Druck auf Pons oder Kleinhirn, okzipitale Kopfschmerzen
- ⇒ Evtl. diskrete einseitige (periphere) Fazialisparese, Gesichtszuckungen

⇒ Hyp- und Parästhesien im Versorgungsgebiet des V. Hirnnerven (N.trigeminus), Paresen der kaudalen Hirnnerven (IX.-XI.) bei großen Tumoren

⇒ Bei sehr großen Tumoren ⇨ Kopfschmerzen, Zwangshaltung des Kopfes zur erkrankten Seite, Hirndruckzeichen durch Liquorstopp

⇒ Kleinhirnbrückenwinkel-Syndrom (= CUSHING-Syndrom II): ipsilaterale Hirnnervenausfälle, zerebellare Symptome, Hirndruckzeichen

Periphere Neurinome:

⇒ Schmerzen, sensible/sensorische Ausfälle, Parästhesien

Diag:
1. Anamnese (**meist sehr lange** schon geringe Veränderungen, z.B. des Hörvermögens)
2. Neurologische Untersuchung: **einseitiger Hörverlust**, Ausfall des Kornealreflexes, Spontannystagmus und evtl. Fehlen des kalorischen Nystagmus (= einseitiger Vestibularisausfall), negatives Recruitment (= Fowler-Test ⇨ Lautstärkeangleichung für beide Ohren bei sehr lauten Tönen gelingt bei Akustikusneurinom nicht), Stauungspapille (bei Hirndruck)?
3. Liquorpunktion: **typische Eiweißvermehrung** (>100 mg/dl) bei größeren Akustikusneurinomen (Störung der Blut-Liquor-Schranke)
4. Bildgebung: Rö. nach STENVERS und SCHÜLLER (HNO-Spezialaufnahmen, zeigen ggf. eine Erweiterung des inneren Gehörganges = Porus acusticus int.) u. CCT (aber nur 50 % der leicht hyperdensen Tumoren sichtbar) mögl. ⇨ Diagnostikum der Wahl ist d. **MRT**

   MRT zeigt homogenen, leicht hyperintensen Tumor (in 95 % d.F. Nachweis erfolgreich)
5. **AEP** (Akustisch evozierte Potentiale, auch BERA = brainstem evoked response audiometry genannt): verlängerte Latenz bei Überleitung d. akustischen Erregung zum Gehirn
6. EMG: Denervierungszeichen der mimischen Muskulatur (N.facialis-Alteration)
7. HNO-Konsil: Audiogramm zeigt Hörverlust, Gleichgewichtsprüfung zeigt vestibuläre Untererregbarkeit der betroffenen Seite

Ther:
- Operativ: Ind: grundsätzlich gegeben
  - Akustikusneurinom: Zugang translabyrinthär od. transtemporal bei kleinen, auf den inneren Gehörgang beschränkten Akustikusneurinomen, bei größeren Akustikusneurinomen transkranieller (subokzipitaler) Zugang, Tumorexstirpation mit der Tumorkapsel

    Bei kleinem Akustikusneurinom wird heute teilweise auch eine konservative Ther. versucht (regelmäßige Kontrolle mit MRT auf Größenprogredienz) od. alternativ zur Op eine Radiochirurgie mit GammaKnife-Bestrahlung durchgeführt (hat weniger Kompl.)
  - Periphere Schwannome: in mikrochirurgischer Technik Separation des betroffenen Nervenfaszikels aus dem Gesamtnerv und Tumorexstirpation mit dem betroffenen Faszikel
- Selbsthilfegruppe: Vereinigung Akustikus-Neurinom e.V., Leinenweberstr. 13, 31655 Stadthagen, Tel./Fax: (0 57 21) 7 63 66, Internet: http://www.akustikus.de

Prog: Insgesamt sehr gut. Beim Akustikusneurinom-Op Gehörerhaltung in ca. 20-60 %, Fazialiserhaltung in 40-80 % d.F., Mortalität 0-2 %

Kompl:
* Op: Akustikusneurinom: bei translabyrinthärem Zugang Hörverlust, Verletzung des N.facialis mögl. (Senkung der Rate durch intraoperatives Fazialismonitoring), Liquorfistel
* Kleinhirnbrückenbefall macht ggf. größeren Eingriff nötig ⇨ neurologische Ausfälle mögl.

DD:
- Hörverlust/Gleichgewichtsstörungen: Hörsturz, kongenitales oder erworbenes Cholesteatom (kann intrakraniell v.a. im Kleinhirnbrückenwinkel od. im Bereich des Corpus pineale sowie im Mittelohr vorkommen), MENIÈRE-Krankheit

  ⇨ **bei jedem einseitigen Hörverlust sollte an ein Akustikusneurinom gedacht werden!**
- Meningeome, Epidermoidzyste, Arachnoidalzyste in der Region des Kleinhirnbrückenwinkels
- Neurofibrome, plexiforme Neurofibrome, maligne periphere Nervenscheidentumoren
- **Neurofibromatose** v.RECKLINGHAUSEN (maligne Entartung mögl., Risiko beträgt 15 %), auch beidseitiger Befall mögl. ⇨ vollständige Ertaubung, Ther: nach Op Implantation eines

Hirnstammimplantates (Auditory Brainstem Implant) an den Nucl.cochlearis, das elektrische Impulse aus den Umweltgeräuschen generiert und einen gewissen Höreindruck vermittelt

- Pseudozysten peripherer Nerven (muzingefüllte Zysten meist in Gelenknähe)

EPENDYMOME

Syn: ICD-10: D43.2 (benigne) und C71.9 (maligne)

Anatomie: Ependym = Einschichtige Zellauskleidung des Ventrikelraumes und Spinalkanales

Path:
- Dignität: von G I-IV mögl., **Abtropfmetastasen** über den Liquorweg häufig
- ¼ d. Pat. haben Chromosomenaberrationen (Chrom. 22, 1, 11q, 6q)
- Histo: girlandenförmige Tumorzellanordnung mit typischen tumorzellfreien Bezirken, blumenkohlartige Oberfläche
- Lok: vom Ependym der Ventrikel ausgehend, im Ventrikelsystem wachsend ⇨ bevorzugt im **IV. Ventrikel** (Erwachsene), Seiten- od. III. Ventrikel (Kinder) und **Spinalkanal** (Filum terminale)

Epid: Prädisp.alter: Kinder 8.-15. Lj., seltener Erwachsene

Klin:
⇒ Liquorzirkulationsstörung früh ⇨ **Hirndrucksymptomatik**, Übelkeit und Erbrechen
⇒ Zwangshaltung des Kopfes
⇒ Ataxie

Diag:
1. Anamnese
2. Neurologische Untersuchung und Liquorpunktion (Nachweis maligner Zellen im Liquor)
3. **MRT** zeigt leicht hyperintensen Tumor von der Ventrikelwand ausgehend mit Zysten und (im CCT) Verkalkungen

Ther:
- Operativ: radikale Exstirpation und für G II-IV postoperative Radiatio (mit 54 Gy)
- Bei Hydrozephalus Anlage eines Shunts

Prog: Frühe Metastasierung über den Liquorweg ⇨ häufig Rezidive, 5-JÜR 20-60 %

Kompl: Hydrocephalus occlusus

DD:
- Ependymkolloidzysten (embryonale Fehlbildung im Bereich des III. Ventrikels, insb. in der Nähe des Foramen interventriculare MONROI, daher auch MONRO-Zyste genannt)
- Subependymale Blutung (insb. intrauterin) ohne od. mit Ventrikeleinbruch
- Plexuspapillome

PLEXUSPAPILLOME

Syn: Chorioidepitheliom, ICD-10: D33.0 (I.-III.), D33.1 (IV. Ventrikel)

Anatomie: Liquorproduktion pro Tag: 500 ml durch den **Plexus choroideus** in den Ventrikeln. Inhalt des Ventrikelsystems: 150 ml.
Abfluss über den IV. Ventrikel in die Apertura med. (MAGENDII) u. lat. (LUSCHKAE) u. die Zisternen (Cisterna cerebellomedullaris u. pontis).

<u>Path:</u>
- Dignität: gutartig, langsam wachsend
- Histo: blumenkohlartig geformt
- <u>Lok:</u> Papillom ausgehend vom Plexus choroideus im IV., Seiten- od. III. Ventrikel
- Liquorzirkulationsstörung (**intermittierender Hydrocephalus occlusus** durch Verlegung der Liquorwege bei bestimmten Kopfhaltungen) od. Überproduktion (Hypersekretion) von Liquor cerebrospinalis ⇨ Hirndrucksymptomatik

<u>Epid:</u> Prädisp.alter: fast ausschließlich im Kindesalter, sehr seltener Tumor

<u>Klin:</u>
⇒ Anfallsweise Kopfschmerzen mir Übelkeit und Erbrechen
⇒ Atem- und Kreislaufstörungen, Urinabgang, Ataxie, Myoklonien, Paresen der kaudalen Hirnnerven

<u>Diag:</u>
1. Anamnese
2. Neurologische Untersuchung
3. Röntgen: **CCT** ⇨ hyperdense Raumforderung im Ventrikelsystem, Verkalkungen mögl., Erweiterung des Ventrikelsystems
4. Liquorpunktion: starke Eiweißvermehrung

<u>Ther:</u> <u>Operativ:</u> Exstirpation von okzipitalem Zugang

<u>Prog:</u> Gute Prognose bei kompletter Entfernung

<u>DD:</u>
- Ependymkolloidzysten (embryonale Fehlbildung im Bereich des III. Ventrikels, insb. in der Nähe des Foramen interventriculare MONROI, daher auch MONRO-Zyste genannt)
- Ependymome

MENINGEOME

<u>Syn:</u> ICD-10 je nach Lok.: C70.0 (Hirnhäute), C70.1 (Rückenmarkhäute)

<u>Anatomie:</u> **Mesodermaler** Tumor mit Ursprung von den Hirnhäuten (insb. von den **Granulationes arachnoidales** ausgehend).

<u>Ät:</u>
- Spontanes Auftreten
- Deletion des Chromosom 20 häufig

<u>Path:</u>
- <u>Dignität:</u> 95 % d.F. sind **benigne** (G I-II, selten III-IV)
  In der Regel **sehr langsam wachsend** über Jahre (manchmal Zufallsbefund bei Obduktion)
- <u>Histo:</u> konzentrische Anordnung von Tumorzellen (Zwiebelschalenformationen) mit Verkalkungen, sog. Psammomkörper, im Zentrum
- <u>Lok (s. Abb.):</u> **Parasagittalregion** (Dura – Falx cerebri - Winkel, neben Sinus sag. sup.), medialer oder lateraler **Keilbeinflügel**, Großhirnkonvexität, Tuberculum sellae, Olfaktoriusrinne, hintere Schädelgrube, selten im Spinalkanal oder Foramen magnum

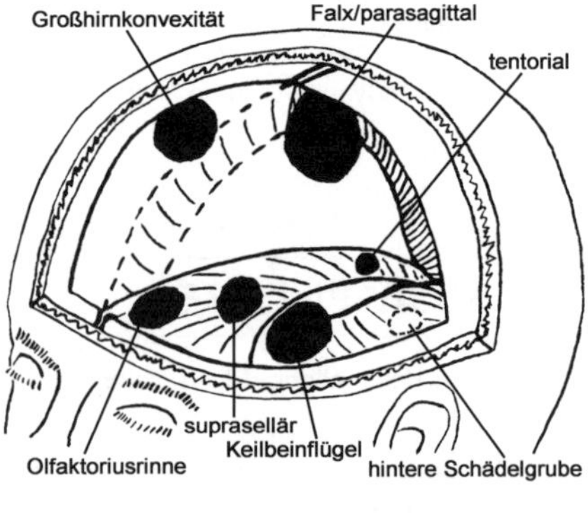

- **Vom Gehirn gut abgegrenzt** (mesodermaler Tumor), von der Arachnoidea ausgehend, mit der Dura verhaftet, das Gehirn verdrängend wachsend, gut vaskularisiert (über erweiterte Duragefäße), evtl. mit reaktiven Hyperostosen (sog. Spiculae) / Infiltration des Schädelknochens

- Meningeome *en plaque* wachsen epidural ⇨ intraossäre Ausbreitung und führen zu lockerer Knochenauftreibung (häufig im Keilbeinflügel)

Epid: ◊ Das Meningeom ist der **häufigste intrakranielle Tumor** (ca. 20 %)
◊ Häufigkeitsgipfel: 40.-60. Lj.
◊ **W** > m (= 2:1)

Etlg: Nach der Histologie:
Endotheliomatöses (= meningeotheliomatöses) Meningeom: solide, bindegewebig, runde Zellkerne, häufigste Form
Fibromatöses Meningeom: Zwiebelschalenformation, spindelkernig, faserreich
Psammomatöses Meningeom: kalkhaltige Psammomkörper
Angiomatöses Meningeom: mit angiomatösen Formationen, viele Kapillaren
Gemischtzelliges Meningeom: Kombination der o.g. Merkmale
Anaplastisches Meningeom: maligne Form (G III od. IV, selten, ca. 2-6 % d.F.), häufig frontal lokalisiert, in jedem Alter möglich., rasch progredient mit schlechter Prognose

Klin: ⇒ **Langsam progrediente Kopfschmerzsymptomatik**
⇒ **Krampfanfälle** (symptomatische Epilepsie, fokal bei Großhirnkonvexitätsmeningeomen oder auch generalisiert möglich, insb. bei basaler Lok.)
⇒ **Psychische Veränderungen** fremdanamnestisch erhebbar (Verwandte, Arbeitskollegen etc.), z.B. Dysphorie, zunehmende Aggressivität, inadäquate Reaktionen, Wesensänderung, später Antriebsverlust, Apathie
⇒ Einseitige- oder Paraparese der Beine (Mantelkantensyndrom), ggf. Blasenstörungen bei Falxmeningeom
⇒ Geruchsstörungen bis Anosmie und Amaurosis mit Pupillenstarre bei Olfaktoriusrinnenmeningeomen
⇒ FOSTER-KENNEDY-Syndrom (ipsilaterale Optikusatrophie, kontralaterale Stauungspapille) bei Keilbeinflügelmeningeomen
⇒ Sehstörungen (Visusverschlechterung, Gesichtsfeldeinschränkung) bei medialen Keilbeinflügelmeningeomen, Tuberculum-sellae-Meningeomen
⇒ Exophthalmus durch Verkleinerung der Orbita bei Hyperostose des Keilbeinflügels
⇒ Hörminderung bei Einbruch in das Innenohr bei Kleinhirnbrückenwinkelmeningeomen
⇒ Kleinhirnbrückenwinkel-Syndrom (= CUSHING-Syndrom II): ipsilaterale Hirnnervenausfälle, zerebellare Symptome, Hirndruckzeichen
⇒ Querschnittlähmung bei Lokalisation im Rückenmark

Diag:
1. Anamnese (Dauer, neurologische od. psychische Veränderungen) und Fremdanamnese
2. Neurologische Untersuchung: tastbare Hyperostosen?
3. EEG: zeigt bei Lokalisation auf der Großhirnkonvexität einen Fokus
4. Bildgebung: **CCT/MRT** ⇨ nativ homogene, leicht hyperdense Raumforderung, mit KM starke Hyperdensität, zum Gehirn scharf abgegrenzt, mit Beziehung zu den Meningen oder zum Schädelknochen (ossäre osteoplastische Auftreibungen), ggf. Verkalkungen im Tumor, perifokales Ödem
   ^{1}H-MRT-Spektroskopie ⇨ erhöhter Alanin- u. Cholin-Stoffwechsel bei Meningeomen
5. Angiographie: typisches Gefäßbild mit deutlichen umgebenden und eindringenden Gefäßen (Gefäßnabel) ausgehend von Aa.meningeae / **A.carotis externa** mit insg. sehr guter Vaskularisation, homogene Tumoranfärbung (in der kapillären Phase)

Ther:
- Operativ: Ind: grundsätzlich gegeben
  - Präoperativ Embolisation der zuführenden Gefäße
  - Totalexstirpation des Tumors mitsamt seiner Matrix (durale Anheftungsstelle)

- Postoperative Radiatio bei Teilresektion (insb. bei anaplastischen Formen, 60 Gy). Ist eine Resektion nicht mögl. (schwierige Lage an der Schädelbasis) kann ggf. auch eine primäre Bestrahlung (als sog. Radiochirurgie) durchgeführt werden.
- Bei Rezidivtumor Radiatio, bei Resistenz kann noch ein Chemotherapie mit Hydroxyharnstoff versucht werden (aber nur geringe Ansprechrate, ca. 20 %)

Prog: Prognose insgesamt nach operativer Therapie **sehr gut**, 5-JÜR 91 %. Rezidiv nach Totalexstirpation in ca. 15 % d.F.

Kompl: * Maligne Entartung, Aussaat als Meningeomatose mögl.

Op: * Verletzung von Gehirnstrukturen bei ungünstiger Lage (Keilbeinflügel, Tuberculum sellae, hintere Schädelgrube)

* Rezidiv durch verbliebene Zellnester (z.B. im Knochen oder an großen venösen Blutleitern, die nicht im Gesunden reseziert werden können)

DD:
- Meningeales Sarkom (Fibrosarcoma durae matris): Lok. meist supratentoriell, sehr selten vorkommend, maligne, rasch progredient mit schlechter Prognose
- Meningeales Melanom
- Meningeom en plaque ⇨ DD: Osteodystrophia fibrosa JAFFÉ-LICHTENSTEIN

HÄMANGIOBLASTOME

Syn: Angioblastom, LINDAU-Tumor, ICD-10: D18.0-

Ät: Familiäre Disposition oder spontanes Auftreten

Path:
- ♦ Gehören zu den mesodermalen Tumoren
- ♦ Histo: Netz kapillärer Gefäße + Zysten (mit eiweißreicher Flüssigkeit)
- ♦ Lok: **Kleinhirnhemisphäre**, Großhirn, Pons, Rückenmark

Epid:
- ◊ Prädisp.alter: 35.-45. Lj.
- ◊ **M** > w

Klin:
- ⇒ Zerebellare Ataxie (beinbetont), intermittierende Liquorzirkulationsstörungen mit Einklemmungszeichen
- ⇒ Kopfschmerzen, Nystagmus
- ⇒ Bei Frauen evtl. Auftreten der Symptome während einer Schwangerschaft
- ⇒ Paraneoplastisches Syndrom: Erythropoetin-Sekretion ⇨ Polyglobulie

Diag:
1. Anamnese
2. Neurologische Untersuchung: Stauungspapille?
3. Liquorpunktion: Eiweißvermehrung
4. Röntgen: **CCT/MRT** nativ ⇨ hypodense Zysten, mit KM od. in der Vertebralisangiographie ⇨ kräftiges Enhancement im Wandbereich (Gefäßanteil)

Ther:
- Operativ: Tumorentfernung in toto
- Ggf. präoperative Embolisation der zuführenden Gefäße

Prog: Gut, Rezidivrate bei ca. 20 %

Kompl: Subarachnoidale Blutung

DD: HIPPEL-LINDAU-Syndrom (gehört zu den Phakomatosen, aut.-dom. erblich, Chrom. 3_{p26}) = Hämangioblastome in Kombination mit Angiomatosis retinae cystica, Nieren-, Leber- (Leberkavernome) und Pankreaszysten

HYPOPHYSENTUMOREN

Syn: Hypophysenkarzinome (ICD-10: maligne C75.1)
Hypophysenadenome (ICD-10: benigne D35.2) dazu gehören: Prolaktinom, Morbus CUSHING = Kortikotropinom (CUSHING-Syndrom I), Nelson-Syndrom, Akromegalie und hormoninaktive Hypophysenadenome

Anatomie: Die Hypophyse setzt sich zusammen aus der **Adenohypophyse** (Lobus anterior und **Pars intermedia** = Hypophysenzwischenlappen) und der **Neurohypophyse** (Lobus posterior). Die Neurohypophyse ist über das Infundibulum (= Hypophysenstiel) mit dem Hypothalamus (gehören zum Diencephalon) verbunden.

Physiologie:

Adenohypophyse produziert folgende Hormone (Syn. in Klammer):

- **ACTH** (Adrenocorticotropes Hormon, Kortikotropin): wirkt auf die Nebennierenrinde
- **TSH** (Thyreoideastimulierendes Hormon, Thyreotropin): wirkt auf die Schilddrüse
- **FSH** (Follikelstimulierendes Hormon, Follitropin): Gonadotropin
- **LH** (Luteinisierendes Hormon, ICSH = interstitial cell stimulating hormone): Gonadotropin
- **Prolaktin**: wirkt direkt auf Brustdrüsenwachstum und Laktation
- **STH** (Somatotropes Hormon, Somatotropin, GH = growth hormone): direkt wirkendes Wachstumshormon (DNA-Synthese ↑, Proteinbiosynthese ↑, Blutzucker ↑, Glukoneogenese ↑)
- **MSH** (Melanozytenstimulierendes Hormon, Melanotropin, Melanophorenhormon aus der Pars intermedia): wirkt auf Melanin-Synthese und Pigmentdispersion

Neurohypophyse: Erhält die Hormone aus den Nuclei supraoptici und paraventriculares des Hypothalamus über neurosekretorischen Transport. Diese werden in der Neurohypophyse gespeichert (HERRING-Körper) und bei Bedarf abgegeben:

- **ADH** (Antidiuretisches Hormon, Adiuretin, Vasopressin): wirkt antidiuretisch durch Wasserrückresorption in den Sammelrohren der Niere u. wirkt außerdem direkter vasokonstriktorisch
- **Oxytocin**: wirkt auf die Muskulatur des Uterus und der Brustdrüse (Milchejektion)

Path:
- Dignität: G I, Tumoren der Hypophyse sind meist benigne = **Adenome**
- Lok: Hypophysentumoren gehören zu den ektodermalen Hirntumoren, sie entstehen in der Regel in der **Adenohypophyse**
  Lokale Ausbreitung (s. Abb.) ⇨ Anheben des Diaphragma sellae (⇨ Kopfschmerzen), Druck auf das Chiasma opticum (⇨ Gesichtsfeldausfall: bitemporale Hemianopsie oder einseitig temporal), Druck auf den III. Ventrikel

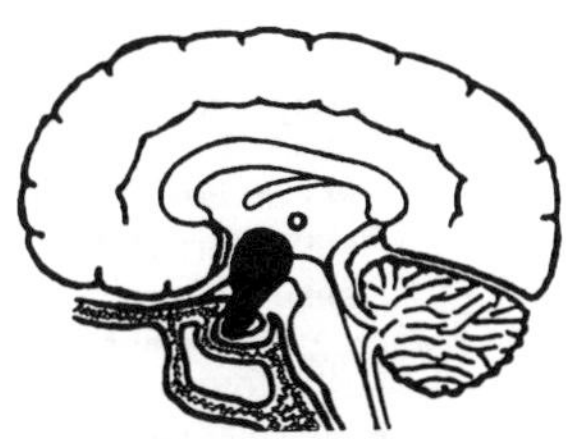

- NELSON-Syndrom (ACTH + MSH-produzierender Tumor): entsteht in 10 % d.F. nach Adrenalektomie. Der Hypophysentumor hat bei diesen Pat. wahrscheinlich schon vor der Adrenalektomie bestanden und wächst dann durch CRH-(= corticotropin releasing hormone)-Überstimulation durch den Hypothalamus. MSH führt dann zur Hyperpigmentierung der Haut.

Epid:
◊ Inzidenz: 3-4/100.000/Jahr
◊ Prädisp.alter: Adenome 30.-50. Lj. , w = m
◊ Hypophysenadenome machen ca. 5-10 % aller Hirntumoren aus

Etlg: # Dignität: meist Hypophysenadenom (**benigne**)
Adenokarzinom der Hypophyse, selten ⇨ invasiv wachsend, frühe Metastasierung

Größe: Adenome des Hypophysenvorderlappens
<10 mm = **Mikroadenome** (sind nicht raumfordernd)
>10 mm = **Makroadenome**

Hormonverhalten: Adenome des Hypophysenvorderlappens
- **Hormonaktiv: Prolaktinom** (häufigstes, ca. 30-40 % d.F.), **Akromegalie** (STH, 20 %), **Morbus CUSHING** (Kortikotropinom, ACTH, 5-10 %), Nelson-Syndrom (ACTH- + MSH-produzierender Tumor, selten)
- **Hormoninaktiv** (meist mit hypophysärer Insuffizienz, ca. 30-40 % d.F.)

Färbeverhalten in der Histologie: Adenome des Hypophysenvorderlappens
- Basophile Adenome: **ACTH**, FSH, LH, TSH-produzierende Adenome
- Eosinophile Adenome: **Prolaktin, STH**-produzierende Adenome
- Chromophobe Adenome: **hormoninaktive** Adenome

Klin: ⇒ **Kopfschmerzen**

⇒ **Gesichtsfeldstörungen:** einseitige oder **bitemporale Hemianopsie**, Visusabnahme bis zur Optikusatrophie bei Druck des Tumors auf das Chiasma opticum, bei weiterer Ausbreitung Kompression des Sinus cavernosus ⇨ Doppelbilder durch Augenmuskelparesen bei Alteration des N.oculomotorius

⇒ Prolaktinom: Frauen ⇨ Oligo-/Amenorrhoe, Galaktorrhoe, Libidoverlust, Sterilität
Männer: Libido- u. Potenzverlust, selten auch Galaktorrhoe u. Gynäkomastie

⇒ Akromegalie: Wachstum der Extremitäten (Hände, Füße) und des Gesichtsschädels (Nase, Kinn), Arthrose der Gelenke, Karpaltunnelsyndrom, Hirsutismus, Hyperhidrose, Hautfibrome, Struma diffusa, Herzhypertrophie, Diabetes mellitus, sekundärer Hypogonadismus, Schlafapnoe-Syndrom
Kinder: Gigantismus

⇒ CUSHING-Syndrom I: Stammfettsucht, Striae medullaris, Mondgesicht, Büffelnacken, arterielle Hypertonie, kleinflächige Hautblutungen (Ekchymosen), Glukoseintoleranz, Osteoporose, Myopathie, Depression/Angststörung
Zusätzlich: Frauen: Zyklusstörungen, Amenorrhoe, Hirsutismus
Männer: Libidoverlust, Impotenz
Kinder: verzögertes Wachstum, verspätete Pubertät

⇒ MSH-produzierende Tumoren: Hyperpigmentation der Haut

⇒ TSH-produzierende Tumoren: thyreotoxische Krise

⇒ **Hypophysäre Insuffizienz** (Panhypopituitarismus = komplette Hypophysenvorderlappeninsuffizienz = SIMMONDS-Krankheit oder partieller Hypopituitarismus):
- **sekundärer Hypogonadismus** (Libido- u. Potenzverlust, Oligo-/Amenorrhoe)
- sekundäre Hypothyreose (Kälteempfindlichkeit, Obstipation, raue Haut)
- sekundäre Nebennierenrindeninsuffizienz (Adynamie, Hypotonie)

Weitere Zeichen: Fehlen der sekundären Geschlechtsbehaarung, Falten um Mund und Auge, verminderte Leistungsfähigkeit, Antriebsarmut, blasse Hautfarbe (durch Anämie)

⇒ Ausfall der Neurohypophyse (Mitbeteiligung des Hypothalamus) ⇨ Diabetes insipidus

Diag:
1. Anamnese, endokrine Symptome
2. Neurologische Untersuchung
3. Bildgebung: **MRT** heute Methode der Wahl ⇨ Nachweis heute auch von intrasellären Mikroadenomen mögl.
   Rö-Schädelübersicht, Sella-Zielaufnahme u. konventionelle Tomographie od. CCT mit koronaren Schichten (sind heute alle bei Vorliegen eines MRT nicht mehr erforderlich): ⇨ **erweiterte Sella turcica** ("Ballonsella"), Auflockerung der Schädelbasis bei großem Adenom (Knochenerosion), im CT mit KM Enhancement des nativ hypodensen Tumors
   ggf. Angiographie präoperativ
4. Labor: STH, LH, FSH, ACTH, Cortisol, TSH, Prolaktin
   ➲ Morbus CUSHING ⇨ ACTH und Cortisol erhöht

- ➲ Prolaktinom ⇨ Prolaktin erhöht (>200 ng/ml)
- ➲ Akromegalie ⇨ STH erhöht (>0,5 ng/ml) und folgend IGF-1 (insulin-like growth factor) erhöht

5. VEP (visuell evozierte Potentiale)
6. Augenärztliches Konsil: Perimetrie (= Gesichtsfeldbestimmung) zur Verlaufskontrolle der Gesichtsfelddefekte
7. Immunhistologische Aufarbeitung des Op-Präparates zum Hormonnachweis für die weitere Therapieplanung

Ther:
- Konservativ: Prolaktin-produzierende Mikroadenome werden mit Dopaminagonisten (Prolaktinhemmer Bromocriptin, Pravidel® od. Lisurid, Dopergin®) lebenslang behandelt ⇨ Tumorverkleinerung (bei Progression Op), Zyklusnormalisierung, Schwangerschaft mögl.
  Kommt es unter der Bromocriptin-Therapie bei Prolaktin-produzierendem Mikroadenom zur Schwangerschaft ⇨ regelmäßige Prolaktin-Serumspiegel-Kontrollen sowie Visus- u. MRT-Kontrolle zw. 20. und 30. Schwangerschaftswoche
- Primäre Radiatio nur bei sehr alten Patienten mit zu hohem Op-Risiko indiziert, bei Mikroadenomen als hochdosierte, punktgenaue einzeitige Bestrahlung (sog. Radiochirurgie) mögl.
- Operativ: Ind: Makroadenome (>10 mm)
  - Zugang: **transsphenoidal** (über den Nasen- oder Mundvorhof zur Keilbeinhöhle, deren Vorder- und Hinterwand [= Sellaboden] eröffnet wird, in 90 % d.F. mögl.)
    Transkraniell (fronto-lateral) ⇨ bei großen Adenomen, die para- oder retrosellär oder nach frontal ausgedehnt sind
  - Mikrochirurgische bzw. heute meist endoskopieassistierte Entfernung: bei Mikroadenomen Entfernung des Adenoms unter Schonung der restlichen Hypophyse
  - Prolaktin-produzierende Makroadenome: Vorbehandlung und Nachbehandlung mit Bromocriptin, operative Entfernung
  - Makroadenome mit invasivem Wachstum ⇨ operative Entfernung und Nachbestrahlung
  - Nachbehandlung bei Akromegalie: Pegvisomant (10 mg/Tag s.c., Somavert®) bei Hormonpersistenz trotz Op
- Selbsthilfegruppen: Netzwerk Hypophysen- & Nebennierenerkrankungen e.V., Waldstr. 34, 91054 Erlangen, Tel.: (0 91 31) 81 50-46, Fax: -47, Internet: http://www.glandula-online.de

Prog: Auch nach Op. sind Rezidive mögl., Op-Risiko bei transsphenoidalem mikrochirurgischem Eingriff am geringsten (Letalität 0,5 %), Heilungsrate ca. 80 %

Kompl:
- ∗ **Hypophyseninsuffizienz** bei sehr großen Adenomen, Diabetes insipidus
- ∗ **Verschlusshydrozephalus** bei Kompression des Foramen interventriculare MONROI
- ∗ Hämorrhagische Infarzierung, Tumorblutung ("Hypophysenapoplexie")
- ∗ Med: die Dopaminagonisten können zu Op-pflichtigen Herzklappenfibrosen führen!

Op:
- ∗ **Hypophyseninsuffizienz** bei der Op. von Makroadenomen (bei Mikroadenomen kann die Hypophysenfunktion meist erhalten werden)
- ∗ Nachbestrahlung ⇨ Entwicklung einer Hypophyseninsuffizienz mit einer Latenz von 3-5 J. nach Op.

Proph:
- ♥ Bei Patienten mit Hypophyseninsuffizienz müssen folgende Hormone substituiert werden (eine Kontrolle des Hormonstatus erfolgt 4-8 Wo. und ½ Jahr postoperativ): Kortison, L-Thyroxin, Testosteron bei Männern, Östrogen bei Frauen, bei Kindern zusätzlich STH bis zum Abschluss des Wachstums
- ♥ Bei Diabetes insipidus: Desmopressin-Nasenspray (Minirin®)

DD:
- **Kraniopharyngeome** (ERDHEIM-Tumor, insb. im Kindes- u. Jugendalter), **Meningeome**
- Metastasen (insb. Mamma-, Bronchial-, Nieren-, Prostatakarzinom), Lymphome

- CUSHING-Syndrom: Nebennieren-Adenom, -Karzinom, -Hyperplasie, paraneoplastisch (kleinzelliges Bronchial-Karzinom, Schilddrüsen-, Leber-, Mamma-, Inselzellen-Karzinom), Störung des hypophysären/hypothalamischen Regelkreises, medikamentös bedingt ⇨ Cushingoid durch Überschreiten der sog. **Cushing-Schwellen-Dosis** bei Steroiden: = ca. 7,5 mg Prednisolonäquivalent/Tag, Äquivalentdosen: Cortison 40 mg/Tag, Cortisol (Hydrocortison) 30 mg/Tag, Prednison (Decortin®, Rectodelt® Supp.) u. Prednisolon (Solu-Decortin-H®) 7,5 mg/Tag, Triamcinolon (Volon®) u. Methylprednisolon (Urbason®) 6 mg/Tag, Dexamethason (Fortecortin®) u. Betamethason (Betnesol®, Celestan®) 1 mg/Tag
- Hormonproduzierende Tumoren: Karzinoide, Paraneoplasie
- SHEEHAN-Syndrom: postpartale Störung der Hypophysenvorderlappenfunktion durch ischämische Nekrose ⇨ akute Hypophysenvorderlappen-Insuffizienz
- CHIARI-FROMMEL-Syndrom nach Gravidität: postpartal persistierende Laktation über Monate bis Jahre ⇨ Uterusatrophie u. sekundäre Amenorrhoe durch unterdrückte Ovarialfunktion (Regulationsstörung im Hypothalamus-Hypophysen-System, Prolaktin ↑, FSH ↓)

KRANIOPHARYNGEOME

Syn: ERDHEIM-Tumor, SCHMINKE-Tumor, RATHKE-Taschen-Tumor, ICD-10: D44.4

Ät: – Missbildungstumor
– Virusgenese mit EPSTEIN-BARR-Virus-Infektion

Path:
- ♦ Dignität: G I (**benigne**), Kalkeinlagerungen und Zysten (cholesterinreiche Flüssigkeit) häufig, haben eine feste Kapsel, langsames Wachstum, gehören zu den Missbildungstumoren (**embryonales Gewebe** = dysontogenetischer Tumor von Resten des **Duct.craniopharyngeus** = RATHKE-Tasche mit epithelartigen Zellen)
- ♦ Histo: zystische Schnittfläche mit Mikroverkalkungen
- ♦ Lok: gehen vom **Rachendach** aus und liegen intra- oder supraselIär (s. Abb., oder selten in beiden Gebieten = sanduhrförmig)

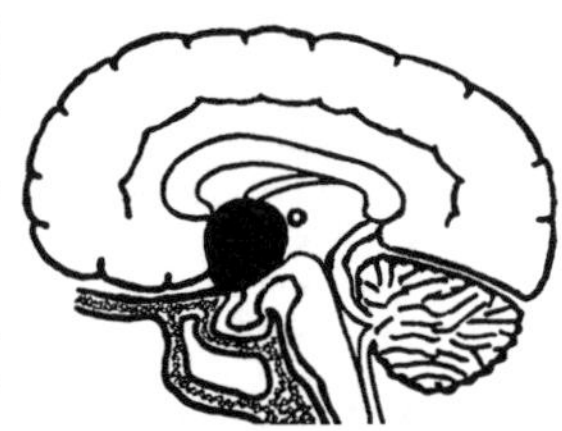

Epid:
◊ Inzidenz: 0,5-2 Fälle/1.000.000
◊ Prädisp.alter: 5.-25. Lj. (30-50 % d. F. bei Kinder u. Jugendlichen) und 50.-75. Lj.
◊ etwas mehr Männer betroffen, m>w (3:2)

Klin:
⇒ **Kopfschmerzen**, insb. in der Stirnregion, Übelkeit, morgendliches Nüchternerbrechen
⇒ **Gesichtsfeldausfälle:** Skotome, Quadrantenanopsie, Chiasmasyndrom ⇨ bitemporale Hemianopsie bis zur beidseitigen Optikusatrophie
⇒ **Hypophysenvorderlappeninsuffizienz** mit Symptomen je nach betroffenem Hormon, z.B. Frauen: Amenorrhoe (Gonadotropinmangel)
⇒ **Diabetes insipidus**
⇒ Hypothalamuskompression (BABINSKI-FRÖHLICH-Syndrom ⇨ Adipositas, Hypogenitalismus, Minderwuchs, Sehstörungen)
⇒ **Verschlusshydrozephalus** (internus) bei Kompression des Foramen MONROI (Übelkeit, Stauungspapille)
⇒ *Kinder:* verzögertes Wachstum (STH-Mangel durch Hypophysenvorderlappeninsuffizienz), vergrößerter Schädel mit klaffenden Schädelnähten

Diag:
1. Anamnese (meist schon lange vorhandene Symptome)
2. Neurologische Untersuchung: Stauungspapille, Gesichtsfeldausfälle?

3. Bildgebung: Rö-Schädel zeigt **aufgeweitete Sella** mit fleckigen intra-/suprasellären Kalkeinlagerungen
   CCT/MRT: solider/zystischer Tumor mit **Verkalkungen** (im CT) und KM-Enhancement
4. Augen-Konsil: Perimetrie

Ther:
- Operativ: transkranieller rechts frontotemporaler Zugang, bei rein intrasellärer Lage transphenoidaler Zugang, Totalexstirpation
- Evtl. Nachbestrahlung bei nicht vollständiger Entfernung (Gesamtdosis 53 Gy)
- Selbsthilfegruppen: Selbsthilfegruppe Kraniopharyngeom, Postfach 12 05 28, 69067 Heidelberg, Internet: http://www.kraniopharyngeom.de

Prog: Gut bei Totalexstirpation, 5-JÜR bei Erwachsenen 60-85 %, bei Kindern 90-95 %

Kompl: Op: hypothalamische Essstörung ⇨ Adipositas, je nach Resektionsausmaß auch weitere ophthalmologische, neuropsychiatrische od. endokrine Störungen

DD:
- Hypophysentumoren
- Meningeome

RETIKULUMZELLSARKOME

Syn: **Primäre ZNS-Lymphome**, primär malignes Lymphom des ZNS (gehören nach der KIEL-Klassifikation zu den sonstigen Non-HODGKIN-Lymphomen), ICD-10: C83.3

Path:
- ♦ Dignität: **hoch maligne** (G IV), diffus infiltrierend wachsend, gehäuft bei **HIV-Infektion** oder Immunsuppression (z.B. Transplantationsmedikation) vorkommend
- ♦ Fast 100%iger Nachweis von Epstein-Barr-Virus-DNA, in 50 % d.F. auch humanes Herpes-Virus-8 zu finden
- ♦ Histo: meist **B-Zell-Lymphome** mit **undifferenzierten Blasten**
- ♦ Lok: insg. keine bevorzugte Lokalisation, am häufigsten im Frontal- oder Parietallappen, **diffuse Absiedlungen** im Marklager und in den Liquorräumen, keine systemische Metastasierung

Epid:
- ◊ Prädisp.alter: HIV-assoziiert um 30. Lj. (m > w), sonst >50. Lj. (m = w)
- ◊ M = w, insg. sehr selten (in den letzten Jahren jedoch zunehmende Inzidenz), machen ca. 2 % aller Hirntumoren aus

Klin:
- ⇒ Abhängig von der Lokalisation, häufig **psychopathologische Veränderungen** und zerebellare Symptome
- ⇒ Die neurologischen Defizite sind rasch progredient, fortgeschritten dann auch Hirndrucksymptomatik

Diag:
1. Anamnese (HIV-Infektion, Immunsuppression?)
2. Neurologische Untersuchung
3. Bildgebung: **CCT** mit multiplen KM-anreichernden iso- bis hyperdensen Raumforderungen, geringes Begleitödem, im MRT häufig weitere Absiedlungen zu erkennen
4. LP: Pleozytose und Eiweißerhöhung, immunzytologische Untersuchung
5. Hirnbiopsie: Diagnosesicherung durch Versuch der Gewinnung einer **Histologie**
6. Augen-Konsil: Spaltlampenuntersuchung zum Ausschluss eines intraokulären Befalls

Ther: Konservativ: kombiniert systemische und ggf. auch intrathekale (über einen Ventrikelzugang) **Chemotherapie** mit Cytosin-Arabinosid + Methotrexat und Strahlentherapie (40 Gy)

Unter Gabe von **Glukokortikoiden** (Dexamethason, Fortecortin®) kann sich der Tumor zeitweise zurückbilden.

Keine Op. indiziert, da diffuse Lok. und keine Überlebenszeitverlängerung.

Prog: Insg. **schlecht**, auch unter Kombinationstherapie nur kurze Remissionszeiten (15-18 Monate), 5-JÜR ca. 30 %, bei HIV-assoziiertem Lymphom extrem schlecht (mittlere Überlebenszeit 3 Monate)

Kompl: * Liquoraussaat maligner Zellen und intraokuläre Lokalisation
* Kombinationstherapie: Leukenzephalopathie

DD: – Lymphome als intrakranielle Metastasen
– Plexuspapillom
– Akut disseminierende Enzephalomyelitis, lymphozytäre Meningitis

INTRAZEREBRALE METASTASEN

Syn: *Sekundäre bösartige Neubildung des Gehirns und der Gehirnhäute*, ICD-10: C79.3

Ät: In der Reihenfolge ihrer Häufigkeit
- **Bronchialkarzinom** (Männer, insb. kleinzelliges Bronchialkarzinom)
- **Mammakarzinom** (Frauen)
- Leukämien, Lymphome
- Nierenzellkarzinom
- **Malignes Melanom** (höchste relative Metastasierungsrate in das ZNS)
- Karzinome des Urogenitaltraktes (insb. Prostatakarzinom, Hodentumoren, Chorionkarzinom, ebenfalls hohe relative Metastasierungsrate in das ZNS)
- Schilddrüsenkarzinome
- Karzinome des Magen-Darm-Traktes (selten intrazerebral, metastasieren meist zuerst in die Leber)
- Kindesalter: Neuroblastom, WILMS-Tumor (Nephroblastom)

Path:
- ♦ Dignität: hoch **maligne**, meist sind die zerebralen Metastasen entdifferenzierter als der Primärtumor mit vielen Gefäßen und Nekrosen
- ♦ In 50-75 % d.F. sind die Metastasen bei klinischer Manifestation bereits **multipel** (und damit inoperabel)
- ♦ Die Metastasierung erfolgt meist **hämatogen**, selten per continuitatem im Bereich des Rückenmarks bei Bronchial- oder Mammakarzinomen oder zerebral bei Tumoren des Gesichts oder des Halses
- ♦ Lok: **Marklager** des Groß- (¾) und Kleinhirnes (¼), an den **Hirnhäuten** (Meningeosis carcinomatosa/neoplastica od. leucaemica, insb. bei fortgeschrittenem Stadium mit Bevorzugung der Hirnbasis)

Epid:
◊ Hirnmetastasen machen je nach Alter **5-20 %** aller Hirntumoren aus
◊ Prädisp.alter: 40.-60. Lj., m > w

Klin:
⇒ Keine spezifischen Symptome, sie sind abhängig von der Lokalisation, entwickeln sich im Allgemeinen **schnell** mit Bewusstseinstrübung, Verwirrtheit, organischen Psychosen
⇒ Supratentoriell ⇨ Kopfschmerzen, epileptischer Fokus, neurologische Ausfälle (Hemiparesen, Hemihypästhesie, Aphasie)
⇒ Infratentoriell (Kleinhirn) ⇨ Ataxie, Nystagmus, Dysarthrophonie, Störung der Feinmotorik, Verlegung der Liquorwege durch Okklusion ⇨ Hydrozephalus mögl.
⇒ Meningeosis carcinomatosa od. leucaemica ⇨ Kopfschmerzen, Hirnnervenausfälle, Müdigkeit, Bewusstseinsstörung, Desorientiertheit, Ataxie, Krampfanfälle, Meningismus, Liquorstauung, Myelopathie mögl.

Diag: 1. Anamnese: bekannter Primärtumor, auch schon lange zurückliegend?
2. Neurologische Untersuchung: klinische Ausfälle?
3. **Diagnostik entsprechend des Primärtumors** und Staging bezgl. anderer Metastasierungsstationen: CT-Thorax, Sono- u. CT-Abdomen, Skelett-Szintigraphie, evtl. Gastroskopie, Koloskopie u. gynäkologische Untersuchung
4. EEG: Herdbefund und Allgemeinveränderungen mögl.
5. Röntgen: **CCT** mit KM starkes Enhancement und ausgeprägtes **perifokales Ödem**, die Hirnmetastasen können solide sein, aber auch zystische Formationen (Nekrosen, hämorrhagische Infarzierungen, ringförmige Kontrastmittelanreicherung) enthalten
6. LP: Zum Ausschluss eine Meningeosis carcinomatosa ⇨ Tumorzellen im Liquor?, hoher Eiweißgehalt
7. Histo (Entnahme von Gewebe durch stereotaktische Biopsie): kann bei der Suche eines unbekannten Primärtumors und dem Nachweis einer Meningealkarzinose hilfreich sein, ebenso die Bestimmung von Tumormarkern (CEA, NSE, CYFRA 21-1, ß-HCG, $ß_2$-Mikroglobulin)

Ther:
- Konservativ: bei radiosensitiven Primärtumoren (z.B. Lymphomen) ⇨ **Radiatio** (30-40 Gy) des gesamten Hirngewebes und/oder gezielt nur auf die Metastase als fraktionierte = mehrfache stereotaktische Bestrahlung mit einem Linearbeschleuniger od. als sog. „Radiochirurgie" = mit nur einer einzigen Bestrahlung (15-24 Gy) bei Tumoren bis 3 cm Größe
- Polychemotherapie systemisch, wenn der Primärtumor chemosensibel ist.
  Intrathekale Chemotherapie bei Meningeosis carcinomatosa mit Methotrexat, liposomal verkapseltem Cytosin-Arabinosid (DepoCyte®, wirkt bis zu 3 Wo.) od. Thiotepa, auch können monoklonale Ak versucht werden (Rituximab od. Trastuzumab), Gabe über einen ventrikulären Port mit Reservoirs od. auch über Lumbalpunktion mögl.
- Med: **Glukokortikoide** (Dexamethason, Fortecortin® 4 x 4 mg/Tag p.o.) zur Verminderung des Hirnödems
- Operativ: Ind: **solitäre** Gehirnmetastase ohne weitere disseminierte systemische Metastasierung und wenn die Prognose des Primärtumor nicht infaust ist
  - Solitäre Großhirnmetastase ⇨ transkranieller Zugang und Resektion
  - Solitäre Kleinhirnmetastase ⇨ subokzipitaler Zugang und Resektion
  - Postoperativ Ganzhirnnachbestrahlung (40 Gy)
- Bei Hydrozephalus/Hirndruck ⇨ Anlage eines Ventrikulo-atrialen/peritonealen Shunts

Prog: Abhängig vom Primärtumor, insgesamt aber **sehr schlecht**, nur ca. 5%ige 5-JÜR. Mittlere Überlebenszeit ohne Ther. 2-3 Mon., mit Op. u./od. Radio-/Chemotherapie 5-15 Mon.
Eine extrem schlechte Prognose liegt bei einer Meningealkarzinose vor (mittlere Überlebenszeit unbehandelt nur 1-2 Monate, mit intrathekaler Chemotherapie 4-6 Monate).

Kompl:
* **Meningeosis** blastomatosa / carcinomatosa / neoplastica / sarcomatosa / leucaemica (= Meningealkarzinose), Befall der Liquorräume (insb. bei Lymphomen, Leukämie, Bronchial-, Mammakarzinomen und Melanomen) ⇨ Verschlusshydrozephalus, Infiltration des Hirnstammes
  Ther: intrathekale Chemotherapie und Radiatio
* Hirnmassenblutung durch Arrosion von Gefäßen

Op: * Neurologische Defizite durch die Resektion

DD:
- Primäre Hirntumoren
- Hirnabszess, Granulome, parasitäre Raumforderungen
- Multiple Sklerose
- Metastasen im Bereich des knöchernen Schädels (osteoklastisch = osteolytisch od. osteoplastisch)

ENTWICKLUNGSSTÖRUNGEN UND ANOMALIEN

KRANIOSYNOSTOSEN

Syn: Stenozephalie, Kraniostenose, Schädeldysostose, Dyszephalie, engl. stenocephaly, dyscephaly, craniosynostosis, ICD-10: Q75.0

Anatomie: Knöcherner Schädel: Insg. 21 Knochen + Mandibula, für Kraniosynostosen wichtig sind die Schädelnähte (s. Abb.): (zwei) **Os frontale** getrennt durch Sutura frontalis, die aber bereits im 2. Lj. verknöchert = ein Os frontale. Zwischen Os frontale u. Os parietale die Sutura coronalis.

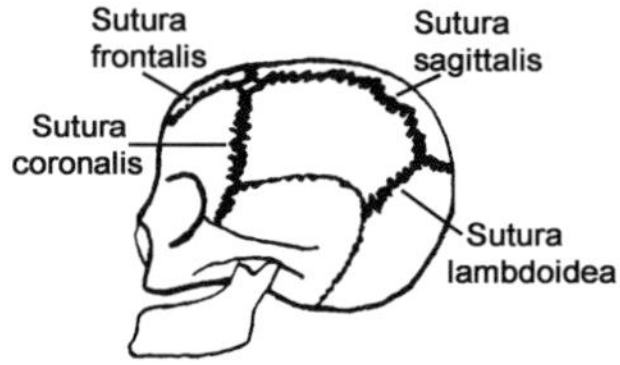

Zwei **Os parietale** getrennt durch Sutura sagittalis
Os occipitale abgegrenzt durch Sutura lambdoidea
Fontanellen: Große anteriore (Fonticulus ant., Stirnfontanelle, verknöchert im 10.-18. Lebensmonat) und kleine posteriore (Fonticulus post., Hinterhauptsfontanelle, verknöchert in den ersten 3. Monaten nach der Geburt)

Def: Verfrühte Verknöcherung einer oder mehrerer Schädelnähte

Ät:
- Meist unklar
- Genetische Disposition, Mutation der Fibroblastenwachstumsfaktorenrezeptoren 1-3

Path:
- ♦ Physiologischer Schluss der Schädelnähte vom 2. (Sutura frontalis) bis zum 40. Lj. (zuletzt die Sutura lambdoidea)
- ♦ **Vorzeitige pathologische Verknöcherung** von Schädelnähten ⇨ **kompensatorisches Wachstum** noch offener Nähte ⇨ **Deformität** d. Schädels (**Dyskranie**)

Etlg: Bei **vorzeitiger** Verknöcherung können unterschieden werden:
- # Synostosierung der Sutura sagittalis (Pfeilnaht) ⇨ **Kahnschädel/Langschädel** (Skaphozephalus), häufigste Form
- # Beidseitige Synostosierung der Sutura coronalis (Kranznaht) ⇨ **Breitschädel** (Brachyzephalus) od. der Sutura lambdoidea ⇨ Breitschädel (Pachyzephalus)
- # Einseitige Synostosierung der Sutura coronalis ⇨ **Schiefschädel** (Plagiozephalus)
- # Synostosierung der Sutura frontalis (Stirnnaht) ⇨ **Kiel-/Dreiecksschädel** (Sphenozephalus, Trigonozephalus, Oozephalie)
- # Synostosierung der Sutura sagittalis, coronalis u. lambdoidea ⇨ **Turmschädel**, Spitzschädel (Akrokranium, Turrizephalus, Oxyzephalus, s. Abb.)
- # Synostosierung aller Nähte (Pansynostosis) ⇨ Kleeblattschädel, abnorm kleiner Schädel, erhöhter intrakranieller Druck
- # Synostosierung der drei Schädelbasisknochen ⇨ Tribasilarsynostose, mangelnde Gehirnentwicklung

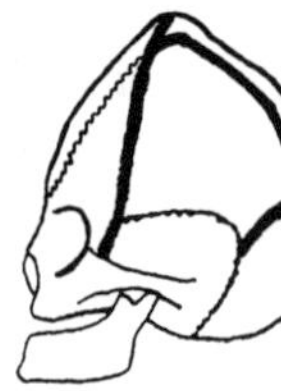
Turmschädel

Epid:
- ◊ Häufigkeit: 0,6 Fälle / 1.000 Lebendgeburten
- ◊ Lok: am häufigsten die Sutura sagittalis betroffen, meist schon bei Geburt vorhanden

Klin:
- ⇒ Schädeldeformität entsprechend des kompensatorischen Wachstums
- ⇒ Gefahr der geistigen Minderentwicklung durch intrakranielle Drucksteigerung

Diag: 1. Anamnese
2. Neurologische Untersuchung: Schädelform als Hinweis auf die betroffene Naht
3. Röntgen: Schädelübersicht

Ther: • **Operative Wiedereröffnung** der vorzeitig verknöcherten Schädelnähte im 2. Lebenshalbjahr, heute meist als Volumen-vermehrender Eingriff durch zusätzliche Osteotomie, sog. **fronto-orbitales Advancement**. Die entstehende Lücke verschließt sich von alleine durch Reossifikation von der Dura mater aus.

Prog: Bei rechtzeitiger operativer Ther. gut.

Kompl: * Epileptische Anfälle, Hirndruckentwicklung, Liquorzirkulationsstörung, Verminderung der zerebralen Durchblutung, Schädigung des N.opticus
* Zusätzlich fehlende oder veränderte Mandibula od. Maxilla mögl.
* Evtl. auch vergesellschaftet mit vererbten Poly- und Syndaktylien = zusätzliche Verwachsungen von Fingern od. Zehen (APERT-Syndrom, CHOTZEN-, NOACK-, PFEIFFER- und CARPENTER-Syndrom = Akrozephalopolysyndaktylie-Syndrome)

DD: – Dysostosis craniofacialis (CROUZON-Syndrom): Kleeblatt-/Turmschädel durch Synostosierung von Sutura sagittalis u. coronalis sowie Gesichtsdeformierungen, aut.-dom. vererbt
Dolichozephalus (hoher und schmaler Langschädel, hoher Gaumen) bei kongenitaler Myopathie

HYDROZEPHALUS

Syn: Volksmund: "Wasserkopf", engl. hydrocephalus, ICD-10 erworben / angeboren: G91.- / Q03.-

Anatomie: Liquorsystem: I. u. II. Ventrikel = **Seitenventrikel** sind jeweils über ein Foramen interventriculare (MONROI) mit dem unpaaren **III. Ventrikel** verbunden. Dieser ist über den Aquaeductus cerebri (SYLVII) mit dem **IV. Ventrikel** verbunden.

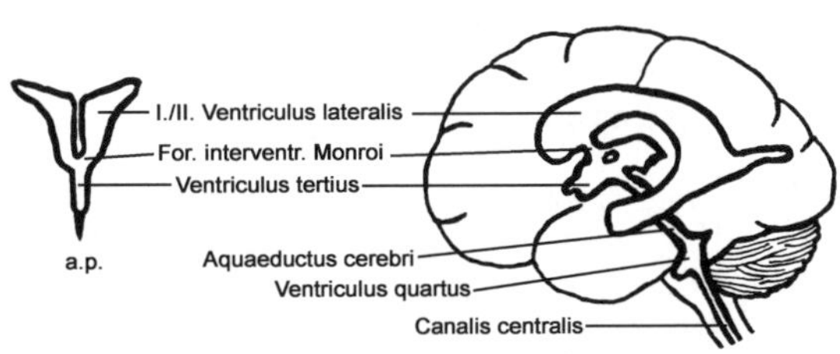

Inhalt des gesamten Liquorsystemes ca. **150 ml**, davon ca. ¼ in den Ventrikeln, der Rest umgibt das Gehirn und das Rückenmark.

Liquorproduktion: pro Tag ca. 500 ml im **Plexus choroideus**, insb. in den Seitenventrikeln

Liquorabfluss: Vom IV. Ventrikel über die unpaarige Apertura medialis (MAGENDII) nach hinten und die (paarige) Aperturae laterales (LUSCHKAE) nach vorne in die basalen Zisternen (Cisterna cerebellomedullaris und pontis) und von dort um das Gehirn und das Rückenmark in das **Cavum subarachnoidale**. Resorption über die **Granulationes arachnoidales** (PACCHIONI-Granulationen, Foveolae granulares) in das Venen- und Lymphsystem, insb. im Bereich des Sinus sagittalis sup.

Liquordruck: Syn: intrakranieller Druck, 15-25 cm H_2O [Wassersäule] im Sitzen gemessen (6-20 cm H_2O im Liegen = ca. 10 mmHg od. 0,5-2,0 kPa)

Funktion: Der Liquor schützt das Gehirn mechanisch gegen Stöße von außen, Ausgleich von hydrostatischen Druckänderungen in den Gefäßen, Ausgleich von Temperaturschwankungen, Lymphsystem des Nervensystems, Transportmedium für wasserlösliche Substanzen vom Blut in den Extrazellular-Raum der Gehirnzellen.

Def: Progressive **Erweiterung der liquorhaltigen Räume** des Gehirns

Etlg: **Nach der Genese**

Hydrocephalus occlusus ⇨ Abflussstörung aus dem Ventrikelsystem
Hydrocephalus malresorptivus / aresorptivus ⇨ Resorptionsstörung des Liquors
Hydrocephalus hypersecretorius ⇨ vermehrte Liquorproduktion
Hydrocephalus e vacuo ⇨ Vergrößerung d. Liquorräume durch primär hirnatrophischen Prozess
Idiopathischer Normaldruckhydrozephalus ⇨ vergrößertes Ventrikelsystem unklarer Genese bei normalem (intermittierend nächtlich erhöhtem) Liquordruck (engl. idiopathic normal pressure hydrocephalus of the elderly, Prädisp.alter: 60.-70. Lj.)

Nach der Lokalisation

Hydrocephalus internus: Vergrößerung der Ventrikelräume (z.B. bei Hydrocephalus occlusus)
Hydrocephalus externus: Vergrößerung der äußeren Liquorräume (Zisternen und Subarachnoidalraum)
Hydrocephalus communicans: Vergrößerung der inneren u. äußeren Liquorräume bei erhaltener Verbindung (bei Hydrocephalus malresorptivus und e vacuo)

Ät:
- Hydrocephalus occlusus (= Verschlusshydrozephalus): Blockade des Foramen MONROI = Foramen interventriculare (Zysten oder Tumoren im Bereich des III. Ventrikels), Aneurysma der V.magna cerebri GALENI, Stenose des Aquaeductus cerebri (Entzündungen, Tumoren im Bereich der Vierhügelregion), Okklusion der Apertura LUSCHKAE od. MAGENDII (Tumoren im Bereich der hinteren Schädelgrube, entzündliche Verklebungen, Ventrikelblutung unter der Geburt od. bei Frühgeborenen, ARNOLD-CHIARI-Syndrom = Herniation von Gehirnteilen in das Foramen magnum infolge eines Zuges von kaudal durch Meningomyelozele, DANDY-WALKER-Krankheit = Atresie der Apertura MAGENDII und LUSCHKAE durch zystische Verdickung und Ausbuchtung von Kleinhirnanteilen)
- Hydrocephalus malresorptivus: Resorptionsstörung durch Verklebung der basalen Zisternen, des Subarachnoidalraumes oder insb. der Granulationes arachnoidales, nach **Subarachnoidalblutung**, eitriger Meningitis, SHT
- Hydrocephalus hypersecretorius: entzündliche Prozesse, toxische Reize, Plexuspapillom
- Hydrocephalus e vacuo: hirnatrophischer Prozess durch Untergang von Hirnsubstanz, frühkindliche Enzephalitis, Abszesse

Path:
- ♦ Hydrocephalus occlusus ⇨ Hirndruck proximal der Abflussstenose erhöht
- ♦ Hydrocephalus malresorptivus et hypersecretorius ⇨ Hirndruck oft über lange Zeit noch normal, dann erhöht
- ♦ Hydrocephalus e vacuo ⇨ Hirndruck normal

Klin:

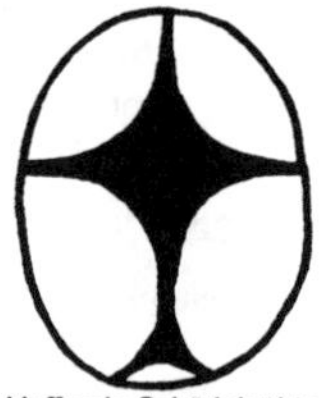
klaffende Schädelnähte

⇒ Allgemein: Kopfschmerzen, Übelkeit und Erbrechen, psychische Veränderungen (Merkfähigkeits- und Konzentrationsstörungen)

⇒ Säuglinge und Kleinkinder (bis 4. Lj.): Schädelnähte sind noch nicht synostosiert ⇨ "der Kopf gibt nach" ⇨ gespannte Fontanellen, erweiterte **klaffende Schädelnähte** (s. Abb.), **Zunahme des Kopfumfangs** bis zum ballonförmigen Schädel („Wasserkopf"), Sonnenuntergangszeichen (= Pupillen sind nach unten gerichtet und verschwinden unter dem Unterlid), ohne Ther. Entwicklung von Spastik, Nystagmus, motorische und geistige Retardierung

⇒ Späte Trias: **Gangstörungen** (kleinschrittiger Gang und Starthemmung, aber normale Motilität der oberen Körperhälfte = „Parkinsonismus der unteren Körperhälfte"), neurogene **Blasenentleerungsstörung** mit Harninkontinenz, psychoorganische Veränderungen mit **dementieller Entwicklung** (Verlangsamung, Gedächtnisschwäche, Störung des Antriebs, Erschöpfbarkeit, Anosognosie = Pat. nimmt seine eigenen Störungen nicht wahr)

⇒ Endstadium: Bewusstseinstrübung, akinetischer Mutismus bis hin zum Koma

⇒ Hydrocephalus e vacuo: psychische Veränderungen u. dementieller Verfall im Vordergrund da hirnatrophischer Prozess

⇒ Idiopathischer Normaldruckhydrozephalus: Trias von Gangataxie, Harninkontinenz und dementiellem Syndrom mit psychomotorischer Verlangsamung

Diag: 1. Anamnese: vorangegangenes Trauma, Meningitis, Blutungen?, Fremdanamnese: psychische Veränderungen?

2. Neurologische Untersuchung: Spiegelung des Augenfundus: Stauungspapille? (dann auch vergrößerter blinder Fleck in der Perimetrie), Kopfumfang bei Säuglingen im Verlauf messen
3. Bildgebung: **CCT** ⇨ Größe der Ventrikel, der Zisternen und der äußeren Liquorräume, periventrikuläre Ödemzonen

   Ventrikulographie bei V. a. Stenose des Aquaeductus cerebri

   MRT: Veränderungen im Marklager, periventrikuläre saumartige Hyperintensität durch Übertritt von Liquor in das Hirnparenchym
4. Sonographie: bei noch nicht verknöcherten Fontanellen (die große Stirnfontanelle verknöchert physiologisch bis zum 1½ Lj.) und pränatal mögl. ⇨ Ventrikelweite messbar

   Norm: beim Neugeborenen Seitenventrikelweite (SVW) <13 mm, III.-Ventrikel-Weite <10 mm, äußerer Liquorraum (CCW = craniocorticale Weite) <4 mm, Interhemisphärenspaltweite (IHW) <6 mm
5. EEG: Allgemeinveränderungen, verlangsamte Grundaktivität
6. Liquordruckmessung über einen lumbalen Katheter
7. Liquorszintigraphie: Aktivitätsverhalt in den Ventrikeln bei Resorptionsstörung des Liquors (24 Std. nach Injektion der radioaktiven Isotope ist normalerweise keine Aktivität mehr im Ventrikelsystem nachweisbar)

Ther:
- Konservativ: Hydrocephalus e vacuo ⇨ keine Therapie möglich und erforderlich
- Operativ: Ind: Hydrocephalus occlusus et malresorptivus = Druckhydrozephalus, idiopathischer Normaldruckhydrozephalus mit intermittierenden Druckanstiegen
  - Behandlung einer mögl. Grunderkrankung, z.B. Tumorentfernung
  - **Liquorableitendes System: Katheter + Ventil** (verhindert Rückfluss, mit Ballonpumpe zur Funktionskontrolle)
    Verlauf: vom **Ventrikel** (über eine Bohrlochtrepanation wird ein Katheter in das Vorderhorn eines Seitenventrikels eingeführt, das Ventil wird unter der Kopfhaut plaziert) in den **rechten Herzvorhof** (ventrikulo-atrialer **Shunt** über die V.jugularis ext., auch ventrikulo-aurikuläre Drainage/Ventrikuloaurikulostomie genannt, nach SPITZ-HOLTER, s. Abb.) oder in das **Peritoneum** (ventrikulo-peritonealer Shunt)

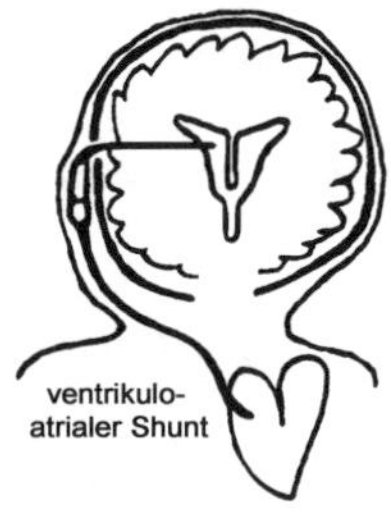

  - Ventrikeldrainage nach TORKILDSEN: Ventrikulozisternostomie = Ableitung aus einem Seitenventrikel in die Cisterna magna
  - Bei Aquäduktstenose kann eine endoskopische Aquäduktoplastie durchgeführt werden
  - Postoperativ: antikonvulsive Prophylaxe (Phenytoin, Zentropil®), neurologische Kontrollen und regelmäßige Kontrolle des ableitenden Liquordrainagesystems (Pumpmechanismus, Ventil)
- Selbsthilfegruppen: Arbeitsgemeinschaft Spina bifida u. Hydrocephalus e.V., Münsterstr. 13, 44145 Dortmund, Tel.: (02 31) 86 10 50-0, Fax: -50, Internet: http://www.asbh.de

Prog: Bei rechtzeitiger Ventrikeldrainage gute Langzeitprognose, die klinischen Symptome bilden sich rasch zurück, wenn noch kein Hirnschaden entstanden ist. Eine Revisionsoperation ist nach 5 J. in 25 % d.F. erforderlich.

Kompl:
* Shunts: Ventilinsuffizienz, Verlegung od. Thrombose des Shuntlumens, Infektion des Katheters/Ventils und/od. des Liquorraumes (Meningitis/Enzephalitis), Nierenstörungen, epileptische Anfälle, Hirnblutung od. Hygrome bei Unterdruck (Überdrainage im Stehen durch fehlerhafte Ventilfunktion oder zu häufige Ballonbetätigung ⇨ neue sog. hydrostatische gravitationsgesteuerte Ventile sind hier besser)
* Intrazerebrale Blutung oder ischämischer Hirninfarkt, subdurale Hämatome

DD: – Ventrikelblutung = hypertone Massenblutung mit Einbruch in das Ventrikelsystem
- Atrophische Hirnerkrankung, senile Demenz, vaskuläre Enzephalopathie (BINSWANGER-Krankheit)
- Otitischer Hydrozephalus: nach Otitis media oder Mastoiditis durch Sinusvenenthrombose, Ther: Mastoidektomie u. Antibiose, Ventrikeldrainage nur selten notwendig
- Cavum septi pellucidi (Syn: Septum-pellucidum-Zyste, sog. „V. Ventrikel"): Erweiterung des Septum pellucidum zwischen den Vorderhörnern, evtl. mit Fortsetzung nach okzipital als Cavum vergae, hat keine pathologische Bedeutung
- Säuglinge und Kleinkinder: Makrozephalie (idiopathisch, familiär, Marmorknochenkrankheit, Neurofibromatosis generalisata) und Megalenzephalie (frühkindlicher Hirnschaden mit Gehirnvergrößerung bei Thesaurismosen [Stoffwechselerkrankungen mit Ablagerungen], z.B. Mukopolysaccharidosen, ZELLWEGER-Syndrom = aut.-rez. zerebro-hepato-renales Syndrom)
- Infantile Zerebralparese durch frühkindlichen Hirnschaden mit spastischen Lähmungen, dynamischer Spitzfuß, Athetose, Epilepsie, psychomotorischer Entwicklungsverzögerung, evtl. Mikrozephalie. Ther: Botulinumtoxin-Injektion in die spastischen Muskelgruppen

  Selbsthilfegruppen: Bundesverband für Körper- und Mehrfachbehinderte e.V., Brehmstr. 5-7, 40239 Düsseldorf, Tel.: (02 11) 6 40 04-0, Fax: -20, Internet: http://www.bvkm.de

BASILÄRE IMPRESSION

Syn: Basale Impression, engl. basal impression, basiläre Invagination, Konvexobasie, Platybasie, ICD-10: Q75.8

Ät: – Anlagebedingte Entwicklungsstörung
- Sekundär durch Knochenerweichung: Osteomalazie (z.B. Rachitis), Osteoporose, Osteodystrophia deformans (PAGET-Krankheit), Osteolysen (z.B. durch Knochentumoren), Chondrodystrophie, rheumatische Erkrankungen, Hyperparathyreoidismus

Path: Impression (der Kondylen und des Dens axis) in der **hinteren Schädelgrube** im Bereich des Foramen magnum ⇨ Einengung des Gehirns im Hinterhauptbereich und Einengung des Foramen magnum

Epid: Symptomentwicklung häufig erst im 30.-40. Lj.

Klin: ⇒ Äußerlich: **kurzer Hals**, eingeschränkte Beweglichkeit des Kopfes/HWS
⇒ Bei geringer Impression keine Symptome (50 % d.F.)
⇒ Anfallartige **okzipitale Kopfschmerzen**, Schwindel, Übelkeit und Erbrechen mögl.
⇒ Symptomatisch: Ausfall kaudaler Hirnnerven (Kaumuskel-, Gaumensegelparese, Schluckstörungen, Zungenlähmung), Nystagmus bei Hirnstammaffektion, spastische Paraparese und Pyramidenbahnzeichen, Sensibilitätsstörungen, sensible Ataxie (Hinterstrangbahnen), HORNER-Syndrom (Ptosis, Miosis, Enophthalmus)
⇒ Provokation/Verstärkung der Symptome evtl. durch Drehbewegung des Kopfes

Diag:
1. Anamnese und neurologische Untersuchung: gesteigerte MER, pathologische Reflexe, Sensibilitätsstörungen, Stauungspapille (= Hydrozephalus)?
2. Röntgen: Schädelübersicht in 2 Ebenen, HWS-Aufnahme mit Dens-axis-Darstellung, konventionelle Tomographie des zervikookzipitalen Übergangs
   CT des zervikofazialen Übergangs und CCT (insb. Beurteilung des Hirnstamms)

Ther:
- Operativ: Resektion eines Teils des okzipitalen Knochens hinter dem Foramen magnum ⇨ Erweiterung des Foramen magnum
- Bei Hydrozephalus Shunt-Anlage

Prog: Langsam progredienter Verlauf. Akute Verschlechterung bei HWS-Trauma mögl.

Kompl:
* **Hydrocephalus occlusus** durch Behinderung der Liquorpassage
* Adhäsion der Meningen
* Durchblutungsstörung der A.vertebralis/A.basilaris
* Zusätzliche Fehlbildungen: Atlasassimilation, Atlasdysplasie, KLIPPEL-FEIL-Syndrom, ARNOLD-CHIARI-Syndrom, Syringomyelie mögl.

DD:
- Hirntumoren im Bereich der hinteren Schädelgrube oder des zervikalen Rückenmarks
- Multiple Sklerose, amyotrophische Lateralsklerose, funikuläre Myelose
- Atlasassimilation: Verschmelzung des Atlas mit dem Os occipitale, meist verbunden mit einer Verkleinerung des Foramen magnum, Ther: bei Symptomatik, wie bei basilärer Impression
- Achondroplasie: aut.-dom. erbliche Störung (Chrom. 4) od. Spontanmutation mit verzögerter der Ossifikation an den Knorpelwachstumszonen, zervikomedulläre Kompression bei zu kleinem Foramen magnum durch verzögertes Wachstum der Schädelbasis

DYSRHAPHIESYNDROME

Syn: Dysrhaphische Störungen, Myelodysplasie, Neuralrohrdefekte, engl. dysrhaphic syndromes, spinal dysrhaphism, ICD-10: Q05.-

Anatomie: Entwicklungsgeschichte: Die Anlage des Nervensystems entspringt dem Ektoderm (äußeres Keimblatt). Es bildet sich eine plattenförmige Verdickung, die **Neuralplatte** (oder Medullarplatte). Diese Platte wächst weiter und wird zur Rinne. Schließlich schnürt sich diese Rinne vom Hautektoderm ab, verschließt sich und wird zu einem Rohr, dem **Neuralrohr**. Es werden aus diesen Zellen Neuroblasten und Glioblasten gebildet, die das zentrale Nervensystem mit Gehirn und Rückenmark ergeben.

Die Spinalganglien, Schwann-Zellen und Mantelzellen des peripheren Nervensystems entstammen aus einer Verschmelzung von Hautektoderm und Zellen der Rinne, die dann **Neuralleiste** genannt wird.

Hautektoderm ⇒ Neuralplatte ⇒ Neuralrinne ⇒ Neuralrohr ⇨ Neuroblasten ⇒ Perikarya, Neuriten, Dendriten
↘ Glioblasten ⇒ Gliazellen
↘ -- ↘ --- ⇒ Neuralleiste ⇨ Ganglien, Schwann-Zellen, Mantelzellen

Def: Angeborene Entwicklungsstörung (**Hemmungsmissbildung**) der Neuralanlage ⇨ unvollständiger Verschluss des Neuralrohres (**Neuralrohrdefekt**) während des 22.-28. Schwangerschaftstages

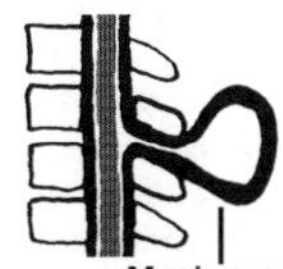

Meningozele

Ät:
- Meist sporadisch
- Familiäres Auftreten mögl. (selten)

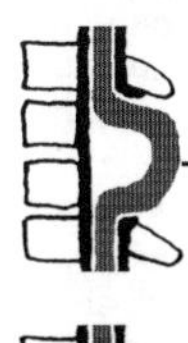

Myelozele

Etlg:
Spina bifida (dorsalis) occulta (knöcherner **Spalt des Wirbelbogens**, lumbo-sakral oder zerviko-thorakal, ohne Öffnung = Rückenmarkhäute sind über dem Spalt geschlossen)
Spina bifida (dorsalis) aperta (= Rückenmarkhäute eröffnet)
- **Dermalfistel**
- **Meningozele**
- **Myelozele, Meningomyelozele**, Meningomyelozystozele, Hydromyelozele
Fisteln od. Zysten, z.B. Syringomyelie (Höhlenbildung im Myelon, s.u.)
Tethered-spinal-cord-Syndrom (tethered = angeheftet, Syn: Filum-terminale-Syndrom, Cord-traction-Syndrom)

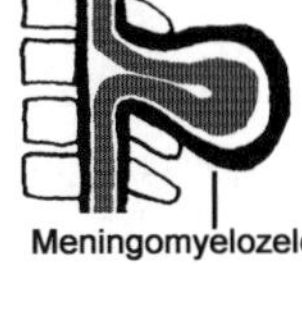

Meningomyelozele

Schädeldachdefekte, Gesichtsspalten, Kranioschisis
KLIPPEL-FEIL-Syndrom (Blockwirbelbildung der HWS + Spina bifida cervicalis, w > m)
DANDY-WALKER-Krankheit (Zyste bei Aplasie des Kleinhirnunterwurms)

<u>Epid:</u> ◊ Inzidenz/Prävalenz: ca. 0,15 % haben bei Geburt eine klinisch manifeste Spina bifida (aperta), eine occulta kommt bei bis zu 15 % der Bevölkerung vor (meist klinisch stumm)
◊ <u>Lok:</u> am häufigsten **L5/S1**, aber auch okzipital/zervikal od. zervikal/thorakal mögl.

<u>Klin:</u> ⇒ <u>Spina bifida occulta:</u> häufig **Zufallsbefund** im Röntgen **ohne entsprechende Klinik**, wenn symptomatisch: Rückenschmerzen, Sphinkterschwäche, Enuresis nocturna, Wadenmuskelatrophie, Pes equinovarus (Klumpfuß) mögl., lokal: Hautveränderungen mit Hypertrichose, Teleangiektasien, Lipome mögl.
⇒ <u>Dermalfistel:</u> Verbindung zwischen Dura/intraduralem Raum und Cutis mit kleiner knöcherner Spaltbildung. Häufig zusätzliche Missbildungstumoren (Dermoid, Teratome) Kompl: Infektion, Ther: frühzeitige Fistelentfernung (noch im Säuglingsalter)
⇒ <u>Meningozele:</u> Vorwölbung der Dura aus dem Spinalkanal, das Rückenmark und die Spinalnerven sind aber an Ort und Stelle. Intakte äußere Haut, keine neurologischen Ausfälle. Ther: Abtragung des Duralsacks und schichtweiser Wundverschluss
⇒ <u>Myelozele</u> (Rückenmark ohne Meningen liegt offen) und <u>Meningomyelozele</u> (Spaltbildung und Vorwölbung der Dura + Rückenmark mit äußerem Hautdefekt) ⇨ das **Rückenmark liegt offen** außerhalb des Wirbelkanals, **neurologische Ausfälle** obligat: Blasen- und Mastdarmstörungen, reithosenförmige sensible Ausfälle der Beine, schlaffe Parese der Beine, Beugekontrakturen im Hüftgelenk, X-Beine, Klumpfuß, trophische Störungen an den Füßen
⇒ <u>Thetered-spinal-cord-Syndrom:</u> mit der Wirbelsäule verwachsener od. fixierter (z.B. durch intraspinales Lipom) Conus medullaris/Filum terminale ⇨ Beweglichkeit des Rückenmarks eingeschränkt. Neurologische Ausfälle mit distalen Beinparesen und Sensibilitätsstörungen, Lumbalgie/Ischialgie, Miktionsstörungen, trophischen Ulzera an den Füßen, Fußdeformitäten, Skoliose, Naevi in der Lumbosakralregion
⇒ <u>KLIPPEL-FEIL-Syndrom:</u> Verschmelzung von 2-3 HWK zu einem **Blockwirbel** ⇨ abnorm **kurzer Hals** mit tiefer Haargrenze, häufig kombiniert mit Spina bifida cervicalis, evtl. auch mit Atlasassimilation und basilärer Impression. Neurologische Ausfälle mit Hirnstammsymptomatik, inkompletter Querschnittlähmung, Hydrozephalus meist erst im mittleren Lebensalter
⇒ <u>DANDY-WALKER-Krankheit:</u> Atresie/Verlegung der Apertura medialis (MAGENDII) und Aperturae laterales (LUSCHKAE) des IV. Ventrikels durch zystische Ausbuchtung im Bereich des Kleinhirnwurms ⇨ **Hydrocephalus** occlusus mit Hirndruckzeichen, meist um das 20. Lj. beginnend

<u>Diag:</u> 1. Anamnese (familiäres Auftreten?)
2. Neurologische Untersuchung: **Lokalbefund** bei Hautdefekt, manchmal lokal **Hypertrichose** od. Hauteinziehung über dem Defekt, neurologische Ausfälle
3. Sonographie: bei Neugeborenen sind die Wirbelbögen noch nicht voll verknöchert, sodass der Spinalkanal gut eingesehen werden kann, pathologisch ist ein Tiefstand des Conus medullaris (tiefer als L2/L3), fehlende atem- od. pulsabhängige Beweglichkeit des Myelons, Fixierung des Myelons
4. <u>Röntgen:</u> lumbosakraler Übergang, ggf. CT bzw. MRT

<u>Ther:</u> • <u>Spina bifida occulta:</u> i.d.R. keine Therapie erforderlich, Op. nur bei klinischen Ausfällen
• <u>Offene Myelozele und Meningomyelozele:</u> Rücken des Kindes nach der Geburt sofort steril abdecken, dann **sofortige Op.** wegen der **Infektionsgefahr** und der Ausbildung eines ARNOLD-CHIARI-Syndroms. Schonende Zurückverlagerung des Rückenmarks in den Spinalkanal und schichtweiser Wundverschluss bzw. plastische Deckung
• <u>Thetered-spinal-cord-Syndrom:</u> Durchtrennung der bindegewebigen Verwachsungen/ Neurolyse zwischen Conus medullaris / Filum terminale und der Wirbelsäule
• <u>KLIPPEL-FEIL-Syndrom:</u> Laminektomie im Bereich des Blockwirbels, ggf. partielle Resektion der oberen Rippen zur Verbesserung der Beweglichkeit der HWS

- Bei Hydrozephalus Shunt-Op
- Hilfsmittel: z.B. Orthesen für Gangentwicklung, Harnableitung bei neuropathischer Blase, Krankengymnastik nach BOBATH und VOJTA zur Bewegungsschulung, psychosoziale Begleitung von Kind und Eltern
- Schwangerschaft: wurde ein Kind mit einem Neuralrohrdefekt geboren, wird bei erneuter Schwangerschaft die Einnahme von Folsäure (5 mg/Tag, Folsan®) empfohlen (bei Kinderwunsch schon 4 Wo. vor der geplanten Schwangerschaft mit der Einnahme beginnen)
- Selbsthilfegruppen: Arbeitsgemeinschaft Spina bifida u. Hydrocephalus e.V., Münsterstr. 13, 44145 Dortmund, Tel.: (02 31) 86 10 50-0, Fax: -50, Internet: http://www.asbh.de

Prog: Leichte Formen einer Spina bifida haben eine gute Prog., bzw. sind klinisch stumm. Bei schweren Formen ist der Verlauf davon abhängig wie viel Myelon geschädigt ist.

Kompl:
* Zusätzliche Komplikationen und Missbildungen häufig: Hydrozephalus, urogenitale Missbildungen (z.B. einseitige Nierenagenesie), Fußdeformitäten (Pes equinovarus = Klumpfuß), Hüftdysplasien, Ventrikelseptumdefekt, Lippen-Kiefer-Gaumenspalten, Gesichtsdysmorphien
* **ARNOLD-CHIARI-Syndrom** = Herniation von Gehirnteilen, insb. der Medulla oblongata u. den seitlichen Kleinhirntonsillen (Typ I) in das Foramen magnum durch Zug der kaudal verwachsenen Myelozele/Meningomyelozele beim Wachstum der Wirbelsäule mit daraus folgender Liquorwegeverlegung (IV. Ventrikel) ⇨ **Hydrocephalus occlusus**, ggf. zusätzlich auch der mediale Kleinhirnwurm herniert (Typ II), evtl. zusätzlich zervikale Meningomyelozele (Typ III) od. Missbildung/Hypoplasie des Kleinhirnes (Typ IV),
  Kompl: Einklemmungssymptome bis hin zum Tod (Atemlähmung)
  Ther: Op. der Meningomyelozele, Liquorableitung bei Hydrozephalus, ggf. okzipitale Dekompression
* Sekundäres Tethered-spinal-cord-Syndrom (= angeheftetes Band): Verwachsungen des Conus medullaris/Filum terminale nach Op. von Meningomyelozelen mit neurologischen Ausfällen an der unteren Extremität (s.o.)

Proph: ♥ Während der Schwangerschaft wird allgemein die Einnahme von Folsäure (gehört zum Vit.-B-Komplex, 0,4 mg/Tag, Lafol®) empfohlen (bei geplanter Schwangerschaft bereits 4 Wochen vor Konzeption beginnen). Das Risiko für Neuralrohrdefekte lässt sich damit um 75 % verringern. Ebenfalls wird damit das Risiko für Herzfehler (Septumdefekte), für Missbildungen der ableitenden Harnwege und Gaumenspalten vermindert.

DD:
- Assimilation = lumbosakrale Übergangswirbel, meist symptomlos, evtl. Lumbalgien
  Lumbalisation: 1. Sakralwirbel ist frei = überzähliger Lendenwirbel
  Sakralisation: 5. Lendenwirbel ist mit dem Kreuzbein teilweise oder ganz verschmolzen
- Spondylolisthesis = Abgleiten eines Wirbels (mit der Wirbelsäule darüber) nach ventral durch dysplastische Spaltbildung an den Wirbelgelenken (Spondylolyse), in 80 % zwischen LWK5 und S1 und häufig ohne Symptome (Zufallsbefund im Röntgen, Epid: 2-4 % der Bevölkerung haben eine Spondylolisthesis)

SYRINGOMYELIE

Syn: Syrinx = die Flöte, engl. syringomyelia, ICD-10: G95.0

Ät:
- Anlagebedingte Fehlbildung (gehört zu den dysrhaphischen Störungen, fehlender Schluss des Neuralrohres) durch gestörte Embryogenese
- Selten durch Meningitis, Blutungen im Rückenmark, posttraumatisch nach Rückenmarkkontusion/SHT (= symptomatische Syringomyelie/Syringobulbie)

Path: ♦ Fehlbildung des Rückenmarks mit **Höhlenbildung** in der **grauen Substanz** ⇨ Zerstörung von Rückenmarkgewebe (zentrale Rückenmarkschädigung), die Nervenbahnen (weiße

Substanz) sind primär nicht betroffen, werden jedoch sekundär durch den Druck geschädigt
- ♦ Evtl. Wucherung von Gliazellen (Gliosis spinalis) und Ausbildung von Septen in der Syrinx
- ♦ Lok: Meist im **HWS- und oberen BWS**-Bereich, sehr selten in der LWS

Epid: ◊ **M** > w (2:1)
◊ Manifestationsalter: Beginn der Symptome meist im 20.-40. Lj.

Etlg: # Syringomyelie = Höhlenbildung im Rückenmark
Syringobulbie = Höhlenbildung im Bereich der Hirnnervenkerne (Medulla oblongata, Pons)

Klin: ⇒ Motorisch: auf der Höhe der Syringomyelie **schlaffe**, atrophische (periphere) **Lähmung** (= Untergang der Vorderhornzellen) meist der **Hände**/Arme,
darunter **spastische** (zentrale) **Paraparese der Beine** (= Schädigung der Pyramidenbahnen) ⇨ im Endstadium inkomplette Querschnittlähmung
⇒ Dissoziierte Sensibilitätsstörung: **aufgehobener Schmerz- und Temperatursinn** (Schädigung im Bereich der Commissura alba) insb. an den Armen (in den betroffenen Segmenten), bei erhaltener Tiefensensibilität u. Berührungsempfinden
⇒ **Diffuse Dauerschmerzen** in den Armen, Schultern und Thorax (= Untergang der Hinterhornzellen)
⇒ Vegetativ (Untergang der sympathischen Seitenhornzellen): **trophische Störungen** vorwiegend im Bereich der oberen Extremität mit brüchigen Fingernägeln, teigig geschwollener Haut (sog. Tatzenhand, main succulente), Knochenentkalkung, Arthropathien, Kyphoskoliose, Störung der Schweißsekretion, **HORNER-Syndrom** (Ptosis, Miosis, Enophthalmus)
⇒ Syringobulbie: horizontaler rotierender Nystagmus ohne subjektiven Schwindel, Paresen der Kau-, Gaumen- und Zungenmuskulatur, Dysarthrophonie, Sensibilitätsstörung im Gesicht

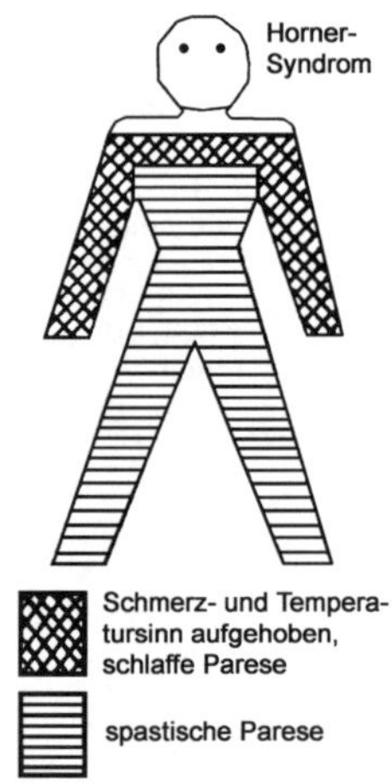

Diag: 1. Anamnese (Schmerzen im Arm, häufige Verbrennungen, schlecht heilende Wunden an den Händen?)
2. Neurologische Untersuchung: BSR, TSR, RPR abgeschwächt od. völlig erloschen, Muskelatrophien an Händen/Armen, ASR, PSR gesteigert, pathologische Reflexe an den Beinen
Syringobulbie: abgeschwächter/aufgehobener Kornealreflex
3. **MRT:** deutliche Darstellung der Höhlenbildung im Rückenmark
4. EMG: faszikuläre Zuckungen der paretischen Muskulatur an der oberen Extremität
5. LP: Normalbefund, allenfalls leichte Eiweißvermehrung

Ther:
- **Keine kausale Ther.** mögl., Krankengymnastik gegen Spastik der Beine
- Med: Gegen Spastik Baclofen (Lioresal®), gegen Schmerzen Analgetika
- Operativ: Ind: progrediente Symptomatik
  Syringostomie = Einlage eines Katheters von der Höhle zum spinalen Subarachnoidalraum (= syringosubarachnoidaler Shunt) von einem dorsalen Zugang aus
- Selbsthilfegruppen: Syrinx - Syringomyelie Informations- & Beratungsstelle, Segeberger Chaussee 206, 22851 Norderstedt, Internet: http://www.syrinx-beratung.de, weitere Informationen bei http://www.deutsche-syringomyelie.de und http://www.syringomyelie.de

Prog: Chronischer Verlauf über Jahre.

Kompl: * Blasenlähmung bei lumbaler Syringomyelie
* **Spontanfrakturen** an entkalkten Knochen

* **Verbrennungen** an den Armen/Händen bis hin zu **Verstümmelungen** durch den aufgehobenen Temperatursinn und die schlechte Heilungstendenz durch die trophischen Störungen (schmerzlose Fingereiterungen = MORVAN-Syndrom)
* Gleichzeitig dysrhaphische Störungen, ARNOLD-CHIARI-Syndrom, NOONAN-Syndrom, DANDY-WALKER-Krankheit, fixierter Torticollis mögl.

DD:
- Hydromyelie = vergrößerter Zentralkanal, mit Ependym ausgekleidet
- Diplomyelie = angeborene Rückenmarkdoppelung, meist im Thorakalmark gelegen und klinisch stumm
- Rückenmarktumoren, A.spinalis-anterior-Syndrom, Zervikale Myelopathie
- Amyotrophische Lateralsklerose (ohne Sensibilitätsstörungen)
- Polyneuropathie, HMSN
- „Schulter-Arm-Syndrom", z.B. Periarthropathia humeroscapularis

NEUROFIBROMATOSE v.RECKLINGHAUSEN

Syn: Neurofibromatose Typ I, Neurofibromatosis generalisata, Fibroma molluscum multiplex, Elephantiasis neuromatodes, (von-)RECKLINGHAUSEN-Krankheit, ICD-10: Q85.0

Def: Gehört zu den **Phakomatosen** = neurokutane Syndrome mit neuroekto- und mesodermalen Tumoren und Gefäßveränderungen an Haut, ZNS und Augen

Ät:
- **Aut.-dom.** erblich (Gendefekt **Chromosom 17**$_{q11.2}$ od. selten Chrom. 22$_{q12}$), geringe Penetranz
- **Spontanmutation** (ca. 50 % d.F.)

Path:
- Neurinome ausgehend von den Schwann-Zellen durch Hyperplasie neuroekto- (⇨ Neurinome) und mesodermaler Anlagen (⇨ Fibrome)
- Histo: palisadenförmige Anordnung der Schwann-Zellen-Kernen in den Neurinomen, umgeben von einer Kapsel

Epid:
- ◊ Häufigkeit: 30/100.000 Neugeborene, Manifestation meist erst im Erwachsenenalter
- ◊ M > w (2:1)

Klin:
- ⇒ Hautveränderungen: **Café-au-lait-Flecken** (braune größere Pigmentanomalien), multiple Naevi (Fibroma molluscum, in Axilla u. inguinal, „freckling" genannt), multiple breitflächige od. gestielte **Fibrome** am gesamten Körper, insb. am Rumpf
- ⇒ **Multiple Neurinome** (Schwannome), als subkutan tastbare Knoten der peripheren Nerven (insb. N.medianus, N.ulnaris, N.femoralis, N.ischiadicus), Hirnnerven (insb. N.vestibulocochlearis = **Akustikusneurinom**, auch beidseitig ⇨ vollständige Ertaubung), auch an spinalen Nervenwurzeln (insb. zervikal u. thorakal, Sanduhrgeschwulst aus dem Foramen intervertebrale) und am sympathischen Grenzstrang sowie intestinal mögl.
- ⇒ Schmerzen, Sensibilitätsstörungen, Parästhesien und Paresen im Verlauf, wenn die Neurinome den Nerven komprimieren
- ⇒ Zentrale Tumoren: Meningeome, Astrozytome, Optikus-, Chiasmagliom, Neurinome
- ⇒ Knochenanomalien (verdünnte lange Röhrenknochen, Keilbeindysplasie), Skoliose
- ⇒ Augenveränderungen: LISCH-Knötchen (Hamartome) in der Iris

Diag:
1. Anamnese (Familienangehörige betroffen?) und klinischer Aspekt, neurologische Untersuchung, Augenhintergrundveränderungen
2. LP: Eiweißvermehrung bei Spinalwurzelneurinomen
3. EEG: ggf. Herdbefund bei zentralen Tumoren
4. MRT: bei V. a. spinalen Nervenwurzelneurinomen, Hirntumoren

5. AEP: bei V. a. Akustikusneurinom
6. Molekulargenetische Untersuchung mögl.
7. HNO-Konsil: Hörprüfung

Ther:
- **Keine kausale Ther.** mögl.
- Bei Epilepsie antikonvulsive Medikation
- Bei beidseitigem Akustikusneurinom: nach Op. Implantation eines Hirnstammimplantates (Auditory Brainstem Implant) an den Nucl.cochlearis, das elektrische Impulse aus den Umweltgeräuschen generiert und einen gewissen Höreindruck vermittelt
- Operativ: Entfernung der Neurinome soweit diese Beschwerden machen und ohne neurologische Ausfälle operabel sind
- Selbsthilfegruppen: von Recklinghausen-Gesellschaft e.V., Martinistr. 52 / Haus O 54, 20246 Hamburg, Tel.: (0 40) 46 09 24 14, Internet: http://www.von-recklinghausen.org

Prog: Langsam progredienter Verlauf, neurologische Symptome oft erst >40. Lj.

Kompl:
* Kann mit Oligophrenie, Epilepsie, dysrhaphischen Störungen einhergehen
* 10 % d.F. in Kombination mit einem Phäochromozytom
* Maligne Entartung: Neurofibrosarkome (15%iges Entartungsrisiko)

DD: Andere Phakomatosen:
- Beidseitige Akustikusneurofibromatose (GARDNER-TURNER-Syndrom, aut.-dom., Chrom. 22), Sonderform der Neurofibromatose, auch mit Neurofibromen an der Haut
- **Tuberöse Sklerose** (BOURNEVILLE-PRINGLE-Syndrom, 80 % sporadisch od. aut.-dom. Chrom. 9 od. 11): Hautveränderungen (Angiofibrome = Adenoma sebaceum insb. schmetterlingsförmig im Mittelgesicht und subungual = KOENEN-Tumoren, Hypopigmentierungen der Haut), Epilepsie (insb. BNS-Krämpfe) durch Astrozytome (insb. paraventrikulär und verkalkend), Oligophrenie durch Missbildung der Hirngyri (verplumpte knotenförmige Gliawucherungen), Hamartome der Retina und des Herzens, Knochenzysten
- **HIPPEL-LINDAU-Syndrom** (aut.-dom., Chrom. 3_{p26}): zerebellare und retinale Hämangioblastome ⇨ Ataxie, Nystagmus, später Hirndruckentwicklung, Glaukom, Erblindung mögl.
- **STURGE-WEBER-KRABBE-Syndrom**: Enzephalofaziale Angiomatose mit Naevus flammeus im Gesicht (meist V_1 u./od. V_2-Gebiet) und ipsilateral Hämangiome der Meningen und reaktive Hirnatrophie mit intrakraniellen Verkalkungen, fokale Epilepsie, mentale Retardierung
- Multiple Glomustumoren (aut.-dom.) an Haut und inneren Organen
- Basalzell-Naevus-Syndrom (GORLIN-GOLTZ-Syndrom, aut.-dom., Chrom. 9_{q22}): multiple Basaliome, Keratosen an Hand und Füßen, Gehirnveränderungen, Skelettanomalien
- Neurokutane Melanose: multiple Nävuszellnävi an Haut, Meningen und Gehirn, Hydrocephalus occlusus mögl.
- Pseudoxanthoma elasticum (GRÖNBLAD-STRANDBERG-Syndrom): wenig elastische Papeln an Gelenken und Hals sowie Altersdegeneration an der Aderhaut des Auges und arteriellen Gefäßen
- PEUTZ-JEGHERS-Syndrom (aut.-dom.): intestinale Polyposis, periorale Pigmentnävi
- KASABACH-MERRITT-Syndrom: Riesenhämangiome an Haut und inneren Organen, Thrombozytopenie
- Ataxia teleangiectatica (LOUIS-BAR-Syndrom aut.-rez., Chrom. 11_{q23}): Kleinhirnatrophie, kutane und retinale Teleangiektasien
- LEOPARD-Syndrom (aut.-dom.): Lentigines, Erregungsleitungsstörungen am Herz, okulärer Hypertelorismus (vergrößerter Augenabstand), Pulmonalstenose, abnorme Genitalien (z.B. Hypospadie), Retardierung des Wachstums, deafness = Taubheit
- Incontinentia pigmenti (BLOCH-SULZBERGER-Krankheit, X-chrom.-dom.): Pigmentierungen der Haut, Optikusatrophie, psychomotorische Retardierung, Epilepsie
- OSLER-RENDU-WEBER-Krankheit (aut.-dom.): Teleangiektasien an Schleimhäuten, Gesicht und inneren Organen ⇨ rezidivierende Blutungen

NEUROGENE STÖRUNGEN DES MOTORISCHEN SYSTEMS

HEREDOATAXIEN

Syn: Erbliche Ataxien (lateinisch hereditas = Erblichkeit), spino-ponto-zerebellare Atrophien, hereditäre Kleinhirndegenerationen, ICD-10: G11.-

Def: Erbliche degenerative Prozesse des Kleinhirns und seiner afferenten und efferenten Projektionsbahnen.

Epid: Prävalenz: ca. 10/100.000

Etlg: # **FRIEDREICH-Ataxie** = spinozerebellare Heredoataxie, aut.-rez. (Chrom. 9q13, vermehrte GAA-Tripletts, zwischen 66 und >1.000 Triplettrepeats ⇨ verminderte Bildung des Proteins Frataxin), Beginn im Jugendalter (8.-15. Lj.), häufigste Form der Heredoataxien Prävalenz der Genträger 1:80 in der Bevölkerung!

NONNE-MARIE-Heredoataxie = zerebellare Heredoataxie, aut.-dom., Beginn um 35. Lj.

Spinozerebellare Ataxien: Einteilung nach HARDING (1982)

Typ 1 (aut.-dom., Chrom. 6, vermehrte CAG-Tripletts), Typ 2 (aut.-dom., Chrom. 12, vermehrte CAG-Basentriplettrepeats), Typ 4 (aut.-dom., Chrom. 16, vermehrte CAG-Tripletts), Typ 5 (aut.-dom., Chrom. 11, vermehrte CAG-Tripletts), Typ 6 (aut.-dom., Chrom. 19, vermehrte CAG-Tripletts, Mutation eines neuronalen Ca^{++}-Kanals), Typ 7 (aut.-dom., Chrom. 3, vermehrte CAG-Tripletts), insgesamt sind heute schon 13 verschiedene Typen bekannt, Beginn alle meist um 30.-50. Lj.

MACHADO-JOSEPH-Krankheit (aut.-dom., Chrom. 14q32.1, vermehrte CAG-Triplettrepeats [>55], Syn: spinozerebellare Ataxie Typ 3, engl. azorean disease, häufigste spinozerebellare Ataxieform in Deutschland), Beginn: 20.-50. Lj.

Olivo-ponto-zerebellare Atrophie, aut.-dom. od. sporadisch, Beginn um 40. Lj.

Path:
- FRIEDREICH-Ataxie: pathoanatomisch Atrophie des **Kleinhirns** mit Untergang der Purkinje-Zellen, Degeneration der **Hinterstränge**, des Trac.spinocerebellaris und der **Hinterwurzeln** im Rückenmark, ggf. auch Pyramidenbahn und Vorderhornneuronen betroffen
- NONNE-MARIE-Heredoataxie: pathoanatomisch Kleinhirnrindenatrophie, Atrophie d. Großhirnrinde, leichte Degeneration der Hinterstränge u. Kleinhirnseitenstränge
- MACHADO-JOSEPH-Krankheit: pathoanatomisch Degeneration der spinozerebellaren Bahnen, des Nucl.dentatus, Substantia nigra u. Nucl.subthalamicus, periphere Neuropathie
- Olivo-ponto-zerebellare Atrophie: pathoanatomisch Degeneration des Brückenfuß und der Oliven, des Kleinhirnmarks und der Substantia nigra

Klin: ⇒ FRIEDREICH-Ataxie: **Gang-, Stand-, Rumpf- und Extremitätenataxie**, Muskelschwäche und Muskelatrophie, Gehen lernen erschwert, tapsiger breitspuriger Gang, manuelle Schwierigkeiten, Spastik, Muskeleigenreflexe aufgehoben, Pyramidenbahnzeichen, **Skelettdeformitäten** wie FRIEDREICH-Fuß (Hohl- und Spitzfuß, innenrotiert, Überstreckung in den Grundgelenken, Beugung der Interphalangealgelenke = Krallenstellung, Hammerzehen, auch an der Hand mögl.) u. Skoliose sowie Kyphose (Insuffizienz der Rumpfmuskulatur), axonale Polyneuropathie (Parästhesien), Störung der Tiefensensibilität, **Dysarthrie**, skandierende Sprache (schleppend, abgehackte Silben und explosionsartige Aussprache), Nystagmus (Fixationsgegenrucke), progrediente **Demenz**, Optikusatrophie, Innenohrschwerhörigkeit, Diabetes mellitus, hypertrophe fibrosierende **Kardiomyopathie**, Arrhythmien und Herzinsuffizienz mögl. (⇨ meist Todesursache)

⇒ NONNE-MARIE-Heredoataxie: **Ataxie (zerebellare)**, insb. beim Gehen, „Löwenstimme" (tiefer, laut, rau) und skandierende Sprache, Paraparese der Beine und Spastik, **Hirnnervenstörungen** (Optikusatrophie, Augenmuskelparesen, Innenohrschwerhörigkeit, Schluckstörungen), unangepasste Euphorie, progrediente Demenz

⇒ Spinozerebellare Ataxien: unterschiedlich stark ausgeprägte zerebellare **Gang-, Stand- und Extremitätenataxie** sowie **Dysarthrie**, evtl. Nystagmus, Hirnnervenstörungen (Optikusatrophie, Okulomotoriusparese, Schwerhörigkeit, Vertigo, Dysphagie), Demenz, Polyneuropathie

MACHADO-JOSEPH-Krankheit: neben **Ataxie** u. **Dysarthrie** ausgeprägter **Nystagmus**, Ophthalmoplegie, **Spastik** und Rigor, Hohlfuß, Inkontinenz, Polyneuropathie, Restless-Legs-Syndrom, Schlafstörungen

⇒ Olivo-ponto-zerebellare Atrophie: **zerebellare Ataxie** insb. beim Gehen, Dysarthrie, **PARKINSON-Symptome**, Stuhl- und Miktionsstörung (Inkontinenz), progrediente Demenz

Diag:
1. Anamnese, Familienanamnese (Angehörige betroffen?)
2. Neurologische Untersuchung: **Vibrations- und Lagesinn aufgehoben** od. gestört, **Kleinhirnzeichen**: Dysdiadochokinese, grober Intentionstremor, Nystagmus, Ataxie beim Gehen und beim Stehen im ROMBERG-Versuch (bei geschlossenen Augen = sensible Ataxie bei Hinterstrangdegeneration; auch bei offenen Augen = zerebellare Ataxie), fortgeschritten auch im Sitzen
3. **MRT**: **Kleinhirnatrophie**, Hirnstammatrophie, Ausschluss anderer Ursachen, z.B. Tumor, Blutung, Ischämie od. Demyelinisierung
4. LP: Normalbefund, EEG: Normalbefund od. Allgemeinveränderungen
5. SEP: verlängerte Latenz der Überleitung sensibler Reize
6. Internistisches Konsil: kardiale Beteiligung
7. Labor: molekulargenetische Untersuchung mit Bestimmung der Triplett-Repeats mittels PCR-(= polymerase chain reaction)-Screening-Methode bei FRIEDREICH-Ataxie und spinozerebellaren Ataxien mögl.: je länger die Basenwiederholungen, desto früherer Krankheitsbeginn und desto schnellere Progredienz. Damit ist auch eine prädiktive genetische Untersuchung (noch) nicht erkrankter Kinder erkrankter Eltern möglich (Risiko 50 %).

Ther:
- Keine kausale Ther. mögl.
- **Krankengymnastische** Übungsbehandlung: Entspannungstechniken, Spastik lockern, Fehlbelastungen vermeiden, Logopädie
- **Hilfsmittel** je nach Progredienz (Gehhilfen, Stützkorsett, Rollstuhl usw.)
- Genetische Beratung mögl. (s. Diag.)
- Med: Versucht werden 5-Hydroxytryptophan, Clomipramin (Anafranil®) und Isoniazid (INH®), bei Spastik Baclofen (Lioresal®)
- Selbsthilfegruppen: Deutsche Heredo-Ataxie-Gesellschaft e.V., Hofener Str. 76, 70372 Stuttgart, Tel.: (07 11) 5 50 46 44, Internet: http://www.ataxie.de

Prog: FRIEDREICH-Ataxie langsam progrediente Symptomatik über Jahrzehnte mit Gehunfähigkeit nach 15 J. und später Bettlägerigkeit und Demenz, schlechtere Prognose hat dabei ein frühes Manifestationsalter.

Kompl:
* Skelettdeformitäten, Stürze
* Immobilisation, Inaktivitätspneumonie, Thrombosen, zerebrovaskuläre Insuffizienz, Apoplexie
* **Genetische Antizipation**: bei den Triplett-Repeat-Erkrankungen von Generation zu Generation zunehmende Symptomatik und früherer Erkrankungsbeginn

DD: – Hereditäre metabolische Ataxien: sind i.d.R. **aut.-rez. erblich**, Beginn 5.-20. Lj.
REFSUM-Syndrom (Phytansäurestoffwechselstörung)
A-Betalipoproteinämie (BASSEN-KORNZWEIG-Syndrom)
Metachromatische Leukodystrophie (Arylsulfatase-A-Mangel)
Aminosäurenstoffwechselerkrankungen: Ahornsirupkrankheit, HARTNUP-Krankheit

Ataxia teleangiectatica (LOUIS-BAR-Syndrom, aut.-rez. erblich, Chrom. 11, durch defektes DNA-Reparatursystem)

Vit.-E-Mangelataxie (Chrom. 8, defektes Vit.-E-Transportprotein, Familien aus Nordafrika und Sizilien), Ther: Tocopherolsubstitution in hoher Dosierung

- Idiopathische zerebellare Ataxie (sporadisches Auftreten unbekannter Ät. im Erwachsenenalter)
- Multisystematrophie, zerebellarer Typ
- Aut.-dom. erbliche (Chrom. 12p13, 19p13), episodische Ataxien durch Störung von K^+- od. Ca^{++}-Kanälen, Ther: versucht wird Acetazolamid (Diamox®)
- Spätatrophie der Kleinhirnrinde beim **Alkoholismus** (alkoholische Kleinhirndegeneration)
- Ataxie bei Störungen des Vestibularapparates
- Morbus WILSON (hepatolentikuläre Degeneration)
- **Kleinhirntumoren** und Tumoren im Bereich der hinteren Schädelgrube
- **Paraneoplastische** zerebellare Ataxie mit Kleinhirnrindenatrophie (z.B. bei Bronchial-, Ovarial- od. Mammakarzinom, HODGKIN-Lymphom mögl.) mit ausgeprägter Dysarthrie und Rumpfataxie, Opsoklonus (kurze, schnelle unregelmäßige unwillkürliche Augenbewegungen), Diag: im Serum u. LP finden sich in 50 % d.F. Anti-Purkinje-Zellen-Ak vom Typ Anti-Yo od. Antineuronale-nukleäre-Ak, Ther: Behandlung der Grunderkrankung
- Congenital Disorders of Glycosylation (CDG): aut.-rez. erbliche Defekte der Glykoproteinbiosynthese (sehr seltene Krankheitsbilder) mit zerebellarer Hypoplasie, psychomotorischer Retardierung und muskulärer Hypotonie
- GAD-Antikörper-assoziierte Ataxie, Ther: Immunglobuline
- Hirnstamm-, Kleinhirnischämie, z.B. perinatale Komplikationen
- Infektiös: Tabes dorsalis (Neurolues), Tuberkulose, Toxoplasmose, CREUTZFELDT-JAKOB-Krankheit, GERSTMANN-STRÄUSSLER-SCHEINKER-Syndrom
- Funikuläre Myelose (⇨ sensible Ataxie)
- Multiple Sklerose
- HMSN = hereditäre motorische-sensible Neuropathien
- Vitaminmangel-Ataxie: Vit. B_1, B_{12}, E
- Ataxien mit toxischer Ursache: chronisch durch Barbiturat, Hydantoin, Lithium, Phenytoin

SPASTISCHE SPINALPARALYSE

Syn: Diplegia spinalis progressiva, hereditäre spastische Paraplegien, ERB-CHARCOT-Krankheit, STRÜMPELL-LORRAIN-Krankheit, engl. spastic spinal paralysis, ICD-10: G80.0

Ät:
- **Erblich** (3/4 d.F.) **aut.-dom.**, -rez. od. X-chrom., 20 verschiedene Genmutationen bekannt
- Sporadisches Auftreten (1/4 d.F.)

Path: Degeneration zentraler motorischer Bahnen = **1. motorisches Neuron** (Gyrus praecentralis, BETZ-Riesenpyramidenzellen) u. **Pyramidenbahn** sowie des Fasciculus gracilis

Epid: ◊ Prädisp.alter: Beginn im Kindesalter, **m** > w (2:1)

◊ Prävalenz: selten, ca. 2-9/100.000

Klin: ⇒ **Spastische** Paresen: Steifigkeit, Paraspastik der Beine ⇨ zirkumduzierender Gang, Adduktorenspastik (Knie reiben aneinander), Ausbildung von Kontrakturen

⇒ Meist auch (geringe) sensible u. vegetative Symptome, wie Hypästhesien der unteren Extremität, Harndrang, Pollakisurie, Harninkontinenz

⇒ Komplizierte Formen haben ggf. zusätzlich Sehstörungen, Demenz, Epilepsie, Tetraplegie

Diag:
1. Anamnese und Familienanamnese
2. Neurologische Untersuchung: **Spastik** deutlich ausgeprägter als die Parese, MER gesteigert (**Hyperreflexie**), Pyramidenbahnzeichen (BABINSKI pos.)
3. MRT der Wirbelsäule
4. Labor: molekulargenetische Diagnostik für einige Genmutationen mögl. (sehr aufwändig)

Ther:
- **Keine kausale Ther.** mögl., Med: Baclofen gegen Spastik
- **Krankengymnastische** Übungsbehandlung, insb. nach BOBATH (Übung normaler Haltungs- und Bewegungsabläufe, Normalisierung des Muskeltonus), Hilfsmittelversorgung
- Selbsthilfegruppe: HSP - Hereditäre Spastische Spinalparalyse, In den Wingerten 9, 65623 Hahnstätten, Tel.: (0 64 30) 51 76, Internet: http://www.hsp-selbsthilfegruppe.de
  Weitere Informationen im Internet: http://www.fsp-info.de u. http://www.bssp-online.de

Prog: Langsam progredient über 20-30 Jahre, führt schließlich zur Immobilisation u. Bettlägerigkeit

DD:
- Amyotrophische Lateralsklerose, funikuläre Myelose, zervikale Myelopathie, Syringomyelie, Multiple Sklerose, Rückenmarktumor, parasagittaler Hirntumor, Neurolues
- SJÖGREN-LARSSON-Syndrom (aut.-rez. erblich, Tetraplegie, Ichthyosis, geistige Behinderung, Netzhautdegeneration)

SPINALE MUSKELATROPHIE

Syn: Progressive spinale Muskelatrophie (SMA), engl. spinal muscular atrophy, motor neuron disease, nukleäre Atrophien, Atrophia muscularis spinalis pseudomyopathica, ICD-10: G12.-
Für die Hirnnerven **progressive Bulbärparalyse** genannt.

Ät:
- Erblich = hereditäre SMA oder sporadisches Auftreten je nach Typ (s.u.)
- Prädisposition bei sporadischen Formen: abgelaufene Poliomyelitis anterior

Etlg:

Infantile spinale Muskelatrophie (Typ WERDNIG-HOFFMANN): aut.-rez. erblich (= gesunde Eltern, Mutation im Survival-Motoneuron$_1$-Gen auf Chrom. 5), Beginn im 1. Lj. mit proximalen beinbetonten Ausfällen, Tod nach 1-3 Jahren
Proximale erbliche neurogene Amyotrophie (Typ KUGELBERG-WELANDER): aut.-dom., Chrom. 5, unregelmäßig erblich, Beginn 5.-15. Lj. mit Ausfällen im Beckengürtelbereich
Progressive distale spinale Muskelatrophie (Typ DUCHENNE-ARAN): aut.-dom., aut.-rez. u. sporadisch, Beginn um 30. Lj. mit symmetrischer Atrophie der kleinen Handmuskeln, Thenaratrophie, häufigste Form
Progressive spinale Muskelatrophie (Typ VULPIAN-BERNHARDT): Beginn um 30. Lj. mit symmetrischen Ausfällen im Schultergürtel = skapulo-humeraler Typ
Peronealer Typ der spinalen Muskelatrophie: aut.-dom., sehr langsame Form mit Beginn im Kindes- od. Erwachsenenalter mit Ausfällen der Unterschenkelmuskulatur
Spinobulbäre Muskelatrophie Typ KENNEDY, X-chrom.-rez. vererbt (vermehrte CAG-Basentriplettrepeats), Beginn 20.-40. Lj. mit prox. Paresen von Armen und Beinen sowie kaudaler HN, endokrinologische Störungen (Diabetes mellitus, Gynäkomastie)
Progressive Bulbärparalyse: Beginn 30.-40. Lj. mit Ausfällen der kaudalen (motorische HN V, VII, IX, X, XI, XII) Hirnnerven, Klin. der bulbären Störungen s.u.

Path:
- Betroffen ist ausschließlich das **2. motorische Neuron** (α-Motoneuron in den **Vorderhörnern** des Rückenmarks bzw. die **motorischen Hirnnervenkerne** bei der Bulbärparalyse)
- Histo: Symmetrischer Zelluntergang im Bereich der motorischen Nervenzellen und Ersatz durch Gliagewebe sowie Degeneration der Markscheiden
- Pathoanatomisch: Verschmälerung der Vorderhörner im Rückenmark und graufarbige Entfärbung, Muskulatur: **neurogene Muskelatrophie** (s.u.)

Epid: Häufigkeit: 10/100.000 Neugeborene

Klin:
⇒ Allgemein: langsam **progrediente schlaffe Lähmungen** (peripher), **Muskelatrophien**, (sichtbare) **Faszikulationen**

⇒ Evtl. sekundäre Skelettanomalien durch Fehlbelastung: Hyperlordose, Skoliose, Kontrakturen, Hohlfuß, Spitzfußstellung

⇒ **Keine sensiblen Störungen**, keine vegetativen Symptome

⇒ Normale geistige Entwicklung und Intelligenz

⇒ Bulbäre Störungen: Kau- (mot. V. HN) und **Schluckstörung** (Nucl.ambiguus), Gefahr der Aspiration wegen mangelndem Schluss der Epiglottis, **bulbäre Sprache** mit „schwerer Zunge" (Faszikulationen oft an der Zunge sichtbar) und näselnder Stimme (Gaumensegelparese), Heiserkeit (Stimmbandparese) bis hin zur Anarthrie, beidseitige **Fazialisparese** (schlaffes Gesicht), Augenlidfaszikulationen

⇒ Typ WERDNIG-HOFFMANN: Beginn mit Trinkschwäche und muskulär schlaffem Baby **„floppy infant"**, paradoxe Atmung (Schaukelatmung über den Bauch = bei Inspiration sinkt Thorax ein und Bauch wölbt sich vor, Exspiration umgekehrt), Muskelatrophien führen zu sekundären Fehlstellungen mit Gelenkkontrakturen, Bulbärbefall

⇒ Typ KUGELBERG-WELANDER: Beginn mit proximaler Schwäche der Beine mit häufigerem Stürzen und Schwierigkeiten beim Aufrichten und Treppensteigen, Watschelgang, dann Ausfall der Schulter-Arm-Muskulatur

⇒ Typ DUCHENNE-ARAN: Beginn mit Ausfällen der kleinen Handmuskeln mit Thenaratrophie (Affenhand) und Krallenhand, später Unterarmmuskulatur und Schultergürtel betroffen.

Diag:
1. Anamnese und Familienanamnese
2. Neurologische Untersuchung: **Erlöschen der Muskeleigenreflexe**, keine Pyramidenbahnzeichen, evtl. TRENDELENBURG-Gang (bei Beckengürtelbefall), Faszikulationen
3. EMG: Zeichen der **neurogenen Muskelatrophie** (s. Abb.): Bei maximaler Innervation gelichtetes Interferenzmuster, vermehrte Polyphasien, Riesenpotentiale (Amplitudenerhöhung durch sprouting = Aussprossen der α-Motoneuronen im Rückenmark auf schon untergegangene Motoneuronen, dadurch größere motorische Einheiten mit größeren Potentialen und gleichzeitiger Desynchronisation = verbreiterte Aktionspotentiale), Fibrillationspotentiale (= **pathologische Spontanaktivität** in Ruhe)
4. NLG: meist Normalbefund, allenfalls geringe Verzögerung der motorischen NLG
5. Labor: CK-Erhöhung mögl. (30 % d.F.)
6. Pränatale Diagnostik: bei Typ WERDNIG-HOFFMANN, KUGELBERG-WELANDER und KENNEDY mögl.
7. Muskelbiopsie: **neurogene Muskelatrophie = gruppierte Atrophie** der muskulären Einheiten (alle einer Gruppe haben das gleiche Kaliber) = **felderförmige Atrophie** mit randständig vermehrten Muskelkernen (s. Abb.)

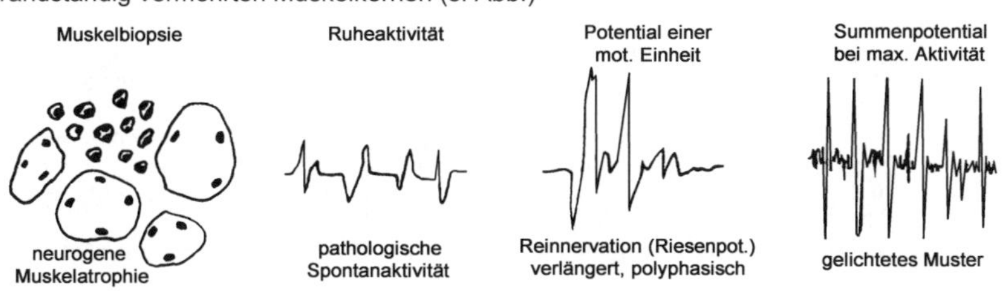

Ther:
- **Keine kausale Ther.** mögl.
- Krankengymnastik mit Muskelaufbautraining, Prophylaxe von Kontrakturen
- Geeignete orthopädische Hilfsmittel je nach Behinderung (Rollstuhl usw.)
- Selbsthilfegruppen: Deutsche Gesellschaft für Muskelkranke e.V., Im Moos 4, 79112 Freiburg, Tel.: (0 76 65) 94 47-0, Fax: -20, Internet: http://www.dgm.org

Prog: Schlechteste Prognose hat der Typ WERDNIG-HOFFMANN mit Tod noch in den ersten 2-3 Lebensjahren.
Bei den anderen Formen schleichender, **langsam progredienter Verlauf** mit unterschiedlicher Ausprägung, auch jahrelanger Stillstand mögl., eine bulbäre Beteiligung ist meist unaufhaltsam progredient und prognostisch ungünstiger.

Kompl:
* Aspirationspneumonie bei (bulbär bedingten) Schluckstörungen, Atelektasen und Pneumonien durch Parese der Atemmuskulatur ⇨ respiratorische Insuffizienz
* Ernährungsprobleme

DD:
- Progressive kongenitale **Muskeldystrophien** (genetisch bedingter **muskulärer** Defekt, Pat. haben Pseudohypertrophien und keine Faszikulationen)
- Myopathien (Muskeleigenreflexe bleiben erhalten), Myasthenia gravis, Polymyositis
- Amyotrophische Lateralsklerose (haben gesteigerte MER)
- Pseudobulbärparalyse = supranukleäre Störung (1. motorisches Neuron) ⇨ spastische Paresen der betroffenen HN
- HMSN (= hereditäre motorische-sensible Neuropathien)
- **Poliomyelitis anterior**
- Syringomyelie, Plexusschäden, periphere Nervenschäden
- Zerebrale Bewegungsstörungen (frühkindliche Hirnschäden), PRADER-WILLI-Syndrom, subkortikale arteriosklerotische Enzephalopathie (BINSWANGER-Krankheit), Hirntumoren an der Schädelbasis, Syringobulbie

AMYOTROPHISCHE LATERALSKLEROSE

Syn: **ALS** (= amyotrophe Lateralsklerose), myatrophische Lateralsklerose, CHARCOT-Krankheit (Erstbeschreiber, 1877), engl. amyotrophic lateral sclerosis, in den USA auch unter dem Namen Lou Gehrig's Disease bekannt (war ein berühmter Baseballspieler in den 30er Jahren, der an ALS erkrankte), ICD-10: G12.2

Ät:
- **Unklar** = sporadische Fälle (überwiegender Teil der Pat., 90 % d.F.)
- Genetische = **familiäre** Form, in ca. 5 % d.F. mit aut.-dom.-Erbgang (Chrom. 21), Mutation im Superoxid-Dismutase-1-Gen
- Fraglich: infektiöse (SVI = slow-virus-infection?) oder toxische Genese (z.B. längerdauernde Bleiexposition)
- Selten: paraneoplastisch, monoklonale Gammopathie und Lues spinalis ⇨ werden dann als symptomatische ALS bezeichnet
- Endemisches Auftreten: Eingeborene der Insel Guam (50fach häufiger ⇨ slow-virus-infection?) in Kombination mit präseniler Demenz und akinetischem Parkinsonismus

Path:
- Progressive Degeneration des **1.** (Gyrus praecentralis, BETZ-Riesenpyramidenzellen und Pyramidenbahn) **und 2. motorischen Neurons** (Vorderhornzellen, α-Motoneurone des Rückenmarks und Hirnnervenkerne) ⇨ gleichzeitige zentrale und periphere Lähmung mit entsprechender Symptomatik = Spastik und schlaffe Parese
- Pathophysiologie: Störung des exzitatorischen Neurotransmitters Glutamat?

Epid: ◊ Inzidenz: 2/100.000/Jahr, Prävalenz: 6-8/100.000
◊ Prädisp.alter: 45.-65. Lj., m > w (1,6:1)

Klin: ⇒ Asymmetrische **Paresen** mit **Spastik** (Läsion 1. Motoneuron, Pyramidenbahn), beginnend meist an der Hand, dann Unterarm, Beine, Hirnnerven
⇒ **Muskelatrophie** (Läsion 2. Motoneuron, schlaffe Parese)
⇒ **Faszikulationen** (sichtbar, tastbar) u. Krämpfe der Muskulatur (durch Läsion 2. Motoneuron)
⇒ Bulbäre Symptome (Hirnnerven): **Dysarthrie** (verwaschene Sprache), **Dysphagie** (Schluckstörungen, erhöhter Speichelfluss (Sialorrhoe)), **Zungenatrophie** mit sichtbaren **Zungenfaszikulationen**, Zwangslachen u. -weinen (= Pseudobulbärparalyse durch Läsion des 1. und Bulbärparalyse durch Läsion des 2. motorischen Neurons der Hirnnerven)
⇒ Lähmung der **Atemmuskulatur** durch Zwerchfellbeteiligung im fortgeschrittenen Stadium (mit schlechter Prog.)
⇒ **Sensibilität** meist völlig **intakt**, keine vegetativen Symptome
⇒ Keine psychopathologische Symptome, keine Beeinträchtigung von mnestischer Funktion oder Intelligenz

Diag:
1. Anamnese und Familienanamnese (andere Familienangehörige betroffen?)
2. Neurologische Untersuchung: **Muskeleigenreflexsteigerung** (Degeneration 1. motorisches Neuron und Pyramidenbahn) trotz **Muskelatrophie** (Degeneration 2. motorisches Neuron), gesteigerter Masseterreflex, faszikuläre Zuckungen, **Pyramidenbahnzeichen**
3. EMG: **Riesenpotentiale** (durch sprouting = Aussprossen der α-Motoneuronen im Rückenmark auf schon untergegangene Motoneuronen, dadurch größere motorische Einheiten mit größeren Potentialen und gleichzeitiger Desynchronisation), Faszikulationen (sind am Muskel sicht- und tastbar) und **Fibrillationspotentiale** (= pathologische Spontanaktivität, diese sieht man aber nur im EMG) als Zeichen der Schädigung des 2. motorischen Neurons (auch bei klinisch noch nicht betroffenen Muskeln schon zu finden)
4. NLG: meist Normalbefund, allenfalls geringe Verzögerung der motorischen NLG
5. LP: Liquor normal, selten Liquoreiweißerhöhung
6. MRT: zum Ausschluss zerebraler oder spinaler Raumforderungen, Multiple Sklerose usw.
7. Muskelbiopsie: neurogene Muskelatrophie (= gruppierte liegende Muskelfaseratrophien) und kompensatorische Muskelfaserhypertrophien der noch innervierten Anteile
8. Nervenbiopsie: N.suralis zeigt keine pathologischen Veränderungen (da sensibel)

Ther:
- Bisher **keine kausale Therapie** bekannt und schlechte Prognose
- **Aufklärung** des Patienten und Einbeziehung der Angehörigen über den Krankheitsverlauf, im späteren Stadium auch über Intensivmaßnahmen (oder deren Ablehnung, z.B. bei Ateminsuffizienz) sprechen (und bei Ablehnung dies als Patientenverfügung auch schriftlich dokumentieren)
- Mobilisierende **Krankengymnastik** zur Prophylaxe von Kontrakturen (kein intensives Krafttraining, Überanstrengung meiden), logopädische Übungen bei beginnender Sprachstörung, Atemgymnastik, Hilfsmittel und Rollstuhlversorgung
- Bei Schluckstörungen evtl. vorübergehend Magensonde oder dauerhafte PEG (perkutane endoskopische Gastrostomie)
- Bei Atemschwäche: vorübergehend kann eine intermittierende nasale Maskenbeatmung (auch als Heimbeatmung zu Hause) eingesetzt werden. Bei Atemlähmung Tracheotomie und unterstützende Beatmung (die Prognose ist dann aber letztlich bereits infaust).
- Med: einzig zugelassenes Medikament mit nachgewiesener Wirkung bei der ALS ist **Riluzol** (hemmt präsynaptisch die Glutamatausschüttung, Rilutek® 2 x 50 mg/Tag p.o.), allerdings nur geringe Lebenszeitverlängerung von 3-4 Mon., vor allem in frühen Krankheitsstadien indiziert, insb. zur Verzögerung einer Beatmung, wenig NW (GOT/AST-, GPT/ALT-Erhöhung, selten Neutropenie). Bei allg. Erschöpfung (Fatigue) kann Modafinil eingesetzt werden.

Bei Spastik Baclofen (4 x 10 mg, Lioresal®) oder Tizanidin (3 x 4 mg, Sirdalud®), NW: vermindern gleichzeitig die Kraft, daher einschleichend dosieren
In Studien werden Brain-Derived-Nerve-Growth-Factor, Ciliary-Neurotrophic-Factor, Insulin-Like-Growth-Factor-1, Ceftriaxon, Minocyclin, Vit. E, Koenzym Q10, Kreatin, Valproinsäure, Gabapentin, Tamoxifen u. Arimoclomol versucht.

- Selbsthilfegruppen: Deutsche Gesellschaft für Muskelkranke e.V., Im Moos 4, 79112 Freiburg, Tel.: (0 76 65) 94 47-0, Fax: -20, Internet: http://www.dgm.org
  Weitere Informationen bei http://www.mitotarget.eu

Prog: **Sehr schlecht**, chronisch progressiv ohne Remissionen, 5-JÜR: 20 %, mittlere Überlebenszeit ca. **3 Jahre** nach Diagnosestellung, nur ca. 10 % d. Pat. überleben 10 J. u. länger (bekanntester Pat. unserer Zeit ist der Astrophysiker Stephen Hawking, der seit fast 50 J. mit der Krankheit lebt). Ein Beginn mit bulbärer Symptomatik ist dabei ein besonders ungünstiger Prognoseparameter.

Kompl:
* **Ateminsuffizienz** ⇨ Hyperkapnie-induziertes Koma und „Tod im Schlaf", der Pat. wird beatmungspflichtig, eine Entwöhnung von der Beatmung ist dann kaum mehr mögl.
* Infektionen durch die Immobilisation, Dekubitus, Aspirationspneumonie, Kachexie, Tod

DD:
- Spastische Spinalparalyse (auch Spastizität), spinale Muskelatrophie, Multiple Sklerose mit Läsion im Rückenmark, Syringomyelie, zervikale Myelopathie, Rückenmarktumor
- Arteriosklerotische Enzephalopathie
- Infektiös: Poliomyelitis anterior, Neurolues, CREUTZFELDT-JAKOB-Krankheit
- Motorische Polyneuropathie, z.B. diabetische Amyotrophie, HMSN
- Einschlusskörpermyositis
- Radikuläre Läsionen, Myopathie, okulopharyngeale Muskelatrophie

STOFFWECHSELERKRANKUNGEN UND TOXISCHE PROZESSE

MORBUS WILSON

Syn: **Hepatolentikuläre Degeneration**, WILSON-Krankheit, WESTPHAL-STRÜMPELL-Pseudosklerose (= Erwachsenenform), engl. hepatolenticular degeneration, ICD-10: E83.0

Ät: **Aut.-rez.** erblich (Chrom. **13**q14.3, Mutation im ATP7B-Gen, es sind 250 Mutationen bekannt)

Path:
- ♦ Störung des Kupferstoffwechsels durch genetisch bedingte **Synthesestörung des Coeruloplasmins** (Transportprotein für Kupfer im Blut) und **verminderter Kupferausscheidung** über die Gallenwege
  - ⇒ **Kupferablagerungen:** in **Leber**, Gehirn (Hirnstamm, **Stammganglien**, Kleinhirn, Okzipital- und Frontalhirn), Nierentubuli, Kornea (KAYSER-FLEISCHER-Ring)
- ♦ Pathoanatomisch: bräunliche Verfärbung und Degeneration des Corpus striatum
- ♦ Histo: insb. im Stammganglienbereich Lücken (**Status spongiosus**) durch Degeneration von Ganglienzellen und Ersatz durch Gliazellen sowie pathologische Gefäße

Etlg: Zwei Verlaufsformen:
- # Juveniler Typ mit rascher Progredienz (unbehandelt), Beginn 7.-15. Lj.
- # Erwachsener Typ mit chronischer Progredienz, Beginn 20.-30. Lj.

Epid:
- ◊ Prävalenz: 3/100.000, heterozygote Merkmalsträger (sind selbst nicht erkrankt): **1/180** in der Bevölkerung
- ◊ M > w

Klin:
- ⇒ Frühsymptome: febriler Ikterus
- ⇒ Neurologisch: **Extrapyramidal-motorische Störungen** (Hypokinese, Hypomimie, Rigor oder auch choreatische Hyperkinesen, Dystonien, Myoklonien mögl.), Asterixis (= ***flapping tremor***, ist ein Haltungsverlust der Muskulatur mit anschließenden Korrekturbewegungen, insb. an Finger, Hand und Armen ⇨ sieht aus wie ein „Flügelschlagen", in Ruhe und bei Bewegungen), **Sprechstörung** mit Dysarthrie u. skandierter Sprache, **Schluckstörungen**, Hypersalivation, zerebellare Symptome mit Ataxie und Nystagmus
- ⇒ Psychisch: Affektlabilität (Dysphorie bis Euphorie, pathologisches Weinen und Lachen, Aggressivität, Wutanfälle), Depressionen, Lern- und Gedächtnisstörungen bis hin zu organischer Psychose sowie **Demenz**
- ⇒ Auge: KAYSER-FLEISCHER-**Kornealring** (bräunlicher Ring am Rand der Kornea, eher Spätsymptom) oder Kupferablagerung in der Linse (sog. „Sonnenblumenkatarakt")
- ⇒ **Hepatosplenomegalie** und grobknotige **Leberzirrhose**, Ikterus, Aszites
- ⇒ Auch klinisch stummer Verlauf od. nichtneurologische Verlaufsform, insb. bei Angehörigen in betroffenen Familien mögl.

Diag:
1. Anamnese und Familienanamnese
2. Neurologische Untersuchung: Armvorhalteversuch (flapping tremor?)
3. EEG: Normalbefund
4. CCT: hypodense Areale im Bereich der Stammganglien
5. Labor: freies Serumkupfer erhöht (>50 μg/dl), Coeruloplasmin erniedrigt (<20 mg/dl), erhöhte Leberwerte, 24-Std.-Urin: vermehrte Kupferausscheidung und Proteinurie
   Molekulargenetische Untersuchung mögl.
6. Leberbiopsie: vermehrter Kupfergehalt (>250 μg/g Trockengewicht)

Ther:
- Lebenslange kupferarme Diät
- Med: **D-Penicillamin** (0,9 bis 1,5 g/Tag, Metalcaptase®, Trolovol®) bindet Kupfer (Chelatkomplexbildner) und kann dann zusammen über den Urin ausgeschieden werden. Ebenfalls aus der Gruppe der Chelatkomplexbildner: Dimercaprol (Dimaval®) od. **Trientine** (nur internationale Apotheken, Trien®).
  Kaliumsulfid oder **Zink**verbindungen vermindern die Kupferresorption im Darm.
- Bei Leberversagen: **Lebertransplantation** als ultima ratio
- Selbsthilfegruppen: Verein Morbus Wilson e.V., Leiblstr. 2, 83024 Rosenheim, Tel.: (0 80 31) 24 92 30, Internet: http://www.morbus-wilson.de

Prog: Ohne Ther. chronisch progredient, limitierend für die Lebenserwartung ist die Leberfunktion. Bei guter medikamentöser Einstellung od. Lebertransplantation normale Lebenserwartung. Schlechte Prog. hat unbehandelt die juvenile Form mit Tod in wenigen Jahren.

Kompl:
* Status spongiosus der Stammganglien
* Epileptische Anfälle
* Frauen: Amenorrhoe, Spontanaborte
* Tod durch akute fulminante Lebernekrose oder chronisch progrediente Leberzirrhose
* NW von D-Penicillamin: Leuko- od. Thrombozytopenien, Nierenschädigung, myasthenes Syndrom, Pyridoxinantagonismus (Med: 25 mg Vit. B_6/Tag substituieren)

DD:
- **Hepatische Enzephalopathie** (= durch chron. Lebererkrankung), WEST-HAVEN-Einteilung:

Latent:	keine neurologischen Ausfälle, Auffälligkeiten nur in psychomotorischen Tests
Stadium 1:	Schlafstörungen, Apathie, Stimmungsschwankungen, Konzentrationsstörungen, Ruhelosigkeit, leichter Fingertremor, Beeinträchtigung des Schreibvermögens
Stadium 2:	Inadäquates Verhalten, stärkere Schläfrigkeit, zeitliche Desorientierung, Gedächtnisstörungen, Nesteln, Ataxie, Flapping tremor
Stadium 3:	Patient schläft meist, ist noch erweckbar (Somnolenz bis Sopor), Desorientiertheit, Rigidität, Hyperreflexie
Stadium 4:	Bewusstlosigkeit und Koma, Foetor hepaticus, Reaktion auf Schmerzreize können noch erhalten od. verloren sein

- Nephrotisches Syndrom, akutes Nierenversagen, Dialyse-Enzephalopathie
- Hyperammonämie-Enzephalopathie (Enzymdefekt im Harnstoffzyklus ⇨ Ammoniak↑)
- Malabsorption, exsudative Enteropathie
- Akut intermittierende Porphyrie (aut.-dom. vererbter Enzymdefekt der Uroporphyrinogen-I-Synthetase) mit vegetativen Störungen, abdominellen Schmerzsensationen, Polyneuropathie mit distalen schlaffen symmetrischen Paresen, zerebralen Anfällen, exogener Psychose
- Primär extrapyramidal-motorische Störungen (Parkinson-Syndrom, Chorea, usw.)

LEUKODYSTROPHIEN

Syn: Lipodystrophie, Lipoidspeicherkrankheiten, Sphingolipidosen, Sphingolipidspeicherkrankheiten, engl. leukodystrophy, ICD-10: E75.-

Ät: **Aut.-rez.** Erbgang

Path:
- Störung der Myelinisierung und/oder **Speicherung von Lipoiden** in den Markscheiden führt zur Destruktion der Markscheiden und reaktiver Gliawucherung
- Lok: **Marklager** (weiße Substanz) des Großhirns und Kleinhirnhemisphären, periphere Nerven

Epid: ◊ Häufigkeit: seltene Erkrankungen

◊ Beginn: meist im Kindesalter, 1.-3. Lj.

Etlg: # NIEMANN-PICK-Krankheit (Typ A-E Sphingomyelinose, Mutation im Cholesterintransport-Gen, Chrom. 11, 18 od. 14) , Epid: Prävalenz 1/150.000

GAUCHER-Krankheit (Zerebrosid-Speicherkrankheit durch Defekt des Enzyms Glucocerebrosidase, Chrom. 1), Epid: Prävalenz 1/40.000

TAY-SACHS-Syndrom (GM_2-Gangliosidose Typ I, Syn: amaurotische Idiotie, Path: Hexosaminidase-A-Mangel)

Metachromatische Leukodystrophie (Sulfatidlipidose, NORMAN-GREENFIELD-Syndrom, SCHOLZ-BIELSCHOWSKY-HENNEBERG-Syndrom, Mangel an Arylsulfatase-A, Chrom. 22)

KRABBE-Syndrom (Globoid-Zell-Leukodystrophie, genetischer Defekt der Galaktosylceramidase, Chrom. 14)

Neuronale Ceroidlipofuszinosen (derzeit 8 Formen bekannt, Chrom. 1, 8, 11, 13, 15 od. 16, frühere Bezeichnungen waren u.a. infantile Form Typ SANTAVUORI-HALTIA, JANSKY-BIELSCHOWSKY-Krankheit u. BATTEN-SPIELMEYER-VOGT-Krankheit im Kindesalter, KUFS-HALLERVORDEN-Krankheit im Erwachsenenalter), Epid: Inzidenz 1/30.000 Lebendgeborene

Klin: ⇒ Allgemein: Beginn nach zunächst normaler Entwicklung mit Entwicklungsverzögerung, Apathie, Reizbarkeit

⇒ NIEMANN-PICK-Krankheit: beim infantilen Verlaufstyp im 1. Lj. schlaffe Paresen, Ataxie, Optikusatrophie, Hyperpigmentierung, Hepatosplenomegalie, Tod meist vor dem 4. Lj.

beim juvenilen (Beginn 5.-10. Lj.) und adulten Verlaufstyp (Beginn 20.-30. Lj.): Demenz, Psychosen, Ataxie, Dysarthrie, Dysphagie, vertikale Blickparese, Splenomegalie, Überlebenszeit 20-30 J. nach Symptombeginn

⇒ GAUCHER-Krankheit (infantile, juvenile u. adulte Form mögl.): spastische Paresen, extrapyramidal-motorische Symptome, mentale Retardierung, Krampfanfälle, Hepatosplenomegalie, Anämie, Thrombozythämie, Skelettveränderungen, Knochen- u. Gelenkschmerzen

⇒ TAY-SACHS-Syndrom: ab 3. Lebensmonat spastische Paresen, Optikusatrophie bis zur Erblindung, Nystagmus, Schreckreaktion auf akustische Reize, psychomotorische Retardierung, Tod meist vor dem 4. Lj.

⇒ Metachromatische Leukodystrophie: Beginn im 3. Lj. mit spastischen Tetraparesen, beidseitiger Optikusatrophie, im Verlauf Demenz, Nystagmus, Hörstörung, Anfälle, zerebellare Ataxie, Dysarthrie, Cholezystitis, Cholezystolithiasis

⇒ Krabbe-Syndrom: ab 4.-6. Lebensmonat Opisthotonus (Überstreckung von Rumpf und Extremitäten), Optikusatrophie, Fieberschübe, Demenz

⇒ Neuronale Ceroid-Lipofuszinosen: progredienter Visusverlust durch Retinopathie, Epilepsie, Myoklonien, Demenz

Diag:

1. Anamnese und Familienanamnese
2. Neurologische und pädiatrische Untersuchung
3. EEG: Allgemeinveränderungen
4. LP: Eiweißvermehrung
5. NLG: vermindert
6. CCT/MRT: hyperdenses/hyperintenses Marklager
7. Labor: bei NIEMANN-PICK-Krankheit Schaumzellen od. „seeblaue“ Histiozyten im Knochenmarkausstrich

   bei metachromatischer Leukodystrophie Nachweis der verminderten Arylsulfatase-A-Konzentration in Leukozyten u. Fibroblasten, erhöhte Sulfatidausscheidung im Urin
8. Hautbiopsie oder Lymphozyten-Extraktion und elektronenmikroskopische Untersuchung bei neuronalen Ceroid-Lipofuszinosen zeigt Lipopigmenteinschlüsse
9. Nervenbiopsie (N.suralis): Markscheidendegeneration

Ther:
- **Keine kausale Therapie** mögl.
  palliativ/symptomatisch: Physiotherapie, Logopädie, Schlucktraining, Ergotherapie, symptomatische Medikation, z.B. Baclofen od. Tizanidin bei Spastik, Lamotrigin od. Valproinsäure bei Epilepsie
- GAUCHER-Krankheit: Glycosylceramidsynthetase-Inhibitor (Miglustat, Zavesca®) führt zur geringeren Zerebrosidkonzentration in den Zellen od. direkte Enzymsubstitution (Imiglucerase, Cerecyme® od. Velaglucerase, Vpriv®, 15-60 I.U./kgKG als Kurzinfusion alle 14 Tg., Therapie ist sehr teuer, 50.-100.000 €/Jahr). Für die metachromatische Leukodystrophie befindet sich eine Enzymersatztherapie in der Forschung.
- Genetische Beratung der Angehörigen, teilweise pränatale Diagnostik mögl.
- Selbsthilfegruppen: Bundesverein Leukodystrophie e.v., Schelmenäckerstr. 20, 71157 Hildrizhausen, Tel.: (0 70 34) 6 55 99-85, Fax: -86, Internet: http://www.bvlev.de
  Niemann-Pick-Selbsthilfegruppe e.V., Hindenburgstr. 25/2, 71106 Magstadt, Tel.: (0 71 59) 4 39 69, Internet: http://www.niemann-pick.de
  Gaucher Gesellschaft Deutschland e.V., An der Ausschacht 9, 59556 Lippstadt, Tel./Fax: (0 29 41) 1 88 70, Internet: http://www.ggd-ev.de
  Myelin-Projekt Deutschland e.V., Zum Schlehenberg 2, 56745 Volkesfeld, Tel.: (0 26 55) 96 02-70, Fax: -69, Internet: http://www.lorenzosoel.de
  Neuroid Ceroid Lipofuszinose-Gruppe Deutschland e.V., Am Waldbach 23, 32339 Espelkamp, Tel.: (0 57 71) 32 55, Internet: http://www.ncl-deutschland.de

Prog: **Schlecht**, unaufhaltsam **progredienter** Verlauf bis zum **Tod** meist innerhalb weniger Jahre (insb. bei den infantilen Formen).

Kompl:
- * Ablagerungen von Lipoiden in den Nierentubuli
- * Endstadium Dezerebration (Enthirnungsstarre), Kachexie

DD:
- Subakute sklerosierende Panenzephalitis durch Paramyxovirus ebenfalls im Kindesalter
- Infantile spastische Muskelatrophie
- Mukopolysaccharidosen (6 Formen bisher bekannt, aut.-rez. vererbt): Morbus HURLER/Morbus SCHEIE (Chrom. 4), Morbus HUNTER (X-chrom. vererbt, Idursulfase-Mangel, hier Enzymersatztherapie heute mögl., Elaprase®), Morbus SANFILIPPO (Chrom. 17, 12), Morbus MORQUIO (Chrom. 16, 3), Morbus MAROTEAUX-LAMY (Chrom. 5, hier Enzymersatztherapie heute mögl., Galsulfase, Naglazyme®), Morbus SLY (Chrom. 7). Klin: Organvergrößerungen, Gelenkkontrakturen, mentale Retardierung, Hornhauttrübung, Schwerhörigkeit, Minderwuchs mögl.
- Adrenoleukodystrophie (X-chrom. vererbt): Mutation eines peroxisomalen Membrantransportproteins ⇨ Ablagerung sehr langkettiger Fettsäuren, Klin: neurologische Symptome u. Nebennierenrindeninsuffizienz (ADDISON-Krankheit)
- REFSUM-Syndrom (Phytansäurestoffwechselstörung), Poliodystrophien, Ahornsirupkrankheit
- FABRY-Syndrom (Syn: Angiokeratoma corporis diffusum, X-chromosomal vererbte Ceramid-Speicherkrankheit mit verminderter α-Galaktosidase-Aktivität), Ther: Substitution von Agalsidase i.v. alle 2 Wo. lebenslang (Fabrazyme™, extrem teuer mit ca. 260.000 EUR/Jahr)
- Hereditäre metabolische Myopathien (s. Kap. Myopathien)

FUNIKULÄRE MYELOSE

Syn: Funikuläre Spinalerkrankung, engl. funicular myelosis, DANA-LICHTHEIM-Krankheit, ICD-10: G32.0* E53.8+

Ät: **Vit.-B_{12}-Mangel** durch:
- Intrinsic-Faktor-Mangel (atrophe Magenschleimhaut, alkoholbedingte Gastritis, Magenkarzinom, Magenteilresektion und Gastrektomie)

- Gestörte Resorption bei Dünndarmerkrankung: Sprue, Zöliakie, Ileitis, Morbus CROHN, Steatorrhoe, Dünndarmresektion [terminales Ileum]
- Bakterielle Zerstörung des Vit. B_{12} bei Blind-loop-Syndrom nach Billroth-II-Resektion, konsumierender Parasitenbefall (Fischbandwurm, Diphyllobothrium latum)
- Med.-NW: Zytostatika, Phenobarbital, Primidon, Hydantoin, Phenylbutazon, Nitrofurantoin
- Schwangerschaft (relativer Mangel)

Path:
- ♦ Physiologie: Intrinsic factor der Magenschleimhaut ist für die Resorption des Vit. B_{12} im terminalen Ileum erforderlich
  Vit. B_{12} (Syn: Cobalamin, Tagesbedarf 5 µg) ist wichtig für Nukleinsäurebiosynthese ⇨ eine Avitaminose wirkt sich daher zuerst auf Gewebe mit hoher Zellteilungsrate aus ⇨ Blutbildungsstörungen
- ♦ Histo: Reversibler Untergang der Myelinscheiden besonders im **Hinterstrangbereich**, später auch in den **Pyramidenbahnen** und **Kleinhirnseitensträngen** und periphere Neuropathie (Ursache der Myelindegeneration ist ungeklärt). Schwammartige Lücken im Rückenmark und im Endstadium gliöse Narbenfelder mit axonaler Degeneration (dann irreversibel).

Epid:
- ◊ Ein Vit.- B_{12}-Mangel wirkt sich erst nach 1-2 Jahren aus (Leber speichert größere Menge)
- ◊ Prädisp.alter: mittleres bis höheres Lebensalter

Klin:
- ⇒ Somatische Befunde müssen nicht mit den neurologischen Symptomen korrelieren, Polyneuropathie in 65 % der Fälle
- ⇒ Befunde entwickeln sich **langsam progredient** über Monate oder auch subakut
- ⇒ Polyneuropathie: schmerzhafte **Parästhesien** in Füßen und Händen, schwere **Störung der Tiefensensibilität** (Vibrationsempfindung aufgehoben) und **ataktische Gehstörungen** (Hinterstränge = sensible Ataxie), spastische **Paraparese der Beine**, MER abgeschwächt, Hypalgesie und Hypästhesie, evtl. Pyramidenbahnzeichen, selten Visusstörung (bilaterale Optikusschädigung), neurogene Blasenentleerungsstörung (Urinretention)
- ⇒ Psychisch: organische Psychosen
- ⇒ Blutbefunde: **Perniziöse Anämie** (hyperchrome megaloblastäre Anämie), Leukozytopenie, rel. Lymphozytose, Thrombozytopenie
- ⇒ Magenbeschwerden, Müdigkeit, HUNTER-Glossitis (Atrophie der Zungenpapillen mit Parästhesien), Leber- und Milzvergrößerung

Diag:
1. Anamnese: vorangegangene Magen-Op.?, Malabsorptionssyndrome?
2. Neurologische Untersuchung: Muskelschwächen, Reflexverlust, pathologische Reflexe, Vibrationsempfindung (Stimmgabeltest), ROMBERG-Test
3. Labor: Urin auf Methylmalonsäure (erhöht bei Vit.-B_{12}-Mangel), Blut Vit.-B_{12}-Spielgel
   Urinexkretionstest (Schilling-Test) mit radioaktiv-markiertem Vit. B_{12} (Nachweis im 24-Std.-Urin, normal 10-25 %, vermindert bei Intrinsic-factor-Mangel od. Malabsorption)
4. SEP: verlängerte Latenz der Überleitung sensibler Reize, NLG: verlangsamt
5. EEG: Allgemeinveränderungen in 50 % der Fälle

Ther: Parenterale Substitution von 500 µg Vit. B_{12} 2x/Woche für mehrere Wochen, dann als Depotpräparat auf Dauer 1 x 1.000 µg/Monat Vit. B_{12} i.m. (Cyanocobalamin, Cytobion®1000) oder auch hochdosiert p.os (Vit.-B_{12}-Spielgel kontrollieren, ob die orale Gabe ausreicht).

Prog: Im frühen Stadium völlige Rückbildung. Bei axonaler Degeneration keine Restitutio mehr mögl.

DD:
- Gleiche hämatologische Symptome bei Folsäuremangel mögl. (meist jedoch keine oder nur geringe neurologisch-psychiatrische Symptome)
- Rückenmarktumoren
- Multiple Sklerose

- Friedreich-Ataxie (Kindesalter)
- Schädigung des Sehnerven bei Intoxikation, sog. Alkohol-Tabak-Amblyopie
- Subakute ataktische Störungen auch bei Phenytoin-Intoxikation oder Porphyrie-Polyneuropathie
- Paraneoplastisch
- Hypokalzämie (Tiefensensibilitätsstörung, Spastik, Pyramidenbahnzeichen)

PONTINE MYELINOLYSE

<u>**Syn:**</u> *Zentrale pontine Myelinolyse*, ICD-10: G37.2

<u>**Ät:**</u>
- **Alkoholismus**, Delirium tremens (Alkoholentzugsdelir), WERNICKE-Enzephalopathie oder Fehlernährung
- HIV-Infektion
- **Elektrolytstörung** (**Hyponatriämie**) und deren (zu schneller) therapeutischer Ausgleich
  Syndrom der inadäquaten ADH-Sekretion (erhöhtes ADH und gleichzeitige Natriurese ⇨ Hyponatriämie im Serum), Syn: SCHWARTZ-BARTTER-Syndrom
- Nieren-, Lebererkrankungen
- Verbrennungen und sonstige Schockzustände
- Malignome, insb. Leukämien
- <u>Iatrogen:</u> zerebrales Dysäquilibrium nach zu forcierter extrakorporaler Hämodialyse

<u>**Path:**</u>
- ♦ Bei Hyponatriämie führt ein zu schneller Ausgleich der Hyponatriämie durch Infusionstherapie zu einem (iatrogenem) **Dysäquilibrium** zwischen Serum und Liquor/Gehirn
- ♦ <u>Histo:</u> **Demyelinisierung** im Bereich der **Basis pontis** (= Brücke) ohne Degeneration der Nervenaxone oder -perikarya ⇨ gliöse Proliferationen

<u>**Klin:**</u>
- ⇒ Spastische Para- oder **Tetraparese** (Pyramidenbahn in der Pons geschädigt)
- ⇒ Schluckstörungen, Dysarthrie, zerebellare Ataxie
- ⇒ **Augenmotilitätsstörungen** (III. HN): Blickparese, Nystagmus, Doppelbilder, Miosis
- ⇒ <u>Psychische Veränderungen:</u> Verwirrtheit, Halluzinationen, Bewusstseinsstörungen
- ⇒ Epileptische Anfälle, Kopfschmerzen
- ⇒ Final: **Locked-in-Syndrom** (= nur noch vertikale Augenbewegung und blinzeln/Lidschluss bei erhaltenem! Bewusstsein mögl.)
  Dezerebrationshaltung (= Enthirnungsstarre) mit Streckkrämpfen und Bewusstlosigkeit bis hin zum Koma/Tod

<u>**Diag:**</u>
1. Anamnese (vorbestehende Erkrankungen, Elektrolytstörungen, Medikamenteneinnahme, Alkoholismus?)
2. Neurologische Untersuchung: pathologische Reflexe (Pyramidenbahnzeichen) und gesteigerte MER, Augenmotilitätsstörung (horizontale Blickparese)
3. Bildgebung: **MRT** (insb. T2-gewichtet und mit KM – Gadolinium): Läsionen in der Pons (der Nachweis kann in den ersten Krankheitstagen schwierig sein)
4. Labor: Elektrolyte, Na^+ im Serum <120 mmol/l
5. AEP zur Verlaufskontrolle

<u>**Ther:**</u>
- **Intensivpflege** und **–überwachung**, bei respiratorischer Insuffizienz Intubation/Tracheotomie und Beatmung
- Sehr **langsamer Ausgleich** einer Hyponatriämie (bei Na^+-Werten <125 mmol/l, nicht

mehr als 12 mmol/Tag = 0,5 mmol/Std. ausgleichen).
Bedarfsberechnung (in mmol) = 135 – Na^+ im Serum x 0,3 x kgKG, wobei 1 g NaCl = 17 mmol NaCl od. 5 ml einer 20%igen NaCl-Lösung entspricht

- Bei inadäquater ADH-Sekretion: Furosemid (Lasix®)

Prog: Sehr **schlecht**, meist letaler Ausgang innerhalb von 4 Wochen

Kompl: Zusätzliche extrapontine Myelinolysen, z.B. des Corpus callosum (= MARCHIAFAVA-BIGNAMI-Krankheit bei Alkoholismus, Ther: Vit. B_1 + B_6 100mg/Tag i.v.) oder des Thalamus, Stammganglien mögl.

Proph: ♥ Bei Ausgleich einer Hyponatriämie immer einschleichend und langsam dosieren

DD:
- Multiple Sklerose und andere demyelinisierende Erkrankungen
- A.basilaris/vertebralis-Insuffizienz, -thrombose mit Ischämie und Infarkt der Ponsregion, Hirnstammsyndrome
- Hirntumoren oder Metastase im Bereich der Pons
- Progressive multifokale Leukenzephalopathie (insb. bei HIV-Infektion)

POLYNEUROPATHIEN

Syn: **PNP**, engl. polyneuropathy, Polyneuritis, ICD-10: G60.- bis G63.-*

Ät:
- Genetisch bedingt (hereditär = vererbt):
  HMSN (hereditäre motorisch-sensible Neuropathien):
  - Typ I MARIE-CHARCOT-TOOTH (demyelinisierende Polyneuropathie)
  - Typ II neurogene Muskelatrophie MARIE-CHARCOT-TOOTH
  - Typ III hypertrophe Neuropathie DÉJERINE-SOTTAS
  - Typ IV hypertrophe Neuropathie bei REFSUM-Syndrom (Phytansäurestoffwechselstörung), Typ V mit spastischer Paraparese, Typ VI mit Optikusatrophie, Typ VII mit Retinitis pigmentosa

  Akut intermittierende Porphyrie (selten)

  Primäre Amyloidose (familiäre Amyloidpolyneuropathie)

  Familiäre/hereditäre Neuropathie mit Neigung zu Druckparesen (engl. tomaculous neuropathy, erblicher Defekt der Markscheidenbildung, Chrom. 17)

  Polyneuropathie mit Riesenaxonen
- Stoffwechselstörungen (metabolisch):
  Diabetes mellitus, Hyperurikämie (Gicht), Niereninsuffizienz/Urämie (insb. bei Dialysepatienten), Leberzirrhose, Hyperlipidämie

  Endokrin: Hypothyreose, Akromegalie
- Nutritiv, Resorptionsstörungen:
  Mangel- und Fehlernährung: **Alkoholismus**, Vit.-B_1-Mangel (= Thiamin-Mangel, Syn: Beriberi, WERNICKE-Enzephalopathie bei Alkoholabusus), Vit.-B_{12}-Mangel (= **funikuläre Myelose**), Vit.-B_6-Mangel (Pyridoxin), Vit.-B_2-Mangel (Riboflavin), Folsäuremangel, Nicotinsäureamid-Mangel (Pellagra), Vit.-E-Mangel (Tocopherol)

  Resorptionsstörung bei Zöliakie, Sprue, Resektionen im Magen-Darm-Trakt z.B. Gastrektomie, Ileumresektion, Fehlen des Intrinsic-Faktors (für Vit.-B_{12}-Resorption)
- Paraneoplastisch (Dys-/Paraproteinämie): Myelosen, Plasmozytom (KAHLER-Krankheit), B-Zell-Lymphom (Immunozytom, WALDENSTRÖM-Krankheit), Kryoglobulinämie, Thymom, POEMS-Komplex (CROW-FUKASE-Syndrom, paraneoplastischer Symptomenkomplex mit progressiver peripherer Polyneuropathie mit Muskelschwäche, Organomegalie, Endokrinopathie, Dysglobulinämie (M-Gradient) u. Haut(= skin)-Veränderungen)
- Exogen toxisch:
  Gifte: Blei, Quecksilber, Arsen, Thallium, Triarylphosphat (technische Öle), Lösungsmittel (n-Hexan, Methylethylketon, Acrylamid, Schwefelkohlenstoff), Insektizide (Lindan, DDT)

  Medikamente: Isoniazid, Nitrofurantoin, Zytostatika (Cisplatin, Vincristin, Vinblastin), Hydralazin, Meprobamat, Disulfiram, Thalidomid (nicht mehr erhältliches Schlafmittel, Contergan®, wird in der 3.-Welt teilweise aber noch als Lepramittel verwendet), Chloroquin, Hydantoin, Indometazin, Statine (HMG-CoA-Reduktase-Inhibitoren zur Cholesterinsenkung)
- Systemerkrankungen:
  Kollagenosen: LED (Lupus erythematodes disseminatus), SJÖGREN-Syndrom I, Sklerodermie, WEGNER-Granulomatose

  Rheumatoide Arthritis, Sarkoidose

  Arteriitiden: Panarteriitis nodosa, thrombotische Mikroangiopathien

  Arteriosklerose, ischämisch bedingte PNP

  Autoimmunologisch: chronisch inflammatorische demyelisierende Polyneuropathie
- Infektionskrankheiten (infektiöse Polyneuritis): HIV, Borreliose (BANNWARTH-Syndrom), Lues, Lepra, Parotitis epidemica (Mumps), Mononucleosis infectiosa, Röteln, Herpes zoster, Typhus abdominalis, Paratyphus, Diphtherie, Botulismus, Fleckfieber

- Schwangerschaft Ursache unklar, Ernährungsstörung im peripheren Nervensystem, Stoffwechselstörung, toxische Substrate?
- Serogenetisch: im Rahmen einer allergischen Serumkrankheit (gegen körperfremde Eiweiße), insb. nach Impfungen, z.B. Tetanus- od. Diphtherie-Antitoxin (passive Immunisierung) od. aktiven Impfungen gegen Influenza, Pneumokokken, Typhus usw. oder auf Medikamente wie Sulfonamide, Penizillin
- Idiopathisch: **GUILLAIN-BARRÉ-Syndrom**

Path: ♦ Grundsätzlich: Degeneration des **Axon** (= axonale-PNP) oder Veränderung der SCHWANN-**Myelinscheide** (= Markscheidenbefall-PNP)

♦ Histo: PNP bei Stoffwechselstörungen, Diabetes mellitus, Alkohol, toxisch, paraneoplastisch, vaskulär ⇨ Axondegeneration durch toxische Stoffwechselprodukte
PNP bei Polyradikulitis, HMSN I ⇨ Markscheidendegeneration

Epid: **Diabetes mellitus** (30 % d.F.) und **Alkoholabusus** (25 % d.F.) sind in Deutschland die häufigsten Ursachen für eine PNP

Etlg:

Distal symmetrischer Typ (**häufigste Form**): strumpf- oder/und handschuhförmige Sensibilitätsstörungen (untere Extremität früher als obere betroffen), häufig bei Stoffwechselstörungen (Diabetes mellitus) oder toxisch (Alkohol)

Multiplex Typ: Sensibilitätsstörungen an verschiedenen asymmetrischen Orten, bei Diabetes mellitus, vaskulär oder entzündlich bedingt

Proximaler Typ (Becken- und Schultergürtel): bei Mononeuropathien, z.B. Diabetes mellitus

Polyradikulitis: Rumpfmuskulatur betroffen, querschnittförmige Sensibilitätsstörungen

Klin:

⇒ Allgemein: langsame, **chronisch progrediente Entwicklung** der Symptomatik, sehr selten auch akute Verläufe, dann meist mit Hirnnervenbeteiligung u. als Extremform LANDRY-Paralyse mit aufsteigenden Lähmungen bis hin zur Atemlähmung u. Tod mögl.

⇒ Sensibilitätsstörungen: aufgehobener Vibrations- u. Lagesinn, **strumpfförmige Hypästhesien** für Berührung-, Schmerz- und Temperatursinn (s. Abb.)

⇒ Symmetrische, distale **Parästhesien** und Brennschmerzen (sog. „burning feet")

⇒ Druckdolenz peripherer Nerven

⇒ Ataxie („Pseudotabes diabetica", sensible Ataxie durch Störung des Vibrations- und Lagesinns)

⇒ Motorisch: Unruhe der Beine (restless legs), schlaffe Lähmung und Atrophie der Tibialislogenmuskulatur und der Mm.interossei, Reflexabschwächung insb. an der unteren Extremität, evtl. Wadenkrämpfe od. faszikuläre Muskelzuckungen

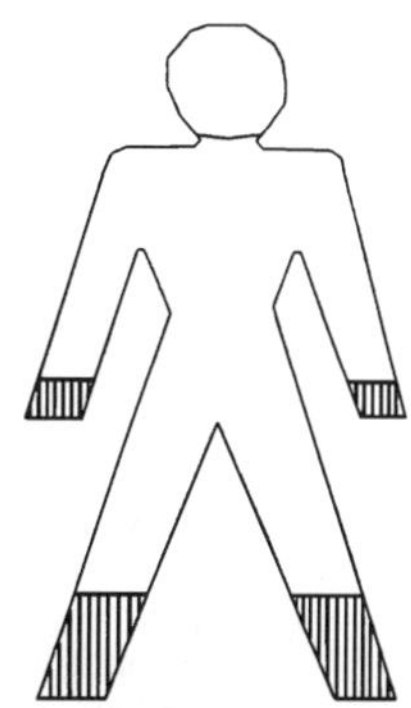

distal symmetrischer Typ

⇒ Vegetativ: **trophische Störungen** der Haut bis zum Ulcus cruris, Hyperhidrose (vermehrte Schweißsekretion), brüchige Nägel, Blasenstörungen (ist die Blasenstörung führend auch als Elsberg-Syndrom = Polyradikulitis der Cauda equina bezeichnet), Diarrhoen, Potenzstörungen, Arthropathien und Osteopathie (meist an der unteren Extremität)

⇒ Hirnnervenbefall: bevorzugt doppelseitige Fazialisparese und Hypästhesie im 2. Trigeminusast-Gebiet

Besonderheiten bei einigen Formen:

⇒ Familiäre Neuropathie mit Neigung zu Druckparesen: periphere Nerven empfindlich auf Druck oder Zug, insb. Nerven der oberen Extremität und Nn.peronei

⇒ Alkoholbedingte PNP: sensomotorisch-distale PNP (beinbetont) mit Hypästhesie und Parästhesien an den Füßen und Unterschenkeln, distale Vibrations- u. Lagesinnstörung, fehlende Achillessehnenreflexe, Wadenkrämpfe, Peroneuslähmung

⇒ Rheumatoide Arthritis (zirkulierende Immunkomplexe schädigen die Vasa nervorum ⇨ Markscheidendegeneration): Rheumaknoten, Mononeuritis multiplex, Polyneuropathie der Beine, trophische Störungen der Haut

⇒ Panarteriitis nodosa: Fieber, Gelenkschmerzen, Kräfteverfall, Niereninsuffizienz und renale Hypertonie, Anämie, Exantheme, kardiale Schäden, Mononeuritis multiplex mit Lähmungen an den Extremitäten, evtl. Hirnnervenbefall oder Parästhesien, Schmerzen und Lähmungen als symmetrische Polyneuropathie

⇒ Diphtherie: Gaumensegelparese (5.-12. Tag), Akkommodationsstörung, in einer zweiten Phase sensomotorische PNP der Extremitäten bis hin zur Tetraparese, i.d.R. Restitutio ad integrum

⇒ Parotitis: Hirnnervenbeteiligung, Plexusneuritiden und Polyradikulitiden mit Eiweißerhöhung im Liquor mögl.

⇒ Botulismus: Symptome einer rein motorischen Polyneuritis mit Augenmuskelparesen, Lichtscheu, zu Beginn starker Speichelfluss dann vermindert, Schluck- und Zungenlähmung sowie Aphonie, rasche oberflächliche Atmung durch Schwäche der Atemmuskulatur, Magenatonie, Obstipation, Tachykardie. Tod durch Atemlähmung mögl. (15-30 %)! Ther. mit Botulinum-Antitoxin i.v.

⇒ Schwangerschaft: Symptome einer rein motorischen Polyneuritis bis hin zum Vollbild einer LANDRY-Paralyse mit letalem Verlauf mögl.
Schwangerschaftsparästhesien sind häufig (¼ d. Frauen), ungefährlich und bilden sich meist rasch und ohne Residuen zurück

⇒ Serogenetische Polyneuropathie: 1-2 Wo. nach einer Injektion Serumkrankheit mit Fieber, Urtikaria/Exanthemen, Lymphknotenschwellung und Gelenkschmerzen. Dann nicht symmetrische obere Plexuslähmung ohne größere sensible Störungen. Meist Restitutio der motorischen Ausfälle nach einigen Monaten.

Diag:
1. Anamnese (chronische od. akute Beschwerdeentwicklung), **Ausfallmuster** (sensibel, motorisch, vegetativ, distal od. proximal betont), Hirnnervenbetonung, Vorerkrankungen, Einnahme von Medikamenten
2. Neurologische Untersuchung: gestörte Tiefensensibilität: **Vibrationsempfindung** herabgesetzt (**Stimmgabeltest**), socken-/handschuhförmige Hypästhesien (Schmerz- und Temperaturwahrnehmung), Druckschmerzhaftigkeit der Nervenenden in der Muskulatur, Reflexstatus: MER abgeschwächt od. fehlend, motorische Paresen mögl.
3. Labor: Glukose, Leberwerte, Elektrolyte, Nierenwerte, Schilddrüsenwerte, Vit. B_{12}, Folsäure, evtl. zusätzlich Rheumafaktor, Immunglobuline, Screening auf toxische Substanzen in Blut und Urin, CDT (carbohydrate deficient transferrin, pathol. bei regelmäßigem Alkoholabusus >80 g/Tag)
4. NLG (an Armen N.medianus, N.ulnaris u. Beinen N.suralis, N.tibialis, N.peroneus): **Verlangsamung** der sensiblen Überleitung, motorische NLG-Verlangsamung bei Markscheidendegeneration und verminderte Amplitude bei axonaler Degeneration
5. EMG: **Fibrillationen**, Reinnervationszeichen, gelichtetes Interferenzmuster bei maximaler Stimulation (verminderte Innervierung durch Axonschädigung)
6. Nervenbiopsie (N.suralis) und Histo: Unterscheidung Demyelinisierung u. axonaler Befall mögl., Einlagerungen (Amyloid), Reduktion der markhaltigen Nervenfasern
7. Muskelbiopsie (betroffener Muskulatur, die aber noch nicht völlig paretisch ist) und Histo: neurogene Muskelatrophie
8. LP: klarer Liquor, meist Normalbefund für Zellzahl, Eiweiß und Zucker

Ther:
- Therapie der Ursache steht an erster Stelle: **Ausschaltung etwaiger Noxen** (z.B. Alkoholkarenz) oder **Behandlung der Grundkrankheit** (z.B. Einstellung eines Diabetes mellitus, Substitution von Vitaminen)
- **Physiotherapie**
- Schmerzbekämpfung mit Acetylsalicylsäure oder Paracetamol, ggf. auch trizyklische Antidepressiva
- Med: α-Liponsäure (Thioctacid®) als Kurzinfusion und oral bei Parästhesien und Schmerzen wirksam, ggf. auch Vit. B_1 (als synthetisches lipophiles Thiamin, Benfotiamin) + Vit. B_6 3 x 2 Kapseln p.o./Tag (milgamma®, insb. bei alkoholbedingter PNP)

- Selbsthilfegruppen: Gesprächskreis für Menschen mit Polyneuropathie, Heischstr. 7, 24143 Kiel, Tel.: (04 31) 7 64 68

Prog: Keine Regel anwendbar, sowohl Progression als auch Remissionen mögl.

DD: Periphere Nervenläsionen, Plexus-Läsion, radikuläre Syndrome, zentrale Paresen ⇨ zeigen anderes Verteilungsmuster der neurologischen Ausfälle

DIABETISCHE POLYNEUROPATHIE

Syn: ICD-10: G63.2

Ät: Einteilung des Diabetes mellitus nach WHO, American Diabetes Association (1997) und Expert Committee on the Diagnosis and Classification of Diabetes Mellitus (1999)

1. **Diabetes mellitus Typ I** (früher juveniler D.m. od. IDDM = insulin-dependent diabetes mellitus genannt), 10 % d.F., Destruktion der B-Zellen der LANGERHANS-Inseln
   - **autoimmunologisch**: z.B. Autoantikörper gegen Inselzellen (ICA), gegen Insulin (IAA), gegen Glutamatdecarboxylase (GAD), gegen Tyrosinphosphatase (IA2), genetische Faktoren (Assoziation mit HLA DR3, DR4, B5, B8 und anderen Autoimmunkrankheiten)
   - selten auch idiopathisch
   - Sonderformen: LADA (latent autoimmune diabetes in adults) = Diabetes Typ I mit spätem Manifestationsalter u. sich langsam ausbildendem Insulinmangel
     "Brittle-Diabetes" = extrem instabiler und damit schlecht einstellbarer Diabetes Typ I
2. **Diabetes mellitus Typ II** (früher NIDDM = non-insulin-dependent diabetes mellitus genannt) meist **mit Adipositas** (häufigste Form, mit zusätzlichem Risiko durch die Adipositas, „Wohlstandskrankheit", metabolisches Syndrom), 90 % d.F.; auch ohne Adipositas mögl. = normalgewichtiger Pat. (dies sind oft aber auch LADA-Formen)
3. Andere spezifische Formen:
   - **Genetische Defekte**/immunologisch: auf Chrom. 7, 12, 20 (alle früher MODY = maturity onset diabetes of the young bezeichnet), der mitochondrialen DNA der B-Zellen, Insulinresistenz Typ A, anti-Insulin-Rezeptor-Antikörper, sekundäre Folge bei DOWN- (Trisomie 21), TURNER- (45 X0) od. KLINEFELTER-Syndrom (47 XXY), Prader-Willi-Syndrom (Chrom. 15), WOLFRAM-Syndrom (Syn: DIDMOAD-Syndrom = Diabetes insipidus, Diabetes mellitus, Optikusatrophie, Deafness (Taubheit), Polyneuropathie, aut.-rez.), FRIEDREICH-Ataxie (Chrom. 9), dystrophische Myotonie (Chrom. 19), Stiff-man-Syndrom
   - **Endokrinopathien** (Ausschüttung kontrainsulinärer Hormone): CUSHING-Syndrom (Glukokortikoide), Phäochromozytom (Katecholamine), Akromegalie (STH), Hyperthyreose, Glukagonom, Somatostatinom, Aldosteronom, autoimmun-polyglanduläres Syndrom Typ 2 (SCHMIDT-Syndrom)
   - Krankheiten des exokrinen Pankreas mit **Untergang von Pankreasgewebe** (chronische Pankreatitis, zystische Fibrose, Karzinom), fortgeschrittene Hämochromatose (Eisenspeicherkrankheit), Iatrogen: operative Pankreatektomie (z.B. wegen Pankreaskarzinom)
   - **Infektiös**: Pankreatitis, kongenitale Röteln, Zytomegalie, Parotitis epidemica (Mumps)
   - **Medikamentös**: Glukokortikoide, Katecholamine/β-Sympathomimetika, Thiazid-Diuretika, Schilddrüsenhormone, Diazoxid, Phenytoin, Pentamidin, α-Interferon
   - Malnutritiv-bedingter Diabetes (3. Welt, Proteinmangel)
4. Schwangerschaftsdiabetes (Syn: Gestationsdiabetes): 3 % aller Schwangeren betroffen, dieser sistiert jedoch i.d.R. nach der Schwangerschaft wieder

Path: Die diabetische Polyneuropathie entsteht durch Durchblutungsstörungen bei **Mikroangiopathie der Vasa nervorum** (Hyalinisierung) und direkte Stoffwechselstörung am Nerven (Nährstoffmangel, Glykierung von Proteinen, toxische Metabolite und oxidativer Stress).

<u>Übersicht über Diabetes mellitus Typ I und II</u>

	Typ-I-Diabetiker	**Typ-II-Diabetiker**
Verteilung	10 % der Fälle	90 % der Fälle
Insulinmangel	absolut	relativ / Insulinresistenz
Manifestationsalter	15.-25. Lebensjahr	>40. Lebensjahr
Beginn	oft rasch	schleichend
Ätiologie	Autoimmunerkrankung, Ak gegen Inselzellen, Insulin usw., genetische Faktoren	Insulinrezeptordefekt, Insulinresistenz, Überernährung mit Adipositas
B-Zellen	auf <10 % vermindert	kaum vermindert
Körperbau	asthenisch	meist adipös / pyknisch
Plasmainsulin	niedrig bis fehlend	normal bis erhöht
Stoffwechsellage	labil	meist stabil
Ketoseneigung	hoch	gering, eher hyperosmolare Dehydratation
Komplikationen	häufig autonome Neuropathie	Hypovolämie
Insulintherapie	insulinpflichtig	nur bei Erschöpfung d. Insulinreserve

<u>Epid:</u>
◊ Diabetes mellitus ist die **<u>häufigste Ursache</u> für eine PNP** (30 % d.F.)
◊ In Deutschland haben ca. 4 Millionen einen Diabetes mellitus, von einer PNP sind 25-50 % der Diabetiker betroffen, leichte Zeichen einer PNP finden sich sogar bei ¾ aller Diabetiker.
◊ Prädisp.alter für die Entwicklung einer diabetischen PNP: >50. Lj.
◊ Es gibt keine feste Korrelation zwischen Dauer des Diabetes und Manifestation einer PNP, jedoch steigt die Wahrscheinlichkeit eine PNP zu entwickeln mit der Dauer des Diabetes und dem Alter des Patienten an.

<u>Etlg:</u>
Sensomotorischer Typ (**distal symmetrische PNP**, häufigste Form, in 90 % d.F., langsamer Verlauf)
Proximal, asymmetrischer Typ (Syn: prox. diabetische Amyotrophie, seltener, subakuter, schubweiser Verlauf)
Mononeuropathia diabetica
Autonome diabetische PNP

<u>Klin:</u>
⇒ <u>Sensomotorischer-distaler Typ (Beine >> Arme):</u> **symmetrische**, distale **Parästhesien** (insb. nächtlich), **Brennschmerzen** („burning feet") u. Hypästhesien (strumpfförmig), distaler **Vibrations-** u. **Lagesinn gestört**, evtl. mit (sensibler) Ataxie (Pseudotabes diabetica), **fehlende Achillessehnenreflexe**, Wadenkrämpfe
⇒ <u>Proximal, asymmetrischer Typ:</u> einseitiger Spinalwurzel- oder Plexusbefall, plötzlicher Beginn mit starken **Schmerzen**, häufig am N.femoralis mit Hüftstreckschmerz (umgekehrtes Lasègue-Zeichen), motorische Schwäche (meist prox. untere Extremität, Schultergürtel od. Bauchwandparesen)
⇒ <u>Mononeuropathia diabetica:</u> **Hirnnervenlähmung** bei Diabetes, am häufigsten an den Augenmuskelnerven (insb. **N.oculomotorius**, N.abducens) od. N.facialis, N.femoralis, auch Atrophie des N.opticus mit Erblindung
⇒ <u>Vegetatives Nervensystem (autonome PNP):</u> Pupillenstörung (parasympathische Fasern des N.oculomotorius), neurogene Blasenentleerungsstörung (Harnretention), Potenzstörungen (erektile Dysfunktion), Refluxösophagitis, diabetische Gastroparese, Diarrhoen (Jejunum), Obstipation (Kolon), Schweißsekretionsstörungen, trockene Fußhaut, orthostatische Hypotonie, fixierte Tachykardie (>100/Min., keine respiratorische Frequenzabnahme), Arthropathien und Osteopathien (meist untere Extremität), Störung der Hauttrophik mit Gefahr der Entwicklung eines Ulcus cruris

Kompl: Übersicht zum **Risikopotential** des Diabetes mellitus

MAKROANGIOPATHIE

Arteriosklerose
Arterielle Hypertonie
Myokardinfarkt
Zerebrale Durchblutungsstörungen, Apoplexie
Periphere arterielle Durchblutungsstörungen
Plazentaminderperfusion
Gangrän („diabetischer Fuß“)

MIKROANGIOPATHIE

Allgemeine Gewebsischämie, Gangrän
Nephropathie
Glomerulosklerose KIMMELSTIEL-WILSON
Albuminurie, Hypoalbuminämie
Retinopathie

ELEKTROLYT- UND VOLUMENVERSCHIEBUNGEN

Hypokaliämie, Phosphatverlust
Polydipsie, Adynamie
Osmotische Diurese
Hypovolämie, Exsikkose
Hyperviskosität
Mikrozirkulationsstörungen

HYPOGLYKÄMIEN

HYPERGLYKÄMIE

Proteinglykosilierung
Gesteigerte Blutviskosität
Erhöhte Gerinnbarkeit
HbA_{1c} erhöht die Sauerstoffaffinität ⇨ Gewebehypoxie

DIABETES MELLITUS

INFEKTIONEN

Verminderte Aktivität der Infektabwehr
Harnweginfektionen, Pyelonephritiden
Wundheilungsstörungen

POLYNEUROPATHIE

Autonome Neuropathie
Hypotonie, orthostatische Dysregulation
Kardioneuropathie mit Frequenzstarre, Ruhetachykardie, **plötzlicher Herztod**
Kardiorespiratorische Insuffizienz
Ösophagusmotilitätsstörungen
Gastroparese
Obstipation oder Diarrhoe
Blasenentleerungsstörungen
Blasenatonie, Überlaufblase
Potenzstörungen
Dyshidrosis, **trophische Störungen**

Sensomotorische Neuropathie
Hypästhesie u. Parästhesien (strumpfförmig)
Trophische Störungen des Integuments
Malum perforans pedis

KETOAZIDOTISCHE STÖRUNGEN

Metabolische Azidose, Ketonkörper
Hyperlipazidämie, Fettleber
Erhöhung der Blutviskosität
Polyurie, Hypovolämie, Oligurie
Abdominelle Beschwerden ('Pseudoperitonitis')
Bewusstseinsstörungen bis hin zum ketoazidotischen **Koma**

HYPEROSMOLARE STÖRUNGEN

Exzessive Hyperglykämie
Osmotische Diurese
Polyurie, Exsikkose
Bewusstseinsstörungen
Zerebrale Krampfanfälle

DIABETISCHE LAKTAZIDOSE

Auffällige Unruhe
Gastrointestinale Beschwerden
NW bei Ther. mit Biguaniden oder bei verminderter Gewebeperfusion

Diag:
1. Anamnese (Diabetes bekannt, Dauer der Erkrankung?)
2. Neurologische Untersuchung: Reflexstatus, Sensibilität, Vibrations- (Stimmgabeltest) u. Lagesinn (Zehen), Auskultation des Herzens, Augenfundoskopie
3. Labor: Bestimmung von Blutzucker (Norm: nüchtern <110 mg/dl), BZ-Tagesprofil und HbA_{1c}
4. NLG: leichte Verlangsamung (sensible [N.suralis] früher als mot. NLG), reduzierte Amplitude
5. EMG: im fortgeschrittenen Stadium Denervierungszeichen mit gelichtetem Aktivitätsmuster

6. Internistische Untersuchung: EKG: hypoxische Schäden, früherer Infarkt?, evtl. mit Rhythmusstreifen in tiefer In- und Exspiration (physiologischerweise vorhandene respiratorische Arrhythmie ⇨ fehlt bei autonomer Neuropathie)
7. Röntgen-Thorax, Sonographie des Abdomens (insb. Leber, Pankreas u. Nieren)
8. Ophthalmoskopische Untersuchung (Fundoskopie) zur Beurteilung des Gefäßsystems

Ther:
- Korrekte **Einstellung des Diabetes**: je nach Erfordernis diätetische Maßnahmen, orale Antidiabetika (Sulfonylharnstoff Glibenclamid [Euglucon®] u./od. Biguanid Metformin [Glucophage®] oder Insulintherapie (möglichst intensivierte Ther. nach dem Basis-Bolus-Prinzip) ⇨ Ziel: **HbA1c <6,5 %** (zumindest <7,5 %)
- Gewichtsreduktion bei Adipositas, Physiotherapie, Fehlbelastungen vermeiden, orthopädische Schuhversorgung, podologische Therapie (= medizinische Fußpflege)
- Meidung zusätzlicher toxischer Substanzen, wie Alkohol od. Medikamente (s.o.) sowie Einstellung/Senkung einer bestehenden arteriellen Hypertonie od. Hypercholesterinämie, **Nikotinkarenz**
- Med: α-Liponsäure (Thioctacid®, Thiogamma®) als Kurzinfusion (600 mg/Tag i.v. für 14 Tage) und anschließend über mehrere Monate oral, ggf. zusätzlich auch Vit.-B_1 u. -B_6 (milgamma®)
  Gegen Schmerzen: trizyklische Antidepressiva (z.B. Amitriptylin Saroten®, Imipramin Tofranil® od. Clomipramin Anafranil®) od. Carbamazepin (Tegretal®), versucht wird auch Gabapentin (Neurontin®)
  Bei Gastroparese Prokinetika, z.B. Metoclopramid (Gastrosil®)
- Selbsthilfegruppen: Deutscher Diabetiker Bund e.V., Goethestr. 27, 34119 Kassel, Tel.: (05 61) 70 34 77-0, Fax: -1, Internet: http://www.diabetikerbund.de

Prog: Ist es bereits zu einer diabetischen Polyneuropathie gekommen, so kommt es auch bei dann guter Einstellung des Diabetes meist nur zur langsamen Besserung der Symptome. Wichtig ist daher die Prophylaxe!

Proph: ♥ Bei bekanntem Diabetes mellitus immer auf gute Einstellung achten!

DD:
- Engpasssyndrome (kommen auch als Folge des Diabetes mellitus vor)
- Paraneoplastische Polyneuropathie
- Funikuläre Myelose (Vit.-B_{12}-Mangel)
- Augenmuskelparesen: basales Aneurysma/Subarachnoidalblutung, Sinusvenenthrombose, Tabes dorsalis

TOXISCHE POLYNEUROPATHIEN

Ät:
- **Blei** in Akkumulatoren, bleihaltige Farben (Bleimennige, Bleiglasuren), als bleihaltiger Staub, Rauch oder Dampf ⇨ Ablagerung im Knochen, PNP durch chronische Vergiftung noch nach Jahren mögl., embryotoxisch, anerkannte Berufskrankheit (BeKV-Nr. 1101)
- **Arsen** in arsenhaltige Farben, Insektengiften (anerkannte Berufskrankheit, BeKV-Nr. 1108)
- **Thallium** in Ratten- und Mäusegift, z.B. Celiokörner (sehr langsame Ausscheidung, anerkannte Berufskrankheit, BeKV-Nr. 1106)
- **Lösungsmittel** (n-Hexan, Methylethylketon, Acrylamid, Schwefelkohlenstoffe, anerkannte Berufskrankheiten, BeKV-Nr. 1317)
- **Triarylphosphat**/Trikresylphosphat in technischen Ölen, Schläuchen
- **Thalidomid** (Contergan-Syndrom, WIEDEMANN-Dysmeliesyndrom, nicht mehr erhältliches Schlafmittel, das in den Jahren 1958-63 eingesetzt wurde; wird in der 3. Welt teilweise noch als Lepra-Mittel eingesetzt)
- **Isoniazid** (Antituberkulotikum, Störung des Pyridoxinstoffwechsels)

<u>Klin:</u> ⇒ <u>Blei-Intoxikation:</u> Kopfschmerzen, Müdigkeit, Inappetenz, Obstipation, Darmkoliken, hämolytische Anämie (basophil punktierte Erythrozyten), Zahnfleischveränderungen („Bleisaum"), fahles bis graugelbliches Hautkolorit („Bleihautkolorit")

Polyneuropathie mit peripherer Fallhand (N.radialis-Parese), auch Extensorenschwäche an den Beinen mögl. (N.fibularis), Optikusatrophie, Schwerhörigkeit

Bei akuter Vergiftung: Hirndruckzeichen („Encephalopathia saturnina"), epileptische Anfälle, Hyperkinesen, exogene Psychosen mit Delirium bis zum Koma und Tod

⇒ <u>Arsen-Intoxikation:</u> Prodromi Bauchschmerzen, Übelkeit, wässrige Diarrhoen

Nach 1-2 Wo. **Polyneuropathie** mit Dysästhesien, Muskelschmerzen, distalen Paresen, evtl. Neuritis des N.opticus und Fazialisparese, Fanconi-Syndrom der Niere (Glukosurie u. Aminoazidurie bis zum akuten Nierenversagen), Konjunktivitis, Tracheitis, Pharyngitis

Chronisch: Akneartige Hautveränderungen, Arsenmelanose der Haut am Stamm (bronzeartig, dunkelgrau), Arsenkeratose an Hand und Füßen, evtl. auch Nagelquerstreifung (MEES-Streifen, Leukonychie)

⇒ <u>Thallium-Intoxikation:</u> Prodromi mit Übelkeit, Erbrechen und Diarrhoen, dann retrosternale und abdominelle Schmerzen, ausgeprägte psychomotorische Unruhe und Schlafstörungen bis zur exogenen **Psychose**, Durstgefühl

Polyneuropathie mit Hypersensibilität der Fußsohlen, von distal nach proximal ausbreitende Hypästhesien, beinbetonte Paresen, Myoklonien, Krampfanfälle und Hirnnervenbeteiligung mögl.

Nach 1-2 Wo. hypertone und tachykarde Kreislaufstörungen, später **Haarausfall** am gesamten Körper, trockene Haut. Ab. 3.-4. Wo. **Querstreifung** der Finger- u. Zehen**nägel** = MEES-Streifen/Leukonychie.

⇒ <u>Triarylphosphat:</u> nach 1-5 Wo. Brechreiz, Durchfall, MER fehlen, strumpfförmige Sensibilitätsstörung, schlaffe symmetrische Paresen an Zehen und Fingern, bei Vollbild auch Befall der proximalen Muskelgruppen mit Spastik und Pyramidenbahnzeichen, tödlicher Ausgang durch Bulbärparalyse möglich

⇒ <u>Thalidomid:</u> Parästhesien d. Zehen, strumpfförmige Sensibilitätsausfälle, distale mot. Schwäche, Embryopathie mit schweren Extremitätenfehlbildungen (Dysmelie = z.B. fehlende Arme, verkürzte Beine, wurde deswegen auch verboten)

⇒ <u>Isoniazid:</u> nach 6-8 Wo. Einschlafgefühl d. Hände u. Füße mit nachfolgenden Schmerzsensationen, sensible, vasomotorische und zentralnervöse Störungen

<u>Diag:</u>
1. Anamnese (Einnahme von Substanzen, berufliche Exposition, Vergiftungsversuch, suizidale Vergiftungsabsicht)
2. Neurologische Untersuchung: Vibrationsempfindung, Lagesinn, MER
3. <u>NLG:</u> Verlangsamung
4. Labor: Nachweis der vermuteten Substanz in Serum und Urin, bei zeitlichem Abstand zur Exposition auch in den Haaren mögl.

<u>Ther:</u>
- Blei-Intoxikation: Chelatkomplexbildner D-Penicillamin (Metalcaptase®) oder EDTA
- Arsen-Intoxikation: Dimercaptopropansulfonsäure (DMPS-Heyl®) i.m. alle 6 Std. für 2 Wo.
- Thallium: Eisenhexacyanoferrat (Antidotum Thallii Heyl®) p.o. über mehrere Wochen (bindet das Thallium, das einem enteralen Zyklus unterliegt), bei schwerer Vergiftung auch Hämodialyse
- Isoniazid: Gabe von Vit. B_6 (Pyridoxin 200-400 mg)
- <u>Giftnotruf:</u> Information bei akuten Vergiftungen über die bundeseinheitliche Rufnummer: **19 240** (als Tel.-Vorwahl die Stadt mit der nächsten zuständigen Zentrale, Berlin [0 30], Bonn [02 28], Erfurt [03 61], Freiburg [07 61], Göttingen [05 51], Homburg/Saar [0 68 41], Mainz [0 61 31], München [0 89], Nürnberg [09 11])
  Österreich: Vergiftungsinformationszentrale, Wien, Tel.: 0 14 06 43 43
  Schweiz: Toxikologisches Informationszentrum, Zürich, Tel.: 0 12 51 51 51

<u>Prog:</u> Bleilähmungen bilden sich unter der Ther. zurück.

Arsen- und Thallium-Polyneuropathie kann sich über Mon. bis Jahre zurückbilden, Residuen können bleiben.

DD: – Akute intermittierende Porphyrie
– Hysterische Symptomneurose

HMSN

Syn: HMSN = hereditäre motorische-sensible Neuropathien, engl. hereditary motor and sensory neuropathy, **neurale/neurogene Muskelatrophie**, ICD-10: G60.0

Def: Chronisch progredient verlaufende familiär **erbliche Formen** (= hereditär) der Degeneration peripherer Neuronen.

Path: Pathogenetisch/anatomisch lassen sich 2 Formen unterscheiden (Nervenbiopsie):

1. Hypertrophische (demyelinisierende) Form (auch neurale Form genannt): **Myelindegeneration** mit De- und Remyelinisierung mit **Zwiebelschalenformationen** und Vermehrung des endoneuralen Bindegewebes
2. Neuronale (axonale) Form: **Degeneration** der **distalen Axon**anteile zunächst, später auch des zugehörigen Spinalganglions und der Neuronen im Rückenmark), seltenere Form (keine Zwiebelschalenformationen, keine Nervenverdickung)

Epid: Prävalenz: 20-40/100.000

Etlg: Frühere Klassifikation nach DYCK und LAMBERT (1968), heute genetische klassifiziert:

HMSN Typ I (CHARCOT-MARIE-TOOTH, hypertrophische demyelinisierende Form, neurale peronäale Muskelatrophie ⇨ NLG stark vermindert): aut.-dom. (Unterformen HMSN I CMT1A-D, Mutationen auf Chrom. 1, 10, 16, 17, 19 bekannt, Mutationen im PMP22-Myelinprotein-Gen od. P0-Myelinprotein-Gen), aut.-rez. (Unterformen HMSN I CMT4A-F, Mutationen auf Chrom. 5, 8, 10, 11, 19 bekannt) oder X-chrom. (CMTX, Xq13, Mutation im Connexin-32-Membranprotein-Gen) erblich oder spontane Neumutation, bereits in der frühen Jugend (10.-30. Lj.) beginnend

HMSN Typ II (CHARCOT-MARIE-TOOTH, neuronale Form der peronealen Muskelatrophie ⇨ normale NLG): aut.-dom. (Unterformen HMSN II CMT2A-G, Mutationen auf Chrom. 1, 3, 7, 8 bekannt) od. selten aut.-rez. (Unterformen HMSN II CMT4A-D, Mutationen auf Chrom. 1, 16, 19 bekannt) erblich, Manifestationsalter: 20.-40. Lj.

HMNS Typ III (DÉJERINE-SOTTAS, hypomyelinische Form, starke NLG-Verlangsamung): aut.-rez. od. selten aut.-dom. erblich (Unterformen HMSN III CM3A-E u. CHNA-C, Mutationen auf Chrom. 1, 8, 10, 17, 19 bekannt), Beginn im 10.-15. Lj.

HMNS Typ IV (REFSUM-Syndrom, Heredopathia atactica polyneuritiformis, hypertrophische Form mit Lipoidablagerungen ⇨ NLG vermindert): Phytansäurestoffwechselstörung, aut.-rez. erblich, Beginn: 5.-40. Lj.

HMNS Typ V, VI u. VII: aut.-dom. oder selten aut.-rez. erblich

Klin: ⇒ Allgemein: die Symptome entsprechen einer **distal betonten, symmetrischen Polyneuropathie**

⇒ HMSN Typ I: muskulär bedingte Fußdeformitäten (Hohlfuß, Krallenzehen), Atrophie der Unterschenkelmuskulatur ⇨ **„Storchenbeine“**, Steppergang (N.peroneus-Parese), Bügeleisengang (N.tibialis-Parese), mit zunehmendem Alter von distal nach proximal zunehmender MER-Verlust, distale Sensibilitätsstörung für alle sensiblen Qualitäten, trophische Störungen und livide Marmorierung der Haut, evtl. verdickte Nervenstränge tastbar

⇒ HMSN Typ II: distale Muskelatrophien der Füße u. Unterschenkel, weniger der Hände, distale akrale Sensibilitätsstörungen und Parästhesien

⇒ HMNS Typ III: verzögerte motorische Entwicklung, rasche Progression, deutliche Paresen auch an den Händen, MER-Verlust, Gehunfähigkeit oft bereits im 30. Lj., distale

Sensibilitätsstörungen, verdickte Nervenstränge tastbar, Pupillenstörungen, Liquoreiweißvermehrung

⇒ HMNS Typ IV: Polyneuropathische Symptomen wie bei Typ I und zerebellare Ataxie, Knochenanomalien, Ichthyose der Haut, Retinitis pigmentosa mit Nachtblindheit, progrediente Schwerhörigkeit, Phytansäureablagerungen insb. in Leber und Nieren, kardiale Störungen

⇒ HMNS Typ V: Symptome ähnlich Typ I mit spastischen Paraparesen, Pyramidenbahnzeichen

⇒ HMNS Typ VI: Symptome abgeschwächt wie bei Typ I, mit Optikusatrophie bis zur Erblindung

⇒ HMNS Typ VII: Symptome ähnlich Typ I, II mit Retinitis pigmentosa und Hörstörung

Diag:
1. Anamnese und **Familienanamnese** (betroffene Familienmitglieder)
2. Neurologische Untersuchung: Paresen, Muskelatrophien, MER-Abschwächung bis MER-Verlust, Sensibilitätsstörungen
3. NLG: stark **verlangsamt** (<38 m/Sek. an der unteren Extremität) bei der hypertrophischen (= demyelinisierenden) Form oder **normal** bei der neuronalen (= axonalen) Form
4. EMG: Denervierungszeichen bei der neuronalen Form (neurogene Muskelatrophie)
5. Nervenbiopsie (N.suralis, Befunde s.o. bei Path.)
6. Labor: Chromosomenanalyse und genetische Beratung mögl.
   Bei Typ IV Phytansäure im Serum und Urin ↑
7. Augenärztliches Konsil bei Typ IV, VI, VII

Ther:
- **Keine kausale Therapie** mögl.
- Aktive **Physiotherapie** der betroffenen Muskelgruppen, orthopädische Maßnahmen bei Fußdeformitäten od. Skoliose und orthopädische Hilfsmittel nach Erfordernis
- Genetische Beratung und Testung der Familien mögl.
- REFSUM-Syndrom: Phytansäurearme Diät (keine Schokolade, Nüsse, Gemüse, Obst, tierische Fette [Fleisch, Quark, Sahne, Butter, Käse, Eier, Eiprodukte])

Prog: Langsam chronisch progredienter Verlauf. Bei HMSN I u. II eher guter Verlauf, ein Teil der der Pat. werden im Verlauf aber behindert (Rollstuhlabhängigkeit). Schlechte Prog. bei HMSN III CHNA-C mit eingeschränkter Lebenserwartung.

DD:
- HSN od. HSAN = **hereditäre sensible** u. autonome **Neuropathien** mit ausschließlich sensiblen Ausfällen und ggf. autonomen Regulationsstörungen:
  Typ I aut.-dom. (Chrom. 9), Lok: untere Extremitäten, Beginn 20.-40. Lj.
  Typ II aut.-rez., Lok: obere Extremitäten, Beginn frühe Kindheit
  Typ III familiäre Dysautonomie (RILEY-DAY-Syndrom bei Aschkenasim-Juden), aut.-rez. (Chrom. 9), vegetatives Nervensystem betroffen mit Kreislauflabilität, fehlender Tränensekretion, Schluckstörungen, Hyperhidrose, Erythemen, Hypästhesie für Schmerz- und Temperaturempfinden
  Typ IV (SWANSON-Syndrom) aut.-rez. (Chrom. 1) mit dissoziierter Sensibilitätsstörung und Anhidrose
  Typ V mit genereller Schmerzunempfindlichkeit, sehr selten
- Funikuläre Myelose (Vit.-B_{12}-Mangel)
- ROUSSY-LEVY-Syndrom (aut.-dom. erblich mit zerebellarer Ataxie, Muskelatrophie der unteren Extremitäten durch hypertrophische Polyneuropathie)
- Spinale Muskelatrophie: verschiedenste Formen mit Degeneration der mot. Vorderhornzellen, proximale Betonung der Muskelatrophie, keine Sensibilitätsstörungen
- Myotone Dystrophie (CURSCHMANN-STEINERT-BATTEN-Erkrankung): aut.-dom., Chrom. 19, Muskelschwäche, Stirnglatze, Katarakt, Hodenatrophie od. Menstruationsstörungen
- FRIEDREICH-Ataxie (spinozerebellare Heredoataxie)

GUILLAIN-BARRÉ-SYNDROM

Syn: Polyradikulitis, idiopathische Polyradikuloneuropathie, *Polyneuritis*, ICD-10: G61.0

Ät:
- Letztlich **unbekannt**
- Verschiedene Thesen: Autoimmunreaktion?, toxisch?, Störung des Immunsystems?, **neuroallergisch** auf vorangegangene Vireninfektion (Zytomegalie, Varizella-Zoster, Masern, Mumps, Hepatitis, HIV) od. Bakterien-Infektion (insb. Campylobacter jejuni, aber auch nach Salmonellen, Mykoplasmen, Bruzellen, Shigellen, Spirochäten)? od. nach Impfungen?

Path: Histo: Entzündung und Infiltration mit Rundzellen u. Makrophagen in den Markscheiden ⇨ **Myelinzerfall** (Markscheidendegeneration) ab vorderer und hinterer Wurzel des Rückenmarks (= Polyradikulitis, es sind die jeweiligen Spinalganglien betroffen) und der dazugehörigen peripheren Nerven (= Polyneuritis)

Epid:
◊ Prädisp.alter: 50.-70. Lj., grundsätzlich aber jedes Alter (auch Kinder) mögl.
◊ Inzidenz: 1-2/100.000/Jahr, etwas mehr Männer betroffen

Etlg:
Akute Form mit Progression der Befunde bis zum Maximum innerhalb von 2-4 Wo.
(MILLER-)FISHER-Syndrom: Beteiligung von Hirnnerven mit Ophthalmoplegie, schwerer Ataxie und Areflexie. Nachweis von IgG-Ak gegen Gangliosid GQ_{1b} im Serum.
(Pan-)Dysautonomie: Sonderform mit fast ausschließlicher Beteiligung des vegetativen Nervensystems
Chronische Form, entwickelt sich über Monate, mit intermittierenden Ausfällen (chronisch inflammatorisch/entzündliche demyelinisierende Polyneuropathie, CIDP)

Klin:
⇒ 2-4 Wo. nach **vorangegangenem Infekt** der oberen Luftwege oder des Magen-Darm-Traktes beginnende **Parästhesien** und Taubheitsgefühl der Füße, dann motorische, meist **symmetrische Schwäche der Beine**, Myalgien und radikuläre Schmerzen, Gang- und Standataxie durch Störung der Tiefensensibilität (Lagesinn = sensible Ataxie)
⇒ Von unten aufsteigende Paresen bis hin zur **Tetraplegie**, bei Zwerchfellbeteiligung (Spinalwurzel C4) **Atemlähmung** (= aszendierende Polyneuritis, LANDRY-Paralyse genannt)
⇒ Hirnnervenbeteiligung (Neuritis cranialis): Schluckstörungen, Fazialisparese (ein- od. beidseitig) häufig, selten auch Augenmotilitätsstörungen
⇒ Vegetativ (autonome Neuropathie, Dysautonomie): orthostatische Hypotonie, starke RR-Schwankungen, Herzrhythmusstörungen (supraventrikuläre Tachykardien, AV-Block, Überleitungsstörung, Bradykardien bis hin zur Asystolie), Störung der Schweißsekretion, Sphinkterstörungen, Hyperglykämien

Diag:
1. Anamnese (vorangegangener unspezifischer Infekt der Atemwege oder des Magen-Darm-Traktes, insb. Campylobacter jejuni?)
2. Neurologische Untersuchung: motorische Ausfälle, Reflexabschwächung bis zur **Areflexie**, Muskelatrophien, Sensibilitätsstörungen, Tiefensensibilität (Lagesinn- und Stimmgabeltest), Bulbusdruckversuch (eine bradykarde Reaktion [= R-R-Intervall >1,5 Sek. im EKG] beim Augendruckversuch zeigt eine beginnende gefährliche Dysautonomie an)
3. LP: klarer Liquor, Zellzahl normal bis allenfalls leichte Pleozytose bis 10 Zellen/mm³, aber Eiweiß erhöht auf >100 mg/dl (= **albumino-zytologische Dissoziation**, DD: s.u.), Zucker normal
4. NLG: **verlangsamt** (= Markscheiden-Typ) bis zum Leitungsblock, Potentiale verbreitert, aufgesplittert und vermindert, Fehlen der F-Welle
5. EMG: ausgeprägte Denervierungsaktivitäten zeigen eine axonale Degeneration mit schlechter Prognose an
6. Nervenbiopsie (N.suralis): Demyelinisierung peripherer Nerven

<u>Ther:</u>
- **Intensivmedizinische Erkrankung:** EKG-Monitoring, ggf. Atropin und/oder passagerer Herzschrittmacher (bei starken Bradykardien), Prüfung der Vitalkapazität, ggf. Langzeitbeatmung und Tracheostomie, Bronchialtoilette, parenterale Ernährung, Physiotherapie, Dekubitusprophylaxe, Thromboseprophylaxe
- **Psychische Betreuung** des Patienten
- <u>Med:</u> hochdosierte Gabe von i.v. **Immunglobulin G** (0,4 g/kgKG/Tag für 3-5 Tage)
  Glukokortikoide werden nur bei der chronischen Form eingesetzt
- **Plasmapherese** oder Immunadsorption in schweren Fällen (5-mal alle 2 Tage), in Erprobung ist auch eine Liquorfiltration bei therapieresistenten Fällen
- Selbsthilfegruppen: Deutsche GBS-Vereinigung e.V., De-Smit-Straße 8, 07545 Gera, Tel.: (03 65) 55 20 19-90, Fax: -95, Internet: http://www.gbs-shg.de
  Deutsche GBS Initiative e.V., Immelmannstr. 128, 41069 Mönchengladbach, Tel.: (0 21 61) 30 70 25-4, Fax: -5, Internet: http:/www.gbsinfo.de

<u>Prog:</u> Erholung in umgekehrter Reihenfolge der neurologischen Ausfälle über Wochen bis Monate.
Die Letalität ist pflegeabhängig (heute in Zentren unter 2 %, prognostisch ungünstig ist eine lange Beatmungspflicht von >1 Monat).
Motorische Schwächen und Reflexdefizite ohne wesentliche Behinderung des täglichen Lebens bleiben in 60 % d.F., in 5-20 % d.F. bleiben beeinträchtigende Behinderungen zurück.
Das MILLER-FISHER-Syndrom hat meist eine gute Prog. mit völliger Rückbildung der Symptome.

<u>Kompl:</u>
* Herzversagen/Asystolie durch Überleitungsstörung bei autonomer Neuropathie, Auslösen von Herzrhythmusstörungen z.B. durch Umlagerung od. tracheale Absaugung
* Atemlähmung
* Immobilisation/Parese der Beine: Thrombose, Lungenembolie, Inaktivitäts-/Aspirationspneumonie, Dekubitus, Gelenkkontrakturen

<u>DD:</u>
- Akute periphere Polyneuropathien, z.B. bei Typhus abdominalis, Botulismus, Sepsis, Intoxikationen, chronisch inflammatorische demyelisierende Polyneuropathie
- Infektiöse Prozesse der Vorderhornganglienzellen, Poliomyelitis epidemica anterior acuta, Myelitis
- Myasthenia gravis
- Atypische Enzephalitis, BICKERSTAFF-Enzephalitis
- Autoimmunvaskulitis (CHURG-STRAUSS-Syndrom)
- <u>LP-Befund:</u> albumino-zytologische Dissoziation (dissociation albumino-cytologique) auch bei sog. Stopp-/Sperrliquor bei Rückenmarktumoren (= NONNE-FROIN-Syndrom), Paraproteinämien, metaneoblastischem Syndrom od. Hypoliquorrhoe zu finden

SPINALE RAUMFORDERNDE PROZESSE

WURZELKOMPRESSIONSSYNDROME

Syn: Spinale radikuläre Syndrome, Bandscheibenvorfall, Bandscheibenprotrusion, Bandscheibenprolaps, Nucleus-pulposus-Prolaps (NPP), Diskusprolaps, Diskushernie, Hernia nuclei pulposi, engl. slipped disk, disc prolaps, Diskopathie, *Bandscheibenschäden*

ICD-10: zervikal M50.2, thorakal + lumbal M51.2

Anatomie: Die Bandscheiben (Disci intervertebrales) bestehen aus einem faserverstärkten bindegewebigen **Ring** (Anulus fibrosus) und einem zentralen **Gallertkern** (Nucleus pulposus) mit hoher Mukopolysaccharidkonzentration, die viel Wasser bindet (⇨ Elastizität).

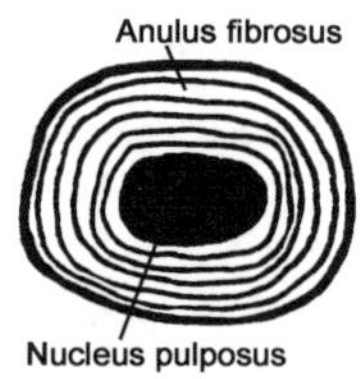

Ät: – **Degenerative Prozesse** (Degeneration der Bandscheiben od. der angrenzenden Wirbelkörper = Spondylose), Bewegungsmangel und ständiges Sitzen, Heben schwerer Lasten, plötzliche Drehbewegungen (Golfspieler)
- Traumatisch (z.B. HWS-Distorsion, Wirbelfrakturen)
- Knochenmetastasen, Rückenmarktumoren

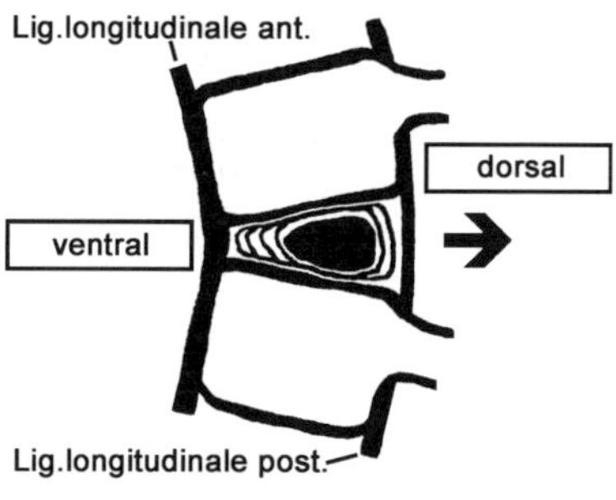

Path:
- Protrusio ⇨ Vorwölbung einer Bandscheibe, z.B. mechanisch durch Verbiegung der Wirbelsäule nach ventral (s. Abb.)
- Diskusprolaps ⇨ Vorfall einer Bandscheibe, bzw. des gallertigen Nucleus pulposus (dieser sequestriert durch den hinteren Anulus fibrosus). Dadurch **Einengung** des **Foramen intervertebrale mit dem Spinalnerven** (lateraler Prolaps) oder Einengung und Kompression des Spinalkanales (medialer Prolaps)
- Arthrotische Veränderungen an den Grund- und Deckplatten der Wirbelkörper (Spondylose, Osteochondrose) oder Zwischenwirbelgelenken (Spondylarthrose) oder den Unkovertebralgelenken der HWS (Unkarthrose) ⇨ **Osteophyten** (Randwülste) ⇨ Einengung der Foramina intervertebralia oder des Spinalkanales (= Wirbelkanal-/**Spinalkanalstenose**)
- **Lok:** NPP ⇨ 90 % **lumbal**, 10 % **zervikal**, 0,2 % thorakal
  - Lumbal: **L5**- häufigstes und **S1**- häufig, L4-Syndrom seltener ⇨ alle meist Bandscheibenvorfälle

    L4-Syndrom ⇨ Bandscheibe zwischen LWK 3 und 4 betroffen (die Nervenwurzel selbst tritt zwischen LWK 4 u. LWK 5 seitlich aus, wird aber im Verlauf ein Segment höher geschädigt)

    L5-Syndrom ⇨ Bandscheibe zwischen LWK 4 und 5 betroffen

    S1-Syndrom ⇨ Bandscheibe zwischen LWK 5 und Os sacrum (S1) betroffen
  - Zervikal: **C6 und C7** je ca. 35 %, C8-Syndrom 25 % ⇨ alle eher spondylotische Veränderungen als Bandscheibenvorfälle

    C6-Syndrom ⇨ Spondylose/Bandscheibe zwischen HWK 5 und 6 betroffen

    C7-Syndrom ⇨ Spondylose/Bandscheibe zwischen HWK 6 und 7 betroffen

    C8-Syndrom ⇨ Spondylose/Bandscheibe zwischen HWK 7 und BWK 1 betroffen

Epid: Bandscheibenprozesse: schon junge Erwachsene betroffen, mit dem Alter zunehmend (bei 30-jährigen finden sich im CT/MRT bei 1/3 der Bev. bereits Bandscheibenvorfälle, meist jedoch völlig ohne Beschwerden)
Spinalkanalstenosen finden sich bei >60-jährigen in über 20 % d.F.

Etlg: # Nach der Lokalisation der Schädigung (s. Abb.):
- Medialer Prolaps: Kompression des Rückenmarks ⇨ Myelopathie, Kaudasyndrom
- Mediolateraler Prolaps: Kompression des Rückenmark und Spinalnerv
- Lateraler Prolaps: Kompression des Spinalnervs ⇨ Radikulopathie

Nach der Art der Schädigung:
Soft disc = Nucleus-pulposus-Prolaps
Hard disc = Kompression von Spinalnerven oder dem Spinalkanal durch knöchernen Prozess, z.B. Spondylarthrose mit Osteophyten der Wirbelplatten od. kleinen Wirbelgelenke

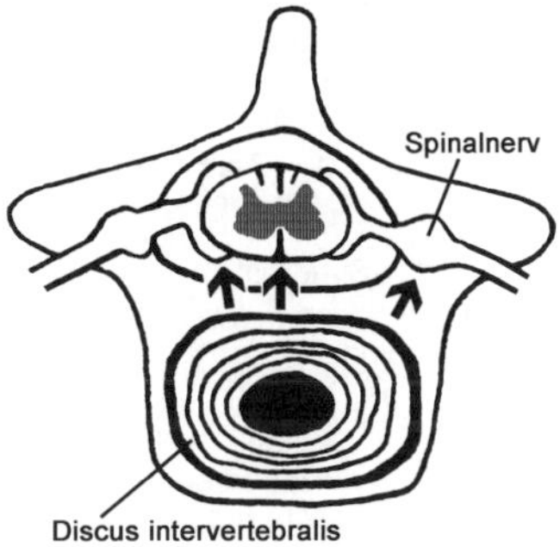

Klin: ⇒ Allgemein: **Schmerzen** (LWS: Lumbalgie, Ischialgie, HWS: Nackenschmerzen), Parästhesien ("Ameisenlaufen"), sensible (im betreffenden Dermatom Hypästhesie und Hypalgesie) und motorische **Ausfälle** (10 % d.F., Paresen der Kennmuskeln, Abschwächung anderer Muskeln), Reflexabschwächung/-verlust.

⇒ Zusätzliche Provokation radikulärer Syndrome, z.B. durch Kopfverkippung, LASÈGUE-Manöver (Dehnungsschmerz), Husten mögl.

⇒ **Cave!** Alarmzeichen sind beginnende **Lähmungen**, plötzliches Verschwinden des Schmerzes mit zunehmender Hypästhesie (⇨ *Wurzeltod*) oder **Blasen-** (Retention)/ **Mastdarmstörungen** (Sphinkterlähmung)!

ZERVIKALE RADIKULÄRE SYNDROME

Wurzel	Sensibilitätsstörung	Kennmuskeln	Kennreflex
C6	Radialseite Ober- und Unterarm, Dig. I	M.biceps M.brachioradialis	Bizepssehnen-reflex
C7	Unterarm Vorderseite Dig. II bis IV	M.triceps	Trizepssehnenreflex
C8	Ulnarseite Unterarm Dig. IV u. V	Mm.interossei	(TSR)

LUMBOSAKRALE RADIKULÄRE SYNDROME

Wurzel	Sensibilitätsstörung	Kennmuskeln	Kennreflex
L4	Außenseite Oberschenkel Innenseite Unterschenkel	M.quadriceps M.tibialis ant.	Patellarsehnen-Reflex
L5	Außenseite Unterschenkel Fußrücken, Großzehe	M.extensor hallucis long., M.ext.digitorum M.gluteus medius	Tibialis posterior-Reflex
S1	Unterschenkel laterodorsal laterale Fußkante	M.triceps surae M.gluteus max.	Achillessehnen-Reflex

Diag: 1. Anamnese (Trauma, Rotationsbewegung, schweres Heben, Sprung aus großer Höhe, frühere Lumbago od. Ischialgien, chiropraktische Behandlung), Lähmungen, Störung der Blasen- und Mastdarmfunktion?

2. Neurologische Untersuchung:
   Tastbare Myogelosen (Muskelverspannungen mit Circulus vitiosus: Verspannung führt zu Schmerz, der wiederum zu mehr Verspannungen), Klopfschmerzhaftigkeit, schmerzhafte Bewegungseinschränkung u. Schiefhaltung (Skoliose) od. Steilhaltung (HWS) der Wirbelsäule

   Kennmuskelschwäche, **Sensibilitätsstörung** im betroffenen Segment (s. Abb.) und **Muskeleigenreflexabschwächung**

   LASÈGUE-Zeichen (= Flexion im Hüftgelenk bei L5- u. S1-Syndrom) od. umgekehrtes LASÈGUE-Zeichen (= Hyperextension im Hüftgelenk bei L4-Syndrom) positiv (= schmerzhaft)

   SCHOBER- (LWS) od. OTT-Zeichen (HWS) vermindert

   L4: Bein anheben, z.B. um auf einen Stuhl zu steigen, nicht mögl.

   L5: Steppergang (Fallfuß) ⇨ Hackengang nicht mögl., M.gluteus med.-Schwäche ⇨ Stehen auf dem Bein der betroffenen Seite nicht möglich (bei beidseitigem Ausfall ⇨ TRENDELENBURG-Hinken)

   S1: Stehen auf den Zehenspitzen (Plantarflexion) auf der betroffenen Seite nicht möglich, Bügeleisengang (Abrollen und anheben des Fußes erschwert)

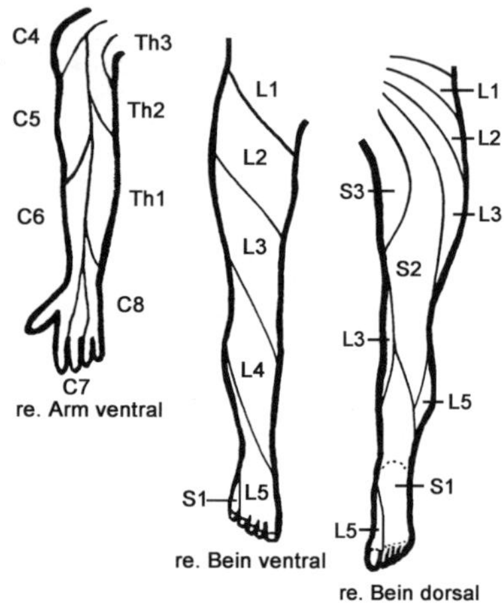

3. Bildgebung: Röntgen: betroffener Wirbelsäulenabschnitt nativ in 2 Ebenen (a.p. u. seitlich), bzw. bei HWS in 4 Ebenen (zusätzlich 2 Aufnahmen, sog. Schrägaufnahmen von den re. u. li. Foramina intervertebralia ⇨ spondylotische Randzacken, Einengung der Foramina?)

   CT (bessere knöcherne Beurteilung) od. **MRT** (bessere Weichteil-/Myelonbeurteilung) im betroffenen Segment

   Relative Spinalkanalstenose bei 10-14 mm, absolute bei <10 mm Spinalkanaldurchmesser (normal sind lumbal 16-18 mm). Allerdings korreliert der Grad der Stenose nicht zwingend mit der klinischen Symptomatik.

   Myelographie od. Myelo-CT zur Beurteilung der Nervenwurzeln
4. **EMG** und **NLG**: Bestimmung der Erregungsleitung der betroffenen Nervenwurzel
5. MEP, SEP: verzögerte Überleitung
6. Schweißsekretionstest: bei radikulären Syndromen normal, da sich die sympathische Innervation der Schweißsekretion außerhalb der Nervenwurzel dem peripheren Nerv anlegt (bei peripheren Nervenläsionen pathologisch = vermindert).

Ther:
- Konservativ: **Analgetika**/Antiphlogistika (z.B. Paracetamol, Diclofenac od. Ibuprofen), Neuraltherapie mit Xylocain- od. Lidocain-Injektionen (Xyloneural®) intracutan paravertebral, epidurale od. periradikuläre Injektionen (lumbale Spinalnervenanalgesie), Myotonolytika (z.B. Tetrazepam, Musaril®), lokale **Wärme**applikation, Massage, elektrische Nervenstimulation (TENS), intensive **Krankengymnastik** und Bewegungstherapie (**aktives Rückentraining**), Haltungsschule ⇨ Stärkung der Rücken- und Bauchmuskulatur, Vermeiden von Fehlhaltungen und -belastungen (z.B. beim Tragen von Lasten). Bettruhe hat einen negativen Effekt und wird nicht mehr empfohlen.

  LWS: **Stufenbett** (= Würfel unter den Unterschenkeln, sodass diese rechtwinklig zu den Oberschenkeln liegen ⇨ Entlastet die Wirbelsäule) stundenweise/Tag

  HWS: Halskrawatte (SCHANZ-Verband) nur vorübergehend zur Entlastung der Wirbelsäule

  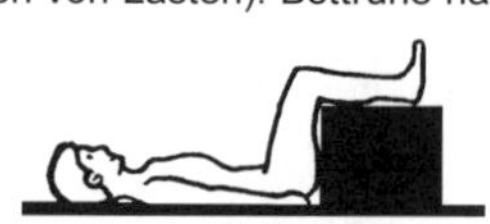
  Stufenbett
- Perkutane Chemonukleolyse des Nucl.pulposus mit d. Protease Chymopapain, NW: allergische Reaktion bis zum anaphylaktischen Schock, Discitis, Querschnittmyelitis, 4fache Rezidivrate im Vergleich zur Op. (auch als Lasernukleolyse od. endoskopische Nukleotomie mögl., aber ebenfalls hohe Rezidivrate), daher bei gegebener Op-Ind. nicht indiziert.

- Operativ: Ind: nachgewiesener NPP mit eindeutigen **motorischen Ausfällen, Blasen- od. Mastdarmstörungen** ⇨ Notfall-Op. innerhalb von 24 Std.!
  relative Op-Ind: therapieresistenter Schmerz >6 Wo. od. rez. Beschwerden
  - LWS-NPP: mikrochirurgische offene Op. (sog. **Mikrodiskektomie**) durch dorsalen Zugang mit 3 cm langer Längsinzision der Haut, Verwendung eines Op-Mikroskopes mit Vergrößerung, Darstellung des Wirbelkanals (Entfernung des Lig.flavum) und Entfernung des prolabierten Bandscheibensequesters. Neuerdings auch als endoskopischer Eingriff (endoskopische perkutane Nukleotomie) mögl.
  - HWS-Hard disc: Erweiterung der Foramina intervertebralia (Foraminotomie)
  - HWS-Soft disc: Zugang v. ventral, Entfernung des Bandscheibensequesters, ggf. Verblockung mit kortikospongiösem Span (Fusionierung der beiden betroffenen Wirbelkörper)
  - Im Versuchsstadium ist noch die Implantation einer Bandscheibenprothese (BRYAN-Prothese aus Titan mit einem beweglichen Polyurethankern) an der Stelle der entfernten Bandscheibe (verhindert die postoperative Höhenminderung bei Bandscheibenentfernung und soll daher physiologischer sein, allerdings ventraler Zugang hierzu erforderlich und bisher unklarer Langzeiterfolg).
  - Spinalkanalstenose: Laminektomie (Entfernung eines Teils des Wirbelbogens mit Dornfortsatz, Ligamentum flavum und einem Teil der Facettengelenke). Im Versuchsstadium ist lumbal die minimalinvasive Implantation eines Spacers zwischen den Dornfortsätzen zweier Wirbel, der segmental entlordosierend wirkt und somit indirekt den Spinalkanal erweitert (der Langzeiterfolg ist aber eher fraglich).

Prog: 90 % der Pat. bessern sich durch die konservative Therapie, die Op. hat ebenfalls gute Prognose (80 % d. Pat. werden beschwerdefrei, Rezidiv in 5 % d.F.), die konservative Therapie führt insg. häufiger zu Rezidiven.

Kompl:
- * Zervikale radikuläre Syndrome: Parese der Zwerchfellmuskulatur (C4) mögl.
- * Konussyndrom (Syn: Conus-medullaris-Syndrom, betrifft unteren Teil des Myelons): Lähmung der Mm.glutei, Reithosenanästhesie, Blasen- und Mastdarmlähmung
- * Kaudasyndrom (Syn: Cauda-equina-Syndrom, betrifft die Nervenfaserbündel gebildet von L2-S5): Schlaffe Parese und Sensibilitätsstörung der Beine (Kontrakturen, Dekubitus), Blasen- und Mastdarmlähmung (Harnweginfekte, Restharnbestimmung)
- * Tandemstenose: kombinierte zervikale und lumbale Stenose
- * **Wurzeltod** ⇨ dem Pat. geht es plötzlich "besser", da die Schmerzen weg sind

Op:
- * Duraverletzung, Liquorfistel, Verletzung im Bereich des Myelons oder der Spinalnerven, Blutung, Diszitis
- * Laminektomie: Instabilität im betroffenen Segment, daher wird heute bei weniger ausgeprägtem Befund nur das Lig. flavum und die medialen Anteile der Gellenkfacette reseziert (der Proc.spinosus mit seinem Bandapparat bleibt erhalten ⇨ dorsale Stabilität besteht weiter)
- * Rezidiv
- * Postdiskotomiesyndrom (engl. failed back surgery syndrome): meist diffuse und bilaterale radikuläre/pseudoradikuläre oder vertebragene Beschwerden (Ursachen: Arthrose der Wirbelgelenke, die durch die fehlende Bandscheibe und die damit verbundene Höhenminderung vermehrt belastet werden oder wegen Op. des falschen Segmentes, wegen Reprolaps od. Prolaps in einem anderen Segment oder epidurale Fibrosen), therapeutisch meist schlecht zu behandeln

DD:
- Zervikale radikuläre Syndrome:
  Plexus-brachialis-Läsion (obere = ERB-DUCHENNE-Lähmung ist DD zu C5 u. C6, untere = KLUMPKE-DÉJERINE-Lähmung DD zu C7 u. C8)
  Periphere Nervenläsion (N.radialis ist DD zu C6, N.medianus - DD zu C7, N.ulnaris - DD zu C8)
  Zervikale Myelopathie = chronische Schädigung des Myelons im HWS-Bereich (s.u.)
  Syringomyelie
- Lumbosakrale radikuläre Syndrome:
  Plexusläsion (Plexus lumbosacralis)

Periphere Nervenläsion (N.femoralis ist DD zu L_4, N.peroneus - DD zu L_5, N.tibialis - DD zu S_1)

Spondylolisthesis (Wirbelgleiten, meist LWK 5)

- **Myofaszial-bedingter Rückenschmerz** ⇨ dies ist die häufigste Ursache für den einfachen Rückenschmerz (macht 80-90 % aller Fälle aus). Zur DD: die Schmerzstärke korreliert nicht mit dem Vorliegen einer schwerwiegenden Ursache, wie z.B. einem Bandscheibenvorfall. Myofaszial-bedingter Rückenschmerz kann extrem schmerzhaft und ein Bandscheibenvorfall kann schmerzarm od. völlig beschwerdefrei (Zufallsbefund) sein.
- Arthrose des Hüftgelenkes (Koxarthrose) od. im Iliosakralgelenk
- Spinale Tumoren, Blutungen/Hämatome/Angiome im Spinalkanal
- Herniation des Rückenmarks durch einen Duradefekt
- Entzündlich: Discitis intervertebralis, TBC, spinaler Abszess, Neuroborreliose
- Facettensyndrom: Schmerz ausgehend von den kleinen Wirbelgelenken ohne neurologische Ausfälle
- Juxta-Facett-Zysten: Synovialzysten der Intervertebralgelenke od. Lig.flavum-Zysten
- Amyotrophische Lateralsklerose, funikuläre Myelose
- Polymyalgia rheumatica
- Psychogener Rückenschmerz

ZERVIKALE MYELOPATHIE

Syn: ICD-10: G99.2*

Ät:
- **Chronisch degenerative Veränderungen** der Wirbelsäule (Randleistenbildung, Spondylosis hyperostotica, Osteophyten, Spondylarthrose an der HWS), medialer oder mediolateraler Bandscheibenprolaps
- **HWS-Trauma**, Luxation der HWS
- Bindegewebestränge, Ausbuchtungen der Lig.flava
- Kongenitale Enge des Spinalkanales

Path:
- ♦ Physiologisch: Spinalkanaldurchmesser in Höhe C_1 20 mm, C_4 17 mm, $C_{7/8}$ 15 mm
- ♦ **Einengung** des Spinalkanales im HWS-Bereich **<13 mm** Durchmesser ⇨ **Rückenmarkkompression**
- ♦ Lok: Häufigste C_{5-6}

Epid:
- ◊ **M** > w
- ◊ Prädisp.alter: Häufigkeitsgipfel 50.-60. Lj.

Klin:
- ⇒ **Schmerzen** und **Hypästhesien** an Schulter, Armen od. Händen
- ⇒ BROWN-SÉQUARD-Syndrom: halbseitige Querschnittläsion
  - periphere (atrophe, schlaffe) Parese, insb. der Hände (durch Untergang der Vorderhornzellen auf Höhe der Läsion),
  - spastische Parese der Beine (Ausfall der Pyramidenbahnen unterhalb der Läsion),
  - dissoziierte Sensibilitätsstörung unterhalb der Höhe der Läsion (Schmerz- und Temperaturempfindung kontralateral gestört, ipsilateral Ausfall der Tiefensensibilität)
- ⇒ Bei beidseitigem Befall spastische Paraparese der Beine, ggf. bei hoher Lok. auch Tetraparese (beide Arme und Beine) und komplette Sensibilitätsstörung
- ⇒ Neurologische Ausfälle je nach Höhe der Lokalisation: C_{2-3} Okzipitalneuralgie, C_4 Zwerchfell-Lähmung, C_5 M.deltoideus-, M.biceps brachii- u. M.brachioradialis-Parese, C_6 M.biceps brachii- u. M.brachioradialis-Parese, C_7 M.triceps-Parese, C_8 Paresen der kleinen Handmuskeln

Diag: 1. Anamnese (HWS-Trauma?)
2. Neurologische Untersuchung: Muskeleigenreflexe am Arm abgeschwächt/ausgefallen, an den Beinen gesteigert + pathologische Reflexe (= Pyramidenbahnzeichen), Prüfung der Sensibilität und Tiefensensibilität
LHERMITTE-Nackenbeugezeichen (= Verstärkung der Symptome bei Inklination des Kopfes)
3. Bildgebung: Röntgen-HWS in 4 Ebenen (a.p., seitlich und Foramina intervertebralia), spinales CT und **Myelo-CT** (mit Kontrastmittel über Lumbalpunktion)
MRT: Beurteilung der Myelonveränderungen
4. MEP: Latenzverzögerung
5. EMG: an Schulter/Arm je nach Lok. Zeichen der neurogenen Muskelatrophie

Ther:
- Konservativ: Immobilisation mit HWS-Krawatte, krankengymnastische Übungsbehandlung
- Operativ: Entfernung osteophytärer Raumforderungen, evtl. dorsale **Laminektomie** (= Resektion des Wirbelbogens zur Entlastung des Spinalkanales) und/od. ventrale Fusion im betroffenen Segment

Prog: Nach Op. gute Prog., bestehende Ausfälle bilden sich aber meist nicht mehr zurück.

Kompl:
* Symptomverstärkung durch zusätzliche **Ischämie** der spinalen Gefäße (druckbedingt)
* Cave: Manualtherapeutische Behandlungen (Chirotherapie) können bei bestehenden Veränderungen akute Verschlechterung der Symptome bis hin zum Querschnittsyndrom auslösen! (daher vorher immer Rö. der HWS zum Ausschluss pathologischer Veränderungen durchführen)

DD:
- Spinale Raumforderung: Rückenmarktumoren, maligne Wirbelkörperprozesse (Metastasen), Myelitis, Abszess, Angiom, Hämatom, vaskuläre Myelopathie, arteriovenöse Durafistel
- Radikuläre Ausfälle, Plexus-brachialis-Läsion, periphere Nervenläsionen
- Densfraktur, Atlanto-axiale Luxation/Densinstabilität bei rheumatoider Arthritis
- Syndrom des engen Spinalkanales im Bereich der LWS
- Syringomyelie
- Multiple Sklerose mit spinaler Manifestation
- Amyotrophische Lateralsklerose
- Funikuläre Myelose (Vit.-B_{12}-Mangel)
- FRIEDREICH-Ataxie
- Spastische Spinalparalyse (aut.-dom. od. aut.-rez. erblich od. spontan)

SPINALE TUMOREN

Syn: Rückenmarktumoren, engl. spinal cord tumours, ICD-10: Gutartig D33.4, bösartig C72.0

Anatomie: Je nach Lokalisation im Rückenmark können unterschiedliche Bahnen mit verschiedener Klinik betroffen sein. Segmental kann auch die graue Substanz geschädigt werden mit neurologischen Ausfällen des betroffenen Segmentes.

Efferente Bahnen (absteigend/motorisch):

Pyramidenbahn (Trac.pyramidalis):

Tractus corticospinalis lateralis = Pyramidenbahn für die Willkürmotorik, vom mot. Cortex (Area 4 n. BRODMANN), gekreuzt in der Decussatio pyramidum zu den α- u. γ-Motoneuronen in den Vorderhörnern.

Tractus corticospinalis anterior = Pyramidenbahn für die Willkürmotorik, vom mot. Cortex (Area 4), ungekreuzt bis zum jeweiligen Rückenmark-Endsegment und kreuzt dort durch die Commissura alba ant. zur Gegenseite ebenfalls zu den Motoneuronen.

Extrapyramidal-motorische Bahnen:

Tractus reticulospinalis für hemmende und aktivierende Einflüsse von der Formatio reticularis zu den α-Motoneuronen.

Tractus tectospinalis für optisch und akustisch ausgelöste, motorische Schreck-Reaktionen von den Kerngruppen des Tectum mesencephali zum Rückenmark und den Kerngruppen der Augenmuskel-Hirnnerven (HN III, IV, VI).

Tractus vestibulospinalis für gleichgewichtserhaltenden Muskeltonus der Streckmuskulatur von den lat. Kerngebieten des N.vestibularis unter Abgabe von Fasern bis zum Sakralmark.

Tractus olivospinalis für die Feinabstimmung von Willkürbewegungen von der Oliva inferior ipsilateral bis zum Spinalmark.

Tractus rubrospinalis vom Nucl.ruber des Mesenzephalon zum Rückenmark

Afferente Bahnen (aufsteigend/sensibel):

Seiten- und Vorderstrangbahnen (Funiculus lat. und ant.):

Tractus spinothalamicus lateralis für Schmerz- und Temperaturempfindung von der hinteren Wurzel 2 Segmente auf- und absteigend, dann kreuzend durch die vordere Kommissur aufwärts im Trac. über den Thalamus zum Gyrus postcentralis.

Tractus spinothalamicus anterior für taktile Sensibilität von der hinteren Wurzel bis 15 Segmente auf- und 2 Segmente absteigende Fasern, dann kreuzend durch die vordere Kommissur aufwärts im Trac. über den Thalamus zum Gyrus postcentralis.

Tractus spinocerebellaris anterior und **posterior** für Tiefensensibilität (Propriozeption, schnellste Bahn des Menschen) über Nucleus thoracicus (Teil der grauen Substanz im RM) ipsilateral und kontralateral zum Kleinhirnwurm.

Tractus spinotectalis u. Tractus spinoolivaris für Rückmeldungen vom Rückenmark

Hinterstrangbahnen (Funiculus posterior):

Fasciculus gracilis für propriozeptiven Afferenzen (VATER-PACINI- und GOLGI-MAZONI-Tastkörperchen für Druckempfindung, Muskelspannung, Gelenkstellung, Tastinformationen der Haut, Vibrationsempfindung) der unteren Extremität mit auf- und absteigenden Anteilen ungekreuzt zum Nucleus gracilis, von dort kreuzend im Lemniscus medialis über den Thalamus zum Gyrus postcentralis

Fasciculus cuneatus für propriozeptiven Afferenzen der oberen Extremität mit auf- und absteigenden Anteilen ungekreuzt zum Nucleus cuneatus, ab hier gemeinsam mit den Fasern des Fasc.gracilis ziehend.

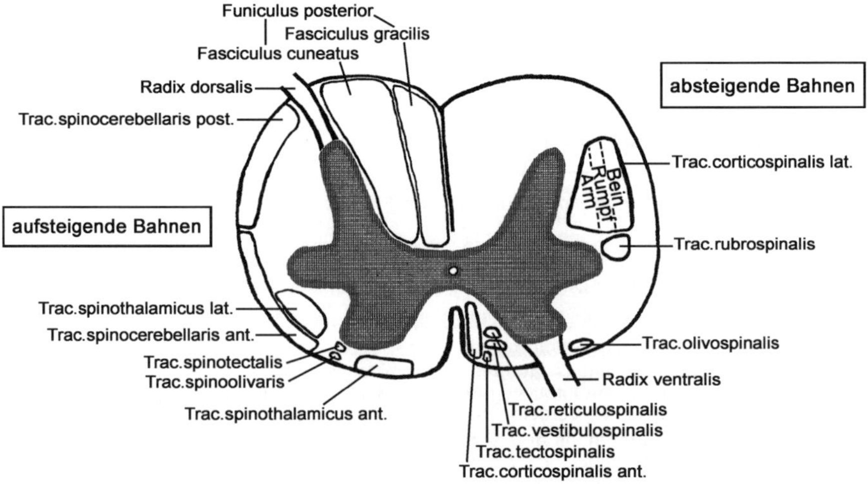

Etlg: **Primäre Tumoren** (nach der Häufigkeit):

- # **Neurinome** (im Hals- u. Brustmark, meist von der Radix dorsalis ausgehend, als „Sanduhrgeschwulst", wenn intradural und aus dem Foramen intervertebrale herauswachsend), Neurofibrome (multipel)
- # **Meningeome** (im Hals- u. Brustmark, meist dorsolateral über mehrere Segmente erstreckend)
- # **Ependymome** (intramedullär)
- # **Gliome**: Astrozytome, Oligodendrogliom, Glioblastom (alle intramedullär)

Metastasen:

- # **Metastasen in den Wirbelkörpern** sind häufig aufgrund des hohen Knochenmarkanteils in den Wirbelkörpern (= alle liegen extramedullär, extradural), ausgehend von Bronchial-, Mamma-, Prostata-, Uterus-, Magen-, Nieren- oder Schilddrüsenkarzinom, Plasmozytom, Sarkome, PANCOAST-Tumor
- # Metastasen anderer Primärtumoren im Rückenmark (intramedullär) oder einer Meningeosis carcinomatosa (extramedullär, intradural) sind sehr selten

Path:

- ♦ Allgemein: spinale Tumoren sind seltener als intrakranielle (Verteilung: 1:6) und häufiger in der Dignität gutartig
- ♦ Kompression ⇨ direkte, primäre **Markerweichung** und durch Minderdurchblutung (= sekundäre) bei Kompression der spinalen Arterien
- ♦ Lok: 50 % im **Thorakalmark**, 25 % lumbal, 25 % zervikal
  Intramedullär (10 %), meist Gliome und Ependymome
  Extramedullär - intradural (60 %), meist Neurinome und Meningeome
  Extramedullär - extradural (30 %), meist maligne Wirbelkörperprozesse

Epid:

- ◊ Prädisp.alter: 30.-60. Lj.
- ◊ Primäre Rückenmarktumoren sind mit einer Inzidenz von 1/100.000 sehr selten

Klin:

- ⇒ Metastasen: Radikuläre (segmentale, gürtelförmige) **Schmerzen** einer Körperseite bei Tumor in der Nähe einer sensiblen Rückenmarkwurzel (Radix dorsalis), evtl. Provokation durch Husten od. Pressen, bei Progredienz schlaffe Lähmung (Wurzelkompressionssyndrom, Radix ventralis) der dem Segment zugeordneten Muskulatur (typisch für extramedulläre, extradurale Prozesse = Wirbelprozesse durch maligne Knochenmetastasen) sowie spastische Lähmung, Sensibilitätsstörung unterhalb der Läsion und Blasenentleerungsstörung (absteigende Bahnen)
- ⇒ **Querschnittlähmung** langsam progredient entwickelnd, spinale Automatismen bei Tumoren zentral im Rückenmark ⇨ spastische Parese, Hyperreflexie, Pyramidenbahnzeichen, Blasenlähmung
- ⇒ A.spinalis-anterior-Syndrom mit Blasenstörung bei Tumor ventral im Spinalkanal ⇨ segmental schlaffe Parese und kaudal spastische Paresen und bilaterale dissoziierte Sensibilitätsstörung (= Störung des Schmerz- und Temperaturempfindens durch Schädigung des Trac.spinothalamicus, intaktes Druck- und Berührungsempfinden sowie Tiefensensibilität, da intakte Hinterstränge)
- ⇒ BROWN-SÉQUARD-Syndrom bei lateralen Tumoren im Spinalkanal (s. Abb.) ⇨ kaudal ipsilaterale, spastische Parese und dissoziierte Sensibilitätsstörung (ipsilaterale Störung der Tiefensensibilität und kontralaterale Störung von Schmerz- und Temperatursinn), im Segment Aufhebung aller sensiblen Qualitäten u. schlaffe Lähmung (s. Abb.)

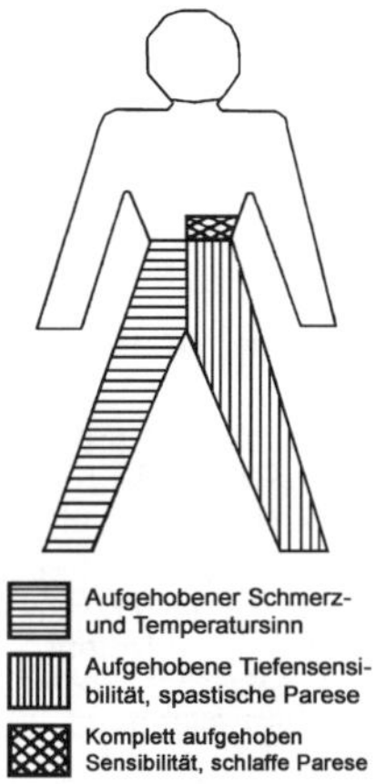

Brown-Séquard-Syndrom

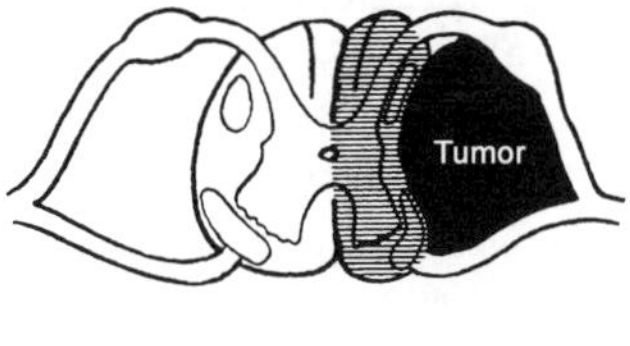

⇒ Störung der Tiefensensibilität bei dorsalen Tumoren im Spinalkanal (Fasciculus gracilis u. cuneatus)

⇒ Halsmarktumoren: Nacken- u. Hinterkopfschmerzen, Schmerzen in den Armen/Händen, positives Nackenbeugezeichen, hohe Querschnittlähmung (oberhalb HWK 6) mit Tetraparese (Arme und Beine), ggf. Hirndruckentwicklung und Lähmung der kaudalen Hirnnerven

⇒ PANCOAST-Tumor: Von der Lungenspitze ausgehend auf den Armplexus und später auf die untere Halswirbelsäule übergreifend ⇨ Armschmerzen, Plexuslähmung, HORNER-Syndrom (Ptosis, Miosis, Enophthalmus), später Querschnittsymptomatik

⇒ Brustmarktumoren: Paraparese der Beine, gürtelartige Schmerzen im betroffenen Segment, strumpfhosenförmige Sensibilitätsstörung

⇒ Lumbalmarktumoren: Periphere Lähmung der Beine

⇒ Konussyndrom (Syn: Conus-medullaris-Syndrom): Tumoren im Bereich des Conus medullaris (in Höhe LWK1-2) mit schlaffem Sphincter ani, Urin- und Stuhlinkontinenz, Ausfall des Analreflexes, perianalen Sensibilitätsstörungen und Reithosenanästhesie (keine Paresen der Beine, Lähmung der Mm.glutei)

⇒ Kaudasyndrom (Syn: Cauda-equina-Syndrom): Tumoren im Bereich der Cauda equina (in Höhe LWK3 bis S5) mit peripherer schlaffer Lähmung der Beine (je nach Höhe der Raumforderung), doppelseitigem Ischiasschmerz, reithosenartiger Hypästhesie, Blasen- und Mastdarmentleerungsstörung, Impotentia coeundi (erektile Impotenz und Ejakulationsunfähigkeit).

Diag:
1. Anamnese (langandauernde Beschwerden?)
2. Neurologische Untersuchung: Paresen, Sensibilitätsstörungen, Pyramidenbahnzeichen
3. Bildgebung: Wirbelsäulenabschnitt in 2 Ebenen, HWS in 4 Ebenen (sog. Schrägaufnahmen mit Foramina intervertebralia), ggf. Myelographie (Füllungsdefekte) und **CT** (Wirbelkörpermetastasen osteolytisch od. auch osteoplastisch bei Mamma- od. Prostatakarzinomen)
   MRT zur genauen Höhenlokalisation, insb. von intramedullären Tumoren
   Spinale Angiographie bei Gefäßprozessen
4. Knochenszintigraphie: bei V. a. Wirbelsäulenmetastasen
5. SEP des N.tibialis und N.medianus
6. LP: Eiweißvermehrung bei Neurinomen und bei Liquorstopp (spontan gerinnender, eiweißreicher Liquor, sog. Sperrliquor/Stoppliquor, NONNE-FROIN-Syndrom ⇨ pathologischer QUECKENSTEDT-Versuch = Abdrücken der beiden Vv.jugulares führt zur nicht zur Druckerhöhung), maligne Zellen im Punktat, Eiter bei epiduralem Abszess

Ther:
- Med: Glukokortikoide (Dexamethason, Fortecortin® 4x4 mg/Tag p.o.) zur Minderung eines Ödems
- Ependymome und Gliome: Versuch der kompletten operativen Entfernung und ggf. postoperative Bestrahlung (bei inkompletter Resektion)
- Neurinome und Meningeome: operative Entfernung
- Wirbelsäulenmetastasen: Radiatio, Chemotherapie je nach Primärtumor, ggf. partielle osteosynthetische Wirbelsäulenverblockung (Resektion, Ersatz mit autologem Knochenspan, Fixateur interne) zur Stabilisierung und Schmerzlinderung, auch mögl. ist die sog. „Radiochirurgie“, CyberKnife = Ausschaltung des Tumors mit einer hochdosierten Bestrahlung (ca. 20 Gy)
- PANCOAST-Tumor: präoperative Radiatio, Operation, postoperative Radiatio bei meist nicht vollständiger Tumorentfernung
- Postoperativ: Krankengymnastik, Reha-Maßnahmen, Hilfsmittel je nach neurologischen Ausfällen

Prog: Abhängig vom Tumor: Neurinome haben eine sehr gute Prognose. Wirbelsäulenmetastasen haben eine schlechte Prognose.

Kompl: * Kompression der spinalen Arterien (insb. der A.spinalis ant.), insb. bei extramedullären Tumoren ⇨ akute Querschnittsymptomatik durch **sekundäre Markerweichung** mögl.

- ∗ Destruktion der Wirbelkörper bei Wirbelsäulenmetastasen ⇨ **pathologische Frakturen**, Knickkyphose, Subluxation mit akuter Querschnittsymptomatik mögl.
- ∗ Querschnittlähmung: Kontrakturen der spastischen Muskulatur, Inaktivitätspneumonie, paralytischer Ileus, Harnweginfekte, Dekubitus

Op: ∗ Meningeale Narben mit neurologischen Ausfällen

DD:
- „Einfacher" Rückenschmerz (Myogelosen), Bandscheibenprotrusion, Bandscheibenprolaps
- Granulome der Wirbel, Spondylitis tuberculosa mit Gibbus
- Dermoide, Epidermoide (meist extradural)
- Epidurale Abszesse (hämatogene Streuung, Staphylococcus aureus): Rückenschmerzen, Schonhaltung der Wirbelsäule, paravertebrale Myogelosen, Querschnittlähmung bei intraspinaler Ausbreitung, Ther: operative Ausräumung und systemische Antibiose (z.B. Ceftriaxon + Flucloxacilln i.v.)
- Entzündliche Myelitis (Querschnittmyelitis, Syn: Myelitis transversa)
- Lipome intradural
- Spinale Gefäßprozesse: spinale Angiome, arteriovenöse Fehlbildungen, Varicosis spinalis (spinale arteriovenöse Durafistel), Hämangioblastom, vaskuläre Myelopathie
- Zervikale Myelopathie, Syringomyelie
- Arachnopathie (Verwachsungen der Arachnoidea)
- Spastische Spinalparalyse (ERB-CHARCOT-Krankheit) durch Degeneration des 1. motorischen Neurons im Cortex mit Paraspastik, Hyperreflexie, Pyramidenbahnzeichen
- Funikuläre Myelose
- Amyotrophische Lateralsklerose
- Spinale Form einer Multiplen Sklerose
- Chronische Polyneuropathie der Cauda equina (ELSBERG-Syndrom)

PERIPHERE NERVENLÄSIONEN

Syn: Verletzungen sind im ICD-10 je nach Lokalisation von S04 - S94 kodiert, Mononeuropathien, z.B. Engpasssyndrome an der oberen Extremität ICD-10: G56, an d. unteren Extremität G57

Anatomie: Ein Nerv besteht aus einem od. mehreren Bündeln von parallelverlaufenden Nervenfasern = **Axone** (diese sind bei markhaltigen Nerven von einer Myelinscheide umgeben). Die einzelne Nervenfaser wird von einem bindegewebigen **Endoneurium** umgeben. Die Nervenfasern sind zu Faszikeln zusammengefasst von dem bindegewebigen **Perineurium** und ggf. von einem **Epineurium** bei mehreren Nervenfaserbündeln umgeben.

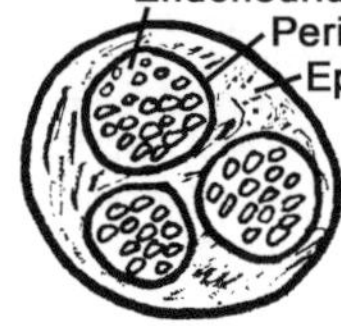

Nervenarten: somatomotorische (efferente) Nerven, somatosensible (afferente) Nerven, viszeromotorische Nerven und viszerosensible Nerven.

Je nach Vorhandensein und Dicke der Markscheide erreichen die Nerven unterschiedliche **Leitgeschwindigkeiten**:

A-Fasern für Efferenzen zur Muskulatur und Afferenzen der Muskelspindeln und Sehnenorgane (Propriozeption, $A\alpha$, 70-120 m/Sek.) und Berührungsempfindung (Aß, 40-90 m/Sek.) und für Temperatur und Schmerz ($A\delta$, 5-25 m/Sek.

B-Fasern für das vegetative Nervensystem 3-15 m/Sek.

C-Fasern (marklos) für Schmerz 0,2-2 m/Sek.

Ät:
- Äußere **Druckeinwirkung**, z.B. „Parkbanklähmung", in Narkose oder Koma, **Engpasssyndrome** (Thoracic-outlet-Syndrom, Suprascapularis-, Karpaltunnel-, Supinator-, Sulcus-ulnaris-, Guyon-Tunnel-, Tarsaltunnel-Syndrom, s.u.), bestimmte Tätigkeiten (Berufs-/Beschäftigungslähmungen), Kallusbildung an Frakturen, Kompartmentsyndrom (= ischämische Muskelkontraktur), Hämatome
- Zug in axialer Richtung = Zerrung des Nerven, z.B. bei Gelenkluxationen, Frakturen mit starker Fehlstellung
- Heftige **Quetschung**
- Scharfe **Durchtrennung** (Stich- od. Schnittverletzung), vollständige Zerreißung/Zerstörung (Defekt**frakturen**, Schuss- od. Splitterverletzungen, Amputation)
- Lokale Infektion, Abszess
- Ischämische Schädigung (Ischämie der Vasa nervorum)
- Iatrogene Läsion: **Injektionen** („Spritzenlähmung", insb. N.ischiadicus), **operativ** z.B. durch radikale Tumorchirurgie, Lymphknotenbiopsie am Hals, schlecht sitzender und zu eng anliegender **Gips**, Strahlenfibrose

Path: Einteilung nach SEDDON (1943), Kombinationen und Teilstörungen sind mögl.

Neurapraxie =	Funktionsstörung des Nerven ohne Kontinuitätsverlust (z.B. durch Druckschädigung), gute Regeneration, Erholung im Regelfall in 1-4 Monaten
Axonotmesis =	Axone unterbrochen, Perineurium erhalten ⇨ WALLER-Axondegeneration Regeneration möglich (Erholungszeit: 4-18 Monate)
Neurotmesis =	Axone und Nervenhüllgewebe durchtrennt, häufig Neurombildung, ohne Op. keine Regeneration

Epid: Häufigste periphere Nervenläsion in Friedenszeiten ist die Ulnarislähmung.

Etlg: Nervenverletzung nach SUNDERLAND (1951)

Grad I:	Leitfähigkeitsverlust bei erhaltenem Axon, vollständig reversibel
Grad II:	Axon durchtrennt, distaler Anteil degeneriert, erhaltenes Endoneurium, vollständig reversibel
Grad III:	Axon unterbrochen und degeneriert + Endoneurium durchtrennt, nur langsame und unvollständige Erholung (typische Läsion bei Zug)
Grad IV:	Vollständige Zerstörung der internen Struktur des Nervs, nur Peri-/Epineurium ist erhalten. Indikation für chirurgische Versorgung (Nervennaht)
Grad V:	Kontinuitätsverlust des Nervs, Besserung nur mit chirurgischem Vorgehen (Nervennaht, autologe Nerventransplantation)

Klin:
⇒ **Schlaffe motorische Paresen** und/oder **sensible Ausfälle** (**scharf begrenzt** im Versorgungsgebiet des betroffenen Nerven), nach Wochen sichtbare Muskelatrophie
⇒ Schmerzen, Parästhesien, Dysästhesien
⇒ Vegetative Störungen, z.B. aufgehobene Schweißsekretion, livide blaue Hautfarbe

Diag:
1. Anamnese: Verletzungshergang, Lokalisation, Vorschäden (Diabetes mellitus, Alkoholabusus, Drogen, toxische Substanzen, Medikamente)
2. Neurologische Untersuchung: sensible Ausfälle, Haltungsbesonderheiten, periphere Nervenlähmung ⇨ motorische Paresen, muskuläre Atrophien, Muskeleigenreflex-Ausfall, vegetative Störungen ⇨ Schweißsekretionstest (Ninhydrin)
   Beweglichkeit immer aktiv (Pat. bewegt) und passiv (Untersucher bewegt) prüfen
   Aktive Kraftgrade: 5 = normale Kraft
   4 = Bewegung gegen leichten Widerstand
   3 = Anheben gegen Schwerkraft mögl.
   2 = Bewegung nur unter Aufhebung der Schwerkraft
   1 = sichtbare Muskelkontraktionen aber ohne Bewegungseffekt
   0 = keine Muskelaktivität
3. EMG: akut keine Potentiale, **Denervierungspotentiale** (Fibrillationspotentiale = **pathologische Spontanaktivität** bei Kontinuitätsunterbrechung nach 1-2 Wo. durch Überempfindlichkeit der denervierten Muskelfasern auf Acetylcholin), Reinnervationspotentiale (sog. Riesenpotentiale bei Regeneration nach einigen Monaten)
4. NLG: vermindert (Druckschädigung) bis aufgehoben (Kontinuitätsunterbrechung)
5. Röntgen bei V. a. knöcherner Verletzung und ggf. lokal CT/MRT zur Lokalisationsdiagnostik bei unklarem Befund

Ther:
- Konservativ: korrekte Lagerung, ggf. Schienen zur Ruhigstellung, Elektrostimulation (Reizstrom bei völlig denerviertem Muskel), **krankengymnastische Bewegungsübungen** sowie physikalische Therapie zur Vermeidung von Kontrakturen und Gelenkversteifungen
- Hilfsmittel: z.B. spezielles Besteck, Greifwerkzeuge, Orthesen
- Med: kausale Ther. nicht mögl., bei Parästhesien kann α-Liponsäure (Thioctacid®) oder Carbamazepin (Tegretal®) versucht werden, Vit.-B-Präparate sind nur bei Vitaminmangel indiziert (werden jedoch häufig gegeben).
- Operativ: Ind: Grad IV + V, primäre Naht nur bei frischer sauberer Schnittverletzung, sonst als sekundäre Naht/Transplantation bei ausbleibenden Reinnervationspotentialen nach ca. 4-8 Wochen (bis max. 8 Monate) nach dem Trauma
  - Frische Schnittverletzung: Mikrochirurgische Nervenadaptation (Koaptation) durch **spannungsfreie End-zu-End-Anastomose** von einzelnen Perineurium-Faszikelgruppen
  - Bei Defekten (oder nicht möglicher spannungsfreier End-zu-End-Adaptation): Defektüberbrückung durch autologe **Nerventransplantate** (mit **N.suralis-Interponat**, oder falls dies nicht möglich ist, mit Nn.cutanei antebrachii med., R.supf.N.radialis od. N.saphenus). Bei kurzen Defekten (<2 cm) kann auch ein resorbierbares Nervenröhrchen (als Leitschiene) zwischen die beiden Nervenenden implantiert werden ⇨ innerhalb des Röhrchens sprossen dann die Axone aus

- Engpasssyndrome (s.u.): Dekompression des Nerven, Neurolyse bei fibrotischem Gewebe um den Nerven
- Überprüfung der NLG und des EMG zur Beurteilung des Koaptationsergebnisses nach 6 Monaten
- Kann eine nervale Funktion nicht mehr hergestellt werden, ist eine motorische Ersatzplastik-Op mögl. ⇨ Umlagerung mehrerer Sehnen od. gestielter/freier Muskeltransfer

Prog: Axonale Regeneration nach mikrochirurgischer Rekonstruktion **1-3 mm/Tag** ⇨ HOFFMANN-TINEL-Zeichen: Von distal nach proximales Beklopfen der Haut über den Nervenverlauf ⇨ „Elektrisieren" über den frisch ausgesprossten marklosen Axonen zeigt Erfolg und Stand der Regeneration an.

Kompl:
* Ausbildung von Kontrakturen
* **Neurombildung**: ungeordnete Aussprossung der Nervenenden ⇨ Schmerzen, Ther: Neuromresektion
* Pseudoneurom durch Vermehrung von endoneuralem Bindegewebe
* Stumpf-/Phantomschmerz: nach Amputationen häufig (zentrales Engramm der Gliedmaße?), bei elektiver Amputation werden Lokalanästhetika zur Prophylaxe eingesetzt. Ther: häufig schwierig, versucht werden alle Möglichkeiten der Schmerztherapie (von einfachen Analgetika über Antikonvulsiva, z.B. Carbamazepin od. Gabapentin bis zur intrathekalen Morphinapplikation od. Botulinumtoxin-Injektion in Triggerpunkte der Stumpfmuskulatur)
* Kausalgie: entsteht durch Kurzschlüsse zwischen vegetativen und sensiblen Fasern bei unvollständiger Nervenläsion; Klin: intensiver Schmerz, durch äußere Reize provozierbar, Parästhesien, **vegetativ trophische Störungen**; Ther: Haloperidol (Haldol), Akupunktur, Sympathikusblockade od. -resektion

Op:
* Nach axonaler Regeneration können falsche Muskelgruppen vom Nerv angesprochen werden (**Synkinesen** = pathologische Mitbewegungen) ⇨ Bewegungen müssen neu gelernt und geübt werden (z.B. Fazialistraining)

DD:
- Spinale Muskelatrophie, amyotrophische Lateralsklerose (ohne sensible Störungen), intraspinale Raumforderungen, Syringomyelie
- Radikuläre Beschwerden, Plexus-Verletzungen
- Polyneuropathie (mehrere Nerven betroffen)
- SUDECK-Syndrom (insb. am UA) = sympathische Reflexdystrophie
- Kompartment-Syndrom (insb. UA und US)
- Psychogene Lähmungen (konversionsneurotisch, dissoziative Bewegungsstörung)

N.RADIALIS-LÄSION

Syn: Radialislähmung, engl. radial paralysis, ICD-10: G56.3

Anatomie: N.radialis (C5-Th1, Fasciculus posterior)

Motorisch: M.triceps brachii, M.brachioradialis, Extensoren am Unterarm (Streckung Hand und Grundglieder der Finger), M.supinator, M.abductor pollicis longus

Sensibel: dorsal auf der Radialseite des Unterarmes und dorsal Dig. I u. II und radiale Hälfte Dig. III (außer Endglied II u. III, dies wird vom N.medianus innerviert), sensibler autonomer Bezirk: dorsale Daumenwurzelregion (s. Abb.)

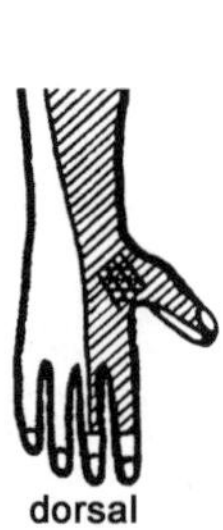
dorsal

Ät:
- Proximale Läsion: **Humerusfraktur** (N.radialis ist durch seinen umschlingenden Verlauf um den Humerus besonders gefährdet), Drucklähmung („Krückenlähmung" in der Axilla, Lagerung in Narkose, Schlaflähmung, sog. **Parkbanklähmung** = „paralysie des ivrognes" ⇨ der

Kopf liegt beim Schlafen auf dem Oberarm, z.B. unter Alkoholeinfluss oder bei Drogensüchtigen, Kallusbildung)

- Mittlere Läsion: Supinatorsyndrom (= Engpasssyndrom, s.u.), Radiusköpfchenluxation, Radiusfraktur, Stich- od. Schnittverletzungen an der radialen Kante des UA, iatrogen: Frakturversorgungen, z.B. Spickdrahtosteosynthese, Metallentfernung
- Distale Läsion: Arbeiten mit einer Schere od. Farbpalette, Tragen von Handschellen od. einem zu engen Armband, Shunt-Op (Druckläsion des sensiblen R.superficialis am Daumen = WARTENBERG-Syndrom)
- Blei-Intoxikation
- Sympathische Reflexdystrophie (SUDECK-Syndrom)

Klin: ⇒ Sehr hohe Läsion (Axilla, prox. OA): mangelnde Streckung im Ellenbogengelenk durch M.triceps-brachii-Parese und Abschwächung/Ausfall des TSR sowie Fallhand

⇒ Oberarm-Läsion: Parese des M.brachioradialis, RPR-Verlust und **Fallhand** (= Parese der Extensoren am Unterarm, s. Abb.)

⇒ Läsion am UA: keine Fallhand, nur Fallfinger

⇒ Druckläsion am Daumen: Cheiralgia paraesthetica (Sensibilitätsstörung Dig. I)

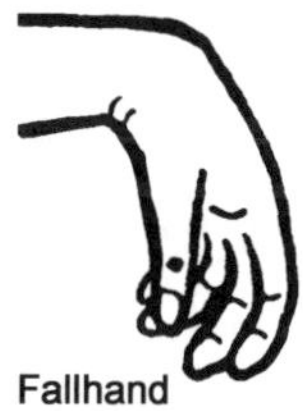
Fallhand

Diag:
1. Anamnese (Verletzung?, Alkoholintoxikation – begünstigt die Parkbanklähmung)
2. Neurologische Untersuchung: TSR-, RPR-Reflexabschwächung?, Paresen, Fallhand (keine aktive Hand-/Fingerstreckung mögl.), Sensibilitätsstörung im Versorgungsgebiet
3. Röntgen: Ausschluss einer Fraktur, Luxation od. Kallusbildung
4. NLG: verzögerte motorische Leitungsgeschwindigkeit

Ther:
- Konservativ: Unterarmschiene, Krankengymnastik zur Prophylaxe von Kontrakturen
- Operativ: bei Frakturen mit Nervenläsion Neurolyse, ggf. Nervennaht

Kann die nervale Funktion nicht mehr hergestellt werden, ist eine Radialisersatzplastik-Op mögl. ⇨ Umlagerung mehrerer Sehnen (zur Wiederherstellung der Extensionsfunktion)

Kompl: Muskelverkürzungen der Flexoren

DD:
- **C6-Syndrom** (zusätzlich Parese des M.biceps brachii [N.musculocutaneus], BSR-Ausfall)
- Plexus-brachialis-Läsion
- Sehnenruptur des M.extensor pollicis long.
- Epicondylitis humeri radialis, Tendovaginitis der Extensorensehnen
- Blei-Intoxikation ⇨ Bleipolyneuropathie

SUPINATORSYNDROM

Syn: Radialiskompressionssyndrom, engl. supinator tunnel syndrome, ICD-10: G56.3

Anatomie: N.radialis tritt mit seinem R.profundus (rein motorischer Ast) durch den **M.supinator**

Ät:
- Mechanische Dauerbeanspruchung (Pro- + Supination, z.B. Tennisspielen) ⇨ Hypertrophie des M.supinator
- Fibröse Bänder, verengter sehniger Rand am Eingang zum Supinatorkanal (Hiatus superior canalis supinatorii, FROHSE-Arkade)
- Entzündliche Prozesse, rheumatoide Arthritis
- Traumatisch: Frakturen, Radiusköpfchenluxation, Hämatom
- Tumoren: Neurinom, Lipom, Fibrom

Path: **Druckschädigung** (Engpasssyndrom) des **Ramus profundus** des **N.radialis** beim Durchtritt durch den M.supinator am Unterarm

Klin: ⇒ Zunehmend progrediente Kraftminderung bis **Lähmung der Extensoren** am Unterarm (meist an den ulnaren Fingern beginnend) ⇨ partielle Fallhand, bzw. Fallfinger (keine komplette Fallhand, da der M.ext. carpi rad. long. noch innerviert ist, daher auch Wendung der Hand nach radial beim Versuch der Streckung)

⇒ Keine Sensibilitätsstörungen (rein motorische Parese des R.prof.)

Diag: 1. Anamnese (repetitive Bewegungen?)
2. Neurologische Untersuchung: Fallhand/Extensorenschwäche, Druckschmerz prox. über dem M.supinator
3. EMG, NLG (Verlängerung der Nervenleitgeschwindigkeit)
4. Röntgen: Ausschluss eines knöchernen Prozesses im Bereich der Kubitalregion

Ther:
- Konservativ: Ruhigstellung (OA-Gipsschiene), NSAR
- Operativ: Ind: Versagen der konservativen Therapie
  - Darstellung des N.radialis beim Durchtritt durch den M.supinator über ventralen Zugang
  - Spaltung der FROHSE-Arkade ⇨ **Dekompression** des R.prof.n.radialis, ggf. Neurolyse
  - Postoperativ: OA-Gips für 3 Tage

Prog: Gut

DD:
- **Radialislähmung** anderer Genese (s.o.): Plexus-brachialis-Läsion, Krückenlähmung, Humerusschaftfraktur, Parkbanklähmung ("paralysie des ivrognes"), Blei-Intoxikation
- **C6**-Syndrom
- Epikondylitis, Muskel- und/oder Sehnenverletzungen (insb. M.extensor pollicis long. = "Trommlerlähmung")

N.MEDIANUS-LÄSION

Syn: Medianuslähmung, engl.: paralysis of the median nerve, ICD-10: G56.1

Anatomie: N.medianus (C6-Th1, Fasciculus lat. u. med.)
Motorisch: Flexoren am Unterarm, Mm.pronator teres u. quadratus, M.abductor pollicis brevis, M.opponens, Mm.lumbricales I u. II
Sensibel: palmar: Dig. I bis radiale Hälfte IV, dorsal: Endglied Dig. II, III (s. Abb.)

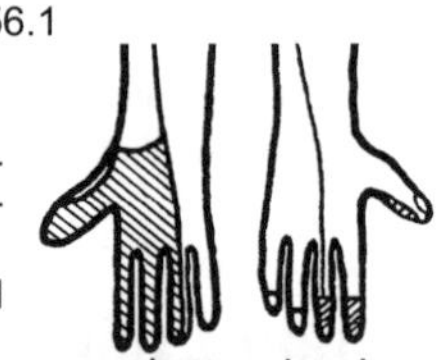

Ät:
- „Paralysie des amants“ (Druckschädigung durch Gewicht auf der Innenseite des Oberarmes durch den Kopf des Schlafpartners), Krückenlähmung, Druckläsion in der Hohlhand durch Werkzeuggebrauch
- Humerusfraktur mit Nervenläsion
- Luxation des Ellenbogens, Lacertus fibrosus, Processus supracondylaris
- Stich-, Schnitt- (z.B. Suizidversuch am Handgelenk) od. Schussverletzungen
- Pronator-teres-Syndrom (N.medianus zieht zwischen den beiden Köpfen des Muskels hindurch, repetitive Pronationsbewegungen können zur Muskelhypertrophie führen und den Nerv einengen)
- N.interosseus-ant.-Syndrom (KILOH-NEVIN-Syndrom = fibröse Bänder im Unterarmbereich oder Druckschädigung, z.B. beim Schlafen) ⇨ rein motorische Ausfälle
- Karpaltunnelsyndrom = Engpasssyndrom, s.u.

- Hohlhandphlegmone
- Iatrogen: drückender Gipsverband, Verletzung durch Injektion/Punktion in der Kubitalbeuge

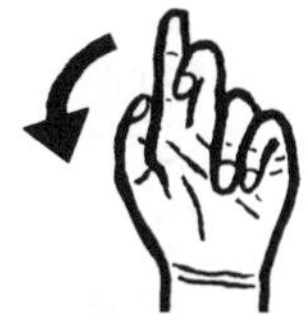
Schwurhand

<u>Klin:</u> ⇒ Proximale Läsion (Oberarm oder Ellenbeuge = komplette N.medianus-Lähmung): **Schwurhand** (beim Faustschlussversuch nur Flexion von Dig. IV u. V, da diese vom N.ulnaris innerviert werden), Pronationsschwäche, Schmerzen im Unterarmbereich
⇒ Distale Läsion (Unterarm, Karpaltunnel): **fehlendes Daumenopponieren**, **Thenaratrophie** (sog. Affenhand)
⇒ Sensible Ausfälle + Parästhesien an der Hand entsprechend dem Innervationsgebiet, evtl. trophische Störungen v. Haut u. Nägel

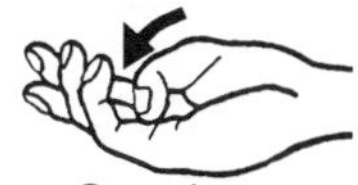
Opponieren des Daumens

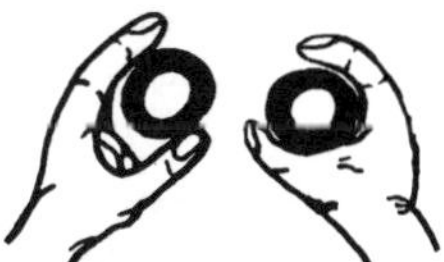
Flaschenzeichen li.

<u>Diag:</u> 1. Anamnese: Vorangegangenes Trauma, Druckschädigung?
2. Neurologische Untersuchung: Motorische Prüfung: **Schwurhand**?, **Flaschenzeichen** (M.abductor-pollicis-brevis-Parese ⇨ Hand kann nicht weit genug geöffnet werden, um die Flasche richtig zu umfassen), bilden eines „O“ mit Dig. I u. II nicht mögl. ⇨ es kommt zum „Kneifgriff“, **opponieren** des Daumens mögl.?, **Thenaratrophie**?
3. NLG: Verlängerung der sensiblen und motorischen Nervenleitgeschwindigkeit

<u>Ther:</u>
- <u>Konservativ:</u> Ruhigstellung, Entlastung, Physiotherapie
- Operativ: Ind: bei Engpasssyndromen
  - bei Frakturen mit Nervenläsion Neurolyse, ggf. Nervennaht
  - Kann die nervale Funktion nicht mehr hergestellt werden, ist eine Medianusersatzplastik-Op mögl. ⇨ Umlagerung mehrerer Sehnen (insb. zur Wiederherstellung der Oppositionsfunktion)

<u>Prog:</u> Bei kausaler und frühzeitiger Therapie im allgemeinen gut.

<u>Kompl:</u> **Kausalgie** mit Parästhesien und trophischen Störungen häufig durch Kurzschlüsse zwischen vegetativen und sensiblen Fasern bei unvollständiger Nervenläsion

<u>DD:</u>
- **C7-Syndrom** (zusätzlich M.triceps- u. M.brachioradialis-Parese)
- Plexus-brachialis-Läsion, Thoracic-outlet-Syndrom
- Kongenitale Thenaratrophie (angeborene N.medianus-Läsion)
- Durchblutungsstörungen (AVK, Ergotismus, RAYNAUD-Syndrom)
- Tendovaginitis, Epicondylitis (Tennisellenbogen)
- Amyotrophische Lateralsklerose (hat aber keine Sensibilitätsstörungen)

KARPALTUNNELSYNDROM

<u>Syn:</u> **CTS** (engl. <u>c</u>arpal-<u>t</u>unnel <u>s</u>yndrome), Medianuskompressionssyndrom, Karpalkanalsyndrom, genuine Daumenballenatrophie, ICD-10: G56.0

<u>Anatomie:</u> Der Karpaltunnel (**Canalis carpi**) wird gebildet aus den Handwurzelknochen und dem darüber gespannten **Lig.carpi transversum** = Retinaculum flexorum (vom Os hamatum + Os pisiforme [= Eminentia carpi ulnaris] zum Os trapezium + Os scaphoideum [= Eminentia carpi radialis] ziehend) = osteofibröser Kanal. Er enthält alle Sehnen der langen Fingerbeuger (außer dem M.palmaris longus) und den **N.medianus**.

<u>Ät:</u>
- **Familiäre Disposition**
- <u>Entzündlich:</u> Tendosynovitis, Polyarthritis, Dermatomyositis, Sklerodermie
- <u>Traumatisch:</u> Hämatome, Schnitt-, Quetschverletzungen an der Beugeseite des Handge-

lenkes, Frakturen/Luxationen d. Handwurzelknochen od. d. distalen Radius, Hyperextensionstrauma im Handgelenk

- **Überbeanspruchung** (z.B. Schneider, Tischler, Gehen mit Armstützen), Tumoren im Karpaltunnel, abnorme Muskel- od. Sehnenverläufe
- Arthrose der Handwurzelknochen
- Endokrin-metabolisch: **Schwangerschaft** (Ödemneigung), hormonelle Umstellung (Klimakterium), hormonale Kontrazeptiva, Urämie, Hyperurikämie, Diabetes mellitus, Myxödem (Hypothyreose), Akromegalie, Amyloidose, Paraproteinämie bei Myelom, Mukopolysaccharidosen, Alkohol ⇨ ödematöse Quellung des Karpaltunnelbinnenraumes
- Iatrogen: arteriovenöse Fistel (Shunt) zur Hämodialyse (dilatierte Venen)

Path:
- ♦ **Kompression des N.medianus** im Karpaltunnel (Druckläsion, Engpasssyndrom), evtl. + Fibrose des Epineurium (umhüllendes Bindegewebe des Nerven ⇨ Einschnürung des N.medianus), s. Abb.
- ♦ Funktion des N.medianus-Endastes: motorisch an der Hand: M.abductor pollicis brevis, M.opponens pollicis ⇨ bei Läsion Daumenballenmuskelatrophie (Thenaratrophie),
  sensibel: ventral Dig. I-III und radiale Seite des Dig. IV, dorsal Endglied Dig. II, III (Abb. s.o.)

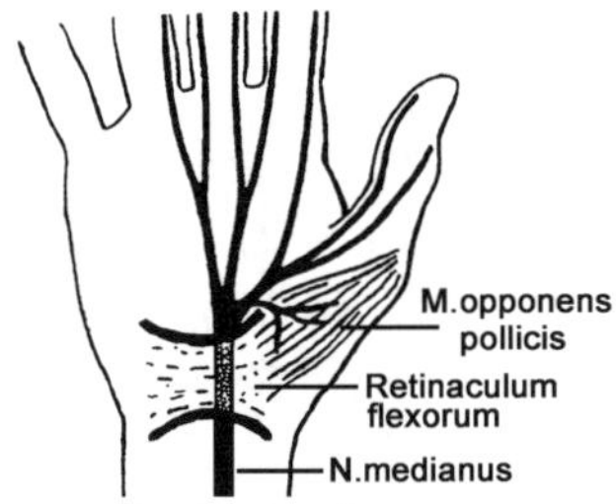

re. Hand von palmar

Epid:
- ◊ **Häufigstes Engpasssyndrom** der oberen Extremität
- ◊ Lok: **re.** > li. und auch beidseitig mögl.
- ◊ **W** > m, Prädisp.alter: 40.-50. Lj. und während der Schwangerschaft (7-25 % der Schwangeren, insb. im 3. Trimenon betroffen)

Klin:
- ⇒ **Schmerzen, Parästhesien** der Finger I-III, insb. **nachts** (mit Ausbreitung auf den Arm mögl., sog. *Brachialgia paraesthetica nocturna*), die Pat. versuchen häufig Linderung durch Ausschütteln der Hand oder Heraushängenlassen der Hand aus dem Bett zu erreichen
- ⇒ **Hypästhesie** (Taubheitsgefühl) im sensiblen N.medianus-Versorgungsgebiet der Hand
- ⇒ Morgendliche Steifigkeit der Finger, evtl. Schwellung der Hand/Finger, trophische Störungen (z.B. Hypohidrose)
- ⇒ **Thenarmuskelatrophie** im fortgeschrittenen Stadium (keine Schwurhand!, da das Karpaltunnelsyndrom eine distale Medianusläsion ist, die Schwurhand tritt nur bei prox. Schädigung auf)
- ⇒ Einteilung nach GERL u. FUCHS (1980)

Stadium I:	Schmerzen u. Parästhesien
Stadium II:	Taubheitsgefühl
Stadium III:	Taubheitsgefühl + partielle Thenarmuskelatrophie
Stadium IV:	Komplette Plegie und Atrophie des M.abductor pollicis brevis

Diag:
1. Anamnese: nächtliche Schmerzen?, Vorerkrankungen, Trauma, Stoffwechselstörungen
2. Neurologische Untersuchung: **HOFFMANN-TINEL-Zeichen:** Beklopfen des Karpaltunnels führt zu Dysästhesien (elektrisierender Schmerz)
   PHALEN-Test: starke Extension od. Flexion im Handgelenk für ca. 1 Min. kann ebenfalls Parästhesien auslösen
   N.medianus-motorische Prüfung: **Flaschenzeichen** (M.abductor-pollicis-brevis-Parese ⇨ Flasche kann nicht richtig umfasst werden), **opponieren** des Daumens mögl.?, Thenaratrophie?
3. NLG: Verlängerung der sensiblen Nervenleitgeschwindigkeit zwischen Handgelenk und I.–III. Finger [<40 m/Sek.], Verlängerung der distalen motorischen Latenz [>4,5 ms]
   EMG: Denervierungszeichen in der Thenarmuskulatur
4. Labor: Ausschluss internistischer Erkrankungen (s.o. Ät.)
5. Röntgen: Ausschluss knöcherner Verletzung des Handgelenks

6. Sonographie und CT: Vermessung des Karpaltunnels mögl.
7. Schweißsekretionstest (Ninhydrintest): im Innervationsgebiet an der Hand vermindert

Ther:
- Konservativ: nächtliche Ruhigstellung mit einer dorsalen Unterarmschiene (Handgelenk in 0°), Glukokortikoid-/ Lokalanästhetikaeinspritzungen (Lok: radial der Palmarissehne, die oberflächlich liegt und gut sichtbar ist, da sie außerhalb des Retinaculum flexorum liegt, im Bereich der Handwurzel eingehen), Antiphlogistika (Diclofenac, Voltaren®)
  Schwangerschaft: auf eine nicht übermäßige Gewichtszunahme achten
- Operativ: Ind: möglichst frühzeitig (ab Stad. II), um bleibende Schäden (Muskelatrophien) zu verhindern
  - Op. in i.v.-Regionalanästhesie od. Lokalanästhesie und Blutsperre, Zugang über eine ca. 2 cm lange Längsinzision distal der Handgelenksquerfalte
  - **Spaltung** des Lig.carpi transversum (kann auch als endoskopische Op. durchgeführt werden, bringt jedoch keine eindeutigen Vorteile und ist teurer)
  - Evtl. zusätzlich Neurolyse (Entfernung komprimierenden Gewebes zur Entlastung des N.medianus, z.B. bei Fibrose des Epineuriums)

Prog: Gut bei frühzeitiger Therapie

Kompl: * Muskelatrophie der Thenarmuskulatur
Op: * Verletzung des N.medianus (höhere Rate bei endoskopischer Op.!) od. von Beugesehnen, SUDECK-Syndrom
* Rezidiv, insb. durch Vernarbung

DD:
- Durchblutungsstörungen (AVK, Ergotismus, RAYNAUD-Syndrom)
- Vertebragene Schmerzen (**C_7-Syndrom**)
- Läsion des N.medianus an anderer Stelle: Pronator-teres-Syndrom (proximale Ulna), N.interosseus-ant.-Syndrom, kongenitale Thenaratrophie
- GUYON-Logensyndrom (Läsion des *N.ulnaris* im Handgelenksbereich, s.u.)

N.ULNARIS-LÄSION

Syn: Ulnarislähmung, engl. paralysis of the ulnar nerve, ICD-10: G56.2

Anatomie: N.ulnaris (C_8-Th_1, Fasciculus medialis)
Motorisch: M.flexor carpi ulnaris, M.flexor prof. dig. IV u. V, Mm.interossei u. lumbricales (Streckung der Mittel- und Endglieder der Finger), M.adductor pollicis, M.abductor u. M.opponens dig. V
Sensibel: palmar: ulnare Hälfte Dig. IV und Dig. V, dorsal: Dig. IV u. V (s. Abb.). Häufig (10-20 %) Variabilität durch Anastomosen mit dem N.medianus [MARTIN-GRUBER-Anastomose]

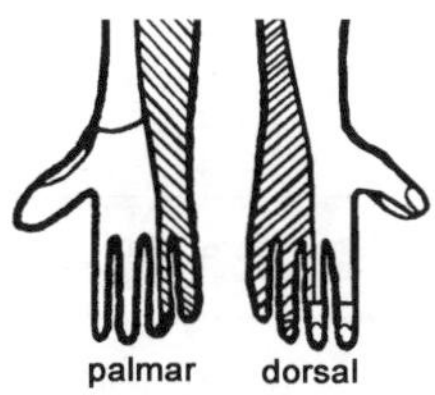

Ät:
- Distale Humerusfraktur
- **Sulcus-ulnaris-Syndrom** (Ulnarisrinnensyndrom, **Drucklähmung**, z.B. durch häufiges Aufstützen auf den Ellenbogen, Schlafen auf dem angewinkelten Ellenbogen, bettlägerige od. bewusstlose Pat.), ellenbogengelenknahe Frakturen, Arthrose im Ellenbogengelenk, Cubitus valgus od. Anomalien des Sulcus ulnaris (⇨ Luxation d. N.ulnaris aus dem Sulcus ulnaris)
- **GUYON-Logensyndrom** (die Loge de GUYON liegt zwischen Os pisiforme und dem Hamulus ossis hamati): Kompression im Canalis n.ulnaris am Handgelenk bei Hyperextension, z.B. **Radfahrerlähmung**
- Schnitt od. Stichverletzungen am ulnaren Teil des Handgelenkes od. im Nervenverlauf

Epid: Häufigste periphere Nervenläsion an der oberen Extremität

Klin: ⇒ **Krallenhand** (überstreckte Grundphalangen. leichte Beugung der Mittel- und Endphalangen, insb. an Dig. IV u. V mit Abduktionsstellung) und sichtbare Muskelatrophien an den Spatia interossea u. Hypothenar (Dig. V)

⇒ Parästhesien Dig. IV ulnar u. V sowie an der Handkante, nächtliche Schmerzen im Handgelenk

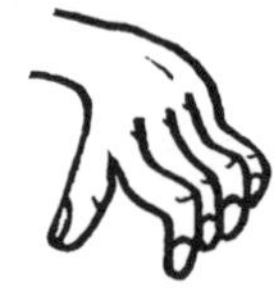

Krallenhand

Diag: 1. Anamnese: Ellenbogenbeschwerden, Handgelenksbelastung?

2. Neurologische Untersuchung: HOFFMANN-TINEL-Zeichen pos. über der jeweiligen Läsionsstelle bei Guyon-Tunnel- od. Ulnarisrinnensyndrom. Fingerspreizung (bei aktiv od. passiv gestreckten Fingern) nicht mögl.

Froment-Zeichen: Festhalten eines Papierblattes ist erschwert durch M.adductor-pollicis-Schwäche (s. Abb.), Daumenendglied wird ersatzweise max. gebeugt durch M.flexor pollicis long. des N.medianus

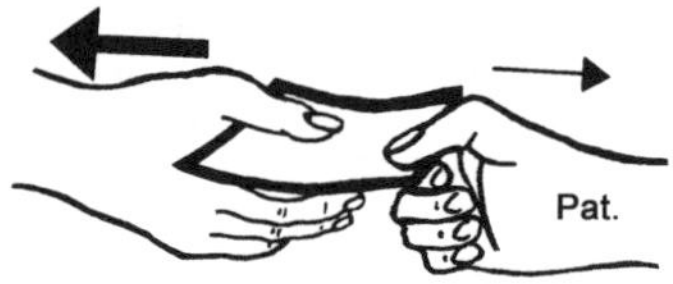

pos. Froment-Zeichen der Patientenhand

3. NLG: verzögerte Nervenleitgeschwindigkeit
4. Röntgen: Ellenbogen und Handgelenk in 2 Ebenen, Tangentialaufnahme des Sulcus ulnaris

Ther:
- Konservativ: Physiotherapie, Polsterung des Sulcus ulnaris zur Nacht
- Operativ: Neurolyse, bei Sulcus-ulnaris-Syndrom evtl. auch endoskopische Op. und ggf. Verlagerung des Nerven aus dem Sulcus ulnaris nach ventral in die Ellenbeuge

  Kann die nervale Funktion nicht mehr hergestellt werden, ist eine Ulnarisersatzplastik-Op mögl. ⇨ Umlagerung mehrerer Sehnen (zur Aufhebung der Krallenfehlstellung)

Prog: Druckläsionen haben eine gute Rückbildungstendenz.

DD:
- **C8-Syndrom** (zusätzlich M.triceps-brachii-Parese)
- Plexus-brachialis-Verletzung
- Anatomische Anomalie am Oberarm: Processus supracondyloideus (Knochensporn oberhalb des med. Epicondylus, STRUTHER-Ligament), der ebenfalls zu Nervenreizung führen kann

Merksatz zur Unterscheidung der 3 Nerven am Arm:

„Ich schwöre beim **Medianus**, dass ich dem **Ulnaris** die Augen auskratze, wenn er vom **Rad** fällt" = *Schwurhand* bei prox. Medianus-Läsion, *Krallenhand* bei Ulnaris-Läsion u. *Fallhand* bei Radialis-Läsion.

PLEXUS-BRACHIALIS-LÄSION

Syn: Armplexusparese, engl. brachial plexus paralysis, ICD-10: G54.0

Anatomie: **Plexus brachialis** (C4-Th1): 3 Primärstränge Truncus sup. (C5-6), med. (C7) und inf. (C8-Th1) aus denen sich in Höhe der Clavicula 3 Faszikel (Sekundärstränge) Fasciculus post., lat. u. med. aufzweigen. Diese ergeben dann den N.axillaris, N.musculocutaneus, N.radialis, N.medianus u. N.ulnaris

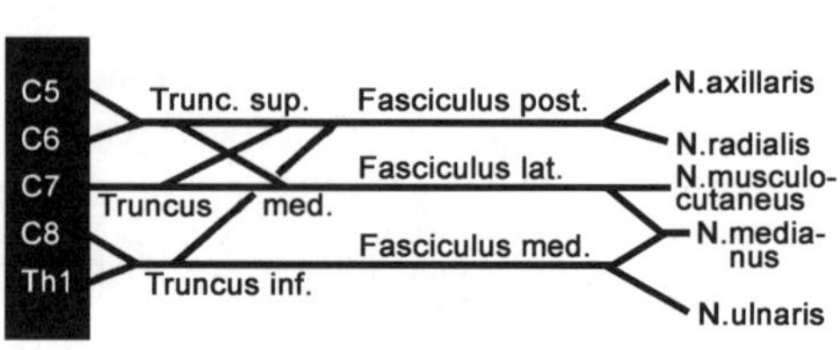

Weiterhin entspringen die Nerven des Schultergürtels (= Pars supraclavicularis des Plexus brachialis, diese ziehen aber nicht durch die Axilla) dem Plexus brachialis: N.thoracodorsalis, N.subscapularis, N.suprascapularis, N.dorsalis scapulae, N.thoracicus longus, Nn.pectorales med. u. lat., N.subclavius

Plexus cervicalis (C1-C4): Rr.musculares zu den Halsmuskeln, Ansa cervicalis prof., N.occipitalis minor, N.auricularis magnus, N.transversus colli mit Ansa cervicalis sup., N.supraclaviculares, N.phrenicus zum Zwerchfell

Etlg: # **Obere Plexuslähmung** (ERB-Lähmung/DUCHENNE-ERB-Lähmung, häufigste Lähmung mit 70 % d.F.): C5-6

Untere Plexuslähmung (KLUMPKE-Lähmung/DÉJERINE-KLUMPKE-Lähmung): C8-Th1

Komplette Plexuslähmung = Kombination aus oberer und unterer Plexuslähmung

Ät:
- Traumatisch: typischer **Motorradunfall** (Arm bleibt in der Leitplanke hängen ⇨ Traktionsverletzung des Nervengeflechts), Sturz auf die Schulter, Schulterluxation, Klavikulafraktur, Tragen schwerer Lasten auf der Schulter, Rucksacklähmung, Krückenlähmung (durch Gehhilfen mit Abstützung in der Axilla), Stich- od. Schussverletzung
- Neurogenes Thoracic-outlet-Syndrom: **Skalenussyndrom** (⇨ untere Plexuslähmung, Engpasssyndrom der Skalenuslücke zwischen Mm.scaleni u. Costa I oder durch eine Halsrippe), Hyperabduktionssyndrom
- **PANCOAST-Tumor** (Sonderform des peripheren Bronchialkarzinoms ⇨ Infiltration des unteren Armplexus mögl., ggf. zusätzlich ipsilaterales HORNER-Syndrom)
- Lk-Metastasen, z.B. bei Mammakarzinom, Lymphome
- Neuralgische Schulteramyotrophie (PARSONAGE-TURNER-Syndrom, entzündlich/immunologisch/viraler Infekt?, meist obere Plexuslähmung, re. > li.)
- Neugeborene (obere > untere): durch Zug/Druck am Arm während der Geburt, bei Lageanomalien, Zangengeburt (sog. **Geburtslähmung**, engl. birth palsy)
- Iatrogen: **Bestrahlungstherapie** (z.B. Radiatio der Axilla bei **Mammakarzinom** mit einer Latenz von ½ bis 5 J.), Verletzung bei Leitungsanästhesie, Repositionsmanöver bei Schultergelenkluxation

Path:
- ♦ **Zug** am Plexus kann zur (peripheren) Nervenverletzung oder auch zum Ausriss aus dem Spinalmark (= **Wurzelausriss**) führen
- ♦ Wurzelausriss: Motorische Parese (Radix ventralis), Sensibilitätsausfall (Radix dorsalis) aber erhaltene sensible Nervenerregbarkeit (Spinalganglion erhalten), erhaltene Schweißsekretion (Ggl.trunci sympathici sind erhalten, Zuflüsse aus dem Spinalmark erfolgen bei Th5-7)
- ♦ Wurzelausriss bei Th1-2 ⇨ vegetativ sympathische Fasern zum Ganglion cervicothoracicum (Stellatum) betroffen ⇨ HORNER-Syndrom

Klin:
⇒ Obere Plexuslähmung: Parese des M.deltoideus, M.biceps brachii (BSR ausgefallen), M.brachioradialis (RPR ausgefallen), M.supinator ⇨ **Arm hängt schlaff**, kann nicht gehoben od. im Ellenbogengelenk gebeugt werden (Hand bleibt beweglich). Sensibel: Außenseite OA u. dorsoradial UA + Hand.

Bei Mitbeteiligung von C7 M.triceps-Parese (TSR ausgefallen), Handextensoren ⇨ UA und Hand kann nicht gestreckt werden

Bei Mitbeteiligung von C4 N.phrenicus mitbetroffen mit Zwerchfellparese und Dyspnoe

⇒ Untere Plexuslähmung: Parese der **kleinen Handmuskeln** und der Handflexoren (TRÖMNER-Reflex ausgefallen) ⇨ **Pfötchenstellung**. Sensibel: ulnarer UA + Hand.

Vegetativ: HORNER-Syndrom bei Th1-Läsion ⇨ Ptosis, Miosis, Enophthalmus

⇒ Bei weit proximaler Plexuslähmung (supraklavikuläre Läsion) od. Wurzelausriss fällt zusätzlich die **Schultergürtelmuskulatur** aus.

Diag:
1. Anamnese (Trauma, Tumorerkrankung, iatrogene Läsion?)
2. Neurologische Untersuchung: **Reflexverlust** BSR, TSR, RPR, TRÖMNER, motorische Ausfälle, Sensibilitätsstörungen, HOFFMANN-TINEL-Zeichen zur Beurteilung der Regeneration

ADSON-Test bei V. a. Skalenussyndrom: Kopf nach hinten geneigt und zur kranken Seite rotiert + tiefe Inspiration ⇨ Pulsabschwächung (A.radialis)

3. LP: blutiger Liquor bei Vorliegen eines Wurzelausrisses
4. SEP: bei Wurzelausriss fehlende SEP, aber distale sensible Erregbarkeit erhalten (Spinalganglion ist bei einem Wurzelausriss am peripheren Nerv noch intakt)
5. EMG: pathologische Spontanaktivität (frühestens 3 Wo. nach Trauma aussagefähig) bei vorhandener Regenerationsfähigkeit. Ist der Muskel stumm ist die Prog. schlecht.
6. Schweißsekretionstest (Ninhydrintest): bei Wurzelausriss Schweißsekretion erhalten, bei weiter peripherer Plexus-/Nervenverletzung: Anhidrose
7. Röntgen: bei V. a. Skalenussyndrom Dopplersonographie/Angiographie der A.subclavia in Provokationsstellung (Elevation) des Armes
8. MRT (insb. T2-gewichtet) bei unklarem Befund zur Beurteilung der Nervenwurzeln

Ther:
- Konservativ: Armlagerung auf **Abduktionsschiene**, Physiotherapie mit passiver Bewegung der Gelenke, Elektrostimulation der paretischen Muskulatur
- Neugeborene: lockere Fixierung des Arms vor dem Bauch, Krankengymnastik
- Operativ: Ind: konservative Therapie ohne Erfolg (3-6 Mon. nach Trauma) und Ausschluss eines Wurzelausrisses (dann inoperabel)
  - Nervennaht bei Schnittverletzung, evtl. kann bei oberer Plexusläsion auch eine Nerveninterposition/-transplantation versucht werden
  - Dekompression bei Raumforderung oder Engpasssyndrom (Skalenotomie, Resektion einer Halsrippe)

Prog: Bei komplettem Wurzelausriss keine Remission.

Die neuralgische Schulteramyotrophie, Druckläsionen und die Geburtslähmungen haben eine gute Prog., Rückbildung in bis zu 90 % d.F. innerhalb von 2-3 J. möglich.

Kompl:
* Skalenussyndrom: zusätzlich zur Schädigung des unteren Plexus brachialis Durchblutungsstörung der A. u. V.subclavia mögl. (Auskultation: Strömungsgeräusch in der Supraklavikulargrube) = neurovaskuläres Thoracic-outlet-Syndrom
* Synkinesen (pathologische Mitbewegungen) bei Reinnervation
* Therapieresistente Schmerzen bei Ausrissen der dorsalen Wurzel

DD:
- Zervikaler Bandscheibenvorfall = Wurzelkompressionssyndrom
- Syringomyelie, spinale Multiple Sklerose, Rückenmarktumoren
- Isolierte periphere Nervenläsionen (N.radialis, N.medianus u. N.ulnaris s.o.)

  N.suprascapularis (durch Schultertrauma, Skapulafraktur oder sog. „Rucksacklähmung" durch Einengung des Nerven in der Incisura scapulae inferior) ⇨ Ausfall der Mm.supra- u. insb. infraspinatus, Arm kann nicht nach außen rotiert werden

  N.dorsalis scapulae (durch Skapulafrakturen) ⇨ Ausfall M.levator scapulae u. Mm.rhomboidei, Schulterblatt kann nicht mehr angehoben werden

  N.thoracicus longus (durch Druck- od. Zerrungslähmung beim Heben schwerer Lasten) ⇨ Ausfall M.serratus ant., Schulterblatt ist medial nicht mehr fixiert und steht flügelartig ab (Scapula alata) und kann nicht nach außen gedreht werden

  N.thoracodorsalis (durch Schultertrauma) ⇨ Ausfall M.latissimus dorsi, Arm kann nicht mehr nach hinten und unten geführt werden

  N.axillaris (durch Schultergelenkluxation, insb. bei der Luxatio inferior gefährdet, Drucklähmung im Schlaf) ⇨ Ausfall M.deltoideus, M.teres minor, Arm kann nicht mehr bis 90° abduziert werden, sensibel: Anästhesie im Areal über dem M.deltoideus am OA

  N.musculocutaneus (durch Schultergelenkluxation, subkapitale Humerusfraktur) ⇨ Ausfall M.biceps u. M.brachialis, UA kann nicht mehr gebeugt werden
- Schulter-Syndrome: Frozen-shoulder-Syndrom, Periarthropathia humeroscapularis, Impingement-Syndrom des Supraspinatussehnenfaches, Rotatorenmanschettenruptur
- Ischämische Muskelkontraktur (= Kompartment-Syndrom, VOLKMANN-Muskelkontraktur am UA, DD insb. zur unteren Plexuslähmung), z.B. bei Verletzung der A.axillaris, A.cubitalis, zu enger Gips

- SUDECK-Syndrom (insb. am UA) = sympathische Reflexdystrophie
- Thrombose der V.axillaris od. V.subclavia (PAGET-V.SCHROETTER-Syndrom)
- Kind: CHASSAIGNAC-Lähmung = schmerzbedingte Schonhaltung/Pseudoparese durch Radiusköpfchenluxation (entsteht durch Zug am Arm des Kindes)
- Psychogene Lähmung (konversionsneurotisch, dissoziative Bewegungsstörung)

N.FEMORALIS-LÄSION

Syn: Femoralislähmung, engl. femoral palsy, ICD-10: G57.2

Anatomie: N.femoralis (L2-4, Plexus lumbalis) verläuft retroperitoneal entlang dem M.iliopsoas unter der Fascia iliaca, dann unter dem Lig.inguinale durch die Lacuna musculorum zum Oberschenkel und teilt sich dort in die Muskel- und sensiblen Äste auf.

Motorisch: **M.iliopsoas**, **M.quadriceps femoris**, M.sartorius, M.pectineus

Sensibel: OS Vorderseite (R.cutan. ant.), US Innenseite + med. Fußrand (**N.saphenus**)

Ät:
- Traumatisch: Stich- od. Schnittverletzungen, Beckenfraktur, Hyperextension im Hüftgelenk
- Retroperitoneale Fibrose, retroperitoneale Blutung (Antikoagulanzien), Tumoren, M.psoas-Hämatom
- Tumoren im Bereich des Beckens, Aortenaneurysma, Senkungsabszess
- Druckschädigung durch Bruchband (drückt auf den Inguinalkanal, als konservative Ther. bei Leistenhernie)
- Neuralgische Beckengürtelamyotrophie (entzündlich/immunologisch/viraler Infekt?)
- Druckschädigung des N.saphenus im Canalis adductorius [HUNTER-Kanal] od. Membrana vastoadductoria, Neuropathia patellae (Gonialgia paraesthetica des R.infrapatellaris des N.saphenus), z.B. nach Knie-Op.
- Iatrogen: Gynäkologische Operationen, Appendektomie, Inguinalhernien-Op., Hüftgelenkersatz (TEP), Angiographie (A.femoralis als Punktionsstelle), Bestrahlung im Hüftbereich, Lagerung in Steinschnittlage, N.saphenus betroffen bei Op. am med. OS, Knie od. US

Klin:
⇒ Ausfall meist dist. des M.iliopsoas-Abgangs ⇨ mot. i.d.R. nur **M.quadriceps femoris** betroffen: Lockere tieferstehende Patella, Genu recurvatum (Knie ist überstreckt), Treppensteigen nicht möglich (Anheben des Beines geht nicht)

⇒ M.iliopsoas mitbetroffen ⇨ Hüftbeugung nicht mögl., der Patient kann sich aus der Rückenlage nicht mehr aufrichten, ohne die Arme zu Hilfe zu nehmen

⇒ Schmerz im Bereich der Leiste, Sensibilitätsstörungen und Parästhesien im sensiblen Versorgungsgebiet

⇒ Retroperitoneale Raumforderung: Pat. hält das Bein in Schonhaltung (Flexion, Abduktion, Außenrotation)

Diag:
1. Anamnese (Trauma, vorangegangene Operation?)
2. Neurologische Untersuchung: **PSR-Abschwächung**/Verlust, Sensibilitätsstörung im Versorgungsgebiet
3. NLG: motorische Leitungsverzögerung des N.quadriceps femoris
4. Bei V. a. intraabdominelle od. retroperitoneale Raumforderung: **CT-Becken/Abdomen**

Ther:
- Vorsicht bei iatrogenen Eingriffen
- Retroperitoneale Raumforderung: Operative Dekompression und Neurolyse

Kompl: Retroperitoneale Raumforderung: N.obturatorius mitbetroffen

DD: – **L4-Syndrom** (zusätzlich: M.tibialis-ant.-Parese, N.peroneus (fibularis) communis = Fußheberschwäche)
- Plexus-lumbalis-Läsion (zusätzlich Adduktoreninsuffizienz, N.obturatorius)
- Proximal-betonte Polyneuropathie (z.B. Mononeuropathia diabetica)
- N.cutaneus femoris lat.: Tumoren im Becken, Raumforderung in der Leistenregion, Druckschädigung durch die früher bei Inguinalhernien verwendeten Bruchbänder, Schwangerschaft (Enge im Inguinalkanal) ⇨ Sensibel: OS lat. Vorder-/Außenseite mit Meralgia paraesthetica (Ameisenlaufen, Taubheitsgefühl, Überempfindlichkeit auf Berührung) bei Streckung im Hüftgelenk, Ther: Infiltration der Leistenregion mit Lokalanästhetika kurz unterhalb der Spina iliaca ant. sup., ggf. Neurolyse

N.ISCHIADICUS-LÄSION

Syn: **Ischialgie**, Ischias(reiz)syndrom, engl. sciatic pain syndrome, ICD-10: G57.0

Anatomie: N.ischiadicus (L4-S3, Plexus sacralis) zieht durch das Foramen infrapiriforme und teilt sich dann in den N.peroneus communis und N.tibialis bereits am OS in wechselnder Höhe:
- **N.peroneus** communis (auch N.fibularis genannt) teilt sich in einen supf.- u. prof.-Anteil am proximalen US.
- **N.tibialis** gibt den **N.suralis** ab, zieht am US durch den Arcus tendineus m.solei und endet als **N.plantaris** med. u. lat. (lat. mit einem R.supf. u. prof.) am Fuß.

Innerviert motorisch: M.quadratus femoris, M.semimembranosus, M.semitendinosus, M.biceps femoris, M.gastrocnemius + M.soleus (= M.triceps surae), M.plantaris, M.popliteus, Mm.peroneus long. u. brev., M.tibialis ant. , M.tibialis post., Mm.flexor dig. long. u. brev., Mm.flexor hallucis long. u. brev., Mm.extensor dig.long. u. brevis, Mm.extensor hallucis long. u. brevis, Mm.abductor u. adductor hallucis und Dig.minimi, M.flexor dig.minimi, M.opponens dig.minimi, M.quadratus plantaris, Mm.interossei u. lumbricales

Sensibel: Außenseite US, prox. Anteil des Fußrückens, Fußaußenrand, Fußsohle

Ät: – **Wurzelkompressionssyndrom** (s. auch dort): **Bandscheibenvorfall** (L4, L5, S1), Rückenmarktumor, Osteochondrose, Spondylolisthesis (Wirbelgleiten, meist zwischen LWK5 u. S1) bei Spondylolyse (= Unterbrechung des Wirbelbogens), Myelodysplasien (z.B. sakrale Meningozele)
- Raumforderungen im kleinen Becken, Retroflexio uteri, Schwangerschaft
- Neuritis (infektiös), neuralgische Beckengürtelamyotrophie (entzündlich / immunologisch / viraler Infekt?)
- Traumatisch:
  - N.ischiadicus: Hüftgelenkluxation u. -reposition, Beckenfrakturen, Hämatom im Gesäßbereich, Glutealabszess, Femurfraktur
  - **N.peroneus** (häufigster peripherer Nervenschaden am Bein): Verletzung oder **Druckläsion** am Fibulaköpfchen, z.B. durch Gips, Frakturen, posttraumatische Kallusbildung, Kniegelenkluxation/-distorsion, langes Sitzen mit übereinandergeschlagenen Beinen (engl. crossed legs palsy), langes Arbeiten im Knien od. in der Hocke (Beschäftigungslähmung, z.B. bei Fliesenlegern), Aneurysma in der Kniekehle, Baker-Zyste
  - N.tibialis: Tibiafraktur, Tarsaltunnelsyndrom (Engpasssyndrom, s.u.)
  - N.suralis: Druckschädigung seitlich am US (eng geschnürte Stiefel)
- Iatrogen: **i.m.-Injektion** in den M.gluteus (nicht sachgemäße, zu weit mediale Injektion) = sog. **Spritzenlähmung**, Totalendoprothesen-Op. (Hüftgelenk-TEP), Kniegelenk-Op., Femur-/Tibia-Umstellungsosteotomien

Klin: ⇒ Ischialgie: **Schmerzen** im Bereich der LWS + Lendengegend mit **Ausstrahlung** in das betroffene Bein

Verspannung (**Myogelosen**) der paravertebralen Muskulatur im Bereich der LWS und Klopfschmerzhaftigkeit, reflektorische Skoliose (VANZETTI-Zeichen)
Schonhaltung: Im Hüftgelenk flektiertes und leicht außenrotiertes Bein

⇒ Nerven-Ausfälle:

* N.ischiadicus insg.: komplette US- + Fuß-Lähmung, US-Beugung/OS-Streckung u. Außenrotation (ischiokrurale Muskulatur) gestört ⇨ Gehen u. Stehen (Stand-/Stützbein-Funktion) auf dem betroffenen Bein nicht mehr mögl., Sensibilitätsstörungen im gesamten sensiblen Versorgungsgebiet
* N.peroneus communis: (Pes-)Equinovarus-Stellung = Pferdefuß-Supinationsstellung des Patientenfußes, da beide Nervenäste, der N.peroneus superficialis und der N.peroneus profundus kombiniert ausgefallen sind, Sensibilitätsstörungen oder Reizungen im Gebiet zwischen Dig. I u. II, im Bereich des Fußrückens sowie am vorderen, distalen Unterschenkel-Bereich.
* N.peroneus superficialis: Anheben des äußeren Fußrandes nicht mögl. (Mm.peronei-Parese) ⇨ Fuß kippt nach unten ab und der mediale Fußrand steht hoch (= **Supinationsstellung**, Pes-varus-Stellung), Sensibilitätsstörungen oder Reizungen im Gebiet des Fußrückens und des vorderen distalen Unterschenkel-Bereichs.
* N.peroneus profundus: anheben (und verminderte Supination) des Fußes nicht mögl. (Parese des M.tibialis ant., der Mm.extensores digitorum und des M.extensor hallucis longus) ⇨ Fuß kippt nach unten ab ⇨ **Fallfuß**/Spitzfuß, **Steppergang** (Hahnentritt, Pferdefuß), Pes equinovarus (Klumpfuß), Sensibilitätsstörungen oder Reizungen im Gebiet zwischen Dig. I u. II
* N.tibialis: Plantarflexion nicht mögl. ⇨ Zehenspitzengehen nicht mögl., **Bügeleisengang** (Pat. schleift mit dem Fuß auf dem Boden entlang, da kein Abrollen des Fußes mehr mögl. ist), Pes valgus (lateraler Fußrand steht nach oben = Pronationsstellung), Krallenfußbildung (Ausfall aller kleinen Muskeln der Fußsohle), Sensibilitätsstörungen oder Reizungen im Bereich der Wade und der Fußsohle.

⇒ Vegetativ: trophische Störungen mit Anhidrose, insb. am Fuß

Diag:

1. Anamnese (vorangegangenes Trauma, gluteale Injektionen?), MINOR-Zeichen (Benutzung nur des gesunden Beines beim Aufstehen aus dem Bett)
2. Neurologische Untersuchung:
   VALLEIX-Punkte: Druckschmerzhaftigkeit über dem Verlauf des N.ischiadicus (lumbal, iliosakral, glutäal, popliteal, peroneal, malleolär)
   Reflexe: **ASR-**, TPR-Abschwächung (TPR-Verlust nur verwertbar, wenn auf der Gegenseite auslösbar), Sensibilitätsstörungen im Versorgungsgebiet
   Nervendehnungszeichen: **LASÈGUE-Zeichen** (Flexion des Beines in der Hüfte am liegenden Pat. schmerzhaft), MOUTARD-MARTIN-Zeichen (Flexion des nicht betroffenen Beines ebenfalls schmerzhaft), Schmerzen bei BRAGARD-GOWERS-Zeichen (Dorsalflexion des Fußes), TURYN-Zeichen (Schmerzen bei Dorsalflexion der Großzehe in Streckstellung des Fußes), BONNET-Zeichen (Schmerzen bei Adduktion des Beines)
   Klopfschmerz des N.peroneus über dem Fibulaköpfchen
   Pulsstatus erheben (Durchblutungsstörungen?)
3. Schweißsekretionstest (Ninhydrin): bei peripherer Läsion aufgehobene Schweißsekretion am Fuß, bei radikulärer Ursache (L5, S1-Syndrom) erhalten
4. EMG: bei kompletter (hoher) N.ischiadicus-Läsion M.biceps femoris betroffen, sonst M.tibialis ant. als Kennmuskel
5. NLG: Verlängerung bis Aufhebung der Nervenleitgeschwindigkeit
6. SEP: über Kniekehle, Gesäß, LWS, kortikal zeigt Läsionsort an
7. Sonographie der Kniekehle (Zyste?)

Ther:

* Ischialgie: Analgetika (NSAR), lokale Wärme, physikalische Therapie
* N.peroneus-Läsion: Meiden der auslösenden Ursache, z.B. übereinandergeschlagene Beine, Peroneus-Schiene zur Spitzfußprophylaxe
* Spritzenlähmung: sofortige Injektion von 50 ml isotonischer Kochsalzlösung im Bereich der Einstichstelle (zur Verdünnung der toxischen Substanz)
* Traumatisch: operative Neurolyse

Prog: Druck- u. Spritzenlähmungen i.d.R. gute Rückbildungstendenz.

Kompl: * Cave: Blasen- und Mastdarmstörung bei Plexusbeteiligung
* Kausalgie bei unvollständiger traumatischer N.tibialis-Läsion

Proph: ♥ Spritzen in den M.gluteus immer in den **oberen äußeren Quadranten** mit Stichrichtung nach lateral und kranial geben.

DD:
- **L5-Syndrom** (zusätzlich M.gluteus-med.-Parese [N.gluteus sup.]): Becken kann beim Stehen auf einem Bein auf der betroffenen Seite nicht gehalten werden = TRENDELENBURG-Zeichen, pathol. EMG der Paravertebralmuskulatur)
- **S1-Syndrom** (zusätzlich M.gluteus-max.-Parese [N.gluteus inf.]): Streckung des OS im Hüftgelenks aufgehoben, pathol. EMG der Paravertebralmuskulatur)
- Plexus-lumbosacralis-Läsion (zusätzlich Mm.glutei-Parese, s.u.)
- Piriformis-Syndrom: Schmerzen im Gesäß/Sakrum und OS-Rückseite
- Bei **Polyneuropathien** sind die Endäste des N.ischiadicus fast immer betroffen
- Hüftgelenkarthrose
- AVK des Beines, Kompartmentsyndrom (Tibialis-anterior-Syndrom)

TARSALTUNNELSYNDROM

Syn: Hinteres Tarsaltunnelsyndrom, engl. tarsal tunnel syndrome, ICD-10: G57.5

Anatomie: N.tibialis (aus N.ischiadicus) zieht mit seinem Endast hinter/unter dem Malleolus med. unter dem **Retinaculum musculorum flexorum** (Lig.laciniatum) zum Fuß

Ät:
- Meist **posttraumatisch** (Sprunggelenkfraktur, OSG-Distorsion mit Innenbandverletzung, Talus-Luxationsfraktur)
- Raumforderungen: abnormer Gefäßverlauf (A.tibialis post.), Gefäßkonvolute, rheumatische Ödeme, Ganglien, hypertrophierte Muskeln od. Sehnen, Schwannom des N.tibialis
- Als Überlastungsfolge bei Marathonläufern
- Idiopathisch: ohne spezielle Ursache

Path: **Druckschädigung** (Engpasssyndrom) des **N.tibialis** unter dem Retinaculum musculorum flexorum (Lig.laciniatum)

Klin:
⇒ Schmerzen und Sensibilitätsstörung am med. Fußrand und Fußsohle, Verstärkung meist beim Gehen
⇒ Diskrete Kraftminderung bis Parese der Fußsohlenmuskulatur (beginnend mit der Zehenspreizung, dann die kurzen Zehenbeuger), Senkung des Fußgewölbes, Krallenstellung der Zehen
⇒ Spätsymptom sind verminderte Schweißsekretion und trophische Störungen

Diag:
1. Anamnese (Trauma?)
2. Neurologische Untersuchung: Druckschmerz hinter dem Malleolus med. und im Verlauf des N.tibialis, pos. HOFFMANN-TINEL-Zeichen
3. EMG: Messung am M.abductor dig.min.
4. NLG: Messung des N.tibialis am med. Malleolus ⇨ Verlängerung der NLG
5. Schweißsekretionstest (Ninhydrin): verminderte oder fehlende plantare Schweißsekretion

Ther:
- Konservativ: Entlastung des med. Fußgewölbes durch Einlagen, therapeutische Leitungsblockade mit Lokalanästhesie (Bupivacain, Carbostesin®) im Bereich des Malleolus med.

- Operativ: Ind: Versagen der konservativen Therapie
  Spaltung des Retinaculum musculorum flexorum, ggf. Neurolyse
  Postoperativ: einige Tage elastischer Kompressionsverband, Hochlagerung des Fußes

Prog: Gut

DD:
- Tibialislähmung anderer Genese: **S1**-Syndrom, proximale N.ischiadicus-Läsion, Tibiafraktur, Kompartmentsyndrom
- Posttraumatische arthrotische Beschwerden, Muskel- oder Sehnenverletzungen, Schmerzen bei Fußdeformitäten (z.B. Senkfuß), Fersenschmerz (Tarsalgie)
- Vorderes Tarsaltunnelsyndrom: Kompression (z.B. durch zu enges Schuhwerk) des N.peroneus prof. am Fußrücken unter dem Lig. retinaculum extensorum ⇨ Sensibilitätsstörung am Spatium interosseum Dig. I dorsal, Parese der Mm.ext.dig.brev.
- MORTON-Neuralgie: Verdickung (Neurom) im Bereich der Nn.digitales plantares communes ⇨ elektrisierende Schmerzen zw. Metatarsus (meist) III u. IV an d. Fußsohle, Ther: Entlastende Polsterung, Lokalanästhetika oder chirurgische Resektion des Neuroms
- Parästhesien des Vorfußes (sind ein häufiges Symptom): Polyneuropathie, Durchblutungsstörungen, lumbosakrale radikuläre Syndrome (insb. S1), Plexusläsionen, Syndrom des engen Spinalkanals

PLEXUS-LUMBOSACRALIS-LÄSION

Syn: Engl. lumbosacral plexus paralysis, ICD-10: G54.1

Anatomie: **Plexus lumbalis** (Th12 - L1-4, liegt zwischen oberflächlichem und tiefem Teil des M.psoas): N.iliohypogastricus, N.ilioinguinalis, N.genitofemoralis, N.cutaneus femoris lateralis, **N.femoralis**, N.obturatorius

Plexus sacralis (L4-5 - S3, liegt ventral vor dem Kreuzbein): **N.ischiadicus** (zieht durch Foramen infrapiriforme), N.gluteus superior (Foramen suprapiriforme), N.gluteus inferior (Foramen infrapiriforme), N.cutaneus femoris posterior

Plexus pudendus (Schamgeflecht, S3-5): Nn.rectales medii, Nn.vesicales inf., Nn.vaginales, Nn.mm.levatoris u. coccygei, **N.pudendus** (zieht durch das Foramen infrapiriforme und gibt die Äste Nn.anales/rectales inf., N.dorsalis penis/clitoridis, N.perinealis, Nn.scrotales post./labiales ab) und vegetative parasympathische Nn.splanchnici pelvini

Plexus coccygeus (S5 - Co1): Nn.anococcygei

Ät:
- Retroperitoneale Hämatome od. Tumoren, Retroperitonealfibrose, Aortenaneurysma od. Aneurysma der A.iliaca, **Tumoren im Becken**, Teratome, tuberkulöser Senkungsabszess, Psoashämatom
- Trauma: Beckenringfraktur
- Mütterliche Entbindungslähmung (Kopf des Kindes drückt auf den Plexus lumbosacralis der Mutter, meist N.ischiadicus betroffen)
- Neuralgische Beckengürtelamyotrophie
- Dysrhaphische Störungen
- Iatrogen: Op. von Becken- oder Hüftgelenkfrakturen, Totalendoprothesen-Op. (Hüftgelenk-TEP), Bestrahlungsschaden

Klin:
- ⇒ Lumbosakral: Parese und Anästhesie des gesamten Beines und Parese der Hüft-/Gesäßmuskulatur, Anhidrose des gesamten Beines
- ⇒ Lumbal: Ausfall wie bei N.femoralis-Läsion (s.o.) und Parese der Adduktorengruppe
- ⇒ Sakral: Ausfall wie bei N.ischiadicus-Läsion (s.o.) und Parese der Gesäßmuskeln

Diag: 1. Anamnese (Trauma, andere Vorerkrankungen)
2. Neurologische Untersuchung: TRENDELENBURG-Zeichen, Ausfall ADR, PSR, ASR, TPR prüfen, Muskelparesen, Sensibilitätsstörungen?
3. Schweißsekretionstest (Ninhydrin): aufgehobene Schweißsekretion
4. NLG (zugehöriger Muskel/EMG): von Nn.glutei (Mm.glutei), N.obturatorius (Adduktorengruppe), N.femoralis (M.quadriceps femoris), N.ischiadicus (ischiokrurale Muskelgruppe), N.peroneus (M.biceps femoris, M.tibialis ant.), N.tibialis (M.gastrocnemius)
5. Sonographie Becken, ggf. CT v. Becken und Retroperitoneum
6. Labor: Ausschluss von Gerinnungsstörungen, Diabetes mellitus, entzündlichem Prozess

Ther:
- Konservativ: gute Polsterung u. Lagerung des betroffenen Beines, Krankengymnastik zur Vermeidung von Kontrakturen
- Operativ: bei Knochenfrakturen od. großen Hämatomen Entlastung, ggf. Nervennaht
  Nerventransplantation wenn keine Regenerationstendenz in 4-6 Mon. nach Läsion

Prog: Druckschäden (z.B. retroperitoneales Hämatom) haben gute Rückbildungstendenz.

Kompl:
* Störung der Blasen- und Mastdarmfunktion (Inkontinenz)
* Erektile Impotenz bei Mitbeteiligung des Plexus pudendus

DD:
- Lumbaler Bandscheibenvorfall = Wurzelkompressionssyndrom
- Syringomyelie, spinale Multiple Sklerose, Rückenmarktumoren
- Isolierte periphere Nervenläsionen (N.femoralis u. N.ischiadicus s.o.)
  N.obturatorius (durch Beckentrauma, Beckentumoren, Geburtslähmung, Hernia obturatoria) ⇨ Parese der Adduktorengruppe, Schmerzen medial am Oberschenkel
  Nn.glutei (durch Gesäßhämatom, Beckentrauma, i.m.-Injektionen, Hüftgelenk-TEP-Op.) ⇨ Ausfall der Gesäßmuskulatur
  N.pudendus (durch Beckenboden-Insuffizienz, -Op., -Verletzungen) ⇨ Sensibilitätsstörungen anal und genital
- Fortgeschrittene Polyneuropathie
- Arthrose des Hüftgelenkes
- AVK der unteren Extremität, Kompartmentsyndrom (Tibialis-anterior-Syndrom)
- Psychogene Lähmung (konversionsneurotisch, dissoziative Bewegungsstörung)

STÖRUNGEN DES VEGETATIVEN NERVENSYSTEMS

Syn: *Krankheiten des autonomes Nervensystems*, ICD-10: G90.-

Anatomie: Die Funktion des vegetative Nervensystems ist die **Regulierung der Vitalfunktionen**. Die Zentren liegen im ZNS im Diencephalon (Hypothalamus), Rhombencephalon (Rautenhirn = Metencephalon / Myelencephalon), im Rückenmark und z. T. auch in der Großhirnrinde.

Sympathikus: ergotrope Wirkung (Stressreaktionen). Neurone (= Nuclei intermediolaterales) in den Seitenhörnern (Columna lat.) des Rückenmarks **thorakolumbal** von C8 - L3 ⇨ über die Radix ventralis zum **Grenzstrang** (Truncus sympathicus) ziehend (dort erfolgt die ganglionäre Umschaltung) ⇨ zusammen mit den Spinalnerven zu den Erfolgsorganen, enthält auch viszerosensible Fasern für die Schmerzwahrnehmung aus den inneren Organen (s. auch Head-Zonen)

Parasympathikus: trophotrope Wirkung (Energiespeicherung, Verdauung). **Kraniosakrale** Ursprungszentren (= im Mes- u. Metencephalon u. Medulla oblongata sowie im Sakralmark) ⇨ **N.vagus**, N.oculomotorius, N.facialis, N.glossopharyngeus und Anlagerungen parasympathischer Fasern an periphere Nerven zu den Erfolgsorganen, dort erfolgt dann erst die ganglionäre Umschaltung

Intramurale Systeme: Ganglien in den Hohlorganen (Magen-Darm-Trakt, Blase, Uterus, Herz), die eine Teilautonomie besitzen

Path:
- ♦ HEAD-Zonen (s. Abb.): Erkrankungen innerer Organe projizieren sich durch einen **viszerokutanen Reflexbogen** (afferente symp. vegetative Fasern und afferente somatische Fasern werden gemeinsam verschaltet) auf die Haut mit Parästhesien / Hyperästhesie, Hyperalgesie, Rötung und Überwärmung sowie Muskelverspannungen (Myogelosen)

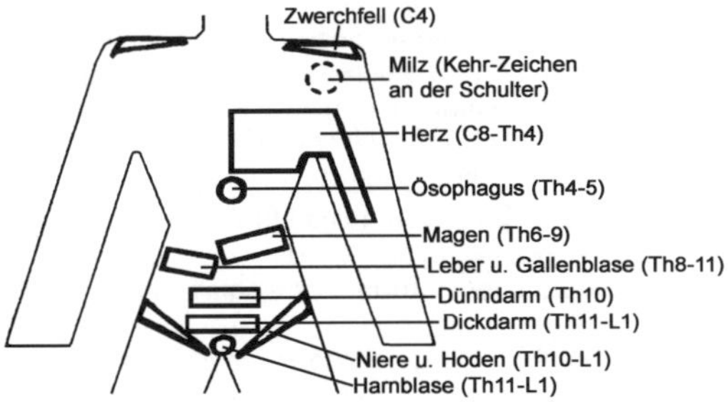

- ♦ HORNER-Trias: Ausfall der zentralen sympathischen Bahn oder des Ggl.cervicothoracicum (Stellatum) oder dessen Nervenstrang zum Auge

Etlg:
- # **Diabetische Polyneuropathie** des vegetatives Nervensystem (= autonome PNP, häufigste Neuropathie des vegetativen Nervensystems)
- # Akute **Pandysautonomie** (Polyneuropathie vorwiegend des vegetativen Nervensystems), z.B. im Rahmen eines Guillain-Barré-Syndroms
- # **Familiäre Dysautonomie** (RILEY-DAY-Syndrom, Typ III einer HSN = hereditäre sensible Neuropathie, aut.-rez. erblich und kommt fast ausschließlich nur bei osteuropäischen Aschkenasim-Juden vor)
- # Primäre Hyperhidrose: genetische Disposition, exzessive Überfunktion der Schweißdrüsen
- # **Multisystemdegeneration** des ZNS (SHY-DRAGER-Syndrom, m > w, >50. Lj.)
- # **HORNER-Syndrom** (Syn: HORNER-Trias): Präganglionäre Läsion z.B. bei Schädigung der zentralen Sympathikusbahnen bei Syringomyelie, Rückenmarktumoren, WALLENBERG-Syndrom (= dorsolaterales Oblongatasyndrom), Hypothalamusläsion, postganglionäre Läsion bei PANCOAST-Tumor, A.carotis-Op.
- # Traumatisch: Querschnittlähmung, Plexusläsionen, periphere Nervenläsionen (sympathische Nervenaxone betroffen)

Paragangliome (z.B. Tumor im sympathischen Grenzstrang, Glomus-caroticum-Tumor)

Phosphorsäureestervergiftung (E605, Sarin): Blockade der Acetylcholinesterase ⇨ Parasympathikus überwiegt und (Dauer-)Depolarisation der mot. Endplatten

Botulismus (Neurotoxin von Clostridium botulinum, meist durch verdorbene Lebensmittelkonserven od. auch als Wundbotulismus, z.B. bei Stichkanalinfektion mit Sporenverunreinigtem Heroin bei Heroinabhängigen)

<u>**Klin:**</u> ⇒ <u>Vegetative Polyneuropathie (z.B. bei Diabetes mellitus):</u> Pupillenstörung (parasympathische Fasern des N.oculomotorius), Blasenstörungen (Harnretention), Potenzstörungen (erektile Dysfunktion), diabetische Gastroparese, Diarrhoe (Jejunum), Obstipation (Kolon), Schweißsekretionsstörungen, orthostatische Hypotonie, Arthropathien und Osteopathien (meist untere Extremität), **Störung der Hauttrophik** mit Gefahr des Ulcus cruris

⇒ <u>Akute Pandysautonomie:</u> orthostatische Hypotension, Schweiß-, Tränen-, Speichel-, Blasen- und Potenzstörungen, Lähmung der inneren Augenmuskeln (für Akkommodation und Pupillenmotorik)

⇒ GUILLAIN-BARRÉ-Syndrom, vegetative Symptome: orthostatische Hypotonie, **Herzrhythmusstörungen** (Überleitungsstörung, autonome Neuropathie des Herzens), Störung der Schweißsekretion, Sphinkterstörungen

⇒ <u>Familiäre Dysautonomie:</u> orthostatische Hypotension und hypertone Krisen, fehlende Tränensekretion, Hyperhidrose, Erytheme, Erbrechen, Schluckstörungen, Schmerz- und Temperatursinn vermindert

⇒ Primäre Hyperhidrose: exzessive Schweißsekretion an Händen, Füßen, Axilla od. Kopf

⇒ <u>SHY-DRAGER-Syndrom:</u> **orthostatische Hypotension** u. Synkopen, Anhidrose, Blasen-, Enddarm- (Inkontinenz) und Potenzstörungen, Parkinsonsymptomatik mit Hypokinese, Rigor und Tremor, Spastik, Ataxie sowie Entwicklung einer Demenz

⇒ <u>HORNER-Syndrom:</u> **Ptosis** (M.tarsalis-sup.-Parese), **Miosis** (M.dilatator-pupillae-Parese), **Enophthalmus** (M.orbitalis-Parese, verengt stehende Lidspalten), Anhidrose der ipsilateralen Gesichtshälfte und Hautrötung

⇒ <u>Plexusläsionen, periphere Nervenläsionen:</u> **Anhidrose**, livide Hautverfärbung
Fazialisparese: verminderte Tränensekretion

⇒ <u>Phosphorsäureestervergiftung:</u> Speichel- u. Tränenfluss vermehrt, Miosis, Bronchospasmus, Koliken, RR-Abfall, Bradykardie, Lähmungen und Krämpfe, Koma u. Tod mögl.

⇒ <u>Botulismus:</u> motorische Polyneuritis mit **Augenmuskelparesen**, Lichtscheu, zu Beginn starker Speichelfluss dann vermindert, **Bulbärparalyse** mit Schluck- und Zungenlähmung, Aphonie, Magenatonie, Obstipation, Tachykardie, rasche oberflächliche Atmung wegen Schwäche der Atemmuskulatur bis hin zur zentralen Atemlähmung

<u>**Diag:**</u>
1. Anamnese (Polyneuropathie, Diabetes mellitus, Trauma?)
2. <u>Neurologische Untersuchung:</u>
   Tränensekretionstest (SCHIRMER-Test mittels Filterpapierstreifen): verminderte Tränensekretion, z.B. bei Fazialisparese (vegetativer N.intermedius-Schädigung)
   Schweißsekretionstest (Ninhydrintest): Anhidrose bei Schädigung des Sympathikus
   HORNER-Syndrom: Kokain-Tropfen (2- bis 4%ig) führen bei präganglionärem Horner zur Mydriasis (= zentrale Sympathikusbahn geschädigt), bei postganglionäre Störung (= periphere Läsion) keine Mydriasis, da die mydriatische Kokainwirkung an eine intakte periphere Sympathikusbahn gebunden ist)
3. LP: pathologischer Liquorbefund bei Pandysautonomie bei einem GUILLAIN-BARRÉ-Syndrom (s. dort)
4. Labor: bei V. a. Botulismus Toxinnachweis im Patientenblut und PCR auf Clostridien mögl.
5. Internistisch: Analyse der Herzfrequenzvariabilität im EKG (beurteilt wird die respiratorische Sinusarrhythmie bei 6 Atemzügen/Min.: pathologisch ist eine Variabilität von <10/Herzschlägen/Min. bei Pat. <40 J. und <5/Schlägen/Min. bei Pat. >50 J.)

Ther:
- Bei Polyneuropathie Vermeidung schädlicher Noxen, weitere Ther. s. dort
- SHY-DRAGER-Syndrom: Fludrocortison (Astonin®H), Norfenefrin
- Phosphorsäureestervergiftung: Atropinsulfat + Obidoximchlorid (Toxogonin®) i.v.
- Botulismus: Botulinum-Antitoxin i.v., Intensivüberwachung
- Sympathikusblockade: Leitungsanästhesie des Grenzstranges. Ind: bei extremen Gefäßschmerzen, Tumorschmerzen, Spasmen glatter Muskulatur an Hohlorganen. Der Therapieerfolg kann an dem Einsetzen einer HORNER-Trias kontrolliert werden.
- Ausgeprägte Hyperhidrose: ein lokale intradermale Injektion von Botulinum-Toxin-A kann versucht werden, bei Versagen Op: Unterbrechung des Truncus sympathicus (bei Th2-4 od. L3-5)

Prog: Akute Pandysautonomie und Guillain-Barré-Syndrom haben meist eine schlechte Prog., die familiäre Dysautonomie ist chron. progredient, 50 % d. Pat. sterben vor dem 18. Lj.

Kompl: * Botulismus: Tod durch Atemlähmung mögl. (15-30 %)!

NEUROGENE BLASENENTLEERUNGSSTÖRUNG

Syn: Neurogene Reflexblase, neuropathische Blase, **neurogene Blase**, Blasenlähmung, Reflexblase, engl. bladder atony, reflex bladder, ICD-10: N31.9

Anatomie: Vegetative Innervation der Harnblase: der Plexus pelvicus wird vagal (Parasympathikus) von den Nn. splanchnici pelvini aus den Segmenten S2 - S4 des Sakralmarks (**Miktionszentrum**) und sympathisch aus den Nn.hypogastrici inferiores aus Th10 - L2 versorgt.

Die Steuerung der Blasenfunktion erfolgt als spinaler Reflexbogen über das Miktions-/Blasenzentrum S2 - S4. Detrusor vesicae und Sphincter internus werden ebenfalls aus diesem Plexus autonom unwillkürlich innerviert. Der Sphincter externus wird **willkürlich** durch den N.pudendus des Plexus sacralis innerviert und macht so die Miktion steuerbar.

Def: Funktionsstörungen des unteren Harntraktes infolge neurologischer Grunderkrankungen (zentrale, spinale oder periphere Läsion), die die Blasenspeicherfunktion, die Blasenentleerung oder beides betreffen.

Ät:
- Angeborene neurologische Störungen, z.B. **Dysrhaphiesyndrome** (Spina bifida occulta, Meningozele, Meningomyelozele, Thetered-spinal-cord-Syndrom), Sakralagenesie, Hydrozephalus, frühkindlicher Hirnschaden
- Erworben: **traumatische** Rückenmarkläsion (komplette/inkomplette **Querschnittlähmung**), Rückenmarktumoren, periphere Nervenläsion (Beckentrauma), infektiöse (Herpes zoster, Poliomyelitis, Neuroborreliose), vaskuläre (spinale Zirkulationsstörungen, Diabetes mellitus) od. **degenerative** (Multiple Sklerose, PARKINSON-Syndrom, Polyneuropathie, Demenz) Erkrankungen, akuter oder chronischer Verlauf mögl.

Path: Grundsätzlich können zwei Mechanismen unterschieden werden:
- Rückenmark-Schädigung oberhalb des Miktionszentrums ⇨ unkontrollierter Miktionsreflex (**Reflexblase**), Aufhebung der Blasensensibilität, d.h. fehlender Harndrang
- Rückenmark-Schädigung im Bereich Miktionszentrum (Konus-/Kaudaläsion) od. periphere Nervenläsion ⇨ **schlaffe Parese** der Blasenmuskulatur, große Restharnmenge, Überlaufinkontinenz (Syn: Ischuria paradoxa)

Etlg: # Bei kompletter Querschnittlähmung:
- Läsion des oberen Motoneuron (oberhalb S2 - **erhaltener Reflexbogen**) ⇨ spastische

Lähmung = **Reflexblase** (Reflexinkontinenz, Blasenautomatie), DD: die fehlende Sensibilität markiert den Unterschied zur Urge-Inkontinenz

- Läsion des unteren Motoneuron (im Bereich Miktionszentrum S2 - S4) ⇨ **schlaffe Lähmung** der Blase (Detrusorhypokontraktilität)

\# Inkomplette Läsionen (gemischter Typ, erhaltene Sensibilität) - individuelles Bild, Detrusor-Sphinkter-Dyssynergie (Hyperreflexie des M.detrusor vesicae, Spastik des M.sphincter ext. u. der Beckenbodenmuskulatur nach Schädigung des Rückenmarks oberhalb des sakralen Miktionszentrums, z. B. bei fortgeschrittener Multipler Sklerose) ⇨ Inkontinenz mit Abgang kleiner Urinmengen

Diabetes mellitus: Mischbild aus Sensibilitätsverlust und Detrusorhypokontraktilität durch Polyneuropathie und Angiopathie

\# Periphere Nervenläsion (= infranukleäre Schädigung) ⇨ schlaffe Lähmung der Blase

\# Mitigierte neurogene Blase - neurogene Blasenentleerungsstörung ohne neurologische Erkrankung

<u>**Klin:**</u> ⇒ Bei traumatischer Rückenmark-Schädigung ⇨ Verlauf je nach Höhe der Läsion

1. Phase: akut ⇨ **spinaler Schock** mit schlaffer Blasenlähmung = **Harnverhaltung** (Schockblase)
2. Phase (nach 1-2 Mon.): Übergang in **Reflexblase** (Läsion oberhalb S2, Syn: automatische Blase, engl. upper motor neuron lesion) – reflektorische Detrusorkontraktion ab einer bestimmter Blasenfüllung ⇨ unwillkürliche Miktion (Reflexinkontinenz)

   oder persistierend schlaffe, große, **atone Blase** (bei Läsion des Miktionszentrums od. peripher, Syn: autonome Blase, engl. areflexic bladder, lower motor neuron lesion), dann auch durch Bauchpresse od. manuelle Manipulation (CREDÉ-Handgriff) nur unvollständige Entleerung mögl. (⇨ Restharn, Überlaufinkontinenz)

⇒ Bei inkomplettem Querschnitt / neurologischen Systemerkrankungen individuelle Mischbilder mögl.

<u>**Diag:**</u>

1. Anamnese: neurologische Symptomatik, prädisponierende Erkrankungen (Diabetes mellitus, Infektionskrankheiten, insb. venerische Infektionen, Fehlbildungen, Alkoholmissbrauch, Operationen an der Wirbelsäule oder im kleinen Becken, Bestrahlungstherapie), Miktionsanamnese (Frequenz, Sensibilität - Blasenfüllungsgefühl), willkürliche oder unwillkürliche Blasenentleerung, Harnstrahl), Kontinenz/Inkontinenz
2. Klinische (neurologische) Untersuchung: Erhebung des Neurostatus (Sensibilitätsprüfung: Genitale, Damm, Oberschenkelinnenseiten), Reflexprüfung (L1/L2 Cremasterreflex, S3/S4 Bulbocavernosusreflex, S3-S5 Analreflex), analer Sphinktertonus
3. <u>Bildgebung:</u> **MRT**-Rückenmark
4. <u>Neurologische Diagnostik:</u> **Beckenboden-EMG** (<u>E</u>lektro<u>m</u>yo<u>g</u>raphie) bei unklarer neurologischer Symptomatik
5. <u>Urologisches Konsil:</u> Sonographie mit Bestimmung des Blasenvolumens und der **Restharnmenge**

   Röntgen: **Ausscheidungsurographie**, retrograde Urethrographie, Zystographie (charakteristische „Christbaumblase" - Trabekelblase, Pseudodivertikel), Miktionszystourethrographie (Nachweis von vesikoureteralem Reflux, Detrusor-Blasenhals-Dyssynergie)

   Urethrozystoskopie (Endoskopie von Urethra und Harnblase)

   Urodynamische Untersuchung: Uroflowmetrie und **Blasen-/Urethradruckprofil** zur Bestimmung der Detrusoraktivität (Hyperreflexie = Reflexinkontinenz, Hyporeflexie = atone Blase), Dyssynergie des Detrusors mit den glattmuskulären Sphinkteren

<u>**Ther:**</u>

- Im Stadium des spinalen Schocks: Harnableitung mittels intermittierendem sterilem Katheterismus mit Einmalkathetern (ahmt die physiologische Füllung und Entleerung der Harnblase besser nach ⇨ Aktivierung autonomer Zentren) od. suprapubischer Harnableitung
- Die weitere Therapie erfolgt in Abhängigkeit vom Zustand des oberen Harntraktes, der ursächlichen neurologischen Störung und dem Ausmaß der Blasenentleerungsstörung. Allgemein: Bei Harnweginfekten immer antibiotisch behandeln, um eine Verschlechterung der Symptomatik und aszendierende Infektionen zu vermeiden.

- Konservativ:
  - Pharmakotherapie der Blasenentleerungsstörung:

    bei Detrusorhypoaktivität: Behandlung mit direkten (Betanechol [Myocholin®], Carbachol [Doryl®]) und indirekten (Distigminbromid [Ubretid®], Pyridostigminbromid [Mestinon®]) **Parasympathomimetika**/Cholinergika zur Erhöhung des Detrusortonus (positiver Effekt bisher jedoch nur bei postoperativer Blasenatonie bewiesen, bei neurogenen Schäden umstritten).

    Kombination mit α-Rezeptorblockern (z.B. Alfuzosin-HCl [Urion®], Doxazosinmesilat [Cardular Uro®, Diblocin Uro®], Tamsulosin-HCl [Alna®, OMNIC®], Terazosin-HCl [Flotrin Uro®]) zur Senkung des Blasenauslasswiderstands mögl. (jedoch nicht bei postoperativer Blasenatonie)

    bei Reflexinkontinenz (Detrusorhyperaktivität): Behandlung mit **Anticholinergika** (Tolterodin [Detrusitol®], Oxybutynin [Dridase®], Trospiumchlorid [Spasmex®], Propiverin [Mictonorm®], Emepronium [Uro-Ripirin®])
  - Selbsttriggerung der Blasenentleerung (bei Reflexblase): Stimulation im Bereich Unterbauch, Genitale, Oberschenkelinnenseite od. anal führt zur Blasenentleerung (kutane Reflexmiktion), es bleibt jedoch meist eine funktionelle Obstruktion durch die dann gleichzeitig einsetzende reflektorische Beckenbodenkontraktion ⇨ Restharnbildung
  - Intermittierender (Selbst-)Katheterismus (bei atoner Blase): 3-4x/Tag, wenn möglich durch den Patienten selbst (möglichst keine transurethrale oder suprapubische Dauerableitung wegen Infektionsgefahr anlegen ⇨ Kompl: Schrumpfblase bei chronisch interstitieller Zystitis)
- Operativ: Ind: Versagen konservativer Therapieregime
  - Vesikale Schrittmachersysteme (nur bei erhaltenem Miktionszentrum, nicht bei atoner Blase) ⇨ Durchtrennung der Hinterwurzeln (S2-S5, zur Reflexaufhebung), Implantation von Stimulationselektroden an die motorischen sakralen Spinalnerven (Vorderhörner S2-S5), Stimulation führt zur Miktion (Detrusorkontraktion)
  - Operativer Eingriff am Sphinkterapparat bei hohen Miktionsdrücken: Urethrotomia interna (Sphinkterotomie = Schlitzung des Blasenhalses), transurethrale Blasenhalsresektion
  - Ausschaltung der Blase: Harnableitung über Urostoma od. Implantation der Ureteren in ein isoliertes Darmsegment: kontinente Systeme ⇨ Entleerung mittels Katheter (KOCK-Pouch aus Ileumsegment, MAINZ-Pouch: Ileum/Caecum-Ersatzblase), inkontinente Systeme ⇨ Ileum-/Colon-Conduit

Prog: Abhängig von der neurologischen Grunderkrankung

Kompl:
- * Rezidivierende **Harnweginfektionen**, Infektsteinbildung
- * Stauung des oberen Harntraktes und/oder vesikoureteraler Reflux mit chronischer Harnstauungsniere bis zum postrenalen = urologischen Nierenversagen (Hydronephrose) und Dialysepflichtigkeit
- * Gleichzeitige Überlaufinkontinenz des Darmes durch chronische **Obstipation** ⇨ Einläufe erforderlich (ggf. auch antegrad über ein operativ angelegtes Stoma der Appendix = Appendikozökostomie, MACE-Conduit)

DD:
- Überlaufinkontinenz: bei infravesikaler Obstruktion
- Urge-Inkontinenz: der Harndrang wird bewusst wahrgenommen

MYOPATHIEN

Zu den Myopathien zählen Erkrankungen, die direkt den **Muskel**, seinen **Stoffwechsel** oder die **neuromuskuläre Endplatte** betreffen. Daneben kommen myopathische Symptome bei systemischen Erkrankungen, metabolischen Störungen oder Intoxikationen / Nebenwirkungen von Medikamenten vor. Das allgemeine histologische Bild und die EMG-Befunde im Vergleich zu Normalbefunden zeigen die Abbildungen.

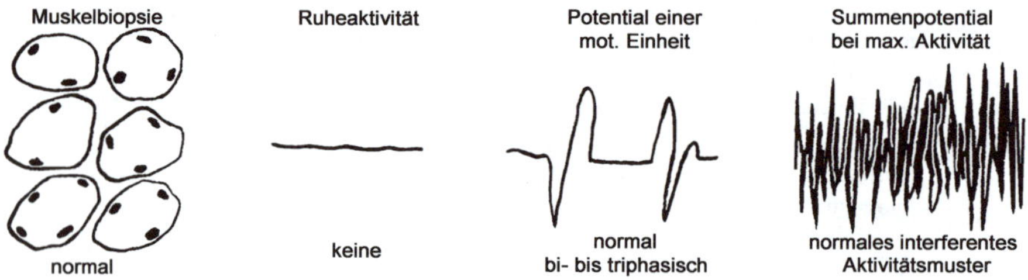

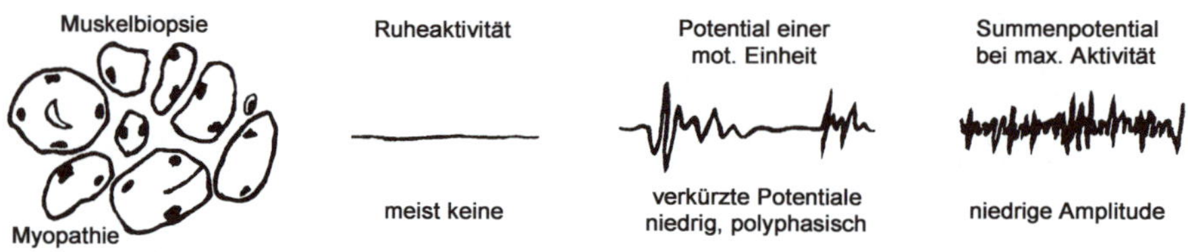

MYASTHENIE

Syn: **Myasthenia gravis** pseudoparalytica, ERB-GOLDFLAM-Krankheit, HOPPE-GOLDFLAM-Syndrom, ICD-10: G70.-

Anatomie: **Motorische Einheit** = peripheres motorisches Neuron und die davon innervierten Muskelfasern (Anzahl variiert von 5 [Augenmuskeln] bis 1.800 [M.gastrocnemius]).

Die Übertragung des Nervenimpulses (elektrischer Impuls) auf die Muskelfasern erfolgt an **der motorischen Endplatte** (= Membran mit synaptischem Spalt) auf chemischem Wege mittels des Transmitterstoffes **Acetylcholin** (ACh), der aus präsynaptischen Vesikeln ausgeschüttet wird und die postsynaptischen, nikotinischen ACh-Rezeptoren besetzt. Das Acetylcholin wird anschließend durch die Cholinesterase wieder gespalten und der ACh-Rezeptor wieder freigegeben.

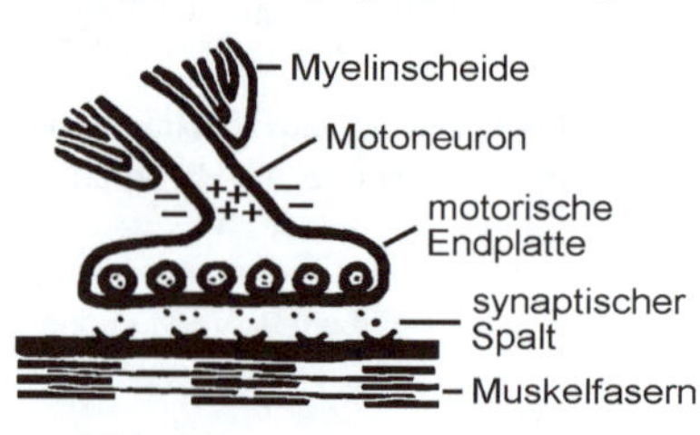

Def: Autoimmunkrankheit mit Störung der neuromuskulären Übertragung ⇨ krankhaft gesteigerte **Ermüdbarkeit der Skelettmuskulatur** unter Belastung, Erholung in Ruhe.

Ät: – **Autoimmunkrankheit:** ACh-Rezeptor-Ak in mehr als 90 % der Fälle vorhanden (= essentielle Myasthenie)
- Veränderungen des **Thymus** in 60-85 % der Fälle nachweisbar (meist lymphofollikuläre Thymushyperplasie mit Thymitis, selten Thymom od. Thymuskarzinom), häufig assoziiert mit HLA-Typ A1, B8, Bw59, DR3, DR7
- Kongenitale myasthene Syndrome: aut.-rez. od. aut.-dom. [bekannte Defekte auf Chrom. 2, 3, 4, 9, 10, 11, 17] vererbt od. sporadisch auftretend, Störung der ACh-Synthese oder der ACh-Rezeptoren, häufig sind episodische Apnoen
- Graft-versus-host-Reaktion nach Knochenmarktransplantation
- Vorkommend auch bei Hyperthyreose, rheumatoider Arthritis, Sarkoidose, Lupus erythematodes, Penicillamin-Medikation
- **Pseudomyasthenie** (**LAMBERT-EATON-Syndrom** = paraneoplastisches myasthenieartiges Syndrom, z.B. bei kleinzelligem Bronchial-Karzinom, s.u.)

Path:
- **Antikörper gegen** den nikotinischen **Acetylcholin-Rezeptor** an der **postsynaptischen Membran** der muskulären Endplatte (Typ: IgG-Ak) ⇨ Abnahme funktionsfähiger Acetylcholin-Rezeptoren ⇨ belastungsabhängige Erschöpfung der neuromuskulären Übertragung an der quergestreiften Muskulatur (Nerv und Muskel sind intakt)
- Erste Symptome treten an kurzen quergestreiften Muskeln auf, bevorzugt im Bereich der Hirnnerven (z.B. Augenmuskeln ⇨ diese sind sehr empfindlich, da nur kleine [nur 10 Muskelfasern] und hochfrequent [350 /Sek.] entladende motorische Einheiten)
- Histo des Thymus: Lymphfollikel und Keimzentren (Ak-Produktion)

Epid:
◊ Prävalenz: 3-10/100.000, ca. 8.000 Pat. in Deutschland geschätzt
◊ Erkrankungsgipfel: 20.-40. Lj. und 60.-70. Lj., selten im Kindesalter (kongenitale Formen)
◊ **W** > m (3:2)

Etlg:
Nach dem Alter: juvenile Form, adulte Form, Altersmyasthenie, Neugeborenenmyasthenie
Nach dem Schweregrad (n. OSSERMANN u. GENKINS, 1971 und der Myasthenia gravis Foundation of America, 2000):

I	rein okuläre Myasthenie (Ptose, Doppelbilder)
II a	leichte generalisierte Schwäche
II b	mittelschwere Generalisierung (II a + bulbäre Schwäche)
III	schwere akute Generalisierung (Atemmuskulatur)
IV	schwere chronische Generalisierung
V	Defektmyasthenie (intubationspflichtig)

Klin:
⇒ Anfangsstadium (okuläre Myasthenie): ein- oder beidseitige **Ptosis** und frühzeitig **Doppelbilder** beim Seitwärtsblicken (70 % d.F.) mit Progredienz im Laufe des Tages

Merke: **Jede, nicht von Geburt an bestehende, Ptose u./od. Lähmung der äußeren Augenmuskeln sollte auf das Vorliegen einer Myasthenie untersucht werden.**

⇒ Allgemein: **im Tagesverlauf** und **bei Belastung zunehmende Symptomatik**, Besserung in Ruhe, unsystematische Verteilung der betroffenen Muskulatur
⇒ Bulbäre Symptomatik (fazio-pharyngeale Form) mit **schlaffen Gesichtszügen** (Facies myopathica) Sprech- (näselnde, kloßige, schlecht artikulierte Stimme), Kau- (Mm.masseter-Schwäche) u. **Schluckstörungen** (Symptom nimmt im Verlauf einer Mahlzeit zu)
⇒ Später: belastungsabhängige Schwäche der Extremitäten (watschelnder Gang, erschwertes Treppensteigen), Rumpf- und Atemmuskulatur (Cave: Atemlähmung)
⇒ Myasthene Krise: akute Verschlechterung der Symptome mit **Ateminsuffizienz**
⇒ Schwangerschaft: Verstärkung der Symptome meist in den ersten 3 Monaten, Geburt i.d.R. normal, Besserung der Symptome nach der Schwangerschaft
⇒ Neugeborenen-Myasthenie = Myasthenie bei Neugeborenen von Myasthenie-erkrankten Müttern: nach der Geburt Trinkschwäche, wenig Spontanbewegungen, schlaffer Muskeltonus, flache Atmung, nur leises Schreien, Aspirationsgefahr (Path: Symptome sind bedingt durch diaplazentare Übertragung der Acetylcholin-Rezeptor-Ak ⇨ die Symptome sistieren nach 4-8 Wochen nach Abfall des (maternalen) Ak-Titers im Neugeborenen)

⇒ fetale Myasthenia gravis (entsteht wenn die Mutter Ak auch gegen fetale ACh-Rezeptoren hat): intrauteriner Fruchttod (80 % d.F.), bei Überleben Arthrogryposis multiplex congenita mit kraniofazialen Fehlbildungen, Muskelhypotonie u. resp. Insuffizienz

Diag:
1. Anamnese: Beginn der Beschwerden und Tagesverlauf, Symptome bei Belastung
2. Neurologische Untersuchung: klinische Tests wie **wiederholtes** Schließen und Öffnen der Augenlider (od. zunehmende Ptosis bei langem Blick nach oben = SIMPSON-Test), der Hand, Anheben des Kopfes im Liegen od. Vorhalteversuch der Arme od. Beine zeigt rasche **Ermüdbarkeit**
3. **Tensilon®-Test** (= i.v.-Injektion von 10 mg des Cholinesterasehemmstoffes Edrophoniumchlorid) bei Myasthenie positiv (⇨ Ptosis, Doppelbilder und sonstige Schwäche bessern sich 30-60 Sek. nach Applikation, innerhalb von ca. 5 Min. dann wieder rückläufig)
4. **EMG-Ermüdungstest = Stimulationselektromyographie**: repetitive Stimulation mit 3/Sek. des N.accessorius führt zur **Amplitudenabnahme** der Muskelaktionspotentiale im M.trapezius = Dekrement, myasthene Reaktion

   Auch mögl. Stapediusreflex oder Elektronystagmographie (ebenfalls Verminderung der Antwort bei repetitiver Reizung)
5. Labor: **Ak gegen Acetylcholin-Rezeptoren** (bei 80-90 % im Serum nachweisbar), Ak gegen quergestreifte Skelettmuskulatur, Ak gegen Titin (pos. bei malignem Thymom), Ak gegen muskelspezifische Tyrosin-Kinase
6. Bei unklaren Fällen (keine ACh-Rezeptor-Ak nachweisbar) auch M.intercostalis-Biopsie mögl. und immunhistochemischer Nachweis von Immunablagerungen an den motorischen Endplatten
7. Röntgen-Thorax und **CT-Thorax**: suche nach Thymushyperplasie, Thymom, Bronchialkarzinom, ggf. auch MRT des Mediastinums od. Somatostatinrezeptor-Szintigraphie
8. Lungenfunktionstest: Minderung der Vitalkapazität

Ther:
- Allgemein: regelmäßige Erholungspausen, keine starken körperlichen Belastungen (leichter Sport ist mögl.), möglichst kein Fieber, keine Impfungen
- Konservativ: symptomatische Therapie mit **Cholinesterasehemmern**: Pyridostigminbromid (Mestinon®) 180 mg/Tag p.o. in vielen Einzeldosen od. als Retardtabletten (damit ist aber nicht immer eine Besserung mögl.)

  Immunsuppression: bei Symptomverschlechterung Glukokortikoide (Prednison, Decortin® einschleichend bis 100 mg/Tag bis zur Remission, dann ausschleichen od. auch Langzeitdosis 7,5 mg/Tag), dann Azathioprin (Imurek® 2 -3 mg/kgKG/Tag) od. Ciclosporin A, bei Unverträglichkeit auch Mycophenolat od. Tacrolimus, zusätzlich bei allen Magenschutz (H_2-Blocker, Antazida)

  Myasthene Krise: Neostigmin (Prostigmin® 0,25 mg, kurze Halbwertszeit) oder Pyridostigmin (1,0 mg) **i.v.**, intensivmedizinische Überwachung, ggf. Intubation und Beatmung

  Bei schwerem akutem und therapieresistentem Verlauf (z.B. akute Ateminsuffizienz) Plasmapherese (5 x alle 2 Tage) od. Immunglobulin G i.v. (0,4 g/kgKG/Tag für 5 Tage), ggf. Immunsuppression mit Cyclophosphamid od. in Erprobung B-Zell-spezifische Ther. mit Rituximab (Mabthera®)
- Operativ: Ind: insb. bei Pat. <40. Lj., bei nachgewiesener lymphofollikulärer Hyperplasie od. Thymom und generalisierter Myasthenie

  Thymektomie über eine mediane Sternotomie. Sorgfältige Exploration des Mediastinums auf ektopes Thymusgewebe (in 40 % d.F. vorhanden). Bei Thymomen <2 cm wird die Op. zunehmend auch thorakoskopisch durchgeführt.
- Genetische Beratung und Testung bei den kongenitalen Formen mögl.
- Bei Vollnarkose möglichst keine Muskelrelaxanzien geben (falls erforderlich 1/10 der üblichen Dosis eines nicht-depolarisierenden Muskelrelaxans, z.B. Atracurium), bei Lokalanästhesie Lokalanästhetikum vom Amid-Typ benutzen (z.B. Lidocain)
- Selbsthilfegruppen und Informationen: Deutsche Myasthenie Gesellschaft e.V., Westerstr. 93, 28199 Bremen, Tel.: (04 21) 59 20 60, Fax: 50 82 26, Internet: http://www.dmg-online.de

Prog: **Langsam progredient**, Letalität bei 10-20 %, beste Prognose hat rein okulärer Befall ohne Minderung der Lebenserwartung. Die Thymektomie führt zu einer Remission oder Minderung der Symptomatik in 50 % d.F. (dann auch Auslassversuch der Immunsuppression nach 2-4 Jahren mögl.)

Kompl:
* Verstärkung der Symptome bei fieberhaften Erkrankungen, Insolation, Menstruation, psychischem Stress und in der Schwangerschaft mögl.
* Cave symptomverstärkende Medikamente: muskelrelaxierende Medikamente (Anästhesie!), Barbiturate, Benzodiazepine, Antibiotika (Aminoglykoside), niedrig potente Neuroleptika, trizyklische Antidepressiva, Phenytoin, D-Penicillamin, magnesiumhaltige Medikamente, initial bei Therapiebeginn mit Glukokortikoiden
* Immunsuppression: Haarausfall, Leukozyto- und Thrombozytopenie, hepatotoxisch ⇨ Laborkontrollen
* Op.: Verletzung des N.phrenicus, Pneumothorax, Sternuminstabilität
* Thymomrezidiv ⇨ Verschlechterung der Symptomatik
* Cholinerge Krise (wie bei einer E605-Vergiftung = Phosphorsäureestervergiftung) durch Überdosierung von Pyridostigmin: ⇨ unter Therapie auftretende Symptome wie Miosis, Muskelkrämpfe, Hyperhidrose, Nausea, bis hin zur lebensbedrohlichen Krise. Ther. akut Atropin 1 Amp. i.v., ggf. Intubation und Beatmung
* Tod durch Atemlähmung

DD:
- Okuläre Myositis (Protrusio bulbi, Chemosis, Konjunktivitis, Uveitis, Leukozytose)
- Polyneuritis cranialis, Hirntumoren, Aneurysmen der Hirnbasisarterien
- Chronisch progressive Ophthalmoplegie von GRAEFE
- KEARNS-SAYRE-Syndrom (Syn: Ophthalmoplegia plus, Path: mitochondriale Myopathie, Klin: Ptosis, evtl. auch Doppelbilder, Kardiomyopathie, Retinopathie, reagiert nicht auf den Tensilon-Test, LP: Eiweißvermehrung)
- Progressive Muskeldystrophie
- Dystrophische Myotonie (im EMG klar zu unterscheiden mit myotoner Reaktion), Neuromyotonie
- Polymyositis
- Angeborene Störung (aut.-dom. od. aut.-rez.) der ACh-Rezeptoren der neuromuskulären Endplatte mit verlangsamtem oder seltener beschleunigtem Ansprechen (⇨ verlängerte od. verkürzte Offenzeit des Ionenkanals) der Rezeptoren (sog. Slow-Channel- od. Fast-Channel-Syndrom), Klin: generalisierte Muskelschwäche von Geburt an
- Blockade der neuromuskulären Endplatte durch das Gift Kurare (Pfeilgift der Indianer) od. durch Botulinumtoxin (durch Clostridium botulinum in verdorbenen Lebensmittelkonserven)

LAMBERT-EATON-SYNDROM

Syn: LAMBERT-EATON-ROOKE-Syndrom, Pseudomyasthenie, ICD-10: G73.1* C80+

Ät:
- **Paraneoplastisches** myasthenieartiges Syndrom, insb. bei **kleinzelligem Bronchialkarzinom** (bei 60 % d. Pat.)
- Autoimmunologisch bei perniziöser Anämie, SJÖGREN-Syndrom

Path: Ak gegen **Ca^{++}-Kanäle** an der **präsynaptischen Membran** der motorischen Endplatte

Epid:
◊ Prädisp.alter: mittleres und höheres Lebensalter (gemäß der Grunderkrankung) = >60. Lj.
◊ Prävalenz: 1/100.000
◊ **M** > w (im Gegensatz zur Myasthenie)

Klin:
⇒ Beginn mit **Schwäche** und Schmerzen der **proximalen Muskulatur**, v.a. Beckengürtel und Beine. Bei Übung nimmt die Muskelkraft vorübergehend zu! (im Gegensatz zur Myasthenie) und verringert sich dann anschließend.
⇒ Okulärer Befall (Ptosis, Doppelbilder, Akkomodationsstörung) und Schluckstörungen erst später (als bei der Myasthenia gravis) oder gar nicht, insg. selten

⇒ Mundtrockenheit, Obstipation, Gewichtsabnahme, Parästhesien, abgeschwächte MER, Erektionsstörungen

Diag: 1. Anamnese, neurologische Untersuchung und apparative Diagnostik wie oben
2. EMG-Ermüdungstest (Unterschied zur Myasthenie: repetitive Stimulation mit 20-30 Hz führt vorübergehend zur Amplitudenzunahme = Inkrement), Tensilon-Test u.U. negativ

Ther: • Operative **Therapie der Grundkrankheit**, wenn mögl.
Med: Glukokortikoide, Pyridostigmin hat therapeutisch wenig Einfluss, gute Wirkung zeigt Amifampridin (3,4-Diaminopyridin) Zenas®, Fridapse™ (verbessert die präsynaptische Transmitterausschüttung)

Prog: Meist **schlechte** Prog. aufgrund der malignen Grunderkrankung.

MUSKELDYSTROPHIEN

Syn: Progressive (kongenitale) Muskeldystrophien, Dystrophia musculorum progressiva, ICD-10: G71.0

Ät: – **Genetische Defekte** (Erbkrankheit)
– Spontane Neumutation

Path: ♦ Degeneration der quergestreiften Muskulatur durch **genetisch bedingten Enzymdefekt**
♦ Kompensatorische Zunahme von Fett- u. Bindegewebe (**Pseudohypertrophie**)
♦ Makroskopie: gelbliche Verfärbung der Muskulatur
♦ Histo: Durchmesser der Muskelfasern völlig **unregelmäßig** (Atrophien und Hypertrophien), zentral liegende Zellkerne, Bindegewebe- und Fettgewebsvermehrung
Immunhistochemische Untersuchung auf Defekte Proteine mögl.

Epid: ◊ Häufigkeit: insg. 1/3.000-1/6.000
◊ M > w

Etlg: # X-chromosomal-rezessiv
- Typ **DUCHENNE** (maligner Beckengürteltyp)
- Typ **BECKER-KIENER** (benigner Beckengürteltyp)
- Typ **EMERY-DREIFUSS** (humeroperonealer Typ)

Autosomal-rezessiv
- **Gliedergürtel-Typ** (Chrom. 2, 4, 5, 9, 13, 15, 17, 19)
- Myopathia distalis juvenilis hereditaria (Chrom. 2)
- Kongenitale maligne Form (Chrom. 1, 2, 6, 9, 12, 19, 21, 22)

Autosomal-dominant
- **Fazio-skapulo-humeraler Typ** (Chrom. 4)
- Okuläre Form
- Okulopharyngeale Form (Chrom. 14)
- Myopathia distalis tarda hereditaria
- Gliedergürtel-Typ (Chrom. 1, 3, 5, 6, 7)

Klin: ⇒ **Schwäche** + Atrophie der Willkürmuskulatur, meist **proximale Muskelgruppen**
⇒ Skelettdeformitäten, Kontrakturen durch die muskuläre Insuffizienz
⇒ Kardiale Beteiligung mögl.

⇒ Progression der Symptome durch Infekte, konsumierende Prozesse, psychische Belastung mögl.

⇒ **Keine Sensibilitätsstörungen**

<u>Diag:</u>
1. Anamnese und Familienanamnese (erkrankte Eltern oder Großeltern, erkrankte Geschwister?)
2. <u>Neurologische Untersuchung:</u> Muskelatrophien, kein Faszikulieren, **Muskeleigenreflexe bleiben lange erhalten** (ggf. sind diese aber sehr schwach und nur noch elektromyographisch nachweisbar), keine Sensibilitätsstörungen
3. <u>EMG:</u> **niedrige Amplitude** bei max. Innervation, verkürzte und niedrige Einzelpotentiale, keine Spontanaktivität in Ruhe (s. Abb.)
4. NLG: Normalbefund
5. <u>Labor:</u> Erhöhung der CK im Serum (Abhängig von der Krankheitsaktivität), **molekulargenetische Untersuchung** der Familienangehörigen und pränatale Diagnostik mögl. (DNA-Analyse der betroffenen Chromosomenregion) ⇨ findet sich der Gendefekt im Labor ist eine Muskelbiopsie nicht mehr nötig
6. <u>Muskelbiopsie:</u> Kaliberschwankungen, Nekrosen, mesenchymal-lipomatöser Umbau (s. Abb.), immunhistologische Untersuchung und Immunoblot
7. EKG, Echokardiographie zur Beurteilung einer kardialen Beteiligung

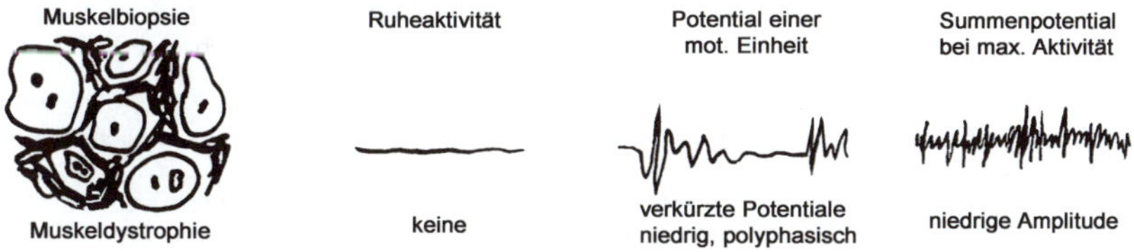

<u>Ther:</u>
- **Keine kausale Ther**. mögl. (Ansätze zum Myoblasten- od. Gentransfer befinden sich noch im frühen Experimentalstadium)
- <u>Symptomatisch:</u> **Krankengymnastik** zur Kräftigung der Muskulatur (isometrische Spannungsübungen, Klopf-Druck-Behandlung), Vorbeugung von Gelenkkontrakturen durch passives Durchbewegen, Haltungstraining
- Hilfsmittel: Korsett, Rollstuhl, Hilfen für Toilette und Bad, Lagerung mit Nachtschienen bei Kontrakturen
- **Aufklärung** über die jeweilige Form und damit über den Verlauf und die Prognose der Erkrankung.

  Genetische Beratung: **pränatale Diagnostik** (ab 10. SSW mit Chorionzottenbiopsie) durch molekulargenetische Untersuchung mögl., Untersuchung von Familienangehörigen
- Selbsthilfegruppen: Deutsche Gesellschaft für Muskelkranke e.V., Hohenzollernstr. 11, 79106 Freiburg, Tel.: (07 61) 28 75 80

  Aktion benni & co e.V., Oststr. 39, 44866 Bochum, Tel.: (0 23 27) 96 04 58, Internet: http://www.benniundco.de/benniundco.htm

<u>Prog:</u> Je nach Typ unterschiedlich, insgesamt aber immer chronisch progredient, keine Remissionen.

<u>Kompl:</u> Im fortgeschrittenen Stadium je nach Typ: Bettlägerigkeit, pulmonale Infekte, respiratorische und kardiale Insuffizienz (Kardiomyopathie)

<u>DD:</u>
- **Spinale** (neurogene) **Muskelatrophien** (Degeneration des 2. motorischen Neurons, haben Faszikulationen, MER erloschen, keine Pseudohypertrophie)
- Poliomyelitis anterior
- Dystrophische Myotonie, metabolische Myopathien, Polymyositis
- Myasthenia gravis, paraneoplastische Syndrome
- Periphere Neuropathien (pathologische NLG)

X-CHROMOSOMAL-REZESSIVE MUSKELDYSTROPHIEN

Syn: Muskeldystrophie Typ DUCHENNE u. Muskeldystrophie Typ BECKER-KIENER = **Beckengürtelform** und Muskeldystrophie Typ EMERY-DREIFUSS, ICD-10: G71.0

Ät: X-chromosomal-rezessiver Erbgang

Etlg: # **Typ DUCHENNE** (maligne, Prädisp.alter: Beginn 1.-3. Lj.), bösartige Beckengürtelform
Typ BECKER-KIENER (benigne, Prädisp.alter: Beginn 5.-20. Lj.), gutartige Beckengürtelform
Typ EMERY-DREIFUSS (Prädisp.alter: Beginn Kindesalter bis 10. Lj.), humeroperoneale Form

Path:
- **Stoffwechselstörung** der Muskelzellen ⇨ primäre Muskelfaserdegeneration, Pseudohypertrophie (Muskelgewebe wird durch Bindegewebe und Fett ersetzt), auch echte Muskelfaserhypertrophien vorhanden
- Typ DUCHENNE (Syn: Dystrophinopathie): Gen-Mutation Xp21.2 ⇨ Protein **Dystrophin** fehlt (das Protein Dystrophin ist ein normaler Bestandteil der Muskelzellmembran)
- Typ BECKER-KIENER: Gen-Mutation Xp21.2 ⇨ Protein Dystrophin reduziert oder verändert
- Typ EMERY-DREIFUSS: Gen-Mutation Xq28 (daneben gibt es noch eine aut.-dom. u. aut.-rez. erbliche Form, Chrom. 1q) ⇨ Protein Emerin fehlt

Epid: ◊ Häufigkeit: häufigste Form ist der Typ DUCHENNE (1/3.500 bei männlichen Neugeborenen), Typ BECKER-KIENER 1/16.0000
◊ **M** >>> w (fast nur das **männliche Geschlecht** betroffen, da X-chrom.-rez. vererbt)

Klin: ⇒ Typ DUCHENNE:
- Im Neugeborenenalter Trinkschwäche, „floppy infant", verzögertes Laufenlernen
- Muskuläre Atrophien des **Beckengürtels,** Watschelgang, Treppensteigen erschwert, später auch **aufsteigend** zum **Schultergürtel** (Scapula alata)
- Kontrakturen, Lendenlordose (Insuffizienz der Rückenmuskulatur)
- **Pseudohypertrophie der Wadenmuskulatur** („Gnomenwaden"), Wespentaille
- Schnell progredient, frühe Gehunfähigkeit (ab ca. 13. Lj.), bettlägerig (ab 16.-20. Lj.)
- EKG-Veränderungen durch Herzmuskelbeteiligung
- Geistige Retardierung, Hypogonadismus, NNR-Insuffizienz mögl.

⇒ Typ BECKER-KIENER:
- Schwäche des Beckengürtels, Watschelgang, **aufsteigend** zum Schultergürtel
- Nur langsam progredient, Gehunfähigkeit erst spät (ca. 30.-50. Lj.)
- Herzmuskelbeteiligung ab 30. Lj. (Rhythmusstörungen, Kardiomyopathie)
- Normaler Intellekt

⇒ Typ EMERY-DREIFUSS:
- Skapulo-humerale und peroneale Muskelschwäche
- **Frühkontrakturen** der Gelenke (Ellenbogen, Sprunggelenk)
- Kardiale Beteiligung: Kardiomyopathie, AV-Block, Bradykardie, Synkopen (⇨ ggf. frühzeitig Herzschrittmacher implantieren)
- Geistige Retardierung

Diag:
1. Anamnese und Familienanamnese
2. Neurologische Untersuchung: positives **TRENDELENBURG-Zeichen** („Watschelgang"), positives **GOWERS-Manöver** (Pat. klettern wegen Schwäche der Bauchmuskulatur und des M.iliopsoas über die Vierfüßlerstellung an sich hoch um sich aufzurichten), **Pseudohypertrophie der Waden**, **„Wespentaille"** (durch Atrophie der Bauchmuskulatur kaudales Hervortreten des Unterbauches), Scapula alata, MER schwach
3. EMG: verkürzte mittlere Potentialdauer, vermehrte Polyphasie, verminderte Amplitude bei maximaler Innervation

4. Labor: **CK stark erhöht** (im Endstadium kann die CK dann fast wieder normal sein durch fehlende Muskelmasse), auch weibliche Konduktorinnen haben eine CK ↑ (ohne sonstige klinische Symptome), molekulargenetische Untersuchung
5. Muskelbiopsie: Kaliberschwankungen (intakte u. defekte Anteile), zentrale Kerne, Fasernekrosen und Faserregenerate, mesenchymal-lipomatöser Umbau, Immunhistochemie und Immunoblots auf Dystrophin, bzw. Emerin zeigt völliges Fehlen od. Mangel an
6. EKG, Echokardiographie wegen möglicher kardialer Beteiligung

Ther:
- Allgemein: wie oben genannt keine kausale Therapie mögl., symptomatisch: **Krankengymnastik**, **Aufklärung** des Pat. über den Verlauf der Erkrankung
- Spätstadium: Rollstuhl so spät wie mögl., Heimbeatmung im Endstadium
- Genetische Beratung: (Töchter der Pat. sind immer Konduktorinnen) **pränatale Diagnostik** (ab 10. SSW) durch molekulargenetische Untersuchung mögl.

Prog: Chronisch **progredient**. Lebenserwartung Typ DUCHENNE **erheblich verkürzt** auf ca. 20-30 J., Typ BECKER-KIENER nur leicht verkürzt.

Kompl:
* Dilatative Kardiomyopathie, Herzinsuffizienz, kardiale Dekompensation
* Im Endstadium Bettlägerigkeit, **respiratorische Insuffizienz**, pulmonale Infekte, Marasmus, Herzversagen

AUTOSOMAL-REZESSIVE MUSKELDYSTROPHIEN

Syn: Gliedmaßengürtel-Form od. Rumpfgürtel-Form der Muskeldystrophie, ICD-10: G71.0

Ät: Autosomal-rezessiver Erbgang

Etlg:
Autosomal-rezessiver **Gliedergürtel-Typ** (engl. limb girdle muscular dystrophies, 10 verschiedene Formen [LGMD2A-J] mit Defekten auf Chromosom 2q, 2p, 4q, 5q, 9q, 13q, 15q, 17q, 19q bekannt, Beginn 10.-40. Lj.), daneben gibt es noch 6 aut.-dom. Formen (s.u.)
Distaler juveniler Typ (bereits in der Adoleszenz beginnend, Chromosom 2p), Syn: Myopathia distalis juvenilis hereditaria
Maligne kongenitale generalisierte Form (bereits pränatal beginnend, Defekte auf Chrom. 1q, 1p, 2q, 6q, 9q, 12q, 19q, 21q, 22q bekannt)

Epid:
◊ Häufigkeit: häufigste Form ist der Gliedergürtel-Typ mit 0,6/100.000
◊ M = w

Klin:
⇒ Gliedergürtel-Typ:
- Beginn mit Schwäche der Becken- und proximalen Oberschenkelmuskulatur oder im Schultergürtel
- Starke CK-Erhöhung (bis zu 100fach)

⇒ Distaler juveniler Typ:
- Schwäche der distalen unteren Extremitätenmuskeln
- Deutliche CK-Erhöhung

⇒ Maligne kongenitale generalisierte Form
- Kindsbewegungen bereits in utero schwach
- Geburt: proximal betonte Muskelhypotonie, „**floppy infant**", Abschwächung der MER
- **Gelenkkontrakturen** schon bei Geburt (Arthrogryposis multiplex congenita)
- CK nur wenig erhöht (geringe Muskelmasse)
- Unterschiedlicher Verlauf, ZNS-Anomalien mögl., Gehfähigkeit wird meist nicht erreicht, früher Tod

Diag: 1. Anamnese und Familienanamnese
2. Neurologische Untersuchung: wie oben
3. Labor: **CK erhöht**, molekulargenetische Untersuchung

Ther: Allgemein: siehe oben

Prog: Langsam progredienter Verlauf, Lebenserwartung allenfalls gering verkürzt.

Kompl: * Schwerhörigkeit
* Kardiale Beteiligung

AUTOSOMAL-DOMINANTE MUSKELDYSTROPHIEN

Syn: Fazio-skapulo-humerale Muskeldystrophie, okuläre Muskeldystrophie, ICD-10: G71.0

Ät: Autosomal-dominanter Erbgang od. Neumutation

Epid: ◊ Inzidenz: alle insg. sehr selten, häufigste Form: fazio-skapulo-humeraler Typ 5/100.000
◊ M = w

Etlg: # **Fazio-skapulo-humeraler** Typ (LANDOUZY-DÉJERINE-Syndrom, Chromosom-4q35-Deletion, Beginn 7.-20. Lj.)
Typ ERB (Untertyp der fazio-skapulo-humeralen Form)
Skapulo-peronealer Typ
Okulärer Typ (okuläre Myopathie, Beginn 20.-30. Lj.)
Okulopharyngeale Form (TAYLOR-Syndrom, Chromosom 14q11.2-q13, mit vermehrten GCG-Triplettrepeats, Beginn 50.-60. Lj.)
Myopathia distalis tarda hereditaria (distaler Typ WELANDER, Beginn 50.-60. Lj.)
Aut.-dom. Gliedergürtel-Typ (sind selten, engl. limb girdle muscular dystrophies, 6 verschiedene Formen [LGMD1A-F] mit Defekt auf Chrom. 1q, 3p, 5q, 6q, 7q bekannt)

Klin: ⇒ Allgemein: Muskeldystrophien bleiben auf einzelne Muskelgruppen beschränkt
⇒ Fazio-skapulo-humeraler Typ:
- Beginn im Gesicht: **Facies myopathica** = schlaffe Gesichtszüge, leichte Ptosis, fehlende Falten, Hypomimie, leichte Mundöffnung und Vorstülpung der Lippen = „Tapirmund", Dysarthrophonie
- Scapula alata (M.serratus-anterior-Schwäche), Schwäche und Atrophien der Armmuskulatur (anfangs unter Aussparung des M.deltoideus)
- Langsame Ausbreitung über Jahre von prox. nach distal
- Typ ERB ohne Gesichtsbeteiligung
- Auch peroneale Beteiligung mögl., mit Fußheberschwäche (M.tibialis ant.)
- selten COATS-Syndrom: zusätzliche Retinopathie mit Teleangiektasien (bis zur Blindheit)

⇒ Okulärer Typ:
- Ptosis, Schwäche der äußeren Augenmuskeln
- Später Mitbeteiligung von Schulter und Gesichtsmuskulatur

⇒ Okulopharyngeale Form:
- Ptosis, Schwäche der äußeren Augenmuskeln
- später Paresen der Pharynxmuskulatur, Dysphagie, Dysphonie, evtl. auch der Gesichts- und oberen Extremitätenmuskulatur

⇒ Myopathia distalis tarda hereditaria: Muskeldystrophie d. distalen Extremitätenabschnitte

Diag: 1. Anamnese und Familienanamnese
2. Neurologische Untersuchung: mimische Muskulatur geschwächt, Schwäche der Schultermuskulatur (lockere, lose Schulter)
3. Labor: CK erhöht, molekulargenetische Untersuchung

Ther:
- Allgemein: siehe oben
- Bei ausgeprägter Ptosis ggf. Lidraffung, bei ausgeprägter Dysphagie ggf. krikopharyngeale Myotomie

Prog: Langsam progredient, keine Verkürzung der Lebenserwartung

MYOTONIEN

Syn: Myotonia, ICD-10: G71.1

Def: Abnorme **Verlängerung der Muskelkontraktion** (für einige Sekunden) nach einem Reiz = Dekontraktionshemmung der Willkürmuskulatur.

Ät:
- **Aut.-dom.** od. aut.-rez. **erblich**, geringe Penetranz
- Symptomatische Formen bei Polyneuropathie, Polymyositis, Muskeldystrophie, Hypothyreose mögl.

Path: Auf der Ebene der **Muskelfasern repetitive Aktivität** (unabhängig von der motorischen Einheit, d.h. des Motoneurons und seiner zugehörigen Muskelfasern, nicht beeinflussbar durch Denervierung od. Blockade der Muskelendplatte mit Curare) durch Störung der elektrischen Membranstabilität bei verschiedenen **Defekten von Membrankanälen** („Channelopathien")

Etlg: # **Myotonia congenita** THOMSEN (aut.-dom., Chrom. 7p35, Myotonie + Hypertrophie), Beginn bereits im Säuglings-/Kleinkindalter, s.u.
Myotonia congenita BECKER (aut.-rez.), Beginn im Schulalter, s.u.
Paramyotonia congenita EULENBURG (Myotonie + Lähmungen), s.u.
Dystrophische Myotonie CURSCHMANN-STEINERT-BATTEN (Kombination zw. Muskeldystrophie und Myotonie), s.u.

Klin: ⇒ Allgemein: **Verzögerte Erschlaffung** der Muskulatur = Verlängerung der Muskelkontraktion, insb. an der Extremitätenmuskulatur und auch an den äußeren Augenmuskeln (Bulbusbewegungen) und dem M.orbicularis oculi (⇨ Öffnen des Auges erschwert)
⇒ Bei repetitiver Reizung nimmt die Myotonie ab (Warm-up-Phänomen) und die Pat. können dann anschließend Bewegungen normal ausführen (nicht bei der Paramyotonie). Nach Mahlzeiten und nach Gabe von Insulin (⇨ Einstrom von K^+ in die Zelle) vorübergehende Besserung der Symptome. Symptomverstärkung bei **Kälte**

Diag: 1. Anamnese (familiäre Erkrankung)
2. Neurologische Untersuchung: beim Beklopfen der Thenarmuskulatur (= **Perkussionsmyotonie**) oder nach spontanen Bewegungen (5 Sek. Hand drücken lassen) bleibt die Muskelkontraktion für einige Sekunden bestehen.
3. EMG: nach Nadelstich od. Beklopfen **Entladungsserie** von Muskelpotentialen (hörbar als sog. „Sturzkampfbombergeräusch", myotone Reaktion) durch eine Vielzahl kleiner scharfer Potentiale mit wechselnder Zu- und Abnahme der Amplitude für **einige Sekunden**, asynchrone Nachentladungen
4. Labor: Normalwerte für CK usw.

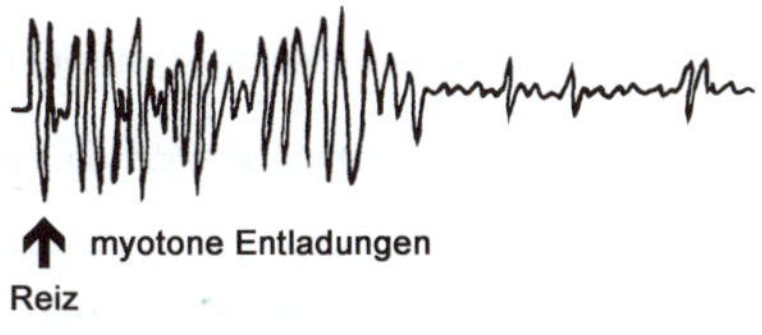

Ther:
- Die Pat. helfen sich selbst durch repetitive Bewegungen vor Aufnahme einer gewünschten Tätigkeit (sog. „warm up"), die dann fast unbehindert durchgeführt werden kann.
- Medikamente: **Membranstabilisatoren** (gehören zu den Antiarrhythmika/Lokalanästhetika und vermindern die Depolarisationen der Muskelfasern durch Blockade der Natriumkanäle im inaktivierten Zustand), z.B. Tocainid od. Mexiletin

Kompl: Paradoxe Myotonie: Die Minderung der Symptome durch Übung ist dabei nicht mögl.

DD:
- Muskeldystrophien
- Stiff-man-Syndrom, Neuromyotonie
- Tetanus (zeigt im EMG ständige Aktivität)

MYOTONIA CONGENITA THOMSEN

Syn: THOMSEN-Syndrom, ICD-10: G71.1

Ät: Autosomal-dominant erblich (Chromosom 7p35)

Path:
- Mutation am skelettmuskulären Chloridkanal
- Histo: echte **Hypertrophie der Muskelfasern** ohne Degenerationszeichen, histochemischer Nachweis von Fehlen von Typ-IIb-Muskelfasern

Epid:
- ◊ Prädisp.alter: beginnt im Säuglingsalter od. sehr frühe Kindheit, m = w
- ◊ Häufigkeit: seltene Erkrankung mit 0,4/100.000

Klin:
- ⇒ Myotone Steifigkeit der **Beinmuskulatur** beim Laufenlernen der Kinder ⇨ verzögerte motorische Entwicklung
- ⇒ Myotone Augenmotilitätsstörungen
- ⇒ Myotone Reaktionen der Zungen- und Kaumuskulatur
- ⇒ Generalisierte **Hypertrophie** der Rumpf- und Wadenmuskulatur, **„athletisches" Aussehen**

Ther:
- Häufig keine Ther. erforderlich, die Pat. helfen sich selbst durch repetitive Bewegungen vor Aufnahme einer Tätigkeit, die dann fast unbehindert durchgeführt werden kann
- Med: Membranstabilisatoren wie **Mexiletin** (Mexitil®) 2-3 x 200 mg/Tag oral od. Tocainid (Xylotocan®, nicht mehr in Deutschland erhältlich) 3 x 400 mg/Tag oral

Prog: **Gut**, keine Verkürzung der Lebenserwartung, myotone Störung lässt im Laufe des Lebens eher nach.

MYOTONIA CONGENITA BECKER

Syn: Rezessive generalisierte Myotonie, ICD-10: G71.1

Ät: Autosomal-rezessiv vererbt (Chromosom 7q35)

Path:
- Gestörte skelettmuskuläre Chlorid-Membrankanäle
- Histo: Hypertrophie der Muskelfasern

Epid: ◊ Prädisp.alter: 5.-8. Lj.
◊ Häufigkeit: 2/100.000

Klin: ⇒ Beginn meist an den Beinen, später auch Hände und Kaumuskulatur betroffen
⇒ Sichtbare **Muskelhypertrophien** in 75 % d.F., „athletischer“ Habitus

Prog: **Gut**, keine Verkürzung der Lebenserwartung.

DD: Myotonie mit Zwergwuchs (SCHWARTZ-JAMPEL-Syndrom, auch aut.-rez. vererbt)

PARAMYOTONIA CONGENITA EULENBURG

Syn: EULENBURG-Syndrom, Myotonia congenita intermittens, ICD-10: G71.1

Ät: **Autosomal-dominant** vererbt (Chromosom 17q23)

Path: Instabilität der Muskelzellmembran durch Störung der skelettmuskulären Na^+-Ionenkanäle

Epid: ◊ Prädisp.alter: Von Geburt an
◊ Häufigkeit: 1/180.000

Klin: ⇒ **Myotonie +** intermittierende schlaffe **Lähmungen**
⇒ Bei **Kälteexposition** tritt typischerweise die Myotonie der Gesichts- und Handmuskulatur auf, gefolgt von einer schlaffen Lähmung, die sich nach Erwärmung zurückbildet

Diag:
1. Anamnese: Typische Symptome bei Kälteexposition, Familienanamnese
2. Neurologische Untersuchung: Beklopfen des Thenars (Perkussionsmyotonie) und Kältereiz zeigt typische Reaktion
3. EMG: Salvenentladungen beim Muskeleinstich

Ther: Med: Membranstabilisatoren Mexiletin (Mexitil®) od. Tocainid (Xylotocan®), insb. vor Kälteexposition

Prog: Gut, Lebenserwartung nicht verkürzt.

Kompl: * Keine Minderung der Symptome durch Übung = paradoxe Myotonie
* Maligne Hyperthermie durch Gabe von depolarisierende Pharmaka wie Succinylcholin und Cholinesterasehemmer mögl.

DD:
- Pseudomyotone Syndrome
- Neuromyotonie
- Stiff-man-Syndrom
- Hyperkaliämische periodische Lähmung

DYSTROPHISCHE MYOTONIE

Syn: Dystrophia myotonica STEINERT, kongenitale myotone Dystrophie, CURSCHMANN-STEINERT-BATTEN-Erkrankung, ICD-10: G71.1

Def: Dominant erbliche Myotonie mit umschriebener Muskeldystrophie und myotonen Symptomen sowie vielfältigen Begleitsymptomen wie Katarakt und Gonadenatrophie.

Ät: **Autosomal-dominant** vererbt mit variabler Expressivität (unterschiedliche klinische Ausprägungsgrade) und unvollständiger Penetranz (= nicht jeder Genträger erkrankt)

Path:
- Gendefekt auf **Chromosom 19**q13.2.-13.3 mit **multiplen Basenwiederholungen** (Triplettrepeats von **CTG**) = dynamische Mutation ⇨ je mehr Basentriplettrepeats [>38 bis zu 2.000], desto größer die Krankheitsaktivität
- Generalisierte Schädigung der Muskelfasermembran durch verminderte Produktion der Myotonin-Proteinkinase

Epid:
◊ Prädisp.alter: direkt nach Geburt beginnend (kongenitale Form) oder im **15.-30. Lj.** mit zuerst myotonen Symptomen u. später Muskeldystrophien sowie endokrin/vegetativen Störungen, m > w
◊ Häufigkeit: 5/100.000 (**häufigste Form** der Myotonien)

Etlg:
Kongenitale Form (meist Kinder manifest erkrankter Mütter)
Adulte Form

Klin:
⇒ Kongenitale Form: schwere generalisierte Hypotonie der Muskulatur („floppy infant“), Trinkschwäche, Facies myopathica, zeltförmig offenstehender Mund mit hohem Gaumen, fehlende myotone Reaktion, psychomotorische Retardierung, Intelligenzminderung, Gefahr der respiratorischen Insuffizienz
⇒ Adulte Form: fortschreitende **Muskelschwäche** der Gesichts- (Facies myopathica, Ptose), Hals- (M.sternocleidomastoideus) und **distalen Extremitätenmuskulatur** (Peroneusgruppe, Steppergang), insgesamt schlaffe Haltung („Jammergestalt“), Schluckstörungen, **myotone Reaktion** (= verzögerte Muskelerschlaffung bei Zunge, Unterarm und kleinen Handmuskeln)
⇒ **Katarakt** (= Linsentrübung), Innenohrschwerhörigkeit
⇒ Endokrine Störungen, insb. mit **Hypogonadismus**: Hodenatrophie, Stirnglatze, Ovarialinsuffizienz, Menstruationsstörungen, Schwangerschaftskomplikationen (Fehl-/Frühgeburten, Gestose, Polyhydramnion), Diabetes mellitus (bei Hyperinsulinismus)
⇒ Vegetativ: Diarrhoen, Obstipation
Herz: Tachykardie, Überleitungsstörungen, Rhythmusstörungen
⇒ Polyneuropathie, HMSN
⇒ Hypoventilation (Beteiligung der Atemmuskulatur)
⇒ Psychopathologische Störungen: Hypersomnie, Depression, Verhaltensstörungen, Antriebsschwäche

Diag:
1. Anamnese, Familienanamnese
2. Neurologische Untersuchung: MER schwach bis fehlend
3. EMG: **myotone Potentiale** (frequente Entladungsserien, z.B. bei Perkussionstest am Thenar, Sturzkampfbombergeräusch) wechselnde Amplitude und verkürzte, **niedrige Einzelpotentiale** (durch die Muskeldystrophie)
4. Labor: molekulare Diagnostik (Genomanalyse aus Leukozyten) bei Familienangehörigen (auch pränatal durch Chorionzottenbiopsie od. Amniozentese) mögl., CK und Transaminasen meist normal bis allenfalls leicht erhöht, Östrogen, Gestagen u. Testosteron erniedrigt
5. Muskelbiopsie: myopathisches Gewebemuster mit Kaliberschwankungen, zentralen Kernen u. Fasernekrosen, Typ-I-Muskelfaseratrophie
6. MRT: Hirnatrophie, ausgedehnte subkortikale Entmarkungsherde
7. EKG: Rhythmusstörungen, Überleitungsstörungen, Tachykardie
8. Augen-Konsil: Spaltlampenuntersuchung (Katarakt „Christbaumschmuck“, Hornhautläsionen?), Fundoskopie (Netzhautdegeneration?)
9. Röntgen: Ösophagusbreischluck bei Schluckstörungen

Ther:
- **Keine kausale Ther.** mögl.
- Symptomatisch: **Krankengymnastik**, bei komplexen Herzrhythmusstörungen ggf. Schrittmacherversorgung

- Med: gegen myotone Symptome Membranstabilisatoren Mexiletin (Mexitil®), Tocainid (Xylocan®) od. Phenytoin (Zentropil®, Phenhydan®)
  ggf. Substitution von Sexualhormonen
- Genetische Beratung
- Selbsthilfegruppen: Myotone Dystonie, Dreikönigenstr. 34, 47799 Krefeld, Tel.: (0 21 51) 21 03 61, Fax: (0 21 51) 61 59 52, Internet: http://www.shgmd.de

Prog: **Chronisch progredient**, verkürzte Lebenserwartung (50-60 J.), Tod durch Herzversagen

Kompl: * **Genetische Antizipation** = Verstärkung der Symptome und früherer Krankheitsbeginn von Generation zu Generation
* Oligophrenie

DD:
- Proximale myotone Myopathie (Syn: RICKER-Syndrom): ähnlich der dystrophischen Myotonie (auch Typ 2 genannt), aber proximale Muskeln befallen, Gendefekt auf Chrom. 3q mit vermehrten Tetrarepeats von CCTG
- Myotonia congenita THOMSEN
- Progressive Muskeldystrophie
- Motorische Polyneuropathie

STIFF-MAN-SYNDROM

Syn: Stiff-Person-Syndrom, Muskelstarre-Syndrom, MOERSCH-WOLTMANN-Syndrom, engl. stiff-man syndrome, ICD-10: G25.8

Ät:
- Autoimmunologische Genese
- Paraneoplastisches Syndrom (z.B. beim kleinzelligen Bronchialkarzinom, Mammakarzinom)

Path:
- ♦ Autoimmunologische Hemmung des GABA-System (Gammaaminobuttersäure[-acid] = Transmitterstoff im ZNS, der inhibitorische = hemmende Wirkung hat)
- ♦ Verlust der spinalen Hemmung der Vorderhornzellen durch die RENSHAW-Zellen

Epid:
- ◊ Prädisp.alter: Erwachsene, mittleres Lebensalter 30.-45. Lj.
- ◊ **M** > w

Klin:
- ⇒ Anfangsstadium: Rückenschmerzen
- ⇒ **Steifigkeit** der Nacken-, Rumpf- (insb. der paravertebralen Muskulatur) und **proximale** Extremitätenmuskulatur
- ⇒ **Schmerzhafte Spasmen** der Muskulatur, die bei Bewegung zunehmen, Zunahme auch durch psychische Belastung, akustische Reizung, Abnahme im Schlaf und in Narkose
- ⇒ Hyperhidrose

Diag:
1. Anamnese und Suche nach Tumorerkrankung
2. Neurologische Untersuchung: Myogelosen (Muskelhartspann) der paravertebralen Muskulatur
3. EMG: **Daueraktivität** bei normaler Amplitude (keine myotone Salven und Amplitudenschwankungen), zeitweise auch silent periods
4. Labor: Bestimmung von Auto-Ak
5. Muskelbiopsie: Normalbefund

Ther:
- Symptomatisch: Massagen, Krankengymnastik
- Med: muskelrelaxierende Substanzen Tizanidin (Sirdalud®), Diazepam 20-40 mg (Valium®), Clonazepam (Rivotril®), Baclofen (Lioresal®), Glukokortikoide od. Immunglobuline

i.v. (1 g/kgKG an 2 aufeinanderfolgenden Tagen, 3 x im Abstand von 4 Wochen)
- Selbsthilfegruppen: Stiff-man-Syndrom Gesellschaft Deutschland e.V., Bergstr. 5, 63589 Linsengericht, Tel.: (0 60 51) 91 44-97, Fax: -98, Internet: http://www.stiff-man.de

Prog: Keine Verkürzung der Lebenserwartung, Störung stabilisiert sich nach anfänglicher Progredienz.

Kompl: * Häufig gleichzeitiges Vorliegen eines **Diabetes mellitus** (1/3-2/3 d.F.)
* Hyperlordose, Skoliose, Gelenkkontrakturen
* Muskel-/Sehnenrupturen (durch die Spasmen)

DD: – Neuromyotonie (ISAAC-Syndrom):
Ät: Autoimmunerkrankung (auch paraneoplastisch bei Thymom od. Bronchialkarzinom vorkommend ⇨ immer Tumorausschluss erforderlich) mit Ak gegen Kaliumkanäle an der motorischen Endplatte
Klin: plötzliche und schubförmige myotone Verhärtungen der Muskulatur, an den Händen beginnend nach proximal ausbreitend bis hin zur Atemlähmung mögl., persistiert auch im Schlaf, vegetativ: exzessives Schwitzen, Urininkontinenz, Obstipation, kardiale Arrhythmien, evtl. auch zentrale Symptome (Gedächtnis-, Schlafstörungen, Desorientierung, Halluzinationen)
EMG: **Dauerentladungen** normaler Amplitude aber mit hoher Frequenz (bis 180/Sek.), Ther: Carbamazepin (Tegretal®) od. Phenytoin (Zentropil®, Phenhydan®) als Dauermedikation, Immunsuppression (Glukokortikoide, Plasmapherese)
– Myotonie (hat im EMG typische myotone Reaktion = salvenartige Entladungen)
– Fibromyalgie, Polymyalgie, Scleroderma adultorum BUSCHKE
– Tetanus (hat im EMG keine silent periods, verläuft akuter), Strychninvergiftung
– PARKINSON-Syndrom

PERIODISCH DYSKALIÄMISCHE LÄHMUNGEN

Syn: Paroxysmale familiäre Lähmungen, ICD-10: G72.3

Physiologie: Kalium ist für das elektrische Ruhepotential der Zellmembranen an Muskel- und Nervenzellen verantwortlich. Es ist das hauptsächliche intrazelluläre Kation.

Def: Genetisch bedingte, periodisch auftretende Lähmungen mit Hypo-, Hyper- oder Normokaliämie. Abzugrenzen davon sind symptomatischen Formen.

Ät: – **Aut.-dom.** vererbt mit hoher Penetranz, sporadisches Auftreten
– Symptomatisch: CONN-Syndrom (Hyperaldosteronismus) ⇨ hypokaliämische Lähmung, ADDISON-Krankheit (Nebennierenrindenunterfunktion) od. Niereninsuffizienz ⇨ hyperkaliämische Lähmung

Path: ♦ Histo: Bildung von glykogenhaltige Vakuolen, Kompression der Muskelfibrillen durch rezidivierende Überdehnungen des sarkoplasmatischen Retikulum
♦ Unerregbarkeit der Muskelfasermembran während der Lähmung

Epid: ◊ Prävalenz: 1/100.000
◊ Prädisp.alter: Kindes- oder Jugendalter, m > w

Etlg: # Hypokaliämische Lähmungen (Kalium <3,0 mmol/l)
Hyperkaliämische Lähmungen (Kalium >6,0 mmol/l)
Normokaliämische Lähmungen

Klin: ⇒ **Schlaffe Lähmungen**, bevorzugt proximale Extremitäten (Becken- u. Schultergürtel)
⇒ Bilden sich innerhalb von Stunden bis Tage wieder zurück

Diag:
1. Anamnese (symptomatische Erkrankung?)
2. Neurologische Untersuchung: Schlaffe Paresen, MER abgeschwächt bis aufgehoben
3. Labor: Serum-Kalium (Normbereich: 3,5-5,5 mmol/l), Blutzucker
4. EKG wegen Herzrhythmus- und Überleitungsstörungen

Kompl: Entwicklung einer **Myopathie** mit bleibender Muskelschwäche nach vielen Jahren mögl.

DD:
- Myasthenia gravis pseudoparalytica (kraniale Muskulatur bevorzugt)
- Poliomyelitis anterior
- Narkolepsie mit Tonusverlust
- Psychogene Lähmung

HYPOKALIÄMISCHE LÄHMUNGEN

Ät:
- **Autosomal-dominant** vererbt (Chromosom 1q32, mit höherer Penetranz bei Männern) od. Neumutation, ICD-10: G72.3
- CONN-Syndrom (primärer Hyperaldosteronismus durch Nebennierenrindenüberfunktion (Adenom od. Hyperplasie der Zona glomerulosa) ⇨ vermehrte renale Natriumrückresorption und Kaliumausscheidung)
- Sekundärer Hyperaldosteronismus (Überproduktion von Renin, BARTTER-Syndrom, paraneoplastisch)
- Thyreotoxisch bedingt (Hyperthyreose, Morbus BASEDOW, insb. asiatische Pat. betroffen)

Path: **Gestörte Membranfunktion** der Muskelzellen durch Störung des Ca^{++}-Kanals, im Anfall intrazelluläre Ansammlung von Kalium ⇨ **extrazellulärer K^+-Mangel**

Epid: ◊ Prädisp.alter: um das 20. Lj. beginnend, m > w
◊ Häufigkeit: Unterschiedlich von einmalig, alle paar Monate bis wenige Tage mögl.

Klin: ⇒ Prodromi: Schweregefühl und Parästhesien der Extremitäten, Völlegefühl, Schweißausbrüche, Schwäche der Muskulatur
⇒ Proximal betonte symmetrische, **schlaffe Lähmungen**, die sich über Stunden auf Rumpf- und Halsmuskulatur ausdehnen, Gangstörung bis maximal zur Atemlähmung und Bradykardie mögl.
⇒ i.d.R. keine HN-Beteiligung
⇒ Häufig während dem Schlaf **nachts** oder **frühmorgens** auftretend
⇒ Trigger: schwere körperliche Arbeit, Kohlenhydrate + Insulin (führen zu intrazellulärer K^+-Verschiebung), Unterkühlung, psychischer Stress
⇒ Hyperaldosteronismus: arterielle Hypertonie, Obstipation, Müdigkeit, Kopfschmerzen

Diag:
1. Anamnese (auslösende Faktoren?)
2. Neurologische Untersuchung: schlaffe Paresen, MER abgeschwächt bis fehlend, keine Sensibilitätsstörungen
3. Labor: **Serumkalium erniedrigt** (auf 2-3 mmol/l im Anfall, sonst normal), Aldosteron bestimmen
4. EMG: **verkleinerte Aktionspotentiale**, **gelichtetes Muster** bei max. Innervation, keine elektrischen Potentiale mehr bei vollständiger Lähmung
5. MRT der Nebenniere bei V. a. Hyperaldosteronismus

6. EKG: QRS-Komplex verbreitert, verlängerte QT-Zeit, ST-Strecken-Senkung, flache T-Welle, deutliche U-Wellen, evtl. TU-Verschmelzungswellen, Extrasystolen
7. Provokationstest (gleichzeitig EKG- und EMG-Kontrolle): Glukose- + Insulin-Gabe ⇨ führt zur intrazellulären K^+-Verschiebung und somit zur Hypokaliämie im Blut

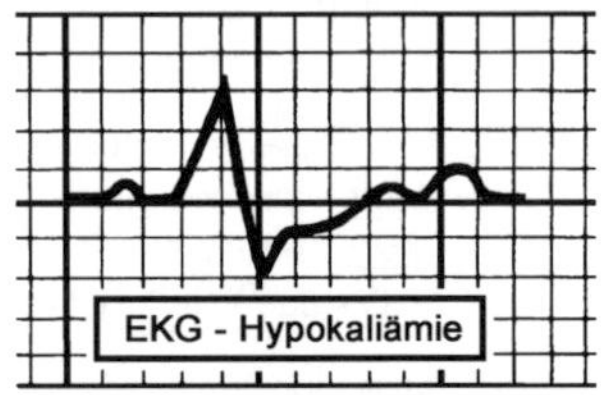

Ther: • Im Anfall: **Kalium** i.v. (20 mmol/Std. unter EKG-Kontrolle) oder Kalium p.o. (z.B. Kalinor®-Brausetabletten)
- Prophylaktisch: keine kohlenhydratreiche Mahlzeiten am Abend, starke körperliche Belastung vermeiden, kaliumreiche Nahrung (Gemüse, Bananen, getrocknete Aprikosen), als Med. kann das kaliumsparende Diuretikum Spironolacton (Aldactone®) versucht werden
- Operativ: bei Conn-Syndrom Adrenalektomie

Prog: Lähmung bildet sich i.d.R. rasch zurück. Mit zunehmendem Alter nimmt die Häufigkeit der Anfälle ab.

Kompl: * Atemlähmung, Herzversagen (Hyposystolie, Rhythmusstörungen), Blasen- und Darmatonie bis zum paralytischen Ileus mögl.
* Bewusstseinsstörungen bis hin zum Koma mögl. (Coma hypocaliaemicum)
* Cave: bei zu schneller i.v. Gabe von Kalium Gefahr des **Herzstillstandes** ⇨ Serumspiegelkontrolle und EKG-Kontrolle bei i.v.-Therapie

DD: – Symptomatischer Kaliummangel bei längerem Erbrechen, Diarrhoen, Leberzirrhose
- **Laxanzien-Abusus**, Anorexia nervosa
- Med: Überdosierung von Insulin (⇨ intrazelluläre K-Verschiebung), Therapie mit Diuretika (⇨ führt zum Kaliumverlust, z.B. bei Furosemid, Lasix®), Steroiden
- Thyreotoxikose, Myasthenie
- Psychogene Lähmung

HYPERKALIÄMISCHE LÄHMUNGEN

Syn: Adynamia episodica hereditaria, GAMSTORP-Syndrom, ICD-10: G72.3

Ät: – **Autosomal-dominant** vererbt (Chromosom 17q23) od. Neumutation
- Symptomatisch: ADDISON-Krankheit (Nebennierenrindeninsuffizienz), **Niereninsuffizienz**, Hämolyse
- Medikamente: kaliumsparende Diuretika Spironolacton (Aldactone®), Triamteren (Dytide® H)

Path: Gesteigerte Leitfähigkeit der Muskelmembran für Na^+ (Störung der skelettmuskulären Natrium-Membrankanäle) ⇨ Na^+-Aufnahme im Muskel u. K^+-Abgabe führt zur (Dauer)-**Depolarisation** der Muskelmembran

Epid: ◊ Prädisp.alter: im Kindesalter beginnend (meist vor dem 5. Lj.)
◊ Häufigkeit: bis zu mehrere Male täglich mögl.

Klin: ⇒ Prodromi: Schweregefühl und Parästhesien der Extremitäten, Schwäche der Muskulatur
⇒ **Schlaffe Lähmung** der Beine, Gangstörung, Beteiligung der Gesichts- und Pharynxmuskulatur (Sprech- u. Schluckstörungen), Paresen insg. leichter als bei hypokaliämischer Form und keine Beteiligung der Atemmuskulatur
⇒ Nur Minuten dauernd, **tagsüber** auftretend
⇒ Vermehrtes Durstgefühl

⇒ Begünstigend: schwere körperliche Arbeit, Kälteexposition, kaliumreiche Nahrung, Diät od. nach Nahrungskarenz (Hypoglykämie), Alkoholabusus

Diag:
1. Anamnese (auslösende Faktoren?) u. neurologische Untersuchung: Paresen, MER im Anfall erloschen
2. Labor: **Serumkalium erhöht** (>6 mmol/l im Anfall, im Intervall normal)
3. EMG: verminderte Potentiale, evtl. myotone Reaktion beim Einstich (verlängerte Aktivität)
4. EKG: flaches breites P, PQ-Zeit verlängert, verbreitete schenkelblockartige QRS-Komplexe, tiefe plumpe S-Zacke, QT-Zeit verlängert, zeltförmiges (= überhöhtes) T

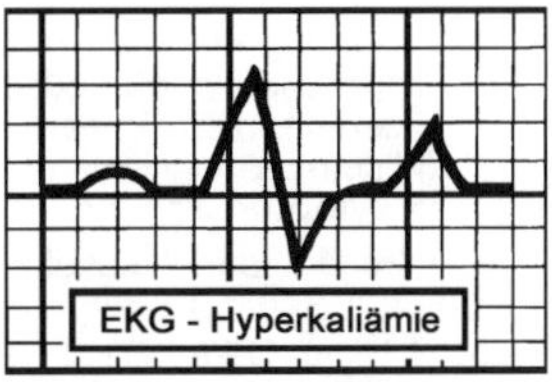

5. Provokationstest (gleichzeitig EKG u. EMG-Kontrolle): Kaliumlösung 1-5 g p.o.

Ther:
- Im Anfall: Kalziumglukonat 1 g i.v., symptomatisch kann auch Glucose + Insulin gegeben werden (führt zur intrazellulären K-Verschiebung), ß-Sympathomimetika Salbutamol-Dosieraerosol
- Bei Therapieresistenz ggf. Dialyse
- Prophylaktisch: kaliumhaltige Speisen meiden, Kohlenhydrat- und NaCl-reiche Kost, meiden schwerer körperlicher Anstrengungen, als Med. wird Acetazolamid (Diamox®) od. Hydrochlorothiazid versucht

Prog: Gut, im Erwachsenenalter abnehmende Häufigkeit.

DD: Paramyotonia congenita (normales Kalium)

NORMOKALIÄMISCHE LÄHMUNGEN

Ät:
- Selten autosomal-dominant vererbt, ICD-10: G72.3
- Variante der hyperkaliämischen Form

Epid: Prädisp.alter: 5.-10. Lj.

Klin:
⇒ **Schlaffe Lähmungen**, die sich über Stunden auf Rumpf- und Halsmuskulatur und Hirnnerven ausdehnen, lange Anfallsdauer bis zu Wochen mögl.
⇒ Keine Bewusstseinsstörungen
⇒ Häufig während dem Schlaf **nachts** oder frühmorgens auftretend
⇒ Trigger: Schwere körperliche Arbeit, Unterkühlung, psychischer Stress, Alkoholabusus

Diag:
1. Anamnese, neurologische Untersuchung s.o.
2. Labor: Kalium in Normbereich (3,5-5,5 mmol/l)

Ther:
- Im Anfall: NaCl-Infusion
- Prophylaktisch: kochsalzhaltige Diät, Med: Fludrocortison (Astonin® H)

POLYMYOSITIS UND DERMATOMYOSITIS

Syn: Dermatomyositis-Polymyositis-Komplex, **entzündliche Myopathien**, ICD-10: M33.-, G72.4 (nur Myositis)

Def: Autoimmunologische **entzündliche Veränderung** von Muskulatur (= **Myositis**) und Haut.

Ät:
- Unbekannt – **autoimmune Myositis** (HLA DR3)
- Bei **malignen Tumoren** (insb. kleinzelliges Bronchialkarzinom, Mamma, Ovarien, Uterus, Magen), Thymom oder **Kollagenosen** wie Lupus erythematodes, rheumatoide Arthritis, Sklerodermie, Panarteriitis nodosa, SJÖGREN-Syndrom, Sarkoidose, SHARP-Syndrom (Mischkollagenose), WEGNER-Granulomatose, Psoriasis, Hyperthyreose, Diabetes mellitus (= **symptomatische Myopathien**)
- Iatrogen: lange Glukokortikoidgaben (reversibel), Azidothymidin (Zidovudin, Retrovir®)

Path:
- Histo: Degeneration von Muskelfasern, Muskelfaserkaliberschwankungen, perivenöse Infiltration von Rundzellen, Bindegewebevermehrung
- Autoimmunkrankheit: T-Zellen-vermittelt od. zirkulierende Ak gegen Skelettmuskelfasern

Epid:
◊ Inzidenz: 0,5-1/100.000/Jahr
◊ Prädisp.alter: 40.-60. Lj. und 20 % im Kindesalter, grundsätzlich ist jedes Alter mögl.
◊ **W** > m (2:1)

Etlg:
Polymyositis akut od. chronisch
Dermatomyositis (= Polymyositis + Hautsymptome)
Okuläre Myositis

Klin:
⇒ Allgemein: Symptome einer rasch **progredienten** Myopathie = **proximale symmetrische Muskelschwächen** im Becken- (Treppensteigen wird erschwert) oder Schultergürtel einsetzend (Elevation des Armes erschwert), später nach kranial ausbreitend (Nackenmuskulatur und selten auch bulbäre Muskeln mit Dysphagie, nasaler Sprache)
⇒ Muskelkaterartige **Schmerzen** in der betroffenen Muskulatur, allg. Krankheitsgefühl mit Gelenkschmerzen
⇒ Bei akutem Verlauf auch Fieber mögl.
⇒ Dermatomyositis: Muskelsymptome wie oben + **Hautsymptome**: insb. bei Kindern mit **Ödemen** mit bläulich-violetter Verfärbung („Lilakrankheit"), v.a. um Augen, Nase, Hals und Schultern, Hautatrophien, **Teleangiektasien**, Schwellung des Zahnfleisches, RAYNAUD-Syndrom an den Händen (Gefäßspasmen), subkutane Verkalkungen
⇒ Okuläre Myositis: Lähmung der äußeren Augenmuskeln (häufig M.rectus med.) mit Blickparesen und Ptosis, retrobulbäre Schmerzen, konjunktivaler Injektion

Diag:
1. Anamnese: Erkrankungen des rheumatischen Formenkreises, maligne od. konsumierende Prozesse bekannt, fluktuierender Verlauf?

   MERKE: Bei jeder schnell progredienten Myopathie jenseits des 30. Lj. muss an eine Polymyositis gedacht werden und eine primäre Erkrankung ausgeschlossen werden.

   ⇨ **Internistisches Konsil**, Suche nach **Malignomen**!, urologisches und gynäkologisches Konsil, kardiale Untersuchung (EKG, Echokardiographie), Lungenfunktionstest, Koloskopie und Gastroskopie
2. Neurologische Untersuchung: MER normal erhalten od. gesteigert, keine od. allenfalls geringe Muskelatrophien, Druckschmerzhaftigkeit der Muskulatur
3. Labor: **BSG-Erhöhung** durch Verschiebung der Proteine, CRP-Erhöhung, starke **CK-Erhöhung** durch Muskeluntergang (um ein vielfaches des Normalwertes, im Endstadium dann wieder rückläufig = „ausgebrannte" Myositis), IgG-Vermehrung, GOT/AST-, LDH-Erhöhung, evtl. Leukozytose u. Eosinophilie bei der akuten Form

   Myositis-assoziierte Ak: PmScl-, Ku-, U1-nRNP-, Mi-2-, Jo-1-Autoantikörper, insb. bei Overlapsyndromen (z.B. Sklerodermie, Mischkollagenosen)

   Urin: Myoglobinurie bei Progredienz (Muskelzelluntergang)
4. EMG: myopathische Veränderungen + Denervierungszeichen: Verminderte und polyphasische Einzelaktionspotentiale, Summenpotential bei max. Aktivität mit **niedriger Amplitude**, **Fibrillationspotentiale** (= pathologische Spontanaktivität)

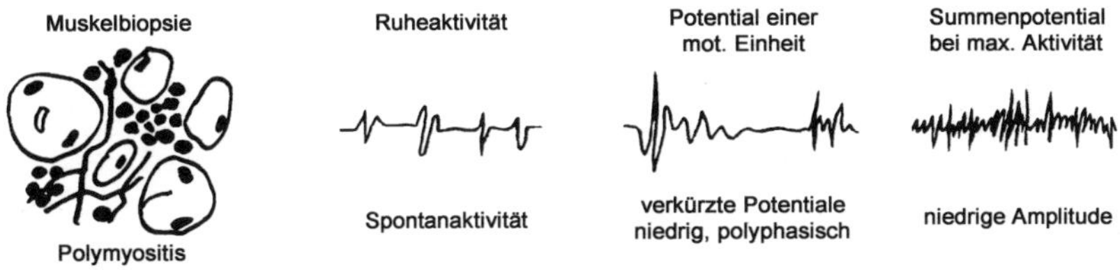

5. Orbitales CT od. besser MRT: bei okulärer Myositis Darstellung der Muskelschwellung u. -entzündung
6. Muskelbiopsie: Muskelfaserkaliberschwankungen, perivaskuläre Infiltration von mononukleären Rundzellen (Lymphozyten, Histiozyten, Plasmazellen, Makrophagen), Muskelfasertyp-II-Atrophie, Fibrose
7. Röntgen: Ösophagusbreischluck bei Dysphagie

Ther:
- Medikamente: **Glukokortikoide**, z.B. Prednisolon Decortin®H akut 100 mg/Tag, dann über mehrere Monate ausschleichen, Dauer und Dosis der Behandlung abhängig von der Entzündungsaktivität (CK als Verlaufsparameter kontrollieren), evtl. auch dauerhaft mit geringer Dosis.
  Akut evtl. auch Immunsuppression mit Azathioprin (Imurek® 150 mg/Tag) für ca. 2 Jahre bei Nichtansprechen der alleinigen Kortisontherapie. In Extremfällen auch Cyclophosphamid od. Methotrexat.
  Versucht wird auch die hochdosierte i.v.-Gabe von Immunglobulin G (2 g/kgKG 1x/Monat)
- Evtl. Plasmapherese bei Therapieresistenz (Entfernung zirkulierender Ak)
- Symptomatisch: Krankengymnastische Übungsbehandlung, Atemgymnastik, bei Bettlägerigkeit Prophylaxe von Inaktivitätskomplikationen

Prog: Unter Glukokortikoiden bis 50 % Remissionen möglich.
Akut: Schlecht, Letalität bei Kindern bis 50 % innerhalb 1 Jahres, sonst 20-30 %.
Chronisch/schubartig: 10 Jahre bis Spätstadium mit myasthenieartiger Ermüdbarkeit der Muskulatur.

Kompl:
* **Kardiomyopathie** (in bis zu 70 % d.F.)
* Schluckstörungen, Ateminsuffizienz bis –lähmung und Aspirationspneumonie, Lungenfibrose, Nierenversagen (Crush-Niere durch Myoglobinurie)

DD:
- **Infektiöse Myositis:** Durch **bakterielle** Infekte (Borrelien, Staphylokokken, Streptokokken, Clostridien, Toxoplasmose), **virale** Infekte (HIV, Coxsackie B (= Pleurodynie, Bornholmer Krankheit), Influenza, Echo, Herpes), **Mykosen** oder **Parasiten** (Trichinose, Zystizerkose), Prog: die Muskelschmerzen klingen mit Behandlung der Grunderkrankung ab
- Einschlusskörpermyositis: Polymyositis mit distalem Muskelbefall unklarer Genese (Slow-Virus-Genese od. Autoimmunerkrankung?), m > w, Histo: rimmed vacuoles mit eosinophilen zytoplasmatischen Einschlüssen, progredienter Verlauf, Ther: hochdosiert Immunglobuline i.v. für 6 Mon.
- **Polymyalgia rheumatica:** Pat. >60. Lj., w > m, sehr viel häufiger als Polymyositis, enge Beziehung zur Arteriitis temporalis (Riesenzellarteriitis), ebenfalls entzündlich (BSG ↑↑) und mit Muskelschmerzen, Morgensteifigkeit, aber keine myopathischen Veränderungen der Muskulatur, CK normal, Ther: ebenfalls hochdosiert Glukokortikoide
- **Fibromyalgie-Syndrom**: Schmerzen wie bei einer chronischen Myositis, in mehreren Körperregionen über mind. 3 Monate, Ät: meist unbekannt, häufig chronischer Stress, oft zusammen mit dem chronic fatigue syndrome (s.o.) vorkommend, Diag: Schmerzhaftigkeit bestimmter Druckpunkte (sog. tender points), Ther: Bewegungstherapie, Haltungsschulung, Psychotherapie, Rehabilitation, Med: Amitriptylin (Saroten®), Prog: spontane Remission mögl., oft aber chronisch
  Selbsthilfegruppen: Deutsche Fibromyalgie-Vereinigung e.V., Waidachshofer Str. 25, 74743 Seckach, Tel.: (0 62 92) 92 87-58, Fax: -61, Internet: http://www.fibromyalgie-fms.de

- Progressive Muskeldystrophien, Myasthenie
- Toxische od. endokrine Myopathien
- Spinale Muskelatrophie, neuralgische Schulteramyotrophie
- Myositis ossificans
- Idiopathische Rhabdomyolyse
- Schmetterlingserythem bei Lupus erythematodes
- Rheumatoide Arthritis

METABOLISCHE MYOPATHIEN

Syn: Hereditäre metabolische Myopathien, engl. hereditary metabolic myopathy, ICD-10: G73.6

Ät:
- Hereditär = **vererbt**: X-chrom.-rez., aut.-rez. und aut.-dom. Formen
- Spontane Neumutation

Etlg:

Glykogenosen: POMPE-Krankheit (aut.-rez., Chromosom 17q21-23, Glykogenose Typ II), MCARDLE-Krankheit (aut.-rez., Chromosom 11q13, Glykogenose Typ V), FORBES-Syndrom (aut.-rez., Glykogenose Typ III), TARUI-Krankheit (Glykogenose Typ VII)

Lipidspeichermyopathien: Carnitin-Mangel, Carnitin-Palmityl-Transferase-Mangel

Mitochondriale (Enzephalo-)Myopathien: MERRF-Syndrom u. MELAS-Syndrom (mitochondrialer DNA-Defekt, nur über die Mutter übertragbar [Kopf der männlichen Spermien haben keine Mitochondrien] oder Neumutation), KEARNS-SAYRE-Syndrom (Syn: Ophthalmoplegia plus, meist Neumutation, selten auch familiär), LEIGH-Syndrom (Syn: subakute nekrotisierende Enzephalomyelopathie, maternale, X-chrom.-rez. und aut.-rez. Formen)

Purin-Nukleotid-Zyklus-Myopathie: Myoadenylat-Desaminase-Mangel (aut.-rez., Chrom. 1), NADH-Ubichinon-Reduktase-Mangel

Epid: Häufigste Formen: POMPE-, MCARDLE-Krankheit, insg. aber sehr selten mit ca. 1/100.000

Path:

♦ Glykogenosen: Glykogen ist Energiequelle für anaerobe kurzfristige Muskelleistung, bei den Glykogenosen ist der Glykogenmetabolismus/Glykolyse gestört.
  - **POMPE-Krankheit:** Saure-Maltase-Mangel (= 1,4-Glukosidase-Mangel)
  - **MCARDLE-Krankheit:** Muskelphosphorylase-Mangel
  - FORBES-Syndrom: Amylo-1,6-Glukosidase-Mangel
  - TARUI-Krankheit: Phosphofruktokinase-Mangel

♦ Lipidspeichermyopathien: langkettige Fettsäuren sind Energiequelle für aerobe Dauer-Muskelleistung
  - Carnitin-Mangel hereditär (aut.-rez.), bei mitochondrialer Myopathie oder durch Valproinsäuremedikation, parenterale Langzeiternährung
  - Carnitin-Palmityl-Transferase-Mangel (aut.-rez., Chromosom 1)

♦ Mitochondriale Myopathien: Defekt im mitochondrialen Stoffwechsel, meist generalisiert (also nicht nur die Muskulatur betroffen, meist auch ZNS-Symptome, daher synonym auch mitochondriale **Enzephalomyopathien** genannt)
  - MERRF-Syndrom = Myoklonusepilepsie mit ragged red fibres in der Muskelbiopsie
  - MELAS-Syndrom = Myopathie, Enzephalopathie, Laktatazidose, Schlaganfälle
  - KEARNS-SAYRE-Syndrom: Cytochrom-C-Oxidase-Mangel
  - LEIGH-Syndrom: Defekt im Energiestoffwechsels, multifokale symmetrische Nekrosen, Gliawucherungen u. Kapillarvermehrungen im Gehirn (Hirnstamms, N./Trac.opticus/ Chiasma) u. Rückenmark

- Purin-Nukleotid-Zyklus: Energiequelle für kurzfristige Muskelleistung
  - Myoadenylat-Desaminase-Mangel
  - NADH-Ubichinon-Reduktase-Mangel

Klin: ⇒ POMPE-Krankheit: drei Formen: infantile (eigentlicher Morbus POMPE), juvenile u. adulte:
- Infantile Form: in den ersten Lebensmonaten bereits generalisierte Muskelschwäche, „floppy infant", Kardiomegalie, Hepatomegalie, Makroglossie, Zwerchfellparese, Tod meist noch im 1. Lj. durch kardiopulmonale Insuffizienz
- Juvenile Form (3.-12. Lj.): langsam progrediente Muskelschwäche, Makroglossie
- Adulte Form (= leichte Ausprägung, Manifestationsalter: >20. Lj.): Gliedergürtelbetonte Muskelschwäche, Schlafstörungen, Rollstuhl-/Beatmungspflicht nach ca. 15 J.

⇒ MCARDLE-Krankheit: Belastungsabhängige Muskelschwäche und -schmerzen, Wadenkrämpfe, Muskelschwellungen, Rhabdomyolyse und Myoglobinurie nach Belastung möglich

⇒ FORBES-Syndrom: proximale Muskelhypotonie, Hepatomegalie, Minderwuchs, Besserung der Symptome nach der Pubertät mögl.

⇒ TARUI-Krankheit: Muskelschwäche, hämolytische Anämie

⇒ Carnitin-Mangel: ab ca. 6. Lj. proximal betonte Atrophien und fortschreitende Muskelschwäche, Myalgien, Verstärkung durch Fasten oder längere Belastung, Kardiomyopathie

⇒ Carnitin-Palmityl-Transferase-Mangel: Muskelschwäche beim Fasten oder nach Belastung, Myoglobinurie

⇒ MERRF-Syndrom: Myoklonien, proximale Muskelschwäche, generalisierte Krampfanfälle, Gangataxie, Hörminderung, Demenz

⇒ MELAS-Syndrom: proximale Muskelschwäche + HN-Befall, Krampfanfälle, ischämische Hirninfarkte, mentale Retardierung, Minderwuchs, Kardiomyopathie

⇒ KEARNS-SAYRE-Syndrom: Beginn vor dem 20. Lj., progressive Ophthalmoplegia externa (Ptosis, Doppelbilder), Retinitis pigmentosa, Optikusatrophie, Ataxie, generalisierte Muskelschwäche, Herzreizleitungsstörungen, Kardiomegalie, Demenz, Liquoreiweißvermehrung, oft letal durch plötzlichen Herztod

⇒ LEIGH-Syndrom: bereits in den ersten Lj. Augensymptome (Nystagmus, Augenmuskellähmung, Optikusatrophie), hypotone Paresen der Muskulatur, Ataxie, Gedeihstörungen, Atemstörungen und Tod durch Atemmuskellähmung meist innerhalb eines Jahres

⇒ Purin-Nukleotid-Zyklus-Myopathien: wenig bis keine Beschwerden, allenfalls bei Belastung schnellere Ermüdung der Muskulatur

Diag:
1. Anamnese (Myoglobinurie = dunkelbrauner Urin nach Belastung?) und Familienanamnese (Familienmitglieder betroffen?)
2. Neurologische Untersuchung: meist normal
3. Labor: CK meist ↑, Nachweis des Enzymmangels in Fibroblastenkulturen, pränatale Diagnostik teilweise mögl. (Mutationsanalyse)
   McArdle-Krankheit: Ischämie-Test (Blutdruckmanschette am Oberarm und wiederholtes Drücken der Hand) mit fehlendem Laktat-Anstieg (Blutabnahme bei 5 u. 10 Min. an diesem Arm)
   Purin-Nukleotid-Zyklus-Myopathie: fehlender Amoniakanstieg bei Ischämie-Test
4. EMG: myopathisches Bild, aber auch Normalbefund mögl.
5. Belastungstest auf dem Laufband oder Armbelastungstest mit Bestimmung der Serumlaktatkonzentration ⇨ Aussage zur Leistungsfähigkeit des Muskelsystems des Pat. mögl.
6. Muskelbiopsie: **vakuoläre** (glykogenhaltig) Myopathie bei Glykogenosen, **„ragged red fibres"** (Anhäufung von Trichrom-gefärbten abnormen Mitochondrien) bei mitochondrialer Myopathie, **Lipideinlagerungen** bei Lipidspeichermyopathien
7. EKG: zum Ausschluss von Reizleitungsstörungen, Kardiomyopathie

Ther:
- **Keine kausale Ther.** mögl., größere Belastungen meiden
  - Glykogenosen: proteinreiche Diät, für die POMPE-Krankheit gibt es eine Enzym-Ersatz-

therapie (rekombinante Saure-Maltase, 20 mg/kgKG Alglucosidase-α alle 2 Wo. i.v., Myozyme®)
- Lipidspeichermyopathien: kohlenhydratreiche fettarme Nahrung, kein Fasten, ggf. L-Carnitin-Substitution (2-4 g/Tag)
- Mitochondriale Myopathien: erprobt wird eine Koenzym-Q-Medikation

• Selbsthilfegruppen: Selbsthilfegruppe Glykogenose Deutschland e.V., Charentoner Str. 21, 33142 Büren, Tel: (0 29 51) 47 89, Fax: 66 08, Internet: http://www.glykogenose.de

Prog: Chronisch Progredient mit fortschreitendem Alter

Kompl: * Allgemein: reicht bei Belastung die Energieversorgung der Muskulatur nicht aus, führt dies zur **Rhabdomyolyse** und Myoglobinurie nach ⇨ Gefahr des Nierenversagens, Bewusstseinsstörung, epileptische Anfälle, Ther: i.v.-Volumensubstitution und forcierte Diurese (Furosemid, Lasix®), ggf. Hämodialyse
* Glykogenosen: Ablagerungen von Glykogen in d. Muskulatur, **Leber**, Herz, Nieren, ZNS
* Bei systemischer Myopathie (= nicht nur auf die Skelettmuskulatur beschränkt) Gefahr der Kardiomyopathie bis zum Herzversagen
* Mitochondriale Myopathien: Verkalkungen im Gehirn, Hirnatrophie, hypodense Areale

DD: – Muskeldystrophie
– Kongenitale Myopathien

KONGENITALE MYOPATHIEN

Syn: Angeborene Myopathien, ICD-10: G71.2

Ät: – Aut.-dom., aut.-rez. od. X-chrom.-rez. erblich mit verschiedenen Genloci ⇨ verschiedene Proteindefekte bekannt
– Sporadisches Auftreten

Path: Myopathie **von Geburt an**, i.d.R. nicht progredient

Etlg: # Central-core-Krankheit (aut.-dom., Chrom. 19q13.1, Ryanodinrezeptor-Mutation des Kalziumkanals des sarkoplasmatischen Retikulums)
Nemaline-Myopathie: Tropomyosin-, Nebulin- od. Aktindefekt
Multicore-Krankheit (Syn: Minicore disease)
Zentronukleäre Myopathie (X-chrom.-rez., Chrom. Xq28)
Desminopathien (Anhäufung von Desmin)

Klin: ⇒ Central-core-Krankheit: **Muskelhypotonie**, **prox. Paresen** (insb. der Beine), verzögerte motorische Entwicklung, Skelettdeformitäten, maligne Hyperthermie mögl.
⇒ Nemaline-Myopathie: Muskelhypotonie, prox. Paresen, verzögerte motorische Entwicklung, Facies myopathica, Skelettdeformitäten, Kardiomyopathie
⇒ Multicore-Krankheit: Muskelhypotonie, Ptosis, Ophthalmoplegie, Skelettdeformitäten
⇒ Zentronukleäre Myopathie: Muskelhypotonie, verzögerte motorische Entwicklung

Diag: 1. Anamnese: direkt nach Geburt beginnende Symptome
2. Neurologische Untersuchung
3. Muskelbiopsie: Central-core: Zentral angeordnete abnorme Muskelfibrillen (central core)
Nemaline-Myopathie: stäbchenartige Formationen („rods“) in den Muskelfibrillen
Zentronukleäre Myopathie: Reihen von zentral gelegenen Kernen

4. EMG: myopathische Veränderungen

Ther:
- Keine kausale Ther. mögl.
- Symptomatisch: Krankengymnastik
- Genetische Beratung

Prog: Wenig oder keine Progredienz, da Symptome bereits von Geburt an.

Kompl:
- **Skelettdeformitäten**: Dolichozephalus (hoher und schmaler Langschädel), hoher Gaumen, Skoliose, Trichterbrust, Hüftdysplasie, Senk-/Spreizfuß, Klumpfuß
- Central-core-Krankheit: Risiko für eine Maligne Hyperthermie, insb. nach Gabe von Inhalationsanästhetika und/oder depolarisierende Muskelrelaxanzien

DD:
- Metabolische Myopathien
- Kongenitale Form einer Myasthenie, Myotonie, Muskeldystrophie, myotonen Dystrophie od. Polyneuropathie
- Congenital Disorders of Glycosylation (CDG): aut.-rez. erbliche Defekte der Glykoproteinbiosynthese (sehr seltene Krankheitsbilder) mit muskulärer Hypotonie, zerebellarer Hypoplasie, psychomotorischer Retardierung, Strabismus, Herzmuskelschwäche
- MARINESCU-SJÖGREN-Syndrom: aut.-rez. erblicher Defekte (Chrom. 5), der zu verminderten od. fehlgefalteten Proteinen im endoplasmatischen Retikulum führt, Klin: zerebellare Ataxie, Katarakt, Myopathie u. psychomotorische Retardierung
- Spinale Muskelatrophie

ENDOKRINE MYOPATHIEN

Syn: Engl. endocrine myopathy, ICD-10: G73.5

Ät:
- CUSHING-Syndrom, Steroidmyopathie (>10 mg Prednison/Tag)
- ADDISON-Krankheit
- Akromegalie
- Hypothyreose
- Hyperthyreose, thyreotoxische Myopathie
- Hypoparathyreoidismus
- Hyperparathyreoidismus

Klin:
- ⇒ Allgemein: Myopathie meist **symmetrisch** und proximal betont
- ⇒ CUSHING-Syndrom: proximale Schwäche im Bein-/Beckengürtel-Bereich
- ⇒ ADDISON-Krankheit: neigt zur Generalisierung der Muskelschwäche
- ⇒ Akromegalie: nur leichte proximale Myopathie, Karpaltunnelsyndrom
- ⇒ Hypothyreose: verzögerte Muskelerschlaffung, CK-Erhöhung
- ⇒ Hyperthyreose: fast immer proximale Muskelschwäche vorhanden
- ⇒ Hypoparathyreoidismus: proximale Muskelschwächen, Tetanie durch Hypokalzämie
- ⇒ Hyperparathyreoidismus: proximale Muskelschwäche, Atrophien

Diag:
1. Anamnese (Grunderkrankung bekannt?)
2. Neurologische Untersuchung und internistische Untersuchung entsprechend der Grunderkrankung
3. Histo: fokale Fasernekrosen
4. EMG: myopathische Zeichen

<u>Ther:</u>
- Behandlung der Grunderkrankung
- <u>Symptomatisch:</u> Krankengymnastik, körperliche Aktivität

EXOGEN-TOXISCHE MYOPATHIEN

<u>Syn:</u> Engl. toxic myopathy, ICD-10: G72.1 (Alkohol), G72.0 (Arzneimittel)

<u>Ät:</u>
- <u>Substanzmissbrauch:</u> **Alkoholabusus** (Alkoholmyopathie), Barbituratintoxikation, Heroin, Kokain, Ecstasy, Phencyclidin, Schnüffelstoffe (Benzindämpfe, Toluol)
- <u>**Medikamente:**</u> **Glukokortikoide** (Steroidmyopathie), **Fibrate** (Lipidsenker, z.B. Bezafibrat, Cedur®), **Statine** (HMG-CoA-Reduktase-Inhibitoren, sog. CSE-Hemmer zur Cholesterinsenkung, insb. Cerivastatin, Lipobay® [daher 2001 auch vom Markt genommen], Simvastatin, Zocor®, Atorvastatin, Sortis® od. Lovastatin, Mevinacor®) u. potenziertes Risiko bei **Kombination** von Fibraten u. Statinen!, Amphotericin B (Antimykotikum, Ampho-Moronal®), antiretrovirale Substanzen (AIDS-Medikamente, z.B. Zidovudin, Lamivudin u.a.), Amiodaron (Antiarrhythmikum, Cordarex®), Chloroquin (Malariamittel, Resochin®), Ciclosporin (Immunsuppressivum, Sandimmun®), Colchizin (Antirheumatikum, Cefarheumin®), D-Penicillamin (Antirheumatikum, Metalcaptase®), Propofol (i.v.-Narkosemittel in der Intensivmedizin, Disoprivan®), Vit.-A-Überdosierung, Vincristin (Zytostatikum) und Zytostatika**kombinationen**, Missbrauch von Schilddrüsenhormonen
- Mechanisch: im Koma oder bei tiefer langandauernder Bewusstlosigkeit Rhabdomyolyse durch den Druck von der Unterlage auf die Muskulatur mögl. (sog. „self-crush"), großes Trauma, extreme Muskelanspannungen, arterielle Embolien
- **Sepsis** (Critical-ill-Myopathie)

<u>Path:</u> Direkte toxische Schädigung oder indirekte Schädigung durch Beeinträchtigung des muskulären Stoffwechsels.

<u>Klin:</u>
⇒ <u>Frühsymptom:</u> **Wadendruckschmerz**
⇒ Muskelschwäche insb. der unteren Extremitäten, Steifigkeit
⇒ Muskelkrämpfe, Muskelkater
⇒ **Myoglobinurie** durch Rhabdomyolyse (Dunkelfärbung des Harns)

<u>Diag:</u>
1. Anamnese (Alkoholabusus, Medikamenteneinnahme)
2. Neurologische Untersuchung: Muskulatur druckdolent, eher proximale Paresen, Muskelatrophien, abgeschwächte Reflexe, Hyperthermie?
3. <u>Labor:</u> **CK-Erhöhung**, Myoglobinurie
   Im Ischämie-Test zu geringer Laktatanstieg
4. <u>Muskelbiopsie:</u> **Fasernekrosen** mit Vakuolenbildung, bei Alkohol auch tubuläre Formationen

<u>Ther:</u> **Absetzen** des Toxins/Medikaments, bzw. künftig strikte Meidung der toxischen Substanz.

<u>Prog:</u> Mit Abstinenz der toxischen Substanz ist auch die Myopathie meist langsam reversibel.

<u>Kompl:</u>
* **Rhabdomyolyse**, Hyperthermie
* Kardiomyopathie
* Atemnot, Dysphagie

<u>DD:</u> <u>**Rhabdomyolyse**</u> durch die o.g. toxischen Substanzen möglich, andere Ursachen:
- hereditär (Familienanamnese, metabolische Myopathien)
- nach Polytrauma (Crush-Verletzung, z.B. durch Verschüttung), Verbrennungen, Kompartmentsyndrom, Gefäßverschluss (⇨ Ischämie der Muskulatur)

- exzessive Muskelbelastung (Sport bei Ungeübten, Militärmärsche, Epilepsie)
- Infektionen (Herpes, Coxsackie, Influenza, Streptokokken, Typhus)
- Hyperthermie, Inhalationsnarkotika-induziert (maligne Hyperthermie), malignes neuroleptisches Syndrom (durch Neuroleptika-Medikation), diabetische Stoffwechselentgleisung

Klin: Muskelschwellung, Muskelschwäche u. -schmerzen, Rigidität, Dunkelfärbung des Urins (Myoglobinurie), CK ↑↑, Myoglobin und Kalium i.S. ↑, metabolische Azidose

Ther: Volumensubstitution und forcierte Diurese (Furosemid, Lasix®), Alkalisierung des Urins, Intensivüberwachung, ggf. Hämodialyse

Kompl: Nierenversagen, Herzstillstand durch Hyperkaliämie, Verbrauchskoagulopathie

MALIGNE HYPERTHERMIE

Syn: Maligne Hyperpyrexie, engl. malignant hyperthermia, ICD-10: T88.3

Anatomie: Die Wärmeregulation des Körpers erfolgt durch im **vorderen Hypothalamus** gelegene Zentren. Wärmesteigerung durch Muskelaktivität (Kältezittern) od. Stoffwechselsteigerung (z.B. Trijodthyronin vermittelt) mögl.

Ät:
- Maligne Hyperthermie als **Narkosezwischenfall**, v.a. nach Inhalationsanästhetika Halothan, Methoxyfluran und/oder depolarisierende Muskelrelaxanzien, wie Suxamethonium (Pantolax®) od. Dekamethonium, genetische Disposition od. Stress-induziert
- Komplikation einer exogen-toxischen Myopathie (s.o.)
- Autosomal-dominant vererbte maligne Hyperthermie mit Myopathie (Chrom. 19q12-q13 od. 1q32) ⇨ Pat. sind häufig asymptomatisch und Entwickeln dann bei einer Narkose erstmals das Krankheitsbild
- Central-core-Krankheit (aut.-dom., Chrom. 19q13.1, kongenitale Myopathie, Ryanodinrezeptor-Mutation des Calciumkanals)

Path:
- ♦ Gestörte Ca^{++}-Transportvorgänge im Myoplasma (pathologische Ausschüttung von Ca^{++}) ⇨ generalisierte Muskeltonuserhöhung, Tachykardie, pCO_2-Anstieg, Temperaturanstieg
- ♦ In der Folge Schädigung der Muskelfasern (Hyperkaliämie), Myoglobinurie, **hypermetabolische Krise**

Epid: Häufigkeit: 1/15.000 Narkosen im Kindesalter, 1/50.000 Narkosen im Erwachsenenalter

Klin:
- ⇒ Erste klinische Zeichen: **Tachykardie** und **Rigor der Muskulatur** (Rigor der Kaumuskulatur manchmal schon auffällig bei der Intubation)
- ⇒ **Schneller Temperaturanstieg >40 °C**, bis zu 45 °C
- ⇒ Tachypnoe, Zyanose, Hypoxie, Blutdruckschwankungen, Schwitzen
- ⇒ Rhabdomyolyse, **Myoglobinurie** (dunkler Urin), Nierenversagen

Diag:
1. Anamnese und Fremdanamnese: frühere Narkosezwischenfälle, Operationen, Neuroleptika-Medikation (s. DD), Familienanamnese
2. Neurologische Untersuchung: Muskelrigidität, extremes Fieber
3. Labor: **Elektrolytverschiebung** K^{+}-, Mg^{++}- sowie **CK-Erhöhung** im Serum, metabolische **Azidose**, Hypoxie, Blutgerinnungsstörungen
4. Die Veranlagung zur Entwicklung einer Malignen Hyperthermie kann mit einem In-vitro-Kontrakturtest aus einer Muskelbiopsie nachgewiesen werden (die Probe wird mit Halothan versetzt und die Kontraktionskraft gemessen, Norm: <2 mN)

Ther:
- Sofortmaßnahmen: **Unterbrechung der Narkose**, 100%ige O_2-Beatmung, Intensivüberwachung, Kontrolle der Urinausscheidung, ggf. Ausgleich der Azidose (Natriumbicarbonat), Heparinisierung

Medikamente: Myotonolytikum **Dantrolen** (Dantamacrin® akut 2,5 mg/kgKG i.v. als Kurzinfusion ⇨ blockiert die Ca^{++}-Freisetzung)
- Intensive Kühlung: Wadenwickel, Cool-packs, nasse Tücher, Metamizol (Novalgin®)

Prog: **Sehr ernst**, unbehandelt in 60 % d.F. letal, mit Intensivtherapie ca. 10%ige Letalität

Kompl:
- **Nierenversagen**
- Hirnödem durch Elektrolytverschiebung
- Verbrauchskoagulopathie
- Herz-/Kreislaufversagen

Proph:
- ♥ Rezidivrisiko bei erneuter Narkose ⇨ Pat. aufklären, Notfallausweis ausstellen
- ♥ Narkosen bei betroffenen Pat. als Neuroleptanalgesie, Lachgas, Pancuronium od. wenn mögl. nur mittels Regionalanästhesie

DD: **Malignes neuroleptisches Syndrom** (durch Neuroleptika-Medikation): ebenfalls Hyperthermie, Rigor, Tachykardie, arterielle Hypertonie, Elektrolytstörungen, Rhabdomyolyse, Stupor bis hin zum Koma (s. Kap. Neuroleptika)

NEUROLOGISCHE ERKRANKUNGEN UND SCHWANGERSCHAFT

Etlg: # Vorbestehende neurologische Erkrankungen, die sich während einer Schwangerschaft **verschlechtern** (oder aber auch verbessern) können oder/und zu Komplikationen des Schwangerschaftsverlaufs/Geburt führen können: Epilepsie, Myasthenia gravis, dystrophische Myotonie, Migräne, Multiple Sklerose, Neurofibromatose

oder neurologische Erkrankungen, die zufällig auch während der Schwangerschaft unabhängig auftreten können: GUILLAIN-BARRÉ-Syndrom, Hirntumoren

Erkrankungen mit **erhöhter Inzidenz** in der Schwangerschaft: Kopfschmerzen, **intrazerebrale Blutungen** (bei Eklampsie, HELLP-Syndrom und auch im Wochenbett), zerebrovaskuläre Insuffizienz (**ischämischer Insult**, auch im Wochenbett), **Subarachnoidalblutung** (ca. 5fach höheres Risiko), **Sinusvenenthrombose** (meist im Wochenbett), neurovaskuläre Engpasssyndrome (insb. **Karpaltunnelsyndrom** des N.medianus und Meralgia paraesthetica des N.cutaneus femoris lat. in der Leiste), Restless-Legs-Syndrom, **Chorea gravidarum** (meist während der ersten Schwangerschaft, 12.-20. SSW, Erwachsenenform der Chorea minor)

Schwangerschaftsspezifische Erkrankungen mit neurologischen Symptomen:

- **Präeklampsie** (Syn: in Deutschland meist **Gestose** genannt, hypertensive Schwangerschaftserkrankung) ⇨ + epileptische Anfälle = **Eklampsie**: pathogenetisch vermutlich durch lokale Gefäßverengungen bedingt ⇨ Stase, Ödem, Fibrinablagerungen. Bei Mehrlingsschwangerschaft 6fach häufiger als bei Einlingsschwangerschaft, meist im **3. Trimenon** vorkommend.
- **HELLP-Syndrom** (Maximalform einer Präeklampsie mit Hämolyse, erhöhten Transaminasen u. Bilirubin (elevated liver function test) und Thrombozytenzahlabfall (low platelet counts)
- **SHEEHAN-Syndrom**: postpartale Störung/Ausfall der Hypophysenvorderlappenfunktion durch Gewebehypoxie (z.B. bei Massenblutung durch geburtshilfliche Komplikationen ⇨ hypovolämischer Schock führt zu ischämischer Nekrose des HVL) ⇨ akute **Hypophysenvorderlappeninsuffizienz**
- **Fruchtwasserembolie** (Syn. Amnioninfusionssyndrom), insb. bei Multipara >30. Lj.: Übergang von Fruchtwasser in die Blutbahn der Mutter während oder kurz nach der Geburt über eine eröffnete uterine Vene im Bereich der Plazentahaftstelle, des Plazentarandes, des Myometriums oder der Zervix, z.B. bei Schnittentbindung, intrauterinem Eingriff, vorzeitiger Plazentalösung, Uterusruptur, Placenta praevia, Zervixriss, verstärkter Wehentätigkeit bei Oxytocinüberdosierung, Tetanus uteri

Klin: ⇒ Kopfschmerzen: im ersten Schwangerschaftsdrittel häufig durch die Anpassung des Organismus auf die Schwangerschaft (hormonelle Umstellung, arterielle Hypotonie)

⇒ Epilepsie: Zunahme (aber auch Abnahme) der Anfallshäufigkeit mögl., in der Schwangerschaft erhöhte Rate an Blutungen u. Präeklampsie, erhöhte Missbildungsrate (auch ohne Antikonvulsiva ca. 2fach erhöht)

⇒ Myasthenia gravis: Verbesserung, Verschlechterung oder gleiche Symptomatik mögl.

Neugeborenen-Myasthenie (= Myasthenie bei Neugeborenen Myasthenie-erkrankter Mütter): nach der Geburt Trinkschwäche, wenig Spontanbewegungen, schlaffer Muskeltonus, flache Atmung, nur leises Schreien, Aspirationsgefahr (Path: Symptome sind bedingt durch transplazentare Übertragung der Acetylcholin-Rezeptor-Ak der Mutter ⇨ Rückbildung nach 4-8 Wochen entsprechend dem Abbau der maternalen Ak)

⇒ Migräne: in 60-80 % d.F. haben die Frauen keine oder deutlich **seltener** Kopfschmerzattacken (vermutlich durch den hohen Östrogenspiegel) während einer Schwangerschaft

⇒ Dystrophische Myotonie: Fehlgeburten, Frühgeburtlichkeit, Präeklampsie, Polyhydramnion mögl.

⇒ Multiple Sklerose: **Schubrate vermindert** sich meist während einer Schwangerschaft, unmittelbar post partum ist das Schubrisiko transient erhöht und erreicht dann wieder das Normalniveau

⇒ Subarachnoidalblutung: akute Kopfschmerzen, Übelkeit und Erbrechen, Meningismus, Bewusstseinsstörungen

⇒ Meningeome: beschleunigtes Wachstum während einer Schwangerschaft mögl.

⇒ Karpaltunnelsyndrom: typische nächtliche Kribbelparästhesien der Finger I-III der Hände (entstehen durch Flüssigkeitseinlagerung), häufig auch Beschwerden tagsüber, die Beschwerden bilden sich meist innerhalb von 3 Mon. nach der Schwangerschaft von alleine wieder zurück

⇒ Meralgia paraesthetica: mechanische Kompression des N.cutaneus femoris lat. in der Leiste ⇨ Schmerzen und Dysästhesien an der Vorderaußenseite des Oberschenkels, insb. bei Streckung im Hüftgelenk, bildet sich nach der Schwangerschaft meist spontan zurück

⇒ Restless-Legs-Syndrom: in Ruhe und insb. abends/nächtlich auftretender Bewegungsdrang der Extremitäten, bis 20 % der Schwangeren betroffen

⇒ Chorea gravidarum („Veitstanz"): häufig nur einseitige Hyperkinesen im Bereich der Kopf- und distalen oberen Extremitätenmuskulatur (kurze, arrhythmische Zuckungen und schleudernde Bewegungen), schlaffer Muskeltonus, Affektlabilität, Ängstlichkeit, Verstärkung durch emotionale Erregung

⇒ Präeklampsie (Gestose): arterielle Hypertonie + Proteinurie mit Ödemen nach der 20. SSW bis zur 6. Woche port partum (bei zuvor normotensiven und nichtproteinurischen Frauen). 3-10 % aller Schwangeren betroffen, ca. jede 10. davon entwickelt dann eine Eklampsie

⇒ Eklampsie: generalisierte, **tonisch-klonische Anfälle** (Eclampsia convulsiva) mit oder ohne Bewusstseinsverlust als Komplikation einer Präeklampsie (während der Schwangerschaft bis 48 Std. post partum). Betrifft 0,03-1 % der Schwangeren. Prodromi (Eclampsia imminens) sind rascher Blutdruckanstieg mit starken, meist frontalen Kopfschmerzen, Flimmern vor den Augen, Doppelbildern, Hyperreflexie, Übelkeit, Magendruck

Postpartale zerebrale Angiopathie (ähnliche klinische Symptomatik wie die Eklampsie, jedoch später nach der Geburt auftretend)

⇒ HELLP-Syndrom: Symptome einer Gestose und Schmerzen im rechten Oberbauch (Kapseldehnungsschmerz der Leber), Übelkeit und Erbrechen, ausgeprägte Anämie ⇨ blasse Haut, evtl. ikterisch

⇒ Fruchtwasserembolie: plötzliche Dyspnoe, Zyanose, arterielle Hypotonie während der Entbindung ⇨ im weiteren Verlauf Schocksymptomatik, Blutgerinnungsstörungen durch Afibrinogenämie mit erhöhter fibrinolytischer Aktivität, Thrombozytenzahlerniedrigung bis hin zur Verbrauchskoagulopathie

⇒ SHEEHAN-Syndrom: fehlende Milchproduktion, evtl. Sehstörungen, Okulomotoriuslähmung durch Raumforderung im Bereich der Hypophyse, ADDISON-Krise (Gluko- und Mineralokortikoidmangel durch Ausfall des ACTH) ⇨ Elektrolytstörungen, Hypothyreose, Zyklusstörungen/Amenorrhoe, Sterilität, Sklerodermie-ähnlichen Hautveränderungen

Diag:
1. Anamnese (Schwangerschaftswoche, frühere Schwangerschaftskomplikationen), vorbestehende neurologische Erkrankungen und neurologische Untersuchung
2. Bildgebung: ist nach kritischer Indikationsprüfung eine Röntgen- od. CT-Untersuchung (z.B. V. a. akute intrazerebrale Blutung) erforderlich und nicht durch ein **MRT** zu ersetzen, sollte diese immer mit großer abdomineller Bleischürze durchgeführt werden
3. Labor: bei Gestose Proteinurie, beim HELLP-Syndrom zusätzlich Erhöhung d. Transaminasen, LDH u. Bilirubin, Thrombozytenzahlabfall <100.000/μl, Hb-Abfall durch Hämolyse
4. Bei erstmaligem Auftreten epileptischer Anfälle in einer Schwangerschaft EEG, MRT zum Ausschluss/Nachweis organischer Ursachen (z.B. Hirntumor, Sinusvenenthrombose, Fruchtwasserembolie) bzw. einer Eklampsie
5. Eklampsie: in der transkraniellen Dopplersonographie Nachweis von Spasmen der Hirnbasisarterien

Ther:
- Epilepsie: Bei langjähriger Anfallsfreiheit sollte vor einer geplanten Schwangerschaft ein **Auslassversuch** der Antiepileptika-Medikation gemacht werden. Ist dies nicht mögl., sollte eine **Monotherapie in niedriger Dosis** angestrebt werden, **Retardpräparate** verwenden (Vermeidung von Serumkonzentrationsspitzen), regelmäßige Spiegelkontrollen

(mind. monatlich, bei gleichbleibender Dosierung sinken die Spiegel meist im Schwangerschaftsverlauf ⇨ Dosisanpassung erforderlich), Spiegel möglichst nahe dem unteren Grenzbereich einstellen, ggf. Umstellung von Valproinsäure auf Lamotrigin.

Substitution von Folsäure (Folsan® 5 mg/Tg.) im ersten Trimenon.

Erweiterte pränatale Diagnostik mit Bestimmung von α-Fetoprotein in der 16. SSW zum Nachweis von Neuralrohrdefekten sowie eine Ultraschallfeindiagnostik in der 20. SSW durchführen.

2 Wo. vor Geburt Gabe von Vitamin K (20 mg/Tag) wegen der erhöhten Blutungsneigung des Neugeborenen bei Epileptikamedikation der Mutter (bei Carbamazepin, Phenytoin, Phenobarbital, Primidon).

In Europa gibt es ein Zentralregister für Schwangere, die eine Antiepileptika-Medikation erhalten (EURAP – European Registry of Antiepileptic Drugs and Pregnancy in Mailand, Internet: http://www.eurap.de, Kontaktadresse in Deutschland an der Charité in Berlin, E-Mail: eurap.germany@charite.de)

Eine Liste spezialisierter Schwerpunktzentren findet sich bei der Dt. Gesellschaft für Epileptologie, Internet: http://www.dgfe.info

- Myasthenia gravis: Pyridostigmin und Glukokortikoide sind mögl., vor geplanter Schwangerschaft immunsuppressive Ther. absetzen, bei akuter Exazerbation i.v.-Immunglobuline und ggf. Plasmapherese. Normale Geburt anstreben (wenn mögl. keine Sectio caesarea), Stillen ist mit normaler Medikation mögl. (nicht bei immunsuppressiver Ther.)
- Multiple Sklerose: ein akuter Schub im 2. od. 3. Trimenon kann mit einer Glukokortikoid-Stoßtherapie behandelt werden, ggf. auch i.v.-Immunglobuline mögl.
- Migräne: autogenes Training, Muskelrelaxationstraining nach JACOBSON, sind Schmerzmittel erforderlich kann 1.000 mg Paracetamol eingesetzt werden. Ist eine Prophylaxe erforderlich (häufige Attacken): Propranolol 40-160 mg/Tag od. Magnesium (alle übrigen, sonst gebräuchlichen Medikament sind kontraindiziert)
- GUILLAIN-BARRÉ-Syndrom: Plasmapherese und i.v.-Immunglobulin-Gabe mögl.
- Hirnödem bei Hirntumoren: Glukokortikoide, bevorzugt initial 100 mg/Tag dann langsam reduzieren, ist der Hirntumor wenig maligne kann mit der Entfernung meist bis nach dem Ende der Schwangerschaft abgewartet werden. Bei hochmalignen, schnell wachsenden Tumoren (Glioblastome) primär Operation, ggf. auch Radiatio.
- Ischämischer Insult und Sinusvenenthrombose: Heparin (ist nicht plazentagängig), 24 Std. vor der Geburt absetzen
- Subarachnoidalblutung: operative Ausschaltung des Aneurysmas durch Clipanlage
- Karpaltunnelsyndrom: volare Unterarmschiene zur Nacht und lokale Glukokortikoidinjektionen in den Karpaltunnel, ggf. auch Op in Lokalanästhesie
- Meralgia paraesthetica: Infiltration der Leistenregion mit Lokalanästhetika, ggf. zusätzlich mit Glukokortikoiden kurz unterhalb der Spina iliaca ant. sup.
- Chorea gravidarum: Ruhe, evtl. leichte Sedierung mit Diazepam, ggf. Haloperidol, evtl. Einleitung der Geburt (bei entsprechender Reife des Fetus) bei drohenden Komplikationen, hat eine gute Prognose und sistiert i.d.R. spontan nach der Schwangerschaft
- Eklampsie: Anfallsbehandlung mit **Magnesiumsulfat** ($MgSO_4$ zeigt sehr gute antiepileptische Wirkung, Mg 5-Sulfat® 10 %) od. Magnesiumaskorbat 20%ig (Magnorbin®) i.v., daneben kann noch Diazepam od. Phenytoin eingesetzt werden, Blutdrucksenkung mit Dihydralazin 5-10 mg i.v. (Nepresol®), i.d.R. vorzeitige (möglichst vaginale) Entbindung wegen des hohen mütterlichen Risikos, Nimodipin (Nimotop®) gegen die Gefäßspasmen
- HELLP-Syndrom: Intensivüberwachung/-therapie, ggf. Gerinnungssubstitution, sofortige vorzeitige Entbindung (möglichst vaginal wegen Gefahr der unstillbaren atonen Uterusblutung nach Sectio caesarea)
- Fruchtwasserembolie: intensivmedizinische Überwachung, Substitution von Gerinnungsfaktoren (FFP und Thrombozytenkonzentrate)
- SHEEHAN-Syndrom mit ADDISON-Krise: Elektrolytausgleich, Rehydrierung, Azidoseausgleich, Intensivüberwachung und Glukokortikoidsubstitution (1. Tag 3 x 100 mg Cortisol), bei bleibendem Ausfall Substitution von Gluko- und Mineralkortikoiden, z.B. Cortisol (Hydrocortison®) 15 - 10 - 5 mg/Tag + Fludrocortison (Astonin®H) 0,1 mg/Tag sowie L-Thyroxin und Östrogen/Progesteron nach Bedarf.

Kompl:
- ∗ Antiepileptika: 2- bis 3faches Risiko für **Missbildungen** (= ca. 10 %), **bei Kombinationstherapie Risiko bis 50 %**, z.B. Herzfehler, Lippen-Kiefer-Gaumenspalten und Gesichtsschädelanomalien, Spina bifida
  Trotzdem sollten Antiepileptika in der Schwangerschaft nicht abgesetzt werden, da dann auftretende Anfälle durch die iktale Hypoxie ebenfalls zu Schäden führen würden (es ist aber wegen des Missbildungsrisikos unbedingt eine Monotherapie anzustreben)
- ∗ Chorea gravidarum: Fehlgeburt, Rezidiv bei erneuter Schwangerschaft
- ∗ GUILLAIN-BARRÉ-Syndrom: häufig frühere und länger Beatmung erforderlich, doppelt so hohe Letalität während einer Schwangerschaft
- ∗ Eklampsie: Thrombosen, Blutungen, zerebrale Blutung od. Ischämie
  - Schädigung von Gehirn ⇨ Hirnödem, organisches Psychosyndrom, passagere Blindheit, intrazerebrale, petechiale od. subarachnoidale Blutung, ischämische Infarkte
  - Niere ⇨ akutes Nierenversagen
  - Leber ⇨ subkapsuläre Blutungen, Leberzellnekrosen
  - Plazenta ⇨ hämorrhagische Infarzierung bis zur Plazentainsuffizienz mit Gefährdung des Kindes
- ∗ HELLP-Syndrom: Verbrauchskoagulopathie, intrazerebrale Blutungen od. Vasospasmen, Hirnödem, Sinusvenenthrombose, Organversagen
- ∗ Fruchtwasserembolie: Verbrauchskoagulopathie, Herz-Kreislauf-Versagen, Letalität bis 50 %, bei Überleben in 85 % d.F. bleibende neurologische Defizite

K-Ind:
- Epilepsie: vermeiden einer **Kombinationstherapie**, insb. mit Carbamazepin, Valproinsäure, Phenytoin oder Phenobarbital (das Risiko für Missbildungen vervielfacht sich bei Kombinationstherapie auf bis zu **50 %**)
- Myasthenia gravis: kein Einsatz von Muskelrelaxanzien (daher möglichst keine Vollnarkose, falls z.B. eine Sectio caesarea erforderlich ist), keine Immunsuppressiva wie Azathioprin, Cyclophosphamid wegen teratogener Effekte
- Multiple Sklerose: keine Immunsuppressiva wie Azathioprin, Cyclophosphamid wegen teratogener Effekte, Immunmodulatoren wie ß-Interferon und Copolymer-1 sollten wegen bisher fehlenden Erfahrungen mit diesen Substanzen (noch) nicht eingesetzt werden
- Migräne: keine Acetylsalicylsäure (Aspirin®) wegen mögl. vorzeitigem Verschluss des Duct.arteriosus BOTALLI, keine Ergotaminpräparate wegen mögl. Gefäßspasmen od. Kontrakturen des Uterusmyometriums

Proph:
- ♥ Substitution von Folsäure (0,4 mg/Tag, Lafol®) im ersten Trimenon zur Prophylaxe von Neuralrohrdefekten (bei geplanter Schwangerschaft schon vor Konzeption beginnen)

DD:
- Neurologische Erkrankungen, die auch unabhängig von der Schwangerschaft auftreten können, sind bei Relevanz auszuschließen.
- Psychiatrische Erkrankungen: zu Schwangerschaftsdepression, Schwangerschaftspsychose, Sucht/Drogen in der Schwangerschaft s.u. jeweiliges Kap. Psychiatrie

PSYCHIATRIE

PSYCHIATRISCHE EXPLORATION

Syn: Psychiatrische Anamnese, Interview, psychiatrisches Gespräch

Allg: Ein verbindliches Schema für die psychiatrische Exploration gibt es nicht, ebenso kaum vorgefertigte Untersuchungsabläufe (Befundbögen), wie dies sonst für die klinische Untersuchung in anderen medizinischen Fächern in Deutschland üblich ist.

Die folgende Übersicht soll einen Anhalt geben; die Exploration selbst sollte dabei nicht starr nach Schema ablaufen, sondern dem Patienten die Möglichkeit zur **freien Rede** geben und die wichtigen Informationen im Verlauf des Gespräches entnommen werden.

1. **Erstkontakt:**
   Spontanangaben des Patienten,
   aktuelle Beschwerden, aktuelle Symptomatik, aktueller Grund der Konsultation (ggf. Einweisungsmodus, Zugang als psychiatrischer Notfall),
   Beginn der jetzigen Erkrankung und **bisheriger Verlauf** (wörtliche Zitate des Patienten sind wünschenswert)

2. Es folgt die **biographische Anamnese** mit verschiedenen Unterteilungen:
   ⇒ Familienanamnese:
   Krankheiten, Nervenleiden, Suizide, Gemütserkrankungen in der Familie,
   soziale Anamnese der Eltern und Geschwister mit Alter, Familienstand, Beruf, Tod
   ⇒ Kindheitsanamnese:
   belastende Ereignisse in der Kindheit (Familienatmosphäre, z.B. Scheidung der Eltern, Tod eines Elternteils, Heimaufenthalt, Ängste),
   wo aufgewachsen (z.B. Elternhaus, Großeltern, Pflegeeltern, Heim),
   Stellung in der Geschwisterreihe
   ⇒ Psychische/körperliche Anamnese:
   allgemeine **Entwicklung** in der Schule,
   Pubertät, sexuelle Entwicklung, Partnerbeziehungen,
   aktuelle Lebenssituation (Familie, Beruf, finanzielle Verhältnisse, Wohnung)
   Konflikte in der Familie, Probleme am Arbeitsplatz, soziale Bindungen, Probleme im zwischenmenschlichen Bereich,
   Verlusterlebnisse (z.B. Tod naher Angehöriger od. Freunde, Arbeitslosigkeit),
   ⇒ Soziale Anamnese:
   Schulbildung (mit oder ohne Schulabschluss, Hauptschule, Realschule, Abitur),
   Berufsausbildung (keine, abgeschlossene oder abgebrochene Lehre, Studium),
   Beruf, zuletzt ausgeübte Tätigkeit,
   Hobbys
   ⇒ Medizinische Anamnese:
   Vorerkrankungen (insb. Kopf- od. Gehirnverletzungen), Operationen
   körperliche Behinderungen od. Beschwerden,
   frühere psychiatrische Störungen, Suizidversuche,
   regelmäßige **Medikamenteneinnahme**,
   Nikotin-, Drogen- od. Alkoholkonsum,
   Allergien,
   derzeitiger Gesundheitszustand und Vegetativum mit Schlaf, Appetit, Verdauung, Miktion, Schweißsekretion.

3. **Klinischer psychopathologischer Befund:** für eine eingehende Beschreibung eines Patienten sollten mindestens alle fett gedruckten Punkte angesprochen u. dokumentiert werden:

• Äußeres **Erscheinungsbild** (Habitus, Statur, Haltung, Körperpflege, z.B. gepflegt, verwahrlost, Kleidung, Haartracht), **Psychomotorik** (z.B. unruhig, theatralisch, bizarr, zappelig, antriebsgehemmt, Stereotypien, Automatismen, Gangart)
• Beurteilung der **Kontaktaufnahme** (zwischenmenschliches Verhalten: adäquat distanzlos unanständig inadäquat, emotionaler Kontakt z.B. Blickkontakt, Wendung, Ansprache und Sprachverhalten: z.B. Mutismus = redet nicht, Logorrhoe = Rededrang)
• **Affektivität** (Schwingungsfähigkeit, z.B. emotionsarm, klagsam, affektinkontinent), Antrieb und **Stimmungslage** (z.B. subdepressiv, depressiv, submanisch, manisch)
• **Mnestische Funktion:** Aufmerksamkeit und Wahrnehmung, Denken, Gedächtnis und Merkfähigkeit (z.B. Hypomnesie, Hypermnesie, Paramnesie, Konfabulationen), Auffassungsfähigkeit, Konzentration Amnesien: einfache (kongrad) = Zeit während des schädigenden Ereignisses kann nicht erinnert werden; anterograd = Zeit nach einem schädigenden Ereignis umfassend; retrograd = noch einige Zeit vor schädigendem Ereignis umfassend
• **Intelligenz**, Differenziertheit der Persönlichkeit
• **Produktive Symptome** (Wahnerleben, Halluzinationen, Sinnestäuschungen, Ich-Störungen, Gedankengang eingeengt oder ideenflüchtig)
• **Suizidalität**, suizidale Tendenzen, präsuizidales Syndrom
• Bei/für Psychotherapie zusätzlich: bevorzugte Abwehrmechanismen, infantile Fixierungen, auffällige Züge der Persönlichkeit (z.B. anankastisch, zwanghaft, histrionisch, psychasthen, hypochondrisch, sensitiv, paranoid, schizoid, dissozial), Krankheitseinsicht, Therapiemotivation

4. **Klinische Untersuchung:**

   körperliche Untersuchung (somatischer Befund), insb. mit neurologischer Untersuchung (s. Kapitel Neurologische Untersuchung),

   Bewusstseinslage (wach, benommen, somnolent, soporös, Koma / bewusstlos) und **Orientierung** (zu Zeit, Ort, Person und Situation)

   Vegetative Störungen: Schwitzen, Zittern, Erytheme, Gewichtsveränderungen, Appetitveränderungen, Änderung der Schlafgewohnheiten (Ein-, Durchschlafstörung, Früherwachen), Sexualstörungen

5. Fremdanamnese:

   Befragung von nahen Angehörigen, Betreuungspersonen, Bekannten, Freunden, Arbeitskollegen usw.

6. Apparative Diagnostik:

   Je nach Voruntersuchungen und Befunden können Liquorpunktion, EEG, craniales CT od. MRT, Doppler-Sonographie der Hirngefäße, Hirnszintigraphie, SPECT, PET zum Ausschluss einer hirnorganischen Erkrankung durchgeführt werden.

   Breitgefächertes Routinelabor, EKG, Rö-Thorax zum Ausschluss internistischer Störungen,

   ggf. Chromosomenanalyse bei V. a. Anomalien der Sexualkonstitution

   Zumindest in der Forschung wird zunehmend die sog. funktionelle Bildgebung (funktionelles MRT, SPECT, PET) in der Psychiatrie eingesetzt (Darstellung der Hirnaktivität und des Hirnmetabolismus). Künftig kann damit ggf. ein Therapieerfolg überprüft od. vorhergesagt werden.

7. Testpsychologische Untersuchung:

   (diese sollen standardisiert, objektiv, reliabel = zuverlässig wiederholbar, genau, normiert und praktikabel sein)

   Selbstbeurteilungsskalen: Beschwerde-Fragebogen (z.B. Depressions-Fragebogen), der vom

Pat. selbst ausgefüllt wird und der zur Verlaufsbeurteilung wiederholt werden kann. Zur Verlaufsbeobachtung kann auch ein Beschwerdetagebuch geführt werden.

Fremdbeurteilungsskalen durch den klinischen Psychologen mit Fragebögen:

- Leistungs-/**Intelligenztest**, z.B. HAMBURG-WECHSLER-Intelligenz-Test für Erwachsene (HAWIE, bzw. für Kinder HAWIK),
  Tests zur Beurteilung der psychomotorischen Entwicklung u. Koordination,
  Benton-Test (visuelle Merkfähigkeit),
  Wortschatz-Test,
  Sprachproduktions-Test (BENTON-Word-Fluency-Test), sprachliche Leistung (AACHENER-Aphasie-Test),
  Aufmerksamkeit-Belastung-Test, Lern-Gedächtnis-Test
  Spezielle Tests für Kinder zur Beurteiliung des Entwicklungstands, z.B. nach GRIFFITH, MFED 2-3, ET 6-6, BSID II, Schulreifetest, „Probediktat" (standardisierter Rechtschreibe- u. Lesetest, z.B. DRT, ZÜRCHER-Lesetest), Sprachentwicklungstest (SETK-2)
- Fragebogen-Test zur Ermittlung psychopathologischer Symptome und der Persönlichkeitsstruktur (z.B. FREIBURGER Persönlichkeitsinventar FPI, MINNESOTA multiphasic personality inventory MMPI)
- Projektive Tests (z.B. RORSCHACH-Test ⇨ Formdeutung von Zufallsfiguren zur Beurteilung der Persönlichkeitsstruktur und -dynamik)
- Spezielle **symptombezogene Tests** ⇨ z.B. HAMD (= HAMILTON Depression Scale) für Depressionen, MMST (= mini mental state test) für Demenz, PANSS (Positive and Negative Syndrome Scale for Schizophrenia), Childhood Autism Rating Scale für Autismus usw. (s. jeweiliges Kapitel)

➲ Es ergibt sich daraus die **vorläufige Diagnose** (Arbeitsdiagnose) und ggf. Differentialdiagnosen.

➲ Für den Pat. wird dann ein individuelles Therapiekonzept entworfen.

Arztbrief

Für den späteren Bericht wird in der Patientenakte der **Behandlungsverlauf** dokumentiert.

Nach Abschluss der Behandlung erhält der weiterbehandelnde Arzt eine **Epikrise** (Zusammenfassung über den Krankenhausaufenthalt) mit Diagnose, Behandlungsverlauf und weiterer Therapieempfehlung.

EINTEILUNG DER PSYCHIATRISCHEN KRANKHEITSBILDER

Gebräuchliche Einteilungen sind (s. folgende Seiten):

1. Die **ICD-10** (International Classification of Diseases der WHO = World Health Organisation). Alle psychiatrischen Erkrankungen tragen das Vorzeichen **„F"** und befinden sich im Kapitel V (weiteres s.u.)
2. Die **DSM-IV** (Diagnostic and Statistical Manual of Mental Disorders der American Psychiatric Association) mit mehrfacher Beurteilung des Pat. in verschiedenen Untergruppen (sog. „**Achsen**", weiteres s.u.).
3. Einfachster Versuch ist die klinische Einteilung der psychiatrischen Erkrankungen in drei Gruppen (Übersicht s. folgende Doppelseite):

   # **Variationen normalen psychischen Wesens** (abnorme Erlebnisreaktionen, Neurosen, Verhaltens- u. Persönlichkeitsstörung, sexuelle Abweichungen, abnorme Verstandsanlage)

   # Körperlich begründbare, sog. **exogene (= organisch bedingte) Psychosen**

   # **Endogene Psychosen** (affektive, schizo-affektive Psychosen und Schizophrenie).

Variationen normalen psychischen Wesens

Reaktionen

- Abnorme Erlebnisreaktion
- Akute Belastungsreaktion
- Anpassungsstörungen
- Suizidversuch und Suizid

Neurosen

- Neurotische Depression
- Angstneurose
- Phobie
- Zwangsneurose
- Hysterische Neurose
- Hypochondrie
- Herzphobie
- Neurasthenie
- Konversionsstörungen
- Psychosomatosen

Persönlichkeitsstörungen

sog. „Charakterneurosen“

- Paranoide Persönlichkeit
- Schizoide Persönlichkeit
- Dissoziale Persönlichkeit
- Emotional instabile Persönlichkeit
- Histrionische Persönlichkeit
- Anankastische Persönlichkeit
- Borderline Persönlichkeit
- Ängstliche, asthene Persönlichkeit

Verhaltensstörungen

- Sucht, Abhängigkeit
- Verhaltensstörung durch psychotrope Substanzen
- Pathologisches Glücksspiel
- Essstörungen
- Schlafstörungen
- Pyromanie
- Kleptomanie

andere nicht psychotische psychische Störungen

- Sexuelle Funktionsstörungen
- Störungen der Sexualpräferenz
- Störungen der Geschlechtsidentität (z. B. Transsexualismus)
- Oligophrenie
- Kindliche Entwicklungs-, Verhaltens- und emotionale Störungen
- Autismus
- Demenz

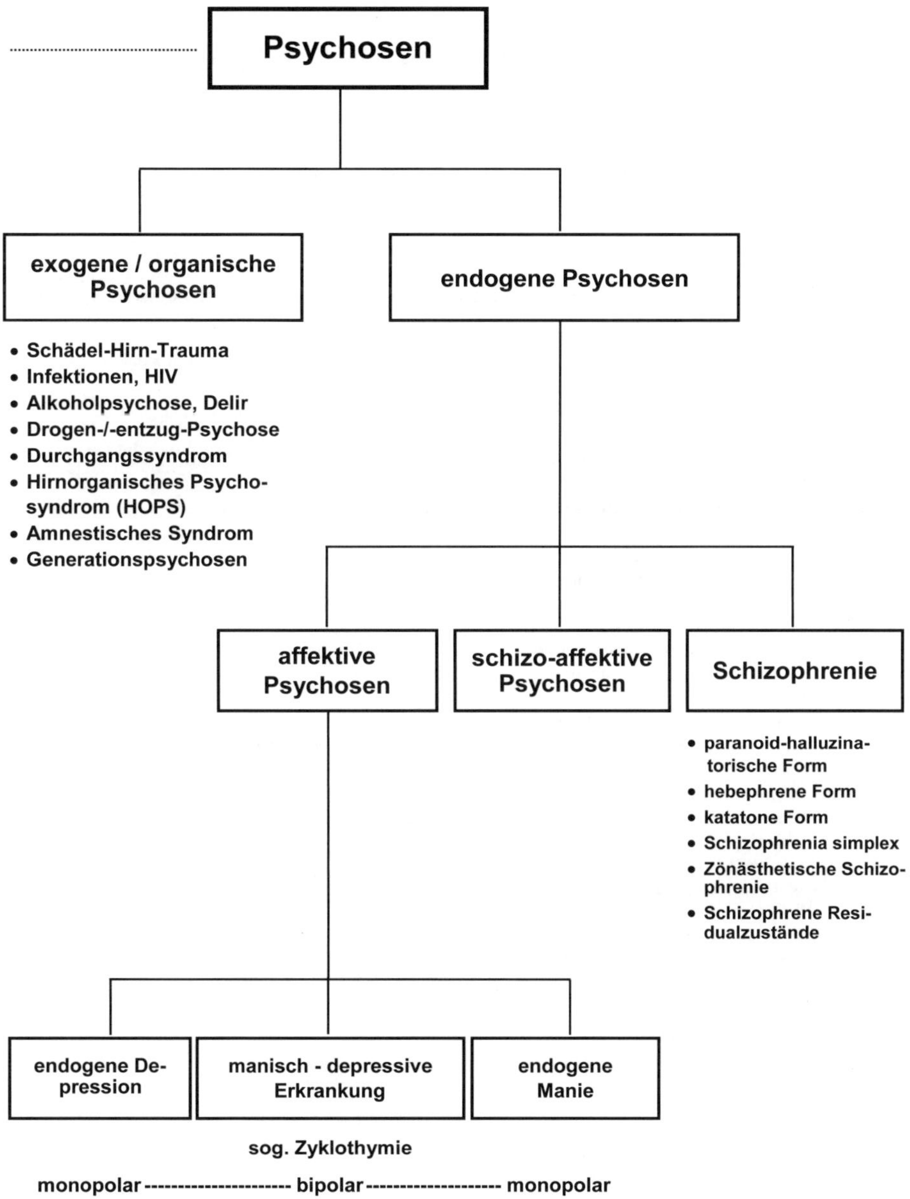
Psychosen
exogene / organische Psychosen
endogene Psychosen
• Schädel-Hirn-Trauma
• Infektionen, HIV
• Alkoholpsychose, Delir
• Drogen-/-entzug-Psychose
• Durchgangssyndrom
• Hirnorganisches Psycho-syndrom (HOPS)
• Amnestisches Syndrom
• Generationspsychosen
affektive Psychosen
schizo-affektive Psychosen
Schizophrenie
• paranoid-halluzina-torische Form
• hebephrene Form
• katatone Form
• Schizophrenia simplex
• Zönästhetische Schizo-phrenie
• Schizophrene Resi-dualzustände
endogene De-pression
manisch - depressive Erkrankung
endogene Manie
sog. Zyklothymie
monopolar -------------------- bipolar ------------------ monopolar

Einteilung der psychischen Störungen nach ICD-10 - Kapitel V („F")

Die **ICD-10** (International Classification of Diseases der WHO = World Health Organisation) mit dem Kapitel V (alle psychiatrischen Erkrankungen tragen das Vorzeichen **„F"**) ist in der Psychiatrie als internationale Klassifikation psychischer Störungen schon seit 1990 im täglichen klinischen Einsatz gebräuchlich (die ICD-11 ist für 2014 geplant). Allgemein wird in dieser Einteilung nur noch der Begriff *Störung* verwendet, um die Wörter Krankheit und Erkrankung zu vermeiden.

F00-F09	**Organische, einschließlich symptomatischer psychischer Störungen**
F00	Demenz bei Alzheimer-Krankheit
F01	vaskuläre Demenz
F02	Demenz bei sonstigen anderenorts klassifizierten Krankheiten
F03	nicht näher bezeichnete Demenz
F04	organisches amnestisches Syndrom, nicht durch Alkohol oder sonstige psychotrope Substanzen bedingt
F05	Delir, nicht durch Alkohol oder sonstige psychotrope Substanzen bedingt
F06	sonstige psychische Störungen aufgrund einer Schädigung oder Funktionsstörung des Gehirns oder einer körperlichen Krankheit
F07	Persönlichkeits- und Verhaltensstörungen aufgrund einer Krankheit, Schädigung oder Funktionsstörung des Gehirns
F09	nicht näher bezeichnete organische oder symptomatische psychische Störung

F10-F19	**Psychische und Verhaltensstörungen durch psychotrope Substanzen**
F10	Störungen durch Alkohol
F11	Störungen durch Opioide
F12	Störungen durch Cannabinoide
F13	Störungen durch Sedativa oder Hypnotika
F14	Störungen durch Kokain
F15	Störungen durch sonstige Stimulanzien einschließlich Koffein
F16	Störungen durch Halluzinogene
F17	Störungen durch Tabak
F18	Störungen durch flüchtige Lösungsmittel
F19	Störungen durch multiplen Substanzgebrauch und Konsum sonstiger psychotroper Substanzen

F20-F29	**Schizophrenie, schizotype und wahnhafte Störungen**
F20	Schizophrenie
F21	schizotype Störungen
F22	anhaltende wahnhafte Störungen
F23	akute vorübergehende psychotische Störungen
F24	induzierte wahnhafte Störung
F25	schizoaffektive Störungen
F28	sonstige nichtorganische psychotische Störung
F29	nicht näher bezeichnete nichtorganische Psychose

F30-F39	**Affektive Störungen**
F30	manische Episode
F31	bipolare affektive Störung
F32	depressive Episode
F33	rezidivierende depressive Störungen
F34	anhaltende affektive Störungen
F38	sonstige affektive Störungen
F39	nicht näher bezeichnete affektive Störungen

F40-F48	**Neurotische-, Belastungs- und somatoforme Störungen**
F40	phobische Störung
F41	sonstige Angststörungen
F42	Zwangsstörung
F43	Reaktionen auf schwere Belastungen und Anpassungsstörungen
F44	dissoziative Störungen (Konversionsstörungen)
F45	somatoforme Störungen
F48	sonstige neurotische Störungen
F50-F59	**Verhaltensauffälligkeiten mit körperlichen Störungen und Faktoren**
F50	Essstörungen
F51	nichtorganische Schlafstörungen
F52	nichtorganische sexuelle Funktionsstörungen
F53	psychische und Verhaltensstörungen im Wochenbett, nicht anderenorts klassifizierbar
F54	psychische Faktoren und Verhaltenseinflüsse bei anderenorts klassifizierten Krankheiten
F55	Missbrauch von nicht abhängigkeitserzeugenden Substanzen
F59	nicht näher bezeichnete Verhaltensauffälligkeiten mit körperlichen Störungen und Faktoren
F60-F69	**Persönlichkeits- und Verhaltensstörungen**
F60	Persönlichkeitsstörungen
F61	kombinierte und sonstige Persönlichkeitsstörungen
F62	andauernde Persönlichkeitsänderungen, nicht Folge einer Schädigung oder Krankheit des Gehirns
F63	abnorme Gewohnheiten und Störungen der Impulskontrolle
F64	Störungen der Geschlechtsidentität
F65	Störungen der Sexualpräferenz
F66	psychische und Verhaltensprobleme in Verbindung mit der sexuellen Entwicklung u. Orientierung
F68	sonstige Persönlichkeits- und Verhaltensstörungen
F69	nicht näher bezeichnete Persönlichkeits- und Verhaltensstörungen
F70-F79	**Intelligenzminderung**
F70	leichte Intelligenzminderung
F71	mittelgradige Intelligenzminderung
F72	schwere Intelligenzminderung
F73	schwerste Intelligenzminderung
F78	sonstige Intelligenzminderung
F79	nicht näher bezeichnete Intelligenzminderung
F80-F89	**Entwicklungsstörungen**
F80	umschriebene Entwicklungsstörungen des Sprechens und der Sprache
F81	umschriebene Entwicklungsstörungen schulischer Fertigkeiten
F82	umschriebene Entwicklungsstörungen der motorischen Funktionen
F83	kombinierte umschriebene Entwicklungsstörungen
F84	tiefgreifende Entwicklungsstörungen
F88	sonstige Entwicklungsstörungen
F89	nicht näher bezeichnete Entwicklungsstörungen
F90-F98	**Verhaltens- und emotionale Störungen mit Beginn in der Kindheit und Jugend**
F90	hyperkinetische Störungen
F91	Störungen des Sozialverhaltens
F92	kombinierte Störungen des Sozialverhaltens und der Emotionen
F93	emotionale Störungen des Kindesalters
F94	Störungen sozialer Funktionen mit Beginn in der Kindheit und Jugend
F95	Tic-Störungen
F98	sonstige Verhaltens- und emotionale Störungen mit Beginn in der Kindheit und Jugend
F99	**nicht näher bezeichnete psychische Störungen**

EINTEILUNG PSYCHISCHER STÖRUNGEN NACH DSM

Zweite (in Deutschland weniger gebräuchliche) Einteilung ist die **DSM-IV** (Diagnostic and Statistical Manual of Mental Disorders, vierte Version) der American Psychiatric Association von 1994 (die überarbeitete V. Version ist für 5/2013 geplant).
Diese umfasst eine multiaxiale Beurteilung des Patienten in 5 Achsen (dabei wird für den Patient in allen Achsen eine Diagnose [oder auch mehrere Diagnosen] vergeben, bzw. sein Befinden nach Punktewerten eingestuft. Somit ergibt sich für jeden Patienten eine recht umfassende Diagnose):

Achse I: **Klinische Störungen** (letztlich die Hauptdiagnose des Pat.)

Achse II: **Persönlichkeitsstörungen, geistige Behinderung**, unangepasste Abwehrmechanismen

Achse III: **Medizinische Krankheitsfaktoren** (körperliche Störungen)

Achse IV: **Psychosoziale und umgebungsbedingte Probleme** (Belastungsfaktoren bis ein Jahr vor der jetzigen psychischen Störung):
- Probleme der Hauptbezugsgruppe (z.B. Tod eines Familienangehörigen, Scheidung, Auszug von zu Hause, Missbrauch, Vernachlässigung)
- Probleme im sozialen Umfeld (z.B. Alleinleben, neuer Lebensabschnitt, wie in Rente gehen, in neuem Kulturkreis leben)
- Ausbildungsprobleme (z.B. Analphabetismus, Lernstörungen)
- Berufliche Probleme (z.B. Arbeitslosigkeit, Unzufriedenheit mit der Arbeit)
- Wohnungsprobleme (z.B. Obdachlosigkeit, Streit mit Nachbarn)
- Wirtschaftliche Probleme (z.B. Armut, unzureichende Krankenversicherung)
- Probleme mit dem Rechtssystem, Delinquenz (z.B. Inhaftierung)
- Andere, z.B. Katastrophen, Krieg

Achse V: Globale Erfassung des allgemeinen **psychosozialen Funktionsniveaus**
Dies erfolgt nach der **GAF-Skala** (= Global Assessment of Functioning), mit einem fließendem Punktwert von 100 bis 1. Dem Pat. wird ein Punktwert (auch Zwischenwerte) für den aktuellen Stand, im Verlauf einer Therapie (z.B. bei Entlassung) und einen Wert für das höchste Funktionsniveau im vorangegangenen Jahr zugeordnet:

100	Keine Probleme im Leben, hervorragende Leistungsfähigkeit, keine Symptome
90	Minimale Symptome (z.B. Prüfungsangst), nur übliche Alltagsprobleme und -sorgen
80	Vorübergehende u. normale Reaktionen auf psychosoziale Stressoren, allenfalls leichte Beeinträchtigung sozialer, beruflicher od. schulischer Leistung
70	Leichte Symptome (z.B. depressive Verstimmung) oder einige leichte Beeinträchtigung sozialer, beruflicher od. schulischer Leistung (z.B. gelegentliches Schulschwänzen) aber gute Leistungsfähigkeit und vorhandene zwischenmenschliche Beziehungen
60	Mäßig ausgeprägte Symptome (z.B. Panikattacken, Affektverflachung) oder mäßig ausgeprägte Schwierigkeiten bezüglich sozialer, beruflicher od. schulischer Leistungsfähigkeit (z.B. wenig Freunde, Konflikte am Arbeitsplatz)
50	Ernsthafte Symptome (z.B. schwere Zwangsrituale, Suizidgedanken) oder ernste Beeinträchtigung der sozialen, beruflichen od. schulischen Leistungsfähigkeit (z.B. keine Freunde, Unfähigkeit eine Arbeitsstelle zu behalten, häufig Ladendiebstähle)
40	Einige Beeinträchtigungen der Realitätswahrnehmung oder der Kommunikation oder starke Störungen bei Arbeit, Schule, Familie, Urteils- und Denkvermögen od. Stimmung
30	Wahngedanken oder Halluzinationen oder Beeinträchtigung der gesamten Leistungsfähigkeit (kein Zuhause, keine Arbeit, bleibt ganzen Tag im Bett, inadäquate Handlungen, ausgeprägte Suizidgedanken)
20	Selbst- und Fremdgefährdung, zeitweise nicht in der Lage persönliche Hygiene aufrechtzuerhalten, inkohärentes Denken oder grobe Beeinträchtigung der Kommunikation
10	Ständige Selbst- und Fremdgefährdung, ständig nicht in der Lage minimale persönliche Hygiene aufrechtzuerhalten
1	Ernsthafter Suizidversuch mit eindeutiger Todesabsicht

PSYCHIATRISCHE NOTFÄLLE

Epid: ◊ 9 % aller Einsätze im Rettungsdienst betreffen psychiatrische Notfälle

◊ Die Verschlüsselung nach ICD-10 erfolgt nach der jeweiligen zugrundeliegenden psychischen Störung, eine Codierung für „psychiatrischen Notfall" als Oberbegriff gibt es nicht (ggf. F99 = psychische Störung ohne nähere Angabe verwenden)

Ät:
- 50 % **Alkohol** und **Drogen**
- 15 % **Suizidversuche** / Suizid
- 10 % Angststörungen, Panikstörung
- 10 % Anpassungsstörungen, akute Reaktionen auf Belastungssituationen
- nur 5 % durch Psychosen (Schizophrenie) od. affektive Störungen (Manie, Depression)
- Sonstige: insb. gerontopsychiatrische Pat. mit hirnorganischer Störung (organische Psychose) od. Delir (z.B. Entzug, postoperativ), Psychose durch organische Erkrankung (bei Apoplexie, Hirnblutung, Schädel-Hirn-Trauma, Hirntumor, Meningitis, WERNICKE-Enzephalopathie, KORSAKOW-Syndrom), lebensbedrohliches Untergewicht bei Anorexia nervosa

Etlg: # Akute vitale Gefährdung:
- **Intoxikation** durch Alkohol od. Drogen, aber auch Entzugssyndrom (meist nach 2- bis 3-tägiger Abstinenz bei Abhängigen)
- **Suizidversuch**
- **Psychopharmaka-induzierte Nebenwirkungen** (z.B. malignes neuroleptisches Syndrom, akute Dystonie)

Selbstgefährdung (Suizidalität, delirante Zustände)

Fremdgefährdung (Aggressivität, Erregungszustände, zu erwartende Straftaten)

Klin: ⇒ Erregungszustände: nicht unterdrückbare psychomotorische Unruhe (**Agitation**), Aggressivität, Gewalttätigkeit des Pat.

⇒ Delir: organisch bedingte Psychose mit **Bewusstseinsminderung**, **Verwirrtheit**, Halluzinationen, psychomotorischen Störungen (z.B. Nesteln), Schlaf-Wach-Rhythmusstörungen

⇒ Katatonie: motorische Hemmung (**Stupor**) bis Haltungsverharren (Katalepsie), stereotype sich wiederholende Bewegungen, sistieren der Sprache (**Mutismus**)

Sonderformen: maligne/perniziöse Katatonie (mit hohem Fieber): extreme muskuläre Anspannung, Elektrolytstörungen, Tachykardie, vegetative Dysregulation, evtl. Ateminsuffizienz, vital bedrohlich

malignes neuroleptisches Syndrom: NW von Neuroleptika (z.B. Haloperidol) ⇨ Symptome wie bei der malignen Katatonie

⇒ Stimmung: Manie od. Depression (s.u. jeweiliges Kapitel)

⇒ Suizidalität (s.u. Kapitel Suizidversuch und Suizid)

Diag:
1. Anamnese soweit mögl. (bisherige psychische und somatische Erkrankungen, Auslöser der jetzigen Notfallsituation, allgemeine Lebenssituation) und ggf. Fremdanamnese (Art des Auffindens, Einweisungsmodus, Kontaktadressen)
   Besteht Krankheits- und Behandlungseinsicht? (od. wird die Hilfe krankheitsbedingt abgelehnt)
2. Psychiatrischer Befund: Pat. ansprechbar, Orientierung (zu Person, Ort, Zeit und aktuelle Situation), mnestische Funktion, Stimmungslage, Wahn/Halluzinationen (produktive Symptome), Suizidalität
3. Orientierende klinische und neurologische Untersuchung:
   - **Bewusstseinslage** (von wach, ansprechbar, orientiert od. Somnolenz bis Koma)
   - äußere Anzeichen für Verletzungen/Gewalteinwirkung
   - neurologische Störungen
4. Ausschluss organischer Erkrankungen (Temperaturmessung, Routinelabor, ggf. Drogenscreening, EKG, Röntgen-Thorax, CCT)

Ther:
- Notärztliche **Überwachung**, Management der Vitalfunktionen
- Entscheidung über **stationäre Aufnahme** in eine psychiatrische Klinik od. neurologisch/internistische Klinik
  Einweisung in eine geschlossene psychiatrische Abteilung bei akuter Gefährdung des Pat. od. Fremdgefährdung durch die akute psychische Störung (ggf. auch gegen den Willen des Pat. gem. Unterbringungsgesetz der Länder [PsychKG] durch einen richterlichen Beschluss). Die Verbringung in die Psychiatrie erfolgt dann formal und in Begleitung durch die ***Polizei***.
- Wenn mögl. Einbeziehung der Angehörigen
- Med. und typische Notfallindikationen:
  - Neuroleptikum: **Haloperidol** 5-10 mg i.v. (Haldol®, unter EKG-Monitoring, da bei i.v.-Gabe Herzrhythmusstörungen auftreten können) bei Schizophrenie, Manie, Erregungszustände (z.B. Gewalttätigkeit bei Alkoholintoxikation)
  - Benzodiazepine: Diazepam (Valium®), **Lorazepam** (Tavor®) bei Panikattacken
  - Biperiden i.v. (Akineton®) bei Neuroleptika-induzierten Dyskinesien
- Intoxikationen: Problem ist die Atemdepression bei Drogenüberdosierung
  - Sicherung und Überwachung der Vitalparameter, stationäre Aufnahme (Intensivstation)
  - Intoxikation mit Barbituraten od. Benzodiazepinen: **Flumazenil** (Anexate®) 0,2 mg i.v. initial, bei fehlender Wirkung 0,1 mg nach 1 Min. wiederholen
  - Intoxikation mit Opiaten, Heroin: **Naloxon** (Narcanti®) 0,4-2 mg i.v. initial, bei fehlender Wirkung nach 2 Min. wiederholen
  - Intubation und maschinelle Beatmung bei Atemdepression

DD: Akute Bewusstseinsstörungen sind meist durch organische Erkrankungen bedingt

PSYCHOSEN

SCHIZOPHRENIE

Syn: Schizophrenia, Krankheitsbild bezeichnet n. E. BLEULER (1911, zuvor Dementia praecox genannt), Spaltungsirresein, ICD-10: F20.9

Ät: Unbekannt, **multifaktorielle Genese** (Gen-Umwelt-Interaktion)
- Genetische Disposition/familiäre Häufung: statistisches Risiko für Kinder eines Schizophrenen 9-16 % (= 5- bis 15faches Risiko im Vergleich zur Allgemeinbevölkerung, beide Elternteile schizophren sogar 40%iges Risiko), Geschwister erkrankt 6-20 %, eineiige Zwillinge 40-60 %. HLA-B9 u. B27 gehäuft, Risikoallele wurden auf Chrom. 6 (Dysbindin-Gen), 8 (Neuregulin-1-Gen), 13 (G72/DAOA-Gen), 1 und 15 (GRM3-Gen) identifiziert, vermutlich **polygene Vererbung**. Der genetische Einfluss wird auf 80 % geschätzt.
- Diskutiert werden embryonale Entwicklungsstörung (Infektion während der Schwangerschaft, insb. im 2. Trimenon) u. frühkindliche hirnorganische Störungen, entwicklungspsychologische Momente, psychodynamische u. sozio-kulturelle Aspekte, psychoreaktive Auslösung (Stress), Drogen (insb. Cannabiskonsum) oder neurodegenerative Mitverursachung. Dies ist aber letztlich alles nur modulierend zu bewerten und kann nicht als alleinige mögliche Ätiologie verstanden werden (Vulnerabilitäts-Stress-Coping-Modell).

Path: Hypothese: abgeleitet u.a. aus der Wirksamkeit der Neuroleptika (diese wirken als Antagonisten an den D_2-Dopaminrezeptoren) ⇨ **erhöhte Dopaminkonzentration** an den Rezeptoren im Gehirn, insb. im Bereich der **limbischen Areale** (Temporallappen mit Hippocampus, Mandelkern [Corpus amygdaloideum], präfrontaler Kortex, Area tegmentalis ventralis) und frontotemporo-limbische **Dyskonnektivität** der neuronalen Netzarchitektur. Weiterhin wird auch eine Störung des glutamatergen Systems diskutiert.

Epid:
- ◊ Zweithäufigste Psychose mit einem Erkrankungsrisiko für die Gesamtbevölkerung im Laufe eines Lebens *(life time risk)* von **1 %**, m = w
- ◊ Prävalenz: 0,2-0,5 % der Bevölkerung, Inzidenz: 11-15/100.000/Jahr
- ◊ Manifestationsalter: **Pubertät bis 30. Lj.** (m: 20.-25. Lj., w: 25.-30. Lj.), selten >45. Lj. als sog. Spätschizophrenie (ca. 15 % d.F.), sehr selten in der Kindheit ab ca. 8. Lj.
- ◊ Im Durchschnitt vergehen von den ersten initialen Symptomen bis zur ersten Klinikeinweisung wegen einer Schizophrenie 5 J.
- ◊ Schizophrene Kranke machen die größte Gruppe der stationären Einweisungen in psychiatrische Kliniken aus (30-40 %), unter den dauerhospitalisierten Pat. in der Psychiatrie macht die Schizophrenie sogar 2/3 aus!

Etlg:
- # Paranoid-halluzinatorische Schizophrenie (ICD-10: F20.0): 40. Lj. oder später, führend sind **wahnhafte** bzw. halluzinatorische Symptome, 80 % aller Schizophrenien entwickeln mindestens einmal in ihrem Verlauf Wahnsymptome
- # Hebephrene Schizophrenie (ICD-10: F20.1): Jugendalter, „Läppische Gestimmtheit" und psychotisch-**unangepasstes Verhalten** als Leitsymptom, Manierismen, Faxen, Kichern, Prognose eher ungünstig
- # Katatone Schizophrenie (ICD-10: F20.2): katatone Symptome (= Bewegungslosigkeit) in teilweise **bizarrer Zwangshaltung** u. zwischenzeitliche Erregungszuständen, gute Prog.
- # Schizophrenia simplex (ICD-10: F20.6): schleichender Beginn über Jahre mit Beschränkung auf **Grundsymptome**, insb. mit Abgleiten in autistische Verhaltensmuster (**Minus-Symptome**), meist ohne wesentliche akzessorische Symptome, Progredienz mit ausgeprägten Residualzuständen, schlechte therapeutische Beeinflussbarkeit u. Prog.
- # Zönästhetische Schizophrenie (ICD-10: F20.8): halluzinatorische **Körpermissempfin-**

dungen (Zönästhesien = eigenartige Leibgefühlsstörungen, der Körper wird als seltsam/ fremd wahrgenommen), langsame Progredienz, therapeutische Beeinflussbarkeit schlecht

Klin: ⇒ Prodromi: Wahnstimmung (gespannte Gestimmtheit, angstvolle Erwartung, Verunsicherung)

⇒ **Grundsymptome** nach BLEULER

Störung des Denkens (= *formale Denkstörung*): **Zerfahrenheit**, alogisches Denken ggf. bis zum Wortsalat, **Gedankenabreißen**, Begriffszerfall, Denkdissoziation, Kontaminationen (Vermischung nicht vereinbarer Wörter), Konkretismus (Unfähigkeit der Sinnübertragung von Metaphern/Sprichwörtern) od. Symbolismus (Wörter werden nur noch im übertragenen Sinn verstanden), Sprachstörung mit **Neologismen** (Wortneubildungen, „Schizophasie"), Manieriertheit (Bemühung nur reines Schriftdeutsch zu sprechen)

Störung der Affektivität: **Inadäquate Affektivität** (**Parathymie** = Gefühlsausdruck stimmt nicht mit dem Erlebnisinhalt überein), läppische Affektivität (enthemmt, laut, ausgelassen), depressive Verstimmung, situationsunabhängige Stimmungsschwankungen, Instabilität der Stimmungslage, Angst (bis hin zum Verfolgungswahn), **Ambivalenz** (Ambitendenz = gegensätzliche Gefühlsregungen) **Autismus** (Ich-Versunkenheit, abgekapselt von der Umwelt)

⇒ akzessorische Symptome (**Ich-Störung**, Ich-Desintegration, fehlendes Krankheitsbewusstsein)

Wahn (= *inhaltliche Denkstörung*, Paranoia): Gefühl des *„von außen Gemachten"* (subjektive Fremdbeeinflussung), „aufgezwungene" (gemachte) Gedanken oder Gedankenentzug, Personenverkennung, Doppelgängerwahn (Heautoskopie), Verfolgungswahn, Beziehungswahn, Vergiftungswahn

Halluzinationen: insb. **akustische** (Gedankenlautwerden, Hören von Stimmen in Form von Rede und Gegenrede, Stimmen die das eigene Tun kommentieren, imperative Stimmen, Geräusche), selten optische, gustatorische und olfaktorische Halluzinationen im Sinne des Vergiftungswahns, taktile (haptisch = Tastsinn, Dermatozoenwahn), **halluzinatorische Körpermissempfindungen** (leibliche Beeinflussungserlebnisse, z.B. „Bestrahlung, elektrische Beeinflussung von außen")

Katatone Störungen: Stupor (Bewegungslosigkeit), Mutismus (Sprachlosigkeit), Katalepsie (Verharren des Körpers in abnormer Stellung) und Flexibilitas cerea (wächserner Widerstand bei passiver Bewegung), Manieriertheit (stereotype Posen), psychomotorische Unruhe und katatone Erregungszustände, Echo-Symptome Bewegungsstereotypien (= rhythmische wiederholte Bewegungen)

Sehr gebräuchlich ist heute die zusätzliche Unterscheidung in **Plus-** und **Minus-Symptome**:

Plus-Symptome: Wahn, Halluzinationen, formale Denkstörungen, psychomotorische Symptome

Minus-Symptome: (Merksatz: 6 x „A"):

- **A**pathie (Mangel an Energie, Antriebsmangel, bis zum Autismus)
- **A**ufmerksamkeitsstörung (Konzentrationsstörung, Verlangsamung des Denkens)
- **A**ffektverflachung (Verarmung von Ausdruck und Reaktionsfähigkeit)
- **A**logie (Sprachverarmung)

- **A**nhedonie (Unfähigkeit für Freude od. Vergnügen)
- **A**sozialität (Mangel an Kontaktfähigkeit, sozialer Rückzug)

In alten Einteilungen (und teilweise in Examensfragen des IMPP) wird noch die Unterscheidung der Symptome nach K. SCHNEIDER in Symptome **ersten** und **zweiten Ranges** verwendet. Danach kann die Diagnose gestellt werden, wenn mind. 1 Symptom des ersten Ranges od. mind. 2 Symptome des zweiten Ranges für **>1 Monat** vorliegen:

Symptome 1. Ranges: Hören von Stimmen in Rede u. Gegenrede, sog. dialogische od. kommentierende Stimmen, Gedanken werden laut, Gedankeneingebung, Gedankenentzug, Gedankenausbreitung, Wahnwahrnehmungen

Symptome 2. Ranges: Akustische, optische, olfaktorische oder gustatorische Halluzinationen, Zönästhesien ergänzt um Ausdruckssymptome wie Denkstörungen, katatone Störungen, Affektstörungen

Diag:
1. Anamnese, sorgfältige Exploration inkl. Fremdanamnese, klinische Untersuchung
2. **Organische Ausschlussdiagnostik**: neurologische und internistische Diagnostik (DD: org. Psychose) mit Diff.-Blutbild, Leber-, Nierenwerte, CRP, TSH, CT-Schädel, EEG, LP zusätzlich bei diagnostisch unklarem Bild
3. Neuropsychologische Testung, PANSS (Positive and Negative Syndrome Scale for Schizophrenia)
4. Letztlich entscheidend für die Diagnose ist die **Verlaufsbeobachtung**, weiteres typisches Merkmal: „Der Patient hat keine Krankheitseinsicht, kein Krankheitsbewusstsein", „Der Pat. ist von seinen Wahnideen nicht abzubringen" (Aufklärung usw. nützt nichts).
5. Mit funktioneller Bildgebung (PET, fMRT = funktionelle Magnetresonanztomographie - hier wird indirekt die neuronale Aktivität von Hirnregionen über den Blutoxygenierungsgrad dargestellt) lassen sich heute neuronale Korrelate der psychischen Störungen nachweisen (z.B. Aktivierung des Gyrus temporalis med. u. sup. bei akustischen Halluzinationen), dies dient bisher nur der Forschung und hat (noch) keine klinische Bedeutung.

Ther:
- Akut: **stationäre Therapie** bei ausgeprägt produktiven Symptomen od. Suizidalität (Verhütung von Selbst- od. Fremdgefährdung)
- Langzeit-Pat.: intensive Aufklärung über Behandlungskonzepte wie Soziotherapie, Beschäftigungstherapie (Werk-, Ergotherapie), Arbeitstherapie, **Training sozialer Fähigkeiten** (Bewältigungstraining) ⇨ individueller Therapieplan erforderlich (insb. Überforderung des Pat. vermeiden). Die soziale Reintegration hängt vom Verlauf ab, möglich sind Betreuung in Tageskliniken oder betreute Wohngruppen falls eine Rückkehr in die häusliche Umgebung nicht möglich sein sollte.
- Psychotherapie: insb. als kognitive **Verhaltenstherapie** mit unterstützendem Verhalten (Psychoedukation) durch den Therapeuten bei sorgfältiger Indikationsstellung, ggf. auch Angehörigenarbeit und Familieninterventionen erforderlich
- Med: **Neuroleptika**, s.u. (Dopamin-Rezeptorblockade) wirken antipsychotisch, insb. auf produktiven Wahn und Sinnestäuschungen (= Plus-Symptome)
  - akut als orale oder ggf. auch i.m. od. intravenöse Applikation, Langzeittherapie als Rezidivprophylaxe oral oder mit Depot-Neuroleptika i.m. (s.u.)
  - bei überwiegenden Plus-Symptomen werden hochpotente Neuroleptika gewählt, bei überwiegender Minus-Symptomatik werden heute atypische Neuroleptika, z.B. Clozapin (s.u.) bevorzugt
  - Monotherapie bevorzugen und Dosis so niedrig wie therapeutisch wirksam wählen
- **Heutiges Therapiekonzept** ist eine **Kombination** aller o.g. Maßnahmen
- Elektrokrampftherapie (EKT): Ind: bei neuroleptikaresistenten katatonen Zuständen. Durchführung in Kurznarkose (Etomidat, Methohexital od. Thiopental) und Muskelrelaxierung (Succinylcholin) meist unilateral auf der nicht-dominanten (rechten) Hirnseite für 25-30 Sek., wiederholt an nicht aufeinanderfolgenden Tagen (z.B. alle 2 Tage, insg. 6-10 Behandlungen)

Prog: **Je ein 1/3 der Pat.** heilen ohne Residuen nach Ersterkrankung aus (daher wird bei Erstpatienten nach 1 J. mit dem Ausschleichen der Med. über 1 Jahr begonnen).

1/3 der Pat. haben Rezidive (schubweise, wellenförmig) für eine Zeit von je ca. 3 Monaten mit symptomfreien Intervallen, evtl. Residualzustand mit Persönlichkeitsveränderungen, insgesamt aber noch vorhandene Anpassungs- und Arbeitsfähigkeit (soziale Remission), jährliche Rezidivrate ca. 15-30 %.

1/3 der Pat. haben einen ungünstigen chronisch-progredienten Verlauf mit zunehmenden Persönlichkeitsveränderungen. Diese können dann nicht mehr für ihren Unterhalt sorgen (Frühberentung). Statistisch haben diese Pat. eine um 10-20 J. reduzierte Lebenserwartung (aufgrund verschiedener Ursachen, wie Nikotinabusus, Drogengebrauch, Bewegungsmangel, Über-/Fehlernährung, verminderte Körperwahrnehmung z.B. für Schmerz, Nebenwirkungen von Neuroleptika, erhöhte Suizidrate).

Statistisch günstig ist: akut verlaufende Erstmanifestation, psychoreaktive Auslösung, affektive Symptome, höheres Alter, bisher unauffällige und sozial adaptierte Primärpersönlichkeit, keine Suchterkrankung.

Kompl:
* **Suizid**: die Rate beträgt ca. 10 % und ist somit vielfach erhöht gegenüber der Normalbevölkerung, häufig auch selbstverletzende Handlungen (Automutilation)
* Sucht: Alkohol-, Nikotin- und Drogengebrauch als Komorbidität (Lebenszeitprävalenz: 1/3 d. Pat. entwickeln einmal eine Suchterkrankung, bevorzugt Alkohol u. Cannabis)
* Statistisch stark erhöhte Rate an Gewaltdelikten (Risiko bis zu 29fach erhöht)
* Schlechterer sozialer Status (Arbeitslosigkeit, Obdachlosigkeit usw.)
* Schizophrener Residualzustand (ICD-10: F20.5): ständiges Vorhandensein der Grundsymptome (Störungen des Denkens, Verhaltensstörung, Antriebsarmut, Affektverflachung, soziale Isolation, Autismus)
* Perniziöse Katatonie (extreme Erregung/Stupor, Exsikkose, febrile Temperaturen, Myoglobinurie, Kreislaufstörungen, Zyanose, Nierenversagen)
* Bei Frauen Hypoöstrogenämie (dies ist ggf. auch ein Trigger für den Ausbruch einer Schizophrenie) ⇨ bei Nachweis ggf. Östrogensubstitution
* Gestörtes Trinkverhalten (bis hin zur Wasserintoxikation)
* NW der Neuroleptika-Ther. s.u.
* NW der EKT: Kopfschmerzen (1/3 d.F.), selten kurzfristige neurologische Ausfälle (z.B. Aphasien), Amnesien, kardiovaskuläre Kompl. (bei kardialer Vorschädigung)

DD:
- Schizoaffektive Psychose
- Organische Psychosen (mit morphologischem Korrelat, z.B. CCT-Befund), pharmakogene oder toxische Psychosen (Rauschgift-, Stimulanzien-, Alkoholmissbrauch), neurologische Erkrankungen mit Schizophrenie-ähnlicher Symptomatik: Chorea HUNTINGTON, PICK-Krankheit, progressive Paralyse, Enzephalitis, Folgezustände von Hirnatrophie
- Latente Schizophrenie: Häufig als „Eigenbrötler, Sonderlinge“ von der Umwelt bezeichnet
- Borderline-Syndrom (Syn: Grenzpsychose, Randpsychose, Pseudoschizophrenie, pseudoneurotische Schizophrenie): Prädisp.alter vorwiegend Adoleszenz mit Entfremdungserleben, Hypochondrie, extremen Stimmungsschwankungen, selbstverletzenden und fremdaggressiven Handlungen, häufigen Beziehungsabbrüchen
- Neurosen (haben keine Grundsymptome!)
- Schizoide Persönlichkeitsstörung
- Frühkindlicher Autismus (Beginn zwischen Geburt und 2½. Lj.)

NEUROLEPTIKA

Syn: Antipsychotika, (engl.) major tranquilizers

Wirkung: Neuroleptika wirken als **prä- und postsynaptische Dopamin-Rezeptorenblocker** (auf die D_2-Dopaminrezeptoren) durch die Milderung psychotischer Zustandsbilder (Halluzination/Wahn = Plus-Symptome) und Distanzierung antipsychotisch bei weitgehend erhaltener intellektueller Funktion.

Ind:
- ♦ **Schizophrenie und schizoaffektive Psychosen**: Je psychotischer die Symptomatik (Plus-Symptome), desto stärker muss das Neuroleptikum gewählt werden. Bei Minus-Symptomen werden atypische Neuroleptika bevorzugt.

<u>Akute Erkrankung:</u> die Dosierung orientiert sich am gewünschten antipsychotischen Effekt und an den NW und wird beim Nachlassen der Symptomatik reduziert

<u>Im Intervall:</u> Für 1-2 Jahre nach einer Erstmanifestation wird eine **Rezidivprophylaxe** durchgeführt, bei unklarer Einnahme-Sicherheit (Compliance des Pat.) mit **Depotpräparaten** (Medikation langsam ausschleichen, Dosisreduktion pro Schritt, z.B. alle 3 Monate, um 20 %). Nach einem oder mehreren Rezidiven mindestens für 5 Jahre (ggf. lebenslang, wenn nicht symptomfrei). Stark wirksame Neuroleptika (weniger NW im vegetativen / sedativen Bereich) beeinträchtigen den Patienten im Alltag am wenigsten.

Depot-Med: Fluspirilen (Imap®) Wirkdauer 1 Woche, Fluphenazin (Dapotum®) und Flupentixol (Fluanxol® Depot) Wirkdauer 2 Wo., Perphenazin (Decentan®) Wirkdauer 3 Wo., Haloperidol (Haldol®-Janssen Decanoat) Wirkdauer 4 Wo., Risperidon (Risperdal®Consta®, atypisches Neuroleptikum, s.u.) Wirkdauer 2 Wo.

- Bei psychomotorischer Erregung ist eher ein schwach wirksames (gleichzeitig sedierendes) Präparat, evtl. zusammen mit einem Benzodiazepin, vorzuziehen
- **Angststörung/Agitation:** schwach wirksames, sedatives Neuroleptikum
- Manie: evtl. hochpotente und sedative (wegen Schlafstörung) Neuroleptika kombinieren
- **Neuroleptanalgesie:** Kombination von Droperidol (Dehydrobenzperidol®) und Fentanyl
- Delir und Halluzinationen nach Amphetamin- od. LSD-Gebrauch
- Schmerzsyndrome (in Kombination mit Analgetika)
- Hyperkinetische Syndrome in der Neurologie (Chorea, Dystonie, GILLES-DE-LA-TOURETTE-Syndrom etc.)

<u>Gruppen:</u> Einteilung nach der chemischen Struktur. Wichtig um bei Unwirksamkeit der Therapie auf ein Medikament einer anderen Gruppe wechseln zu können.

- **Phenothiazine:** Chlorpromazin, Levomepromazin, Promethazin, Triflupromazin, Thioridazin, Fluphenazin, Perazin, Zuclopenthixol (Ciatyl-Z®)
- **Butyrophenone:** Benperidol, Haloperidol, Trifluperidol, Pimozid (Orap®)
- Sonstige: Thioxanthene (z.B. Chlorprothixen), Diphenylbutylpiperidine (z.B. Fluspirilen, Imap®) und andere sog.

atypische Neuroleptika: diese wirken nicht nur als Dopamin-Rezeptorenblocker, sondern blockieren auch serotonerge-5-HT_2- und teilweise auch zentrale noradrenerge α_1/α_2-Rezeptoren. Vorteil: haben weniger extrapyramidalmotorische NW (s.u.), geringere Hyperprolaktinämie und wirken auch auf die Minus-Symptomatik. Präparate: Clozapin (Leponex®), Olanzapin (Zyprexa®), Sulpirid (Meresa®Forte), Amisulprid (Solian®), Aripiprazol (Abilify®), Paliperidon (Invega®), Risperidon (Risperdal®), Quetiapin (Seroquel®), Ziprasidon (Zeldox®), Zotepin (Nipolept®)

<u>Präparate:</u> Eingeteilt n. Wirkungsintensität (= Wert in Klammer) bezogen auf Chlorpromazin = 1

<u>Schwache (= ½-2/3):</u> **Levomepromazin** (Neurocil®), Promethazin (Atosil®), Chlorprothixen (Truxal®), Thioridazin (Melleril®)

<u>Mittelstarke:</u> Chlorpromazin (= 1), Clopenthixol (= 2, Ciatyl®), Sulpirid (Meresa®), **Clozapin** (Leponex®)

<u>Starke (= 10-20):</u> Perphenazin (Decentan®), Perazin (Taxilan®)

<u>Sehr starke:</u> **Haloperidol** (= 50, Haldol®-Janssen), Fluphenazin (= 50, Lyogen®), Benperidol (= 400, Glianimon®)

<u>NW:</u>
- <u>Antidopaminerge Wirkung</u> im mesolimbisch-mesocorticalen Gebiet (⇨ affektive Indifferenz, starke Sedierung, psychomotorische Verlangsamung, Interessenverlust)
- Antidopaminerge Wirkung in der nigro-striatalen Bahn ⇨ **<u>extrapyramidal-motorische Störungen:</u>**
  - **Reversible Frühdyskinesien** zu Beginn der Behandlung mit Dystonien wie Trismus, Opisthotonus, Torticollis, Sprechstörungen, Torsionsspasmen, Kiefergelenkluxation, Zungenschlundkrämpfe, Blickkrämpfe in den ersten Tagen nach Behandlungsbeginn ⇨ Notfallsituation, Gabe v. Biperiden (Akineton®) i.v.

- **Reversibles Parkinsonoid,** insb. mit hypo-/akinetischer Komponente, Hypomimie sowie Tremor, Hypersalivation und selten **Akathisie** (Sitzunruhe) / **Bewegungsdrang,** insb. der Beine (sog. „restless legs") nach ca. 2 Wo.
- **Spätdyskinesien**, auch **tardive Dyskinesien** genannt, sind bizarre Bewegungsstörungen und Zuckungen = Hyperkinesen, die oft vom Patient selbst nicht bemerkt werden. Beginnend ab einem Monat Neuroleptikatherapie mögl., meist aber erst nach Jahren auftretend. Diese können dann auch in ca. 1 % d.F. **irreversibel** sein! Die neueren atypischen Neuroleptika haben ein ca. 5fach geringeres Risiko für tardive Dyskinesien.

– Antidopaminerge Wirkung im tuberoinfundibulären Gebiet (⇨ **Hyperprolaktinämie**, sek. Amenorrhoe, Gynäkomastie, Hyperphagie, Libido-/Potenzverlust, relative Infertilität, Galaktorrhoe)

– Antidopaminerge Wirkung im Brechzentrum (⇨ antiemetisch)

– Anticholinerge Wirkung ⇨ Mundtrockenheit, Übelkeit, Miktionsstörung, Hypotonie und orthostatische Dysregulation, Tachykardie, Beeinträchtigung von Wachheit und Antrieb, Obstipation, Akkomodationsschwäche, Mydriasis

– Antiadrenerge Wirkung ⇨ a) **Sedation**, psychomotorische Dämpfung, vegetative Erscheinungen, hyperkinetisch-dystone Erscheinungen
b) anhaltende Antriebsminderung und Abnahme vegetativer Begleitphänomene

Prog: **Neuroleptika machen keine Abhängigkeit.**

Je schwächer das Präparat, desto mehr steht die vegetative und sedierende (Neben)-Wirkung im Vordergrund.

Je stärker das Präparat, desto größer die antipsychotische und extrapyramidal-motorische (Neben-)Wirkung. Zur Vermeidung von (irreversiblen) Spätdyskinesien nur die ausreichend notwendige Dosis geben.

Bei aller Kritik an der medikamentösen Therapie mit Neuroleptika ist zu bedenken, dass viele früher unabwendbare Schicksale, wie z.B. jahre-/lebenslange Aufenthalte in der geschlossenen Psychiatrie heute durch die Medikamente vermieden werden können. Kürzere Hospitalisation bedeutet auch bessere Reintegrationschancen und bessere Langzeitprognose für die Pat. Rechnerisch wird die Rezidivrate bei der Schizophrenie durch die Neuroleptika etwa **halbiert**.

70-80 % der Pat. sprechen primär gut auf eine neuroleptische Behandlung an. Durch Med.-Intensivierung, -umstellung od. Kombination mehrerer Neuroleptika kann die Rate von vollständigem Therapieversagen auf ca. 5 % gesenkt werden.

Kompl:
* **Frühdyskinesien** ⇨ Ther: Anticholinergika (Biperiden, Akineton® i.v.)
* Reversibles Parkinsonoid ⇨ Ther: Dosisreduktion, Präparatewechsel, ggf. Biperiden i.v. (Akineton®)
* Akathisie/Bewegungsdrang ⇨ Ther: Dosisreduktion, Präparatewechsel, ggf. auch Diazepam od. Betablocker (Propranolol od. Betaxolol)
* **Spätdyskinesien** (sog. **tardive Dyskinesien**), Entwickeln ca. 20 % d. Pat. im Behandlungsverlauf von 5 Jahren mit perioralen unwillkürlichen Bewegung und Wälzbewegungen der Zunge. Zeigen sich erste Symptome ⇨ Neuroleptikum baldmöglichst umstellen, z.B. auf ein atypisches Neuroleptikum (insb. Clozapin, Leponex®). Die Spätdyskinesien sistieren dann nach Monaten, sie können aber auch irreversibel sein.
* Allergien: 5 % Exantheme, evtl. Photosensibilisierung
* Phenothiazine + Clozapin: Leukopenie, **Agranulozytose** (BB-Kontrollen 1x/Wo. in den ersten 3-4 Behandlungsmonaten, danach alle 4 Wo.), intrahepatische Cholestase
* **Erniedrigte Krampfschwelle** (⇨ epileptische Anfälle mögl.)
* Kardiotoxizität, Herzrhythmusstörungen, erhöhtes Risiko für plötzlichen Herztod
* Gynäkomastie
* **Gewichtszunahme** (vermehrt bei den atypischen Neuroleptika)
  Clozapin + Olanzapin: erhebliche Gewichtszunahme mögl. (bis zu 30 kg), Hyperlipidämie, verminderte Glukosetoleranz, erhöhtes Risiko für die Entwicklung eines Diabetes mellitus, starker Speichelfluss (Clozapin)
* Glukoseregulationsstörung, erhöhtes Risiko für einen Diabetes mellitus Typ II
* Vermehrter Speichelfluss bei den atypischen Neuroleptika

* Malignes neuroleptisches Syndrom (sehr seltene, aber schwerwiegende NW): Rigor, Bewusstseinsstörungen mit Stupor bis Koma, Hyperthermie/Fieber >40 °C, vegetative Störungen (Hyperhidrosis), Kreislaufstörungen (Tachykardie), Dyspnoe, Elektrolytentgleisungen, Rhabdomyolyse; Ther: Neuroleptika absetzen, Intensivüberwachung und Intensivtherapie, Med: versucht werden Myotonolytika (Dantrolen i.v., Dantamacrin®) und Dopa-Agonisten (Lisurid i.v., Dopergin® od. Bromocriptin, Pravidel®)
* Zentrale maligne Hyperthermie
* Akinetisch-abulisches Syndrom: nach langfristiger Neuroleptikaeinnahme mögl. ⇨ Amimie, Hypo- od. Hyperkinesen, Antriebsschwäche
* Intoxikation: Sedation, extrapyramidal-motorische Symptome (Hypo- und Hyperkinesen), Arrhythmien, RR-Abfall, Schock, Verwirrtheit, Delir, selten: Krämpfe, Hypo- oder Hyperthermie, cholestatische Hepatose. Ther: Magenspülung, Biperiden, Antiarrhythmika, Diazepam zur Krampfprophylaxe
* Abbau der meisten Neuroleptika über das Cytochrom-P450-System der Leber mit dem Isoenzym CYP2D6; 5-10 % d. Bev. haben eine geringere Aktivität dieses Isoenzyms ⇨ mehr Nebenwirkungen bei normaler Dosierung durch den geringeren Abbau
* Schwangerschaft: Chlorpromazin, Haloperidol und die übrigen Phenothiazine und Butyrophenone können bei Gabe bis zur Geburt eine Entzugssymptomatik mit Unruhe, Sedierung, Trinkschwäche und evtl. extrapyramidale Symptome beim Neugeborenen verursachen. Bei hochdosierter Gabe ggf. erweiterte pränatale Diagnostik in der 20. SSW mit Ultraschallfeindiagnostik.

SCHIZOAFFEKTIVE PSYCHOSEN

Syn: Mischpsychosen, Zwischenpsychose, intermediäre Psychose, Psychosen des schizoaffektiven Zwischenbereichs, ICD-10: F25.-

Ät:
- Unbekannt
- Wie bei Schizophrenie und affektiven Psychosen familiäre Disposition

Etlg:
Schizomanische Episoden: meist akuter Beginn, die Phasen dauern meist nur wenige Wochen, Prog. eher gut
Schizodepressive Episoden: langsamer Beginn, längere Dauer, Prog. eher ungünstig

Klin:
⇒ Störungen mit **Mischung zwischen schizophrener und affektiver Symptomatik**, es sollte zur Diagnosestellung jeweils eindeutig mehrere affektive Symptome und mind. ein, besser zwei schizophrene Symptome vorhanden sein

⇒ Schizoaffektiv, gegenwärtig manisch (ICD-10: F25.0): gehobene Stimmung, Antriebssteigerung (ggf. auch erhöhte Reizbarkeit od. Erregung), gesteigertes Selbstbewusstsein, Distanzlosigkeit (Verlust üblicher sozialer Hemmungen), Konzentrationsstörungen, Wahn (Beziehungs-, Megalomanie = Größen-, Verfolgungswahn), Gedankenausbreitung, kommentierende Stimmen od. sonstige schizophrene Symptome

⇒ Schizoaffektiv, gegenwärtig depressiv (ICD-10: F25.1): depressive Stimmung, Verlangsamung, Antriebsminderung, Schlaflosigkeit, Interessenverlust, Schuldgefühle, Hoffnungslosigkeit, Gedankenausbreitung, kommentierende Stimmen od. sonstige schizophrene Symptome

Diag:
1. Anamnese und psychopathologischer Befund
2. Die Diagnose kann gestellt werden, wenn **gleichzeitig** od. nur wenige Tage getrennt sicher **schizophrene und affektive Symptome** während einer Krankheitsphase vorliegen (die Diagnose ist in den ersten Tagen meist noch schwer zu stellen)

Ther:
• Med: manische Formen ⇨ Neuroleptika (eher sedierende)
depressive Formen ⇨ Neuroleptika + Antidepressiva

Phasenprophylaxe: Lithium-Dauermedikation, ggf. in Kombination mit einem Neuroleptikum

- Elektrokrampftherapie bei Therapieresistenz
- Psycho- und Soziotherapie wie bei Schizophrenie und affektiven Psychosen

Prog: Insb. bei manischen-schizophrenen Symptomen verbleiben meist keine Residuen, die Prog. ist im allg. günstiger als bei reiner Schizophrenie.

DD:
- Zykloide Psychosen: spezielle Form der schizoaffektiven Psychose gleichzeitig oder im Wechsel mit Angst-Glück-Psychose (Depression/Angst – ekstatisch-paranoides Glückserleben) od. hyperkinetisch-akinetischer Motilitätspsychose (erregt – Stupor) od. erregt-gehemmte Verwirrtheitspsychose (Denkstörung, ideenflüchtig – Denkhemmung, motorisch gehemmt)
- Postschizophrene Depression (Depression im Anschluss an eine schizophrene Phase, ICD-10: F20.4)
- Organische Psychosen mit affektiver und schizophrener Symptomatik

AFFEKTIVE PSYCHOSEN

Def: Krankhafte psychische Verstimmung in Richtung Depression od. Manie **ohne erkennbaren äußeren Anlass** / Ursache oder organische Erkrankung

Etlg:
Endogene Depression (Melancholie, Schwermut, ICD-10: F32.-)
Manisch-depressive Erkrankung (Zyklothymie, bipolare affektive Störung, ICD-10: F31.-)
Manie (ICD-10: F30.-)

Ät:
- **Unbekannt**
- **Familiäre Häufung** sowie genetische Disposition (fraglich dominanter od. polygener Erbgang), für die Manie konnte ein Risikoallel auf Chrom. 13 identifiziert werden
  Erkrankungsrisiko: ein Elternteil od. Geschwister erkrankt 10-15 %, beide Elternteile erkrankt 30-40 %, eineiiger Zwilling erkrankt bis 70 %
- Psychoreaktive Auslösung durch schwerwiegende Belastungen und intrapsychische Konflikte mögl. bei Pat. mit entsprechender Anlage / Disposition

Epid:
◊ Prävalenz: **0,5-1,2 %**, Lebenszeitprävalenz: 20 % = jeder 5. Mensch hat einmal in seinem Leben eine affektive Erkrankung
◊ Es **überwiegt die endogene Depression**, die meist mehrphasig auftritt (3/4 d.F.)
20 % sind bipolare Zyklothymien
Unipolare Manien sind sehr selten, machen nur ca. 5 % aus
◊ Erkrankungsbeginn meist **20.-40. Lj.** (bipolare früher als monopolare Formen), **w** > m

Klin:
⇒ Krankheitsphasen (Phasendauer) bei ½ der Pat. bis zu 3 Monaten, 1/3 der Pat. bis zu 1 Jahr, ¼ der Pat. >1 Jahr
⇒ Intervalle zwischen den Krankheitsphasen 4-5 J., bei bipolaren ca. 3-4 J. und verringern sich meist mit der Zahl der Erkrankungsphasen

Diag:
1. Anamnese (frühere Krankheitsphasen, freies Intervall, fehlende psychische Auslöser) und psychopathologisches Zustandsbild
2. Ausschluss einer organischen Erkrankung
3. **Verlaufsbeobachtung**

Ther:
- Gute Ansprechbarkeit auf medikamentöse Therapie
- Psychotherapie als supportive Maßnahme zur medikamentösen Therapie

Prog: In der Regel verbleiben **keine wesentlichen Residuen** im Sinne größerer Persönlichkeitsveränderung, bei 1/3 d. Pat. verbleiben geringe Veränderungen wie z.B. Restdepressivität

DD:
- Schizoaffektive Psychosen
- Reaktive affektive Verstimmungen (Erschöpfungsdepression, depressive Erlebnisreaktion)
- Neurotische Depression
- Organische Psychosen
- Kind: frühkindliche Deprivation, neurotische Depression

ENDOGENE DEPRESSION

Syn: **Melancholie**, Schwermut, engl. major depression (der Begriff "major depression" der DSM IV ist nicht genau synonym für endogene Depression, sondern wird benutzt, wenn bestimmte Symptomkriterien [s.u.] erfüllt sind), **unipolare Depression**, ICD-10: F32.-

Def: Körperlich nicht begründbare (= endogene) Depression

At:
- Unbekannt
- Familiäres Auftreten (15faches Risiko bei Familien mit endogener Depression) mit dominantem od. polygenem Erbgang? ⇨ erhöhte Vulnerabilität für eine Depression im Zusammenspiel mit psychosozialen Stressoren (z.B. Verlusterlebnisse)

Path: Auf neuronaler Ebene wird intensiv nach Ursachen geforscht. Gefunden wurde u.a., dass ein Mangel an Serotonin-Rezeptoren-1B am synaptischen Spalt im Gehirn zur Depression führen kann (möglicherweise verursacht durch einen Mangel an Protein p11). Diskutiert werden aber auch weitere Theorien, wie z.B. Dysfunktion des dopaminergen und GABAergen Systems, eine verminderte Produktion neurotropher Faktoren (Neurotrophin-Hypothese) od. eine Störung der Hypothalamus-Hypophysen-Nebennierenachse.

Epid:
◊ Erkrankungsgipfel: 30.-40. Lj., auch jenseits des 45. Lj. als sog. Involutions- od. Spätdepression und schon bei Kindern/Jugendlichen mögl.
◊ **W** > m (7:3)
◊ Lebenszeitprävalenz: 6-18 % = jeder 6. Mensch hat einmal in seinem Leben eine klinisch relevante Depression. Nach neuen Studien haben Raucher ein 4fach höheres Risiko als Nichtraucher an einer Depression zu erkranken.

Etlg: Kriterien für eine **Major Depression** (= schwere [meist endogene] Depression) n. DSM IV, dabei müssen mind. 5 der folgenden Symptome für mind. 2 Wo. Dauer vorhanden sein:
Depressive Verstimmung
Interessenverlust
Deutliche Gewichtsveränderungen (Gewichtsverlust od. –zunahme)
Schlafstörungen (Schlaflosigkeit od. vermehrter Schlaf), Müdigkeit
Psychomotorische Unruhe od. Hemmung
Gefühl der Wertlosigkeit, unangemessene Schuldgefühle
Konzentrationsstörungen, Entscheidungsunfähigkeit, Energieverlust
wiederkehrende Suizidgedanken

Klin:
⇒ **Gedrückte Stimmungslage**, Freudlosigkeit
⇒ **Interessenverlust**, **Verminderung des Antriebs**, Aktivitätsminderung (Bewegungsarmut bis zur Unfähigkeit selbst einfachste Alltagsaktivitäten durchzuführen, depressiver Stupor)
⇒ **Vermindertes Selbstwertgefühl**, fehlendes Selbstvertrauen, pessimistische Einstellung zur Zukunft, Isolationsneigung, Verlust der Lebensfreude (Anhedonie)
⇒ Konzentrationsstörungen, Entscheidungsunfähigkeit

⇒ „Pseudodemenz“: durch motorische Hemmung und Denkhemmung entsteht der Eindruck einer Intelligenzminderung

⇒ Angstzustände, hypochondrische Befürchtungen, Verarmungsideen, Schuldgedanken

⇒ **Suizidgedanken**, latente Suizidalität und „erfolgreiche“ Suizide (Risiko ist 20fach erhöht) ⇨ immer nach Suizidgedanken fragen!

⇒ Somatische Beschwerden („vegetative Depression“): **Schlafstörungen** (Einschlafstörung, Durchschlafstörung, frühmorgendliches Erwachen), Appetitminderung, Gewichtsverlust, Obstipation, Libidoverlust, ständige Müdigkeit

⇒ Vitalstörungen (leibliche Missempfindungen): Brust-, Herz-, Bauch- od. Kopfschmerzen, Schweregefühl des gesamten Körpers

⇒ Zirkadiane Rhythmik der Beschwerden mit Maximum am Morgen mögl. („**Morgentief**“)

⇒ Die Beschwerden empfindet der Patient häufig als quälend („Gefühl der Gefühllosigkeit“)

⇒ ggf. auch psychotische Symptomatik: Verarmungs-, Versündigungswahn od. hypochondrischer Wahn (die Pat. sind von Ihren Wahnideen nicht abzubringen)

Diag:
1. Anamnese und Fremdanamnese, typisches klinisches Bild und Dauer von **mind. 2 Wochen** (im Durchschnitt 6 Monate), immer auch nach Suizidgedanken fragen!
2. Verlaufsbeobachtung: meist abrupter Beginn und Ende, ggf. mit hypomanischer Nachschwankung (10 % d. Pat.)
3. Testung: HAMD-Score = HAMILTON Depression Scale, Selbstbeurteilungsskalen
5. Ausschluss organischer Erkrankungen

Ther:
- Med: **Antidepressiva** (= Thymoleptika, Einzelheiten s.u.), einschleichende Dosierung
  ggf. Tranquilizer zur Schlafregulierung und Neuroleptika bei sehr starker Depression
  Phasenprophylaxe: Lithium bei mehrphasigen Verläufen
- **Psychotherapie**: allgemein gute **psychotherapeutische Führung**, insb. wegen der Suizidgefahr, immer auch Soziotherapie (= Einbeziehung der Angehörigen und des sozialen Umfeldes).
  Als psychotherapeutische Verfahren werden die Verhaltenstherapie (meist als Kurzzeitherapie mit 20 Sitzungen) od. die tiefenpsychologisch fundierte Psychotherapie eingesetzt.
  Bei schwerer od. chronischer Depression: Kombinationsbehandlung von Psychotherapie (kognitive Verhaltenstherapie od. interpersonelle Psychotherapie) + Antidepressiva
- **Stationäre Therapie** bei ausgeprägter, schwerer Depression oder Suizidalität
- Schlafentzug (Syn: Wachtherapie) für eine Nacht und anschließende Schlafphasenvorverlagerung (= Schlafen von 17-24 Uhr am nächsten Tag). Vorteil: wirkt sofort, allerdings hält die Wirkung bei den meisten Pat. nur für 1-2 Tage an.
  Lichttherapie (5.000 Lux für 1 Stunde/Tag bei saisonal-abhängiger „Winterdepression“)
- Bei extremer Depression mit hoher Suizidalität, wahnhafter Depression od. medikamentöser Therapieresistenz: **Elektrokrampftherapie** (EKT) mit 6-10 Behandlungen in Kurznarkose (z.B. Etomidat [Hypnomidate®], Methohexital [Brevimytal®] od. Thiopental [Trapanal®]) und Muskelrelaxierung (Succinylcholin, [Lysthenon®]) im Abstand von jeweils 2 Tagen mögl., meist unilateral auf der nicht-dominanten (rechten) Hirnseite für 25-30 Sek. Bei gutem Ansprechen kann auch eine Erhaltungs-EKT alle 4 Wo. versucht werden.
  Versucht wird in Studien bei Therapieresistenz auch die Anwendung repetitiver transkranieller Magnetstimulation über dem li.-präfrontalen Kortex od. eine Vagusnervstimulation (hierzu ist die operative Implantation eines Schrittmachers erforderlich) od. eine tiefe Hirnstimulation (mit einem imlanteirten Schrittmacher im Bereich des Nucl.accumbens).
- Selbsthilfegruppen: Kompetenznetz Depression/Suizidalität, Nussbaumstr. 7, 80336 München, Tel.: (0 89) 51 60-55 53, Fax: -55 57, Internet: http://www.kompetenznetz-depression.de

Prog: Unbehandelt dauert eine depressive Episode ca. 6-9 Monate.

70 % d. Pat. sprechen innerhalb von ca. 4 Wo. gut auf die medikamentöse Therapie mit einer deutlichen Reduktion der depressiven Symptomatik an, allerdings nur etwas weniger als die Hälfte erreicht eine Vollremission.

50 % d. Pat. haben nach absetzen der Ther. innerhalb von 3 Monaten ein Rezidiv.
Bei 10-25 % d. Pat. kommt es zu einem **chronischen Verlauf**.

Kompl: **Suizidgefahr** (15 % der Betroffenen unternehmen einen Suizidversuch), insb. auch zu Beginn der med. Therapie mit Antidepressiva od. in der Abklingphase (bedingt durch die Antriebssteigerung bei noch bestehender depressiver Symptomatik). Die Suizidmortalität ist um mehr als das 20fache gegenüber der Allgemeinbevölkerung erhöht. Medikamentös kann bei akuter Depression mit Suizidalität ein Benzodiazepin od. Lithium eingesetzt werden.
Wichtig: Suizidalität immer beim ersten Kontakt und auch immer wieder im Behandlungsverlauf ansprechen! (dies ist für den Pat. auch meistens entlastend)

DD:
- Depressive Episode im Rahmen einer Zyklothymie (bipolare affektive Störung)
- Depression als Begleiterscheinung bei schizophrener Psychose, schizoaffektiver Psychose
- Neurotische Depression (s.u.)
- Reaktive Depression: akute Belastungsreaktion mit depressivem Charakter (psychoreaktive Erkrankung, psychogene Depression, psychovegetatives Erschöpfungssyndrom)
- Rezidivierende kurze depressive Störung (nur für einige Tage dauernd in etwa monatlichem Abstand, menstruationsunabhängig)
- Anaklitische Depression: Anlehnungsdepression bei Entzug der Bezugsperson (z.B. Säuglingsdepression)
- Larvierte Depression: depressives Syndrom, das der Pat. selbst aber nicht erkennt und bei dem vornehmlich somatische Beschwerden im Vordergrund stehen
- Organische Psychosen: somatogene Depression (als Begleiterkrankung bei anderen schweren, somatischen, exazerbierten Erkrankungen, z.B. Apoplexie, Hirntumoren, HOPS, Demenz, Parkinson-Syndrom, Enzephalitis, Epilepsie, geistige Behinderung, Krebserkrankung, Myokardinfarkt, Herzinsuffizienz, dialysepflichtige Nierenerkrankung, HIV-Erkrankung) od. pharmakogen induziert
- Prämenstruelle dysphorische Störung (zyklusabhängig)
- Schwangerschaftsdepression (bei ca. 10 % aller schwangeren Frauen, meist im 2. od. 3. Trimenon der Schwangerschaft), Wochenbettdepression (postpartale Depression, Beginn: 1-4 Wo. nach Entbindung)

  Kompl: Frühgeburtlichkeit, niedrigeres Geburtsgewicht, häufiger Drogengebrauch, Suizid

  Ther: stützende Psychotherapie, Lichttherapie, Rooming-in mit dem Kind, bei schwerer Depression Medikation z.B. mit Imipramin (Tofranil®) od. Amitriptylin (Saroten®), bei NW der tricyclischen Antidepressiva auch Fluvoxamin (Fevarin®) od. Paroxetin (Seroxat®, nicht im 1. Trimenon, da Risiko für Herzfehler beschrieben) mögl., mit der Medikation kann gestillt werden. Bei Versagen der Ther. u. akuter Suizidalität kann eine Elektrokrampftherapie versucht werden.

  Leichte depressive Verstimmung (z.B. mit plötzlichen Tränenausbrüchen, Niedergeschlagenheit, Erschöpfung, Konzentrationsschwäche), sog. **„Heultag“** (od. „Wochenbett Blues“, „Baby Blues“, Syndrom des 3. Tages, engl. maternity blues) am 2.-5. Tag im Wochenbett ist häufig (ca. 50 % aller Wöchnerinnen) und ist vermutlich bedingt durch den Abfall der Sexualhormone und Anstieg des Enzyms MAO-A. Die Symptome sistieren einige Tage später von alleine.
- Involutionsdepression (= Spätdepression, sog. Altersdepression): im Alter >70. Lj. zeigen ca. 10 % der Bevölkerung eine Depression

ANTIDEPRESSIVA

Syn: **Thymoleptika**, engl.: antidepressants

Ind: ⇒ **Depressive Störungen** im Rahmen eines Gesamtbehandlungplans (Psychotherapie, Schlafentzug, Lichttherapie), insb. bei endogener Depression

⇒ **Schmerztherapie** (Variation des Schmerzempfindens, insb. Amitriptylin)

<u>Wirkung:</u>
- Als Ursache der (endogenen) Depression wird ein relativer Katecholamin- bzw. 5-Hydroxytryptamin-Mangel an spezifischen Rezeptoren im ZNS angenommen (Monamin-Hypothese). Antidepressiva **erhöhen die Transmitterkonzentration** (Noradrenalin, Serotonin) im synaptischen Spalt durch Blockade der Wiederaufnahme (= reuptake-Blockade), Abbauhemmung oder vermehrte Freisetzung.
- Die antidepressive Wirkung (= **thymoleptische, stimmungsaufhellende** Wirkung) stellt sich mit einer **Latenz von ca. 2-3 Wochen**, vermutlich durch adaptive Prozesse auf Rezeptorebene (Subsensitivität der Rezeptoren), ein. Die depressive Phase wird eigentlich nicht verkürzt (nur die Symptome bessern sich), vorzeitiges Absetzen der Medikation führt daher meist zum Wiederkehren der Symptomatik.
- <u>Pharmakokinetik:</u> Die metabolische Umwandlung führt zum Teil zu therapeutisch wirksamen Metaboliten. Zwischen Plasmakonzentration und therapeutischem Effekt besteht keine eindeutige Beziehung. Antidepressiva werden meist renal eliminiert. HWZ sehr lang: Imipramin 9-20 Std., Nortriptylin 12-90 Std. ⇨ bei **abendlicher Gabe** werden die sedativen/vegetativen NW zum Teil verschlafen ohne Minderung der antidepressiven Wirkung.

<u>Etlg:</u>

<u>**Tricyclische Antidepressiva**</u> <u>(KIELHOLZ-Einteilung)</u>

<u>Imipramin-Typ:</u> Clomipramin (Anafranil®), Dibenzepin (Noveril®, noch in CH und Österreich), Imipramin (Tofranil®), Lofepramin (außer Vertrieb)

W: depressionslösend, **stimmungsaufhellend**, aktivierend

Ind: depressives Syndrom ohne wesentliche Beeinträchtigung des Antriebs

<u>Desipramin-Typ:</u> Nortriptylin (Nortrilen®), Desipramin (außer Vertrieb)

W: psychomotorisch aktivierend, **antriebssteigernd** (thymeretische Wirkung)

Ind: gehemmt-apathisches depressives Syndrom

NW: *Suizidgefahr* bei Therapiebeginn

<u>Amitriptylin-Typ:</u> Amitriptylin (Saroten®), Doxepin (Aponal®), Trimipramin (Stangyl®), Opipramol (Insidon®)

W: anxiolytisch, psychomotorisch **dämpfend**

Ind: agitiert/ängstliches depressives Syndrom, Amitriptylin auch als Zusatzmedikation zur **Schmerztherapie** (mit 25 mg zur Nacht beginnen, steigerbar bis 25-25-50-50 mg)

<u>**Tetracyclische Antidepressiva**</u>: Maprotilin (Ludiomil®), Mianserin (Mianeurin®)

W: wie trizyklische vom Imipramintyp aber weniger anticholinerge NW (s.u.)

<u>**Selektive Serotonin-Wiederaufnahme-Hemmer**</u> (**SSRI** = <u>r</u>euptake <u>i</u>nhibitors):

Paroxetin (Seroxat®, Tagonis®), Fluoxetin (Fluctin®), Fluvoxamin (Fevarin®), Sertralin (Zoloft®), Citalopram (Cipramil®)

W: gute antidepressive Wirkung, sehr wenige NW (lediglich ggf. Übelkeit, Erbrechen, Kopfschmerzen zu Therapiebeginn, erhöhte Blutungsneigung), keine Gewichtszunahme (eher Dämpfung des Appetits)

<u>**Selektive Noradrenalin-Wiederaufnahme-Hemmer (SNRI):**</u> Reboxetin (Edronax®), W: gute antidepressive Wirkung und sehr wenige NW

<u>**Kombinierte selektive Serotonin- + Noradrenalin-Sekretions- bzw. –Wiederaufnahme-Hemmer (SSNRI):**</u> Mirtazapin (Remergil®), Venlafaxin (Trevilor®), W: insb. schneller stimmungsaufhellend als die bisherigen Med., wenig (negativen) Einfluss auf die Sexualfunktion

Duloxetin (Cymbalta®, auch wirksam bei polyneuropathischen Schmerzen sowie bei Angststörungen, als Yentreve® zugelassen bei Belastungsinkontinenz der Harnblase)

<u>**Monoaminoxydase-Hemmer**</u> MAO-Hemmer, Thymeretika: Tranylcypromin (Jatrosom N®), 2. Generation: Moclobemid (Aurorix®) mit weniger NW

W: hemmen die oxidative Desaminierung von Noradrenalin, Serotonin und Dopamin ⇨ sehr **antriebssteigernd** (thymeretisch)

Ind: therapierefraktäre Depressionen

K-Ind: Suizidalität, ängstlich-agitierte Depressionen, Leber/Nierenschäden, Krampfneigung NW: *Suizidgefahr* bei Therapiebeginn, hepatotoxisch, Tremor, Schlafstörungen, Halluzinationen, lebensbedrohliche **hypertone Krisen** (MAO-Hemmung in der Leber ⇨ Amine werden nicht mehr gespalten ⇨ Tyraminanhäufung, Cave: Käse, Rotwein, Bier meiden), Hypoglykämien

Sonstige: Trazedon (Thombran®), Agomelatin (Valdoxan®), Tryptophan (Ardeydorm®)

<u>Ther:</u>
- <u>Allgemein:</u> **einschleichende Dosierung** (niedrige Anfangsdosis, NW treten meist nur zu Beginn der Ther. auf), ggf. Dosis im Verlauf anpassen (Plasmaspiegelbestimmung durchführen)
  Beim Absetzen Medikation **schrittweise** über mehrere Wochen **reduzieren.**
- <u>Auswahl</u> des Medikamentes abhängig von den Zusatzsymptomen
  - Depression ohne Antriebsveränderungen ⇨ Imipramin-Typ, tetrazyklische Antidepressiva, SSRI
  - Agitierte Depression ⇨ Amitriptylin-Typ (sedierend)
  - Depressives Syndrom mit Antriebsminderung ⇨ Desipramin-Typ, ggf. MAO-Hemmer der 2. Generation
  - Wahnhafte Depression: Kombination eines Antidepressivums mit einem Neuroleptikum
  - Depression bei Zyklothymie: Antidepressiva + Lithium (um Umschlag in eine Manie zu verhindern)
  - Depression bei Kindern und Jugendlichen: zugelassen ist Fluoxetin (Fluctin®)
- <u>Dauer der Ther:</u> Dauer der **Krankheitsphase** (bis zum Abklingen der Symptome) **+** noch ca. **6 Monate** darüber hinaus (= im Intervall) weiter behandeln.
  Zunehmend werden die selektiven Serotonin-Wiederaufnahme-Hemmer (SSRI od. SSNRI) aufgrund ihrer geringen NW auch als Langzeitmedikation zur **Rezidivprophylaxe** eingesetzt (zugelassen in Deutschland ist hierfür Venlafaxin, Trevilor®).
- <u>Phytotherapie (pflanzliche Med.):</u> **Johanniskraut** (Hypericum perforatum, 600-900 mg/Tag oral, Jarsin®, Neuroplant®, Laif®) mit nachgewiesener antidepressiver Wirkung, bei ängstlich-agitierter depressiver Reaktion, auch als Kombination von Johanniskraut + Baldrian (Sedariston®). Diese können bei leichten Formen eingesetzt werden. Seit 4/2009 sind Johanniskrautpräparate verschreibungspflichtig, damit die Pat. gleich zu Beginn einer Erkrankung eine ärztliche Betreuung und fortlaufende Überwachung erhalten. Ebenso ist ein teratogener Effekt bei Schwangeren nicht auszuschließen (daher bei Schwangerschaft kontraindiziert). NW ergeben sich aus der Induktion des Cytochrom-P450-Systems und somit zu einer Verminderung der Wirkung verschiedener anderer Arzneimitteln (z.B. Antikoagulanzien, orale Kontrazeptiva, Antiepileptika, Digoxin, Ciclosporin usw.)

<u>Prog:</u> 70 % aller Depressiven sprechen gut auf die Medikamententherapie an ⇨ 30 % Non- od. Poor-Responder (teilweise genetisch bedingt, z.B. Varianten des FKBP-5-Gen), bei Therapieresistenz (nach 2-4 Wo. sollte eine Wirkung eingesetzt haben) zuerst Dosiserhöhung (Serumspiegelkontrolle), dann Versuch eines anderen Antidepressivums od. Kombinationstherapie von 2 Antidepressiva od. Antidepressivum + Lithium.

<u>K-Ind:</u>
- Prostataadenom (Harnverhalt), Engwinkelglaukom (Mydriasis), Ileus, Pylorusstenose
- Kardiale Arrhythmien
- Krampfneigung, Delir
- Schwangerschaft (mögliche Teratogenität), Doxepin auch in der Stillzeit
- Intoxikation mit Alkohol od. zentral dämpfenden Med.

<u>NW:</u>
- **<u>Anticholinerg / adrenerg:</u> Mundtrockenheit** (häufig), verstopfte Nase, Mydriasis und Akkommodationsschwäche, Miktionsstörungen (Harnverhalt), Obstipation, Herzklopfen, Schwindel, Schwitzen (insb. nächtlich), selten: paralytischer Ileus, Glaukomanfall
- Antihistaminerg: **Sedierung**/Müdigkeit (häufig, insb. in den ersten Tagen)
  Endokrin: Gewichtszunahme (insb. bei Amitriptylin, Doxepin, Trimipramin, Maprotilin u. Mirtazapin), Libido-/Potenzminderung, Amenorrhoe, selten: Gynäkomastie, Galaktorrhoe
- Blutbildveränderungen (Leukopenie), Transaminasenerhöhung ⇨ **Laborkontrolle**
- Allergische Hautreaktionen (Exantheme, Urtikaria), Ödeme
- **Orthostatische Dysregulation**, Hypotonie, Übelkeit

- Appetitsteigerung (nicht bei SSRI)
- Kardial: Herzrhythmusstörungen wie Tachykardie, Vorhoftachykardie, AV-Block, Kardiomyopathie ⇨ **EKG-Kontrolle** zu Beginn und im Verlauf durchführen
- Neurologisch: Tremor, Senkung der Krampfschwelle, Myoklonie, Dysarthrie, sehr selten extrapyramidal-motorische Störungen
- Delirante Zustände, psychomotorische Agitiertheit, Halluzinationen
- Verminderung der REM-Schlafphasen, Schlaflosigkeit
- Desipramin + MAO-Hemmer können bei hohen Anfangsdosen zu Schizophrenie-ähnlichen Symptomen führen
- Cave: erhöhte **Suizidgefahr** in der ersten 2 Wochen durch gesteigerte Aktivität bei bestehender depressiver Stimmungslage

Kompl: * Hypomanische Nachschwankung nach dem Absetzen

* Intoxikation: (⇨ anticholinerge Symptomatik) bei >1,2 g trizyklischer Antidepressiva
  Peripher: Glaukom, Mydriasis, Harnverhalt, komplexe Herzrhythmusstörungen (Tachykardie, Arrhythmien, AV-Block, später Bradykardie) und starker Blutdruckabfall, Azidose
  ZNS: Erregung, paranoid-halluzinatorisches Syndrom, Delir, Hyperakusis, Krämpfe, Hyperthermie, Atemlähmung, Koma
  Ther: intensivmedizinische Überwachung, ggf. Intubation, Magenspülung und Giftelimination mit Kohle, Benzodiazepine, ß-Blocker, Physostigmin, Carbachol (Doryl®), Katecholamine

MANIE

Syn: Engl. mania, ICD-10: F30.-

Epid: ◊ Prädisp.alter: 25.-35. Lj., selten >45. Lj. als Spät- od. Involutionsmanie

◊ Erkrankungsdauer während einer Phase im Durchschnitt 4 Monate

Klin: ⇒ **Gehobene Stimmung** (grundlos heiter-fröhlich od. gereizt-zornig-streitsüchtig), Affektivitätsüberschuss, Steigerung des Selbstwertgefühls, der Pat. fühlt sich nicht krank und hat auch keine Krankheitseinsicht

⇒ **Antriebssteigerung**, Bewegungsdrang, psychomotorische Enthemmung bis hin zu ausgeprägten Erregungszuständen, Kaufrausch

⇒ **Ideenflucht**, sprunghafter Themenwechsel im Gespräch („verworrene Manie“), Rededrang

⇒ Größenideen („Megalomanie“)

⇒ Somatische Beschwerden: Gewichtsverlust, **vermindertes Schlafbedürfnis**, Tachykardie, Hypertonie

⇒ Ggf. vorübergehende Wahnerlebnisse (Manie mit psychotischen Symptomen)

Diag:
1. Anamnese und psychopathologischer Befund
2. Manische Phase sollte für die Diagnosestellung mind. 1 Wo. dauern und das **normale psychische und soziale Befinden des Pat. unterbrochen** sein

Ther:
- Schutz des Pat. in der Manie vor sozialer u. materieller Selbstbeschädigung
- Stationäre Therapie bei ausgeprägter Manie (der typisch manische Pat. wird dies nicht verstehen, da er sich nicht krank fühlt), ggf. mit richterlicher Einweisung nach dem Unterbringungsgesetz in eine geschlossene psychiatrische Abteilung bei akuter Gefährdung des Pat.
- Med: akut: **Neuroleptika** (hochpotente Neuroleptika (Haloperidol od. Benperidol), evtl. in Kombination mit schwachen, sedierenden Neuroleptika, die die Psychomotorik dämpfen

u. die Schlaflosigkeit mildern) bis zum Abklingen der Symptome + ca. 3-6 Monate länger Phasenprophylaxe: **Lithium** (s.u.) od. Valproinsäure od. Carbamazepin mögl.

- Psychotherapie, Soziotherapie in der akuten Phase aufgrund fehlender Krankheitseinsicht meist erfolglos („der Pat. gesundet, wenn er erkennt, dass sein Zustand krankhaft ist")
- Elektrokrampftherapie bei Therapieresistenz

<u>**Prog:**</u> Gute Prog., die Phasen klingen meist ohne Residuen ab, die Phasenprophylaxe wirkt bei ca. 70 % der Pat.

<u>**Kompl:**</u> Während der akuten Phase kann der Pat. sich sozial od. materiell selbst schädigen ⇨ Schuldunfähigkeit (§ 20 StGB), Geschäftsunfähigkeit (§ 104 BGB) und keine Testierfähigkeit (§ 2229 BGB) möglicherweise gegeben ⇨ ggf. Einrichtung einer Pflegschaft für die Zeit einer Krankheitsphase erforderlich (§ 1910 BGB)

<u>**DD:**</u>
- Manische Episode im Rahmen einer Zyklothymie (bipolare affektive Störung)
- Manie als Begleiterscheinung bei schizophrener Psychose, schizoaffektive Psychose
- Hyperthyme Persönlichkeit
- Organische Psychose: Somatogene Manie, z.B. bei progressiver Paralyse, Hirntumoren, Durchgangssyndrom, Drogenabusus (Kokain, Mescalin, Haschisch, LSD)

LITHIUM

<u>**Ind:**</u> **Intervalltherapie** der **mehrphasigen** (= mind. 2 Krankheitsphasen innerhalb von 5 Jahren, beginnend nach der 2. Phase) affektiven Psychosen (**Manie** u. **Zyklothymie**) und schizoaffektiven Psychosen

<u>**Wirkung:**</u>
- Lithiumsalze haben sedierende Eigenschaft (genaue neuronale Wirkung unbekannt)
- <u>Pharmakokinetik:</u> orale Applikation, gute Resorption
  Verteilung ungleichmäßig: Gehirn nur halb so hohe Konzentration wie im Plasma
  Plasmakonzentration korreliert gut mit der Wirkung
  HWZ: 16-24 Std.
  Einschleichend dosieren
  Relativ **lange Wirklatenz** (14 Tage bis ½ Jahr bis zum zuverlässigen Wirkeintritt)
  Cave: **enger therapeutischer Bereich**
- <u>Biochemie:</u> Verhält sich im Körper **wie Natrium**. Tubuläre Rückresorption in der Niere passiv zusammen mit Natrium ⇨ salzarme Kost, starkes Schwitzen mit vermehrter Na-Rückresorption od. renale Störungen führen zur Akkumulation!

<u>**Ther:**</u>
- <u>Therapiebeginn:</u> im Abklingen der Krankheitsphase (wenn Compliance des Pat. beginnt gut zu werden)
- <u>Präparate:</u> verschiedene Lithiumsalze, Lithium-Carbonat (Hypnorex®retard, Quilonum®retard), Lithium-Hydrogenaspartat (Lithium-Aspartat®), Lithium-Sulfat (Lithiofor®retard). Die Wahl des Präparats spielt praktisch keine Rolle, da jeweils nur das Anion variiert.
- <u>Dosis:</u> 18-36 mmol/Tag (⇨ Serumspiegel soll 0,6-0,8 mmol/l betragen, **geringe therapeutische Breite**), beginnend ab der 2. Phase (= mehrphasige Erkrankung) für mehrere Jahre
- Laborkontrolle: Lithiumserumspiegel (Ziel: **0,6-0,8 mmol/l**) bei Therapiebeginn 1x/Woche, später 1x/Monat kontrollieren und Dosis entsprechend anpassen
- Ausschleichen der Therapie nach Jahren beginnen, für 1 Jahr auf Serumspiegel 0,3-0,5 mmol/l reduzieren, dann absetzen

Prog: 70 % aller Manien u. Zyklothymien sprechen auf die medikamentöse Therapie an ⇨ echte **Prophylaxe** neuer Krankheitsphasen

K-Ind:
- Schwere Niereninsuffizienz
- Schwere Herzinsuffizienz
- ADDISON-Krankheit
- Frühschwangerschaft und stillende Mütter

NW:
- **Tremor**, typisch fein- bis mittelschlägig (ggf. Ther. mit ß-Blocker, z.B. Propranolol)
- Koordinationsstörungen
- erhebliche **Gewichtszunahme** mögl.
- **Polyurie/Durst**, durch Abnahme der ADH-Wirkung
- Libido-/ Potenzverlust
- Muskelschwäche
- Nausea, Diarrhoe
- Nach Monaten: **Euthyreote Struma** (in 40-50 % d.F.), da die Jodaufnahme in die Schilddrüse verzögert wird ⇨ vor Therapiebeginn und 1x/Jahr Schilddrüsenfunktion testen, Ther: ggf. L-Thyroxin (50-150 µg/Tag)
- Hautveränderungen (Akne, Haarausfall, Exantheme), leichte Ödeme
- Zerebrale Anfälle, insb. bei ZNS-Vorschädigung
- Leukozytose
- Nach längerer Therapie: Schädigung im distalen Nierentubulus mögl. ⇨ Laborkontrolle (Kreatinin)
- Teratogen: erhöhte Inzidenz kardiovaskulärer Missbildungen ⇨ **Kontrazeption** bei Lithiummedikation, bei unerwünschter Schwangerschaft Lithium sofort absetzen

Kompl:
* Intoxikation: Prodromalphase: Übelkeit, Erbrechen, Durchfälle, Schwindel, grobschlägiger Tremor bei Serumspiegel 1,5-2,0 mmol/l

  >2,0 mmol/l ⇨ Schläfrigkeit, Benommenheit, erhöhter Muskeltonus, Reflexsteigerung und Streckkrämpfe, Ataxie, Schnappatmung, Kardiotoxizität, Oligurie, Koma

  Ther: Kochsalzzufuhr zur Steigerung der Elimination, osmotische Diurese, bei über 4,0 mmol/l Serumspiegel sofortige Hämodialyse
* Cave: nicht-steroidale Antiphlogistika (z.B. Diclofenac, Indometacin, Ibuprofen) u. Thiaziddiuretika (Natriurese ⇨ Natriumverarmung u. somit sekundär vermehrte Rückresorption von Natrium und damit gleichzeitig von Lithium) können den Lithiumspiegel steigern
* In Verbindung mit Neuroleptika vermehrt Dyskinesien
* Kombination mit Thyreostatika führt zu Hypothyreose, evtl. Begünstigung einer Thyreoiditis

ZYKLOTHYMIE

Syn: **Manisch-depressive** Erkrankung, **bipolare** Affektpsychose, *bipolare affektive Störung,* ICD-10: F31.-

Ät:
- Unbekannt
- Familiäre Häufung (10faches Erkrankungsrisiko bei Familien mit bipolarer Störung)

Epid:
◊ Erstmanifestationsalter: 20.-40. Lj.
◊ Lebenszeitprävalenz: 0,5-1,6 % (damit häufiger als die Schizophrenie)
◊ M = w

Klin: ⇒ Unmotivierte (ohne äußeren Anlass) Verstimmung zwischen **Depression** und **Manie** in phasenhaften Abläufen. Es überwiegt die Depression (>70 % der Krankheitstage)

⇒ Das **phasenhaftes Auftreten** wechselt ab mit affektiv normalen Intervallen

⇒ Einzelsymptome sind wie bei der endogenen Depression und der Manie (s.o.)
Allgemein: die Dauer der Krankheitsphasen und das Intervall zwischen den Krankheitsphasen sind kürzer als bei den unipolaren Störungen

Diag: 1. Anamnese und **Verlauf** entscheiden letztlich über die Diagnose. Bei der ersten Phase kann die Diagnose Zyklothymie noch nicht gestellt werden.
2. Krankheitsphasen dauern im Durchschnitt 4 -5 Monate

Ther:
- Med: Akut Medikation nach dem führendem Symptom auswählen:
  Depression ⇨ Antidepressiva (SSRI)
  Manie ⇨ Neuroleptika, bzw. 2010 neu zugelassen Asenapin (2 x 5-10 mg/Tag, Sycrest®)
  Nach der zweiten Phase Intervalltherapie mit Lithium beginnen (s.o.)
  Bei "rapid cycling" (= sehr kurze Intervallabstände, 4 od. mehr Einzelepisoden in 12 Monaten, w > m, 10 % d.F.) od. fehlende Wirkung auf Lithium ggf. auch Lamotrigin, Carbamazepin od. Valproinsäure oder Quetiapin od. Olanzapin als Prophylaxe mögl. (auch Kombinationen können bei Therapieresistenz eingesetzt werden). Bei Therapieresistenz können noch Schilddrüsenhormone und die Elektrokrampftherapie versucht werden.
- Psycho- und Soziotherapie
- Informationen für Ärzte: Deutsche Gesellschaft für Bipolare Störungen e.V., Postfach 920249, 21132 Hamburg, Tel.: (0 40) 85 40 88 83, Internet: http://www.dgbs.de
  Selbsthilfegruppen: Horizonte e.V., Postfach 11 11, 85529 Haar, Tel.: (07 00) 55 22 88 22 (Beratungs-Hotline), Internet: http://www.verein-horizonte.de
  BSNe – Bipolar Selbsthilfe Netzwerk e.V., Potsdamer Str. 1, 51377 Leverkusen, Tel.: (0 30) 20 89 62 30, Internet: http://www.bsne.de

Prog: Krankheitsphasen heilen in der Regel ohne Residuen aus.

Kompl:
* Längere mehrphasige Verläufe können zu Residualzuständen mit Persönlichkeitsveränderungen führen
* Stark erhöhte **Suizidgefahr** (30faches Risiko, bis 30 % begehen mindestens einmal im Leben einen Suizidversuch, 15-20 % der Pat. versterben am Suizid)

DD:
- Erste Phase: es kann eine unipolare Manie oder eine Depression vorliegen, es entscheidet der weitere Verlauf, ob es eine bipolare Störung ist
- Schizoaffektive Psychosen
- Organische Psychosen

ORGANISCHE PSYCHOSEN

Syn: **Körperlich begründbare Psychosen**, symptomatische Psychosen, organische Psychosyndrome, **HOPS** = hirnorganisches Psychosyndrom, **exogene Psychosen**, somatogene Psychosen, ICD-10: F00 - F09

Def: Entwicklung einer Psychose auf dem Boden einer direkten oder indirekten = organisch verursachten Hirnerkrankung oder Hirnschädigung.

Ät:
- Hirnorganische Erkrankungen: **Enzephalitis,** primäre **Hirntumoren, Hirnatrophie**, vaskuläre Demenz, ALZHEIMER-Krankheit, PICK-Krankheit, Chorea HUNTINGTON, PARKINSON-Syndrom, psychomotorische Epilepsie (Temporallappenepilepsie), Multiple Sklerose
- Hirnschädigung: **SHT** (= Schädel-Hirn-Trauma, Contusio cerebri, offene Hirnverletzung), **Hirngefäßprozesse** (Hirnblutung, zerebraler Insult), **raumfordernde intrakranielle Pro-**

zesse (intrazerebrale Tumormetastasen, Angiome, Abszesse), perniziöse Anämie + funikuläre Myelose (Vit.-B_{12}-Mangel), WERNICKE-Enzephalopathie (Thiaminmangel = Vit. B_1), metachromatische Leukodystrophie, Anoxie (z.B. Atemstillstand), zentrale pontine Myelinolyse

- Noxen: **Alkoholismus, psychotrope Substanzen** (Halluzinogene z.B. LSD od. Meskalin, Haschisch, Tranquilizer, Amphetamine, Kokain, Opiate), CO-, CS-Intoxikation, Benzin-Intoxikation

  Med: hochdosierte Glukokortikoide, Penizillin (HOIGNÉ-Syndrom), Tetrazyklin, Disulfiram, Reserpin, L-Dopa, Biperiden (Akineton®), Neuroleptika, trizyklische Antidepressiva, Appetitzügler (daher u.a. vom Markt genommen)
- Infektionen: **HIV** (AIDS-dementia complex), Neurolues (progressive Paralyse), Sepsis, Fleckfieber, Lyssa, Typhus, Malaria, Gelbfieber, Tuberkulose, Neuroborreliose, FSME
- Schwere Allgemeinerkrankung: Fieber, **Leberzirrhose** (⇨ hepatische Enzephalopathie), Karzinome, Lymphome, paraneoplastisch bedingt bei Tumorerkrankungen (limbische Enzephalitis), Hungerzustände, Exsikkose, Hypo- und Hyperthyreose, CUSHING-Syndrom, Hypophyseninsuffizienz, Urämie, Porphyrie, Lupus erythematodes, SJÖGREN-Syndrom, Sklerodermie, Morbus PAGET, Sarkoidose, Morbus WILSON, SNEDDON-Syndrom, BEHÇET-Krankheit, Antiphospholipid-Syndrom
- Generationspsychosen: Schwangerschaftspsychose, Wochenbettpsychose (postpartale Psychose, meist 1-4 Wo. p.p., Epid: 1/1.000 Geburten), Klimakterium (Involutionspsychose)

Path:
- ♦ Allgemein: es gibt **keine spezifische psychopathologische Symptome** hinsichtlich der Grundkrankheit oder Noxen, es ist jedes Symptom unabhängig von der Ursache mögl.
- ♦ Verlauf: es können 2 Formen unterschieden werden
  1. **Akute** (**reversible**, symptomatische) Form = akuter exogener Reaktionstyp
  2. **Chronische** (**irreversible**, organische) Form = Symptome > ½ Jahr andauernd

Etlg:
- # Durchgangssyndrome (engl. symptomatic transitory psychotic syndrome, akute / episodische reversible Störung, Stunden bis Tage dauernd, Ät: postop., schwere Stoffwechsel- od. Kreislaufstörungen, Intoxikationen, SHT, ICD-10: F06.7)
- # Delir (ICD-10: F05.-), Delirium tremens, Alkoholentzugsdelir (ICD-10: F10.4)
- # Akute Psychose nach Einnahme von Noxen (ICD-10: F1x.5, x= je nach Substanz)
- # Organisch amnestisches Syndrom (KORSAKOW-Syndrom, ICD-10: F04)
- # Organische Halluzinose (ICD-10: F06.0)
- # Organisch affektive Störung (ICD-10: F06.3): depressive, manische od. bipolare Störung
- # Organisch katatone Störung (ICD-10: F06.1)
- # Organisch wahnhafte (schizophreniforme) Störung = symptomatische Schizophrenie (ICD-10: F06.2)
- # Organische Angststörung (ICD-10: F06.4)
- # Pseudoneurasthenes Syndrom (*organisch emotional labile Störung* ICD-10: F06.6)
- # Organische Persönlichkeitsstörung (ICD-10: F07.0): nach Enzephalitis, SHT
- # Demenz (ICD-10: F00 - F03)
- # Organische Psychosyndrome 1. Ranges: Delir, Demenz, amnestisches Syndrom ⇨ die Erkrankungen gehen mit einer Störungen der mnestischen Funktion und des Bewusstseins einher.

  Organische Psychosyndrome 2. Ranges (die Ursache einer Hirnerkrankung od. Hirnschädigung ist heute noch nicht gesichert): organische Persönlichkeitsveränderung, Halluzinose, katatones Syndrom, Wahnsyndrom, Neurasthenie-Syndrom, affektives Syndrom, Zwangssyndrom, Angstsyndrom, Vergesslichkeitssyndrom

Klin: ⇒ **Allgemeine Leitsymptome organischer Psychosen:**

Akut: **Bewusstseinstrübung** (Benommenheit, Somnolenz = für kurze Zeit noch erweckbar, Sopor = durch Schmerzreiz noch erweckbar/Abwehrbewegungen, Koma = Bewusstlosigkeit), Störung der Vigilität (Wachheit)

Chronisch: **Wesensänderung** (Änderung von Stimmung u. Antrieb) + Persönlichkeitsveränderung (Reizbarkeit, Verlangsamung) und **Demenz** (Gedächtnisstörung, insb. Kurzzeitgedächtnis, intellektueller Abbau, Hirnleistungsschwäche), pseudoneurasthenes Syndrom genannt

⇒ **Durchgangssyndrom:** ohne Bewusstseinstrübung, paranoid-halluzinatorische Symptome, später auch depressive und pseudoneurasthene Symptome (Antriebsstörung, Gedächtnisstörung, Gefühlsverarmung) mögl. Die Symptome können sich innerhalb von Stunden stark verändern und werden bei leichter Ausprägung oft auch verkannt.
Der Übergang zum Delir mit beginnender Bewusstseinstrübung und leichten deliranten Symptome kann fließend sein.

⇒ **Delir:** mit Bewusstseinstrübung und Orientierungsstörung (zu Zeit, Situation, Ort, Person), psychomotorische Unruhe (nestelnde Bewegungen, Beschäftigungsunruhe, stereotype Leerlaufmotorik, „Flockenlesen"), ängstliche Erregung, Sinnestäuschungen: optische / akustische / haptische (= taktile) Halluzinationen, körperliche Begleitsymptome: Tremor, Kreislaufstörungen (Tachykardie), vegetative Symptome (Schwitzen, Temperaturanstieg)

⇒ **Amnestisches Syndrom** (KORSAKOW-Syndrom): Desorientiertheit (Ort, Zeit, Situation), Störung der mnestischen Funktion (Kurzzeitgedächtnis, Merkfähigkeit), Konfabulationen

⇒ Zusätzliche Symptome: es ist grundsätzlich **alles möglich**, was auch bei den endogenen Psychosen beobachtet werden kann, z.B. Wahn (Dermatozoenwahn, insb. bei älteren Pat.), Halluzinationen, Ich-Störungen, Entfremdungserlebnisse

⇒ Wochenbettpsychose: meist starke (endogene) Depression, Antriebslosigkeit, Interessenlosigkeit, Schlafstörungen, Appetitstörung aber auch Verwirrtheit, Desorientiertheit und Unruhe mögl.

Diag:
1. Anamnese (Vorgeschichte, Traumata, zeitlicher Zusammenhang zu somatischen Befunden) und Fremdanamnese
2. Klinische, neurologische und internistische Untersuchung, großes Routinelabor und zusätzliche Labordiagnostik entsprechend der Grunderkrankung
3. EEG: suche nach Fokus od. schweren Allgemeinveränderungen
4. Liquorpunktion: Ausschluss entzündlicher Erkrankungen
5. CCT: Ausschluss pathologischer intrakranieller Prozesse
6. MRT, PET (Positronenemissionstomographie), SPECT (Single-Photon-Emissions-CT) bei besonderer Fragestellung
7. Testpsychologische Untersuchungen
8. Verhaltensbeobachtung und **Verlauf**!

Ther:
- Akut: symptomatische Behandlung mit Überwachung (Herz-, Kreislauffunktion, Suizidprävention), Dämpfung der psychomotorischen Unruhe
  Behandlung der (organischen) Ursache
  Med: Haloperidol (Haldol®), Levomepromazin (Neurocil®), Chlorprothixen (Truxal®), Diazepam (Valium®), Lorazepam (Tavor®)
  Wochenbettdepression: bei ausgeprägten Symptomen Antidepressiva, z.B. Imipramin (Tofranil®) od. Amitriptylin (Saroten®), bei NW der tricyclischen Antidepressiva auch Paroxetin (Seroxat®) od. Fluvoxamin (Fevarin®) mögl., auch mit der Medikation kann gestillt werden.
- Chronisch: Therapie der Grunderkrankung, falls mögl.

Prog: Akute organische Psychosen klingen i.d.R. mit dem Ausheilen der Grunderkrankung ab.

Kompl: Neurologische Störungen: zentrale Paresen, Aphasien, Apraxien, Koordinationsstörungen, Sensibilitätsstörungen

DD:
- Endogene Psychosen (haben keine Vorgeschichte, keine körperlichen Befunde)
- Apallisches Syndrom (Syn: Dezerebration, Dekortikation, Coma vigile, Wachkoma):
  Ät: Anoxie, schweres SHT, Path: funktionelle Trennung von Großhirn und Mittelhirn
  Klin: ein scheinbar „wacher" Patient mit offenen Augen ist nicht ansprechbar, reagiert nicht auf Reize, kann nicht mehr sprechen oder erkennen. Der Zustand kann jahrelang bestehen (Unterbringung in Spezialkliniken), wenn Restitutio, dann meist mit erheblichen, bleibenden neurologischen Defiziten und organischen Persönlichkeitsveränderungen (Defektsyndrom).

DEMENZ

Syn: Engl. dementia, ICD-10: F00 - F03

Def: Während des Lebens durch eine Erkrankung des Gehirns **erworbene Intelligenzminderung** (im Gegensatz zur Oligophrenie = angeborene Intelligenzminderung).

Etlg:
Demenz vom ALZHEIMER-Typ (ICD-10: F00.-)
Demenz bei PICK-Krankheit (PICK´sche Atrophie, ICD-10: F02.0 od. G31.0)
Vaskuläre Demenz (ICD-10: F01.0), Multiinfarktdemenz (ICD-10: F01.1)
Demenz bei sonstigen Erkrankungen (s. Neurologie), z.B. PARKINSON-Syndrom (ICD-10: F02.3* G20+), LEWY-Körper-Krankheit (ICD-10: G31.82), Chorea HUNTINGTON (ICD-10: F02.2* G10+), CREUTZFELDT-JAKOB-Krankheit (ICD-10: F02.1* A81.0+), HIV-Infektion (ICD-10: F02.4* B22+)
Klinische Schweregrade:
- leichte Demenz (kognitive Störungen, aber Alltagskompetenz noch vorhanden)
- mittelschwere Demenz (Pat. bedarf ständiger Anleitung und Beaufsichtigung)
- schwere Demenz (permanenter Pflegefall)

Ät:
- Hirnatrophe Prozesse: senile Demenz vom **ALZHEIMER-Typ** und **PICK-Krankheit**, mit genetischer Disposition und letztlich unbekannter Ursache (= sporadische Form, 95 % d.F.), einige wenige Fälle sind definitiv familiär erblich (s.u.)
- Vaskuläre Demenz (Syn: vascular cognitive impairment):
  Hirngefäßerkrankungen (nach **Schlaganfall** = ausgedehnte Territorialinfarkte bei Atherosklerose od. Thrombembolie),
  Multiinfarktdemenz = **BINSWANGER-Krankheit** (Syn: subkortikale arteriosklerotische Enzephalopathie, viele kleine Infarkte durch Arteriolosklerose, Mikroangiopathie), insb. bei lange vorbestehender arterieller Hypertonie, Vorhofflimmern
  CADASIL (Cerebrale aut.-dom. Arteriopathie mit subkortikalen Infarkten und Leukenzephalopathie, Defekt auf Chromosom 19)
- Systemerkrankung des ZNS (Einzelheiten zu den Erkrankungen s. Neurologie):
  PARKINSON-Syndrom, **multisystemdegenerative Erkrankungen** wie diffuse LEWY-Körper-Krankheit (mit Parkinson-Symptomen, Halluzinationen, Vigilanzstörungen, neurogene Blasenentleerungsstörung, auch mit amyotrophischer Lateralsklerose), Chorea HUNTINGTON (aut.-dom. erblich, Chrom. 4), HALLERVORDEN-SPATZ-Erkrankung (mit Choreoathetose u. Rigor), STEELE-RICHARDSON-OLSZEWSKI-Syndrom (mit progressiver Blicklähmung), NONNE-MARIE-Krankheit (olivo-ponto-zerebellare Atrophie), SHY-DRAGER-Syndrom (mit autonomer Dysregulation), FRIEDREICH-Ataxie (spinozerebellare Degeneration), Multisystematrophien, frontotemporale Demenz mit Parkinsonismus (Chrom. 17, Mutation im Gen für Tau-Protein), PARKINSON-Demenz-ALS-Komplex auf der Insel Guam u. West Neuguinea
- Infektiös: **CREUTZFELDT-JAKOB-Krankheit** (Prionen), fortgeschrittene **HIV-Infektion** (AIDS-dementia complex, Stad. CDC IV B)
- Mechanisch: nach **Schädel-Hirn-Trauma**, Boxerenzephalopathie (Dementia pugilistica)
- Spätmanifestation von Stoffwechselstörungen: Morbus WILSON (hepatolentikuläre Degeneration, Kupfer-Stoffwechselstörung), zerebrale Lipoidosen z.B. metachromatische Leukodystrophie (Arylsulfatase-A-Mangel)
- Toxisch: MARCHIAFAVA-BIGNAMI-Krankheit (progressive **alkoholische Demenz**), Kohlenmonoxidintoxikation
- Kind (Dementia infantilis): HELLER-Syndrom, ab 4. Lj. beginnend nach zuvor normaler Entwicklung, unklare Genese
- Symptomatisch: intrazerebrale Raumforderungen, z.B. Hirntumoren (Stirnhirntumor, Schmetterlingsgliom, Meningeome), Hydrozephalus (insb. auch Normaldruckhydrozephalus), Enzephalitis, subdurale Hämatome, Hypothyreose
  ⇨ **diese Diagnosen müssen ausgeschlossen werden!** Bei Therapierbarkeit der Ursache ist die Demenz dann auch (zumindest teilweise) reversibel.

Epid: ◊ Häufigste Form: **ALZHEIMER-Demenz** (60 %), **vaskuläre Demenzen** (20 %) und häufig sind beide Formen gemischt (ALZHEIMER plus), es folgt die LEWY-Körper-Demenz

◊ Prävalenz: vor dem 65 Lj. selten (30/100.000), dann mit dem Lebensalter stark ansteigend, bei 65- bis 69-jährigen 2 %, bei über 80-jährigen 20-40 %.
Weltweit sind mehr als 10 Mio. Menschen von einer Demenz betroffen, in Deutschland sind es geschätzt **1 Mio. Patienten** (mit steigender Tendenz, Inzidenz: ca. 200.000 Pat./Jahr). Die Demenz ist die wichtigste Erkrankung in der Gerontopsychiatrie und es wird bei uns durch die zunehmende Lebenserwartung eine Verdopplung der Prävalenz innerhalb der nächsten 30 J. erwartet.

◊ **W** > m (2:1), bedingt durch die höhere Lebenserwartung der Frauen, das Life-time-risk an einer Alzheimer-Demenz zu erkranken beträgt für Frauen 12 %, für Männer 6 %.

Physiologie: Normales Gedächtnis: Ultrakurzzeitgedächtnis 6-30 Sek., Kurzzeitgedächtnis: Min. bis Std., Langzeitgedächtnis: tage- bis lebenslange Speicherung der Informationen.

Unterschieden werden auch sog. Intelligenzformen: fluide Intelligenz (Fähigkeit zur aktuellen Informationsverarbeitung) und kristalline Intelligenz (vorhandenes Erfahrungswissen, Wortschatz, Sprachverständnis)

⇨ bei der Demenz ist zuerst das Ultrakurzzeit-/Kurzzeitgedächtnis sowie die fluide Intelligenz betroffen, erst im fortgeschrittenen Stadium folgen die anderen Formen.

Path:

♦ ALZHEIMER-Krankheit: familiäre Häufung (0,5-5 % d.F., aut.-dom. erblich, Chrom. 21, 14, u. 1, ⇨ Mutation im Amyloid-Precursor-Protein, Mutation im Präsenilin-1- od. -2-Gen, dann Erkrankungsbeginn meist schon um das 40. Lj.) und Pat. mit DOWN-Syndrom (da sich das Vorläuferprotein-Gen für Amyloid auf dem Chrom. 21 befindet, kommt es durch die Trisomie des Chrom. 21 zur erhöhten Expression, bereits um das 35. Lj. beginnend)

Weiterhin gibt es eine **genetische Disposition** (prädisponierender Risikofaktor: Allel ε4 des Gens für Apolipoprotein E auf Chrom. 19, α2-Makroglobulin-Allel auf Chrom. 12, HLA B7/Cw3), w > m, Prädisp.alter: >65. Lj., weiter wird auch eine Slow virus infection?, eine Aluminium-Intoxikation? od. ein Kupfer-Mangel? diskutiert.

Histo: Anhäufung von **ALZHEIMER-Fibrillen** in Ganglienzellen und Neuriten (neurofibrilläre Tangels des Tau-Proteins) sowie **senile Plaques** = Drusen im Bereich der Hirnrinde (in den Windungstälern) aus **ß-Amyloidablagerungen** (Aß$_{42}$), kongophile Angiopathie, Verlust von Nikotinrezeptoren im ZNS

Pathoanatomisch: Hirnatrophie parietotemporal, Nervenzellverlust im Hippocampus und Nucl.basalis MEYNERT, klinisch steht dadurch die Intelligenzminderung im Vordergrund. Sonderform ist ein Beginn mit posteriorer kortikaler Atrophie (und damit verbundener Sehstörung – optische Ataxie mit Danebengreifen, sog. BALINT-Syndrom).

♦ PICK-Krankheit: Ursache?, selten aut.-dom. erblich (Mutation im Tau-Gen, Chrom. 17), w > m (2:1), Prädisp.alter: 40.-60. Lj., Histo: (argentophile) Einschlüsse und Schwellung der Nervenzellen (intrazelluläre PICK-bodies), Pathoanatomisch: **ausgeprägte frontotemporale Hirnatrophie** (klaffende Furchen = „Walnussrelief" der Hirnrinde), klinisch stehen die Persönlichkeitsveränderungen und Verhaltensauffälligkeiten im Vordergrund

Es lässt sich auch manchmal eine frontotemporale Demenz ohne die typischen histologischen Befunde der PICK-Krankheit als eine eigene Entität finden.

♦ Vaskuläre Demenz: durch lang bestehende **arterielle Hypertonie** kommt es zu **multiplen kleinen Infarkte** (die bis dahin klinisch stumm verlaufen sind) und zur **Demyelinisierung des Marklagers** ⇨ Marklagerschädigung = Verminderung der neuronalen Verbindungen.

Größere Territorialinfarkte (Apoplex) können bei Lok. in funktionell wichtigen Zentren (basofrontaler Kortex, Gyrus angularis, Hippokampus, Thalamus) zur Entwicklung einer Demenz führen.

♦ CREUTZFELDT-JAKOB-Krankheit: Slow virus infection durch **Prionen**, Inkubationszeit: 10-30 Jahre?, Prädisp.alter: 35.-65. Lj., Histo: Nervenzelluntergang, Pathoanatomisch: Atrophie der gesamten grauen Substanz der Großhirnrinde (Status spongiosus)

♦ Demenz bei Chorea HUNTINGTON: autosomal dominant (Chromosom 4) erblich, Prädisp.-alter: 30.-50. Lj., Pathoanatomisch: Atrophie des Nucl.caudatus u. lentiformis (Putamen, Pallidum)

♦ LEWY-Körper-Krankheit: eosinophile Einschlusskörperchen im Bereich des limbischen Systems, des temporalen Kortex und der Substantia nigra sowie senile Plaques wie bei der Alzheimer-Krankheit, klinisch ist eine stark fluktuierende Symptomatik typisch

Klin: ⇒ Der Krankheitsprozess beginnt vermutlich bereits Jahre vor der ersten klinischen Manifestation und wird lange Zeit vom ZNS durch Kompensationsressourcen ausgeglichen.

⇒ **Gedächtnisstörung:** Beeinträchtigung von Gedächtnis, insb. **Merkfähigkeit** und Kurzzeitgedächtnis, Fragmente früheren Wissens (= Altgedächtnis) und Verhalten sind meist noch erkennbar, Ekmnesie (Vergangenes wird als gegenwärtig erlebt)

⇒ **Intellektueller Abbau**, verlangsamtes Denken, Beeinträchtigung der Auffassungsgabe (Logik, Kombinationsfähigkeit, Begriffsbildung, Kritik) und **Nachlassen der Konzentrationsfähigkeit**, Schwierigkeiten sich auf neue Situationen einzustellen (Rückzug in die eigene Wohnung und Vermeidung sozialer Kontakte), Antriebslosigkeit, Perseverationen = Haftenbleiben an einem Gedanken/Wort, Echolalie, Neologismen, Konfabulationen

⇒ **Orientierungsstörungen** bezgl. Zeit, Ort, Situation, fortgeschritten dann auch zur eigenen Person

⇒ **Verhaltensstörungen: Veränderung der Persönlichkeit** (z.B. Triebhaftigkeit, Enthemmung, Witzeln, Fresssucht), **depressive Verstimmung** und Angstgefühle, Misstrauen (typisch sind Bestehlungsideen), Affektlabilität, Emotionsverarmung bis zur Apathie, Hypochondrie, Störung des Tag-Nacht-Rhythmus, nächtliche Verwirrtheitszustände bis zum Delir mögl.

⇒ Psychotische Symptome: Halluzinationen, Wahnideen, nihilistischer Wahn

⇒ Mit zunehmendem Schweregrad fehlt das **Krankheitsbewusstsein**, fehlendes Bemerken der Verluste (fehlende Reflexionsfähigkeit und Selbstwahrnehmung = Anosognosie), dadurch auch Gefährdungen im Alltag mögl. (z.B. beim Autofahren trotz visuell-räumlicher Defizite)

⇒ Neurologische Symptome: Aphasie, Agnosie (Störung des Erkennens, mögl. für jede Sinnesqualität), Apraxie, psychomotorische Unruhe, Stereotypien (Nesteln, Pendelbewegungen), Akathisie, extrapyramidal-motorische Symptome (Hypokinese, Rigor), Gangstörungen, Pyramidenbahnzeichen, Hemiparesen oder -hypästhesien bei größeren Hirninfarkten im jeweiligen Kortexareal, selten Krampfanfälle, Blasen- und Stuhlentleerungsstörungen (fehlende Kontrolle, Inkontinenz)

Diag: 1. Anamnese und Fremdanamnese (Familienangehörige oder Pflegepersonen): Beeinträchtigung des täglichen Lebens, wozu benötigt der Pat. Hilfe, welche täglichen Verrichtungen kann er noch alleine durchführen, Familiendisposition?
Frage nach **Orientierung**: Ort (Aufenthaltsort), Zeit (Jahr, Jahreszeit, Monat, Tag, Wochentag), zur Situation und zur Person (Name, Geburtsdatum),
früheres Leistungsniveau, depressive Verstimmung?

2. Neurologische Untersuchung: neurologische Ausfälle, Reflexdifferenzen, Pyramidenbahnzeichen, pathol. Hand- und Mundgreifreflexe (z.B. Saugen)

3. Testpsychologische Untersuchungen: Standardscreening ist der **kognitive Test MMST** (= mini mental state test, s.u.), daneben sind noch Intelligenztest (HAWIE), Test zur visuellen Merkfähigkeit (BENTON-Test) u. spezielle Demenzskalen (z.B. ALZHEIMER´s Disease Assessment Scale) sowie Verhaltensauffälligkeitentests (COHEN-MANSFIELD-Skala) mögl.
⇨ **Wichtig für die Diagnosestellung ist die Verhaltensbeobachtung u. der Verlauf**

4. CCT, MRT: **Hirnatrophie**, Erweiterung der äußeren u. inneren Liquorräume, vergröberte Rindenfurchenzeichnung, bei vaskulärer Demenz multiple lakunäre Infarkte und Demyelinisierung des Marklagers. Die morphologischen Befunde korrelieren dabei aber nicht linear mit der Ausprägung einer Demenz.
Ausschluss eines ZNS-Prozesses (z.B. Hirntumor, Hydrozephalus)

5. Labor: Ausschluss internistischer Störungen

6. EEG u. EEG-Brain-Mapping: normales EEG od. unspezifische Allgemeinveränderungen (Verlangsamung des Basisrhythmus)

7. LP: Normalbefund oder leichte Eiweißvermehrung, bei ALZHEIMER-Krankheit und CREUTZFELDT-JAKOB-Krankheit erhöhte Spiegle des **Tau-Proteins** im Liquor.
Für die Alzheimer-Krankheit wird heute eine kombinierte Messung des Proteins Aß1-42 (erniedrigt bei ALZHEIMER-Demenz), Tau-Protein und p-tau im Liquor durchgeführt.
Screeninguntersuchungen im Blut werden in Studien getestet, jedoch bisher ohne Erfolg.

8. SPECT und PET (PET nur an wenigen Zentren verfügbar): Darstellung der Verminderung der zerebralen Durchblutung und des Energiestoffwechsels (Glukosemetabolismus) mögl., in der Forschung ist auch ein Amyloid-PET (weißt Amyloidablagerungen nach)

9. Evtl. postmortale **Autopsie** mit histologischer Untersuchung des Gehirns zur Feststellung der endgültigen Diagnose

Ther:
- Wichtig für die Pat. ist ein Leben in vertrauter Umgebung, geregelter Tagesablauf, konstante Bezugspersonen
- Med: versucht werden verschiedenste Med., sog. **Nootropika** (Syn: Antidementiva), diese wirken jedoch alle nicht kausal, sondern nur symptomatisch (und können den Demenzprozess allenfalls verlangsamen, im Durchschnitt um 6-12 Monate):
  - **Acetylcholinesterasehemmer**: **Donepezil** (5-10 mg/Tag, Aricept®), **Rivastigmin** (Exelon®, p.os od. auch als transdermale Applikation, 1 Pflaster/Tag)
    Acetylcholinesterasehemmer und nikotinerge Modulation: **Galantamin** (8-24 mg/Tag, Reminyl®), Ind: leichte bis mittelschwere Demenz
  - Glutamatmodulator: **Memantin** (10-20 mg/Tag, Axura®, Ebixa®), Ind: mittel- bis schwere Demenz
  - Steigerung des Glukoseumsatzes: Piracetam (Normabrain®, Nootrop®)
  - Ca^{++}-Antagonist: Nimodipin (Nimotop®)
  - bei vaskulärer Demenz: Hämodilution (HAES-steril®) und Pentoxifyllin (Trental®), auch o.g. Acetylcholinesterasehemmer zeigen teilweise positive Effekte
  - bei Hypothyreose: Substitution von Schilddrüsenhormonen (L-Thyroxin, Euthyrox®)
  - Phytotherapie (pflanzliche Med.): sehr häufig werden Ginkgo-biloba-Präparate (Tebonin®) eingenommen, der Wirksamkeitsnachweis ist umstritten
- Zusätzliche symptomatische Medikation (bei Verhaltensstörungen, diese kommen im Verlauf bei über 90 % der Pat. vor):
  bei Depression od. Apathie: Citalopram (Cipramil®), Sertralin (Zoloft®), Paroxetin (Seroxat®) od. Venlafaxin (Trevilor®)
  bei Agitation (psychomotorische Unruhe od. Aggressivität): Melperon (Eunerpan®), Haloperidol (Haldol®) od. Clomethiazol (Distraneurin®)
  bei paranoid-halluzinatorischen Symptomen: Risperidon (Risperdal®)
- **Kognitives Training** (Gedächtnistraining), Beschäftigungstherapie, Physiotherapie
- **Soziotherapeutische Maßnahmen:** umfeldstrukturierende Maßnahmen, z.B. Tagesbetreuung zu Hause, bei frühem Beginn Frühberentung, Überprüfung der Fahrtauglichkeit
  Im fortgeschrittenen Stadium: häusliche Ganztagespflege, Tagespflegeeinrichtungen und letztlich dann Unterbringung in einem Pflegeheim
  Bei akuten, ausgeprägten Verhaltensauffälligkeiten: Aufnahme in eine gerontopsychiatrische Klinik
- Selbsthilfegruppen: Deutsche Alzheimer Gesellschaft e.V., Friedrichstr. 236, 10969 Berlin, bundesweites Info-Tel.: (01 80 3) 17 10 17, Internet: http://www.deutsche-alzheimer.de
  Weitere Informationen: Kompetenznetz Demenzen e.V., c/o Zentralinstitut für Seelische Gesundheit, J5, 68159 Mannheim, Internet: http://www.kompetenznetz-demenzen.de und bei http://www.knd-demenzen.de, http://www.dzne.de

Prog: Letztlich **schlecht**, da der Verlauf im allgemeinen irreversibel und unaufhaltsam progredient ist. Durchschnittliche Überlebenszeit: CREUTZFELDT-JAKOB-Krankheit 1 Jahr, vaskuläre Demenz 4-7 Jahre, ALZHEIMER-Krankheit 5-8 Jahre.

Kompl: * Bei fortgeschrittener Demenz: extrapyramidal-motorische Symptome, Tremor, Dyskinesien, körperlicher Verfall, **Tod durch Organkomplikationen** (pulmonale Infekte, Harnweginfekte, Inaktivitätserkrankungen wie Thrombosen, Dekubitus, Osteoporose)

Proph:
♥ **Kontinuierliche kognitive Aktivität** bis in das hohe Alter wirkt protektiv, ebenso **regelmäßige körperliche Aktivität** (Joggen, Schwimmern, Radfahren usw.)
♥ Bei arterieller Hypertonie vermindert eine konsequente antihypertensive Ther. das Risiko für die Entwicklung einer vaskulären Demenz, Ziel ist eine Normotonie (insb. im mittleren Lebensalter).
♥ Sozialmedizinisch: im fortgeschrittenen Stadium wird praktisch immer eine gesetzliche Betreuung notwendig. Um zu verhindern, dass dies durch einen eingesetzten (fremden) Betreuer erfolgt, sollte vom Pat. frühzeitig (= am Anfang der Erkrankung, wenn noch volle Geschäftsfähigkeit besteht) eine notarielle **Vorsorgevollmacht** (z.B. für einen Famili-

enangehörigen od. sonstige Vertrauensperson) abgegeben werden. Auch das Erstellen eines handschriftlichen od. notariellen Testamentes muss noch in der Zeit der uneingeschränkten Testierfähigkeit erfolgen.

♥ Verschiedene aktive Impfungen gegen ß-Amyloid sind in der Erprobung (eine Studie musste wegen der schweren NW einer aseptischen Meningoenzephalitis abgebrochen werden).

DD:
- Altersbedingte Kognitions- und Merkfähigkeitsstörungen im höheren Lebensalter, die aber nicht die Kriterien einer Demenz erfüllen (davon sind je nach Definition 7-35 % der >65jährigen betroffen), sog. MCI (Mild Cognitive Impairment) ⇨ es besteht dabei aber keine Beeinträchtigung der Aktivitäten des täglichen Lebens (im Gegensatz zur Demenz)
- Oligophrenie: Intelligenzfunktion wird **von Geburt an** nicht richtig ausgebildet = angeborene „Demenz", Debilität
- Kortikobasale Degeneration, progressive supranukleäre Ophthalmoplegie
- Primär progressive Aphasie
- Pseudodemenz: vorgetäuschte Intelligenzminderung, z.B. bei Überforderung
  GANSER-Syndrom: Wunsch des Pat. geisteskrank zu sein, typisches Vorbeiantworten
  Depressive Pseudodemenz: Pat. erscheint durch eine **Depression** dement

MMST

Syn: **Mini mental state test**, MMSE = mini mental state examination, nach FOLSTEIN

Def: Der kognitive Test MMST ist als testpsychologische Untersuchungen heute das Standardscreening für die Demenzerfassung.

Durchführung:
Es werden 9 Fragenkomplexe / Aufgaben gestellt, die je nach Antworterfolg mit 0 bis 5 Punkte bewertet werden. Die erreichten Einzelpunktwerte werden dann addiert.

Fragebogen:

MMST – Frage / Aufgabe	Bewertung
1. Orientierung Frage nach Jahr, Jahreszeit, Monat, Wochentag, heutiges Datum? Wo sind wir ⇨ Land, Bundesland, Stadt, Praxis/Klinik, Name des Arztes?	0-5 Punkte 0-5 Punkte
2. Aufnahmefähigkeit Nachsprechen von 3 Worten: Zitrone, Schlüssel, Ball (ein Wort pro Sekunde vorsprechen)	0-3 Punkte
3. Aufmerksamkeit / Rechnen Von 100 jeweils 7 abziehen lassen (= 93, 86, 79, 72, 65). Jede richtige Antwort gibt einen Punkt, nach 5 Antworten abbrechen.	0-5 Punkte
4. Kurzzeitgedächtnis Frage nach den 3 oben nachgesprochenen Worten (pro erinnertem Wort ein Punkt)	0-3 Punkte
5. Sprache „Benennen Sie die Gegenstände!" ⇨ einen Bleistift zeigen, eine Uhr zeigen Nachsprechen lassen: „Wie Du mir, so ich Dir"	je 1 Punkt = 0-3 Punkte

MMST – Frage / Aufgabe	Bewertung
6. Ausführen einer Handlungsanweisung „Nehmen Sie das Blatt in die rechte Hand und falten Sie es in der Mitte und legen Sie es auf den Boden!“ (jeder Handlungsteil ergibt einen Punkt)	0-3 Punkte
7. Lesen und Ausführen einer Handlungsanweisung (auf einem separaten Blatt vorbereiten) „Schließen Sie Ihre Augen“ Pat. muss d. Anweisung lesen u. die Handlung vornehmen (⇨ schließt Augen)	0-1 Punkt
8. Schreiben Einen beliebigen kurzen Satz vorsprechen (nicht diktieren), den der Pat. schreiben soll, z.B. „Heute scheint die Sonne“	0-1 Punkt
9. Zeichen (konstruktive Praxis) (Zeichnung auf einem separaten Blatt vorbereiten) Die 2 sich überschneidenden fünfeckigen Figuren nachzeichnen lassen 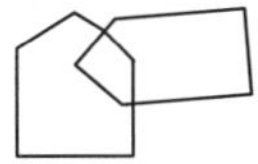	0-1 Punkt

<u>Beurteilung:</u> 30-25 Punkte: Normalbefund
24-22 Punkte: leichte Demenz
<21 Punkte: **erhebliche Demenz**

NEUROSEN

Syn: Neurotische Entwicklung, neurotische Fehlhaltung, Psychoneurosen, *neurotische Belastungs- und somatoforme Störungen*, ICD-10: F40 - F48

Def: Neurosen = **Verhaltens- und Erlebnisstörungen**, die mit einem unbewussten **intrapsychischen Triebimpuls / Triebabwehrkonflikt** zusammenhängen und für den Betroffenen nur eine intraindividuell **suboptimale Lösung** (misslungener Konfliktlösungsversuch) darstellen.

Neurotische Symptome können also als psychogene Scheinlösungen mit gewisser psychischer Entlastung (neurotischer Krankheitsgewinn) aufgefasst werden, bei der sowohl Teile der Abwehr als auch Teile der Triebimpulse in die Symptome miteingehen (Kompromisslösung). Bei den Triebimpulsen handelt es sich z.B. um infantile Abhängigkeits- und Versorgungswünsche bei **verdrängtem biographischem Entwicklungskonflikt**. Die intrapsychischen Konflikte sind dem Pat. primär introspektiv nicht zugänglich = **unbewusst** und auch retrospektiv kann der Betroffene die unbewussten Abläufe meist nur in der Psychotherapie erkennen.

Ät:
- **Fehlentwicklung der Persönlichkeit** während der von der Psychoanalyse beschriebenen Phasen der kindlichen Triebentwicklung n. S.FREUD (s.u.)
- Fehlkonditionierung (lerntheoretisch): **Fehlerhaft erlerntes Verhalten**
- **Traumatische Ereignisse**, insb. in der Kindheit und ggf. auch deren (therapeutische) Bearbeitung und Entlastung zu einem späteren Zeitpunkt
- **Konstitution** (fraglich genetische Faktoren)
- Soziale Faktoren, gesellschaftliche Verhältnisse („Wohlstandskrankheit“)
- Hirnorganische Schäden (z.B. Teilleistungsschwächen, frühkindlicher Hirnschaden)
- Psychosoziale Belastungsfaktoren in der Kindesentwicklung sind: junge Mutter, Abwesenheit des Vaters, uneheliches Kind, Mutterdefizit, neurotische Mutter od. Vater, Belastung durch Geschwister, mehrmaliger Wohnortwechsel, niedriger Sozialstatus

Path:
- ♦ Die Störung = Abweichung von der Norm ist eher eine quantitative als eine qualitative und steht meist mit der Entwicklungsgeschichte des Pat. in Zusammenhang
- ♦ Die Ursache ist i.d.R. psychogen (kein hirnorganisches Korrelat)
- ♦ Die **soziale Integration** der Persönlichkeit und der **Realitätsbezug** bleiben **erhalten** (im Gegensatz zu Psychosen und teilweise bei Borderline-Störung)

Abwehr = **Intrapsychische Vorgänge und Verhaltensweisen zur Konfliktbewältigung** (fehlen diese oder wurden sie nicht erlernt kann es zur Ausbildung von Neurosen bei Belastungen od. Traumen führen)

- ⇒ Rationalisierung und Intellektualisierung: Intellektueller Erklärungs- und Kompensationsversuch von triebhaftem Erleben
- ⇒ Reaktionsbildung: Umkehrung von Triebimpulsen in sozial erwünschte Verhaltensmuster
- ⇒ Sublimierung: Ein Konflikt wird auf ethische, künstlerische od. intellektuell anspruchsvolle Themen und Handlungen verschoben
- ⇒ Identifikation und Introjektion: Übernahme des Verhaltens eines anderen Menschen für das eigene Ich
- ⇒ Verleugnung: Konflikthaftes Erleben wird nicht wahrgenommen
- ⇒ Verdrängung: Unbewusstmachen von Triebimpulsen
- ⇒ Verschiebung (Transformation): Aggressionen werden auf andere Person/Sache verschoben, anstatt sie dem eigentlichen Verursacher zuzuweisen
- ⇒ Verkehrung ins Gegenteil: Wendung von Triebimpulsen in das Gegenteil (z.B. Aggression in fürsorgliches Verhalten)

⇒ Affektisolierung: Inhalt von Erlebtem und begleitender Affekt (z.B. Trauer) werden getrennt wahrgenommen und verarbeitet

⇒ Regression: Zurückfallen in kindliche Verhaltensmuster (infantile Fixierung)

⇒ Konversion: Wandlung von nicht realisierbaren Triebimpulsen in somatische Symptome (Konversionssymptome)

⇒ Projektion: Unbewusstes Verlagern von eigenen Triebimpulsen auf andere Personen, bei der diese kritisiert werden (Verzerrung der Realitätswahrnehmung = unreifer Abwehrmechanismus)

⇒ Wendung gegen die eigene Person: Triebimpulse gegenüber anderem Objekt werden auf die eigene Person bezogen (Umkehr der Triebrichtung)

Typische Abwehrmechanismen von Neurosen:

- Neurotische Depression: Wendung gegen die eigene Person
- Phobie: Verschiebung
- Zwangsneurose: Intellektualisierung, Rationalisierung, Reaktionsbildung, Affektisolierung, Regression
- Hysterische Neurose: Verdrängung, Verleugnung
- Charakterneurosen: Reaktionsbildung, Sublimierung

Epid: Prävalenz: 10-25 % der Bevölkerung leiden an einer Erkrankung aus dem Kreis der Psychoneurosen, Charakterneurosen od. Psychosomatosen

Etlg: Letztlich werden die Neurosen nach **prägnanten Psychopathologien** eingeteilt, ohne dass dies eine geordnete, systematische Klassifikation darstellt. Der Übergang von der neurotischen Störung (Symptomneurose) zur Persönlichkeitsstörung (Charakterneurose) ist fließend.

Neurotische Depression
Angstneurose
Phobien (Agoraphobie, Klaustrophobie, Höhenangst, Tierphobie)
Zwangsneurose, anankastische Neurose
Konversionsneurosen (Organneurosen), histrionische (hysterische) Neurose
Psychosomatische Krankheiten (Psychosomatosen)
Hypochondrische Neurose, Herzangstneurose
Schizoide Neurose, schizoide Persönlichkeit
Neurotische Neurasthenie, psychovegetatives Erschöpfungssyndrom
Entschädigungsneurose, Rentenneurose, Unfallneurose

Diag:
1. Psychiatrische Exploration u. klinische Untersuchung (organische Ausschlussdiagnostik)
2. Psychopathologischer Befund und **Psychodynamik** (zugrundeliegende Entstehungsbedingungen, Abwehrmechanismen, neurotische Fehlhaltungen u. Fixierungen)

Ther:
- Ind: Leidensdruck, subjektive Beeinträchtigung des Pat. und Therapiemotivation
- **Psychotherapie** (s.u.), in der Regel ambulant 1-2x/Wo.
- Stationäre Therapie: Schwere Angstneurose, Suizidgefahr, ausgeprägte psychosomatische Störung (z.B. Anorexie), zur psychischen Entlastung des Pat.
- Med: Ggf. Einsatz von Psychopharmaka (Tranquilizer, Antidepressiva, Neuroleptika) zur Symptomentlastung oder bei Suizidalität, um die Voraussetzung für eine Psychotherapie zu schaffen

Prog: Allgemeine Regel: Je akuter die Störung, je affektiv beteiligter der Patient und je differenzierter die Persönlichkeit, um so besser ist die Prognose und der Erfolg der Psychotherapie.

Kompl:
* Symptomwechsel (Wechsel der Neurose), Chronifizierung der Neurose
* Psychotische Episoden

DD: – „Normal“, der Übergang zu „gesunder“ Konfliktverarbeitung ist fließend
- Konfliktreaktionen (vorübergehende Reaktionen auf belastende Ereignisse)
- Persönlichkeitsstörungen (Psychopathien)
- Borderline-Syndrom (Randpsychose, Grenzpsychose)
- Psychosen endogen oder organisch

PSYCHOTHERAPIE

Path: Phasen der kindlichen Triebentwicklung, die nach S. FREUD bei Belastungen oder Trauma verantwortlich sind für die **Art und Thematik einer späteren Neurose**, die in der tiefenpsychologisch orientierten Psychotherapie / Psychoanalyse dann bearbeitet werden kann:

- ♦ Intentionale Phase (erste Lebenswochen): das Kind erlebt das Urvertrauen, Mutter-Kind-Symbiose
  Störungen: schizoide Neurosenstruktur, Autismus, Angst vor Nähe, Borderline-Störung
- ♦ **Orale Phase** (½-2. Lj.): oral akzentuierte Liebe, Abhängigkeitskonflikt, **Unterscheidung Selbst- und Nichtselbst**, Bildung der Grundhaltung, **Urvertrauen** bzw. Urmisstrauen, Trennungstoleranz bzw. Trennungsempfindlichkeit
  Störungen: depressive Neurosenstruktur, Objektabhängigkeit, narzisstische Struktur
- ♦ **Anale Phase** (2.-4. Lj.): allg. Entwicklungsschritte der Körperbeherrschung (Stehen, Gehen, Sprechen, Sphinkterkontrolle), Ordnung/Sauberkeit-Unordnung/Schmutz (kommunikative Funktion über Ausscheidung), **Selbstbestimmung – fremdbestimmt** werden, Selbstbeherrschung der Gefühle – sich gehen lassen
  Störungen: zwanghafte Neurosenstruktur (Ordnungsliebe, Pedanterie, Angst vor Hingabe)
- ♦ **Phallische** (infantil genitale, **ödipale**) **Phase** (4.-6. Lj.): bewusstes Erleben des Geschlechtsunterschieds, aggressive Rivalität (mit dem gleichgeschlechtlichen Elternteil), Selbstfindung (Bildung von Gewissen und Ideal-Selbst)
  Störungen: histrionische (hysterische) Neurosenstruktur mit Konversionssymptomatik jeglicher Art, Phobien
- ♦ Latenzphase (6.-11. Lj.): ruhende Libidoentwicklung, realistisches Denken beginnt
- ♦ Pubertät (12.-15. Lj.): hormoneller Schub, stärker werdende Libido
  Störungen: narzisstische Fixierung, Auftreten von endogenen Psychosen (Schizophrenie)

Epid: ◊ **25-30 %** der Erkrankungsfälle allgemeinmedizinischer Praxen beinhalten psychische Störungen, hiervon werden jedoch nur 3-4 % diagnostiziert und behandelt. Etwa 50 % der Psychotherapien werden als Verhaltenstherapie durchgeführt.

◊ 5 % der Bevölkerung würden eine Psychotherapie benötigen (nach dem Gutachten des Bundesgesundheitsministeriums, 1991)

Ind: – Neurosen
- Psychosomatische Störungen (= funktionelle Störungen)
- Persönlichkeitsstörungen
- Verhaltensstörungen, Reaktionen (z.B. akute Belastungsreaktion), Lebenskrisen
- Zur Krisenintervention bei akuten Situationen (z.B. akute Suizidalität)
- Psychotherapeutische Betreuung bei organischen Erkrankungen, z.B. Tumorpatienten, chronisch entzündliche Darmerkrankungen
- Unterstützende Behandlung bei Psychosen (Schizophrenie und affektive Störungen)

Diag:
1. Ausführliche biographische Anamnese des Patienten (**Erstinterview**)
2. **Psychodynamik** der Erkrankung, Bezug zu kindlichen Konflikten
3. Erstellen eines Gutachtens: Antrag auf den entsprechenden Formblättern ⇨ für den Antrag selbst mit PTV 2a und zusätzlich je nach Verfahren tiefenpsychologisch mit PT 3, tiefenpsychologisch bei Kindern u. Jugendlichen mit PT 3 (K) und Verhaltenstherapie mit VT 3. Dazu ein frei formulierter Bericht mit folgenden Inhalten:

Aktuelle Beschwerden, relevante Angaben zur Lebensgeschichte, psychische Symptomatik, somatischer Befund, Psychodynamik des neurotischen Konfliktes, ICD-10-Arbeitsdiagnose, Therapieziel und Prognose.

Es erfolgt dann (nach Stellungnahme eines Gutachters im Auftrag der Krankenkasse, PTV 5a) die Genehmigung durch die Krankenkasse zur Durchführung einer bestimmten (beantragten) Zahl von Sitzungen mit dem Formblatt PTV 6 (Kurzzeittherapie: 20-25 Std., Langzeittherapie: 45-50 Std.)

Etlg: Grundsätzlich unterschieden werden in der Therapie:

Aufdeckende Verfahren (tiefenpsychologisch orientierte Psychotherapie, Psychoanalyse) mit dem Ziel von Aufdeckung (Bewusstmachung) und Bearbeitung verdrängter od. unbewusster Konflikte

Nicht aufdeckende, suggestive, übende, **symptomorientierte Verfahren** (= Verhaltenstherapie)

Ther:

- Randbedingungen: 45-50 Min. pro Sitzung, 1-2x/Wo. als **Einzelpsychotherapie** oder auch als **Gruppenpsychotherapie** (Gruppendiskussion mit Gruppenleiter).

  Unerläßlich ist eine **vertrauensvolle Beziehung** zwischen Therapeut und Patient.

  Patient: Wichtig ist Offenheit, Hoffnung, Motivation, Engagiertheit, Intelligenz und gute Introspektionsfähigkeit

  Therapeut: Wichtig ist Verständnis, emotionales Einfühlungsvermögen (**Empathie**), Wertschätzung und Echtheit sowie gute Selbstkenntnis (wegen Gegenübertragung, s.u.)

  Med: Zu Beginn der Psychotherapie kann es erforderlich sein ein Psychopharmakon zu verordnen, um für den Pat. eine erste Symptomentlastung (z.B. bei ausgeprägter depressiver oder Angstsymptomatik) zu erreichen und eine sinnvolle Arbeit zu ermöglichen.

- **Verhaltenstherapie** (Syn: kognitiv-behaviorale Therapie): Veränderung von dysfunktional empfundenen Denkschemata durch aktive und direkte Unterstützung des Therapeuten. Methoden: operantes Konditionieren = lernen am Erfolg mit positiver Verstärkung, Entspannungsübungen, Biofeedback-Training, Kontakttraining, Hausaufgaben ⇨ Ziel: bessere Problemlösekompetenz, Hilfe zur Selbsthilfe

  Ind: insb. geeignet bei Angst-, Panikstörungen und Phobien (systematische Desensibilisierung, wird bei der Logotherapie verwendet = paradoxe Intention ⇨ Pat. soll sich in die Situationen begeben oder daran denken, die Angstreaktionen auslösen ⇨ durch wiederholte Reizdarbietung [Reizüberflutung = flooding] erfolgt eine Gewöhnung an den Reiz = Habituation und in der Folge die Abnahme der Angst), bei Zwangsneurosen (Selbstsicherheitstraining = assertive training).

- Klientenzentrierte Psychotherapie: **Gesprächstherapie** (n. C. ROGERS) zur Unterstützung der Selbstentfaltung des Pat., insb. bei Anpassungsstörungen oder zur Krisenintervention bei aktuellen Konflikten. Der Therapeut verbalisiert dabei emotionale Erlebnisinhalte des Patienten.

  Humanistische Therapie: Wahrnehmung der individuellen Ressourcen des Pat. und Förderung der Eigenentfaltung des Patienten durch Gesprächs- und Gestalttherapie (die humanistische Therapie wendet sich gegen die „Pathologisierung“ des Patienten).

- **Tiefenpsychologisch fundierte/orientierte Psychotherapie** (Syn: dynamische Psychotherapie): *Aufdeckung* und Bearbeitung unbewusster Konflikte des Patienten, insb. frühkindlicher Erfahrungen, die mit der aktuellen Symptomatik in Verbindung stehen. Setting: 1 (- 2) Sitzung/Woche mit insg. 25-50 Sitzungen, gegenübersitzend

  Klassische Psychoanalyse: Auf Übertragung/Gegenübertragung, freier Assoziation und Regression beruhende Analyse, *Aufdeckung* und Bearbeitung (aller) unbewusster Konflikte des Patienten. Typisches Setting: Therapeut sitzt hinter dem auf einer Couch liegenden Pat. und lange Dauer (bis zu einigen Jahren), 3-5 Sitzungen pro Woche

- **Systemische Therapie:** Insb. in der **Familien-/Paartherapie** angewandtes Verfahren mit langen Abständen zwischen den Sitzungen (damit Zeit zur Selbstorganisation des Familiensystems bleibt), Verhaltensanweisungen und max. 5-10 Therapiesitzungen

- **Soziotherapie:** Hilfe, Anleitung und Veränderung sozialer Bedingungen, Sicherung von Arbeitsplatz, Wohnung, Einbeziehung der Angehörigen in den therapeutischen Prozess zur Stabilisierung des Patienten in seinem sozialen Kontext

- Entspannungsverfahren: **Autogenes Training** (AT nach SCHULTZ, übendes autohypnotisches und konzentratives Selbstentspannungsverfahren mit Schwere-, Wärme-, Atem-, Herz-, Sonnengeflecht- und Stirnkühle-Übung), **progressive Muskelrelaxation** (Muskelentspannungsverfahren nach JACOBSON), allgemeine Entspannungsübungen
- **Fremdhypnose** als Suggestionstherapie (der Arzt führt) bei Schlafstörungen, psychogenen Körperstörungen (z.B. psychogene Lähmung, Aphonie, Amnesie, Schmerzen), Phobien, Angststörungen, Essstörungen, Schlaf- u. sexuellen Funktionsstörungen
- Katathymes Bildererleben (während des AT werden Bilder angesprochen, z.B. Berg, Bachlauf, Wiese, Strauch, Höhle, Haus, Waldrand und der Pat. berichtet seine Vorstellung zu diesen Bildern)
- Psychodrama (n. MORENO, Rollenspiel zur Aufarbeitung krisenauslösender Situationen)
- Traumdeutung
- Konzentrative Bewegungstherapie: Verfahren zur Förderung der Körperwahrnehmung des Patienten
- Gestalttherapie (erlebnisorientierte Therapie)
- Musiktherapie
- Neurolinguistisches Programmieren
- „Hausaufgaben" zur Vertiefung der Therapie und zur Nutzung korrigierender Erfahrungen außerhalb der Therapie, z.B. durch Partner, Arbeitskollegen
- Selbsthilfegruppen: siehe bei der jeweiligen Erkrankung und Dachverband Gemeindepsychiatrie e.V., Am Michaelshof 4b, 53177 Bonn, Tel.: (02 28) 63 26 46, Fax: (02 28) 65 80 63, Internet: http://www.psychiatrie.de

  Adressen: PID Psychotherapie-Informations-Dienst der Psychologen e.V., Oberer Lindweg 2, 53129 Bonn, Tel.: (02 28) 74 66 99, Internet: http://www.psychotherapiesuche.de

	PSYCHOANALYSE	VERHALTENSTHERAPIE
Konzept	Aufdecken und bearbeiten von unbewussten Konflikten, Nachreifung	Umdenken, Umlernen, operantes Konditionieren
Methode	Regression und Wiedererfahren Durcharbeiten und Deutung Übertragung/Gegenübertragung Arbeiten an Widerständen	Systematische Desensibilisierung Reizkonfrontation Techniken zur Selbstkontrolle Training sozialer Verhaltensmuster Hausaufgaben
Zielsetzung	Aufarbeitung neurotischer Einengungen	Symptombeseitigung, Verbesserung der Problemlösekompetenz

Prog: Alle bedeutenden psychischen Störungen können mit einem psychotherapeutischen Ansatz behandelt werden.

Kompl:
* Psychotherapeut/Analytiker muss die Bedingungen der Grundregel (Pat. assoziiert frei, Arzt verhält sich mehr oder weniger passiv und ist offen), der **Übertragung** (Projektion frühkindlicher Haltungen und Einstellungen auf den Therapeuten), der **Übertragungsneurose** (Wiederholung infantilen Verhaltens und Einstellungen des Pat. in der Beziehung zum Therapeuten), der **Gegenübertragung** (Projektion von Einstellungen des Therapeuten auf den Patienten), des **Widerstand** des Patienten und der **Abstinenzregel** (Neutralität) kennen!
* Verstärkung der neurotischen Symptomatik während der Psychotherapie, evtl. mit Dekompensation und Suizid mögl.
* Symptomverschiebung
* Zwischenmenschliche Beziehungen können sich unter der Therapie verschlechtern (z.B. Krise des Ehepartners, wenn die Therapie den Symptomträger in einer pathologischen Familienkonstellation entlastet)

NEUROTISCHE DEPRESSION

Syn: Depressive Neurose, psychogene Depression, anhaltende ängstliche Depression, *Dysthymia*, ICD-10: F34.1

Ät:
- Frühkindliche (ca. bis zum 6. Lj.) Fehlentwicklung durch Überprotektion, Verluste, Trennung
- Erbliche Faktoren

Path:
- Psychodynamisch: Hinweise auf **orale** Charakterzüge (orale Fixierung, überprotektive Eltern), die depressive Persönlichkeit ist fordernd und abhängig, hat eine geringe Frustrationstoleranz und zeigt eine ausgeprägte, rigide Gewissensbildung. Dadurch ist ein Ausleben der Aggressivität nach außen nicht möglich ⇨ es kommt zur Autoaggression und Selbstvorwürfen.
- Abwehrmechanismus: Wendung gegen die eigene Person
- Auslöser oder Verstärkung kann eine Belastungssituation sein (z.B. Trauerfall), es ist aber nicht die Ursache (sonst spricht man von reaktiver Depression)

Epid:
- ◊ Prädisp.alter: frühes Erwachsenenalter
- ◊ Punktprävalenz (= Erkrankungshäufigkeit zu einem beliebigen Zeitpunkt): 5 % der Bev. haben eine depressive Störung (egal welcher Ursache)

Klin:
- ⇒ **Chronische depressive Verstimmung**
- ⇒ Traurigkeit, Antriebsminderung, gestörte emotionale Resonanzfähigkeit, Grübeln, innere Unruhe, Schuldgefühle, Minderwertigkeitsgefühle, Schlafstörungen
- ⇒ Vegetative Symptome, Gefühl körperlicher Erschöpfung und **Angst** aller Formen sind häufige Begleitsymptome

Diag:
1. Exploration mit typischem klinischem Bild, Dauer von **mehr als 2 Jahren**
2. Ggf. testpsychologische Untersuchung (HAMD-Score = HAMILTON Depression Scale)
3. Organische Ausschlussdiagnostik

Ther:
- Psychotherapeutische Behandlung (Verhaltenstherapie od. tiefenpsychologisch fundierte Psychotherapie)
- Med: schwer depressive Patienten sind ohne Pharmakotherapie oft nicht in der Lage eine Psychotherapie zu beginnen ⇨ **Antidepressiva** indiziert (s.o.)
  Phytotherapie (pflanzliche Med.): **Johanniskraut** (Hypericum perforatum, Jarsin®, 600-900 mg/Tag oral) mit nachgewiesener antidepressiver Wirkung kann unterstützend eingesetzt werden, diese sind seit 2009 verschreibungspflichtig.
- Selbsthilfegruppen: Kompetenznetz Depression/Suizidalität, Nußbaumstr. 7, 80336 München, Tel.: (0 89) 5160555-3, Fax: -7, Internet: http://www.kompetenznetz-depression.de

Prog: Die Pat. bleiben i.d.R. langfristig arbeitsfähig, der Realitätsbezug ist erhalten.

Kompl:
- ∗ Chronifizierung (lebenslang mögl.)
- ∗ Suizidalität

DD:
- **Endogene Depression** (diese geht mit Einschränkungen der Alltagsfunktion einher)
- Hirnorganisch bedingte Depression (organische Psychose, insb. bei der Demenz)
- Rezidivierende leichte oder mittelgradige depressive Störung (ICD-10: F33.0), Dauer mind. 2 Wochen, ca. 6 Monate im Durchschnitt
- Rezidivierende kurze depressive Störung (nur für einige Tage dauernd in etwa monatlichem Abstand, menstruationsunabhängig)
- **Reaktive Depression** (auf ein belastendes Ereignis, Verlustreaktion, Trauerreaktion) = akute Belastungsreaktion mit depressivem Charakter (psychoreaktive Erkrankung, psychogene Depression)
- Schwangerschaftsdepression, Erschöpfungsdepression, prämenstruelle dysphorische Störung (zyklusabhängig)

- Depression als Begleitstörung bei somatischer Erkrankung (insb. bei Herzinsuffizienz, Apoplexie, koronarer Herzkrankheit, diabetischen Folgeerkrankungen, metabolisches Syndrom)
- Substanzinduzierte depressive Verstimmung, z.B. bei Kokainentzug
- Depression mit kompensatorischer Hyperaktivität (sog. „SISI-Syndrom")

ANGSTNEUROSE

Syn: *Generalisierte Angststörung*, engl. generalized anxiety disorder, ICD-10: F41.1
Panikattacke, *Panikstörung,* ICD-10: F41.0

Path: Psychodynamik: Früh erworbene **ich-strukturelle** Veränderungen, insb. kindliche **Trennungsängste** bei stark von "Schutzfiguren" (Eltern, Bezugspersonen) abhängigen Menschen.

Epid: ◊ Lebenszeitprävalenz: 5 % der Bevölkerung = jeder 20. entwickelt im Laufe seines Lebens einmal eine klinisch relevante Angstneurose
◊ **W** > m

Klin: ⇒ Sog. **frei flottierende Angst = nicht zielgerichtete** (thematisch nicht fixierte) Angst. Der Pat. kann letztlich nicht nennen warum und wovor er Angst hat.
⇒ Ängstliche Erwartung (Angst vor der Angst), Befürchtungen
⇒ Diffuse Angstzustände, die sich bis zu unvorhersehbaren extremen Angstanfällen (**Panikattacken**, episodisch paroxysmale Angst) mit Leibsensationen (Herzklopfen, Erstickungsgefühl, Brustschmerzen, Schwindel, Schweißausbruch) und Angst zu sterben steigern können
⇒ Vegetativ: Übererregbarkeit, Kopfschmerzen, Zittern, Unruhegefühl
⇒ Depressive Episode begleitend mögl.

Diag:
1. Anamnese: mehrere Wochen generalisierte und anhaltende Angst (Exploration und Verlaufsbeobachtung)
2. Ausschluss organischer Ursachen (s.u. bei DD)

Ther:
- Tiefenpsychologische, analytisch orientierte **Psychotherapie**
- Verhaltenstherapie: Angst-Bewältigungstraining u. Entspannungstechniken insb. bei Panikstörung
- Med: falls erforderlich kurzfristig Tranquilizer bei Panikattacken (Lorazepam Tavor®, Alprazolam Tafil®) oder Antidepressiva (Opipramol Insidon®, Clomipramin Anafranil®, Paroxetin Seroxat®, Citalopram Cipramil®, Venlafaxin Trevilor® od. Duloxetin Cymbalta®), ggf. auch Neuroleptika (Pimozid, Orap®), neu zugelassen für diese Indikation auch das Antiepileptikum Pregabalin (Lyrica®)

  Phytotherapie (pflanzliche Med.): Kava-Kava-Extrakt (60-120 mg/Tag) mit nachgewiesener anxiolytischer Wirkung, NW: Leberschädigung mögl.!, daher wurde die Zulassung der Präparate im Jahr 2002 in Deutschland widerrufen. Neu versucht wird hochkonzentriertes Lavendelöl (Silexan, Lasea).
- Selbsthilfegruppen: Deutsche Angst-Selbsthilfe, Bayerstr. 77a Rgb., 80335 München, Tel.: (0 89) 51 55 53-15, Fax: -16, Internet: http://www.panik-attacken.de

Kompl:
* Hyperventilation bis zur Hyperventilationstetanie
* Tendenz zur Somatisierung und Chronifizierung, Suizidgefahr
* Depressive Verstimmung/ Herzneurosen, zusätzlich Entwicklung einer Agoraphobie
* Entwicklung von Alkohol- od. Benzodiazepinabhängigkeit (diese wirken angstlösend und beruhigend)
* Psychotherapie: Trennungsängste und Anklammerungstendenz des Pat. an den Therapeuten beachten

DD:
- Angst und **depressive Störung** gemischt (ICD-10: F41.2)
- Angst bei affektiven Psychosen (endogene Depression), Schizophrenie, schizoaffektiven Psychosen
- Angststörung im Rahmen körperlicher Erkrankungen (**sekundäres Angstsyndrom**): Hyperthyreose/Thyreotoxikose, Hypoglykämien, Phäochromozytom, CUSHING-Syndrom, Amphetaminintoxikation, schwere Herzerkrankung, Contusio cerebri, Epilepsie, Schläfenlappentumoren ⇨ eine organische Ursache muss ausgeschlossen werden
- Angst bei Verfolgung, sog. Stalking = die Stalkingopfer werden mit unterschiedlichen Methoden verfolgt, belästigt od. bedroht, z.B. durch ständige Telefonanrufe, Drohbriefe, Nachstellungen, usw.

PHOBIEN

Syn: *Phobische Störungen*, ICD-10: F40.-

Def: **(Ziel-)gerichtete Angst** = an einen *(außerhalb des Patienten liegenden)* Gegenstand oder an eine Situation gebundene Angst. Angstfreiheit kann erreicht werden durch **Vermeidung** angstauslösender Situationen. Die Abwehrmechanismen sind deutlich besser als bei der Angstneurose erhalten.

Path:
- Psychodynamisch: Die Phobie kann als Externalisierung intrapsychischer (ungelöster) Konflikte betrachtet werden. Die dem Patienten unbewussten angstbesetzten Konflikte werden auf reale phobische Situationen oder Objekte **verschoben**.
- Abwehrmechanismen: Verschiebung, Verdrängung, Projektion

Epid:
- ◊ Prävalenz: 8-10 % der Bevölkerung, **w** >> m
- ◊ Prädisp.alter: frühes Erwachsenenalter (20.-30. Lj.) und bei Kindern (s. Kap. Verhaltens- u. emotionale Störungen im Kindesalter)

Etlg:

Agoraphobie (ICD-10: F40.0-): Angst vor öffentlichen Plätzen und Straßen, Menschenansammlungen, Angst alleine das Haus zu verlassen, Angst vor Reisen mit weiter Entfernung von zu Hause, mit oder ohne Panikattacken
Soziale Phobien (ICD-10: F40.1): Angst vor prüfender Betrachtung anderer Menschen (insb. in kleinen Gruppen), Angst sich „blamieren" zu können, Furcht vor Kritik, vegetative Erscheinungen wie Erröten, Händezittern, Vermeidungsverhalten
Spezifische (isolierte) Phobien (ICD-10: F40.2): **Tierphobie** (= Zoophobie, z.B. Arachnophobie vor Spinnen, Akarophobie vor Milben) **Höhenangst** (= Akrophobie, z.B. vor Brücken) **Klaustrophobie** (Angst vor engen Räumen, z.B. Fahrstuhl) Aichmophobie (Angst vor spitzen Gegenständen, z.B. Messer) Erythrophobie (Angst vor Erröten, was wiederum zum Erröten führt) Kellerangst (insb. bei Kindern), Schulangst, Examensangst, Angst vor Blut und Spritzen Angst vor Regen (= Ombrophobie)

Klin:
- ⇒ **Spezifische Angst** vor bestimmten (im allgemeinen ungefährlichen) Objekten oder Situationen (z.B. Angst im Mittelpunkt zu stehen bei sozialer Phobie)
- ⇒ Der Pat. versucht die **angstauslösenden Situationen zu meiden** (insb. bei den sozialen Phobien)
- ⇒ Die Vorstellung der angstauslösenden Situation erzeugt **Erwartungsangst** (sog. Phobophobie = „Angst vor der Angst")
- ⇒ Die angstauslösende Situation kann bis zur **Panikattacke** führen
- ⇒ *Vegetativ:* Herzklopfen, Gefühl der Atemnot, Schwindel (phobischer Schwankschwindel), Schwächegefühl
- ⇒ Häufig einhergehend mit depressiven Episoden

<u>Diag:</u> Typische Anamnese mit Schilderung der angstauslösenden Situationen

<u>Ther:</u>
- Gesprächspsychotherapie und **Verhaltenstherapie** im Sinne einer systematischen **Desensibilisierung** (Dekonditionierung) gegenüber den angstauslösenden Situationen od. Objekte ⇨ bewusste und längere (Flooding) Exposition der angstauslösenden Situationen od. Objekte (Reizkonfrontation) soll die Angst kontinuierlich verringern
  ggf. tiefenpsychologisch orientierte Psychotherapie (insb. bei sozialen Phobien)
- Medikamente (z.B. Paroxetin od. Venlafaxin) u. Selbsthilfegruppen: s.o. bei Angstneurose
  weitere Informationen im Internet: http://www.angst-und-panik.de

<u>Prog:</u> Neigung zur Chronifizierung

<u>Kompl:</u>
- ∗ Hyperventilation bis zur Hyperventilationstetanie
- ∗ Chronifizierung, Einengung = Vermeidungsverhalten, Suizidgefahr
- ∗ Entwicklung einer Alkohol- od. Benzodiazepinabhängigkeit (diese wirken angstlösend und beruhigend)

<u>DD:</u> Kontraphobischer Typ: Überspielen der Ängste und absichtliches Begeben in die angstauslösenden Situationen

ZWANGSNEUROSE

<u>Syn:</u> Zwangserkrankung, *Zwangsstörung*, ICD-10: F42.-

<u>Ät:</u> Strenge Erziehung, übertriebene Reinlichkeitserziehung und Ordentlichkeit, Autorität und damit verbundene Frustration kindlicher Triebbedürfnisse

<u>Path:</u>
- ♦ <u>Psychodynamisch:</u> Entwicklungsstörung in der **analen Phase**. Zwangssymptome können als regressive Kompromissbildung zwischen abzuwehrenden Impulsen (z.B. sexuelle od. aggressive Regungen) und Abwehrtendenzen gesehen werden = Konflikt zwischen triebhaftem (Es) und dem stark ausgeprägten Über-Ich.
- ♦ <u>Abwehrmechanismen:</u> Verschiebung, Affektisolierung, Reaktionsbildung, Regression, Ungeschehenmachen (Konsequenzen von Handlungen oder Gedanken sollen durch abwegige („magisches Denken“) Erklärungen ungeschehen gemacht werden)

<u>Epid:</u>
- ◊ Prävalenz: 2-3 % d. Bev.
- ◊ Prädisp.alter: Kindheit, Adoleszenz, frühes Erwachsenenalter
- ◊ W = m

<u>Etlg:</u>
- # Zwangsgedanken, Grübelzwang (ICD-10: F42.0)
- # Zwangshandlungen, Zwangsrituale (ICD-10: F42.1)
- # Zwangsgedanken und Zwangshandlungen gemischt (ICD-10: F42.2)

<u>Klin:</u>
- ⇒ **Subjektiver (quälender) Zwang** bestimmte Gedanken zu denken oder Handlungen wiederholt (**stereotyp**) auszuführen (Zwangsideen, Zwangsimpulse)
- ⇒ Zwangsstereotypie (Rituale) wird als Vorbeugung (wenn auch gegen sehr unwahrscheinliche Gefahren) empfunden, z.B. **Waschzwang** = Händewaschen gegen Verschmutzung und Infektionen, **Kontrollzwang** gegen Einbrecher
  Durch die Rituale versucht der Pat. die Zwangsgedanken zu neutralisieren.
- ⇒ Einsicht in die Unsinnigkeit kann vorhanden sein (Impulse sind persönlichkeitsfremd)
- ⇒ **Angstsymptome** und **depressive** Symptome sind mögl. (insb. bei dem Versuch die Zwangsimpulse zu unterdrücken)
- ⇒ Ausprägung der zwangsneurotischen Charakterstruktur: ordentlich, sauber, sparsam. Die Zwänge implizieren eine Vermeidung von Beschmutzung und Unordnung.

⇒ Zwangsneurotische Patienten verhalten sich dem Arzt gegenüber sehr höflich und korrekt, sind hartnäckig und rigide und veranlassen ihn seinerseits zu Abwehrmechanismen.

⇒ Zwanghafte Verhaltensweisen sind in bestimmten Berufen (z.B. Buchhalter) und auch Kulturen wegen ihrer Bedeutung für Ausdauer und Genauigkeit durchaus sehr geschätzt.

Diag: 1. Typische Anamnese (quälende, sich wiederholende Zwangsimpulse) für mind. 2 Wochen
2. Organische Ausschlussdiagnostik

Ther:
- **Verhaltenstherapie**, Autogenes Training, Hypnose bei Zwangshandlungen analytische Psychotherapie bei Zwangsgedanken
- Med: insg. nur bedingt indiziert, ggf. Antidepressiva (Imipramin [Tofranil®], Clomipramin [Anafranil®], Sertralin [Zoloft®], Paroxetin [Seroxat®], Fluoxetin [Fluctin®] od. Escitalopram [Cipralex®]) oder Neuroleptika (Haloperidol, Haldol®)
- Bei extremer therapieresistenter Zwangserkrankung kann eine tiefe Hirnstimulation versucht werden (bisher nur in Studien, mit gutem Erfolg).
- [Operativ: Die früher durchgeführten stereotaktischen Eingriffe, sog. „Psychochirurgie" (intralaminäre mediale Thalamotomie) sind heute obsolet]
- Selbsthilfegruppen: Deutsche Gesellschaft Zwangserkrankungen e.V., Postfach 15 45, 49005 Osnabrück, Tel.: (05 41) 3 57 44-33, Fax: -35, Internet: http://www.zwaenge.de und http://www.zwangserkrankungen.de

Prog: Therapeutisch ist die Zwangsneurose schwer anzugehen und oft therapieresistent.

Kompl:
* Starke Tendenz zur Chronifizierung
* „Vermüllung" (Syn: engl. hoarding, Diogenes-Syndrom) der Wohnung, durch den Zwang nichts Wichtiges wegwerfen zu können

DD:
- Leichte Form als normales Verhalten häufig
- Anankastische Persönlichkeit
- Progressive maligne Zwangskrankheit (organisch bedingt, Hirnatrophie im Bereich der Basalganglien)
- Zwänge im Rahmen von endogenen Psychosen

KONVERSIONSNEUROSEN

Syn: **Hysterische Symptomneurose**, Konversionshysterie, engl. conversion neurosis, psychogene Körperstörungen, *Konversionsstörungen, **dissoziative Störungen***, ICD-10: F44.-

Ät:
- **Traumatische Ereignisse**
- Unlösbare intrapsychische Konflikte, gestörte Beziehungen
- Reifeanforderungen (z.B. erhöhte berufliche Belastung, bevorstehende Heirat)

Path:
- Psychodynamik: Die Symptome der Konversionsstörung sind als **Ausdruck** (mit Symbolcharakter) **verdrängter** (unbewusster) **Konflikte** mit massivem Affektdruck zu verstehen. Es resultiert ein Krankheitsgewinn durch **Entlastung** des verdrängten Triebes (primärer Krankheitsgewinn) und durch Aufmerksamkeit und Anerkennung durch die Umwelt (sekundärer Krankheitsgewinn).
  Entwicklungsstörung in der **ödipalen** Phase mit narzisstischer Schwäche des Selbstwertgefühls. Eine hysterische und narzisstische Grundpersönlichkeit begünstigt die Ausbildung von Konversionsstörungen.
- Abwehr: Verdrängung, Verleugnung
- Auftreten unter bestimmten soziokulturellen Bedingungen häufiger (z.B. mediterraner Raum, sog. „transalpines Syndrom")

- Das hysterische Symptom ist auf den "Zuschauer" ausgerichtet, es handelt sich aber um einen unbewussten Vorgang (die Symptome werden nicht vorgetäuscht od. simuliert)
- Bei der hysterischen Symptombildung kann die Identifikation mit anderen Symptomträgern zum Auftreten von hysterischen Epidemien führen

Epid: Prävalenz: geschätzt 300/100.000, w > m

Klin: **Allgemein: es kann nahezu jede Krankheit imitiert werden**

⇒ Psychogene Anfälle: *Dissoziative Krampfanfälle* (ICD-10: F44.5) als großer hysterischer Anfall, Absencen, psychomotorische Anfälle, ticartige Anfälle, motorische Entladungen, Hyperventilationstetanie, „Arc de cercle" (Anfall mit ventral-konvexer Überstreckung des gesamten Körpers), psychogener Erregungszustand

⇒ Psychogene Bewusstseinsstörungen: Psychogene Ohnmacht, *dissoziativer Stupor* (ICD-10: F44.2), *Trance* od. *Besessenheitszustände* (ICD-10: F44.3), *psychogener Dämmerzustand* (ICD-10: F44.8-), Pseudo-Synkope, *psychogene Synkope* (ICD-10: F48.8-)

⇒ Psychogene Gedächtnisstörungen: *Dissoziative (*hysterische, psychogene*) Amnesie* (ICD-10: F44.0) = Erinnerungsverlust für kurz zurückliegende (meist traumatische) Ereignisse

Dissoziative Fugue (ICD-10: F44.1) = Zielgerichtetes Verlassen von Identität u. Heimat (für Tage, manchmal auch für länger), meist mit Amnesie für die bisherige Identität, ggf. mit Annahme einer neuen Identität

⇒ Psychogene Dysfunktion der Motorik (Betroffen ist die Willkürmotorik): *Dissoziative Bewegungsstörung* (ICD-10: F44.4), schlaffe Lähmungen (appellatives Hinken, nicht gehen können = Abasie, nicht ohne Hilfe stehen können = Astasie), Ataxie, psychogene Schluckstörungen, psychogener grobschlägiger Tremor, psychogene Dys- oder Aphonie (Sprechstörung)

⇒ Psychogene Dysfunktion des Sensoriums: *Dissoziative Sensibilitäts- und Empfindungsstörung* (ICD-10: F44.6), psychogene Blindheit (psychogene Amaurose), psychogene Taubheit, Parästhesien (die aber typischerweise nicht anatomischen Innervationsgebieten = Dermatomen entsprechen), Schmerzen aller Art, Globusgefühl

GANSER-Syndrom (ICD-10: F44.80): Wunsch des Pat. geisteskrank zu sein, Vortäuschung von Intelligenzminderung, Vorbeiantworten und zusätzliche andere dissoziative Symptome, hysterischer Puerilismus (Spielen eines kleinen Kindes)

⇒ *Multiple Persönlichkeitsstörung* („gespaltene" Persönlichkeit, dissoziative Identitätsstörung, ICD-10: F44.81): zwei (od. mehrere, meist 8-10) Persönlichkeiten (Verhaltensweisen, „Doppelleben") in einer Person, der Zugang zur jeweils anderen ist dem Pat. aber nicht möglich, es ist zu einem Zeitpunkt auch immer nur eine Persönlichkeit sichtbar, der Wechsel erfolgt durch traumatische Ereignisse (und entlastet damit die eine Persönlichkeit), ist aber auch z.B. unter Hypnose mögl. Ät: Traumafolgestörung aufgrund schwerer Kindesmisshandlung, w >> m, Ther: Langzeitpsychotherapie über Jahre erforderlich

⇒ Sexuelle Störungen, Betonung des sexuellen Bereiches bei gleichzeitiger Bindungsschwäche

Diag:
1. Anamnese: typische Symptompräsentierung, zeitlicher Zusammenhang mit einem belastenden Ereignis, psychologischer und sozialer Hintergrund und Beziehungen des Pat.
2. Ausschluss einer organischen Erkrankung

Ther:
- Akut: **suggestives** und energisches Ansprechen des Pat. bei einem Anfall
- Therapiebeginn möglichst frühzeitig, um einer Chronifizierung und damit häufig verbundener Therapieresistenz vorzubeugen
- **Psychotherapie** mit Bearbeitung der aktuellen Lebens- und Belastungssituationen, insb. auch mit suggestiven Verfahren wie Hypnose
- Soziotherapie, Hilfe bei der sozialen Wiedereingliederung in das Berufsleben
- Den Pat. ernst nehmen (auch seine „organische Störung"), damit er sich ohne Vertrauensverlust von seinen Symptomen trennen kann
- Bei extremen Konversionsstörungen ggf. auch Nichtbeachtung

Prog: Längeres Bestehen von Konversionsstörungen führen zur Fixierung. Auch neurotische Residualzustände mit Persönlichkeitseinengung sind möglich.

Kompl:
* Symptomwechsel bei („erfolgreicher") Behandlung eines Konversionssymptoms
* Sekundäre organische Komplikationen (z.B. Inaktivitätsatrophie der Muskulatur bei psychogener Lähmung, Arthrosen, Kontrakturen)

DD:
- Bewusste Simulation, Aggravation (Übertriebene Schilderung vorhandener org. Symptome)
- Histrionische (hysterische) Persönlichkeitsstörung
- Hyperventilationssyndrom
- Poriomanie: Wanderdrang, unvermittelt auftretendes Umherirren (jedoch ohne dissoziative Amnesie/Fugue)
- Borderline-Syndrom
- Organisch: Demenz, Amnesie, Dämmerzustand bei SHT, intrazerebrale Raumforderung, zerebrovaskuläre Insuffizienz, tonisch-klonischer Anfall (Grand-mal), Koma

PSYCHOSOMATOSEN

Syn: Organneurosen, multiple psychosomatische Störung, funktionelle Störungen, funktionelle Körperstörungen, *Somatisierungsstörung,* ***somatoforme Störungen***, ICD-10: F45.-

Def: Wiederholte Darbietung **körperlicher Symptome** und Versicherung des Pat., dass diese Symptome organische Ursachen haben, wenngleich kein organischer Befund zu erheben ist. Tendenz zur Aufmerksamkeit suchenden, hysterischen (histrionischen = darstellerischen) Symptomdarbietung und Verlangen nach immer neuen, (auch invasiven) **ärztlichen organischen Untersuchungen**.

Path:
- ♦ Psychodynamik: unbewusste intrapsychische Konflikte oder psychosoziale Belastungssituation werden in somatische Funktionsstörungen umgesetzt
- ♦ Betroffen sind **autonom innervierte Organe**
- ♦ Familiäre Häufung mögl.

Epid:
- ◊ Prädisp.alter: Beginn im frühen Erwachsenenalter (vor dem 35. Lj.), **w** >> m
- ◊ Prävalenz: ca. 10 % der Bevölkerung leiden unter einer somatoformen Störung

Klin: ⇒ Psychophysiologische Symptome (*psychogene autonome Funktionsstörung* ICD-10: F45.3-):
- Erröten ohne adäquaten bewussten Affekt
- Labiler Hypertonus, neurozirkulatorische Asthenie
- Psychogene Rhinitis, Husten
- Psychogener Juckreiz, Taubheitsgefühl, Parästhesien
- Gastrointestinale Beschwerden: psychogene Aerophagie, Singultus, Übelkeit und Erbrechen, Appetitsteigerung bis zur Bulimie (Heißhunger), Dyspepsie, Magenneurose, Globusgefühl, Flatulenz, Diarrhoe (nervöser Durchfall), Colon irritabile
- Psychogene Potenzstörungen, psychogene Dysurie, Dysmenorrhoe
- Pelvipathia dolorosa (Schmerzen im Beckenbereich)
- Resistenzminderung gegenüber Infektionskrankheiten
- Hyperventilationstetanie (funktionelle Atemstörung)
- Somatoforme Schmerzen, psychosomatische Kopfschmerzen (ICD-10: F45.4): es werden meist starke Schmerzen ohne freie Intervalle und ohne Einhaltung anatomischer Grenzen geschildert
- Psychogener Schiefhals (ICD-10: F45.8)

⇒ Psychosomatische Krankheiten im engeren Sinne mit Dominanz körperlicher Faktoren: Fibromyalgie, Anorexia nervosa, essentielle arterielle Hypertonie, Koronargefäßkrankheit, Asthma bronchiale, Ulcus pepticum, Colitis ulcerosa

Diag: 1. Anamnese und klinische (organische) Ausschlussdiagnostik, meist ist die Ausschlussdiagnostik schon intensiv erfolgt (Konsultation mehrerer Ärzte [„doctor hopping"] und wiederholte organische Untersuchungen auf Drängen der Pat.) und der Krankheitsverlauf beträgt bereits eine längere Zeit
2. Verlauf über mind. 2 Jahre u. fehlende Einsicht, dass keine org. Erkrankung vorliegt

Ther:
- Tiefenpsychologisch orientierte Psychotherapie
- Med.: bei psychogenem Juckreiz gutes Ansprechen auf Doxepin (Aponal®)

Kompl:
* Störung/Beeinträchtigung des sozialen und familiären Verhaltens
* Entäuschende Arzt-Patienten-Beziehung
* Depression und Angst können begleitend auftreten
* Kommt es im Verlauf zusätzlich zu einer tatsächlichen organischen Erkrankung, kann diese leicht übersehen und nicht ernst genommen werden!

DD:
- Organische Erkrankungen (müssen ausgeschlossen werden)
- Posttraumatische Belastungsstörung
- Undifferenzierte Somatisierungsstörung (ICD-10: F45.1): nur geringe Symptomatik und kurze Dauer (<2 J.)
- Affektive (depressive) Störung mit multiplen körperlichen Störungen (diese können der Erstmanifestation einer endogenen Depression auch vorausgehen)
- Hypochondrischer Wahn, zönästhetisches Psychosyndrom
- Schizophrenie mit somatischem Wahn (körperlichen Wahnideen)
- Simulation von Beschwerden

HYPOCHONDRIE

Syn: Hypochondrische Neurose, Nosophobie (Furcht vor dem Bestehen mehrerer Krankheiten), *hypochondrische Störung*, ICD-10: F45.2

Def: Sachlich nicht begründete, ängstlich-misstrauische Aufmerksamkeitszuwendung (**Sorge**) um das eigene körperliche oder seelische Befinden bis zu wahnähnlichen Zuständen.

Path: Psychodynamik: Verschiebung von Aufmerksamkeit und Interesse auf eine isolierte Störung des eigenen Befindens, wodurch eine diffuse Angst gebunden, äußere interpersonale Belastungen nach innen verschoben und das eigene Selbstwertgefühl gerettet werden kann.

Epid: Prädisp.alter: 2. Lebenshälfte, m = w

Klin:
⇒ Schilderung eines oder mehrerer schwerer Krankheitssymptome jeglicher Art und Verlangen nach (wiederholten) organischen Untersuchungen
⇒ **Ängstliche Selbstbeobachtung**
⇒ Ängste und **Sorge um die möglichen Folgen** der angeblichen Krankheit (Nosophobie)
⇒ Begleitend finden sich häufig Angst und Depressionen
⇒ Bevorzugte Objekte der Selbstbeobachtung sind Verdauungsorgane, Herz-Kreislauf-System (z.B. neurotische Herzphobie) und Genitalsystem

Diag: 1. Anamnese
2. Organische Ausschlussdiagnostik

<u>**Ther:**</u> Psychotherapie

<u>**Prog:**</u> Tendenz zur Chronifizierung

<u>**Kompl:**</u> <u>Cave:</u> bei Pat., die über lange Zeit hypochondrische Befürchtungen haben, kann bei tatsächlich neu auftretender organischer Erkrankung diese möglicherweise nicht ernst genommen und nicht gleich erkannt bzw. behandelt werden.

<u>**DD:**</u>
- **Dysmorphophobie** (körperdysmorphe Störungen, Missgestaltsfurcht, engl. body dysmorphic disorder): übertriebene Beschäftigung und subjektive Angst einen körperlichen Mangel (meist des Gesichtes, der Haut, der Haare, Brüste oder Genitalien) zu haben (bei objektiv normalem Aussehen) und Vorstellung mit dieser „Missbildung" aufzufallen. Klin: hoher Leidensdruck, Meidung von Situationen, in denen der vermeintliche Defekt gesehen werden könnte (⇨ soziale Phobie). Prädisp.alter: frühes Erwachsenenalter, w = m, sehr langer chronischer Verlauf, Pat. streben z.B. nach Schönheitsoperationen (die dann aber keinen „Erfolg" zeigen), Ther: Psychotherapie, Antidepressiva (Clomipramin, Fluvoxamin)
- Hypochondrische Reaktion (kennt fast jeder Medizinstudent als plötzliche Symptompräsenz nach Kennenlernen einer Erkrankung in einer Vorlesung - "Morbus Clinicum" od. Erleben einer schweren Erkrankung in der näheren Umgebung)
- Vorkommen auch bei Schizophrenie mit somatischem Wahn (körperlichen Wahnideen), bei endogener Depression und organischen Psychosen
- Rentenneurose (ICD-10: F68.0): Aufmerksamkeit suchendes Verhalten mit zusätzlichen Beschwerden nicht körperlichen Ursprungs zur Erzielung von sekundärem Krankheitsgewinn (Berentung, finanzielle Vorteile)

HERZPHOBIE

<u>**Syn:**</u> **Herzangstneurose, funktionelle Herzbeschwerden**, Herzneurose, engl. heart neurosis, neurotische Herzphobie, herzphobisches Syndrom, Herzangstsyndrom, Herztodhypochondrie, DACOSTA-Syndrom, *somatoforme autonome Funktionsstörung des kardiovaskulären Systems*, ICD-10: F45.30

<u>**Path:**</u>
- ♦ <u>Psychodynamik:</u> Pathogenetisch sind **Trennungskonflikte** im zwischenmenschlichen Bereich (z.B. drohende Trennung eines Ehepartners, Tod eines Angehörigen) als Auslöser anzusehen. Die zugrundeliegende neurotische Entwicklung reicht in die Kindheit (unselbständiges Kind mit überprotektiver Mutter, ambivalente Einstellung zu Trennung = fürchtet Trennung und wünscht diese aber gleichzeitig herbei)
- ♦ Symptomauslösend oder verstärkend wirken Erlebnisse von Herzinfarkt oder Herztod im Angehörigen- oder Bekanntenkreis

<u>**Epid:**</u>
- ◊ Prädisp.alter: 20.-40. Lj.
- ◊ M > w (3:2)

<u>**Klin:**</u>
- ⇒ Innere Unruhe
- ⇒ **Panikattacke** mit Herzklopfen, Herzschmerzen, Druck- und Beklemmungsgefühl, Gefühl der Atemnot ⇨ dies kann Minuten bis Stunden dauern
- ⇒ Schweißausbruch, Schwindelerscheinungen, Ohnmachtsgefühl, Zittern am gesamten Körper, Blutdrucksteigerung
- ⇒ Furcht herzkrank zu sein, Ängstlichkeit bis hin zur Vernichtungsangst (Todesangst)
- ⇒ Gedrückte Stimmung, Selbstunsicherheit, Schlafstörungen
- ⇒ **Ängstliche, hypochondrische Selbstbeobachtung** und körperliche und psychische Schonung (meist im Gegensatz zu Pat. mit tatsächlichen kardialen Erkrankungen), Vermeidung alleine zu sein
- ⇒ Pat. wechseln häufig den Arzt

Diag: 1. Anamnese (Zusammenhang mit körperlicher Belastung od. spontane Attacken?)
2. Organische internistische Ausschlussdiagnostik („Herzenzyme“: CK, CK-MB, Troponin T, GOT/AST, EKG, Ergo-EKG, ggf. Langzeit-EKG, Echokardiographie, Myokardszintigraphie, Koronarangiographie)

Ther:
- Akut: Anwesenheit des Arztes hilft meist schon, psychosomatische Grundversorgung durch den Hausarzt
- Tiefenpsychologisch orientierte **Psychotherapie** ⇨ Bearbeitung der aktuellen Konfliktsituation und mögl. neurotischer Entwicklungen in der Kindheit
- Verhaltenstherapie, Gruppentherapie, übende Methoden (autogenes Training)
- Med.: ggf. im Anfall Tranquilizer (Diazepam, Valium®), evtl. auch Antidepressiva (Imipramin, Tofranil®)

Prog: Herzphobie neigt zur Chronifizierung und Therapieresistenz.

Kompl:
* Hypochondrische Entwicklung: ständige Angst vor neuem Anfall, Angst vor der Angst (Phobophobie)
* Chronifizierung
* DACOSTA-Syndrom (Syn: Effort-Syndrom): psychosomatisches kardiorespiratorisches Syndrom mit Herzschmerzen, Tachykardie u. belastungsunabhängiger Hyperventilation
* Anklammerungstendenz an den Therapeuten

DD:
- **Sekundäres Angstsyndrom** bei organischer Herzerkrankung, paroxysmale Tachykardie, koronare Herzkrankheit mit Angina pectoris, Herzinfarkt, ösophageale Funktionsstörungen
- Larvierte Depression, Psychose

PERSÖNLICHKEITSSTÖRUNGEN

Syn: **Charakterneurosen**, engl. personality disorder / psychopathy, abnorme Persönlichkeit, psychopathische Persönlichkeit, Psychopathie, *spezifische Persönlichkeitsstörungen* ICD-10: F60 - F62

Def: Tiefgreifende, schwere und anhaltende Störung der charakterlichen Konstitution, die auch mit einer persönlichen oder sozialen **Anpassungsstörung des Betroffenen an die Umwelt** verbunden ist.

Ät:
- Begünstigende Faktoren: psychosozial ungünstige Bedingungen in der Entwicklung, frühkindliche Hirnschädigung
- Erblich fixierte Grundstruktur

Path:
- ♦ Der Übergang von Symptomneurosen und den Charakterneurosen ist oft fließend. Die Konfliktproblematik führt bei den Charakterneurosen zu einer **Veränderung der gesamten Persönlichkeit** = Extremvarianten bestimmter Persönlichkeitsmerkmale.
- ♦ Psychodynamik: Reifungs- und Entwicklungsstörung der Persönlichkeitsstruktur, die zur **Schwäche von Ich-Funktionen, Unreife der Abwehr**, Instabilität des Selbstbildes, starren Reaktionsmustern, Unsicherheit der Selbst-Objekt-Differenzierung, narzisstischen Störungen des Selbstwertes und unreifen Objektbeziehungen führt.

Epid: Prädisp.alter der Manifestation: in der Kindheit oder Jugend beginnend, Adoleszenz

Etlg: Nach den häufigsten und auffälligsten Verhaltensmustern, diese schließen sich gegenseitig nicht aus und überschneiden sich teilweise in einigen ihrer Merkmalen.

Paranoide (querulatorische, sensitive, fanatische) Persönlichkeit (ICD-10: F60.0): übertriebene Empfindlichkeit gegenüber Kritik, ständiges Misstrauen, Eifersucht, Streitsucht, Unbelehrbarkeit, überhöhtes Selbstwertgefühl, besondere Verletzbarkeit des Rechtsgefühls

Schizoide Persönlichkeit (ICD-10: F60.1): ungeselliges und abweisendes Verhalten (Defizit an sozialen Kontakten), emotionale Verflachtheit, verminderte Fähigkeit zur Freude, Introvertiertheit, Einzelgänger

Dissoziale (antisoziale, soziopathische, psychopathische) Persönlichkeit (ICD-10: F60.2): Verantwortungslosigkeit, geringe Frustrationstoleranz, Missachtung sozialer Normen und Verpflichtungen, manifeste Aggressivität, Neigung andere zu beschuldigen, soziale Beziehungsdefizite

Emotional instabile (aggressive) Persönlichkeit (ICD-10: F60.3-): impulsive Handlungen, wechselhafte Stimmung, gewalttätiges Verhalten, geringe Kritiktoleranz, mangelnde Selbstkontrolle, Fehlende Berücksichtigung von Konsequenzen

Borderline Persönlichkeitsstörung (ICD-10: F60.31): gestörtes eigenes Selbstbild (schwere Selbstzweifel, Gefühl innerer Leere), selbstverletzende Handlungen (Automutilation, wiederholte Suizidversuche!), emotionale Krisen u. extreme Stimmungsschwankungen, Neigung zu intensiven, aber unbeständigen Beziehungen mit Verlassenwerdenängsten, fremdaggressive Handlungen. Epid: w>m (3:1), ca. 2 % der Bev. betroffen

Histrionische (hysterische) Persönlichkeit (ICD-10: F60.4): Geltungssucht, labile und oberflächliche Affektivität, Verlangen nach Anerkennung, infantile Größenphantasien, erhöhter Anspruch auf das eigene Erleben, Suggestibilität

Anankastische Persönlichkeit (ICD-10: F60.5): Hang zu Zweifel und Perfektionismus, zwanghafte Kontrolle und Überprüfung des eigenen Handelns, Ordnungsliebe, Gewissenhaftigkeit, Pedanterie

Ängstliche (vermeidende, selbstunsichere) Persönlichkeit (ICD-10: F60.6): Besorgtheit, Bedürfnis nach Sicherheit, Minderwertigkeitsgefühle, Mangelndes Selbstvertrauen, Angst vor Ablehnung, geringe Kritiktoleranz

<u>Asthenische (psychasthene, abhängige) Persönlichkeit (ICD-10: F60.7):</u> verminderte psychophysiologische Leistungs- und Belastungsfähigkeit, vermehrte Neigung zu Versagens- und Erschöpfungszuständen, Hilfesuche bei anderen, Verlassensängste
Ther: Möglichkeit der Erholung, Abstellen von Konflikten

Sonstige Persönlichkeitsstörungen (ICD-10: F60.8):
<u>Haltlose Persönlichkeit:</u> Willensschwäche, Beeinflussbarkeit, Probleme mit der Einhaltung von sozialen Normen und Verpflichtungen (s. auch dissoziale Persönlichkeitsstörung)
<u>Narzisstische Persönlichkeit:</u> übertriebenes Selbstwertgefühl, „Ich-Verliebtheit", Rücksichtslosigkeit gegenüber anderen, ständige Phantasien von Erfolg und Macht
<u>Unreife Persönlichkeit:</u> fehlende (nicht altersentsprechende) Anpassung an soziale Normen und Verpflichtungen, Konzentrationsmangel, geringe Frustrationstoleranz

<u>Klin:</u> ⇒ <u>Allgemein:</u> deutliche Unausgeglichenheit im Verhalten, Affekt, Antrieb, Impulskontrolle
⇒ Die entsprechende Psychopathologie ist **dauerhaft** und **tiefgreifend**
⇒ Subjektiver Leidensdruck und Minderung der beruflichen oder sozialen Leistungsfähigkeit
⇒ Beginn im Kindes- oder Jugendalter und Manifestationsgipfel im Erwachsenenalter

<u>Diag:</u>
1. Anamnese und klinischer Befund, psychopathologischer Befund, Selbsteinschätzung des Patienten
2. Testpsychologische Untersuchungen
3. Ausschluss einer organisch bedingten Persönlichkeitsstörung

<u>Ther:</u>
- <u>Psychotherapie</u> mit **psychotherapeutischer Führung**, Verhaltenstherapie
- <u>Soziotherapie:</u> Hilfe, Anleitung und Veränderung sozialer Bedingungen, Sicherung von Arbeitsplatz, Wohnung, Einbeziehung der Angehörigen in den therapeutischen Prozess zur **Stabilisierung des Patienten in seinem sozialen Kontext**

<u>Prog:</u> Die jeweilige akute Symptomatik ist psychotherapeutisch behandelbar, die (tiefgreifende) Persönlichkeitsstörung selbst ist aber meist therapieresistent.

<u>Kompl:</u>
* Persönliche und soziale Beeinträchtigung im täglichen Leben
* Persönlichkeitsstörungen neigen zur Chronifizierung und sind therapeutisch meist nur wenig veränderbar, komorbide Störung sind Suchterkrankungen

<u>DD:</u>
- Persönlichkeitsveränderungen durch erworbene Hirnschäden, z.B. postenzephalitisch werden als Pseudopsychopathien, *organische Persönlichkeitsstörung* F07 bezeichnet
- *Persönlichkeitsänderungen nach Extrembelastungen* ICD-10: F62.0 (z.B. nach Folter, Katastrophen, langandauernder Todesgefahr) mit Misstrauen, sozialem Rückzug, Hoffnungslosigkeit, Nervosität und Entfremdung
- Persönlichkeitskrise: Störungen in kritischen Lebensphasen, z.B. Trotzalter, Pubertät, Lebensmitte, Klimakterium, Senium

PARANOIDE PERSÖNLICHKEITSSTÖRUNG

<u>Syn:</u> Querulatorische Persönlichkeit(sstörung), sensitive Persönlichkeit(sstörung), fanatische (expansiv-paranoische) Persönlichkeit(sstörung), ICD-10: F60.0

<u>Klin:</u> ⇒ **Übertriebene Empfindlichkeit gegenüber Kritik**, Rückschlägen und Zurücksetzung
⇒ Ständiger Groll, Misstrauen (insb. gegenüber der sexuellen Treue des Partners), (pathologische) Eifersucht, Streitsucht, Unbelehrbarkeit, nachtragend
⇒ Neigung neutrale **Handlungen anderer Personen als feindlich** anzusehen, unge-

rechtfertigte Gedanken über Verschwörungen in der Umgebung
⇒ Überhöhtes Selbstwertgefühl, Selbstbezogenheit, kämpferische Persönlichkeit (sthenischer Ehrgeiz)
⇒ Besondere Verletzbarkeit des (auf den Pat. bezogenen) Rechtsgefühls, situationsunangemessenes Bestehen auf eigenen Rechten (querulatorische Persönlichkeit)

DD: - Schizoide Persönlichkeit
- Schizophrenie
- Wahnhafte Störungen

SCHIZOIDE PERSÖNLICHKEITSSTÖRUNG

Syn: Engl. schizoid personality disorder, schizoide Psychopathie, ICD-10: F60.1

Klin: ⇒ **Kontaktstörung**: ungeselliges, kühles und abweisendes Verhalten (fehlender Wunsch und Defizit an sozialen Kontakten)
⇒ Flache Affektivität, emotionale Kühle, verminderte Fähigkeit zur Freude
⇒ Introvertiertheit, Zurückhaltung, einzelgängerische Beschäftigungen (Autismus)
⇒ **Gleichgültigkeit** gegenüber Lob od. Kritik, Tätigkeiten bereiten kein Vergnügen
⇒ Geringes Interesse an sexuellen Erfahrungen
⇒ Geringe Sensibilität gegenüber sozialen Regeln

Ther:
- **Soziotherapie** zur Hilfe bei den Kontaktstörungen und bei akuten Problemen
- Psychotherapie mit analytischem Ansatz ist i.d.R. frustran

DD: - Schizophrenie und schizoaffektive Psychose
- ASPERGER-Syndrom (autistische Störung in der Kindheit)
- Organische Psychosen, hirnorganisches Psychosyndrom

DISSOZIALE PERSÖNLICHKEITSSTÖRUNG

Syn: Asoziale, antisoziale Persönlichkeit(sstörung), amoralische Persönlichkeit, gemütsarme (gemütslose) Persönlichkeit, **psychopathische**, soziopathische Persönlichkeit(sstörung), ICD-10: F60.2

Ät: - Psychosoziale Risikofaktoren sind sind Störung der kindlichen Entwicklung, insb. durch Aufwachsen unter sozial ungünstigen Bedingungen, z.B. elterliche Vernachlässigung od. Zurückweisung, überfüllte Wohnverhältnisse, Heimerziehung, geringer sozio-ökonomischem Status, körperliche Misshandlungen od. Bestrafungen, sexueller Missbrauch
- Genetische Disposition (erhöhtes Risiko, wenn ein biologischer Elternteil eine antisoziale Persönlichkeitsstörung hat)
- Mütterlicher Alkohol- und Nikotinkonsum in der Schwangerschaft (2- bis 4faches Risiko)

Epid: Prävalenz: **m** >>w, geschätzt 3 % bei Männern, 1 % bei Frauen

Klin: ⇒ **Missachtung sozialer Normen**, Regeln und Verpflichtungen
⇒ **Gefühllosigkeit** gegenüber anderen
⇒ **Aggressivität**, ggf. auch gewalttätiges Verhalten, Affekthandlungen
⇒ Andauernde Verantwortungslosigkeit
⇒ Geringe Frustrationstoleranz, Unfähigkeit aus Fehlern zu lernen
⇒ Neigung andere zu beschuldigen (für das eigene Fehlverhalten)
⇒ Soziale Beziehungsdefizite, Unfähigkeit zu längeren Beziehungen

Diag: 1. Anamnese und klinischer Befund, psychopathologischer Befund, Selbsteinschätzung des Patienten, Fremdanamnese
2. Testpsychologische Untersuchung: HARE-Psychopathie-Checkliste

Ther: Im Vordergrund steht die Soziotherapie, insb. mit Hilfe für Ausbildung und Beruf, Beratung bei rechtlichen Fragen

Kompl:
* Anpassungsstörungen (z.B. im Sozialverhalten) bei sich ändernden Lebenssituationen häufig zusätzlich
* Verwahrlosung bei Einschnitt/Abbruch von sozialen Bindungen des Pat.
* Straffälligkeit (Delinquenz), auch „Soziopathie" genannt, mit Gewaltdelikten, Eigentumsdelikten oder Affektvergehen von erregbaren, jähzornigen u. aggressiven Pat. (explosive Psychopathen)
* Sucht, Promiskuität, Prostitution

DD:
- Störungen im Sozialverhalten mit Beginn in der Kindheit (dies geht später oft in eine dissoziale Persönlichkeit über): Aggressivität, Zerstörung von Gegenständen, Delinquenz
- Emotional instabile (aggressive) Persönlichkeit und Borderline-Syndrom (häufig fließender Übergang zur dissozialen Persönlichkeit)
- Alexithymie: Unvermögen Gefühle hinreichend wahrzunehmen und diese zu beschreiben, die Betroffenen neigen dann aufgrund des fehlenden Ausdrucksvermögens zu Somatisierungsstörungen
- Antisoziales Verhalten im Verlauf einer Schizophrenie od. manischen Episode

HISTRIONISCHE PERSÖNLICHKEITSSTÖRUNG

Syn: **Hysterische Persönlichkeit**(sstörung), hysterische Charakterneurose, infantile Persönlichkeit(sstörung), geltungsbedürftige Persönlichkeit, ICD-10: F60.4

Path: Psychodynamisch: Fixierungen aus der **ödipalen** Phase (am gegengeschlechtlichen Elternteil) ⇨ Regression auf infantile Bedürfnisse, Realitätsprüfung ist mangelhaft, infantile Größenphantasien

Epid: **W** > m

Klin:
⇒ **Dramatisierung, theatralisches** (histrionisch = darstellerisch) und manipulatives Verhalten (ggf. mit erfundenen Geschichten, die den Pat. in den Mittelpunkt des Interesses stellen, intensive Phantasietätigkeit)
⇒ **Ichbezogenheit** (**dauerndes Verlangen nach Anerkennung** und Aufmerksamkeit, Geltungssucht)
⇒ **Affektlabilität** (Oberflächlichkeit, emotionale Labilität)
⇒ Suggestibilität (Beeinflussbarkeit durch andere Personen)
⇒ Pseudosexualisierung (unangemessen verführerisch im Erscheinen u. Verhalten bei häufig gleichzeitiger sexueller Frigidität)
⇒ Kommunikations- und Bindungsschwäche
⇒ Zusätzlich häufig **konversionsneurotische Symptome** (z.B. psychogene Anfälle, s.o.)

Ther: Psychotherapie, auch suggestive Verfahren

Prog: Die jeweilige (hysterische) Symptomatik ist psychotherapeutisch zu behandeln, die zugrundeliegende Persönlichkeitsstörung selbst ist jedoch meist therapieresistent.

DD:
- Konversionsstörungen (s.o.)
- Hypochondrie
- Affektive oder schizophrene Psychosen

ANANKASTISCHE PERSÖNLICHKEITSSTÖRUNG

Syn: **Zwanghafte Persönlichkeit**(sstörung), Zwangspersönlichkeit, Zwangspsychopathie, ICD-10: F60.5

Path: Psychodynamisch: Pat. können die Bewusstseinsinhalte der Zwänge nicht verdrängen, es ist ihnen jedoch die Unsinnigkeit bewusst. Entwicklungsstörung in der **analen** Phase.

Klin:
- ⇒ Hang zu **Zweifel** und Vorsicht, Rigidität und Eigensinn
- ⇒ Ordnungsliebe, Gewissenhaftigkeit, **Pedanterie**, Befolgung von Konventionen und Perfektionismus, **die jedoch die Fertigstellung von Aufgaben verzögert** und behindert
- ⇒ Ständige Beschäftigung mit Regeln, Überwachungs- und Terminlisten, Plänen, Ordnung
- ⇒ Zwanghafte **Kontrolle und Überprüfung des eigenen Handelns**, ständige Angst etwas versäumt zu haben oder etwas Schlimmes angestellt zu haben
- ⇒ Durch die Leistungsbezogenheit Vernachlässigung von Vergnügen und zwischenmenschlichen Kontakten
- ⇒ Andrängen unerwünschter (Zwangs-)Gedanken oder Impulse
- ⇒ Sparsamkeit bis zum Geiz
- ⇒ Aggressionshemmung

Ther: Psychotherapie und Verhaltenstherapie

DD:
- Reaktive Zwangssymptome nach belastenden Ereignissen (z.B. nach Unfall, Angsterlebnisse)
- Zwangsneurose (der Übergang kann fließend sein)
- Maligne Zwangskrankheit bei Hirnatrophie

ASTHENISCHE PERSÖNLICHKEITSSTÖRUNG

Syn: Selbstunsichere Persönlichkeit, *ängstlich vermeidende Persönlichkeitsstörung,* ICD-10: F60.6

Psychasthene Persönlichkeit, passive Persönlichkeit, *abhängige (asthenische) Persönlichkeitsstörung,* ICD-10: F60.7

Klin:
- ⇒ **Besorgtheit**, Bedürfnis nach Sicherheit
- ⇒ **Minderwertigkeitsgefühle**, mangelndes Selbstvertrauen
- ⇒ **Angst vor Ablehnung**, geringe Kritiktoleranz, daher werden persönliche Kontakte nur zu vertrauten Personen eingegangen
- ⇒ **Verminderte psychophysiologische Leistungs- und Belastungsfähigkeit**, Anspannung, dadurch eingeschränkter, immer auf Sicherheit ausgerichteter Lebensstil
- ⇒ Vermehrte Neigung zu Versagens- und Erschöpfungszuständen
- ⇒ Hilfesuche bei anderen, eingeschränkte Fähigkeit Entscheidungen zu treffen, Nachgiebigkeit gegenüber anderen, Verlassensängste
- ⇒ Neigung zu depressiven Reaktionen und hypochondrischer Selbstbeobachtung

Ther:
- Möglichkeit der Erholung bei Erschöpfungszustand
- Psychotherapeutische und verhaltenstherapeutische Hilfestellung, Soziotherapie

DD:
- Asthenische Reaktionen, z.B. nach schweren Infektionskrankheiten, körperliche Erschöpfung, traumatischen Erlebnissen
- Konstitutionelle Neurasthenie, konstitutionelle vegetative Labilität, Hypochondrie

VERHALTENSSTÖRUNGEN

Syn: *Verhaltensauffälligkeiten mit körperlichen Störungen und Faktoren,* ICD-10: F50 - F59, *abnorme Gewohnheiten und Störungen der Impulskontrolle,* ICD-10: F63

Etlg:
- # Essstörungen (s.u.): **Anorexia nervosa** (psychogene Magersucht, ICD-10: F50.0), **Bulimia nervosa** (ICD-10: F50.2), Pica (Essen von Gegenständen, ICD-10: F50.8), psychogene Essattacken (ICD-10: F50.4)
- # Schlafstörungen (s. Neurologie): **Insomnie** (Einschlafstörung, ICD-10: F51.0), **Hypersomnie** (ICD-10: F51.1), Schlaf-wach-Rhythmus-Störungen (ICD-10: F51.2), Schlafwandeln (Somnambulismus, ICD-10: F51.3)
- # Pavor nocturnus (nächtlich Furchtepisoden, Schreien und Erregung, ICD-10: F51.4), Angstträume (Alpträume, ICD-10: F51.5)
- # Psychische Verhaltensstörung im Wochenbett (ICD-10: F53.-)
- # Pathologische Brandstiftung (Pyromanie, ICD-10: F63.1)
- # Pathologisches Stehlen (Kleptomanie, ICD-10: F63.2)
- # Haarausreißen (Trichotillomanie, ICD-10: F63.3) und Verschlucken der Haare (Trichophagie)
- # Artifizielle Störungen (MÜNCHHAUSEN-Syndrom, Hospital-hopper-Syndrom, ICD-10: F68.1) = absichtliches heimliches Zufügen od. Vortäuschen von körperlichen Schäden, w > m
- # Suchtverhalten, Sexualstörungen s.u.

ANOREXIE UND BULIMIE

Syn: Psychogene Magersucht, Pubertätsmagersucht, Anorexia mentalis, *Anorexia nervosa* ICD-10: F50.0
Bulimie, Ess-Brechsucht, Heißhungerattacken, Hyperorexie, *Bulimia nervosa, ICD*-10: F50.2

Ät:
- Psychische Störung bei individuell erhöhter Vulnerabilität der Persönlichkeit, ausgeprägte Reifungsängste, geringes Selbstvertrauen, Perfektionismus
- Familiäre Disposition
- Selten Psychose

Path:
- ♦ Psychodynamik: Gestörte Mutterbeziehung (Nähe-Distanz-Ambivalenzkonflikt, Verschmelzung, überprotektive, dominante Mutter, Konfliktvermeidung), ödipaler Konflikt zum Vater, **geringes Konfliktlösungspotential**, „überwertige" Idee zu dick zu sein, Retardierung der psychosexuellen Entwicklung, **Identifikationsproblem** mit der Frauenrolle, unbewusste Gleichsetzung von Gewichtszunahme und Schwangerschaft
- ♦ **Störung der Körperwahrnehmung**, besonders gefährdete Personengruppen sind Balletttänzerinnen, Models, Leistungssportlerinnen

Epid:
- ◊ **W** >> m (10:1)
- ◊ Prävalenz: 1-3 % der Frauen zwischen 10. und 35. Lj.
- ◊ Prädisp.alter: Adoleszenz (10.-25. Lj.) mit Erkrankungsgipfel zw. 14 u. 16 J.

Klin: ⇒ Anorexie: absichtlich selbst herbeigeführter **Gewichtsverlust** durch verminderte Nahrungsaufnahme (Fasten, Diäten), induziertes (heimliches) **Erbrechen** und Abführen (**Laxanzien-Abusus**, Einläufe), übertriebene körperliche Belastung, Hyperaktivität, missbräuchlicher Gebrauch von **Appetitzüglern** (z.B. Amphetaminderivate und andere

[Präparate s. Psychostimulanzienabhängigkeit, fast alle sind wegen NW vom Markt genommen], Fettresorptionshemmer Orlistat [Xenical®]), Schilddrüsenhormonpräparate und Diuretika (harntreibende Medikamente)

⇒ Bulimie: zusätzlich **anfallartige Heißhungerattacken** mit anschließendem herbeigeführtem **Erbrechen**, ständige **gedankliche Beschäftigung mit Nahrungsaufnahme** und Furcht zu dick zu werden („Gewichtsphobie"), geht häufig aus einer früheren Anorexie oder auch kindlichen Adipositas hervor, das Körpergewicht ist meist normal, ausgeprägte Karies (durch das Erbrechen des sauren Mageninhalts und den Zuckergenuss)

⇒ Allgemein bei beiden Essstörungen: **fehlende Krankheitseinsicht**, Körperwahrnehmungsstörung (die Pat. halten sich trotz Untergewichts für zu dick)

- Körperliche Funktionsstörungen: **Amenorrhoe**, Libido- u. Potenzverlust, Wachstumsverzögerung, fehlende Brustentwicklung und Pubesbehaarung (= pubertäre Entwicklungsstörung), Ödeme, Bradykardie, arterielle Hypotonie, orthostatische Dysregulation, erniedrigte Körpertemperatur, Muskelschwächen, Lanugo-Behaarung, Haarausfall, Ösophagitis (durch das Erbrechen)
- Sekundäre endokrine und metabolische Folgen (durch die Unterernährung und Erbrechen), z.B. Elektrolytstörungen, Exsikkose bis zur Kachexie, Eiweißverminderung, hypophysäre Störungen
- Psychisch: depressive Verstimmung, Kontaktstörungen, Leistungsehrgeiz, Zwänge, hysterische Persönlichkeitszüge, Autoaggression

Diag:

1. Anamnese (Essgewohnheiten, Diäten, Heißhungerattacken, körperliche Aktivitäten), typischer klinischer Befund (Kachexie, fehlende sekundäre Geschlechtsmerkmale), Med: Laxanzien-Abusus, Appetitzügler, Diuretika, Schilddrüsenhormone, Alkohol od. Drogen?
2. Ausschluss organischer Erkrankung (z.B. konsumierender Prozess, Malignom, Hyperthyreose, hypothalamisch/hypophysäre Insuffizienz ⇨ internistisches Konsil), Elektrolytstatus und Differentialblutbild
3. Gewichtsberechnung: **BMI** (body mass index, Syn: QUETELET-Index), zur schnellen Bestimmung s. Nomogramm

$$\text{BMI} = \frac{\text{Körpergewicht [kg]}}{\text{Körpergröße}^2\ [\text{m}^2]}$$

normal ist ein BMI von 19-25 kg/m²

Untergewicht <18,5 kg/m², **Anorexie/Bulimie <17,5** kg/m² (Bsp.,s.Abb.: 1,66 m groß, Gewicht 43 kg = BMI 16 kg/m²)

Übergewicht >25 kg/m², Adipositas >30 kg/m²,
Adipositas permagna (morbid obesity) >40 kg/m²

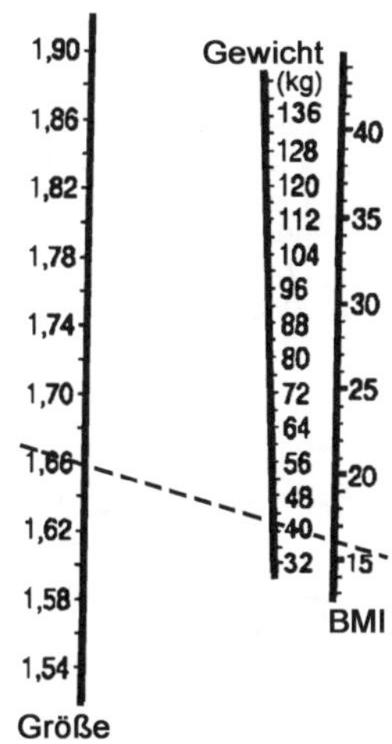

Ther:

- Akut: meist stationäre Therapie zur **Gewichtszunahme** nötig (manchmal sogar parenterale Ernährung oder Anlage einer PEG zu Beginn notwendig, angestrebte Zunahme: 150 g/Tag), **Verhaltenstherapie** zur Nahrungsaufnahme (Tagesstrukturierung mit 3 festen Mahlzeiten), Förderung der Krankheitseinsicht, Ernährungsberatung
- Tiefenpsychologisch orientierte **Psychotherapie**, **Familientherapie** insb. bei jungen Pat.
- Nachbetreuung der Pat. nach der stationären Therapie für mind. 2 J., Integrationshilfen
- Med: ggf. zyklusanaloge Substitution von Östrogen und Gestagen (Estradiol 2 mg + Norgestrel 0,5 mg, Cyclo-Progynova®) für 6 Mon., evtl. auch Antidepressiva (Fluoxetin, Fluctin®) akut und ggf. zur Rückfallprophylaxe
- Selbsthilfegruppen: ANAD e.V. – psychosoziale Beratungsstelle für Essstörungen, Seitzstr. 8, 80538 München Tel.: (0 89) 21 99 73-0, Fax: -23, Internet: http://www.anad.de

  Beratungszentrum bei Eß-Störungen - Dick & Dünn e.V., Innsbrucker Str. 25, 10825 Berlin, Tel.: (0 30) 8 54 49 94, Internet: http://www.dick-und-duenn-berlin.de

Prog: Unbehandelt **Chronifizierung** mit schlechter Prognose, 2/3 der Pat. bessern sich durch eine Therapie. Prognostisch ungünstig bis hin zum Exitus im Verlauf ist ein BMI bei stationärer Aufnahme <13 kg/m² (Beispiel: 37 kg KG bei 1,70 m Größe).

Kompl:
* Elektrolytstörungen (Hypokaliämie), arterielle Hypotonie, bradykarde Herzrhythmusstörungen, ventrikuläre Arrhythmien, Herzstillstand
* Anämie, Nierenversagen, Kachexie bis zum Exitus
* Zerebrale Anfälle, zentrale pontine Myelinolyse
* Entwicklung einer **Osteoporose**, pathologische Frakturen
* Depression und **Suizidalität**, Angst- u. Zwangsstörungen sowie Substanzmissbrauch kommen gehäuft zusätzlich vor
* Zusätzliche selbstverletzende Handlungen (Automutilation)

DD:
- Binge-eating-Störung = **Essattacken** (wie bei der Bulimie, jedoch ohne das „kompensatorische" Verhalten, wie anschließendes Erbrechen usw.) ⇨ durch die wiederholten „Fressanfälle" großer Mengen von Speisen (Kontrollverlust) kommt es zur Adipositas
  Epid: Prävalenz 1-3 % geschätzt, w > m
  Ther: Psychotherapie mit Verhaltenstherapie, zu Beginn noch keine Diät (erst muss sich das Essverhalten normalisieren), dann langsame Gewichtsabnahme anstreben
- Organische Ursachen für Untergewicht: Malabsorption, Morbus Crohn od. Colitis ulcerosa, Pylorusstenose, Tumoren des ZNS, Tumorkachexie, HIV-Infektion, Tuberkulose, ADDISON-Krankheit (= NNR-Insuffizienz)
- Anorexia athletica: Untergewicht bei Leistungssportlern (ebenfalls vermehrt Frauen betroffen), z.B. Langstreckenläuferinnen ⇨ Kompl: führt insb. bei Vegetariern zur Anämie. Als DD haben diese Sportler aber keine gestörte Körperwahrnehmung.
- Pubertas tarda durch hypothalamisch/hypophysäre Insuffizienz
- Pica: Essen von Gegenständen (alleine oder bei tiefgreifender Entwicklungsstörung, geistiger Behinderung od. Schizophrenie vorkommend), Trichophagie (Essen von Haaren), Koprophagie (Essen von Stuhl, eigenständig od. als sexuelle Paraphilie vorkommend)
- Alkohol- und/oder Drogenabhängigkeit

ABNORME ERLEBNISREAKTIONEN

Syn: Belastungsreaktion, posttraumatische Belastungsstörung (PTBS), Anpassungsstörung, psychoreaktive Störung, engl. abnormal perceptional reaction, *Reaktionen auf schwere Belastungen und Anpassungsstörungen, ICD*-10: F43.-

Def: Zeitlich begrenzte, abnorme Reaktionen auf belastende Ereignisse.

Etlg:
Akute Belastungsreaktion (unmittelbar beginnend, Std. bis 2 Tage dauernd, Syn: akute Krisenreaktion, psychischer Schock, ICD-10: F43.0)
Posttraumatische Belastungsstörung (innerhalb v. 6 Mon. beginnend, >1-4 Mon. dauernd, Syn: traumatische Neurose, („Kriegszitterer", „Granatschock", combat stress), engl. **PTSD** = posttraumatic stress disorder, ICD-10: F43.1)
Anpassungsstörungen (innerhalb 1 Mon. beginnend, ICD-10: F43.2)
  ➲ kurze **depressive Reaktion** (reaktive Depression, max. 1 Mon., ICD-10: F43.20)
  ➲ längere depressive Reaktion (reaktive Depression, max. 2 Jahre, ICD-10: F43.21)
  ➲ Angst und depressive Reaktion (ICD-10: F43.22)
  ➲ Störung im Sozialverhalten (ICD-10: F43.24)

Ät:
- Akute Belastungsreaktion od. posttraumatische Belastungsstörung auf außergewöhnlich **belastende Ereignisse** („Psychotrauma", Erlebnis liegt außerhalb der „normalen" menschlichen Erfahrung, z.B. Tod einer nahen Person, insb. eines Kindes, Fehlgeburt, Naturkatastro-

phen, Gewaltverbrechen, Kindesmissbrauch, Vergewaltigung, Folter, Opfer von Terrorismus, Geiselnahme, Gefangenschaft, Unfall, Kriegshandlungen, sog. Kriegsneurose = engl. combat fatigue / combat stress syndrome)

- Anpassungsstörungen auf besondere, **entscheidende Veränderung** im Leben (Trennungserlebnis, Pensionierung, Versetzung, Umzug), besonders schwerer Erkrankung (Krebs, Herzinfarkt, Schlaganfall)
- Extreme körperliche Erschöpfung (**psychovegetatives Erschöpfungssyndrom**, neurasthenes Syndrom), Erfrierung, Hitzeschaden, Verhungern, Verdursten
- Hospitalismus bei Kindern (Abwesenheit der Bezugsperson oder Vernachlässigung)

Path: Psychodynamisch: nicht ausreichende Bewältigungsmechanismen für Stressoren (sog. Coping-Strategien), Entwicklungsstörung in der oralen Phase (Objektverluste in der Kindheit, narzisstisch-infantile Bindung an Objekte)

Epid: ◊ Lebenszeitprävalenz: 2-10 % für eine PTBS (eher niedrige Werte in Deutschland, hohe Werte in den USA)

◊ Frauen haben ein 2fach höheres Risiko für die Entwicklung einer PTBS

Klin: ⇒ **Rückzug**, Abkapselung, **Depression**, Angst, Verzweiflung, Selbstvorwürfe, **Vermeidungsverhalten** (Situationen, die an das Trauma erinnern, werden vermieden)

⇒ Bewusstseinseinengung, eingeschränkte Aufmerksamkeit, Desorientierung

⇒ Rasche Ermüdbarkeit, Lustlosigkeit

⇒ Fluchtreaktion, Fugue, Amnesie

⇒ **Alpträume**, Nachhallerinnerungen (sog. **Flashbacks**)

⇒ Vegetative Symptome: Schwitzen, Tachykardie, Erröten, Tremor, fehlendes Hungergefühl, Übelkeit, Diarrhoe, Schwindel, Kopfschmerzen, Potenzstörungen, **Schlafstörungen** (Ein- und Durchschlafstörungen)

⇒ DaCosta-Syndrom (Syn: Effort-Syndrom): psychosomatisches kardiorespiratorisches Syndrom mit Herzschmerzen, Tachykardie u. belastungsunabhängiger Hyperventilation

Diag: 1. Anamnese (besondere Ereignisse, Veränderungen) und Fremdanamnese
2. Ausschluss organischer Ursachen

Ther:
- Stützende **Gesprächstherapie,** Entspannungsverfahren (Autogenes Training), Psychotherapie (Nachvollzug/Neubearbeitung der nicht geleisteten Trauerarbeit, Abbau von Schuldgefühlen, Aufhebung von Vermeidungsverhalten)
- Soziotherapie: Hilfe bei der Lebensführung, Freizeitplanung, Aufbau sozialer Kontakte, berufliche Wiedereingliederung
- Bei traumatischen Erlebnissen kann ein sog. critical incident stress debriefing (n. J.Mitchell, CISD = strukturiertes Gespräch in der Gruppe mit einem Therapeuten zur Aufarbeitung der Ereignisse) innerhalb von 72 Std. durchgeführt werden, z.B. bei Soldaten nach Kriegseinsatz oder Rettungspersonal nach Katastropheneinsätzen ⇨ das Debriefing soll verhindern, dass sich aus einer normalen Stressreaktion eine pathologische entwickelt (zur Wirksamkeit gibt es in Studien aber unterschiedliche Ergebnisse)
- Kurmaßnahme zur psychovegetativen Stabilisierung bei körperlicher Erschöpfung
- Med: Antidepressiva (SSRI, z.B. Paroxetin [Seroxat®] od. trizyklische, z.B. Amitriptylin)

  Phytotherapie (pflanzliche Med.): **Johanniskraut** (Hypericum perforatum, Jarsin®, 600-900 mg/Tag oral) mit nachgewiesener antidepressiver Wirkung (sind mittlerweile verschreibungspflichtig), bei ängstlich-agitierter depressiver Reaktion auch in Kombination Johanniskraut + Baldrian (Sedariston®)
- Informationen: Weißer Ring e.V. (Hilfe für Kriminalitätsopfer), Weberstr. 16, 55130 Mainz, Tel.: (08 00) 0 80 03 43, Internet: http://www.weisser-ring.de

  Deutschsprachige Gesellschaft für Psychotraumatologie e.V., Am Born 19, 22765 Hamburg, Tel.: (0 40) 33 31 01 19, Internet: http://www.degpt.de

  Psychosoziales Netzwerk der Bundeswehr (Hilfe für Soldaten und Angehörige), Tel.: (08 00) 5 88 79 57, Internet: http://www.ptbs-hilfe.de

<u>**Prog:**</u> In aller Regel gut, frühere Verhaltensweisen und Affektbeherrschung werden meist wieder erlangt.

<u>**Kompl:**</u>
* Suizidale Handlungen
* Entwicklung einer Suchtmittelabhängigkeit
* Chronifizierung und daraus folgende Arbeitsunfähigkeit mögl.

<u>**DD:**</u>
- Normale Trauerreaktionen (durch Trauerarbeit wird dabei die Trauer überwunden)
- Andauernde (mind. >2 J.) Persönlichkeitsänderung nach Extrembelastung (z.B. KZ-Syndrom, ICD-10: F62.0) mit bleibendem Persönlichkeitswandel, Kontaktstörungen, sozialem Rückzug, Überlebensschuld, Alpträume, Angst
- Chronische Überforderung („Burn-out-Syndrom")
- Neurotische Depression, endogene Depression
- Organische Psychose
- Unfallneurose, Rentenneurose (Entschädigungsneurose)

SUIZIDVERSUCH U. SUIZID

<u>**Syn:**</u> Versuchter Suizid, engl. tempted suicide, Selbstmordversuch, *versuchte Selbsttötung*
Vollendeter Suizid, Selbsttötung, Selbstmord, Freitod *(Selbstbeschädigung nicht näher bezeichnet)*, ICD-10: X84.9! (die jeweilige Schädigung muss zusätzlich verschlüsselt werden)

<u>**Ät:**</u>
- <u>Suizidversuch:</u> Demonstration von Hilfsbedürftigkeit, Wunsch nach Zuwendung = **demonstrativer** Suizidversuch, **Appell**
- <u>Vollendeter Suizid:</u> Reaktion auf eine Lebens- od. Identitäts**krise**, sog. „Bilanzsuizid" (eher selten), affektive **Kurzschlussreaktion**
- <u>Prädisponierende (psychische) Erkrankungen</u> (bei 70-100 % d. Pat. liegt eine psychische Störung als Nebendiagnose vor):
  endogene **Depression**, depressives Syndrom und Beginn einer antidepressiven (insb. antriebssteigernden) Medikation,
  Suchtkranke (Drogen-, Alkoholabhängigkeit), Patienten mit **Anorexie**,
  terminale somatische Erkrankungen (z.B. unheilbares Krebsleiden),
  schizophrene Psychosen, Borderline-Persönlichkeitsstörung,
  soziale Isolierung, existentielle Sinnlosigkeit (z.B. lange Arbeitslosigkeit, Schulden), Nichtfertigwerden mit dem Alter, Vereinsamung (Trennungserfahrungen, z.B. Tod des Ehepartners, Scheidung), psychoreaktiv auf schwere psychische Traumen (Kurzschlussreaktion), Strafgefangene (insb. in der ersten Zeit der Inhaftierung),
  eigene **vorausgegangene Suizidversuche** und in der Familienanamnese

<u>**Path:**</u> <u>Psychodynamisch:</u> aggressive Handlung gegen das Selbst aber auch als aggressive Handlung gegenüber Bezugspersonen (als Anklage in den Tod getrieben worden zu sein), Entzug aus einer subjektiv ausweglosen Lebenssituation (narzisstische Krise), affektive Kurzschlusshandlung

<u>**Epid:**</u>
◊ <u>Inzidenz:</u> 10-20/100.000/Jahr = in Deutschland ca. **9.500 vollendete Suizide/Jahr** (damit mehr Tote durch Suizid als durch Verkehrsunfälle!) mit insg. fallender Tendenz in den letzten Jahrzehnten. Weltweit sterben 0,5-1,5 Mio. Menschen pro Jahr durch einen Suizid!
◊ Suizidversuche sind 10-mal häufiger als „erfolgreiche" Suizide (**hohe Dunkelziffer**), geschätzt über 100.000 Suizidversuche/Jahr in Deutschland
◊ <u>Prädisp.alter:</u> ab 15. Lj. beginnend und **ab dem 70. Lj.** stark ansteigend (insb. bei Männern)
◊ Vollendeter Suizid: **m** > w (2-3:1), bei Männern 7.-häufigste Todesursache in Deutschland (im Alter von 15-45 J. sogar 3.-häufigste Todesursache)
Suizidversuche: w > m (insb. junge Frauen, 15.-25. Lj.)

◊ Life-time-risk (= Wahrscheinlichkeit für einen Suizid im Laufe des Lebens) beträgt 1,5 % für Männer und 0,7 % für Frauen

◊ Recht: Suizid und Suizidversuch sind nicht strafbar

Klin: ⇒ Präsuizidales Syndrom: passiver Rückzug, Schuldgefühle, Einengung der Gedanken auf den Suizid und Suizidphantasien, (fremd-) Aggressionshemmung und daher Zuwendung auf sich selbst (Autoaggression, selbstverletzende Handlungen = Automutilation) und Suizidankündigung (Appell) stehen häufig vor einer tatsächlichen Suizidhandlung
körperliche Symptome sind z.B. Schlafstörungen, Muskelverspannungen, Kopfschmerzen
Im Internet gibt es zunehmend diverse „Suizid-Foren" mit Tipps zu Suizid usw., die von den Pat. „genutzt" werden.

⇒ Suizid *(ICD-10: Die verschiedenen Suizidarten werden von X60 – X84 kodiert)*: z.B.
- Erhängen (ICD-10: X70, mit 50 % die häufigste „Methode" in Deutschland)
- Vergiftung: Medikamenten- (insb. Schlafmittel) oder Giftintoxikation (z.B. E 605 = Parathion)
- Erschießen (in USA die häufigste Suizidmethode)
- Aufschneiden der Pulsadern mit einem Messer
- Springen aus großer Höhe, Werfen vor einen Zug, Suizid mit einem Kraftfahrzeug
- Gasinhalation (CO-Intoxikation), Explosion, sich anzünden
- Ertrinken

Diag:
1. Die Voraussagbarkeit eines Suizides ist letztlich nicht möglich, insb. nicht bei Pat. mit psychotischen Erkrankungen
2. Bei Verdacht auf Suizidalität: **Immer den Pat. danach fragen!**, dies entlastet den Pat. auch in der Regel in Verbindung mit dem folgenden Gespräch (lockert die Isolation). Suizidversuche oder Ankündigung eines Suizids immer ernst nehmen.
3. Nach Suizidversuch: Anamnese, Lebensumstände, Einschätzung des Wiederholungsrisikos, Klärung der Diagnose (liegt möglicherweise eine andere psychiatrische Erkrankung zugrunde?)

Ther:
- Akutbehandlung bei Suizidversuch: somatische Therapie zur Lebensrettung (z.B. intensivmedizinische Therapie, Magenspülung und Giftelimination mit Kohle bei Vergiftungen), stationäre Einweisung in eine geschlossene psychiatrische Abteilung (ggf. auch gegen den Willen des Pat. bei weiterer Suizidgefahr gem. Unterbringungsgesetzen der Länder [PsychKG]).
  Med: Sedativa bei Agitiertheit od. innerer Unruhe
- Sofortige psychiatrische **Krisenintervention** bei Suizidalität, Aufbau einer **tragfähigen therapeutischen Beziehung** und anschließende psychotherapeutische Bearbeitung der zugrunde liegenden Störung, Einbeziehung von Bezugspersonen (Familienangehörige, Partner, Freunde, Kollegen), Betreuung durch Beratungsstellen
- Behandlung einer eventuellen psychiatrischen Erkrankung (z.B. Psychose)
- Nachsorge: weitere ambulante Gesprächstherapie, Termine fest vereinbaren
- Adressen: Deutsche Gesellschaft für Suizidprävention e.V., Nikolsburger Platz 6, 10717 Berlin, Tel.: (0 30) 4 17 28 39-52, Fax: -59, Internet: http://www.suizidprophylaxe.de
  und örtlich über Kirche, Gemeinde und Krankenhäuser
  - Giftnotruf: Information bei akuten Vergiftungen über die bundeseinheitliche Rufnummer: **19 240** (als Tel.-Vorwahl die Stadt mit der nächsten zuständigen Zentrale, Bonn [02 28], Berlin [0 30], Erfurt [03 61], Göttingen [05 51], Mainz [0 61 31], Homburg/Saar [0 68 41], Freiburg [07 61], München [0 89], Nürnberg [09 11])
    Österreich: Vergiftungsinformationszentrale, Wien, Tel.: 0 14 06 43 43
    Schweiz: Toxikologisches Informationszentrum, Zürich, Tel.: 0 12 51 51 51
  - Telefonseelsorge: Bundesweit in Deutschland unter der Rufnummer **1 11 01** (allgemein, ökumenisch, evangelisch) od. **1 11 02** (katholisch)
  - Selbsthilfegruppen für Angehörige: Angehörigengruppen um Suizid, Wilhelmsplatz 2, 95444 Bayreuth, Tel.: (09 21) 1 50 03 80, Internet: http://www.agus-selbsthilfe.de

Prog: Wiederholungsgefahr (30 % der Pat.), insb. in den ersten Monaten danach.

Kompl:
* Auch ein nur als Appell geplanter Suizidversuch kann tödlich enden.
* Chronische Suizidalität = immer wieder vorgenommene suizidale Handlungen, insb. bei Pat. mit Borderline-Syndrom vorkommend

Proph:
- ♥ Ununterbrochen erreichbare Ansprech- oder Anlaufstellen, wie z.B. Beratungsstellen, Telefonseelsorge
- ♥ Enger therapeutischer Kontakt durch den Arzt bei Verdacht auf suizidale Tendenz und Einschaltung Dritter, wie Familienangehörige, Beratungsstellen, Seelsorger, Sozialarbeiter, Freunde
- ♥ Bei manifester Suizidalität ggf. Unterbringung in einer geschlossenen psychiatrischen Abteilung

DD:
- Suizidalität: Neigung zum Suizid, präsuizidales Syndrom (s.o.)
- Erweiterter Suizid: Tötung naher Angehöriger (gegen ihren Willen), insb. der Kinder, des Partners und anschließender Suizid des Täters = Mitnahmeselbstmord
- Gemeinsamer Suizid: Doppelsuizid mit dem Einverständnis des Lebenspartners
- Opfer eines Gewaltverbrechens (mit vorgetäuschtem Suizid)
- Selbstbeschädigendes Verhalten ohne Suizidabsicht (z.B. bei Borderline-Pat., sexueller Masochismus, religiös/transzendental, Versicherungsbetrug)

SEXUALSTÖRUNGEN

Syn: Sexuelle Dysfunktion, engl. sexual dysfunction, *nichtorganische sexuelle Funktionsstörungen*, ICD-10: F52.-

Anatomie: Der **sexuelle Reaktionszyklus** besteht (nach MASTERS und JOHNSON) aus physiologischen phasenartigen Veränderungen beim Geschlechtsverkehr od. der Masturbation:
- ➲ Erregungsphase: Liebesspiel, sexuelle Stimulation, Anschwellung des weiblichen Genitale (Labia majora, Klitoris), Lubrikation (Transsudation) und Verlängerung der Vagina, Erektion des Penis beim Mann
- ➲ Plateauphase: unterschiedlich lange Phase, die in den Orgasmus überleitet (ein Orgasmus ist aber auch direkt aus der Erregungsphase heraus mögl.), ggf. Gefäßerweiterung im Bereich der Brust, sog. sex-flush
- ➲ Orgasmusphase: Höhepunkt (dauert nur einige Sekunden) und Befriedigung der sexuellen Erregung mit unwillkürlichen Muskelkontraktionen insb. im Genitalbereich, aber auch im übrigen Körper, Steigerung der Herzfrequenz, Blutdruckanstieg, Zunahme der Atmung, Verminderung der Schmerzempfindung

  beim Mann mit Ejakulation, bei der Frau ggf. Sekretion aus den paraurethralen Drüsen, bei der Frau sind mehrere Orgasmen hintereinander mögl.
- ➲ Refraktärperiode: (beim Mann) Zeitspanne mit geringer sexueller Erregungsempfindlichkeit, in der keine neue Plateauphase erreicht werden kann
- ➲ Resolutionsphase: Rückbildungsphase/Auflösung der o.g. Phänomene

Die einzelnen Phasen verlaufen trotz grundsätzlicher Gleichartigkeit bei Frauen und Männer meist nicht synchron, können aber wechselseitig erlernt und durch partnerbezogenes „Üben" synchronisiert werden. Ebenso ist das Erleben und die Befriedigung intra- u. interindividuell starken Schwankungen unterworfen.

Ät:
- **Entwicklungsstörung** in der ödipalen Phase oder während der Pubertät mit einem Stehenbleiben der Sexualität auf einer infantilen Stufe
- Häufig **psychoreaktiv** auf Versagenssituationen
- **Sexueller Missbrauch** in der Kindheit oder Jugend

– Manie, Zyklothymie
– Hirnorganische Schädigung (limbisches System)

Path: ♦ Psychodynamisch: latente Aggressivität gegenüber dem gegengeschlechtlichen Partner, unbewusste neurotische Partnerkonflikte, Selbstunsicherheit bei mangelnder sexueller Identifikation, Fixierung infantiler Sexualvorstellungen, Angst vor genitaler Verletzung (Kastrationsängste, Penis captivus), Nichtakzeptanz der eigenen Geschlechtsrolle, Persistenz libidinöser Beziehung zur Mutter, ödipale Bindung an die Idealfigur des Vaters
♦ Unbewusste Angst vor Schwangerschaft

Epid: ◊ Libidogipfel beim Mann: 20.-30. Lj., bei der Frau 35.-45. Lj., eine Altersgrenze nach oben gibt es für die Sexualität nicht, sie nimmt aber natürlich im Senium ab. Die Kohabitationsfrequenz liegt im Durchschnitt bei 30-40jährigen bei 1-4 Kohabitationen/Wo.
◊ Häufigkeit: sexuelle Funktionsstörungen werden mit 25-63 % angegeben (bei Frauen am häufigsten Libido und Orgasmusstörungen, bei Männern erektile Dysfunktion)
◊ Sexueller Missbrauch in der Kindheit oder Jugend wird in Deutschland bei 10-15 % angegeben.

Etlg: 1. Nichtorganische sexuelle Funktionsstörungen:
Minderung sexueller Funktion
Impotentia coeundi: Erektionsschwäche, psychogene Impotenz (ICD 10: F52.2)
Ejaculatio praecox (frühzeitiger Samenerguss, ICD-10: F52.4), Ejaculatio retardata (verzögerter Samenerguss), Ejaculatio deficiens (fehlender Samenerguss)
Impotentia concupiscentiae: mangelnde Libido
Impotentia satisfactionis: Ejakulation ohne Orgasmus
Frigidität: Fehlen des sexuellen Bedürfnisses (Alibidinie, ICD-10: F52.0) oder sogar sexuelle Aversion (ICD-10: F52.1) und/oder fehlende Orgasmusfähigkeit (ICD-10: F52.3)
Vaginismus: psychogene Verkrampfung der Vagina beim Verkehr (ICD-10: F52.5)
Dyspareunie: psychogene Schmerzen beim Geschlechtsverkehr (ICD-10: F52.6)
Hypererotismus (übermäßige Sexualität/Libido, Liebeszwang, ICD-10: F52.7): Nymphomanie (Syn: Furor uterinus, Andromanie, Kytheromanie) bei Frauen, Satyriasis (Don-Juanismus) bei Männern genannt

2. Organische sexuelle Funktionsstörungen: s.u. DD und Lehrbuch Gynäkologie u. Urologie

Diag: 1. Anamnese: genaue Evaluation des Symptoms (Problems), sexuelles Interesse (Hetero-, Homosexualität), sexuelle Aktivität (Masturbation, Geschlechtsverkehr, Frequenz und Promiskuität), Intensität der sexuellen Bedürfnisse und Befriedigung (Frigidität, Hypersexualität), sexuelle Erfahrung (Sozialisationserfahrung in Kindheit und Jugend, Sexualtrauma), Partnerschaftskonflikte, psychosozialer Stress (belastende Lebensbedingungen) Alkohol, Drogen, Medikamenteneinnahme
2. Klinische gynäkologische / urologische Untersuchung (Ausschluss organischer Ursachen)
3. ggf. internistisches Konsil zur weiteren Organdiagnostik

Ther:
- Psychotherapie als Einzeltherapie oder Paartherapie: Bearbeitung des Körperbildes und zugrundeliegender Konflikte, Ängste in der Partnerschaft
- Verhaltenstherapeutische Sexualberatung, meist als Paartherapie (Sensate-focus-Modell), z.B. zeitweises Koitusverbot, Kommunikationstraining, Trennungshilfen
- Sexualmedizinische Therapie: selbsterkundende Masturbation, körperliche Übungen (z.B. Einführung von Dilatatoren bei Vaginismus, Benutzung eines Vibrators bei Orgasmusstörungen), koitales Experimentieren (Streichel-, Berührungs- u. Interaktionsübungen als 2-mal wöchentliche „Hausaufgabe"), Instruktionen für das künftige Sexualverhalten
- Med: versucht werden Yohimbin "Spiegel"®, Testosteron (Testoderm®15, Androderm®15 als Pflaster, Androtop®Gel als Testosteron-Gel) bei männlicher Impotenz
  Sidenafil (Viagra®) od. Apomorphin als Sublingualtab. (Ixense®, Uprima®) werden beide mit guter Wirksamkeit beim Mann bei (organischer) erektiler Dysfunktion eingesetzt.

Östrogene (als Crème, z.B. OeKolp®Vaginalcreme od. als Vaginalsuppositorium, z.B. Ovestin®Ovula) bei Atrophien von Vulva u. Vagina bei älteren Patientinnen

- Selbsthilfegruppen: pro familia Bundesverband, Stresemannallee 3, 60596 Frankfurt, Tel.: (0 69) 63 90 02, Internet: http://www.profamilia.de
  Informationszentrum für Sexualität und Gesundheit, Hugstetterstr. 55, 79106 Freiburg, Tel.: (0 18 05) 55 84 84 (Mo. – Fr. v. 15-20 Uhr), Internet: http://www.isg-info.de

DD:
- Organische Störungen: Fehlen von Geschlechtsdrüsen (Anorchie), unterentwickelte Geschlechtsdrüsen (Hodenhypoplasie), gestörte Entwicklung v. Geschlechtsdrüsen (Kryptorchismus, Phimose), Fehlen sekundärer Geschlechtsmerkmale, genitale Missbildungen, erektile Dysfunktion, Priapismus (pathologisch verlängerte Erektion), Infertilität (Unfruchtbarkeit), hypophysäre Störung, Impotentia generandi = gestörte Spermiogenese (Fertilitätsstörung), Östrogenmangel in der Menopause
- Neurologische Erkrankungen: Querschnittlähmung, PARKINSON-Syndrom, fortgeschrittene Multiple Sklerose
- Iatrogen: Operationen im Becken- und Genitalbereich
- Rituelle Genitalverstümmelungen, hauptsächlich in **Afrika** (auch heute noch!) durchgeführt: bei den Mädchen im Alter von 4-8 J. wird die Spitze der Klitoris (Sunna Circumcision) od. vollständig die Klitoris (pharaonische Zirkumzision) und die kleinen Schamlippen od. zusätzlich noch die großen Schamlippen entfernt (Infibulation). Die verbleibende Haut/Gewebe werden dann „vernäht" (z.B. mit Dornen aneinandergeheftet), od. mit „Klebstoff" aus Kautschuk und Eigelb verklebt und die Beine für 2-3 Wo zusammengebunden, sodass sich Narbengewebe bildet und nur noch eine kleine Öffnung für Urin u. Menstruationsblut verbleibt. In der Hochzeitsnacht wird die Vagina dann durch den Ehemann gewaltsam mit einem Dolch wieder „eröffnet" ⇨ Narben, Fisteln, Urethra-, Analstenosen, sexuelle Störungen (Dyspareunie/Algopareunie = Schmerzen beim Geschlechtsverkehr), Geburtsschwierigkeiten, Infektionsgefahr für HIV. Neben den organischen Funktionsstörungen kommt es dabei zu erheblicher seelischer Traumatisierung der jungen Mädchen.
- Hypothyreose, Diabetes mellitus
- Alkoholismus, Opiatabhängigkeit
- Medikamentennebenwirkungen: bei Neuroleptika, Antidepressiva, Tranquilizer, Lithium
- Toxisch: Blei, Xylol
- Unzureichende Geschlechtsreife: sexueller Infantilismus
- Frühreife: Pubertät vor dem 10. Lj.
- Körperliche Störungen nach Orgasmus: Kopfschmerzen, Übelkeit, Erbrechen, Schlaflosigkeit

ABWEICHENDES SEXUELLES VERHALTEN

Syn: Sexuelle Deviationen, Perversion, **Paraphilie**, engl. deviant sex behaviour, *Störung der Sexualpräferenz*, ICD-10: F65.-

Def: Sexuelle Befriedigung nur auf hochspezielle Weise möglich, „gängige/normale" sexuelle Signale haben keine Wirkung, eine normale Partnerschaft wird unmöglich. Es liegt keine organische Störung vor. Die Übergänge von normal – pervers sind fließend und auch von den jeweiligen soziokulturellen Normen abhängig.

Ät:
- Multifaktoriell: psychogene Faktoren, anlagebedingte/konstitutionelle Faktoren
- Selten: hirnorganische Veränderungen, Oligophrenie, psychoorganisch veränderte senile Männer

Path:
- Psychodynamisch: im Triebziel **eingeengte** (und abwegige) Form der Sexualität, Schwäche oder Unfähigkeit zu normalen sozialen und zwischenmenschlichen Beziehungen, meist selbstunsichere, haltschwache, gemütsarme Persönlichkeiten
- Allgemein: entweder die Triebhandlung oder die Objektwahl ist abnorm

- **Suchtartiger Charakter** (zunehmende Frequenz, abnehmende Satisfaktion), zunehmende Stereotypie, übermäßige Phantasietendenz, Anonymität, Vereinsamung

Etlg: # **Fetischismus** (ICD-10: F65.0), fetischistischer Transvestismus (ICD-10: F65.1)
Exhibitionismus (ICD-10: F65.2)
Voyeurismus (ICD-10: F65.3)
Frotteurismus (ICD-10: F65.8)
Sadomasochismus (ICD-10: F65.5), Sadismus, Masochismus
Pädophilie (ICD-10: F65.4)
Nekrophilie (ICD-10: F65.8)
Sodomie / Zoophilie (sexuelle Handlungen mit Tieren, ICD-10: F65.8)

Klin: ⇒ Fetischismus: sexuelle Erregung / Masturbation mit Hilfe von **Gegenständen** (ritualisiert), der Fetisch (z.B. Kleidungsstücke, Unterwäsche, Schuhe, Haare usw.) ersetzt den Geschlechtspartner, psychodynamisch: lustbetonte Fixierung an einem Objekt aus der Vergangenheit
Zopfabschneiden (der Zopf der Frau wird dabei zum Fetisch)
Monomentophilie (Steinfigur, Denkmal wird zum fetischistischen Liebesobjekt)
Fetischistischer Transvestismus (sexuelle Erregung durch Selbstbetrachtung in andersgeschlechtlichen Kleidern)

⇒ Exhibitionismus: **Zeigen der Genitalien vor anderen** mit oder ohne gleichzeitiger Masturbation (meist Männer betroffen, psychopathische, kontaktschwache, selbstunsichere, infantile Persönlichkeiten, psychodynamisch: Störung in der phallischen Phase, Demonstration sexueller „Überlegenheit" gegenüber der Frau), strafbar gem. § 183 StGB. Verbalexhibitionisten: Obszöne Telefonanrufe

⇒ Voyeurismus: Befriedigung durch **heimliches Zuschauen** beim Entkleiden oder Geschlechtsakt anderer fremder Menschen, meist Männer betroffen
Skopophilie (Befriedigung durch Zuschauen beim Geschlechtsakt anderer Menschen oder z.B. beim Toilettengang anderer Menschen)
Renifleurismus (Befriedigung durch Einatmen von Urinduft)
Koprolagnisten (Befriedigung durch Berührung von Exkrementen)

⇒ Frotteurismus: reiben an und berühren von anderen (fremden) Menschen in der Menge

⇒ Sadomasochismus: Lust zu **quälen und gequält** zu werden in einem Individuum
Masochismus = Lust am Leiden, Befriedigung nur unter Schmerz, Demütigung und Gequältwerden mögl., meist Frauen
Sadismus = Quälsucht, Gewalt zur Stimulation erotischer Gefühle nötig, Misshandlung, Unterwerfung, Erniedrigung, Demütigung des Partners, Zufügen von Schmerzen, Kratzen, Beißen, Auspeitschen, Fesseln, Strangulation (Hypoxie steigert das sexuelle Empfinden) bis zum Lustmord, meist Männer, psychodynamisch: Abwehr von Kastrationsängsten, Angst vor der potenten Frau, Hingabeunfähigkeit
Metatropisten = sadistische Frauen, masochistische Männer

⇒ Pädophilie: Trieb **Geschlechtsverkehr mit Kindern** zu haben, Fixierung meist auf ein bestimmtes Geschlecht und Lebensalter der Kinder, hohe Promiskuität, Unruhe und Vereinsamung, meist Männer betroffen, psychodynamisch: Angst vor geschlechtlicher Beziehung zu Erwachsenen

⇒ Nekrophilie: sexuelle **Leichenschändung**, Ausdruck wird auch benutzt für sexuelle Handlungen mit Behinderten

⇒ Sodomie (Zoophilie, bestialité): Geschlechtsverkehr mit **Tieren** (z.B. Hippophilie = mit Pferden), betroffen eher demente, oligophrene od. psychotische Patienten

Diag:
1. Anamnese: sexuelle Interessensausrichtung (Hetero-, Homosexualität, Fetischismus, Zoophilie), sexuelle Aktivität (Masturbation, Geschlechtsverkehr, Voyeurismus, Exhibitionismus, Frequenz und Promiskuität), Intensität der sexuellen Bedürfnisse und Befriedigung (Häufigkeit von nie = Frigidität bis ständig = Hypersexualität)
2. Klinische Untersuchung (Ausschluss organischer Ursachen)
3. Internistisches, gynäkologisches / urologisches Konsil zur Organdiagnostik

Ther:
- Psychoanalytisch orientierte Psychotherapie
- Verhaltenstherapie
- Bei schwerwiegender Abweichung (pädophiler Straftäter) hormonale „Kastration" mit dem Testosteronantagonist Cyproteronacetat (Androcur®) od. LHRH-Agonist Leuprorelin (Trenantone®) und Unterbringung (Maßregelvollzug od. Sicherungsverwahrung) in einem psychiatrischen Maßregel-Krankenhaus (nach psychiatrisch-forensischer Begutachtung)
- Selbsthilfegruppen: Gesprächskreis für Exhibitionisten, Friedensplatz 8, 44135 Dortmund, Tel.: (02 31) 52 90 97, Internet: http://www.zeigen-verboten.de
  Weiterhin gibt es im Internet zu den verschiedenen Sexualpräferenzen viele Gesprächsforen. Der Austausch mit Gleichgesinnten kann für die Pat. wichtige psychische Stabilisierung sein.

HOMOSEXUALITÄT / TRANSSEXUALITÄT

Syn: Homosexuelles Verhalten, Homophilie, Homoerotismus, konträres Sexualempfinden,
weitere Syn. bei Männern: Uranismus, Androphilie
weitere Syn. bei Frauen: lesbisch, Tribadie, Sapphismus, Gynäkophilie
Transsexualität, Transvestismus, engl. gender identity disorder, *Störung der Geschlechtsidentität*, ICD-10: F64.-

Def: Homo- und Bisexualität werden heute **nicht als abweichendes sexuelles Verhalten** gewertet! Diese sexuelle Orientierungen haben daher auch keinen Diagnose-Code in der ICD-10.

Anatomie: Die Festlegung des Geschlechts kann in 4 Phasen eingeteilt werden (in allen Phasen sind Störungen/Abweichungen von der Norm mögl.):

1. **Genetisches Geschlecht** = durch die Geschlechtschromosomen bestimmt (Gonosomen: XX = weiblich, XY = männlich)
2. **Gonadales Geschlecht** = embryonale Anlage der Genitalorgane, diese ist als Grundprogrammierung primär weiblich. Durch das genetische Geschlecht wird die weitere Entwicklung gesteuert ⇨ durch den TDF = testisdeterminierender Faktor auf dem Y-Chrom. entwickelt sich in der 7.-8. Embryonalwoche eine männlich Anlage (Hoden), fehlt der TDF entwickeln sich gemäß der Grundprogrammierung weibliche Gonaden (Ovarien).
   Durch die Hormonproduktion (Testosteron) der LEYDIG-Zwischenzellen und SERTOLI-Zellen (Anti-MÜLLER-Hormon ⇨ verhindert die Ausbildung von Tuben, Uterus u. Vagina) in den sich entwickelnden Hoden werden die männlichen Geschlechtsteile dann weiter ausgebildet.
3. Phänotypisches/**somatisches Geschlecht** = in der Pubertät sich entwickelnde sekundäre Geschlechtsmerkmale (Behaarungstyp, Bartwuchs, Stimmlage, Brustentwicklung, charakteristische Fettverteilung), die sich durch die synthetisierten Hormone der Genitalorgane am gesamten Körper ausbilden
4. **Psychisches Geschlecht** = Identifikation des Individuums mit seinem phänotypischen Geschlecht

Ät:
- Anlagebedingte, konstitutionelle Faktoren
- Erworbene sexuelle Variation, psychodynamisch: Narzisstische, präödipale Triebfixierung, Fehlidentifikation durch eng bindende Mutter oder emotional distanzierten Vater

Epid:
◊ Prävalenz echter Homosexualität (**Neigungshomosexualität**): 4 % der Männer und 2 % der Frauen
◊ Transsexuelle: 2/100.000 Einwohner in Deutschland, m > w (ca. 2:1)

Etlg: # Männer: homosexuelle Pädophilie = Päderastie (lieben kleine Knaben), Ephebophilie (Jünglinge), Androphilie (Erwachsene), Gerontophilie (ältere Männer bis Greise)

Frauen: Corophilie (lieben kleine Kinder), Pathenophilie (junge Mädchen), Gynäkophilie (reife Frauen), Graophilie (alte Frauen)
Bisexualität = homo- und heterosexuelle Kontakte

Klin: ⇒ Homosexualität: früh bereits homosexuelle Onaniephantasien, sexuelle Stimulation durch gleichgeschlechtliche Objekte und Bilder

⇒ Sexuelle Reifungskrise (ICD-10: F66.0): sexuelle Orientierung noch nicht abgeschlossen, es folgt das „**outing**" = öffentliche Identifikation

⇒ Männer: meist hohe **Promiskuität** (wechselnde Beziehungen)

⇒ Frauen: Vorrang hat Zärtlichkeit u. emotionale Zuwendung, häufiger feste eheartige Beziehungen

⇒ Transvestismus: Tragen gegengeschlechtlicher Kleidung (cross dressing), aber ohne Wunsch nach tatsächlicher Geschlechtsänderung, meist Männer betroffen

⇒ Transsexualität: psychischer Wunsch und Handeln (Drängen auf Operation = „Geschlechtsumwandlung", Hormontherapie), um dem anderen anatomischen Geschlecht angehören zu können, Gefühl der Nichtzugehörigkeit zum eigenen Geschlecht.

Diag: 1. Anamnese: sexuelle Interessensausrichtung (Hetero-, Homosexualität, Transvestismus), sexuelle Aktivität (Onaniephantasien, Masturbation, Geschlechtsverkehr, Frequenz und Promiskuität), Intensität der sexuellen Bedürfnisse und Befriedigung (Frigidität, Hypersexualität), Leidensdruck, Wunsch nach Geschlechtsumwandlung
2. Klinische Untersuchung (Ausschluss organischer Ursachen)

Ther:
- Homosexualität: keine Therapiebedürftigkeit, wenn kein Leidensdruck
  Bei Auftreten von neurotischen Störungen, konflikthaften Lebenssituationen, Depressionen, Suizidalität ⇨ Psychotherapie, stützende Gesprächstherapie
- Transsexualität: Geschlechtsumwandlung (nach mindestens einjährigem „Probeleben" in der angestrebten Geschlechtsrolle = Alltagstest, „full time real life test" und psychiatrischer Begutachtung) durch plastische Chirurgie, prä- und postoperative Hormontherapie, psychotherapeutische Begleitung, adjuvante Maßnahmen wie Epilationsbehandlung (Enthaarung), Stimmbildung usw.
  Namens- und Personenstandsänderung (männlich, weiblich) nach dem Transsexuellengesetz mögl.
- Selbsthilfegruppen: Lesben- u. Schwulenverband in Deutschland e.V., Postfach 10 34 14, 50474 Köln, Tel.: (02 21) 92 59 61-0, Fax: -11, Internet: http://www.lsvd.de
  Bisexualität: Bisexuelles Netzwerk e.V., Postfach 61 02 14, 10923 Berlin, Tel.: (07 00) 24 23 72 88 64, Internet: http://www.bine.net/
  Deutsche Gesellschaft für Transidentität und Intersexualität e.V., Godorfer Hauptstr. 60, 50997 Köln, Tel.: (0 22 36) 83 90 18, Internet: http://www.dgti.org
  Arbeitsgemeinschaft Humane Sexualität e.V., Walltorstr. 31, 35390 Gießen, Tel.: (06 41) 7 73 47, Internet: http://www.ahs-online.de

Kompl: Bei hoher Promiskuität (= häufig wechselnde Beziehungen) Gefahr der Infektion mit Geschlechtskrankheiten, AIDS

DD:
- Entwicklungshomosexualität: in der Pubertät als Episode vorkommend (30 % aller männlichen Jugendlichen, 10-20 % der weiblichen Jugendlichen)
- Hemmungshomosexualität: retardierte infantile Personen, Oligophrenie, Schizophrenie
  Psychodynamisch: vertrauen dem eigengeschlechtlichen Objekt, haben Angst vor heterosexuellen Beziehungen
- Pseudohomosexualität: passive homosexuelle Handlungen aus materiellen Gründen (Prostitution)
- Hermaphrodismus (Intersexus, Zwitter, Vorhandensein von Ovarien und Testes, Karyotyp männlich od. weiblich, ggf. genetische Zweigeschlechtlichkeit = Mosaik mit männlichem und weiblichem Karyotyp) und Pseudohermaphroditismus (prim. und sek. Geschlechtsmerkmale unterscheiden sich)

SUCHT

Syn: Abhängigkeit, engl. dependency, Rauschgiftsucht, Drogenabhängigkeit, Toxikomanie, *Psychische und Verhaltensstörung durch psychotrope Substanzen*, ICD-10: F10 - F19

Def: Abhängigkeit: starker (übermächtiger, unbezwingbarer, dranghafter) Wunsch eine psychotrope Substanz zu nehmen. Der Konsum der Substanz hat für den Pat. Vorrang vor allen anderen (früheren) Verhaltensweisen u. ist für das Individuum und die Gesellschaft schädlich.

Path:
- Psychodynamisch: Sucht ist Ausdruck einer **prämorbiden, abnormen Persönlichkeitsstruktur** (asthene, dissoziale, sensitive oder stimmungslabile Persönlichkeiten, „Risikopersönlichkeit") oder **neurotischen Fehlentwicklung** (z.B. bei **gestörten Familienverhältnissen** in der Kindheit, zerrüttetes Elternhaus, sog. broken-home-Situation).
  Flucht (**Regression** und **orale Fixierung**, übermäßige Mutterbindung, Verwöhnung) in eine Schein- und Traumwelt bei sonstiger existentieller Sinnlosigkeit, Überforderung oder unlösbaren Konflikten, sexueller Missbrauch.
  Eine Komorbidität findet sich auch zwischen Sucht und Psychosen (Alkohol- u. Drogengebrauch kann psychotische Symptome dämpfen = „Selbstmedikation", zum anderen kann der Alkohol- od. Drogengebrauch aber auch Psychosen triggern)
- Wunsch nach Steigerung der Erlebnisfähigkeit, nach **emotionaler Entlastung**, Kompensation bei geringer Frustrationstoleranz, Verbesserung der Stimmungslage, „Hilfe" bei schwierigen Lebenssituationen, Stressbewältigung, gehäuft bei Aufmerksamkeitsdefizitsyndrom (ADHS), Entlastung bei ausgeprägter Angst, „In-sein", Geltungssucht
- Soziokulturelle Verhaltensweisen (z.B. Bierkonsum im Baugewerbe), Permissivkulturen (= Kulturen die einen öffentlichen Stoffgebrauch tolerieren)
- Gefährdete Berufsgruppen (z.B. Ärzte wegen leichtem Zugriff auf Betäubungsmittel, Gastwirte, Brauereiarbeiter)

Epid:
◊ ca. **3-5 % der Bevölkerung** gelten als abhängig (neben der Nikotinabhängigkeit, von der 39 % der Männer und 31 % der Frauen über 18 Jahre in Deutschland betroffen sind)
Im Jahrbuch Sucht 2005 werden für Deutschland ca. 1,6 Mio. Alkoholabhängige, 1,4 Mio. Medikamentenabhängige (insb. Sedativa u. Hypnotika) und 290.000 Abhängige illegaler Drogen (Opiate, Psychostimulanzien) angegeben.
◊ insg. m = w
◊ 33 % der Jugendlichen machen zumindest einmal Erfahrung mit Drogen (meist Cannabis und/oder Ecstasy), **Tendenz steigend!**, jährlich werden ca. 21.000 Erstkonsumenten **harter Drogen** (Heroin, Kokain, Amphetamine) in Deutschland registriert
ca. 10 % der „Drogenprobierer" werden süchtig
◊ Im Jahr 2008 gab es insg. **1.449 Rauschgifttote** in Deutschland (Tendenz seit einigen Jahren unverändert hoch), Todesdroge Nr. 1 ist Heroin mit ca. 1.000 Toten/Jahr.

Etlg:
In der ICD-10 erfolgt die Einteilung an den ersten beiden Stellen nach der psychotropen Substanz, nach dem Punkt wird die entsprechende körperliche od. psychische Folge kodiert.
Substanzgruppen:
- **Alkohol** (ICD-10: F10.-)
- **Opiate** = Morphine (ICD-10: F11.-)
- **Cannabis** (ICD-10: F12.-)
- **Sedativa** und **Hypnotika** = Barbiturate, Tranquilizer/Benzodiazepine (ICD-10: F13.-)
- **Kokain** (ICD-10: F14.-)
- **Amphetamine,** sonstige **Stimulanzien** (Designer-Drogen) u. **Koffein** (ICD-10: F15.-)
- **Halluzinogene** (ICD-10: F16.-)

- **Tabak** = **Nikotin**abhängigkeit (ICD-10: F17.-)
- **Flüchtige Lösungsmittel** = Schnüffelsucht, Thinner-Sucht (ICD-10: F18.-)
- **Multipler Substanzgebrauch** = Mehrfachabhängigkeit, Polytoxikomanie (ICD-10: F19.-)

\# Klinisches Erscheinungsbild:

- Akute Intoxikation (ICD-10: F1x.0)
- Schädlicher Gebrauch (ICD-10: F1x.1)
- Abhängigkeitssyndrom (ICD-10: F1x.2)
- Entzugssyndrom (ICD-10: F1x.3), mit Delir (ICD-10: F1x.4)
- Psychotische Störung (ICD-10: F1x.5)
- Amnestisches Syndrom (ICD-10: F1x.6)
- Residuen und verzögerte psychotische Störungen (ICD-10: F1x.7)

Typen: Bezgl. Substanzen und Abhängigkeit:

- Morphintyp (Opioide: Opium, Morphin, Codein, Tilidin, Polamidon, Dolantin, **Heroin** = Diacetylmorphin): ausgeprägte physische u. psychische Abhängigkeit (innerhalb von Tagen!) und Toleranzentwicklung, ausgeprägte Entzugserscheinungen
- Barbiturat-Benzodiazepin-Alkoholtyp: phys. u. psych. Abhängigkeit und Toleranzentwicklung, Entzugserscheinungen
- Cannabistyp (**Haschisch**, Marihuana): „nur" psychische Abhängigkeit, wird als sog. weiche Droge klassifiziert
- Kokaintyp (synthetisch: **Crack**): psychische Abhängigkeit, keine Toleranzentwicklung
- Amphetamintyp (Psychostimulanzien, **Designer-Drogen** [z.B. „Ecstasy"], Captagon, Kat, Weckamine, Nichtamphetamine, Ephedrin): psychische Abhängigkeit, Toleranzentwicklung
- Halluzinogentyp (**LSD**, Mescalin, Phencyclidin, Psilocybin, DOM, DOB): psychische Abhängigkeit, Toleranzentwicklung

Klin: ⇒ Angewiesensein auf das Suchtmittel = **physische** und/oder **psychische Abhängigkeit**

⇒ Verminderte Kontrollfähigkeit, unausweichliches Verlangen (engl. craving)

⇒ Vernachlässigung anderer Interessen, eingeengtes Verhaltensmuster, **psychosoziale Folgeschäden**, Verfall sittlicher und moralischer Werte = **Depravation**, Straffälligkeit (z.B. Beschaffungskriminalität zur Finanzierung der Drogen)

⇒ Tendenz zur **Dosissteigerung** = **Toleranzentwicklung**

⇒ **Entzugserscheinungen** nach Abstinenz: psychomotorische Unruhe, Tremor, Schwitzen, Wechsel von Kälte- und Hitzegefühl, Temperaturanstieg, Gliederschmerzen und Muskelkrämpfe, Übelkeit und Erbrechen, Obstipation im Wechsel mit Diarrhoe, Tachykardie, Schlafstörungen, Krampfanfälle

⇨ Substanzgebrauch zur Milderung der Entzugssymptome (Circulus vitiosus)

Diag:

1. Anamnese des Pat. oder auch fremdanamnestische Angaben
2. Drogenscreening: mit **Blut**- (Serum), **Speichel**- und **Urinproben** sowie aus Haaren mögl.

   Urin- und Speichel: qualitativ = +/- nachweisbar sind Opiate/Methadon, Heroin, Barbiturate, Benzodiazepine, Amphetamine, Methamphetamine, Kokain, Ecstasy, Cannabinoide, Tricyclide und Phencyclidin, z.B. als Schnelltest für 8 Drogenarten in einem Test für Urin (Triage® 8 Panel) od. für 6 Drogenarten im Speichel (SalivaScreen™-VI-008S600). Die Nachweisbarkeitsdauer beträgt 2-3 Tage (für Cannabis bei regelmäßigem Konsum auch mehrere Wochen).

   Blut: es ist ein quantitativer Nachweis mögl., ist aber sehr aufwändig und medizinisch i.d.R. nicht erforderlich, sondern wird eher aus forensischen Gründen (z.B. polizeiliche Anordnung) durchgeführt. Die Nachweisbarkeitsdauer beträgt einige Stunden.

   Haarproben: semiquantitativer Nachweis (Abschätzung des Konsumverhaltens) mittels Gaschromatographie-Massenspektrometrie. Die Nachweisbarkeitsdauer beträgt mehrere Monate, da Haare ca. 10-13 mm/Monat wachsen. Es kann also ein wesentlich längerer Zeitraum (wenn die Haare lang genug sind) retrospektiv und durch segmentale Analyse getrennt für Zeiträume überprüft werden, z.B. bei forensischer Fragestellung.

3. Organische Diagnostik zur Feststellung von sekundären Organschäden

Ther:
- **Kontaktphase: Motivation** des Patienten und Vermittlung in die individuell notwendige nächste Behandlungsstufe
  24-Stunden-Sucht-Hotline der BZgA: (0 18 05) 31 30 31
- **Entziehung** (Tage bis 4 Wochen): meist als stationärer Entzug des Suchtmittels = **Entgiftung**
- **Entwöhnung:** schließt sich an den Entzug an und dauert über eine längere Zeit (Wochen bis zu 6 Monate). Psychologische, soziale und medizinische Unterstützung als stationäre Therapie, mit Übergangseinrichtungen (z.B. therapeutische Wohngemeinschaften) und danach langfristig ambulante Nachsorge (z.B. Selbsthilfegruppen). Ziel: Dauerhafte **totale Abstinenz** nach der Entwöhnungstherapie.
- **Nachsorge** (Jahre – lebenslang): insb. durch Besuch von **Selbsthilfegruppen**, Ziel: Stabilisierung des suchtfreien Lebens, Wiedereingliederung in das Berufsleben, Hilfe bei sozialen Problemen (z.B. Familie, Wohnung, Freundeskreis)
- Substitutionsbehandlung (z.B. bei Heroinabhängigkeit durch Methadon) ist aus psychiatrischer Sicht sehr umstritten, wird politisch gewollt derzeit in vielen Ländern, so auch in Deutschland, durchgeführt
- Aufklärungsmaterial: BZgA (= Bundeszentrale für gesundheitliche Aufklärung), Ostheimer Str. 200, 51109 Köln, Tel.: (02 21) 89 92-0, Fax: -3 00, Internet: http://www.bzga.de u. http://www.prevnet.de
  Informationsportal der BzgA mit Beiträgen zu allen Drogenarten, Checklisten, Tests usw., im Internet: http://www.drugcom.de
  Deutsche Hauptstelle für Suchtfragen e.V. (DHS), Westenwall 4, 59065 Hamm, Tel.: (0 23 81) 90 15-0, Fax: -30, Internet: http://www.dhs.de, E-Mail: info@dhs.de
  Adressen geeigneter Therapieplätze: Fachverband Sucht e.V., Walramstr. 3, 53175 Bonn, Tel.: (02 28) 26 15 55, Internet: http://www.sucht.de, E-Mail: sucht@sucht.de und beim Bundesverband für stationäre Suchtkrankenhilfe „buss“ e.V., Wilhelmshöher Allee 273, 34131 Kassel, Tel.: (05 61) 77 93 51, Internet: http://www.suchthilfe.de
  Informationen zu den neuesten Drogen, epidemiologischen Daten usw. über das Internet: http://www.meb.uni-bonn.de/giftzentrale

Prog: Insg. eher schlecht, Rezidivquote von 50-90 % auch nach professioneller Entwöhnung.

Kompl:
* Akute Intoxikation mit vitaler Bedrohung (Rauschgifttote)
* **Polytoxikomanie** (Abhängigkeit von mehreren suchterzeugenden Substanzgruppen, insg. zunehmende Tendenz)
* Organische Schäden durch die Substanzen, insb. auf das zentrale Nervensystem, Leber-, Nierenschäden, Kardiomyopathie, Infektanfälligkeit, Gewichtsverlust, Libido- und Potenzverlust
* Irreversibles Psychosyndrom
* Soziale Schwierigkeiten, amotivationales Syndrom, Vernachlässigung normaler Lebensbereiche, **Beschaffungskriminalität** (in Deutschland weit über 200.000 Straftaten/Jahr durch Konsumenten harter Drogen zur Finanzierung der Sucht), Teilnahme am **Straßenverkehr** unter Alkohol-/Drogeneinfluss
* Erhöhte Rate an Suizidversuchen und vollendeten Suiziden
* Bei Komorbidität von Alkohol- od. Drogengebrauch und Psychosen noch schlechtere Prog., da schlechtere Compliance (z.B. vergessene Medikamenteneinnahme bei Schizophrenie), vermehrte soziale Schwierigkeiten, höhere Suizidrate
* Schwangerschaft: nahezu alle Drogen können embryonale/fetale Schäden und Fehlbildungen oder eine erhöhte Frühgeburtlichkeit, Wachstumsretardierung sowie eine erhöhte perinatale Sterblichkeit verursachen (s.u. einzelne Kap.). Vor einer „geplanten“ Schwangerschaft daher unbedingt Entzugstherapie durchführen und absolute Drogenkarenz. Bei bestehender Drogenabhängigkeit aber kein Drogenentzug während einer Schwangerschaft (extrem hohe Gefahr für schwerwiegende Plazentastörungen, vorzeitige Wehen, intrauterine Asphyxie od. Fruchttod), sondern Substitutionsbehandlung einleiten. Im letzten Schwangerschaftsdrittel häufigere Kontrollen auf Wachstumsretardierung u. ggf. vorzeitige Entbindung (ca. 20 % d.F.)

<u>Proph:</u> ♥ **Vorbild- und Erziehungsfunktion der Eltern**
♥ **Prävention durch Aufklärung** *(primäre Prävention)*, Schulunterricht über Drogen, Alkohol u. Nikotin
♥ Erschwerung der Drogenbeschaffung, Bekämpfung der Drogenkriminalität, **Früherkennung** und Behandlung von Drogensüchtigen *(sekundäre Prävention)*
♥ Werbeverbot für Drogen aller Art
♥ Schaffung von Spezialkliniken und Wiedereingliederungshilfe für Drogenabhängige, **Rückfallprophylaxe** *(tertiäre Prävention)*
♥ <u>Ärzte:</u> potentiell suchterzeugende Substanzen **zurückhaltend** u. kontrolliert rezeptieren

<u>DD:</u> – **Missbrauch** (Abusus) von nicht abhängigkeitserzeugenden Substanzen (ICD-10: F55.-), z.B. Laxanzien, Analgetika, Appetitzügler
– Gewohnheitsbildung = Wunsch nach Einnahme einer Substanz aber ohne Abhängigkeit
– Akute Intoxikation, Schädel-Hirn-Trauma, Hypoglykämie
– Psychotische Störung: Schizophrenie, affektive Störung, schizoide Persönlichkeit
– Amnestisches Syndrom: hirnorganische Störung, Demenz, Delir, Depression
– <u>Nicht stoffgebundene Abhängigkeiten:</u> pathologisches Spielen (Spielsucht, s.u.), Sexsucht, Arbeitssucht (workaholism), Anorexia nervosa (Magersucht), Bulimia nervosa (Esssucht)
– <u>**Biogene Suchtmittel**</u> werden aus Pflanzen/Pilzen hergestellt und kommen zunehmend in Mode (z.B. durch den leichten Bezug über das Internet od. „Anzüchtung“ im heimischen Blumenboot und da sie billig sind, sog. „Taschengelddrogen“). Problematisch ist, dass der Wirkstoffgehalt stark schwanken kann und so schwerwiegende Vergiftungserscheinungen mögl. sind (z.B. Symptome wie bei einer Atropinvergiftung) und sie im normalen Drogenscreening nicht nachgewiesen werden.
· Magic mushrooms aus den *Psilocybe species*: Blätterpilze, halluzinatorischer Effekt ähnlich LSD
· *Amanita muscaria*: roter Fliegenpilz, desorientierende Effekte wie Halluzinogene
· *Datura species*: Stechapfel-Samenkörper od. -Blüten [Engelstrompete, Trompetenblume], halluzinatorischer Effekt
· *Myristica fragans*: Muskatnuss, die Wirkung ist Ecstasy-ähnlich
· *Salvia divinorum:* Zauber- od. Aztekensalbei, psychoaktive halluzinogene Substanz
· Weitere: *Kakteen*, rauchen von *Salbeiblättern*, *Tollkirsche, Betelnuss*

OPIATABHÄNGIGKEIT

<u>Syn:</u> **Morphinabhängigkeit**, insb. Heroinabhängigkeit, *Störung durch Opioide*, ICD-10: F11.2

<u>Path:</u> ♦ Ausgeprägte **physische u. psychische Abhängigkeit** (innerhalb von Tagen!) und schnelle Toleranzentwicklung (Pat. benötigt sehr schnell immer höhere Dosen), ausgeprägte Entzugserscheinungen
♦ <u>Medizinische Indikation:</u> Schmerztherapie (Medikamente, s.u.)

<u>Epid:</u> ◊ <u>Prädisp.alter:</u> **Jugendliche**, Adoleszenz
◊ **M** > w (2:1)
◊ Deutschland: 100-150.000 Heroinabhängige geschätzt, Zahl der neuen Erstkonsumenten pro Jahr ca. 8.500. In Europa mehr als 500.000 Heroinabhängige geschätzt.
◊ Letalität: etwa 1.000 Herointote pro Jahr in Deutschland.
◊ Opiate gehören alle zu den sog. **„harten“ Drogen**

<u>Etlg:</u> # Opium (getrockneter Saft der unreifen Schlafmohnkapsel)
Morphium, **Heroin** = Diacetylmorphin (Syn. in der Szene: Age, „H“, wird meist gespritzt)
Als <u>Medikamente</u> zur **Schmerzbehandlung**, insb. bei finalen Karzinomerkrankungen verwendet (unterliegen der *BtMVV* = <u>Bet</u>äubungs<u>m</u>ittel-<u>V</u>erschreibungs<u>v</u>erordnung): Morphin (MST Mundipharma®), Pethidin (Dolantin®), Piritramid (Dipidolor®), Buprenorphin-

hydrochlorid (Temgesic®), Opiumtinktur, Levomethadon (L-Polamidon®), Fentanyl als TTS (transdermales therapeutisches System, Durogesic® Membranpflaster)

Med. (unterliegen nicht der BtMVV, weniger suchterzeugend als die o.g.): Codein u. Dihydrocodein (z.B. in hustenreizstillenden Med., Codipront®), Tramadol (Tramal®), Tilidin + Naloxon (Valoron N®)

<u>Klin:</u> ⇒ <u>Drogenapplikation:</u> zuerst (für ca. ½ Std.) ausgeprägter Rauschzustand („high"-sein), eingeschränkte Sinneswahrnehmung, gesteigertes Selbstwertgefühl, Euphorisierung, psychische Verlangsamung, Wärmegefühl, dann für ca. 3-6 Std. psychische Ausgeglichenheit (Vergessen seelischer Konflikte)

⇒ <u>Psychisch:</u> Persönlichkeitsveränderung, Interesseneinengung, insb. auf die Beschaffung der Droge (Beschaffungskriminalität, Prostitution), Vernachlässigung von Familie, Beruf und sozialen Verpflichtungen

⇒ <u>Somatisch:</u> vagotone Kreislaufstörungen, Hypotonie, **Miosis** (= enge Pupillen beim Gebrauch der Droge), Obstipation im Wechsel mit Diarrhoe, Eingeschränkter Ernährungs- (Gewichtsverlust bis zur Kachexie) und Allgemeinzustand, Libido- und Potenzverlust, sistieren der Menses (Amenorrhoe), Hautveränderungen

⇒ Schnelle **Toleranzentwicklung** (= Dosissteigerung) und **Entzugserscheinungen** n. Abstinenz (Maximum n. 1-2 Tagen, insg. für ca. 1-2 Wo.): Psychomotorische Unruhe, Angst, Tremor, Schweißausbrüche, Tränenfluss, Wechsel von Kälte- und Hitzegefühl, Temperaturanstieg, Gliederschmerzen und Muskelkrämpfe, Übelkeit und Erbrechen, Durchfälle, Tachykardie, Gefahr eines Kreislaufkollapses, Schlafstörungen, Mydriasis, Krampfanfälle ⇨ Patient benötigt den ständigen Substanzgebrauch zur Milderung der Entzugssymptome

⇒ **Fehlende Kontrollfähigkeit** durch starke physische und psychische **Abhängigkeit**

<u>Diag:</u> 1. Anamnese und klinische Untersuchung: eingeschränkter Allgemeinzustand, Einstichstellen loco typico (UA-Venen, in der Leiste die V.femoralis, Fußvenen, V.dorsalis penis) bei i.v.-Drogenabusus

2. Urin-/Speicheltest auf Opiate

<u>Ther:</u>
- <u>Akute Intoxikation:</u> evtl. Intubation und künstliche Beatmung, Gabe des Opiatantagonisten Naloxon (Narcanti®) 0,4-2 mg i.v. initial
- **Entgiftung** über **2-3 Wo.** ohne Med. (= „kalter Entzug") oder mit Clonidin + Doxepin od. mit Buprenorphin + Carbamazepin in absteigender Dosierung. Ein „Turbo-Entzug" mit Naloxon (Opiatantagonist) + Clonidin unter Narkose (für ca. 5 Std.) und oral für weitere 7 Tage ist ebenfalls mögl. aber umstritten.
- **Langzeitnachsorge** mit supportiver Psycho- und Soziotherapie, Sozialberatung, Hilfe bei der beruflichen Wiedereingliederung, Ergotherapie, therapeutischen Wohngemeinschaften und Teilnahme an Selbsthilfegruppen
- **Substitutionsbehandlung** bei Heroinabhängigkeit mit Methadon [Methaddict®, oral 40-120 mg/Tag] od. Levomethadon [L-Polamidon®, oral 20-60 mg/Tag] od. Buprenorphin (2-24 mg/Tag, Subutex®) ist aus psychiatrischer Sicht sehr umstritten, wird politisch motiviert in vielen Ländern, so auch in Deutschland seit 1991 durchgeführt. Voraussetzung in Deutschland für die sog. Ersatzvornahme durch einen Arzt (mit suchttherapeutischer Qualifikation) ist seit dem Jahr 2002 die sorgfältige Dokumentation, die Meldung des Pat. an das Substitutionsregister des Bundesinstitut für Arzneimittel und Medizinprodukte, eine Qualitätsprüfung und dass kein manifester/gesteigerter Beigebrauch anderer Drogen während des Programmes besteht. Derzeit erhalten ca. 50.000 Opiatabhängige in Deutschland Methadon, weitere 1.000 erhalten unter Studienbedingungen Heroin i.v. „auf Rezept".

  Eindeutige medizinische Ind. für eine Substitution ist eine bestehende Schwangerschaft.
- Selbsthilfegruppen: Stiftung SYNANON, Bernburger Str. 10, 10963 Berlin, Tel.: (0 30) 55 00 00, Internet: http://www.synanon.de. Hier gibt es auch eine 24-stündige Aufnahmemöglichkeit für Süchtige (auch für süchtige Mütter mit Kindern) ohne Vorbedingungen.

<u>Prog:</u> **Sehr schlecht**, 80-90%ige Rückfallrate in 5 J. bei den Pat., die eine professionelle Entwöhnung erfolgreich durchgeführt haben (aber nur ein Teil der Pat. nimmt überhaupt teil und beendet die Langzeitentwöhnung dann auch erfolgreich). Je jünger die Pat. beim Einstieg in

die „Drogenkarriere" sind, umso länger dauert die Sucht und oft sind mehrere Therapien erforderlich/frustran.

Kompl: * i.v.-Drogenabusus: Hepatitis-B-, **Hepatitis-C-** und **HIV-Infektionsgefahr** durch gemeinsame Benutzung von Spritzenbesteck (sog. needle sharing)

* Venenentzündungen, Hauterkrankungen, Spritzenabszesse, Septikämie
* Sozialmedizinisch: völliger sozialer Abstieg, Prostitution, **Beschaffungskriminalität**
* Intoxikation mit Koma, starker Miosis, Atemdepression, die unbehandelt zum Tod führt (insb. bei unbewusster Verwendung nicht gestreckter Drogenzubereitungen oder unerfahrenen „usern" mit geringer Toleranz oder der i.v.-Kombination von Heroin + Kokain, in der Szene „speedball" genannt)
* Schwangerschaft: Wachstumsretardierung, Frühgeburtlichkeit, Atemdepression, Fieber, Schnupfen, Hyperexzitabilität und motorische Unruhe, Tremor, zerebrale Krampfanfälle (postpartales Entzugssyndrom!, ohne Ther. Beginn nach 12-48 Std. ⇨ Prophylaxe mit Phenobarbital direkt nach Geburt beginnen und dann über Wochen ausschleichen), erhöhte perinatale Sterblichkeit, plötzlicher Kindstod

  Kein Heroin-/Opiatentzug der Mutter während der Schwangerschaft wegen erheblicher Gefahren für das Kind ⇨ Umstellung auf L-Polamidon (Methadon, 40 mg/Tag, Methaddict®) od. Buprenorphin (2-4 mg/Tag, Subutex®) als orale „Ersatzdroge".

BARBITURATABHÄNGIGKEIT

Syn: Dazu gehört auch: Hypnotika-, Sedativa-, Benzodiazepin-, **Tranquilizerabhängigkeit**, *Störung durch Sedativa oder Hypnotika*, ICD-10: F13.2

Path:
- ♦ Physische u. psychische Abhängigkeit und Toleranzentwicklung, Entzugserscheinungen
- ♦ Auch die **Alkoholabhängigkeit** kann wegen ähnlicher Entzugs- und Vergiftungserscheinungen zu der Gruppe der Barbituratabhängigkeit gerechnet werden

Epid:
- ◊ In Deutschland geschätzt 1,1 Mio. Benzodiazepinabhängige
- ◊ Abhängigkeit kann sich schnell (nach Tagen bis Wochen) oder erst nach jahrelangem Gebrauch mit zeitweiliger Einnahme der Medikamente entwickeln
- ◊ Toleranzentwicklung lässt sich durch Wechsel des „Schlafmittels" nicht umgehen

Etlg:
- # Barbiturate ⇨ psychische u. physische Abhängigkeit. Präp: Phenobarbital (Luminal® als Antiepileptikum), Primidon (Mylepsinum® als Antiepileptikum) Hexobarbital, Cyclobarbital
- # Benzodiazepine (Tranquilizer, s.u.) ⇨ psychische Abhängigkeit. Exemplarisch einige bekannte Präp: Diazepam (Valium®), Oxazepam (Adumbran®), Flunitrazepam (Rohypnol®), Lormetazepam (Noctamid®), Bromazepam (Lexotanil®), Lorazepam (Tavor®)

Klin:
- ⇒ Medizinische Indikation: sedative, hypnotische, antiepileptische, anxiolytische Wirkung (schlaffördernd, angstlindernd) der Benzodiazepine, zusätzlich anästhetische (schmerzlindernd) und narkotische Wirkung der Barbiturate
- ⇒ Entzugserscheinungen nach Barbituratabstinenz (entsprechen einem **organischen Psychosyndrom**): Durchgangssyndrom, Bewusstseinsstörung, Denkstörungen, Halluzinationen, Wesensänderung, Abstumpfung, Verlangsamung, dysphorische Verstimmung, Koordinationsstörungen, Ataxie, Tremor, Nystagmus, Muskelzuckungen, **generalisierte Anfälle**, Delirien

Diag:
1. Anamnese und klinische Untersuchung
2. Labor: Urintest auf Barbiturate und Benzodiazepine
3. EEG: typische ß-Aktivierung bei Barbituratabusus

<u>Ther:</u> • **Fraktionierte Entziehung** = schrittweiser Entzug mit jeweiliger Dosisreduktion über 2-8 Wochen, ggf. auch über mehrere Monate wegen der Gefahr der Krampfanfälle (unbehandelt meist 8-10 Tage nach Absetzen der Droge) und Delirien erforderlich

• Entwöhnung mit psychotherapeutischer Betreuung

<u>Proph:</u> ♥ <u>Ärzte:</u> Rezeptierung von **Barbituraten als Schlafmittel sollte heute nicht mehr**, bzw. nur noch bei Versagen anderer Schlafmittel und nur kontrolliert erfolgen (kurze Zeit, geringe Menge), da Benzodiazepine bei ähnlicher Wirkung wesentlich weniger NW haben.

♥ Die Benzodiazepine erzeugen zumindest eine psychische Abhängigkeit, daher ebenfalls nur kontrolliert rezeptieren.

<u>Kompl:</u> * Absetzen aller „Schlafmittel" führt zum Rebound-Effekt (Schlafstörungen)

* Barbiturate: Kumulationsgefahr (insb. bei Leber- od. Nierenfunktionsstörung), Toxizität, Hangover-Effekt (Schläfrigkeit, Leistungsminderung) am nächsten Tag, Atemdepression

* Schwangerschaft: Barbiturate können Atemdepression und Entzugserscheinungen nach der Geburt sowie Gerinnungsstörungen (Einfluss auf den Vit.-K-Metabolismus) verursachen. Benzodiazepine können zur postpartalen Atemdepression und Floppy-infant-Syndrom (Muskelhypotonie, Hypothermie, Trinkschwäche) führen.

<u>DD:</u> **Missbrauch** von nicht abhängigkeitserzeugenden Analgetika (ICD-10: F55.-), z.B. Acetylsalicylsäure (Aspirin®), Paracetamol (Benuron®), Metamizol (Novalgin®)

TRANQUILIZER

<u>Syn:</u> **Benzodiazepine**, Hypnotika, Schlafmittel, Sedativa

<u>Wirkung:</u> ♦ Hauptangriffsort im **limbischen System**. Die von hier ausgehende, emotionsbedingte Aktivierungen des Wachsystems der Formatio reticularis werden gehemmt (Benzodiazepine reagieren mit einem spezifischen Rezeptor, der bewirkt, dass ein benachbarter GABA-Rezeptor in einen "high affinity" Zustand kommt. Der GABA-Rezeptor wiederum führt über Cl-Einstrom zur Hyperpolarisation [Neuronenhemmung = Dämpfung]. So wird ein natürlicher Hemmmechanismus des ZNS verstärkt).

Andere psychotrope Substanzen führen ebenfalls zur Hyperpolarisation /Membranstabilisierung: Barbiturate, Alkohol, Neuroleptika ⇨ Wechselwirkungen zwischen den verschiedenen Substanzen.

♦ <u>Pharmakokinetik:</u> orale Applikation mit rascher Resorption. Albuminbindung variiert mit Lipidlöslichkeit (Diazepam >90 %). Inaktivierung im endoplasmatischen Retikulum der Leberzellen. Keine Enzyminduktion beobachtbar. Benzodiazepine passieren die Plazentaschranke.

Teilweise wirksame Metaboliten mit längerer HWZ (Kumulationsgefahr: ältere Pat., Lebergeschädigte). Bei Oxazepam, Bromazepam und Nitrazepam keine wirksamen Metaboliten. Je nach Symptomatik (Tagangst, Durchschlafstörung) entscheidet man sich also für ein lang- (mit wirksamen Metaboliten) oder kurzwirksames Präparat (z.B. bei Einschlafstörung).

<u>**Präparate:**</u> # <u>Kurz wirksame</u> (HWZ <6 Stunden): Midazolam (Dormicum®, sehr kurze HWZ), Triazolam (Halcion®), Ind: Narkoseprämedikation und Anästhesie

<u>Mittellang wirksame</u> (HWZ 6-24 Stunden): Bromazepam (Lexotanil®), Oxazepam (Adumbran®), Lorazepam (Tavor®), Flunitrazepam (Rohypnol®), Nitrazepam (Mogadan®), Temazepam (Planum®, Remestan®), Alprazolam (Tafil®), Ind: Schlafstörungen

<u>Lang wirksame</u> (HWZ >24 Stunden): Diazepam (Valium®), Chlordiazepoxid (Librium®), Dikaliumclorazepat (Tranxilium®), Clobazam (Frisium®); Ind: Zur Nacht gegeben sedativ/hypnotisch, am nächsten Tag anxiolytisch, da die sedative Wirkung schneller abklingt als die anxiolytische.

Neuere sog. Benzodiazepin-Rezeptor-Agonisten (haben alle kurze HWZ und weniger NW): Zolpidem (Stilnox®), Zopiclon (Ximovan®), Zaleplon (Sonata®), Ind: Schlafstörungen

Ind: ⇒ **Anxiolyse** = angstlindernd, affektiv entspannend, aber Wirkungsverlust nach Monaten, z.B. Lorazepam (Tavor®), Chlordiazepoxid (Librium®), Dikaliumclorazepat (Tranxilium®)
⇒ **Sedation** (Wirkungsverlust nach 1-2 Wochen) und **hypnogen** = schlaffördernd bei höherer Dosis, insb. Nitrazepam (Mogadan®), Triazolam (Halcion®), Flunitrazepam (Rohypnol®) und die neuen Benzodiazepin-Rezeptor-Agonisten
⇒ Zentrale **Muskelrelaxation**, insb. Tetrazepam (Musaril®) u. Diazepam (Valium®), bei Op.-Prämedikation zur Einsparung von Curare, zur Behandlung von Spastik und Athetose bei organischem Hirnschaden
⇒ **Antikonvulsive** Wirkung, insb. Clonazepam (Rivotril®), Diazepam (Valium®), Clobazam (Frisium®)
⇒ Alprazolam (Tafil®) wird eine antidepressive Wirkung zugeschrieben
⇒ Notfallmedizinische Verwendung, z.B. bei Herzinfarkt zur Sedation und Anxiolyse ⇨ Diazepam i.v.

K-Ind: Myasthenia gravis (wegen muskelrelaxierender Wirkung)
Alkohol und Narkosemedikation (Alkohol und zentral dämpfende Pharmaka führen zu verstärkter Sedierung)
Abhängigkeiten (evtl. Alternative: ß-Blocker zur Sedation)
Orthostatische Dysregulation
Relativ: Alte Patienten/Leberkranke
Schwangerschaft und Stillzeit

Ther:
- Zur Anxiolyse, Sedation und bei Schlafstörungen möglichst **nur kurzzeitig einsetzen!**
- Die **Pat. immer aufklären**, dass die **Fahrtüchtigkeit eingeschränkt** ist, keine Tätigkeit an selbstdrehenden Maschinen, mit Schusswaffen, auf Gerüsten usw. unter der Medikation! Die Aufklärung dokumentieren.
- Absetzen: Ausschleichen (wenn Ther. länger als 4 Wochen), sonst Rebound-Effekt
- Entzug: langsam entziehen, ggf. umstellen auf ein lang wirksames Benzodiazepin, das langsam von alleine abklingt ⇨ fraktionierter Entzug über mehrere Wochen

NW:
- Psychische **Suchtgefahr**: Entzugssymptomatik ähnelt häufig dem Zustand vor Medikation (Angst, Unruhe, Schlaflosigkeit)
- Nach monatelanger Einnahme evtl. auch physische **Entzugsproblematik** mit Psychosen, generalisierten Krämpfen, Delir
- Hangover-Effekt: nach abendlicher Medikation morgendliche anhaltende Müdigkeit, Leistungsminderung, Dysphorie
- Evtl. paradoxe Wirkung bei alten Pat. (Zerebralsklerose)
- Ataxie durch Hemmung polysynaptischer Reflexe
- Schnell wirksame Benzodiazepine: evtl. anterograde Amnesie
- Vegetativ: RR-Abnahme, Appetitsteigerung, Libidoverlust, Schwindel, Benommenheit, Vigilanzverlust
- Leichte Atemdepression (nur bei sehr hoher Dosis, z.B. Op.-Prämedikation)
- Keine sichere Teratogenität: in Einzelfällen Gaumenspalten beschrieben
- Relativ geringe Schlafrhythmusstörung
- Kaum periphere Wirkung, daher geringe Toxizität, große therapeutische Breite

Kompl:
* Intoxikation: Muskelrelaxation, Benommenheit, Ataxie, RR-Abfall, Atemdepression, Bewusstlosigkeit, Ther: Magenspülung und symptomatisch Behandlung je nach Klinik
* Schwangerschaft/Stillzeit: postpartale Atemdepression und Floppy-infant-Syndrom mit Muskelhypotonie, Hypothermie, Trinkschwäche

ALKOHOLKRANKHEIT

<u>Syn:</u> Alkoholabhängigkeit, Alkoholismus, Alkoholabusus, *Störung durch Alkohol, ICD*-10: F10.2

<u>Def:</u>
- Nach der Definition der WHO sind Alkoholiker Patienten, die durch ihre **Abhängigkeit vom Alkohol** ausgeprägte Störungen hinsichtlich ihrer geistigen und körperlichen Gesundheit oder ihrer sozialen Integrität aufweisen oder Ansätze zu einer solchen Entwicklung haben.
- Alkoholismus ist eine Krankheit, in deren Verlauf der Mensch die **Kontrolle über seinen Alkoholkonsum verliert** und nicht mehr darauf verzichten kann = **Unfähigkeit zur Abstinenz**.
- Alkohol = Äthanol [C_2H_5OH], entsteht durch Gärung von Sacchariden

<u>Ät:</u> <u>**Multifaktorielle Genese:**</u>
- **Soziokulturelle Einflüsse** (erlaubter Alkoholgenuß in der Öffentlichkeit = Permissivkultur bei uns im Gegensatz zu Abstinenzkulturen), erlebnisreaktive Handlung auf Belastungen, familiäres und sonstiges Milieu, schlechte Vorbilder (**Familie**, Freunde, Ärzte)
- **Persönlichkeitsstruktur** (niedrige Frustrationstoleranz, depressive Reaktionen), Reifungsdefizite ⇨ asthene, selbstunsichere, emotional instabile, dissoziale, haltlose Persönlichkeitsstörungen sind prädisponierend für die Entwicklung einer Alkoholkrankheit (10- bis 15faches Risiko)
- Genetische Disposition? (Kinder von Alkoholkranken haben ein 7fach höheres Risiko, bei dieser Risikoberechnung bezüglich einer genetischen Disposition sind aber auch die sozialen Lebensumstände, wie „Vorbildfunktion" der Eltern zu berücksichtigen)
- <u>Psychodynamisch:</u> Regression auf **oraler** Stufe

<u>Epid:</u>
- ◊ **M** > w (3:1), geschätzt **5 %** der erwachsenen Männer u. 2 % der erwachsenen Frauen in Deutschland sind alkoholkrank
- ◊ <u>Prädisp.alter:</u> 25.-45. Lj., zunehmend aber auch Jugendliche (das Einstiegsalter für den Alkoholkonsum in Deutschland beträgt ca. 14 Jahre)
- ◊ <u>Prävalenz:</u> im Jahrbuch Sucht 2005 werden für Deutschland insg. **1,6 Mio.** Alkoholabhängige, geschätzt, 4,7 Mio. gelten als alkoholgefährdet (davon alleine 500.000 Kinder u. Jugendliche)
- ◊ Es werden für Deutschland **42.000 Todesfälle/Jahr** in Folge von Alkoholismus geschätzt
- ◊ Die Mehrzahl der Patienten sind Alkoholkranke der Gamma- und Delta-Gruppe (nach JELLINEK, s.u.), in der Praxis häufig auch Überschneidungen der verschiedenen Untergruppen
- ◊ Durchschnittliche Trinkmenge der Pat.: 200 g reiner Alkohol/Tag (die Risikoschwelle, sog. riskanter Konsum liegt bei >**30 g** reinem Alkohol/Tag bei Männern und bei >**20 g**/Tag bei Frauen, sog. Hochkonsum liegt vor bei >120 g/Tag für Männer und >80 g/Tag für Frauen)
  Beispiele: Bier enthält 4 g/dl, Wein 6-13 g/dl, Schnaps 35 g/dl [auf den Flaschen ist der Alkoholgehalt in Vol/% angegeben, <u>Umrechnung:</u> g/dl = Vol/% x 0,79; in mmol: 1 g/dl = 217 mmol/l]
- ◊ Pro Kopf-Verbrauch in Deutschland: 10,2 Liter reiner Alkohol/Jahr

<u>Stadien:</u>
- # <u>Präalkoholische Phase:</u> gehäuftes **Erleichterungstrinken** um Spannungen abzubauen, es kann sich eine Gewohnheit entwickeln
- # <u>Prodromalphase (Vorläuferstadium):</u> der Betroffene **trinkt heimlich** (Furcht als übermäßiger Trinker erkannt zu werden), sammelt Alkoholvorräte, trinkt die ersten Gläser gierig, denkt dauernd an Alkohol, hat **Schuldgefühle,** vermeidet über Alkohol zu sprechen, neigt zu Ausreden u. Bagatellisierung, reagiert heftig auf das Reizwort Alkohol, hat zunehmend Schwierigkeiten sein Verhalten zu rechtfertigen, erste **Erinnerungslücken**
- # <u>Kritische Phase:</u> der Alkoholkranke **verliert die Kontrolle** (nicht mehr aufhören können), weicht gegenüber Einflussmaßnahmen von Seiten seiner Umgebung aus, gibt sich großspurig und überangepasst, Selbstvorwürfe, leidet unter häufigen Stimmungsschwankungen, vergebliche Versuche enthaltsam zu leben, Interesseneinengung,

Konflikte am Arbeitsplatz, sozialer Abstieg, erste alkoholbedingte körperliche Symptome, sexuelle Störungen (ggf. begleitet von Eifersuchtsvorstellungen), schwere Gedächtnislücken

Chronische Phase (nach jahrelangem Alkoholkonsum): **somatische Schädigung** und nachlassende Alkoholtoleranz bis zur **Alkoholintoleranz** (Leberfunktionsstörung) mit **pathologischem Rausch** (Desorientiertheit, Erregungszustände), tagelange Rauschzustände, der Betroffene trinkt mit Personen weit unter seinem ethischen und sozialen Niveau, nimmt erste „chemische“ Alkoholika zu sich, Beeinträchtigung der mnestischen Leistung, Prädelirien mit Halluzinationen, Persönlichkeitsveränderungen

Path: Typologie des Trinkverhaltens (Einteilung nach JELLINEK)

♦ Alpha-Trinker:	**Konflikttrinker**, Betäubungs- und Erleichterungstrinker, kein Kontrollverlust, Entwicklung psychischer Abhängigkeit möglich
♦ Beta-Trinker:	**Gelegenheitstrinker** und Wochenendtrinker, Abhängigkeit kann sich im Verlauf entwickeln
♦ Gamma-Trinker (Kontrollverlustalkoholismus):	**süchtiger Trinker** mit psychischer (= **Kontrollverlust**) und physischer, körperlicher Abhängigkeit (⇨ Toleranzentwicklung, Abstinenzsymptome), zeitweise Abstinenz ist aber noch möglich
♦ Delta-Trinker:	**Gewohnheitstrinker**, **Spiegeltrinker** ohne großen Rausch, mit ausgeprägter psychischer und körperlicher Abhängigkeit und der **Unfähigkeit zur Abstinenz** („rauschlose Alkohol-Dauerimprägnierung“)
♦ Epsilon-Trinker:	**Episodischer** Trinker mit Kontrollverlust („Quartalsäufer“) und mehrtägigen Alkoholexzessen (früher auch Dipsomanie genannt)

Klin: ⇒ **Einfacher Alkoholrausch:** ist letztlich bereits eine (reversible) exogene Psychose ⇨ zuerst Exzitation dann Bewusstseinstrübung, Erinnerungslücken, neurologische Symptome: Ataxie, Intentionstremor, Gangstörungen, Sprachstörungen

⇒ **Folgeschäden des Alkoholabusus**

I. Neurologische Krankheitsbilder

⇒ **Polyneuropathie**: sensomotorisch-distale (beinbetont) axonale PNP mit Hypästhesie und Parästhesien an den Füßen und Unterschenkeln, distale Vibrations- u. Lagesinnstörung, fehlende Achillessehnenreflexe, Wadenkrämpfe (toxische Myopathie, Rhabdomyolyse mögl.), Peroneuslähmung

⇒ **Hirnatrophie** (Hirnvolumenminderung, insb. der frontalen Großhirnrinde) und Spätatrophie der Kleinhirnrinde, Pseudoenzephalitis, WERNICKE-Enzephalopathie (s.u., Vit.-B_1-Mangel), funikuläre Myelose (Vit.-B_{12}-Mangel), zentrale pontine Myelinolyse (okulomotorische Störung, Tetraparese bis zum Locked-in-Syndrom), MARCHIAFAVA-BIGNAMI-Krankheit (Demyelinisierung im Bereich des Corpus callosum = Balken), Pachymeningeosis haemorrhagica interna (= chronisches subdurales Hämatom, z.B. nach Kopftrauma durch Sturz im Rausch), SESA-Syndrom (subacute encephalopathy with seizures in alcoholics)

⇒ **Alkoholtremor** (Zittern, morgendlich stärker wegen „fehlendem Alkoholspiegel“, feinschlägig bis ständig grobschlägig mögl.)

⇒ **Zerebrale Krampfanfälle** (epileptische Anfälle, meist als Entzugskrampfanfälle)

⇒ erhöhte Gefahr einer Hirnblutung

II. Körperliche Schäden

⇒ **Magenbeschwerden**, Gastritis, Magen- od. Duodenalulkus, MALLORY-WEISS-Syndrom (longitudinale Schleimhautläsionen im Kardiabereich durch explosionsartiges Erbrechen mit nachfolgender, oberer gastrointestinaler Blutung)

⇒ **Kreislaufbeschwerden, vegetative Störungen** (z.B. Schwitzen)

⇒ Lebererkrankungen: Steatosis hepatis (Fettleber), Alkoholhepatitis, **Leberzirrhose**, **Ösophagusvarizen** und Ösophagusvarizenblutung, Aszites, Gerinnungsstörungen,

Gynäkomastie (durch erhöhten Östradiolspiegel bei Leberschädigung)

Cave: Alkoholkonsum + chronische Hepatitis-C-Infektion hat einen sehr ungünstigen Einfluss auf die Langzeitprognose

⇒ Akute und chronische **Pankreatitis**, Pankreasinsuffizienz, Diabetes mellitus

⇒ **Krebserkrankungen**:
- erhöhtes Risiko für Hypopharynx-Karzinom (insb. bei chronischem Konsum von hochprozentigem Alkohol in Verbindung mit Nikotinabusus ⇨ 200faches Risiko!) und Zungenkarzinom
- erhöhtes Risiko für Ösophaguskarzinom (in Verbindung mit Nikotinabusus ⇨ 44faches Risiko)
- erhöhtes Risiko für kolorektale Karzinome
- erhöhtes Risiko für Leberzellkarzinom bei Leberzirrhose
- erhöhtes Risiko für Pankreaskarzinom bei chronischer Pankreatitis
- Frauen: erhöhtes Brustkrebsrisiko (durch erhöhten Östradiolspiegel bei Leberschädigung)

⇒ Arterielle Hypertonie, Myokarditis, alkoholische Kardiomyopathie mit Herzinsuffizienz und Rhythmusstörungen

⇒ **Mangelernährung**, Hypovitaminosen, Gewichtszunahme (Alkohol hat 7,1 kcal/g und verminderte Fettverbrennung durch Alkohol) und später Gewichtsabnahme (exzessiver Alkoholgenuss führt zum Malabsorptionssyndrom im Dünndarm meist zusätzlich verbunden mit schlechter Ernährung), Muskelatrophien, Pellagra (durch Niacin u. Vit.-B-Mangel ⇨ Dermatitis mit Hyperpigmentierung, Diarrhoen), Hyperhomocysteinämie

⇒ Infektanfälligkeit (gehäuft bakterielle Infektionen)

⇒ Häufige Bagatelltraumen und Verletzungen (z.B. Frakturen, Prellungen, Luxationen, SHT, subdurale Hämatome) durch **Stürze** im Rausch

⇒ Schlafstörungen

⇒ Porphyria cutanea tarda mit Leberschäden und bullösem Exanthem bei angeborenem Enzymdefekt

⇒ Hyperlipoproteinämien

⇒ Hyperurikämie u. Gichtanfälle, Hyperlactacidämie

⇒ Mann: Libido- und **Potenzstörungen**, Hodenatrophie (verminderter Testosteronspiegel), Schädigung der Spermienproduktion

⇒ Schwangerschaft: **Alkoholembryopathie** (s.u.)

III. Psychiatrische Krankheitsbilder

⇒ Denkstörungen, mangelnde Abstraktionsfähigkeit bis hin zur **Demenz**

⇒ Organische Persönlichkeitsveränderungen (**alkoholbedingte Wesensänderung**): Affektlabilität, emotionale Abstumpfung, oberflächliche Euphorie, ängstliche Unruhe, ethische Verflachung, Verrohung, Enthemmung, Depression, Depravation

⇒ Organisches Psychosyndrom: **Delirium tremens** (Alkoholentzugsdelir, s.u.)

⇒ Akute **Alkoholhalluzinose** = Intoxikationspsychose, (meist **akustische) Halluzinationen** (= Akoasmen), ängstliche Erregung, Eifersuchtsvorstellungen und **Eifersuchtswahn** (meist gleichzeitig mit alkoholbedingter Impotenz), Ther: Neuroleptika

⇒ KORSAKOW-Syndrom (Stimmungsänderungen, Anpassungsschwierigkeiten, Auffassungsstörung, Desorientiertheit, Gedächtnisausfälle, Konfabulationen)

⇒ **Suizidalität**

IV. Soziale Störungen

⇒ Invalidität, Verlust des Berufes, Depravation, **Verwahrlosung**

⇒ Zerstörung des Familienlebens, Ehescheidung, zunehmende Bindungslosigkeit

⇒ Rechtliche Probleme: **Delikte** unter Alkoholeinfluss (insb. im **Straßenverkehr**, Gewaltdelikte, s. auch im Appendix)

Diag: 1. Anamnese, Familienanamnese, Fremdanamnese: „**Suchtkarriere**" und Trinkgewohnheiten, andere Medikamenten- oder Drogenabhängigkeit?

CAGE-Test: V. a. Alkoholismus besteht, wenn mind. 2 Fragen positiv beantwortet werden
C = cut down: Haben Sie schon einmal versucht Ihren Alkoholkonsum zu reduzieren?
A = annoyed: Haben Sie sich schon einmal geärgert, weil Ihr Trinken kritisiert wurde?
G = guilty: Haben Sie schon einmal Schuldgefühle wegen Ihres Trinkens gehabt?
E = eye opener: Benötigen Sie manchmal Alkohol um morgens „in Gang" zu kommen?

AUDIT-C-Test: ist ein weiterer Kurztest zum Screening

Frage 1: Wie oft trinken Sie Alkohol im Monat?
- nie.......0
- 1x und weniger.......1
- 2 bis 4 mal im Monat.......2
- zwei bis drei mal die Woche.......3
- viermal die Woche oder öfter.......4

Frage 2: Wenn Sie Alkohol trinken, wie viele Gläser trinken sie dann üblicherweise an einem Tag („ein Glas" entspricht 0,33 l Bier, 0,25 l Wein od. 0,02 l Spirituosen)?
- 1-2 Gläser/Tag.......0
- 3-4 Gläser/Tag.......1
- 5-6 Gläser/Tag.......2
- 7-9 Gläser/Tag.......3
- >10 Gläser/Tag.......4

Frage 3: Wie oft trinken Sie 6 oder mehr Gläser bei Gelegenheiten (Party, Abendessen...)?
- nie.......0
- seltener als 1x im Monat.......1
- jeden Monat.......2
- jede Woche.......3
- jeden Tag.......4

Es wird die Summe der Punkte aus den 3 Fragen gebildet, bei >4 Pkt. bei Männern und >3 Pkt. bei Frauen besteht der V. a. auf Alkoholmissbrauch.

2. Neurologische Untersuchung: insb. Prüfung des **Vibrationsempfindens**
3. Labor: Bestimmung der **Alkoholkonzentration** (in ‰) über Ausatemluft und Blut mögl., einige Labore geben die Alkoholkonzentration auch in mmol/l an (0,1 ‰ = 2,2 mmol/l)

   Die Berechnung der Alkoholmenge (A) im Körper erfolgt nach der WIDMARK-Formel:

   A [g] = Blutalkoholkonzentration [‰] • Körpergewicht [kg] • r

   r = Verteilungsfaktor (Männer: 0,7; Frauen: 0,6; bei Adipositas jeweils etwas weniger)

   Als Anhalt baut der Körper pro Stunde etwa 0,1-0,3 ‰ ab.

   Alkoholismus ist anzunehmen n. FEUERLEIN (1988) wenn 5 oder mehr der folgenden Parameter über/unter der angegebenen Grenze liegen: GOT/AST >10 U/l, GPT/ALT >9 U/l, γ-GT >26 U/l, MCV >93 fl, Harnsäure <0,76 mg/dl, Harnstoff <18 mg/dl. Durch die neuen Labornormwerte (Bestimmung bei 37° C statt bei 25° C sind für GOT, GPT u. γ-GT künftig das Doppelte anzusetzen).

   Heute gebräuchliche Verlaufsparameter: **CDT** (= carbohydrate deficient transferrin), ist als Langzeitparameter positiv [>30 U/l] bei einem Alkoholkonsum >80 g/Tag über einen Zeitraum von 7 Tagen [Halbwertszeit 12-17 Tage]. Im Haar kann **Ethylglucuronid** für einen retrospektiven Beobachtungszeitraum von 3 Monaten bestimmt werden (dies wird z.B. bei der MPU = medizinisch-psychologischen Untersuchung zur Wiedererlangung eines wegen Trunkenheit entzogenen Führerscheines herangezogen, um die tatsächliche Abstinenz zu kontrollieren)
4. **Internistische Untersuchung** auf Organschäden: Oberbauchsonographie der Leber ⇨ Leberzellverfettung, Leberzirrhose, Pankreatitis?, Ösophagogastroduodenoskopie (ÖGD) ⇨ Gastritis, Ulcus ventriculi, Ösophagusvarizen?

Ther:
- **Kontaktphase** (Tage bis Monate): Motivation des Patienten (nur 25 % der Pat. treten nach Kontaktaufnahme dann tatsächlich eine Entgiftung an, häufig Bagatellisierung des Problems durch die Alkoholkranken), Vermittlung des Patienten in die individuell notwendige nächste Behandlungsstufe
- **Entzug = körperliche Entgiftungsphase** (Tage bis 4 Wo.): ambulanter od. stationärer Entzug, ggf. mit medikamentöser Behandlung möglicher Entzugserscheinungen

  Med: bei stationärem Entzug ist Clomethiazol (Distraneurin®) Mittel der Wahl in absteigender Dosierung für max. 14 Tage (s.u. bei Kompl. Entgiftung),

bei ambulantem Entzug ggf. Benzodiazepine (z.B. Oxazepam) od. Carbamazepin
Vit.-B-Gabe (insb. Vit. B_1 und Folsäure)

- **Entwöhnung** als kurzfristige (bis 4 Wo.), mittelfristige (4 Wo. bis 3 Monate) oder langfristige (>3 Mon.) stationäre oder teilstationäre Therapie (**Suchtklinik**): Psychotherapie, Gesprächstherapie, Soziotherapie, Gruppentherapie, Bewegungstherapie, Ergotherapie, Autogenes Training, Einbeziehung von Familienangehörigen, ggf. kognitives Training, Beginn mit dem Besuch ortsansässiger Selbsthilfegruppen.

  Ziel ist die Verhaltensänderung, Motivation zur **vollkommenen Alkoholabstinenz** (diese ist wichtig wegen des Kontrollverlustproblems ⇨ ein Glas Alkohol reicht aus um wieder komplett rückfällig zu werden!), Entwicklung neuer Lebensperspektiven, berufliche Wiedereingliederungshilfe
- Nachsorgephase (Jahre bis Jahrzehnte/lebenslang): insb. durch therapeutische **Selbsthilfegruppen**, z.B. AA = Anonyme Alkoholiker, Blaues Kreuz, Kreuzbund, GUTTEMPLER-Orden usw. (s.u.), die sich regelmäßig zu Gesprächen treffen, auch Gruppen für Angehörige von Alkoholkranken als AL-ANON, FAM-ANON, Wiedereingliederung in das Berufsleben, Hilfe bei sozialen Fragen und **immer vollkommene Alkoholabstinenz**!
- Med: zur zusätzlichen Rückfallprophylaxe (anti-craving-Medikamente) in der Nachsorgephase: Glutamat-Modulator **Acamprosat** (Campral®, Dosis: <60 kgKG 1.332 mg/Tag [2-1-1 Tbl.], >60 kgKG 1.998 mg/Tag = 2-2-2 Tbl., in Studien etwa Verdoppelung der Abstinenzrate bei weiterhin therapeutischer Begleitung und Besuch von Selbsthilfegruppen) od. der 9/2010 neu zugelassene Opioidantagonist Naltrexon (1 x 50 mg/Tag, Adepend®)

  Bei Polyneuropathie ggf. Vit. B_1 (als synthetisches lipophiles Thiamin, Benfotiamin) + Vit. B_6 (3 x 2 Kapseln p.o./Tag, milgamma®), bei Schmerzen/Parästhesien auch α-Liponsäure (Thiogamma®)

  Disulfiram (Antabus®) induziert eine Alkoholintoleranz, die bei Alkoholeinnahme zu starken (gefährlichen!) Intoxikationserscheinungen führt, daher umstritten.
- Adressen der Selbsthilfegruppen: (Gruppen gibt es in jeder größeren Stadt)

  AA (Anonyme Alkoholiker) Deutschland, Postfach 46 02 27, 80910 München, Tel.: (0 89) 31 69 50-0, Internet: http://www.anonyme-alkoholiker.de

  Deutscher Guttempler Orden e.V., Adenauerallee 45, 20097 Hamburg, Tel.: (0 40) 24 58 80, Internet: http://www.guttempler.de

  Kreuzbund e.V., Postfach 18 67, 59008 Hamm, Tel.: (0 23 81) 6 72 72-0, Fax: -33, Internet: http://www.kreuzbund.de

  Blaues Kreuz in Deutschland e.V., Freiligrathstr. 27, 42289 Wuppertal, Tel.: (02 02) 6 20-03-20, Fax: -81, Internet: http://www.blaues-kreuz.de

Prog: Leider **sehr ungünstig**, auch nach optimaler Suchttherapie liegt die Abstinenzrate nach 5 Jahren nur bei 20 % und nur 1 % der Alkoholkranken nimmt überhaupt an einer stationären Entwöhnungsbehandlung in einer Suchtfachklinik teil.

Problem: häufig **Uneinsichtigkeit** der Pat., dass es sich bei ihrem Alkoholkonsum um eine behandlungsbedürftige Krankheit handelt = fehlende Therapiemotivation.

Statistisch verkürzt sich bei einem Alkoholkranken die Lebenserwartung um mind. 15 Jahre!

Proph: ♥ Mäßiger täglicher Alkoholkonsum von 10 g bei Frauen (z.B. 1/8 l Wein) und 20 g Alkohol/Tag bei Männern (z.B. 2 x 0,3 l Bier) unabhängig vom Getränk hat nach dem Stand heutiger Studien (bei Konsumenten >50. Lj. ohne weitere Risikofaktoren) einen protektiven Effekt auf die Entwicklung einer koronaren Herzkrankheit und für den ischämischen Schlaganfall (für einen Suchtkranken gilt aber immer absolute Alkoholabstinenz!). Allerdings führt auch diese geringe Menge Alkohol bereits zur Risikoerhöhung für Malignome.

Kompl:
- ∗ 5 % der Pat. haben eine **zusätzliche Drogen- oder Medikamentenabhängigkeit**
- ∗ 5 % der Pat. haben zusätzlich eine psychiatrische Diagnose, wie Neurose (z.B. Angsterkrankung), Depression, Persönlichkeitsstörung, Psychose
- ∗ **Suizidalität** (12-mal höher als in der Allgemeinbevölkerung)
- ∗ Sozialmedizinisches Problem: „Vorbildfunktion" der Eltern für ihre Kinder (z.B. 50 % der Drogenabhängigen stammen aus Familien mit Alkoholproblemen)

Teilnahme am **Straßenverkehr** unter Alkoholeinfluss ⇨ Gefährdung anderer und daraus folgende Strafbarkeit gem. Strafgesetzbuch (§ 315c u. 316 StGB)

* Pathologischer Rausch: akute exogene Psychose von kurzer Dauer (<1 Std.) durch verminderte Alkoholtoleranz mit Desorientiertheit, Verkennungen von Situationen und Personen, Halluzinationen, Amnesie (einige Minuten), psychomotorische Erregung, Aggressivität, ggf. **persönlichkeitsfremde Handlungen** (Wutausbrüche, Gewalttätigkeit) und anschließender Terminalschlaf. Ther: falls akut erforderlich Haloperidol (Haldol®) od. Diazepam (Valium®) i.v.
* Delirium tremens (Alkoholentzugsdelir für 2-7 Tage): Entzugspsychose meist innerhalb von 2-3 Tagen nach Entzug od. Exzess mit vegetativen Prodromi, Reizbarkeit, **Desorientierung** und Aufmerksamkeitsstörung, Unruhe und nestelnden Bewegungen, grobem **Tremor** am gesamten Körper, Schlafstörungen (-losigkeit), (oft **optische**) **Halluzinationen** oder illusionären Verkennungen, unverständlicher ständiger Redefluss, **Bewusstseinsstörungen,** epileptische Anfälle (Grand mal)

  Cave: starke RR-Schwankungen Tachykardie, Tachypnoe, Hyperhidrosis, Hyperthermie, Kreislaufversagen, Rhabdomyolyse und letaler Ausgang mögl. (Letalität ohne Ther. bis 20 %), Ther. s.u. bei Entgiftung
* WERNICKE-Enzephalopathie: durch Thiamin- = Vit.-B_1-Mangel, periventrikuläre punktförmige Blutungen und Degeneration der Corpora mamillaria, Prädisp.alter: 50.-60. Lj., Klin: **Bewusstseinstrübung** bis hin zum Koma, Desorientierung, Erregungszustände, Horizontalnystagmus, **Augenmuskelparesen**, Miosis, **Ataxie**, zerebellare Sprachstörungen, Tachykardie, evtl. KORSAKOW-Syndrom und begleitende Polyneuropathie,

  Ther: hochdosierte Vit.B_1-Gabe (Thiamin, Betabion®) 100mg/Tag i.m. od. i.v., Prog: schlecht, Letalität 20 %
* KORSAKOW-Syndrom: Desorientierung (zu Person und Ort), amnestisches Psychosyndrom (Merkfähigkeits- und Konzentrationsstörungen), Konfabulationen (Gedächtnislücken werden durch erfundene Geschichten ersetzt) und Polyneuropathie. Es wird ein pathologischer Prozess in den Corpora mamillaria (limbisches System) angenommen (chronische Form der WERNICKE-Enzephalopathie). Ther: ebenfalls Vit.-B_1-Gabe (s.o.)
* Entgiftung: **vegetative Entzugserscheinungen** (Schwitzen, RR-Schwankungen, Tachykardie, Tremor, Tachypnoe, Fieber), **Krampfanfälle** (meist um den 5. Tag), Delirium tremens ⇨ **stationäre Therapie** mit Clomethiazol (**Distraneurin**®, oral od. über Magensonde appliziert, ausreichend dosieren, 1.Tag 15-20 Kapseln od. 50 ml/Std. i.v. und dann ausschleichend über max. 14 Tage geben, Cave: Suchtgefahr!), ggf. intensivmedizinische Behandlung erforderlich, immer Überwachung und auf ausreichende Flüssigkeitszufuhr achten. Bei Krampfanfällen ggf. auch Carbamazepin (Tegretal®) od. Phenytoin (Phenhydan®), bei ausgeprägten Halluzinationen Haloperidol (Haldol®), bei erhöhten Blutdruckwerten Clonidin (Catapresan®), bei Angstsymptomen Doxepin (Aponal®)
* Intoxikation/letale Dosis: individuell verschieden, liegt bei ca. 300-800 g reinem Alkohol (ab einer Blutalkoholkonzentration von 5 ‰ muss mit der Gefahr eines Atemstillstandes gerechnet werden)
* Schwangerschaft: **Alkoholembryopathie** (Syn: Embryofetopathia alcoholica, fetales Alkoholsyndrom): ein Alkoholabusus während der Schwangerschaft **im 1. Trimenon** ist dabei besonders kritisch ⇨ vermindertes Geburtsgewicht, Mikrozephalie, Hydrozephalus internus, geistige Retardierung, Muskelhypotonie, Herzfehler (insb. Herzscheidewanddefekte) und andere Fehlbildungen, äußerlich: niedrige Stirn, verengte Lidspalten, Ptosis, Epikanthus (sichelförmige Hautfalte vom Ober- zum Unterlid an der Nase), verkürzter Nasenrücken, flaches Philtrum (Rinne über der Oberlippe), Maxillarhypoplasie, verstärkte Nasolabialfalten, schmale Oberlippe, Retrogenie (zurückliegender Unterkiefer), kleiner Mund, postnataler Minderwuchs, **bleibendes Intelligenzdefizit** (mittlerer IQ zwischen 90 und 65), Merk- und Gedächtnisschwäche, Lernstörungen, Hyperexzitabilität, gehäuft psychiatrische Störungen im weiteren Verlauf

  Epid: 1-3/1.000 Neugeborene, für Deutschland werden jährlich ca. 500 Kinder mit schwerwiegenden Organschäden und ca. 4-5.000 psychomotorisch od. kognitiv entwicklungsgeschädigte Kinder geschätzt

  Erste Entwicklungsstörungen finden sich bereits ab 15 g Alkohol/Tag (= 0,4 Liter Bier), dies gilt auch für die Stillperiode. Es gibt aus wissenschaftlicher Sicht keine unkritische Schwellendosis für Alkohol ⇨ Proph: **Schwangerschaft = Alkoholverbot!**

Bei manifester Alkoholkrankheit der Mutter ist ein Schwangerschaftsabbruch zu diskutieren.

DD: – Alkoholmissbrauch: Vorstufe zum Alkoholismus ohne Abhängigkeit und Kontrollverlust. Langer Missbrauch kann in die Alkoholabhängigkeit übergehen.

– Absinth-Missbrauch: ein alkoholisches Bittergetränk (auch „grüne Fee" genannt) mit dem Nervengift Thujon aus der Wermutpflanze (war Anfang des 20. Jahrhunderts beliebt, jetzt wieder in Deutschland verbreitet, z.B. über das Internet erhältlich), Kompl: Thujon hat nephro-, gastro- und neurotoxische Wirkungen (optische und auditorische Halluzinationen, Krampfanfälle, Paresen, Psychosen). In Deutschland gibt es einen gesetzlichen Grenzwert für den Thujongehalt (35 mg/l) in Getränken.

PSYCHOSTIMULANZIENABHÄNGIGKEIT

Syn: Psychotonika, *Störung durch* ***Kokain*** ICD-10: F14.2, *Störung durch andere Stimulanzien einschließlich Koffein* ICD-10: F15.2

Path:
- ♦ Psychotonika haben zentral stimulierenden Effekt
- ♦ **Psychische Abhängigkeit**, keine körperliche Abhängigkeit

Epid:
- ◊ 500.000 haben in Deutschland bereits Erfahrung mit der Designer-Droge **Ecstasy**. Die Zahl der Erstkonsumenten ist am **stärksten steigend** für diese synthetische Droge, z.Zt. über 3.600 neue registrierte Erstkonsumenten pro Jahr (+ hohe Dunkelziffer), für Kokain und Amphetamine jeweils noch einmal so viel geschätzt.
- ◊ Kokain und Amphetamine gehören alle zu den sog. **„harten" Drogen**!
- ◊ Alter: **15.-25. Lj.**, Kontakt bei „**Techno-Parties**, Raven"
- ◊ 1996 gab es in Deutschland erstmals 20 Tote durch Ecstasy-Konsum

Etlg: # Kokain (chemische Bezeichnung: Benzoylecgoninmethylester, Produkt aus den Blättern des Kokastrauches [*Erythroxylon coca*] aus Peru/Anden und Nachbarländer): psychische Abhängigkeit, keine körperliche Abhängigkeit, keine Toleranzentwicklung, keine körperlichen Abstinenzerscheinungen. Syn in der Szene: Schnee, Koks, Lines, White-Lady

Synthetisches Kokainprodukt „**Crack**" aus den USA: extrem starke und schnell einsetzende psychische Abhängigkeit, wird geraucht. Ebenso „Freebase" (Crackprodukt, das mit Ammoniak geraucht wird).

⇨ wirkt durch Wiederaufnahmehemmung von Noradrenalin und Dopamin an der Synapse.

Weckamine vom Amphetamintyp: alle machen psychische Abhängigkeit, nur allenfalls geringe körperliche Abhängigkeit und Toleranzentwicklung. Verschiedene Formen:

- Drogen: Psychostimulanzien mit Amphetaminwirkung („**Speed**" od. Pepp genannt)

  Designer-Drogen: verschiedene Stoffe wie MDMA [3,4-Methylendioxymethamphetamin] = **„Ecstasy"**, Syn. in der Szene: Adam, XTC, X, Eve, Love, Mitsubishi. Eine Tablette Ecstasy enthält im Durchschnitt ca. 100 mg MDMA.

  MDEA [3,4-Methylendioxyethylamphetamin], genannt „Eve"

  MDA [3,4-Methylendioxyamphetamin], genannt „Harmony"
- Appetitzügler: seit 2001 sind die Med. Norpseudoephedrin (Antiadipositum X112S®, Fasupond®, Mirapront N®), Mefenorex (Rondimen®), Dex-/Fenfluramin (Isomeride®, Ponderax®) und Amfepramon (Tenuate®, Regenon®) nicht mehr zugelassen wegen mögl. NW: pulmonale Hypertonie, Herzklappenschädigung, Herzrhythmusstörungen, Halluzinationen, Abhängigkeitspotential. Der letzte Wirkstoff Sibutramin (Reductil®) ist 9/2010 ebenfalls gesperrt worden, er wirkt eher über eine Serotoninerhöhung (jedoch ebenfalls NW, insb. kardiovaskuläre Ereignisse).
- Medikamente (Psychostimulanzien): Methylphenidat (Ritalin®), Modafinil (Vigil®) [Pemolin (Tradon®, Hyperilex®), Amfetaminil (AN 1), Fenetyllin (Captagon®), Prolintan (KatovitN®), Fen-

camfamin (Reactivan®) u. Methamphetamin (Pervitin®) sind nicht mehr erhältlich od. zugelassen], medizinische Ind: hyperkinetisches Syndrom (ADHS) bei Kindern, Narkolepsie. Diese Med. werden heute zunehmend zur Leistungssteigerung, „Neuroenhancement“ (z.B. zum Lernen vor Prüfungen) eingenommen, die Wirkung ist aber eher fraglich + NW.
Benzylpiperazin (wird in der Szene pep pills, A2, Frenzy od. Nemesis genannt): wurde früher als Antihelmintikum und Appetitzügler verwendet (wegen NW, insb. Krampfanfälle vom Markt genommen), hat Ecstasy-ähnliche Wirkung

„**Liquid Ecstasy**“ = flüssige **GHB** (Gamma-Hydroxybuttersäure, wird selten als i.v.-Narkosemittel bei hohem Anästhesie-Risiko und in der Intensivmedizin zur Sedierung verwendet, Somsanit® sowie oral bei Narkolepsie mit Kataplexie, Xyrem®)
Syn. in der Szene: Liquid E, Liquid X, Fantasy, GBH, Salty water, Scoop, Nitro, Soap.
GHB wird auch als sog. **K.-o.-Tropfen** in krimineller Absicht, z.B. für sexuelle Übergriffe (engl. drug facilitated sexual assaults) verwendet. Dazu werden 3-4 g GHB in Tropfenform für das Opfer unbemerkt in einem Getränk verabreicht.

Kat (Syn: Qath, Khat, Quath, Qat, Cut = frische Blätter des im Jemen und Westafrika vorkommenden Qath-Strauches), enthält Norpseudoephedrin (Cathin)

Klin: ⇒ Kokain (wird meist geschnupft, Rausch für ½-1 Std.): Unterdrückt Müdigkeit, Euphorisierung, Antriebssteigerung und Appetitminderung ⇨ danach Apathie, Depression und Antriebsarmut (dies führt zum erneuten Drogengebrauch) sowie Abmagerung bei chronischer Einnahme

⇒ Amphetamine, Ecstasy (oral od. auch i.v., Wirkung 4-6 Std.): Minderung von Müdigkeit und Schlafbedürfnis, Antriebssteigerung, subjektives Kraftgefühl, Anregung des Denkablaufs, „bewusstseinserweiternd“, taktile Halluzinationen, Appetitminderung (Appetitzügler), weite Pupillen, trockener Mund ⇨ danach Depression und Antriebsarmut

⇒ GHB (meist oral, Wirkung: bis zu 3 Std.): hat in geringer Dosierung euphorisierende Wirkung, Antriebssteigerung, gesteigerte Kontaktfreudigkeit, sexuelle Stimulation. In höherer Dosis Myalgien, Myoklonien, psychisch Dämmerzustand („wie in Watte gepackt“, „bewegungsunfähig“) bis tiefe Bewusstlosigkeit, Atemdepression bis hin zum Koma/Tod mögl.! Das Erinnerungsvermögen ist für die Zeit der Wirkung oft stark eingeschränkt.

Diag:
1. Anamnese, typisches Alter und Freizeitverhalten
2. Labor: Urin-/Speicheltest auf Amphetamine, Methamphetamin und Kokain bis 72 Std. nach Einnahme mögl. (Nachweis auch im Serum und in Haarproben mögl.)
GHB ist nur 8 Std. im Blut (im Urin max. 24 Std.) nachweisbar (Problem bei vermuteter Straftat mit K.-o.-Tropfen – nur kurzes Nachweisfenster), ggf. ist später noch ein Nachweis in Haarproben mögl.

Ther:
- Abruptes Entziehen und anschließende Entwöhnungstherapie
- **Aufklärung** über die Designer-Droge Ecstasy, möglichst schon früh in der Schulzeit
- Intoxikation: Fieber senken, kühlen, bei Erregungszuständen/Anfällen Diazepam, Antikoagulation mit Heparin, Intensivüberwachung (Kreislauf, Herz, Nierenfunktion)
- In der Forschung werden verschiedene Substanzen als Rückfallprophylaxe gegen Kokainkonsum versucht: Disulfiram, Methylphenidat und eine „Impfung“ gegen Kokain
- Neueste Infos über die Designer-Drogen (z.B. Abbildungen der „aktuellen“ Tabletten) gibt es im Internet unter: http://www.meb.uni-bonn.de/giftzentrale

Proph: ♥ Cave: Abhängigkeitspotential der Appetitzügler (daher u.a. in Deutschland vom Markt genommen)

Kompl:
* Verunreinigte Straßendrogen: Leberversagen
* Kokain-/Crackintoxikation: delirante, Schizophrenie-ähnliche Psychose (Halluzinationen), Mydriasis, epileptische Anfälle (Grand-mal), RR↑, zerebrale Ischämie, ZNS-Blutungen, Angina pectoris bis zum Herzinfarkt und Herzversagen, Atemlähmung, Rhabdomyolyse, maligne Hyperthermie, „Kokainlunge“ (Bronchospasmen und pulmonale Infiltrate), Lungenödem
* Amphetamin-/Designerdrogenintoxikation: schizophrene Psychose, visuelle Halluzinationen, Kollaps, Herzrhythmusstörungen, RR ↑, **Herz-Kreislauf-Versagen**, Wasserverlust, verstärktes Schwitzen, Nierenversagen, zentrale **Hyperthermie**, Bewegungsunruhe, Muskeltremor, Kieferverkrampfungen (Bruxismus = Zähneknirschen), Mund-

trockenheit, Kopfschmerzen, Nystagmus, **Mydriasis** (= weite Pupillen ⇨ Blendempfindlichkeit), **epileptische Anfälle**, **Hirninfarkt** (Gefäßkrämpfe), zerebrale Vaskulitis, Hirnblutung, korneale Epitheliopathie, Lagophthalmus (= Augenlider können nicht geschlossen werden), aplastische Anämie

Cave: Bei Techno-Parties gab es bereits mehrere **Todesfälle** durch extreme **Dehydrierung**!, Elektrolytstörung, maligne Hyperthermie, **Rhabdomyolyse**, **DIC** (= disseminierte intravasale Coagulopathie), Nierenversagen, fulminantes Leberversagen, Kammerflimmern und plötzlichen Herztod

* Chronischer Abusus von Stimulanzien: Persönlichkeitsveränderungen mit ängstlicher Verstimmung, **Depression**, sozialer Abstieg, Schlafstörungen, Psychosen mit Depersonalisationserlebnissen, Wahn, insb. Dermatozoenwahn (taktile Halluzinose), Verfolgungswahn, Halluzinationen, Angststörung, Panikattacken, neurologische Störungen, beim Schnupfen von Kokain Nasenschleimhautnekrosen und Septumperforationen, Appetitlosigkeit
* Entzugserscheinungen: Müdigkeit, Abgeschlagenheit, Depression, Schlaflosigkeit, Unruhegefühl, Muskelschmerzen, anhaltende Kopfschmerzen, Diarrhoen
* Schwangerschaft: Risiko insg. eher gering, beschrieben wurden Mikrozephalie, ZNS-, intestinale Störungen (Atresien), Nierenschädigung, Darmnekrosen (nekrotisierende Enterokolitis), zerebrale und intestinale Infarkte, Urogenital- und Skelettfehlbildungen, Wachstumsretardierung, erhöhte Abortrate, Abruptio placentae, Frühgeburtlichkeit, plötzlicher Kindstod, Hypertonie, Schlafstörungen, Trinkschwäche, Tachypnoe, Fieber
* Angenommen wird eine **direkte Neurotoxizität** (Axondegeneration serotonerger Nerven) durch **Ecstasy** (durch den Metaboliten MDA = Methylendioxyamphetamin), Einfluss auf das dopaminerge System im Striatum (PARKINSON-Syndrom) und Kanzerogenität ⇨ diese Auswirkungen wurden im Tiermodell nachgewiesen

PSYCHODYSLEPTIKAABHÄNGIGKEIT

Syn: *Störung durch Cannabinoide* ICD-10: F12.2, *Störung durch Halluzinogene* ICD-10: F16.2

Def: Psychodysleptische Drogen sind „bewusstseinserweiternd", die Erweiterung ist aber letztlich eine subjektive Wahrnehmung in Richtung schizophrenes Erleben. Die Halluzinogene wurden in der Psychiatrie benutzt um sog. Modellpsychosen zu induzieren und psychotische Phänomen damit zu studieren.

Epid: ◊ Prädisp.alter: 70 % beginnen bereits zwischen dem **13. und 18. Lj.**

◊ 300.000 regelmäßige Cannabis-User in Deutschland geschätzt, Cannabis wird als sog. „weiche" Droge bezeichnet (ca. 3.000.000 haben zumindest einmal innerhalb der letzten 12 Monaten Cannabis genommen). **26 %** der 18- bis 35-jährigen haben schon mindestens einmal Cannabis konsumiert. In einer Umfrage bei Schülern im Jahr 2003 nahmen 5 % Cannabis häufiger als einmal pro Woche. Besondere Gesundheitsrisiken: insb. Entwicklung einer Cannabisabhängigkeit bei Konsum bereits vor dem 15. Lj.

Etlg: # **Cannabinoide** = vorwiegend Tetrahydrocannabinol (THC, lipophil, Kumulation im Fettgewebe) als **Haschisch** aus dem Harz der weiblichen Blütenstauden oder Haschischöl aus Harzextrakt, als **Marihuana** aus den Blüten und Blättern des **indischen Hanfs** *[Cannabis sativa]* gewonnen, wird meist mit Tabak gemischt (als „Joint") geraucht od. in einer „Bong" verbrannt und in einem Zug inhaliert. **Psychische Abhängigkeit**, keine körperliche Abhängigkeit und keine Toleranzentwicklung. Syn. in der Szene: Gras, Shit, Tüte, Joint, Ganja

Halluzinogene: **LSD** 25 = d-Lysergsäurediäthylamid-tartrat, Mescalin, Psilocybin, Adrenochrom, Bufotenin, Phencyclidin. Psychische Abhängigkeit, keine körperliche Abhängigkeit, keine Toleranzentwicklung, werden meist als Pillen eingenommen (Syn. in der Szene: acid, trips, peace pill, angle dust, rocket fuel, monkey tranquilizer, Elefanten-Killer)

Neuerdings wird auch das Narkosemittel Ketamin (Syn. in der Szene: Special-K, Vitamin-K, Kate) gespritzt, das in der Abklingphase dann Halluzinationen verursacht.

Ebenso kann Propofol Euphorie und (sexuelle) Halluzinationen auslösen.

Ein weiteres Medikament mit psychoaktiver Wirkung ist Dextromethorphan (z.B. Silomat®, Wick Medinait®), das als Antitussivum rezeptfrei in Apotheken erhältlich ist.

Klin: ⇒ Psychodysleptisch = „bewusstseinserweiternd"

⇒ Induzieren bei chronischem Missbrauch **Psychosen** (ohne tiefgreifende Störung von Bewusstsein oder mnestischer Funktion) mit dem klinischen Bild einer paranoid-halluzinatorischen schizophrenen Psychose

⇒ Cannabis: Rausch (für ca. 3-4 Std.) mit Euphorie, Wahrnehmungsintensivierung (insb. Musik und Farben), Veränderung des Raum- und Zeitgefühls

Somatisch: Beschleunigung des Pulses, Mydriasis, konjunktivale Injektion, Schwitzen und Körpertemperatursenkung, Mundtrockenheit, Tremor, Ataxie, Parästhesien

⇒ Halluzinogene, insb. LSD: Trip (für ca. 6-8 Std.) mit **optischen** und akustischen **Halluzinationen**, szenische Erlebnisse, Verzerrung der Wahrnehmung, Denkstörungen, Störungen der Körperempfindung, Zönästhesien, Veränderung des Raum- und Zeitgefühls

⇒ Sog. **Horrortrip** (insb. während des Abklingens der Wirkung ⇨ führt u.a. zum Wunsch der erneuten Drogeneinnahme): Depressionen, innere Unruhe, panische Angst, paranoide Verstimmung, bedrohliche Halluzinationen, illusionäre Verkennungen, Selbstschädigungsimpulse, somatisch: Erbrechen, Mydriasis

Diag:
1. Anamnese und klinische Untersuchung: Weite Pupillen, psychomotorische Störungen
2. Urin-/Speicheltest auf Cannabinoide (bei regelmäßigen Cannabis-Konsumenten kann THC mehrere Wochen nachweisbar sein), ebenfalls Nachweis im Blut, Schweiß (wird bei Verkehrskontrollen verwendet) und Haar (im Haar für Langzeitbeurteilung) mögl.

   Ein Verstoß im Straßenverkehr liegt vor bei Nachweis von >1 ng THC/ml im Serum.

Ther: Aufklärung!, bei Kinder/Jugendlichen ggf. auch Kurzzeitpsychotherapie

Prog: Vorsicht, da **Gefahr des Einstiegs** zu anderen (harten) Drogen.

Kompl:
* Cannabisabusus kann der Einstieg zu anderen **„harten Drogen"** (s.o.) sein, eine „Drogenkarriere" beginnt fast immer mit Haschischkonsum
* Chronischer Cannabismissbrauch (Cannabisabhängigkeit): Demotivierungssyndrom (**amotivationales Syndrom**, Minderung von Affektivität, Antrieb und Passivierung), soziale Defizite (Familie, Beruf), Interessenverlust, Abstumpfung, Verwahrlosung, Angststörung, Risikoerhöhung für den Ausbruch einer Psychose, z.B. Schizophrenie

  Bei Jugendlichem mit regelmäßigem Konsum sind kognitive Beeinträchtigungen auch nach Beendigung des Konsums noch bis zu 1 J. nachweisbar.
* Cannabis-Rauch enthält 50 % mehr karzinogene Stoffe als Zigarettenrauch, Bronchitis
* **Nachhallpsychosen** (Syn: „**Flashback**"-Psychosen, Echopsychosen) meist nur für Sekunden bis Minuten, diese sind noch nach Wochen (bis zu einem Jahr) der Abstinenz von Halluzinogenen mögl.
* Ketamin: Atemdepression, arterielle Hypertonie, Angst-/Panik-Zustände
* Schwangerschaft: Cannabismissbrauch führt zur Abnahme der fetalen Herzfrequenz, erhöhte perinatale Sterblichkeit, beeinträchtigte Sprach- u. Gedächtnisleistung, 8fach höhere Konzentration in der Muttermilch gegenüber dem mütterlichen Serum! (⇨ bei Cannabiskonsum nicht stillen!)
* LSD: Missbildungen von Skelett und ZNS, Chromosomenbrüche

Anm: In Studien wird bei finalen Erkrankungen Tetrahydrocannabinol zur Schmerzreduktion versucht. Ebenso kann therapierefraktäre Übelkeit und Erbrechen bei Chemotherapie und das Wasting-Syndrom bei HIV behandelt werden (in USA dafür auch zugelassen, Dronabinol, Marinol®). Außerdem wird experimentell Tetrahydrocannabinol bei MS-Patienten gegen die Spastik und beim GILLES-DE-LA-TOURETTE-Syndrom zur Reduktion der Tics versucht. Informationen dazu auch im Internet: http://www.cannabis-med.org

Bei Pat. mit einer schizophrenen Psychose kann im Vorfeld zum ersten manifesten Ausbruch oft ein Cannabiskonsum beobachtete werden. Die Pat. versuchen zum Teil damit (unbewusst) wahnhaftes Erleben zu kompensieren.

DD: **Biogene Suchtmittel:** werden von jungen Abhängigkeitskranken gelegentlich konsumiert

- Psilocybe species (Blätterpilze): halluzinatorischer Effekt
- Amanita muscaria (Fliegenpilz): desorientierender Effekt, Cave: Kreislaufregulationsstörung
- Datura species: (Stechapfel-Samenkörper od. -Blüten [Engelstrompete, Trompetenblume]): halluzinatorischer Effekt, Cave: Delir
- selten auch andere wie Muskatnuss, Kakteen, Tollkirsche, Betelnuss usw.
- Pflanzenmischungen mit dem Namen „Spice Gold", „Spice", „Scence", „Yucatan Fire", „Skunk", die geraucht werden und Cannabis-ähnlilche Symptome zeigen. Diese sind seit 2009 in Deutschland aufgrund ihres Abhängigkeitspotentials verboten.

SCHNÜFFELSUCHT

Syn: Schnüffelabhängigkeit, Thinner-Sucht, engl. glue sniffing, volatile substance abuse, *Störung durch flüchtige Lösungsmittel,* ICD-10: F18.2

Path:
- ♦ **Inhalation** von organischen **Lösungs- und Reinigungsmitteln** oder **Gasen**, z.B. Benzin, Trichloroethylen, Toluol, Tetrachlorkohlenstoff, Nitroverdünnung, Fleck- od. Nagellackentferner, Haarspray, Azeton, Äther, Chloroform, Feuerzeug- oder Campinggas (Propan, Butan), Schnüffeln an Farben/Lacken, Filzschreibern od. Klebstoffen (auch hier ist das Lösungsmittel das Rauschmittel), wie z.B. Pattex®, Sekundenkleber, Sprühkleber usw.
- ♦ Starke **psychische** Abhängigkeit
- ♦ Psychodynamisch: oft ausgeprägte Entwicklungsstörungen anamnestisch, da der Beginn der Erkrankung (Kinder) schon sehr früh ist (z.B. broken-home-Situation)

Epid:
- ◊ Es werden 30.000 „Schnüffler" in Deutschland geschätzt, insb. aber Vorkommen in der **Dritten Welt**
- ◊ Prädisp.alter: fast immer **Schulkinder** und **Jugendliche**

Klin:
- ⇒ **Rauschzustand** (bis zu 1 Std. Dauer): Euphorisierung, Ataxie, Dysarthrie, Durchgangssyndrom, Bewusstseinstrübung, ggf. Halluzinationen
- ⇒ Somatisch: Appetitverlust, Gewichtsabnahme, Aufmerksamkeitsstörung, soziale Verwahrlosung

Diag:
1. Typische Anamnese
2. Klinische, neurologische Untersuchung

Ther:
- Akut: Pat. wach halten, Atemhilfe, evtl. Intubation und kontrollierte Beatmung
- Entzug, gerade in der Dritten Welt sehr schwierig

Prog: Schlecht, insb. durch den Ausgangspunkt in sozial benachteiligten Schichten

Kompl:
- ∗ Verätzungen (od. Vereisung) der Atemwege, Aspiration
- ∗ Akute Intoxikation: Herzrhythmusstörung, Herzstillstand, Kammerflimmern, Hypoxie, Atemstörungen, zentrale Atemlähmung, Laryngospasmus, Krampfanfälle, Aspirationsgefahr bei Erbrechen, Erstickungstod
- ∗ Chronische Intoxikation: Benommenheit, Erregung, Desorientierung, Hirnatrophie, **hirnorganische Wesensänderung** bis zur Demenz, toxisches Neuromyelopathiesyndrom, Enzephalopathie, zerebellare Symptome (Tremor, Ataxie), Polyneuropathie
- ∗ Leber- und Nierenschäden, Knochenmarkschäden
- ∗ Verletzungen im Rauschzustand durch Stürze, Brände und Explosionen
- ∗ Schwangerschaft (insb. Toluol): Schäden wie beim fetalen Alkoholsyndrom mögl., bei chronischem Gebrauch ist ein Schwangerschaftsabbruch zu diskutieren

SPIELSUCHT

Syn: Glücksspielsucht, Spielabhängigkeit, „zwanghaftes“ Glücksspiel, pathologisches Glücksspielen, engl. gambling addiction, *pathologisches Spielen*, ICD-10: F63.0

Path: Psychodynamisch: Spielen als Lösungsversuch bei intrapsychischen Konflikten oder belastenden Lebenssituationen, **Regression** während des Spielens, Entwicklung einer psychischen Abhängigkeit mit ständiger gedanklicher Beschäftigung (Interesseneinengung)

Epid:
◊ **M** >> w
◊ Prädisp.alter: 20.-40. Lj.
◊ Prävalenz: 0,2-0,5 %, in Deutschland 80.000-130.000 süchtige Spieler geschätzt

Klin:
⇒ Spielen unkontrolliert und können nicht mehr aufhören (**Kontrollverlust**), meist Automatenspiele, es wird immer mehr Geld eingesetzt (⇨ Verschuldung)
⇒ Negative soziale Konsequenzen: beruflicher, sozialer und familiärer Verfall, Missachtung von Verpflichtungen, Verarmung, Schulden
⇒ Kriminalität/Delinquenz zur Beschaffung des Geldes zum Spielen

Diag: Typische Anamnese, Psychodynamik, Fremdanamnese, soziales Umfeld

Ther:
- Verhaltenstherapie und ggf. zusätzliche Psychotherapie zur Aufarbeitung psychodynamischer Ursachen
- Selbsthilfegruppen: Anonyme Spieler (GamAnon), Eilbeker Weg 20, 22089 Hamburg, Tel.: (0 40) 2 09 90-09, Fax: -19, Internet: http://www.anonyme-spieler.org
  Fachverband Glücksspielsucht e.V., Auf der Freiheit 25, 32052 Herford, Tel.: (0 52 21) 59 98 50, Internet: http://www.gluecksspielsucht.de
  Bei Überschuldung: Bundesarbeitsgemeinschaft Schuldnerberatung, Wilhelmsstr. 11, 34117 Kassel, Tel.: (05 61) 77 10 93, Internet: http://www.bag-sb.de (hier auch eine Liste der örtlichen Schuldnerberatungsstellen)

Prog: Ungünstig, insb. bei bereits eingetretenem sozialem Abstieg

Kompl: Verschuldung, soziale Isolation und Verfall

DD:
- Exzessives Spielen bei Pat. mit einer akuten **Manie**, **manische Phase** bei Zyklothymie
- Seltene Med-NW: Spielsucht ausgelöst durch Dopamin-Agonisten (zur Ther. eine Parkinson-Syndroms, insb. Pramipexol) ⇨ ist nach Absetzen des Med. wieder reversibel
- Andere nicht stoffgebundene Abhängigkeiten: Internetmissbrauch (Onlinesucht, Selbsthilfegruppe: www.onlinesucht.de), übermäßiger Medienkonsum (Computer, Videos, Fernsehgeräte, Spielekonsolen, Handys), Sexsucht, Arbeitssucht (workaholism), Anorexia nervosa (Magersucht), Bulimia nervosa (Ess-Brechsucht)

NIKOTINABHÄNGIGKEIT

Syn: Nikotinmissbrauch, Nikotinabusus, *Störung durch Tabak, ICD*-10: F17.2

Path:
- Verantwortlich für die physische Abhängigkeitsentwicklung ist das Nikotin ⇨ stimuliert die Nikotinrezeptoren im ZNS, diese setzen dann **aktivierende Neurotransmitter** (Noradrenalin, Dopamin, Serotonin, Acetylcholin, ACTH, Vasopressin und ß-Endorphin) im Gehirn frei
- Psychische Abhängigkeit (engl. craving, nicht beherrschbares Verlangen nach Zigaretten)
- Psychodynamisch: unbefriedigte orale Bedürfnisse

Epid: ◊ In Deutschland sind ca. **ein Drittel der Bevölkerung** Tabakraucher (schnupfen und kauen ist bei uns sehr selten), es rauchen 39 % der Männer und 31 % der Frauen im Alter von 18-80 Jahren. In der Altersgruppe der 18- bis 25-Jährigen rauchen 49 % der Männer und 44 % der Frauen.

Bei den 12- bis 17-Jährigen rauchen bereits 26 % (und zwischenzeitlich mehr Mädchen als Jungen)!

Es besteht ein enger Zusammenhang zwischen dem Rauchverhalten der Eltern und dem Einstieg in das Rauchen, weiter bedeutsam ist die Gruppe der Gleichaltrigen.

Pat. mit Psychosen (insb. Schizophrenie) oder Aufmerksamkeitsdefizitsyndrom (ADHS) rauchen doppelt so häufig wie die Allgemeinbevölkerung.

◊ Durchschnittliches Einstiegsalter für das Zigarettenrauchen ist in Deutschland **13,5** J.!

Mit der Verschärfung des Jugendschutzes und des im Jahr 2007 in Deutschland in Kraft getretenen Nichtraucherschutz-Gesetzes wird versucht hier entgegenzuwirken.

◊ Weltweit werden 1,2 Milliarden Raucher geschätzt, jährlich sterben ca. 3 Millionen Menschen weltweit an den Folgen des Rauchens, für Deutschland werden **110.000 Todesfälle/Jahr** geschätzt (davon auch statistisch etwa 60 Säuglinge durch rauchende Mütter)

◊ Wird ab der Jugend durchgehend geraucht, so versterben 50 % später bereits im mittleren Lebensalter und büßen damit statistisch ca. 22 Jahre ihrer Lebenserwartung (durch unterschiedlichste Folgeerkrankungen, s.u. Kompl.) ein.

Klin: ⇒ Subjektiv beruhigend, „hilft" bei Anspannung (Ersatzhandlung), anregend bei Ermüdung (erklärt sich durch die zentral stimulierende Wirkung)

⇒ „Gewichtsreduktion" durch (subjektive) Dämpfung des Hungergefühls

⇒ Vegetativ: Verengung der Blutgefäße ⇨ kühle Haut, insb. an Händen u. Füßen, Blutdruckanstieg

Diag: 1. Anamnese und klinische Untersuchung

2. Labor: Nachweis von Cotinin (ist ein Metabolit des Nikotins) im Blut quantitativ (Norm: bei Nichtrauchern <100 µg/g-Kreatinin) und im Urin qualitativ (= +/-) mögl.

Ther: • **Aufklärung**, Selbsthilfebroschüren, Eigenmotivation das Rauchen aufzuhören

• Ärztliche Unterstützung: die **5 "A"** zur Entwöhnung

ask	= abfragen ⇨ nach der Nikotinabhängigkeit fragen
advice	= anraten zum Nikotinverzicht
assess	= Aufhörmotivation ⇨ Strategie besprechen
assist	= assistieren ⇨ beim Nikotinverzicht helfen, z.B. Nikotinpflaster verordnen
arrange	= arrangieren ⇨ Kontrollen vereinbaren (wichtig für den Langzeiterfolg)

Allgemein mögl. sind: Beratungsgespräche, **Verhaltenstherapie** gegen die psychische Abhängigkeit (z.B. Aversionstechniken), Atemtherapie, Entspannungsverfahren wie autogenes Training, suggestive Verfahren wie Hypnose, Akupunktur

• Med: Raucher„entwöhnung" mit **Nikotinpflaster** (TTS = transdermales therapeutisches System, z.B. Nicotinell TTS®, ist nicht verschreibungspflichtig), es wird begonnen mit der Pflasterstärke, die dem Tagesbedarf an Zigaretten entspricht, z.B. Nicotinell TTS 30® und dann von Woche zu Woche um 10 „Zigaretteneinheiten" reduzieren.

Neu ist der partielle Nikotin-Agonist Vareniclin (Champix®, rezeptpflichtig) der den Nikotinrezeptor besetzt hält und so die Abstinenz erleichtert.

Ebenfalls umworben wird das Antidepressivum Bupropion (Zyban®, rezeptpflichtig) zur Unterstützung der Entwöhnung (mögl. NW: Krampfanfälle, arterielle Hypertonie, Allergie, Psychosen, Schlafstörungen, Suizidalität).

• Rauchertelefon des Deutschen Krebsforschungszentrums: (0 62 21) 42 42 00 [Mo. - Fr. v. 15 bis 19 Uhr] oder im Internet: http://www.dkfz-heidelberg.de/rauchertelefon mit Informationen, Broschüren, Adressen von Suchttherapeuten, Kliniken usw.
24-Stunden-Nichtraucherberatung der BZgA: (0 18 05) 31 31 31

Prog: Schlecht, nur 30-40 % der Pat. schaffen es langfristig Nichtraucher zu werden.

Kompl:
* **Chronische Bronchitis**, COPD, „Raucherhusten"
* **Kardio-vaskuläre Erkrankungen**, Angina pectoris, KHK, Myokardinfarkt, AVK = arterielle Verschlußkrankheit („Raucherbein"), zerebrovaskuläre Insuffizienz, Apoplex
* **Kanzerogenität** der Kondensate des Tabakrauchs (enthalten Nitrosamine, polyzyklische aromatische Kohlenwasserstoffe, aromatische Amine, Benzol, Cadmium, Chrom, Arsen, Vinylchlorid, Polonium): insb. Risiko für ein **Bronchialkarzinom** nach einer Expositionszeit/Latenz von ca. 15-30 Jahren (**männliche Raucher** haben ein **28faches Risiko**, Frauen ein 8faches Risiko gegenüber Nichtrauchern/innen, Pfeifen- od. Zigarrenraucher immerhin auch noch 8faches Risiko, auch Passivrauchen (mehr als 15 J.) verdoppelt das Risiko gegenüber "Nie-Rauchern", in Deutschland ist das Bronchialkarzinom die häufigste Tumorletalität beim Mann!, dritthäufigste bei der Frau, der Frauenanteil nimmt dabei stetig zu), Harnblasenkarzinom (6faches Risiko)
* Thrombosegefahr potenziert bei gleichzeitiger Einnahme von hormonalen Kontrazeptiva! (darüber muss bei der Verordnung der Pille aufgeklärt werden)
* Raucherleukozytose
* Tremor (feinschlägig)
* Gewichtsabnahme, bzw. vorübergehende Gewichtszunahme beim Absetzen des Nikotins (das Gewicht normalisiert sich statisitisch dann nach einem ½ Jahr wieder auf den Ausgangswert)
* Schwangerschaft: bei 20 Zigaretten/Tag vermindert sich das Geburtsgewicht des Neugeborenen im Durchschnitt um 250-500 g (Reifungsstörung der Plazenta, intrauteriner O_2-Mangel), erhöhte Abortrate (2faches Risiko), Frühgeburtlichkeit (2faches Risiko), erhöhte perinatale Sterblichkeit, postpartal Anstieg der Herzfrequenz/Blutdruck, 2faches Risiko für spätere Asthma-Erkrankungen, erhöhtes Risiko für ADHS
  ⇨ **absolute Nikotinkarenz!** (es gibt keine unbedenkliche Zahl an Zigaretten, auch „nur" 1 od. 2 Zigaretten/Tag schaden bereits. Leider rauchen aber immer noch, trotz intensiver Aufklärung, ca. 25 % der Schwangeren in Deutschland)
  Ein transplazentarer Übergang von tabakspezifischen Karzinogenen rauchender Mütter auf den Fetus wurde ebenfalls nachgewiesen.
* Säuglinge: 3fach höhere Nikotinkonzentration in der Muttermilch gegenüber dem mütterlichen Serum! (⇨ eine unbedenkliche Zahl an Zigaretten gibt es nicht, die Vorteile des Stillens überwiegen jedoch bei bis 5 Zigaretten/Tag, ab 10-15 Zigaretten/Tag nicht stillen!), höheres Risiko für plötzlichen Kindstod (SIDS), mehr Koliken
  Die inhalative Exposition (= Passivrauchen) des Säuglings führt darüber hinaus zu häufiger auftretenden Atemwegserkrankungen (also sollte auch der Vater zum Nikotinverzicht aufgefordert werden ⇨ Haushalt des Kindes = **Nichtraucherzone!**)

Proph:
* ♥ Die beste Therapie ist die Primärprophylaxe = durch Aufklärung verhindern, dass das Rauchen begonnen wird! (Vorbildfunktion der Eltern!)
* ♥ Vorbildfunktion des Arztes!, leider rauchen aber 17 % der Ärzte in Deutschland (zum Vergleich: nur 3 % in den USA)
* ♥ Wann immer möglich sollte zum Nichtrauchen aufgefordert und angeleitet werden.

KINDER- UND JUGENDPSYCHIATRIE

OLIGOPHRENIE

Syn: Intellektuelle/geistige Behinderung, mentale Retardierung, Schwachsinn, *Intelligenzminderung, ICD*-10: leichte F70.- bis schwerste F73.-

Def: Oligophrenie = alle **angeborenen** oder früherworbenen Minderungen der psychischen und intellektuellen Entwicklung (im Gegensatz zur Demenz = später erworben).
Der Intelligenzquotient Mittelwert (**IQ**) der Allgemeinbevölkerung beträgt 100 (mit einem Normalbereich von **85-115**).

Ät:
- **Unklare Ursache** (häufigste Ursache)
- **Prä-, peri- und postnatal** erworbene Schäden (frühkindliche, exogene Hirnschädigung)
  Pränatal: Embryo- und Fetopathien, Virus- und andere **Infektionskrankheiten** der Mutter (Röteln, Zytomegalie, Lues, Toxoplasmose, Listeriose, Herpes simplex), **Alkoholembryopathie**, Drogenabhängigkeit der Mutter, Strahlenschäden, Blutgruppenunverträglichkeit, Abtreibungsversuche, EPH-Gestose, Eklampsie, Hypothyreose (Kretinismus), Medikamentennebenwirkungen
  Perinatal: Geburtstrauma mit mechanischer Schädigung, **O_2-Mangel** (Asphyxie), **Frühgeburtlichkeit**
  Postnatal: Kernikterus (Hyperbilirubinämie), Ernährungsstörungen, Meningitis od. Enzephalitis (z.B. Masern), Krampfanfälle, schwer verlaufende frühe Kinderkrankheiten
- **Chromosomal** bedingt: DOWN-Syndrom (= **Trisomie 21**, Syn: Mongolismus, häufigste Chromosomenaberration), EDWARDS-Syndrom (= Trisomie 18), KLINEFELTER-Syndrom (47, XXY), TURNER-Syndrom (45, XO), Cri-du-chat-Syndrom (Katzenschrei-Syndrom, Deletion am Chrom. 5p-), WOLF-HIRSCHHORN-Syndrom (Deletion am Chrom. 4p-), AICARDI-GOUTIÈRES-Syndrom (aut.-rez., Chrom 3_{p21}), Fragiles-X-Syndrom, Mikrodeletionen
- **Erblich** (metabolisch-genetisch) bedingt: Stoffwechselstörungen: Phenylketonurie (= FÖLLING-Krankheit), Ahornsirupkrankheit, Morbus WILSON, Homocystinurie, KH-Stoffwechselstörungen: Galaktosämie, hereditäre Fructoseintoleranz, idiopathische infantile Hypoglykämie, Lipidstoffwechselstörung: GAUCHER-Krankheit, TAY-SACHS-Syndrom, PFAUNDLER-HURLER-Krankheit, Leukodystrophien
  Phakomatosen: Tuberöse Hirnsklerose, STURGE-WEBER-KRABBE-Syndrom, HIPPEL-LINDAU-Syndrom, Neurofibromatose
- Hirn- und Schädelmissbildungen: Mikropolygyrie, Lissenzephalie (fehlende Gyrierung), Porenzephalie, Hydrozephalus, Kraniostenose, LAURENCE-MOON-BARDET-BIEDL-Syndrom (dienzephale Degeneration)
- Soziale Isolation, schwere Vernachlässigung

Path: Zusammenwirken von Anlage- und Umweltfaktoren (ungünstige soziale Strukturen, Mangel an Zuwendung)

Epid:
◊ Prävalenz: Oligophrenie betrifft 1-3 % der Bevölkerung
◊ Knaben sind etwas häufiger betroffen, m>w (1,4-1,9:1)
◊ Eine der häufigsten Ursachen ist das DOWN-Syndrom (Trisomie 21): Gesamtprävalenz in der Bevölkerung 1/700 (Gesamtrisiko für Chromosomenaberrationen ist stark abhängig vom Alter der Mutter bei der Konzeption ⇨ 35 J. Risiko 0,3 %, 40 J. 1 %, 45 J. 5 %)

<u>**Etlg:**</u> # **Debilität** (*leichte Intelligenzminderung* ICD-10: F70.-, **85 % d. Pat.**): Pat. können einen einfachen Beruf erlernen, Unabhängigkeit in der Selbstversorgung, Sprachentwicklung verzögert aber ausreichend (IQ = 70-50)

Imbezillität (*mittelgradige Intelligenzminderung* ICD-10: F71.-, 10 % d. Pat.): kein selbständiges Zurechtfinden im Alltag, Arbeiten nur in beschützten Werkstätten mögl., Behinderung in der sprachlichen Ausdrucksfähigkeit (IQ = 49-35)

Idiotie (*schwere Intelligenzminderung* mit IQ = 35-20, ICD-10: F72.-; bis *schwerste Intelligenzminderung* mit IQ = <20, ICD-10: F73.-, insg. nur 5 % d. Pat.): völlige Bildungsunfähigkeit, völlige Abhängigkeit in der Selbstversorgung, nur rudimentäre Sprachentwicklung

Dissoziierte Intelligenz (ICD-10: F74.-): deutliche Diskrepanz (mindestens 15 IQ-Punkte) z.B. zwischen Sprach-IQ und Handlungs-IQ

<u>**Klin:**</u> ⇒ Unterschiedliche Ausprägung der **Sprachentwicklung** von verzögert bis nur rudimentär

⇒ **Aufmerksamkeitsschwäche,** Verhaltensabweichungen, Störung der Affektivität

⇒ **Bewegungsstörungen**, psychomotorische Unruhe (frühkindliches exogenes Psychosyndrom)

⇒ Unterschiedliche Ausprägung bezgl. der **Selbstversorgung** (Essen, Waschen, Anziehen, Stuhl- und Miktionskontrolle)

⇒ Unvermögen zu **logischem Denken**, fehlendes Abstraktionsvermögen, haften am Gewohnten, Unvermögen neuen Anforderungen gerecht zu werden

⇒ <u>DOWN-Syndrom:</u> Geburt mit Brachyzephalus (Kurzkopf mit abgeflachtem Hinterkopf), Epikanthus (Hautfalte am inneren Augenwinkel) u. schräge Lidspalten, beim Säugling weiße sog. BRUSHFIELD-Flecken in der Iris, Makroglossie (verdickte große Zunge), offener Mund mit vermehrter Speichelsekretion, Vierfingerfurche in den Handflächen, Sandalenlücke zw. 1. u. 2. Zehe am Fuß, Muskelhypotonie, in 40-60 % d.F. Herzfehler (meist AV-Septumdefekt), Minderwuchs (Endgröße ca. 1,40 m), erhöhte Leukämierate (1 % d.F.), erhöhte Infektanfälligkeit. Prog: Lebenserwartung ca. ½ der Normalbevölkerung, motorische und geistige Entwicklung deutlich verzögert, IQ im Kindesalter um 50, später auch geringer (frühzeitige Entwicklung einer Demenz, um das 40. Lj. beginnend)

<u>**Diag:**</u>
1. Anamnese (Frage nach Anpassung und Bewältigung des täglichen Lebens, schulische Fähigkeiten, Kontaktfähigkeit), sprachliches Ausdrucksvermögen und klinischer Eindruck
2. Standardisierte **Intelligenztests** (IQ-Wert) und Leistungstests
3. Laboruntersuchungen, z.B. zum Ausschluss von Stoffwechselstörungen
   ggf. Chromosomenanalyse
4. EEG, CCT, MRT zum Ausschluss organisch-neurologischer Erkrankungen

<u>**Ther:**</u>
- **Heilpädagogische Behandlung** (sensomotorische Übungsbehandlungen, Perzeptionstraining, logopädische Behandlung, Musiktherapie, Spieltherapie)
- **Sozialfürsorgerische Maßnahmen**: Sonderkindergarten, Förderschule („Sonderschule", E-Schule), beschützende Werkstätten, Tagesbildungsstätten usw.

  Bei schwerstbehinderten Pat.: Dauerhospitalisierung mit strukturiertem Tagesablauf, Arbeitstherapie
- <u>Prophylaxe:</u> **Elternberatung** durch den Gynäkologen und bei Vorliegen einer genetischen Erkrankungen in der Familie in einer humangenetischer Beratungsstelle

  ⇨ ggf. erweiterte Schwangerschaftsvorsorgeuntersuchungen = **pränatale Diagnostik:** Sonographie mit Bewertung der Nackentransparenz und Labor: PAPP-A (<u>p</u>regnancy-<u>a</u>ssociated <u>p</u>lasma <u>p</u>rotein-<u>A</u>) und freie ß-Untereinheit des HCG (<u>h</u>umanes <u>C</u>horion<u>g</u>onadotropin) od. Triple-Test (=<u>α</u>-<u>F</u>eto<u>p</u>rotein (AFP), <u>u</u>nkonjungiertes <u>Ö</u>striol (uE3) u. HCG)

  ggf. auch Amniozentese (Fruchtwasseruntersuchung) oder Chorionzottenbiopsie mit **Chromosomenanalyse** und Suche nach Enzymdefekten (Ind: Vorliegen einer genetischen Erkrankung der Eltern od. deren Verwandten, vorhergehendes Kind mit einer Chromosomenanomalie, mütterliches Alter >35 J. bzw. Alter des Vaters >50 J.)

  Neugeborenenscreening: z.B. auf Phenylketonurie [Guthrie-Test] in der U2 (⇨ die Therapie mit phenylalaninarmer Diät verhindert eine Oligophrenie), auf Entwicklungsverzögerungen achten

Aufklärung über Alkoholembryopathie u. Drogenfolgen!

- Selbsthilfegruppen: Bundesvereinigung Lebenshilfe für Menschen mit geistiger Behinderung e.V., Raiffeisenstr. 18, 35043 Marburg, Tel.: (0 64 21) 4 91-0, Fax: -167, Internet: http://www.lebenshilfe.de

  Arbeitskreis Down-Syndrom e.V., Gadderbaumer Str. 28, 33602 Bielefeld, Tel.: (05 21) 44 29 98, Internet: http://www.down-syndrom.org und Deutsches Down-Syndrom InfoCenter, Hammerhöhe 3, 90207 Lauf/Pegnitz, Tel.: (0 91 23) 98 21-21, Fax: -22, Internet: http://www.ds-infocenter.de

<u>Prog:</u> Insb. bei leichten Formen ist durch die heilpädagogische Therapie eine gute Förderung mögl., wichtig ist eine frühzeitige Diagnose.

<u>Kompl:</u>
* Zusätzliche psychische Störungen (Risiko 3- bis 4fach höher als in der Normalbevölkerung), z.B. Autismus, Phobien, Schizophrenie
* Zusätzliche körperliche Behinderungen, z.B. Herzfehler, Fußdeformitäten
* Zusätzliche neurologische Erkrankungen, z.B. Epilepsie

<u>DD:</u>
- Grenzdebilität (Lernbehinderung, IQ = 70-85) sind noch der Normalbevölkerung zuzuordnen: Ursache anlage-, neurotisch- od. sozial-bedingt
- Teilleistungsschwächen (s.u.) verschiedener Ausprägung wie Legasthenie, Rechenstörungen, Sprachentwicklungsstörung, motorische Entwicklungsstörungen
- Kindliche Verhaltensstörungen
- Hyperkinetisches Syndrom
- Frühkindlicher Autismus, Mutismus
- Demenz (= während des Lebens erworbene Intelligenzminderung bei zuvor normalem Intellekt)

KINDLICHE ENTWICKLUNGSSTÖRUNGEN

<u>Syn:</u> Teilleistungsschwächen, **MCD** = <u>m</u>inimale <u>c</u>erebrale <u>D</u>ysfunktionen, ICD-10: F80 - F89

<u>Ät:</u>
- Häufig unbekannt
- Genetische Disposition, **familiäre Häufung** (40 % d.F.)
- Frühkindlicher Hirnschaden (prä-, peri- und postnatal erworbene Schäden, s.o.)
- Probleme im sozialen Umfeld: fehlende Anregung von außen, Trennungsproblematik, Schwierigkeiten mit Mitschülern od. Lehrern, Schulangst, fehlende Motivation

<u>Etlg:</u>
Sprachentwicklungsstörung, ICD-10: F80.-
Lese- und Rechtschreibschwäche (**Legasthenie**, Syn: Dyslexie), ICD-10: F81.0
Rechenstörungen (Arithmasthenie, Dyskalkulie), ICD-10: F81.2
Entwicklungsstörung schulischer Fähigkeiten, Lernbehinderung, ICD-10: F81.9
Bewegungskoordination (Entwicklungsstörung der motorischen Funktion, ICD-10: F82.9)
Autismus, s.u.

<u>Epid:</u>
◊ **M** >> w (3-4:1)
◊ Prävalenz: Sprachentwicklungsstörungen haben 6-8 % der Kleinkinder/Kinder, 12-14 % der Schulkinder haben eine Teilleistungsschwäche, eine Legasthenie findet sich bei ca. 5 % der Schulkinder

<u>Klin:</u> ⇒ Sprachentwicklungsstörung (ab 3. Lj. pathologisch): Artikulationsstörung, Dyslalie (= Stammeln), Lallen, Lispeln, gestörtes Sprachverständnis, Dysgrammatismus, verminderter Wortschatz , falscher Wortgebrauch

⇒ Lese- und Rechtschreibschwäche (manifest ab 8. Lj.): Auslassen, Verdrehen von Wörtern oder Wortteilen oder von Buchstaben in Wörtern, langsame Lesegeschwindigkeit, Verlieren der Zeile im Text beim Vorlesen, falsche Phrasierungen, Unfähigkeit Gelesenes wiederzugeben und Schlussfolgerungen zu ziehen, Schwierigkeiten beim Schreiben von Buchstaben, hohe Fehlerzahl bei Diktaten und beim Abschreiben von Texten

⇒ Motorische Störungen (minimale zerebrale Dysfunktion): Schwierigkeiten beim Erlernen von Auf- u. Zuknöpfen, Schuhbinden, häufiges Stolpern, Fallen über Hindernisse, unbeholfenes und langsames Laufen, Hüpfen und Treppensteigen, Werfen und Fangen von Bällen gelingt nicht, schlechte Zeichnenfertigkeiten

⇒ Es sind Teilleistungsschwächen ⇨ es liegt i.d.R. eine normale, **durchschnittliche Intelligenz** vor (im Gebiet der Teilleistungsschwäche liegt die Intelligenz um 1,5-2 Standardabweichungen unter der Gesamtintelligenz)

Diag:
1. Anamnese und Fremdanamnese, Schulbericht
2. Testpsychologische Untersuchungen: Intelligenz- und Leistungstest (HAWIK), Entwicklungstests (z.B. nach GRIFFITH, MFED 2-3, ET 6-6, BSID II), Schulreifetest, „Probediktat" (standardisierter Rechtschreibe- u. Lesetest, z.B. DRT, ZÜRCHER-Lesetest), Sprachentwicklungstest (SETK-2)
3. Neurologische und klinische Untersuchung zum Ausschluss einer organischen Erkrankung, Sinnesstörung (Sehtest) od. HNO-Erkrankung (Hörtest), ggf. EEG

Ther:
- Beratung der Eltern, Einbeziehung von Angehörigen und Lehrern
- **Heilpädagogische Behandlung** mit sensomotorischer Übungsbehandlung, Sprachschulung (Logopädie n. ZOLLINGER mit ganzheitlichem Ansatz, möglichst früh beginnen, 2.-3. Lj.), Konzentrationstraining, Spieltherapie
- Lernhilfen, **ständiges Üben**, schulische Förderkurse in Kleingruppen (es gibt Legasthenierverordnungen in den einzelnen Bundesländern, z.B. Erleichterung bei der Benotung)
- Vermeidung von Bestrafung!
- Bei neurotisierten Kindern unterstützende psychotherapeutische Behandlung
- Selbsthilfegruppen: Bundesarbeitsgemeinschaft zur Förderung v. Kindern u. Jugendlichen mit Teilleistungsstörungen e.V., Postfach 45 02 46, 50877 Köln, Tel.: (02 21) 4 97 27 19, Internet: http://www.bag-tl.de

  Selbständigkeitshilfe bei Teilleistungsschwäche e.V., Niedererdstr. 105, 67071 Ludwigshafen, Tel.: (06 21) 6 85-88 42, Fax-87 43, Internet: http://www.seht.de

  Bundesverband zur Förderung von Menschen mit Lernbehinderung e.V., Gerberstr. 17, 70178 Stuttgart, Tel.: (07 11) 63 38 43-8, Fax: -9, Internet: http://www.lernen-foerdern.de

  Bundesverband Legasthenie e.V., Postfach 11 07, 30011 Hannover, Tel.: (07 00) 31 87-38 11, Fax: -39 11, Internet: http://www.bvl-legasthenie.de

  Initiative zur Förderung rechenschwacher Kinder e.V., Badstr. 25, 73776 Altbach, Tel.: (0 71 53) 2 74 48, Internet: http://www.ifrk-ev.de

  Verein zur Förderung der Kinder mit MCD e.V., Wiesentfelserstr. 16, 81219 München, Tel.: (0 89) 8 54 31 41, Internet: http://www.mcd.de

Prog: Gut bei umfassender Förderung der kindlichen Entwicklung, ohne Förderung persistieren die Defizite in das Erwachsenenalter (die Störungen **„wachsen" sich nicht aus**)

Kompl:
* Gleichzeitige Störung des Sozialverhaltens
* Gleichzeitiges **Hyperkinetisches-/Aufmerksamkeitsdefizitsyndrom** (s.u.)
* 50 % der Kinder mit einer Sprachentwicklungsstörung entwickeln im Verlauf auch eine Lese-/Rechtschreibschwäche
* **Persistenz in das Erwachsenenalter** (5-6 % der Erwachsenen in Deutschland haben eine Lese-/Rechtschreibschwäche) ⇨ schlechtere berufliche Chancen, erhöhtes Risiko für Störungen des Sozialverhaltens

DD:
- Organisch bedingte Sehstörung od. Hörstörung/Taubheit ⇨ führt ebenfalls zu einer verzögerten Sprachentwicklung

- Dysarthrie (Sprechmotorik ist gestört) bei infantiler Zerebralparese mit monotoner, skandierender Sprache und Näseln
- Gaumenspalten
- Neurologisch bedingte Aphasien (z.B. Aphasie mit Epilepsie = LANDAU-KLEFFNER-Syndrom, nach Schädel-Hirn-Trauma, Apoplexie)
- Oligophrenie (globale Intelligenzminderung)
- Hirnorganisches Psychosyndrom
- Verzögerte Sprachentwicklung im Kleinkindalter (sog. late talkers): z.B. Wortschatz <50 Wörter im Alter von 24 Mon., keine Zweiwortkombination.
  Prog: 1/3 entwickeln im Verlauf eine Sprachentwicklungsstörung
  Diag: Elternfragebögen zur Sprachentwicklung (im Alter von 21-24 Mon., ELFRA-2)
  Ther: Anleitung der Eltern! zu sprachförderndem Verhalten (einfache Sätze, langsam Sprechen, viel Wiederholen, Dinge des Alltags immer benennen, 30 Min./Tag zusammen spielen)

VERHALTENS- U. EMOTIONALE STÖRUNGEN IM KINDESALTER

Syn: ICD-10: F90 - F98

Ät:
- **Psychosoziale Belastungen**, Risikofaktoren: Heimerziehung, gestörte Familienverhältnisse (Ehescheidung, dissoziales Milieu, ökonomische Probleme, Gewalttätigkeit, Alkoholmissbrauch), fehlende emotionale Zuwendung, mütterliche Berufstätigkeit im 1. Lj., Geburt eines Geschwisters in den ersten 2 Lj., rigide oder mangelnde Erziehung, Überforderung und Reizüberflutung oder Langeweile und Unterforderung, Trennungsangst von der Bezugsperson, psychische oder schwere körperliche Erkrankung der Eltern, väterliche Abwesenheit, überängstliche Mutter, mangelnde Anpassungsfähigkeit, sexueller Missbrauch
- Frühkindliche Hirnschädigung (hirnorganisches Psychosyndrom)
- Familiäre Disposition

Epid: ◊ 15 % der Kinder und Jugendlichen zeigen Auffälligkeiten
◊ **M** > w

Etlg:
Phobien im Kindesalter (ICD-10: F93.1): Dunkelangst, Tierphobien, soziale Phobien, Agoraphobie, Schulphobie, Trennungsangst (ICD-10: F93.0)
Zwangsstörungen (selten vor dem 15. Lj.)
Konversionsstörungen (meist um die Pubertät beginnend), psychogene Anfälle, psychogene Lähmungen
Somatisierungsstörungen: psychosomatische Kopfschmerzen od. Bauchschmerzen, häufig in Kombination mit ängstlichen u. depressiven Symptomen
Schlafstörungen: Einschlafstörungen, Durchschlafstörung, Schlafwandeln = Somnambulismus
Störung des Sozialverhaltens (ICD-10: F91.-): Lügen, Stehlen, Fortlaufen, Aggressivität, sozial unsicheres Verhalten (Schüchternheit, Trennungsangst, apathisches Verhalten)
Habituelle Manipulationen (ICD-10: F98.8): **Daumenlutschen** (pathologisch >3. Lj.), **Nägelbeißen** (Onychophagie), Nasenbohren, Zähneknirschen (Bruxismus), Haarausreißen (Trichotillomanie), kauen an den Lippen (Morsicatio), genitale Manipulationen (Spielonanie)
Stereotype Bewegungsstörungen: Jactatio (= rhythmisches Kopfschütteln, ICD-10: F98.4) des Kopfes oder Oberkörpers, meist vereinsamte Kinder
Tic-Störungen (unwillkürliche, unregelmäßig auftretende Bewegungen, ICD-10: F95.-), GILLES-DE-LA-TOURETTE-Syndrom (schwere Tics + Echolalie, Grunzlaute, ICD-10: F95.2)
Wutanfälle und respiratorische Affektkrämpfe (6. Mon. bis 3. Lj.)

\# Nichtorganische **Enuresis** (ICD-10: F98.0, meist nächtliches Bettnässen = Enuresis nocturna, selten am Tag = E. diurna, pathol. >5. Lj.): primäre E. (Kind war noch nie trocken) oder sekundäre E. (= nach zuvor schon vorhandener Blasenkontrolle)

\# Enkopresis (= Einstuhlen, ICD-10: F98.1, pathol. >4. Lj., m>w)

\# **Essstörungen**: kindliche Adipositas, Obstipation, Appetitstörungen, Anorexia nervosa u. Bulimie (s.o., Kapitel Verhaltensstörungen), Pica (Verschlucken von Fremdkörpern), Trichophagie (Verschlucken von Haaren)

\# **Mutismus** (völlige Sprachhemmung) und elektiver Mutismus (Sprachhemmung nur gegenüber Fremden, ICD-10: F94.0) nach zuvor ungestörter Sprachentwicklung und erhaltenem Sprachvermögen, Prädisp.alter: Vor- od. Einschulalter

\# **Hyperkinetische Störungen** (s.u.), Aufmerksamkeitsstörung, engl. attention deficit disorder mit Hyperaktivität

Klin: ⇒ Allgemein: Ängstlichkeit, Kontaktschwierigkeiten, sozialer Rückzug

⇒ Identifikationsprobleme, aggressives Verhalten

Diag:
1. Anamnese, Fremdanamnese (Eltern, Bezugspersonen) und klinische, neurologische Untersuchung
2. Psychologische Testverfahren: Intelligenztest (HAWIK), Fähigkeitstest, Entwicklungstest (Youth-Self-Report od. Child Behavior Checklist)
3. Verhaltensbeobachtung durch Eltern und ggf. durch Psychologen
4. Ausschluss organischer Erkrankungen

Ther:
- Allgemein: Psychotherapie unter Einbeziehung der Eltern (Familientherapie, insb. bei gestörtem Familiensystem), Beratung, Spieltherapie, Entspannungsverfahren, in schweren Fällen auch als stationäre Therapie.

  Tadeln und Strafen ist nicht nützlich und verstärkt oft nur das Verhalten und begünstigt die Entwicklung neurotischer Störungen. Reduktion von chronischer Überforderung.

  Phobien: systematische Desensibilisierung und Entspannungsverfahren
- Enuresis: Verhaltenstherapie, Blasentraining, Med: ADH zur Nacht, Imipramin (Tofranil®)

Prog: Im Allgemeinen günstig, häufig nur vorübergehende Erscheinung, gehen nur selten als neurotische Störung in das Erwachsenenalter über. Störungen im Sozialverhalten persistieren jedoch häufiger.

Kompl:
* Schulversagen
* Stigmatisierung der Kinder (soziale Ächtung ⇨ Verstärkung u. **Chronifizierung** der Symptomatik)
* Drogenabusus im Jugend- und Erwachsenenalter

Proph: ♥ **Protektive Faktoren:** stabile, seelisch gesunde Bezugspersonen (Familienzusammenhalt, Großfamilie, gute elterliche Beziehung), überdurchschnittliche Intelligenz, ausgeprägtes Selbstwertgefühl, gesicherte ökonomische Verhältnisse, soziale Förderung (Schule, Kirche, Vereine). Als **Resilienz** wird die psychische Widerstandskraft bezeichnet, trotz belastender Kindheit Frustrationstoleranz zu entwicklen.

DD:
- Pubertät mit unspezifischen Störungen dieser Übergangszeit
- Epilepsie
- Enuresis: kindliche Harninkontinenz = urologische (organische) Erkrankung der ableitenden Harnwege, Spina bifida
- Enkopresis: organische Erkrankung, wie Megakolon, Malabsorption, Incontinentia alvi, neurologische Erkrankungen, z.B. Spina bifida
- Störung durch Kindesmisshandlung (engl. battered-child-Syndrom, ICD-10: T74)
- MÜNCHHAUSEN-by-proxy-Syndrom = absichtliches Zufügen od. Vortäuschen von körperlichen Schäden am Kind durch eine nahe Bezugsperson (meist psychiatrisch kranke Mutter)

AUFMERKSAMKEITSDEFIZITSYNDROM

Syn: Abk. ADS, Aufmerksamkeitsdefizit-Hyperaktivitäts-Störung (Abk. **ADHS**), Hyperkinetisches Syndrom (Abk. HKS), Hyperaktives Syndrom, Störung mit Aufmerksamkeitsdefizit, (Umgangssprachlich: „Zappelphilipp-Syndrom", engl. „Fidgety Phil"), engl. attention-deficit / hyperactivity disorder, *hyperkinetische Störungen, ICD*-10: F90.-

Ät:
- Als Ursache wird eine **Kombination** von genetischen und umweltbedingten Faktoren angesehen.
- **Genetische Disposition** (Polymorphismus des Dopaminrezeptor-D4-Gens, Chrom. 11) und familiäre Häufung (Erkrankungsrisiko: eineiiger Zwilling erkrankt, Risiko für d. zweiten 75 %; ein Elternteil erkrankt, Risiko für die Kinder 20-40 %)
- Gestörte Familienverhältnisse, Ehescheidung, fehlende emotionale Zuwendung, niedriger Bildungsstand, Arbeitslosigkeit der Eltern, Überforderung und Reizüberflutung
- Frühkindlicher Hirnschaden, hypoxisch-ischämische Episoden, Frühgeburtlichkeit, pränatale Nikotinexposition (Rauchen der Mutter während der Schwangerschaft verdoppelt das Risiko für das Kind später ein ADHS zu entwickeln)

Path: Diskutiert wird ein Dopaminmangel im Frontalhirn und den Basalganglien.

Epid:
◊ Prävalenz: ca. 3-6 % der Kinder betroffen
◊ **M** >> w (4-8:1)
◊ Prädisp.alter: Beginn **vor 6.** Lj. (typisch im Kindergartenalter), Höhepunkt im Schulalter (Gipfel: 7.-11. Lj.), häufig Probleme von Geburt an („Schreikinder")

Klin:
⇒ **Psychomotorische Unruhe** (**Hyperaktivität**, Bewegungsdrang, nicht stillsitzen können)
⇒ **Aufmerksamkeitsstörung** (Konzentrationsstörung) mit wenig motivierbarer aber ständig wechselnder Aufmerksamkeit (große **Ablenkbarkeit**), Vergesslichkeit
⇒ Expansive Symptomatik: **Impulsivität** = mangelnde Impulskontrolle (schlechte Selbstkontrolle, "erst handeln, dann denken"), dranghafter Charakter, Erregbarkeit, Aggressivität, **Wutausbrüche**, Distanzlosigkeit, **emotionale Instabilität** (Stimmungsschwankungen), Störung des Sozialverhaltens (trotzig, ungehorsam), geringe Frustrationstoleranz
⇒ Erhöhte Unfallgefährdung und Neigung zu Regelverletzungen
⇒ In 10-40 % d.F. gleichzeitige Verzögerung der motorischen u. sprachlichen Entwicklung mit Teilleistungsschwächen wie Lese- und Rechtschreibschwäche, Dyskalkulie, Tic-Störungen, Enuresis nocturna (Bettnässen), Schlafstörungen

Diag:
1. Anamnese, Fremdanamnese (**Eltern**, Kindergärtnerin, Lehrer) und klinische, neurologische Untersuchung, Hör- und Sehtest
2. Psychologische Testverfahren (HAWIK ⇨ meist normaler IQ), Fragebogentests (FBB-HKS, CONNERS-Bogen – gibt es für Eltern [CONNERS' Parent Rating Scale] und für Lehrer [CONNERS' Teacher Rating Scale]), Aufmerksamkeitstests
3. Verhaltensbeobachtung durch Eltern und ggf. durch Psychologen
4. Ausschluss organischer Erkrankungen: EEG, EKG, Diff-BB (insb. auch vor Medikation), Hör- und Sehtests

Ther:
- Psychoedukation: Aufklärung der Eltern und Erzieher, Lehrern usw. über das Krankheitsbild
- Heilpädagogische Maßnahmen (psychomotorisches Training, reizarme Umgebung), Verhaltenstherapie (insb. mit Einbeziehung der Eltern, Schulintervention, Sommer-Therapie-Programm), soziales Kompetenztraining
- Med: eingesetzt werden im Schulalter **Psychostimulanzien**
  Ind: stark ausgeprägte psychosoziale Einschränkungen, insb. im schulischen Bereich
  Methylphenidat 0,5-1,0 mg/kgKG [Ritalin®, Medikinet®, Equasymt®Retard, Concerta®Retard], ist ein BTM! und gehört zu den Amphetaminen,

od. DL-Amphetaminsaft 0,1-0,5 mg/kgKG (muss von der Apotheke hergestellt werden), bei Versagen konnte auch Pemolin versucht werden, 0,5-2 mg/kgKG [Tradon®, wurde wegen potentieller Leberschädigung aus dem Handel genommen].

Therapiekontrolle mit Verlaufsfragebogen durchführen und Auslassversuche (z.B. in den Schulferien) machen.

Neu zugelassen ist ein selektiver Noradrenalin-Wiederaufnhamehemmer: **Atomoxetin** (0,5-1,2 mg/kgKG, Strattera®, Vorteil: ist kein BTM u. auch für Erwachsene zugelassen).

In Erprobung ist auch ein α-2A-Adrenorezeptoragonist, Guanfacin (Connexyn®) und Lisdexamphetamindimesilat (Vyvanse™, in den USA zugelassen). Versucht werden auch Antidepressiva, z.B. Reboxetin (Edronax®), Venlafaxin (Trevilor®), Bupropion (Zyban®), Neuroleptika (Risperidon, Risperdal®) od. ß-Rezeptorenblocker (Propranolol, Dociton®).

- Selbsthilfegruppen: ADHS Deutschland e.V., Postfach 41 07 24, 12117 Berlin, Tel.: (0 30) 85 60 59-02, Fax: -70, Internet: http://www.adhs-deutschland.de

  Arbeitsgemeinschaft ADHS der Kinder- und Jugendärzte e.V.,Gleiwitzer Str. 15, 91301 Forchheim, Tel.: (0 91 91) 97 03-69, Fax: -75, Internet: http://www.ag-adhs.de

  Weitere Informationen für Eltern und Erzieher: http://www.zentrales-adhs-netz.de und bei http://www.adhs.info

Prog: Bei Förderung bis zum Erwachsenenalter meist gut, 1/3 der betroffenen Kinder zeigen später aber auch im Erwachsenenalter noch Symptome (Aufmerksamkeitsdefizite, Impulsivität, Suchtentwicklung). Die medikamentöse Therapie wirkt bei 70-80 %.

Kompl:

* Störung des Sozialverhaltens (dissoziale Persönlichkeitsstörung, Delinquenz), schulische Schwierigkeiten ⇨ geringeres Bildungsniveau, Schulabbruch, häufiger Arbeitslosigkeit
* Begünstigung der **Suchtentwicklung** (bis zu 8faches Risiko) von Nikotin-, Alkohol- od. Drogenmissbrauch (Lebenszeitprävalenz: 2- bis 3fach höher)
* Persistenz in das **Erwachsenenalter** (manifest bei 10-30 % d.F., mit geringen Symptomen bis zu 60 %): desorganisierte Lebensweise, die Pat. beginnen zahlreiche Projekte ohne diese zu Ende zu führen, affektive Labilität, Ruhelosigkeit, Schlafstörungen, emotionale Unzufriedenheit, gewagte sportliche Aktivitäten. Daneben finden sich bei Erwachsenen, die ein hyperkinetisches Syndrom im Kindesalter hatten, häufiger dissoziale Persönlichkeitsstörung, Straffälligkeit, Angstneurosen und Sucht.

  Ther: Med. wie bei Kindern (allerdings ist in Deutschland nur Atomoxetin zugelassen und insg. verzögerte u. schlechtere Ansprechrate), Selbsthilfegruppen, Gruppentherapie
* Med.-NW: Methylphenidat: Schlaflosigkeit, Appetitminderung, leichte Gewichtsabnahme, Kopfschmerzen, Übelkeit, Schwindel, Blutdruck- und Pulserhöhung bis zum plötzlichen Herztod (vor Ther. wird daher ein EKG empfohlen), Mundtrockenheit, Magenschmerzen, Tagträume, Angstzustände, Tic-Symptomatik, Thrombozytopenie ⇨ Blutbild kontrollieren. Bei Erwachsenen kann Missbrauch und Abhängigkeit auftreten.

  Die Psychostimulanzien werden heute auch zunehmend zur „Leistungssteigerung“, sog. „Neuroenhancement“ (z.B. zum Lernen vor Prüfungen) von Nicht-Patienten eingenommen, die Wirkung ist aber eher fraglich + NW.

DD:

- **Verhaltensstörung** bei chaotischen Familienverhältnissen, dissoziale Entwicklungsstörung
- Deprivationsstörung (Bindungsstörung), z.B. nach Misshandlung, Vernachlässigung
- Lernbehinderung
- Unruhe durch Angststörung
- Psychotisch: affektive Störungen, agitierte Depression, Manie, Schizophrenie mit Akathisie bei Neuroleptikatherapie, Borderline-Syndrom
- Oligophrenie (verminderter IQ), Autismus
- Hochbegabung (Kinder sind unterfordert)
- Restless-Legs-Syndrom im Kindesalter
- Neurologische Erkrankungen: Absencen, Hirntumoren, extrapyramidal-motorische Störungen, z.B. Athetose, Ballismus, Chorea, Tic-Störungen (GILLES-DE-LA-TOURETTE-Syndrom)
- Hyperthyreose
- Motorische Unruhe bei Neurodermitis

ENURESIS

Syn: Einnässen, nichtorganische Harninkontinenz, ICD-10: F98.0

Def: Einnässen (unwillkürlichen Harnabgang) insb. in der Nacht (und ggf. am Tag) bei **Kindern >5. Lj.** (untypisch für das Entwicklungsalter).

Ät:
- **Reifungsverzögerung** der neurogenen Blasenkontrolle mit gestörtem Tag-Nacht-Rhythmus der hypophysären ADH-Sekretion (fehlender nächtlicher ADH-Anstieg)
- psychosoziale Ursachen: **Stresssituation** (z.B. Geburt eines Geschwisterkindes, Scheidung), elterliche Vernachlässigung, Aufmerksamkeitsdefizit-Hyperaktivitäts-Syndrom, Störung des Sozialverhaltens, Intelligenzdefekte
- **familiäre Häufung** (ein Elternteil betroffen ⇨ 40%iges Risiko für die Kinder, beide betroffen 75 %) sowie aut.-dom. erblich (bekannte „Enuresis-Gene" auf Chrom. 8q, 12q, 13q u. 22q)

Epid: Prävalenz: im Alter von 5 J. nässt noch 1/3 der Kinder gelegentlich nachts ein, w = m

Etlg:
Enuresis nocturna (nächtlich, sog. **Bettnässen**)
od. Enuresis diurna et nocturna (auch tagsüber, seltener)

primäre Enuresis: Kind war noch nie trocken geworden (75 % d.F.)
sekundäre Enuresis: erneutes Einnässen, nachdem das Kind bereits >6 Mon. kontinent war

Diag:
1. Anamnese (Trinkmenge, Miktions- u. Stuhlverhalten) und gynäkologische/urologische Untersuchung: **Ausschluss** von Fehlbildungen am Urogenitaltrakt, orientierende neurologische Untersuchung (Lumbosakralregion, Gangbild, Fußdeformitäten), Miktionstagebuch für einige Tage führen lassen, primär keine invasive Diagnostik durchführen
2. Labor: Harnweginfektion ausschließen (Urinstix u. Urinsediment, ggf. Urinkultur), spezifisches Gewicht bestimmen (tags und 2 x nachts als Screening für ADH-Störung)
3. Sonographie: Ausschluss von Fehlbildungen des Harntraktes, Restharnbestimmung, Blasenwanddicke (Norm: <2 mm Dicke bei leerer Blase)
4. Uroflowmetrie (Harnfluss): Ausschluss von Strikturen od. neurogener Entleerungsstörung
5. ggf. psychologische Exploration bei V.a. Retardierung

Ther:
- sind **organische Ursachen ausgeschlossen** (s.u. DD), kann primär **abgewartet** werden
- Allgemeine Maßnahmen: abends weniger trinken und tagsüber regelmäßig trinken und regelmäßiger Toilettengang
  Verhaltenstherapie: Toiletten-Timing, ggf. Konditionierung (mit einer Klingelhose nachts)
  Psychologisch: familienbezogene Intervention
- Med: Versuch mit ADH (Desmopressin als Nasenspray, Minirin®), 2 Hübe abends

Prog: Gut, hohe spontane Remissionsrate (bis zum 10 Lj. sind 90 % und bis zum 15. Lj. sind 99 % der Kinder tags und nachts trocken).

Kompl:
* Persistenz über das 18. Lj. hinaus wird adulte Enuresis genannt (sehr selten), dann Therapieversuch mit Imipramin mögl.
* gleichzeitige Enkopresis: unwillkürlicher Stuhlgang

DD:
- **Kindliche Harninkontinenz**: z.B. durch Sphinkterschwäche, Detrusorhyperaktivität (Dranginkontinenz), ektopen Ureter (extraurethrale Inkontinenz)
- mangelnde Blasenkontrolle aufgrund einer neurologischen Krankheit, z.B. Dysrhaphiesyndrome, epileptische Anfälle

⇨ alle DD sind Ausschlussdiagnosen (und müssen daher ausgeschlossen werden)

STOTTERN

Syn.: Balbuties, Psellismus, Dysphemie, engl. stuttering, ICD-10: F98.5

Def: Störung des rhythmischen Sprachablaufs durch Hemmung und Unterbrechung

Ät:
- Häufig unklar
- Genetische Disposition (3faches Risiko, wenn Verwandte stottern)
- Frühkindliche Hirnläsion, peripartale Hypoxie, Pat. mit Zerebralparese od. Epilepsie
- Psychische Belastungssituationen, chronische Konflikte und Aggressionshemmung, neurotische Fehlhaltung

Path:
- ♦ Vermehrte Anspannung artikulatorischer od. laryngealer Muskeln
- ♦ Meist auch insgesamt verzögerte Sprachentwicklung

Epid:
- ◊ **M** >> w (5:1), bei Kindern 2:1
- ◊ Prävalenz: 1-2 % der Bev.
- ◊ Erkrankungsbeginn: in 90 % d.F. vor dem 6. Lj.

Etlg:
- # Tonisches Stottern: Stimmbildung ist blockiert, Lautbildung erfolgt unter **Pressen** = Verlängerung des Anlautes, Ersatzbewegungen und verkrampfte Gesichtsmimik
- # Klonisches Stottern: Lautbildung mit raschen **Wiederholungen** von Wörtern oder Silben, insb. am Anfang eines Satzes

Klin:
- ⇒ Stottern: Hemmung des Sprachablaufs wie Wiederholung von Einzellauten od. Silben, Unterbrechungen von Worten, stille Blockierungen im Redefluss oder Lautdehnungen
  Verstärkung durch Erregung, Minderung durch Entspannung
- ⇒ Stammeln: Dyslalie, falsches Aussprechen von G als D oder K als T oder Auslassen einzelner Konsonanten
- ⇒ Lispeln: Sigmatismus, z.B. Unfähigkeit S-Laute richtig zu artikulieren

Diag:
1. Anamnese und typischer klinischer Sprachbefund
2. Organische Ausschlussdiagnostik (Neurologie, HNO)

Ther:
- **Logopädische Behandlung** (Sprechübungen, motorische Übungen, rhythmische Gymnastik) von 1-2 Jahren Dauer (manchmal auch länger), auch bereits im Vorschulalter indiziert
- Bei neurotischer Fixierung Psychotherapie
- Selbsthilfegruppen: Bundesvereinigung Stotterer-Selbsthilfe e.V., Zülpicher Str. 58, 50674 Köln, Tel.: (02 21) 1 39 1-1 06, Fax: -3 70, Internet: http://www.bvss.de

Prog: Bei Kindern häufig spontane Remission bis zur Pubertät (80 % d.F.), insb. Mädchen heilen oft aus (daher sind im Erwachsenenalter auch wesentlich mehr Männer betroffen).
Das Stottern kann nur bei ca. der Hälfte der Pat. durch die Ther. günstig beeinflusst werden.

Kompl:
- * Gestörtes Selbstwertgefühl ⇨ Gefühle wie Scham od. Angst, Frustration, Leidensdruck, neurotische Fehlhaltung, Aggression
- * Erwartungsangst ⇨ Verstärkt wiederum das Stottern

DD:
- **Entwicklungsstottern** und physiologisches Stammeln im 2.-4. Lj.: Asynchronie des Sprechens bei gedanklichem Übereifer, nicht pathologisch und verliert sich von alleine
- Poltern (Syn: Battarismus, Tachyphemie, ICD-10: F98.6): hastiges, überstürztes Sprechen, bessert sich auf Aufforderung ruhig und langsamer zu sprechen (im Gegensatz zum Stottern)
- Tic-Störungen, TOURETTE-Syndrom

AUTISMUS

Syn: Autistisches Syndrom, Selbstbezogenheit, engl. early infantile autism, *frühkindlicher Autismus, ICD*-10: F84.0

Ät:
- Häufig unklar
- Genetische Disp. (KANNER-Syndrom - Chrom. 7, 15; ASPERGER-Syndrom - Chrom. 1, 3, 13)
- **Frühkindlicher Hirnschaden,** Hypoplasien des Kleinhirns
- Teratogene Noxen:
  - ⇨ infektiös: Röteln-Infektion der Mutter während der Schwangerschaft
  - ⇨ toxisch: Alkoholabusus der Mutter während der Schwangerschaft
  - ⇨ medikamentös: Einnahme von Valproinsäure, Misoprostol od. Thalidomid von der Mutter während der Schwangerschaft

Etlg:
Frühkindlicher Autismus (Syn: KANNER-Syndrom, schwerste Form mit tiefgreifender Entwicklungsstörung)
„High functioning"-Autismus = frühkindlicher Autismus, jedoch mit höherem IQ (>65)
ASPERGER-Syndrom (Syn: autistische Psychopathie/Persönlichkeitsstörung, kindlicher Autismus, *ICD*-10: F84.5): Autismus mit relativ normaler geistiger Entwicklung und normale Intelligenz
MAHLER-Syndrom (symbiotische Psychose): ausgesprochene Fixierung an die Mutter
Psychogener Autismus: autistische Reaktion auf schweres psychisches Trauma
Somatogener Autismus: hirnorganisch bedingter Autismus

Epid:
◊ Frühkindlicher Autismus: Prädisp.alter meist in den ersten Lebensmonaten (jedenfalls bereits vor dem 3. Lj.) beginnend, **m** > w (3:1), Prävalenz: 50-100/100.000
◊ ASPERGER-Syndrom: ab dem 3. Lj. bzw. meist im Schulalter beginnend, **m** >> w (8:1), Prävalenz: 20-30/100.000

Klin:
⇒ Frühkindlicher Autismus (KANNER-Syndrom): besteht von Geburt an oder entwickelt sich in den ersten 30 Lebensmonaten mit **Kontaktstörung,** eingeschränktem od. fehlendem Blickkontakt und eingeschränkter Affektivität (kein Lächeln oder Zuwendung des Säuglings zur Mutter), **Abkapselung**, ängstlich zwanghaftes Bedürfnis nach Konstanz der unbelebten Umwelt (Fixierung an vertrauten Gegenständen) = **Veränderungsangst**

Monotones Schreien im Säuglingsalter (= kein Signalcharakter des Schreiens, die Mutter kann also nicht erkennen, ob das Kind Hunger hat usw.), deutlich **verzögerte Sprachentwicklung** mit Echolalie, Neologismen und falscher grammatikalischer Struktur (Umkehr der Pronomina) bis hin zum Mutismus (= völlige Sprachhemmung), herabgesetzte Fähigkeit des abstrakten Denkens

Motorische Entwicklung wenig od. nicht verzögert, typisch sind aber motorische **Stereotypien**, wie repetitive Bewegungen, stereotype Spielgewohnheiten, Zehengang

sensorische Störungen (verminderte Schmerzempfindlichkeit)

⇒ ASPERGER-Syndrom: verzögerte motorische Entwicklung mit Koordinationsstörungen, linkische Bewegungen, soziale/emotionale Kontaktdefizite, Distanzlosigkeit, Reizbarkeit, ritualisierte Abläufe, spezielle Interessen/Spiele

Diag:
1. Anamnese, typisches Lebensalter (erste Worte erst im 2.-4. Lj. beim frühkindlichen Autismus)
2. Testpsychologische Untersuchung: Autismus-diagnostische Interviews (z.B. CARS = Childhood Autism Rating Scale, ADOS = Autism Diagnostic Observation Schedule, M-CHAT = Modified Checklist for Autism in Toddlers), Sprachentwicklungstest, Intelligenztest für Kinder (HAWIK)
3. Organische Ausschlussdiagnostik
4. **Verlaufsbeobachtung** sichert die Diagnose

Ther:
- Eine kausale Therapie ist nicht möglich
- **Heilpädagogische Behandlung** (Einübung sozialer Fähigkeiten und der Bewältigung von Alltagsproblemen), logopädische Behandlung, Spiel- und Musiktherapie, Verhaltenstherapie, Beschäftigungs- und Ergotherapie, möglichst **frühzeitige Förderung**
  Sprach-/heilpädagogischer Kindergarten, Förderschule, Elterntraining
- Erwachsene mit Vollbild: betreute Wohneinrichtungen oder Heimunterbringung je nach Schwere der Erkrankung
- Selbsthilfegruppen: Bundesverband Hilfe für das autistische Kind e.V., Bebelallee 141, 22297 Hamburg, Tel.: (0 40) 5 11 56 04, Internet: http://www.autismus.de
  Aspergia e.V., Fritz-Reuter-Str. 22, 24159 Kiel, Tel.: (04 31) 6 43 64 44, Internet: http://www.aspergia.de
  Einen Elternfragebogen zur Früherkennung (im 18 Mon.) gibt es im Internet unter http://www.autismus-frueherkennung.de
  In Deutschland gibt es ca. 30 spezialisierte Autismus-Ambulanzen (zumeist an den Universitätskliniken).

Prog: Langfristige Prognose beim frühkindlichen Autismus ist **ungünstig**, es bleiben auch im Erwachsenenalter meist Störungen zurück. Die Mehrzahl dieser Pat. leben als Erwachsene in Behinderteneinrichtungen. Die anderen Formen haben eine bessere Prognose.

Kompl:
* Gleichzeitige Intelligenzminderung (75 % d.F.) mit Wutausbrüchen, Aggressionen, Beißen, Schlaf- und Essstörungen, stereotypen Automutilationen (autoaggressive selbstverletzende Handlungen), Phobien
* Koinzidenz von Epilepsie (insb. bei frühkindlichem Hirnschaden)
* Im Erwachsenenalter gehäuft Angststörungen, Zwangsstörungen od. Depression, bipolare Störung

DD:
- **Psychischer Hospitalismus** (frühkindliche mütterliche Deprivation, ICD-10: F94.1): durch Abwesenheit der Bezugsperson oder Vernachlässigung („passive Kindesmisshandlung"), mangelnde Förderung. Klin: Kontaktschwäche mit Introvertiertheit, Angst, Aggressivität
- Oligophrenie (geistige Behinderung)
- Sprachentwicklungsstörungen, Spätentwickler, Aphasie, Hörstummheit
- Schizophrenie mit Manifestation bereits im Kindesalter (sehr selten), Katalepsie
- Schizoide Persönlichkeitsstörung
- **RETT-Syndrom** (ICD-10: F84.2): Epid: nur Mädchen betroffen, Häufigkeit: 10/100.000
  Ät: Mutation im MeCP2-Gen auf einem X-Chromosom (Mutationen bei männlichen Feten sind in der Regel letal).
  Klin: plötzlicher Verlust erlernter Fähigkeiten im ½-2. Lj., Entwicklung von Ataxie, stereotypen Bewegungen, Epilepsie, schwere geistige Retardierung und Mikrozephalie
  Ther: bisher keine mögl.
  Selbsthilfegruppen: Elternhilfe für Kinder mit Rett-Syndrom in Deutschland e.V., Wörsdorfer Str. 3, 65510 Hünstetten 2, Tel.: (0 61 26) 50 03-06, Fax: -07, Internet: http://www.rett.de
- **Fragiles-X-Syndrom** (Marker-X-Syndrom, MARTIN-BELL-Syndrom):
  Epid: meist männliche Neugeborene erkrankt
  Ät: brüchige Stelle auf dem X-Chrom., molekulargenetisch vermehrte CGG-Basentriplett-repeats (>200 Wiederholungen)
  Klin: faziale Fehlbildungen (ovales Gesicht, große Ohren, Progenie), Hodenvergrößerung, Intelligenzminderung (Sprachentwicklungsstörung, Hyperaktivität und Aggressivität, Autismus), Epilepsie
- **Mutismus**, elektiver Mutismus (= nur gegenüber Fremden): völlige Sprachhemmung (bei erhaltenem Sprachvermögen) nach zuvor ungestörter Sprachentwicklung, meist psychogene Ursache (Sozialangst, Rückzugsverhalten), Prädisp.alter: Vor- od. Einschulalter
- Savant-Syndrom (sog. Inselbegabung): Autisten mit extrem ausgeprägter Begabung in einem Gebiet (z.B. ungewöhnliche mathematische Fähigkeit, musikalisches Genie, fotografisches Gedächtnis für Bilder, das Savant-Syndrom war Vorlage für den Film „Rain Man")
- Tic-Störungen (GILLES-DE-LA-TOURETTE-Syndrom)

RECHTLICHE GRUNDLAGEN IN DER PSYCHIATRIE

Syn: Forensische (gerichtliche) Psychiatrie

Allgemein: Rechtliche Konsequenzen können sich in verschiedenen Rechtsbereichen (Straf-, Zivil,- Sozialrecht) bei verschiedenen psychiatrischen u. neurologischen Erkrankungen ergeben. Der Arzt ist dabei in einem Verfahren Gutachter u. Sachverständiger.

Erkrankungen:
- Psychosen (Schizophrenie, affektive Psychosen, organische Psychosen)
- Traumatische Hirnschäden, HOPS (= hirnorganisches Psychosyndrom)
- Oligophrenie, explosive Psychopathen
- Alkoholismus, pathologischer Rausch, Drogenabusus, Sucht
- Perversionen, Sexualdelikte, Verhaltensstörungen: Pyromanie, Kleptomanie
- Suizidalität

Recht:

⇒ Die Unterbringungsgesetze der Länder (**PsychKG**) regeln die **Unterbringung für Patienten**: möglich bei erheblicher Selbstgefährdung (z.B. akute Suizidgefahr bei endogener Depression) oder erheblicher Gefährdung bedeutender Rechtsgüter anderer. Der Antrag auf Unterbringung ist beim jeweiligen, **örtlich zuständigen Amtsgericht** zu stellen. In Deutschland kommt es pro Jahr zu ca. 100.000 solcher Verfahren.

⇒ Bei zu erwartenden, erheblichen rechtswidrigen Taten eines psychischen Kranken (z.B. Sexualstraftäter) ist die Unterbringung in einem (gesicherten) psychiatrischen Krankenhaus (sog. **Maßregelvollzug**) zum Schutz der Allgemeinheit gem. § 63 StGB (Strafgesetzbuch) mögl. Eine Unterbringung nach Verbüßung einer Straftat wird Sicherungsverwahrung genannt (gem. § 66), die neue Ausgestaltung einer nachträglichen Sicherungsverwahrung ist derzeit in der Diskussion. Bei Straftaten unter Alkohol- oder Drogenabhängigkeit ist eine Unterbringung zu einer Entziehungskur gem. § 64 mögl.

⇒ **Betreuungsgesetz** (BtG) in Verbindung mit §§ 1896, 1906 BGB (Bürgerliches Gesetzbuch): Bestellung eines Betreuers durch das Vormundschaftsgericht für einen psychisch Kranken, der seine Angelegenheiten nicht mehr besorgen kann. In Deutschland unterliegen z.Zt. 250.000 Menschen einer Betreuung nach dem BtG.

⇒ **Geschäftsunfähigkeit** gem. § 104 BGB und Nichtigkeit einer Willenserklärung gem. § 105 BGB ergibt sich bei psychischen Störungen von längerer Dauer und erheblichem Ausprägungsgrad (z.B. Psychosen, schizophrene Residualzustände)

⇒ **Schuldunfähigkeit** gem. § 20 StGB (Strafgesetzbuch) und **verminderte Schuldfähigkeit** gem. § 21 StGB kann bei *krankhafter seelischer Störung* (z.B. exogene od. endogene Psychosen), *tiefgreifender Bewusstseinsstörung, Schwachsinns* od. *anderer schwerer seelischer Abartigkeit* (z.B. Psychopathien, Triebanomalien, pathologischer Rausch) vorliegen. Entscheidend ist die Einsichts- oder Steuerungsfähigkeit (unabhängig von der Diagnose) des Täters zur Tatzeit. Liegen diese Voraussetzungen vor, ergeht keine strafrechtliche Verurteilung, jedoch können psychisch kranke Straftäter dann gem. § 63 StGB (s.o.) untergebracht werden (psychiatrischer Maßregelvollzug).
Nach § 323a StGB macht sich aber strafbar, wer sich vorsätzlich oder fahrlässig durch Alkohol oder andere berauschende Mittel in einen Schuldfähigkeit ausschließenden Rausch versetzt und dann eine Straftat begeht (actio libera in causa).
Bei Alkohol besteht als Anhalt verminderte Schuldfähigkeit ab einer Blutalkoholkonzentration von ca. 2 ‰ (bei Gewohnheitstrinkern höher) und Schuldunfähigkeit ab ca. 3 ‰.

⇒ Testierfähigkeit § 2229 (4) BGB: Geistesschwäche, Bewusstseinsstörung oder krankhafte Störung der Geistestätigkeit führen dazu, dass der Pat. kein rechtsgültiges Testament abgeben kann.

⇒ **Kraftfahrereignung** (gem. Begutachtungs-Leitlinie zur Kraftfahrereignung der Bundesanstalt für Straßenwesen, Bergisch Gladbach, 2009): akute Psychosen, manifeste Drogen- und Alkoholabhängigkeit sowie Beginn der Medikation mit Neuroleptika und Antidepressiva (= Gewöhnungszeit ca. 4 Wo.) sowie Tranquilizer-/BTM-Einnahme führen zur Fahruntüchtigkeit (bei d. Medikamentenverordnung an die **Aufklärung** denken und dokumentieren!). Auf Dauer fahruntüchtig sind Pat. mit irreversiblen Erkrankungen, wie ausgeprägten schizophrenen Residualzuständen, Demenz od. Oligophrenie.
Ab 0,3 ‰ Blutalkohol relative und mit **1,1 ‰** absolute Fahruntüchtigkeit (PKW/LKW, Fahrrad ab 1,6 ‰), Strafbarkeit nach §§ 315c u. 316 StGB.

PSYCHIATRISCHES WÖRTERBUCH

A

Abwehrmechanismen - Intellektualisierung, Reaktionsbildung, Sublimierung, Identifikation, Verleugnung, Verdrängung, Verschiebung, Verkehrung ins Gegenteil, Affektisolierung, Regression, Konversion, Projektion, Wendung gegen die eigene Person

Affekt - Aktuelle Gefühlsregung (kurzfristig, eine längere Ausrichtung wird Stimmung genannt)

Affektindifferenz - Emotional gleichgültig wirkender Patient

Affektinkontinenz - Affekte können nicht beherrscht werden (insb. bei org. Psychosen)

Affektive Psychosen - Endogene Depression, Zyklothymie, Manie

Affektlabilität - Rascher Wechsel der Affektlage

Affektstarrheit - Fehlende Schwingungsfähigkeit des Patienten

Agoraphobie - Angst über einen freien Platz zu gehen

Akoasmen - Akustische Halluzinationen, z. B. bei Schizophrenie, Alkoholentzugsdelir

Akustische Halluzinationen - Akoasmen, z. B. bei Schizophrenie, Alkoholentzugsdelir

Alkoholentzugsdelir - Delirium tremens = symptomatische Psychose, Prodroml. Unruhe, Angst, Zittern

Alkoholtoleranz - Alkoholverträglichkeit, diese sinkt beim chronischen Trinker ⇨ dadurch verlängerte Rauschzustände

Ambitendenz - Entgegengesetzte Handlungsimpulse lähmen das entschlossene Handeln des Pat.

Ambivalenz - Gegensätzliche Gefühlsregungen nebeneinander in Bezug auf eine bestimmte Sache

Amnesie - Erinnerungslücke, retrograd (vor einem Ereignis liegend), anterograd (eine bestimmte Zeit nach einem Ereignis), kongrad = einfache (für die Zeit eines Ereignisses, z.B. Unfall), transitorisch (z.B. vorübergehende Merkfähigkeitsstörung bei basilärer Durchblutungsstörung)

Anankasmus - Zwanghafte Handlungen oder Gedanken, z.B. Kontrollzwang

Angst - Gefühl des Bedrohlichen

Anorexia nervosa - Magersucht, w >> m, selbst herbeigeführter Gewichtsverlust durch verminderte Nahrungsaufnahme und (heimliches) Erbrechen, Amenorrhoe

Anosognosie - Pat. nimmt seine eigenen Störungen nicht wahr (z.B. im Rahmen einer Demenz)

Arachnophobie - Angst vor Spinnen

Auffassungsstörung - Wahrnehmungen werden in ihrer Bedeutung nicht begriffen

Automatismen - Pat. führt wiederholt Bewegungen aus, die scheinbar automatisch und nicht von ihm willentlich gesteuert ablaufen

B

Bewusstsein - Wachheit (Vigilanz) des Patienten, z. B. ansprechbar, schläfrig, somnolent, Stupor, Koma

Bewusstseinseinengung - Dämmerzustand mit Fokussierung auf eine bestimmte Situation

Bulimie - Ess-Brechsucht, anfallartige Heißhungerattacken mit anschließendem selbst herbeigeführtem Erbrechen

C

Craving - Psychische Abhängigkeit, unausweichliches Verlangen

D

Dämmerzustand - Eingeengte, schläfrige Bewusstseinslage

Debilität - IQ 50 - 70, leichteste Form der Oligophrenie

Déjà-vu-Erlebnisse - Vermeintliche Vertrautheit, Bekanntheit eines Erlebnisses

Delir - akute exogene Psychose mit Bewusstseinsstörung, psychomotorischer Unruhe, ängstlicher Erregung, Halluzinationen, Kreislaufstörungen und vegetativen Symptomen

Denkstörungen - Unterschieden werden formale (Denkhemmung, Ideenflucht, Zerfahrenheit, Sperrung, Perseverationen) und inhaltliche Denkstörungen (Wahn, überwertige Ideen, Zwangsideen)

Denkverlangsamung - Schleppender Gedankengang

Depersonalisation - Ich oder Teile des Körpers werden als fremd od. verändert erlebt

Depravation - Persönlichkeitsveränderung, Verlust von Moral, Schamgefühl, sozialem Gewissen

Deprivation - psychischer Hospitalismus bei Säuglingen durch Abwesenheit der Bezugsperson oder Vernachlässigung mit Kontaktschwäche, Introvertiertheit, Angst, Aggressivität

Depressivität - Niedergeschlagenheit, Deprimiertheit, Lust- und Hoffnungslosigkeit

Derealisation - Umgebung des Patienten scheint ihm unwirklich oder verändert

Dermatozoenwahn - Halluzination (taktile) von kleinen Tieren befallen zu sein, bei organischen Psychosen und Schizophrenie vorkommend

Double-bind-Situation - Verschiedene (z.B. verbale und non-verbale) Botschaften sind gegensätzlich

Dysmorphophobie - Hypochondrische Störung mit der Vorstellung körperlich missgebildet zu sein

Dysphorie - Missmutige, unangepasste Stimmungslage

Dysthymie - Störung der Affektivität mit depressiver Verstimmung

E

Echolalie - Pat. spricht Gehörtes automatisch, scheinbar unwillkürlich nach

Echopraxie - Pat. ahmt gesehenes automatisch, scheinbar unwillkürlich nach

Eingeengtes Denken - Fixierung auf wenige Themen oder Denkinhalte

Ekmnesie - Störung des Zeitempfindens (Vergangenheit wird in der Gegenwart erlebt)

Elektrokrampftherapie - Syn: EKT, Elektrokonvulsionstherapie, Ind: bei sonst nicht lösbarem katatonem Zustand einer Schizophrenie, therapierefraktären Depressionen od. schizoaffektiven Psychosen

Entfremdungserlebnisse - Störung des Erlebens der eigenen Person oder des Bezuges zur Umwelt, z.B. Depersonalisation, Derealisation

Euphorie - Übertrieben gute, ausgelassene Stimmungslage

F

Formale Denkstörungen - Störungen des Gedankenablaufes = Denkverlangsamung, eingeengtes Denken, umständliches Denken, Perseveration, Ideenflucht, Sperrung, Gedankenabreißen, Inkohärenz, Zerfahrenheit, Paragrammatismus, Schizophasie, Neologismen

Fremdbeeinflussungserlebnisse - Gefühl des Pat., dass sein Fühlen, Erleben und Handeln von außen gesteuert wird

G

Gedächtnisstörung - Unfähigkeit der Erinnerung weiter zurückliegender Eindrücke oder Kenntnisse

Gedankenausbreitung - Pat. hat das Gefühl, andere Menschen haben an seinen Gedanken teil und wissen was er denkt

Gedankeneingebung - Gefühl des Pat., dass ihm Gedanken von außen eingegeben werden

Gedankenentzug - Gefühl des Pat., dass ihm Gedanken von außen genommen werden

H

Halluzinationen - Trugwahrnehmungen, Sinnestäuschungen ohne reales Korrelat, z.B. als akustische H., optische H., hypnagoge H. od. taktile H.

HAWIE - Hamburg-Wechsler-Intelligenz-Test für Erwachsene, bzw. für Kinder HAWIK

Hebephrenie - Form der Schizophrenie mit läppischer Gestimmtheit, Zerfahrenheit

Herzangstneurose - Angstsensationen einen Herzinfarkt zu haben, z. B. bei Trennungsangst

Histrionische Neurose - früher: Hysterie, übertriebenes Geltungsbedürfnis

Hypermnesie - Erinnerungsfähigkeitssteigerung, z.B. unter Drogeneinfluss, Fieberzustände

Hyperventilationstetanie - Phobische od. angstneurotisch bedingte, unbewusste Hyperventilation ⇨ Karpopedalspasmen (Pfötchenstellung der Hände), periorale Parästhesien

Hypnagoge Halluzination - Trugwahrnehmung optischer od. akustischer Art im Halbschlaf od. in der Aufwachphase

Hypochondrie - Zwanghafte, unbegründete Sorge um die eigene Gesundheit

Hypomnesie - Begrenzte Erinnerungslücken oder Schwäche des Erinnerungsvermögens

Hysterische Neurose - Neue Bez.: histrionische Neurose, gezeichnet von übertriebenem Geltungsbedürfnis

I, J

Ich-Störung - Störung des Erlebens des eigenen Ichs oder des Bezuges von Ich zur Umwelt, z.B. Depersonalisation, Gedankenentzug, Gedankenausbreitung, Fremdbeeinflussungserlebnisse

Ideenflucht - Sprunghafter Gedankengang mit immer neu einschießenden Assoziationen

Idiotie - IQ <25, schwerste Form der Oligophrenie

Illusionäre Verkennung - Fehldeutung einer Sinneswahrnehmung (z.B. Strauch wird als Person verkannt)

Imbezillität - IQ 25 - 50, mittelschwere Form der Oligophrenie

Inhaltliche Denkstörungen - Zwangsideen, Größenphantasien, Wahnideen, Halluzinationen

Inkohärenz - Zerfahrener Gedankengang ohne inhaltlichen Sinn, bis hin zum sinnlosen Wortsalat = Schizophasie

Insuffizienzgefühl - Gefühl wertlos, untüchtig zu sein

K

Katatonie - Bewegungslosigkeit (Katalepsie), Rigor (wächserne Biegbarkeit = Flexibilitas cerea) in abnormer, bizarrer Stellung, Mutismus (Schweigen), Sprach- und Bewegungsstereotypien oder psychomotorische Erregungszustände

Klaustrophobie - Angst sich in einem beengten Raum aufzuhalten

Konfabulationen - Erinnerungslücken werden mit erfundenen Einfällen / Phantasien gefüllt

Kontrollverlust - Typisches Kennzeichen für Alkoholabhängigkeit: Nicht mehr aufhören können nach dem ersten Schluck

Konversionsstörungen - Somatische (körperliche) Symptome oder Missempfindung ohne organische Störung aufgrund eines nicht verarbeiteten unbewussten Konfliktes

L

Läppischer Affekt - Alberne, ausgelassene Stimmungslage, die real nicht begründet ist

Larvierte Depression - Im Vordergrund stehen somatische Beschwerden mit leiblichen Missempfindungen, Herzbeschwerden

Legasthenie - Mangelnde Fähigkeit, das Lesen und Schreiben in üblicher Zeit mit den üblichen Methoden zu erlernen

Lithium - Medikament zur Prophylaxe bei Manie, therapeutischer Serumspiegel: 0,6-0,8 mmol/l

Logorrhoe - Übermäßiger Rededrang

M

Magisches Denken - Bei Zwangsneurose vorkommende (abwegige, unreale) Erklärungsversuche des Pat. für sein Verhalten

Major depression - Nach DSM-IV schwere (meist endogene) Depression (mind. 2 Wo. Dauer) mit Interessenverlust, Schlafstörungen, Müdigkeit, Konzentrationsstörungen, Gewichtsveränderungen, Suizidgedanken

Makropsie - Wahrnehmungsstörung, Gegenstände werden vergrößert wahrgenommen

Manie - Endogene Psychose mit euphorischer Stimmung, Antriebssteigerung, fehlende Erschöpfbarkeit, Größenideen, übersteigertes Selbstwertgefühl, Ideenflucht

Manierismen - Sonderbare, groteske Bewegungen und Verhalten

Merkfähigkeitsstörung - Unfähigkeit neue Eindrücke über eine Zeit von ca. 10 Min. zu merken

Metamorphopsie - Wahrnehmungsstörung, Gegenstände werden in Form od. Farbe verzerrt wahrgenommen

Mikropsie - Wahrnehmungsstörung, Gegenstände werden verkleinert wahrgenommen

Mutismus - Wortkargheit oder völliges Schweigen des Pat. (Sprache war davor aber normal und vorhanden)

N

Neologismen - Wortneubildungen (z.B. bei Schizophrenie)

Neurasthenie - Pathologische Erschöpfbarkeit, vegetative Dystonie

Neuroleptika - Psychopharmaka zur Behandlung der Schizophrenie

Neurosen - Psychische Störung auf dem Boden unbewusster Konflikte; die üblichen Anforderungen an das tägliche Leben und der Realitätsbezug sind aber nicht gestört

Neurotische Depression - Depression als Reaktion auf kritische Lebensereignisse oder psychische Fehlverarbeitung

O

Oligophrenie - Veraltete Bezeichnung für Minderbegabung, Schwachsinn, geistige Behinderung

Orientierung - Pat. hat von Zeit, Ort, Person und Situation Kenntnis und kann dazu Stellung nehmen

P, Q

Panikattacke - Anfallartige Angst mit übertriebener Reaktion

Paradoxe Intention - Form der Psychotherapie mit negativen Übungen, insb. bei Zwangsneurosen

Paragrammatismus - Fehlerhafter Satzbau

Paramimie - Mimik und tatsächliche Situation stimmen nicht überein

Paramnesien - Erinnerungsverfälschungen, Trugerinnerung (z.B. bei Wahn, Déjà-vu-Erlebnisse)

Parathymie - Gefühlsreaktion und tatsächliche Realität stimmen nicht überein (z.B. Lachen bei einer Beerdigung, Vorkommen bei Schizophrenie u. org. Psychosen)

Perseverationen - Haftenbleiben an Worten, die in den jetzigen Satzzusammenhang aber nicht mehr passen

Persönlichkeitsstörung - Fixiertes Fehlverhalten, das seinen Ursprung in der Entwicklungsgeschichte des Pat. hat, sog. Charakterneurosen

Phobie - Zielgerichtete Angst, z.B. auf ein best. Objekt/Situation (Spinnen, freie Plätze, enge Räume)

Prodromalstadien - Vorstufen für eine psychiatrische Erkrankung, z.B. bei Schizophrenie

Projektion - Abwehrmechanismus, der Pat. projiziert das eigene Problem auf eine andere Person

Psychoanalyse - Form der Psychotherapie mit freier Assoziation, Übertragung, konfliktaufdeckend, Bewusstseinserweiterung

Psychodrama - In der Gruppenpsychotherapie angewandtes Rollenspiel

Psychosen - Psychiatrische Erkrankungen mit erheblicher Beeinträchtigung der üblichen Anforderungen an das tägliche Leben oder deutlichem Verlust des Realitätsbezuges

Pyromanie - Zwanghafter Trieb Feuer zu legen, Form der Verhaltensstörung

R

Reaktion - Kurzzeitige psychische Reaktion auf ein belastendes Ereignis (z.B. reaktive Depression bei Tod eines nahen Angehörigen)

Rohrschach-Test - Persönlichkeitstest, mittels freier Assoziation auf Bilder in Form von Tintenklecksen

S

Schizophasie - Sinnloser Wortsalat oder sinnloses Mischen von Wortsilben

Schizophrenie - Spaltungsirrsein, Typen: simplex, paranoid-halluzinatorisch, hebephren, kataton

Schulphobie - Form der Phobie im Kindesalter, durch Angst vor der Trennung von den Bezugspersonen

Schwingungsfähigkeit - Fähigkeit des Patienten verschiedene Stimmungslagen/Affekte zu zeigen

Sinnestäuschungen - Halluzinationen = ohne reales Objekt, illusionäre Verkennung = Verkennung eines real vorhandenen Objektes

Sopor - Bewusstseinsstörung mit abnormer tiefer Schläfrigkeit, Reaktionen nur noch auf extreme Reize (z.B. Schmerzreiz führt zu Abwehrbewegungen)

Stereotypien - Wiederholte, gleiche Sprechfolgen oder Handlungen, die sinnlos erscheinen

Stupor - Bewegungslosigkeit

Sublimierung - Abwehrmechanismus mit Affektverlagerung auf künstlerische oder intellektuelle Dinge

Suizid - Selbsttötung

T, U

Theatralik - Patient bietet seine Symptome oder Situation übertrieben an

Thymoleptika - Antidepressiva

Tic - Unwillkürliche Muskelzuckungen

V

Verhaltenstherapie - Form der Psychotherapie, z.B. operantes Konditionieren, Desensibilisierung (z.B. bei Phobien), Entspannungstechniken

Vigilanz - Wachheit / Bewusstsein des Patienten

W

Wahn - Fiktive Vorstellungen ohne Realitätsbezug, die von dem Kranken aber als real existierend angenommen werden, z.B. im Rahmen von schizophrenen oder organischen Psychosen als Beziehungswahn, Liebeswahn, Eifersuchtswahn, Verfolgungswahn, Schuldwahn, Verarmungswahn, hypochondrischer Wahn, Größenwahn

Wahnarbeit - Ausgestaltung, Begründungen und Verknüpfungen einzelner Wahneinfälle zu einem ganzen Wahnsystem

Wahnstimmung - Stimmung des Bedrohlichen od. Unheimlichen, die einem manifesten Wahn vorausgeht

Wahnwahrnehmung - Eine reale Wahrnehmung wird abnorm gedeutet

X, Y, Z

Zerfahrenheit - Gedanken od. Sätze werden ohne Zusammenhang aneinandergereiht

Zwang - Nicht unterdrückbare, stereotype Handlungsmuster

Zwangsneurose - Anankastische Persönlichkeit, z.B. Kontrollzwänge, Waschzwang

BEGUTACHTUNG

Gliederung eines Gutachtens:

- **Vorgeschichte**: Frühere Erkrankungen, Unfallgeschehen, bisheriger Heilungsverlauf
- **Klagen**: Unterscheiden nach spontan geäußerten Symptomen und auf Nachfragen
- **Befund**: Klinische Untersuchung, neurologische Ausfälle, Angabe der Bewegungsmaße nach der Neutral-Null-Methode + erforderliche Diagnostik, z.B. EMG, NLG, Röntgen, Tests ggf. Zusatzgutachten (z.B. psychologische Begutachtung)
- **Beurteilung**: Diagnose, ursächlicher Zusammenhang zw. Unfallereignis u. Körperschaden, MdE und voraussichtliche Dauer, ggf. Erforderlichkeit weiterer ärztlicher Maßnahmen

Formen: ♦ Gesetzliche Unfallversicherung (Sozialversicherungsrecht), besteht seit dem Jahr 1884
♦ Private Unfallversicherung / Haftpflichtversicherung

Gesetzliche Unfallversicherung: wird von den Arbeitgebern durch Beiträge an die **Berufsgenossenschaften** finanziert (jeder Beschäftigte ist durch den Arbeitgeber pflichtversichert).
Sie umfasst Arbeitsunfälle, Wegeunfälle zur Arbeit und Berufskrankheiten.
BG(= Berufsgenossenschaft)-Verfahren: Ein **Arbeitsunfall** liegt vor, wenn die versicherte Person bei der versicherten Tätigkeit einen Unfall (zeitlich begrenztes, plötzlich von außen einwirkendes Ereignis) mit einem Körperschaden erleidet. ⇨ Vorstellung bei D(= Durchgangs)-Arzt, der einen D-Arzt-Bericht erstellt und über die Weiterbehandlung entscheidet (durch Hausarzt oder besondere Heilbehandlung durch D-Arzt oder bei bestimmten Verletzungen durch für das Verletzungsartenverfahren zugelassene Kliniken [sog. §6-Verfahren]).
Es gilt die Lehre von der **wesentlichen Bedingung** des Unfallereignis für den Gesundheitsschaden (eine sog. Glegenheitsursache bei relevanter Vorerkrankung reicht nicht aus). Verschlimmerung: vorübergehend, dauernd od. richtungsgebend ⇨ neues Gutachten.
Die **Minderung der Erwerbsfähigkeit (MdE)** bezieht sich auf den **allgemeinen Arbeitsmarkt** (nicht auf den speziellen Beruf des Patienten, dies wäre die "Berufsunfähigkeit") = abstrakte Schadensberechnung. Liegen mehrere Gesundheitsschäden vor, werden die MdE-Werte nicht addiert, sondern in der Gesamtheit mit der Bildung einer **Gesamt-MdE** bewertet.
Eine MdE < 10 % gilt als nicht messbar und nicht relevant. Die MdE muss noch mind. 20 % für eine Teil-/Rentenleistung betragen (13 Wochen nach Arbeitsunfall).
Eine Dauerrente bei Erwerbsunfähigkeit frühestens ab dem 2. Jahr, bis dahin erfolgt eine Übergangsrente. Die Erwerbsunfähigkeit liegt vor, wenn der Pat. keine regelmäßige Tätigkeit mehr ausüben kann oder nicht mind. 1/7 eines Bezugeinkommens erzielen kann (§ 44 (2) SGB VI).

Schwerbehindertenrecht: es wird der Grad der Behinderung (GdB) unter Berücksichtigung der gesamten Lebensumstände ermittelt, eine Schwerbehinderung liegt ab 50 % GdB vor.

Private Unfallversicherung / Haftpflichtversicherung:

Umfasst Arbeitsunfälle und Freizeitunfälle im privaten Bereich.
Es reicht die **hinreichende Wahrscheinlichkeit** des Unfalles für den Gesundheitsschaden.
Der **Invaliditätsgrad** (= Beeinträchtigung der **Arbeitsfähigkeit**) richtet sich nach dem Grad der Behinderung in dem speziellen Beruf des Patienten.
Die Entschädigungssätze für Verlust oder Minderung der Gebrauchsunfähigkeit von Gliedmaßen und Sinnesorganen werden als sog. **Gliedertaxe** bezeichnet.

Literaturverzeichnis:

Bundesanstalt für Straßenwesen (BASt): Begutachtungs-Leitlinie zur Kraftfahrereignung, Bergisch Gladbach, die 7. Auflage ist geplant für Ende 2010. Bezug über NW-Verlag, Internet: http://www.nw-verlag.de
Bundesministerium für Gesundheit und Soziale Sicherung (Hrsg.): Anhaltspunkte für die ärztliche Gutachtertätigkeit im sozialen Entschädigungsrecht und nach dem Schwerbehindertengesetz (Teil 2 SGB IX), 2004
Brettel H., Vogt H.: Ärztliche Begutachtung im Sozialrecht, Ecomed, Landsberg, 2010
Fritze J., Mehrhoff F (Hrsg.): Die ärztliche Begutachtung. 7. Auflage, Steinkopff, Darmstadt, 2008
Hausotter W.: Neurologische Begutachtung. Schattauer, Stuttgart, 2005
Mehrhoff F., Meindl R., Muhr G.: Unfallbegutachtung. 12. Aufl., de Gruyter, Berlin, 2010
Mehrtens G., Valentin H., Schönberger A.: Arbeitsunfall und Berufskrankheit. Schmidt, Berlin, 2003
Verband Deutscher Rentenversicherungsträger (Hrsg.): Sozialmedizinische Begutachtung für die gesetzliche Rentenversicherung. Springer, Berlin, 2003

LABORDIAGNOSTIK

Alle Laborwerte sind Anhaltswerte, jedes Labor benutzt je nach Untersuchungsmethode und verwendeten Reagenzien eigene Normwerte, die die/der Leser/in selbst ergänzen möchte.

ROUTINELABOR IN DER NEUROLOGIE UND PSYCHIATRIE

Blutbild (Hb, HKT, HCH, MCHC, MCV, Leukozytenzahl, Thrombozytenzahl), BSG, Elektrolyte (Na^+, K^+, Cl^-), Blutgerinnung (Quick [Norm: 70 – 130 %] bzw. INR [0,9 – 1,15], PTT), Leber-/Pankreaswerte (GOT/AST, GPT/ALT, γ-GT, AP, Bilirubin, Lipase, Amylase), Nierenretentionswerte (Kreatinin, Harnstoff, Harnsäure), Gesamteiweiß, Blutzucker (BZ, bei Diabetikern HbA1c [<7 %]), Cholesterin und Triglyzeride, Kreatinkinase (CK), HIV-Test, TPHA-Test (= Lues-Screening), Urin-Status

<u>**Liquornormwerte:**</u>

Äußerer Aspekt: Normaler Liquor ist klar

Liquordruck: 15-25 cm H_2O [Wassersäule] im Sitzen gemessen (6-20 cm H_2O im Liegen = ca. 10 mmHg od. 0,5-2,0 kPa)

Spezifisches Gewicht: 1,003-1,009 g/cm³

pH: 7,3-7,5

Zellzahl: Erwachsene 0/3-12/3 Zellen (= 4 Zellen pro μl = mm^3)
Kinder: 18/3 Zellen
Säuglinge (bis 1 Monat): 80/3 Zellen
Neugeborene (bis 6. Tag): 34/3 Zellen
Sind mehr als die angegebenen Zellen enthalten, wird dies Pleozytose genannt.

Eiweiß: 15-45 mg/dl, Albumin: bis 35 mg/dl, IgG bis 4 mg/dl

Glukose: 45-80 mg/dl (= 2,7-4,8 mmol/l) ⇨ etwas mehr als 50% der Blutglukose

Laktat: normal bis 2 mmol/l

Elektrolyte: Na^+, K^+, Cl^- wie im Blut

benötigte Serumwerte: Glukose: nüchtern 60-110 mg/dl (= 4-6 mmol/l)
Na^+: 130-150 mmol/l
K^+: 3,5-4,5 mmol/l
Cl^-: 97-108 mmol/l

<u>**Drogenscreening:**</u> kann im Urin od. Speichel durchgeführt werden, nachweisbar sind:
Opiate, Barbiturate, Benzodiazepine, Amphetamine/Methamphetamine, Kokain, Cannabinoide.
Cotinin: Nachweis von Nikotinkonsum (Tabakrauchen) im Blut od. Urin mögl.

<u>**Alkohol:**</u> Ab 5 ‰ muss mit einem Atemstillstand gerechnet werden. Bei chronischem Konsum Blutbild-, Leber- (Veränderung von γ-GT, GOT/AST, GPT/ALT, MCV, Harnsäure, Harnstoff = „Alkoholismusparameter" nach FEUERLEIN) und Pankreaswertveränderungen, Gerinnungsstörungen.
CDT = <u>c</u>arbohydrate <u>d</u>eficient <u>t</u>ransferrin: pathologisch bei Alkoholabusus >80 g/Tag (⇨ >30 U/l)

CHECKLISTE NACH INDIKATIONEN

MENINGITIS (Liquorpunktion)

	ASPEKT	ZELLART	GLUKOSE	LAKTAT
Bakteriell	trüb	v.a. Granulozyten (>1.000/3)	erniedrigt	>3.5
Abakteriell	klar	v.a. Lymphozyten	normal	<3.5

GENERALISIERTE INFEKTIONEN

Septischer Schock: Blutbild (insb. auf Leukozyten- u. Thrombozytenzahlabfall achten), Blutgasanalyse, Na^+, K^+, Gerinnungsstatus (zusätzlich AT-III, Fibrinogen, Fibrinmonomere, Fibrinspaltprodukte), CRP

POLYNEUROPATHIE

Diabetes mellitus/Glukose - HbA_{1c}, Alkoholwerte (s.o.), Schilddrüse, Niere, Vitamine, Porphyrie, Paraproteine, Tumormarker, Ak gegen Viren, Borrelien, bei V. a. toxischen Prozess: Kupfer, Blei, Thallium, Aluminium, Quecksilber, Zink, Mangan u. ggf. Labordiagnostik der Kollagenosen (s.u.)

MYOPATHIEN, MALIGNE HYPERTHERMIE

K^+, Ca^{++}, CK (Kreatininkinase), LDH (Laktatdehydrogenase), Laktat, Pyruvat, Aldolase, ACh-Rezeptor-Ak, Ak gegen Skelettmuskulatur

ENDOKRINOLOGIE

Schilddrüse: T_3, T_4, fT_3, fT_4, TSH basal
Nebenschilddrüse: Kalzium, Phosphat, Parathormon / Calcitonin (aus C-Zellen d. Schilddrüse)
Nebenniere: Kalium, Kortisol, Adrenalin, Vanillinmandelsäure im Urin

RHEUMATOIDE ERKRANKUNGEN / KOLLAGENOSEN

ASL, Rheumafaktor, Komplement, Immunglobuline, CRP, BSG, HLA-B27, ANA, ANCA, dsDNS-Ak

LEBER

GOT (= AST), GPT (= ALT), GLDH, γ-GT, AP, CHE (Cholinesterase), Gesamteiweiß, Quick (bzw. INR), Hepatoquick, übrige Gerinnung und AT-III, Bilirubin (direkt + indirekt)

PANKREAS

Lipase, Amylase i.S, Amylase i.U., Bilirubin, Leberenzyme, LDH, Blutzucker, Blutgase, Ca^+, CRP

NIERE

Kreatinin, Harnsäure, Harnstoff, Kalium
Urinstatus: Bakterien, Leukozyten, Blut/Erythrozyten, Nitrit, Eiweiß, pH, Glukose, Ketonkörper

LUNGE

Blutgasanalyse: pO_2: 65-100 mmHg; O_2-Sättigung: 95-97%; pCO_2: 36-42 mmHg; pH: 7,38-7,45; Standardbikarbonat: 22-26 mmol/l; Base excess: +2,7 bis -2,7 mmol/l

TUMORMARKER

Bronchial-Karzinom: SCA, CEA, CYFRA 21-1, TPA, NSE (beim Kleinzeller)
Karzinoid, neuroendokrine Tumoren: NSE, HCG, Chromogranin A, Serotonin
Magenkarzinom: CA 19-9, CA 72-4, CEA
Kolorektale-Karzinome: CEA, CA 19-9, CA 50
Lebermalignome: AFP, CEA
Pankreaskarzinom: CA 19-9, CEA, CA 50
Keimzell-Tumoren: AFP, HCG
Ovarial-Karzinom: CA 125, CA 72-4, CASA
Prostata-Karzinom: PAP, PSA
Mamma-Karzinom: CEA, MCA, CA 15-3, CA 19-9, CA 549, Prolaktin, Rezeptorstatus d.Tumors
Schilddrüsenmalignome: Thyreoglobulin, CEA
C-Zell-Karzinom (medull. SD-Ca): Kalzitonin, CEA

Erklärung: (Normwerte in Klammer)

AFP = α-1-Fetoprotein (<6 ng/ml od. <9 U/ml)
CA = Kohlenhydrat-Antigen (CA 125 <35 U/ml, CA 15-3 <30 U/ml, CA 19-9 <37 U/ml, CA 50 <25 U/ml, CA 72-4 <6 U/ml, CA 549 <12,6 U/ml)
CASA = Cancer Associated Serum Antigen (<6 U/ml)
CEA = Karzinoembryonales Antigen (<5 ng/ml)
CYFRA 21-1 = Cytokeratin filament 21-1 (<3,5 ng/ml)
HCG = humanes Choriongonadotropin (<5 mU/ml)
MCA = Mucin like Carcinoma Antigen (<11 U/ml)
NSE = Neuronen-spezifische Enolase (<12,5 µg/l)
PAP = Saure Prostata-Phosphatase (<3 ng/ml)
PSA = Prostata-spezifisches Antigen (<4 ng/ml)
SCA = Plattenepithel-Ca.-assoziiertes Ag. (<2 ng/ml)
TPA = Tissue Polypeptide Antigen (<110 U/l)

Anmerkung: Die Tumormarker werden als **Verlaufs-**, **Kontroll-** und **Rezidivparameter** in der Tumordiagnostik benutzt (Kontrolle präoperativ erhöhter Werte). Mit den Tumormarkern ist allgemein **kein Routinescreening möglich** (Sensitivität und Spezifität ist zu gering) und sie sind damit zur Frühdiagnose maligner Tumoren nicht geeignet. Die Normwerte variieren stark abhängig von der Methode, daher immer die laborspezifische Normwerte vergleichen.

ICD-10

Der **ICD-10-GM** (German Modification, Version 2010), gilt für den ambulanten u. stationären Bereich. Die Verschlüsselung hat mindestens vierstellig zu erfolgen.

Zusätzlich kann zu jeder Ziffer kodiert werden: R = rechts; L = links; B = beidseitig
im ambulanten Bereich auch: V = Verdacht auf; Z = Zustand nach; A = Ausschluss; G = Gesichert

".-" od. "-" bedeutet, dass an dieser (4. od. 5.) Stelle eine Zahl eingefügt werden muss, die meist die Lokalisation od. Komplikationen kodiert. "+*" = Kreuz-Stern-System bedeutet, dass hier immer zwei ICD-Codes erforderlich sind (weiteres s. ICD-Handbücher).

Angeborene Fehlbildungen . **Q00 - Q99**
Bösartige Tumoren .... **C00 - C97**
Gefäßerkrankungen .... **I00 - I99**
Gutartige Tumoren .... **D00 - D48**
Infektiöse Erkrankungen ..... **A00 - B99**
Neurologische Erkrankungen G00-G99
Psychiatrische Erkrankungen .**F00-F99**
Verletzungen .... **S00 - S99**

A

Abhängigkeit .... F10 - F19
Abnorme Erlebnisreaktionen F43.-
Absencen G40.3
Abweichendes sexuelles Verhalten ... F65.-
Adams-Stokes-Anfall I45.9
Adipositas E66.9-
Adrenogenitales Syndrom E25.-
Agoraphobie F40.0-
AIDS .... B20 - B24
AIDS-dementia complex B22.0
Akustikusneurinom D33.3
Akute Belastungsreaktion F43.0
Akutes Abdomen R10.0
Alkoholabhängigkeit F10.2
Alkohol-Myopathie G72.1
Allergie, nicht näher bezeichnet T78.4
Allgemeinuntersuchung Z00.0
Alpträume F51.5
Alzheimer-Demenz F00.-
Amnestisches Syndrom F04
Amphetaminabhängigkeit F15.2
Amyotrophische Lateralsklerose G12.2
Analgetikamissbrauch F55.-
Aneurysma, arterielles I72.-
Anfallskrankheiten G40.-
Ängstliche vermeidende Persönlichkeit .. F60.6
Angstneurose F41.1
Anorexia nervosa F50.0
Anpassungsstörungen F43.-
Antisoziale Persönlichkeit F60.2
Apoplex I63.-
ARDS J80
Asthenische Persönlichkeit F60.7
Astrozytom C71.-
Athetosen G80.3
Autismus F84.0

B

Bakterielle Meningitis G00.-
Ballismus G25.9
Bandscheibenschäden, lumbal M51.2
Bandscheibenschäden, zervikal M50.2
Basiläre Impression Q75.8
Bewusstlosigkeit, psychogene F48.8
Bipolare affektive Störung F31.-
Blutung, intrazerebrale I61.-
BNS-Krämpfe G40.4
Borderline Persönlichkeitsstörung ... F60.31
Borreliose A69.2
Bronchitis, akute J20.9
Bulimia nervosa F50.2

C

Cannabisabhängigkeit F12.2
Charakterneurosen .... F60 - F62
Chorea major G10
Chorea minor I02.-
Chronic fatigue syndrome F48.0
Cluster-Kopfschmerz G44.0
Coenästhetische Schizophrenie F20.8
Commotio cerebri S06.0
Compressio cerebri S06.2-
Contusio cerebri S06.3-
Creutzfeldt-Jakob-Krankheit A81.0
Cushing-Syndrom I E24.-

D

Debilität F70.-
Dekubitus L89.-
Delir F05.-
Delirium tremens F10.4
Demenz .... F00 - F03
Demenz, Alzheimer-Typ F00.-
Demenz, PICK-Krankheit F02.0
Demenz, vaskuläre............................ F01.-
Depression, endogene F32.-
Depression, neurotische F34.1
Depression, postschizophrene F20.4
Dermatomyositis M33.-
Designer-Drogenabhängigkeit F15.2
Diabetes mellitus Typ I E10.-
Diabetes mellitus Typ II E11.-
Diabetische Polyneuropathie G63.2
DIC D65.-
Dissoziale Persönlichkeit F60.2
Dissoziative Störungen F44.-
Durchgangssyndrome F06.7
Dyskaliämische Lähmungen G72.3
Dysrhaphische Störungen Q05.-
Dystone Syndrome G24.-

E

Einschlafstörungen F51.0
Ejaculatio praecox F52.4
Elektiver Mutismus F94.0
Emotional instabile Persönlichkeit .. F60.3-
Emotionale Störungen im Kindesalter F90-F98
Endogene Depression F32.-
Endokarditis I38
Endokrine Myopathien G73.5
Entwicklungsstörungen, kindliche . F80 - F89
Enuresis F98.0
Enzephalitis G04.9
Ependymome, benigne D43.2
Ependymome, maligne C71.9
Epiduralblutung I62.1
Epilepsie G40.-
Erbrechen R11
Exhibitionismus F65.2
Exogen-toxische Myopathien G72
Extrembelastungen, Störungen danach F62.0

F

Fanatische Persönlichkeit F60.0
Fazialisparese G51.0
Fetischismus F65.0
Fieber, allg. R50.9
Fokale Anfälle G40.2
Frotteurismus F65.8
Frühkindlicher Autismus F84.0
Funikuläre Myelose .... G32.0+ E53.8*

G

Gastroenteritis K52.9
Gelegenheitsanfall G40.5
Gesichtsschädelfrakturen S02.-
Glioblastom C71.-
Glücksspielsucht F63.0
Grand-mal G40.6
Grippaler Infekt J06.9
Guillain-Barré-Syndrom G61.0

H

Halluzinogenabhängigkeit F16.2
Haltlose Persönlichkeit F60.8
Hämangioblastome D18.0-
Hebephrene Schizophrenie F20.1
Hepatitis-B-Infektion B16.9
Hepatitis-C-Infektion B17.1
Hepatolentikuläre Degeneration E83.0
Heredoataxien G11.-
Herpes zoster B02.-
Herzinfarkt I21.-
Herzinsuffizienz I50.9
Herz-Kreislaufversagen I46.-
Herzphobie F45.30
Hirnabszess G06.0
Hirndruck G93.2
Hirninfarkt I63.-
Hirnmassenblutung I61.-
Hirnödem G93.6
Hirnstamminsult I64.-
Hirntumoren, je nach Lok. ... C71.0 - C71.9
Histrionische Persönlichkeit F60.4
HIV-Infektion, asymptomatisch Z21
HMSN G60.0
HN I-, IX-, X-, XI-, XII-Läsion G52.-
HN III-, IV-, VI-Läsion H49.-
HN II-Läsion H47.-
HN VIII-Läsion H93.3
HN VII-Läsion G51.-
HN V-Läsion G50.-
HWS-Distorsion S13.4
Hydrozephalus, angeboren Q03.-
Hydrozephalus, erworben G91.-
Hypercholesterinämie E78.0
Hyperkinetisches Syndrom F90.-
Hypersomnie F51.1
Hypertonie, arterielle I10.-
Hypertriglyzeridämie E78.1
Hyperventilationstetanie F45.33
Hypnotikaabhängigkeit F13.-
Hypochondrie F45.2
Hypophysentumoren, benigne D35.2
Hypophysentumoren, maligne C75.1
Hypotonie, arterielle I95.9

I

Idiotie F73.-
Imbezillität F71.-
Impulsiv-petit-mal G40.3
Intelligenzminderung .... F70 - F73
Intrazerebrale Blutung I61.-
Intrazerebrale Metastasen C79.3
Ischialgie M54.3

J

Jackson-Anfälle G40.1

K

Kardiomyopathie I42.9
Karpaltunnelsyndrom G56.0
Katatone Schizophrenie F20.2
KHK I25.9

Kindliche Entwicklungsstörungen . F80 - F89
Kleptomanie ... F63.2
Kokainabhängigkeit ... F14.2
Kollaps ... R55
Kompartmentsyndrom ... T79.6
Kongenitale Myopathien ... G71.2
Konversionsneurosen ... F44.-
Kopfschmerzen ... G44.-
Koronare Herzkrankheit ... I25.9
Korsakow-Syndrom ... F04
Kraniopharyngeome ... D44.4
Kraniosynostosen ... Q75.0
Krankheit, allg. ... R69
Kreuzschmerzen ... M54.5
Kuru ... A81.8

L

Lambert-Eaton-Syndrom ... G73.1
Legasthenie ... F81.0
Lendenwirbelfraktur ... S32.0
Leukodystrophien ... E75.-
Lippen-Kiefer-Gaumenspalten .. Q35 - Q37
Lumbago ... M54.5

M

Maligne Hyperthermie ... T88.3
Manie ... F30.-
Manisch-depressive Erkrankung ... F31.-
Medulloblastom ... C71.-
Mehrfachabhängigkeit ... F19.2
Meningeome, je nach Lok. ... C70.
Meningitis, bakterielle ... G00.-
Meningitis, chronische ... G03.1
Meningitis, tuberkulöse ... A17.0+ G01*
Meningitis, virale ... A87.9
Metabolische Myopathien ... G73.6
Migraine accompagnée ... G43.3
Migräne ... G43.-
Morbus Wilson ... E83.0
Morphinabhängigkeit ... F11.2
Multiinfarktdemenz ... F01.1
Multiple Sklerose ... G35.-
Münchhausen-Syndrom ... F68.1
Muskeldystrophien ... G71.0
Mutismus ... F94.0
Myalgie ... M79.1
Myasthenie ... G70.-
Myokardinfarkt ... I21.-
Myokarditis ... I51.4
Myoklonisch-astatische Anfälle ... G40.4
Myopathien ... G71 - G73
Myositis ... G72.4
Myotonien ... G71.1

N

N.femoralis-Läsion ... G57.2
N.fibularis-Läsion ... G57.3
N.ischiadicus-Läsion ... G57.0
N.medianus-Läsion ... G56.1
N.peroneus-Lähmung ... G57.3
N.radialis-Läsion ... G56.3
N.ulnaris-Läsion ... G56.2
Narkolepsie ... G47.4
Narzisstische Persönlichkeit ... F60.8
Nekrophilie ... F65.8
Neurale Muskelatrophie ... G60.0
Neuralgie, nicht näher bezeichnet ... M79.2
Neuroblastom ... C47.9
Neuroborreliose ... A69.2
Neurofibromatose v.Recklinghausen Q85.0
Neurogene Blasenstörung ... N31.9
Neurolues ... A52.3
Neurosen ... F40 - F48
Neurotische Depression ... F34.1
Nikotinabusus ... F17.1
Nucleus pulposus Prolaps ... M50 - M51

O

Ohne Befund (o.B.) ... Z03.9
Oligophrenie ... F70 - F73
Opiatabhängigkeit ... F11.2
Organische Halluzinose ... F06.0
Organische Psychosen ... F00 - F09
Orthostatische Dysregulation ... I95.1
Osteomyelitis ... M86.-

P

Pädophilie ... F65.4
Panikattacke ... F41.0
Paranoide Persönlichkeit ... F60.0
Paranoid-halluzinator. Schizophrenie .F20.0
Parkinson-Syndrom ... G20
Parkinson-Syndrome, sekundäre ... G21.-
Pathologisches Spielen ... F63.0
Pavor nocturnus ... F51.4
Periodisch dyskaliämische Lähmungen G72.3
Periphere Nervenläsion,je n.Lok.. S04 - S94
Peritonitis ... K65.-
Persönlichkeitsstörungen ... F60 - F62
Petit-mal ... G40.7
Phobien ... F40.-
Phobien im Kindesalter ... F93.1
Pica ... F50.8
Pinealome ... D44.5
Plexus-brachialis-Läsion ... G54.0
Plexus-lumbosacralis-Läsion ... G54.1
Plexuspapillome ... D33.-
Poliomyelitis anterior ... A80.-
Polymyositis ... G72.4
Polyneuritis ... G61.0
Polyneuropathien ... G60 - G63
Polytoxikomanie ... F19.2
Polytrauma ... T06.-
Pontine Myelinolyse ... G37.2
Postoperative Krankheit ... Y88.3
Posttraumatische Belastungsstörung . F43.1
Postvirales Ermüdungssyndrom ... G93.3
Progr. multifokale Leukenzephalopathie A81.2
Pseudomyasthenie ... G73.1
Psychasthene Persönlichkeit ... F60.7
Psychogene Anfälle ... F44.5
Psychogene Bewusstlosigkeit ... F48.8-
Psychogene Lähmungen ... F44.4
Psychogene Synkope ... F48.8-
Psychomotorische Anfälle ... G40.2
Psychopathische Persönlichkeit ... F60.2
Psychosen, organische ... F00 - F09
Psychosomatosen ... F45.-
Pyknolepsie ... G40.3
Pyromanie ... F63.1

Q

Querulatorische Persönlichkeit ... F60.0

R

Rechenstörungen ... F81.2
Rentenneurose ... F68.0
Residualzustand, schizophrener ... F20.5
Retikulumzellsarkome ... C83.3
Rückenmarktrauma ... T09.3
Rückenmarktumoren, bösartig ... C72.0
Rückenmarktumoren, gutartig ... D33.4
Rückenschmerzen ... M54.-

S

Sadomasochismus ... F65.5
Sarkoidose ... D86.9
Schädelbasisfrakturen ... S02.1
Schädel-Hirn-Trauma ... S06.-
Schizoaffektive Psychosen ... F25.-
Schizoide Persönlichkeit ... F60.1
Schizophrener Residualzustand ... F20.5
Schizophrenia simplex ... F20.6
Schizophrenie ... F20.9
Schizophrenie, coenästhetische ... F20.8
Schizophrenie, hebephrene ... F20.1
Schizophrenie, katatone ... F20.2
Schizophrenie, paranoide ... F20.0
Schlaf-Apnoe-Syndrom ... G47.3
Schlafstörungen ... G47.-
Schlaf-wach-Rhythmus-Störungen ... F51.2
Schlaganfall ... I63
Schmerz, allg. ... R52.9
Schnüffelsucht ... F18.2
Schock ... R57.9
Schwangerschaftspsychose ... O99.3
Schwindel ... R42
Sedativaabhängigkeit ... F13.2
Selbstmord (u. -versuch) ... X84.9!
Selbstunsichere Persönlichkeit ... F60.6
Sensitive Persönlichkeit ... F60.0
Sexualstörungen ... F52.-
Sexuelle Deviationen ... F65.-
Sinusvenenthrombose, infektiös ... G08
Sinusvenenthrombose, nichtinfektiös . I67.6
Slow-virus-infections ... A81.-
Sodomie ... F65.8

Somatisierungsstörung ... F45.-
Somnambulismus ... F51.3
Soziale Phobien ... F40.1
Soziopathische Persönlichkeit ... F60.2
Spannungskopfschmerzen ... G44.2
Spielsucht ... F63.0
Spina bifida ... Q05.9
Spinale Muskelatrophie ... G12.-
Spinale Tumoren, bösartig ... C72.0
Spinale Tumoren, gutartig ... D33.4
Sprachentwicklungsstörung ... F80.-
Status asthmaticus ... J46
Stiff-man-syndrome ... G25.8
Störungen nach Extrembelastungen .. F62.0
Stottern ... F98.5
Subakute sklerosierende Panenzephalitis A81.1
Subarachnoidalblutung ... I60.-
Subduralblutung ... I62.0-
Sucht ... F10 - F19
Suizid, vollendeter ... X84.9!
Suizidversuch ... X84.9!
Supinatorsyndrom ... G56.3
Synkope ... R55
Syringomyelie ... G95.0

T

Tarsaltunnelsyndrom ... G57.5
Teilleistungsschwächen ... F80 - F89
Tetanische Anfälle ... R29.0
Tetanus ... A35
Thyreotoxische Krise ... E05.5
TIA ... G45.9-
Tinnitus ... H93.1
Tod, allg. ... R99
Tollwut ... A82.-
Torticollis spasmodicus ... G24.3
Tourette-Syndrom ... F95.2
Toxische Myopathien ... G72.-
Toxoplasmose ... B58.-
Toxoplasmose, bei HIV-Infektion ... B20.8
Toxoplasmose, pränatale ... P37.1
Tranquilizerabhängigkeit ... F13.2
Transsexualität ... F64.0
Transvestitismus ... F64.1
Tremor, nicht näher bezeichnet ... R25.1
Trichotillomanie ... F63.3
Trigeminusneuralgie ... G50.0
Tuberkulose ... A16.9
Tuberkulöse Meningitis ... A17.0+ G01*
Tumornachsorge ... Z08.-

U

Übelkeit ... R11
Unreife Persönlichkeit ... F60.8
Unterkühlung ... T68
Untersuchung, allg. ... Z00.0

V

Vaskuläre Demenz ... F01.0
Vegetatives Nervensystem-Krankheiten G90.-
Verbandswechsel ... Z48.0
Verbrauchskoagulopathie ... D65.-
Verbrennung ... T30.-
Verdacht auf, o.B. (ohne Befund) ... Z03.9
Verhaltensstörungen ... F50 - F59
Verhaltensstörungen,Kindesalter F90 - F98
Virus-Meningitis ... A87.9
Vogelgrippe (beim Mensch) ... J09
Vorsorgeuntersuchung ... Z00.0
Voyeurismus ... F65.3

W

Wilson-Krankheit ... E83.0
Wirbelsäulenfrakturen ... T08.-
Wochenbettdepression ... F53.0
Wunde ... T14.1
Wundkontrolle ... Z48.0
Wurzelkompressionssyndrome M50 - M51

X, Y, Z

Zerebrovaskuläre Insuffizienz I63.- bis I67.-
Zervikale Myelopathie ... G99.2*
Zwangsneurose ... F42.-
Zyklothymie ... F31.-

GEGENSTANDSKATALOG 2

ÄAppO 2002 IMPP-Gk 2 (neu): Zweiter Abschnitt der Ärztlichen Prüfung

Die Prüfungsaufgaben sollen unter Aspekten der allgemeinen ärztlichen Tätigkeit auf die wichtigsten Krankheitsbilder und Gesundheitsstörungen abgestellt sein. Dies sind insbesondere solche, die sich durch ihre Verbreitung, ihre Folgen für den Einzelnen oder die Gesellschaft auszeichnen. Hierzu zählen:

- Krankheiten des Blutes, der blutbildenden Organe, des Kreislaufsystems, der Atmungsorgane, der Verdauungsorgane, der Drüsen mit innerer Sekretion, des Stoffwechsels und der Nieren. Immunologische und allergische Krankheiten, Krankheiten des rheumatischen Formenkreises, Infektionskrankheiten, Geschwulstkrankheiten.
- Krankheiten des zentralen Nervensystems, der peripheren Nerven und der Muskulatur. Hirnorganische, endogene, psychotische und persönlichkeitsbedingte reaktive Störungen. Neurosen. Süchte. Suizidalität. Sexuelle Verhaltens- und Erlebnisstörungen. Psychosomatische Krankheiten und funktionelle Störungen. Störungen der Kommunikation.
- Krankheiten der perinatalen Periode, des Kindes- und Jugendalters, Verhaltens- und Entwicklungsstörungen sowie Behinderungen bei Kindern und Jugendlichen.
- Krankheiten der Haut, ihrer Anhangsgebilde und der Schleimhäute der äußeren Körperhöhlen. Geschlechtskrankheiten.
- Wundbehandlung. Asepsis, Antisepsis, Fehlbildungen, Krankheiten und Verletzungen von Kopf, Hals, Wirbelsäule, Thorax, Abdomen, Extremitäten, Herz, Gefäßen, Nieren, ableitenden Harnwegen, äußeren und inneren Genitalorganen, des zentralen und peripheren Nervensystems sowie der Sinnesorgane. Unfälle und Vergiftungen.
- Störungen der Geschlechtsentwicklung und der Fertilität. Familienplanung. Schwangerschaft, Beratung und Beurteilung in Konfliktsituationen, insbesondere medizinische, rechtliche und ethische Aspekte des Schwangerschaftsabbruchs, Risikoschwangerschaft, Beratung und Vorsorge in der Schwangerschaft. Geburt und Risikogeburt. Krankheiten des Wochenbetts. Entzündungen und Geschwülste der weiblichen Genitalorgane.

Die Prüfungsaufgaben sollen einen oder mehrere der folgenden Aspekte berücksichtigen:

- Körperliche, geistige und psychische Entwicklung und ihre Varianten. Altersspezifische Aspekte von Gesundheitsstörungen, ihrer Diagnostik und Behandlung. Klinische Genetik einschließlich humangenetischer Beratung.
- Ätiologie, Pathogenese, spezielle Pathologie, Pathophysiologie.
- Symptomatologie, Diagnostik, Differentialdiagnose, Durchführung und Bewertung körperlicher, labormedizinischer und technischer Untersuchungen, Indikationen, Kontraindikationen.
- Anwendung konservativer, operativer und physikalischer Behandlungsverfahren einschließlich Strahlenbehandlung, Grundprinzipien operativer Techniken, Grundprinzipien der Vor- und Nachbehandlung, klinische Pharmakologie und Pharmakotherapie, spezielle therapeutische Verfahren, Indikationen, Kontraindikationen, Prognose, Rehabilitation, Gesundheitsberatung, Behandlung von Langzeitkranken, unheilbar Kranken und Sterbenden, Schmerzbehandlung und Palliativmedizin.
- Erkennung und Behandlung akut lebensbedrohender Zustände, Notfall- und Katastrophenmedizin.
- Grundzüge der Allgemein-, Krankenhaus- und Seuchenhygiene.
- Individuelle, epidemiologische und sozialmedizinische Aspekte der Krankheitsentstehung und -verhütung, Öffentliche Gesundheitspflege/Public Health.
- Arbeitsmedizinische Untersuchungen. Analyse von Arbeitsplatz- und Berufsbelastung. Berufskrankheiten.
- Medizinische Begutachtung. Rechtsfragen der ärztlichen Berufsausübung.

Teil 1 - Gesundheitsstörungen (mit nervenheilkundlicher Relevanz)

19.0	**Neurologische Störungen**
19.1	Apraxie
19.2	Ataxie
19.3	Dystonien (generalisiert, fokal)
19.4	Faszikulationen
19.5	Hirntod
19.6	Hyperkinesen
19.7	Hypokinese bzw. Hypomimie
19.8	Krampfanfall
19.9	Lähmungen
19.10	Liquorrhoe
19.11	Meningismus
19.12	Muskelkrämpfe
19.13	Muskuläre Hypertonie
19.14	Muskuläre Hypotonie
19.15	Myoklonien
19.16	Opisthotonus
19.17	Reflexanomalien
19.18	Rigor
19.19	Schwindel bzw. Gleichgewichtsstörungen
19.20	Sensibilitätsstörungen
19.21	Spastik
19.22	Tremor
20.0	Sprache, Sprechen, Stimme
20.1	Aphasie

20.2	Dysarthrophonie bzw. Dysglossie
20.3	Heiserkeit
20.4	Mutismus
20.5	Stottern bzw. Poltern
21.0	**Schmerzen**
21.1	Akuter (plötzlicher) Schmerz
21.2	Augenschmerzen
21.3	Bauchschmerzen
21.4	Brustschmerzen
21.5	Chronischer Schmerz
21.6	Flankenschmerzen
21.7	Gelenkschmerzen
21.8	Gesichtsschmerz
21.9	Halsschmerzen
21.10	Hodenschmerzen
21.11	Ischialgie
21.12	Knochenschmerzen
21.13	Kolikartige Schmerzen
21.14	Kopfschmerzen
21.15	Leistenschmerzen
21.16	Multilokuläre Schmerzen
21.17	Myalgie
21.18	Nackenschmerzen
21.19	Neuralgiforme Schmerzen
21.20	Ohrenschmerzen
21.21	Phantomschmerz
21.22	Radikulärer Schmerz
21.23	Rücken- bzw. Kreuzschmerzen
21.24	Säuglingskolik
21.25	Schmerzen bei der Atmung
21.26	Schmerzen im Bereich der Extremitäten
21.27	Schmerzen im Bereich von Becken bzw. Damm
21.31	Zentraler Schmerz
22.0	**Psychische Störungen, Verhaltensstörungen, psychosoziale Probleme**
22.1	Aggressivität
22.2	Angst bzw. Phobie
22.3	Anhedonie
22.4	Antriebsstörung
22.5	Aufmerksamkeits- bzw. Konzentrationsstörungen
22.6	Autoaggressives Verhalten
22.7	Bewusstseinsstörungen (qualitativ, quantitativ)
22.8	Bindungs- bzw. Beziehungsstörungen
22.9	Denkstörungen
22.10	Depressivität
22.11	Dissoziales Verhalten
22.12	Dissoziation (Bewusstsein)
22.13	Ermüdungssyndrom
22.14	Flashbacks
22.15	Gedächtnisstörungen
22.16	Ich-Störungen
22.17	Innere Anspannung bzw. innere Unruhe
22.18	Interessenverarmung
22.19	Katatonie
22.20	Konfabulation
22.21	Körperschemastörung
22.22	Motorische Unruhe bzw. Bewegungsdrang
22.23	Orientierungsstörungen
22.24	Parathymie
22.25	Probleme im sozialen Umfeld
22.26	Psychische Verstimmung
22.27	Schlafstörungen
22.28	Schul- bzw. Lernschwierigkeiten
22.29	Sozialer Rückzug
22.30	Stimmungsschwankungen
22.31	Störungen der Krankheitsbewältigung einschl. Non-Compliance
22.32	Störungen der Sexualität (Funktion, Verhalten, Identität)
22.33	Stupor
22.34	Suizidalität
22.35	Tagesschläfrigkeit
22.36	Tics bzw. Stereotypien
22.37	Verlangsamung bzw. herabgesetztes Reaktionsvermögen
22.38	Verwirrtheit
22.39	Wahnsymptome
22.40	Wahrnehmungsstörungen bzw. Halluzinationen
22.41	Zwangsgedanken bzw. Zwangshandlungen

Teil 2 - Krankheitsbilder

Dieser Teil bildet im Wesentlichen die Klassifikation der Krankheiten nach dem ICD-10 ab. Den vollständigen Gegenstandskatalog gibt es als kostenlosen Download (gk2neu.pdf) im Internet: http://www.impp.de.

BEWEGUNGSMAßE

Die klinische Bestimmung der Bewegungsmaße erfolgt nach der **NEUTRAL-NULL-METHODE**, engl. neutral position method. 0° entspricht dabei einer normalen Ausgangslage im Gelenk.

Pathologische Veränderungen der Bewegungsmaße:
Ist z.B. wegen Kontrakturen ein physiologisches Bewegungsmaß nicht möglich, so steht 0° am Anfang, bzw. am Ende der Zahlenreihe. Beispiele: Streckhemmung im Ellenbogengelenk bei 20° ⇨ 0-20-150°, unbewegliche Kontraktur im Ellenbogengelenk bei 40° ⇨ 0-40-40°

Bei Kindern und Jugendlichen und hypermobilen Patienten können die Bewegungsmaße ohne pathologische Bedeutung erheblich überschritten werden.

⇨ Wichtig: Bewegungsmaße immer im **Seitenvergleich** bestimmen sowie **Verlaufskontrolle**

HWS

Inklination/Reklination:	40-0-40°
Rotation (links-rechts):	70-0-70°
Seitwärtsneigung:	45-0-45°

BWS + LWS (im Sitzen)

Ante-/Retroflexion:	50-0-50°
Rotation (links-rechts):	40-0-40°
Seitwärtsneigung:	40-0-40°

OTT-Zeichen (für BWS)
2 Punkte: C7 (Vertebra prominens)
+ 30 cm darunter markieren
⇨ bei max. Flexion 33 cm Abstand

SCHOBER-Zeichen (für LWS)
2 Punkte: S1 + 10 cm darüber markieren
⇨ bei max. Flexion 15 cm Abstand

Schultergelenk

Ante-/Retroversion:	170-0-40°
Ab-/Adduktion:	160-0-45°
in Außenrotationsstellung:	190-0-45°
Innen-/Außenrotation:	70-0-70°

Ellenbogengelenk

Extension/Flexion:	5-0-150°
Unterarm Pro-/Supination:	90-0-90°

Handgelenk

Dorsalextension/Palmarflexion:	60-0-60°
Radialab-/Ulnarabduktion:	25-0-40°

Daumengelenke

Im Sattelgelenk Ab-/Adduktion:	40-0-30°
Ext./Flexion im Grundgelenk:	0-0-50°
Ext./Flexion d. Interphal.Gelenks:	20-0-80°

Fingergelenke

Im MCP Ab-/Adduktion je:	30-0-0°
Extension/Flexion von MCP,PIP,DIP jeweils:	0-0-90°

Hüftgelenk

Extension/Flexion:	20-0-130°
Ab-/Adduktion:	40-0-30°
Innen-/Außenrotation:	50-0-40°

Kniegelenk

Extension/Flexion:	5-0-140°
Innen-/Außenrotation:	10-0-40°

Sprunggelenk (OSG + USG)

Dorsalextension/Plantarflexion:	30-0-50°
Pro-/Supination:	20-0-35°

Großzehengelenk

Ab-/Adduktion: (>15° ⇨ Hallux valgus)	0-0-15°
Metatarso-phal.Gelenk-Extension/Flexion:	45-0-70°
Interphalangealgelenk:	0-0-90°

Zehengelenke

Extension/Flexion Gesamt:	20-0-80

INTERNET-ADRESSEN

Medizinische Selbsthilfegruppen, Informations- und Kontaktstellen

ADHS	http://www.adhs-deutschland.de u. http://www.ag-adhs.de
AIDS	http://www.aidshilfe.de
Akustikus Neurinom	http://www.akustikus.de
Alzheimer-Demenz	http://www.deutsche-alzheimer.de
Angststörungen	http://www.angst-und-panik.de, http://www.panik-attacken.de
Anonyme Alkoholiker	http://www.anonyme-alkoholiker.de
Apallisches Syndrom	http://www.brainweek.de, http://www.wachkoma-hilden.de/wordpress/
Apotheken-Notdienst (tagesaktuelle Information)	http://www.aponet.de/notdienst
Autismus	http://www.autismus.de
Blaues Kreuz	http://www.blaues-kreuz.de
Borreliose und FSME	http://www.bfbd.de
Chorea Huntington	http://www.huntington-hilfe.de
Chronic fatigue syndrome	http://www.fatigatio.de
Clusterkopfschmerzen	http://www.clusterkopf.de, http://www.clusterkopfschmerzen.de
Depression, manisch-depressive Erkrankungen	http://www.verein-horizonte.de
Demenz	http://www.kompetenznetz-demenzen.de
Down-Syndrom	http://www.down-syndrom.org, http://www.ds-infocenter.de
Drogen	http://www.meb.uni-bonn.de/giftzentrale
Duchenne-Muskeldystrophie	http://www.benniundco.de/benniundco.htm
Dystonien	http://www.dystonie.de
Epilepsie	http://www.epilepsie.sh, www.izepilepsie.de und www.epilepsie-netz.de
Essstörungen, Bulimie	http://www.anad.de und http://www.dick-und-duenn-berlin.de
Fibromyalgie-Syndrom	http://www.fibromyalgie-fms.de
Guillain-Barré-Syndrom	http://www.gbs-shg.de, http://www.gbsinfo.de
Heredoataxien, spinocerebellare	http://www.ataxie.de
Herzfehler	http://www.herzstiftung.de, http://www.herzkind.de, http://www.die-herzklappe.de
Hirnaneurysma-Erkrankte	http://www.hirn-aneurysma.de
Hirntumoren	http://www.hirntumorhilfe.de
Hydrocephalus	http://www.asbh.de
Hypophysenerkrankungen	http://www.glandula-online.de
Kopfschmerzen	http://www.schmerzhilfe.de u. http://schmerzliga.de
Körperbehinderte - Bundesverband	http://www.bsk-ev.org
Krebs (allgemein)	http://www.krebshilfe.de u. http://www.krebsinformation.de
Krebsschmerz	http://www.ksid.de
Legasthenie	http://www.bvl-legasthenie.de
Lernbehinderte	http://www.lernen-foerdern.de
Migräne	http://www.migraeneliga.com
Minimale cerebrale Dysfunktion (MCD)	http://www.mcd.de
Multiple Sklerose	http://www.dmsg.de
Muskelkranke	http://www.dgm.org
Myasthenie	http://www.dmg-online.de
Narkolepsie	http://www.dng-ev.de
Parkinson	http://www.parkinson-selbsthilfe.de und http://www.m-parkinson.de
Poliomyelitis	http://www.polio.sh, http://www.polio-selbsthilfe.net
Psychisch Kranke, Dachverband Gemeindepsychiatrie e.V.	http://www.psychiatrie.de
Querschnittlähmung	http://www.fgq.de
Rechenschwache Kinder	http://www.ifrk-ev.de
Restless-Legs-Syndrom	http://www.restless-legs.org
Rett-Syndrom	http://www.rett.de
Schädel-Hirn-Trauma	http://www.schaedel-hirnpatienten.de
Schlafapnoe / Schlafstörungen	http://www.schlafapnoe.org u. www.vdk-schlafapnoe.de
Schlaganfall	http://www.schlaganfall-hilfe.de
Schmerzen (Kopf-, Rückenschmerzen, Tumorschmerzen)	http://www.schmerzliga.de
Selbsthilfegruppen – Kontaktstellen, Organisationen	http://www.nakos.de und http://www.dag-selbsthilfegruppen.de
Sexualstörungen	http://www.isg-info.de
Spielsucht	http://www.anonyme-spieler.org, http://www.gluecksspielsucht.de
Spina bifida	http://www.asbh.de
Stiff-man-Syndrom	http://www.stiff-man.de
Stotterer-Selbsthilfe	http://www.bvss.de
Suchterkrankungen, Fachverband und Suchttherapie (stationäre)	http://www.sucht.de, http://www.suchthilfe.de, http://www.drugcom.de
Suizid	http://www.suizidprophylaxe.de u. http://www.agus-selbsthilfe.de (für Angehörige)
Syringomyelie	http://www.syrinx-beratung.de, http://www.deutsche-syringomyelie.de
Teilleistungsschwächen	http://www.seht.de
Tinnitus	http://www.tinnitus-liga.de
Torticollis	http://www.bvtorticollis.de
Tourette-Syndrom	http://www.tourette-gesellschaft.de, http://www.tourette.de
Transsexualität	http://www.dgti.org
Umweltkrankheiten	http://www.umweltmedizin.de
Vergiftungen	http://www.meb.uni-bonn.de/giftzentrale/index.html
Wilson-Krankheit (hepatolentikuläre Degeneration)	http://www.morbus-wilson.de
Zerebralparese	http://www.bvkm.de
Zwangserkrankungen	http://www.zwaenge.de und http://www.zwangserkrankungen.de

Sonstige medizinische Adressen und Auskunftsdienste

American Medical Association	http://www.ama-assn.org
Ärztezeitung, Deutschland	http://www.aerztezeitung.de
Bundesärztekammer	http://www.baek.de
Bundesministerium für Gesundheit	http://www.bmg.bund.de
Bundeszentrale für gesundheitliche Aufklärung	http://www.bzga.de, http://www.prevnet.de
Cancer Institute (USA)	http://www.cancer.gov
CancerNet	http://www.meb.uni-bonn.de/cancernet/deutsch
CNN Health (Nachrichtendienst)	http://www.cnn.com/health
Cochrane Zentrum Deutschland	http://www.cochrane.de
Deutsche Gesellschaft für Neurologie	http://www.dgn.org
Deutsche Zentralbibliothek für Medizin	http://www.zbmed.de
Die Deutsche Bibliothek	https://portal.d-nb.de
DIMDI (medizinische Literaturdatenbank)	http://www.dimdi.de
Gefahrstoff-Datenbank	http://www.hvbg.de/bia/stoffdatenbank
Kongresse, medizinische	http://www.medizinische-kongresse.de
Leitlinien, medizinische (AWMF)	http://www.awmf.org
Medizin Forum – allgemeine Gesundheitsaspekte	http://www.medizin-forum.de
Medline	http://www.medline.de
National Library of Medicine (USA)	http://www.nlm.nih.gov
Psychologische Fragen	http://www.psychologie.de
Psychotherapiesuche (Psychbologen)	http://www.psychotherapiesuche.de
Robert Koch-Institut	http://www.rki.de
Umweltinformationen (Umweltbundesamt u. BUND)	http://www.umweltbundesamt.de u. http://www.bund.net
World Health Organisation	http://www.who.int
Zeitschriften, medizinische (freier Zugang)	http://www.freemedicaljournals.com

STICHWORTVERZEICHNIS

A

A.basilaris ... 163
A.carotis ... 19, 151, 159
- Dissektion ... 151, 175, 180
A.cerebri ... 152, 159
A.communicans ... 159, 160
A.dorsalis pedis ... 19
A.labyrinthi ... 106
A.meningea ... 158
A.radialis ... 19
A.radicularis magna ... 170, 183
A.spinalis ... 170
A.spinalis-anterior-Syndrom ... 42, 255
A.spinalis-anterior-Verschluss ... 178
A.subclavia ... 166
- Anzapfsyndrom ... 166
A.tibialis post. ... 19
A.vertebralis ... 151, 163, 170, 180
- Abscher-Syndrom ... 180, 183
- Anzapfsyndrom ... 166
- Dissektion ... 175
Aachener-Aphasie-Test ... 315
Abasie ... 358
ABCD0123-Schema ... 181
Abduktionsschiene ... 268
A-Betalipoproteinämie ... 222
Abhängige Persönlichkeit ... 364, 367
Abhängigkeit ... 380
Abnorme Erlebnisreaktionen ... 370
Abnorme Persönlichkeit ... 363
Absencen ... 49, 58, **63**, 409
Absencenstatus ... 63
Absinth-Missbrauch ... 394
Absolute Arrhythmie ... 151
Abstinenzkulturen ... 388
Abstinenzregel ... 352
Abtropfmetastasen ... 196, 199
Abwehrmechanismen ... 314, 349, 415
Abweichendes sexuelles Verhalten .. 376
Acamprosat ... 392
Acetylcholin ... 78, 280
Acetylcholinesterasehemmer ... 345
Acetylsalicylsäure ... 101, 154, 190, 310
ACh ... 78
- Rezeptoren ... 280
Achillessehnenreflex ... 10
Achondroplasie ... 215
Aciclovir ... 121, 127
Acquired immune deficiency syndr ... 138
ACTH ... 203
- Behandlung ... 61
Adamkiewicz-Arterie ... 170, 183
Adams-Stokes-Anfall ... 67
Addison-Krankheit ... 294, 296, 303
Add-on-Medikation ... 50, 55
Adduktorenreflex ... 9
ADEM ... 75
Adenohypophyse ... 203
ADH ... 203, 410
ADHS ... 395, 408
Adie-Syndrom ... 132
Adipositas permagna ... 369
Adiuretin ... 203
ADR ... 9
Adrenocorticotropes Hormon ... 203
Adrenoleukodystrophie ... 232
Adson-Test ... 167
Advancement,fronto-orbitales ... 211
Adversivanfälle ... 56
Adynamia episodica hereditaria ... 296
AE-Kinder ... 393
AEP ... 32, 73, 198
AER-Test ... 167
Affekt ... 415
Affektisolierung ... 349
Affektive Psychosen ... 330
Affektiver Tonusverlust ... 65
Affektivität ... 314
- inadäquate ... 324
Affenhand ... 263
Ageusie ... 94, 96
Aggressive Persönlichkeit ... 363, 366
Agnosie ... 44, 344
Agoraphobie ... 349, 355, 415
Agranulozytose ... 328
Agraphie ... 44
Agrypnie ... 110
Ahornsirupkrankheit ... 222, 402
Aicardi-Goutières-Syndrom ... 402
Aichmophobie ... 355
AIDS ... **138**, 150
AIDS-dementia complex ... 140, 340, 342
Akalkulie ... 44
Akanthozyten ... 83
Akarophobie ... 355
Akathisie ... 114, 328
Akinese ... 40, 79
Akinetische Krise ... 79
Akoasmen ... 390, 415
Akrodermatitis chron. atrophicans ... 129
Akrokranium ... 210
Akromegalie ... 203, 239, 303
Akrophobie ... 355
Akrozephalopolysyndaktylie ... 211
Akupunktur ... 191
Akustikusneurinom95, 106, 108, **197**, 219
Akustikusneurofibromatose ... 220
Akustisch evozierte Potentiale ... 32
Akut dissemin. Enzephalomyelitis ... 75
Akute Belastungsreaktion ... 370
Albumino-zytolog. Dissoziation ... 246
Alexie ... 44
Alexithymie ... 366
Alibidinie ... 375
Alice-im-Wunderland-Syndrom ... 100
Alkalose ... 66
Alkohol ... 380, **388**
Alkoholembryopathie ... 393, 402
Alkoholentzugsdelir ... 64, 234, 340, 390
Alkoholhalluzinose ... 390
Alkoholintoleranz ... 388
Alkoholismus ... 234, 236, 340, **388**, 420
Alkoholkrankheit ... 388
Alkoholmyopathie ... 304
Alkohol-Tabak-Amblyopie ... 234
Allgemeinzustand ... 19
Allodynie ... 17
Alpha-Liponsäure ... 238
Alpha-Motoneuron ... 35
Alpha-Trinker ... 389
Alpha-Wellen ... 27
Alport-Syndrom ... 108
Alpträume ... 111
ALS ... 226
Alternans-Syndrom ... 163
Alzheimer-Krankheit ... 82, 339, **343**
Amanita muscaria ... 383, 398
Amantadin ... 80
Amaurose,psychogene ... 358
Amaurosis fugax ... 153
Amaurotische Idiotie ... 231
Ambitendenz ... 415
Ambivalenz ... 324, 415
Ambivalenzkonflikt ... 368
Amenorrhoe ... 204, 369
Amifampridin ... 284
Aminosäurenstoffwechselerkr ... 222
Amitriptylin ... 190, 334
Ammonshorn ... 43, 57
Amnesie ... 173, 314, 415
- psychogene ... 358
Amnestisches Syndrom ... 340, 381
Amnioninfusionssyndrom ... 307

Amniozentese ... 403
Amoralische Persönlichkeit ... 365
Amotivationales Syndrom ... 397
Amphetamine ... 380, 394
Amputation ... 260
Amtsgericht ... 414
Amygdalohippokampektomie ... 57
Amyloid ... 147
Amyloidose ... 236, 264
Amyotroph.Lateralsklerose **226**, 257, 260
Amyotrophie,diabetische ... 240
Anaerobier ... 134
Anale Phase ... 350, 367
Analgesie ... 17
Analgetika ... 99, **190**
- Missbrauch ... 383
- Übergebrauch ... 99
Analreflex ... 10
Anämie,perniziöse ... 233
Anamnese ... 1, 313
Anankasmus ... 415
Anankastische Persönlichkeit .. 363, **367**
Anaplasma ... 123, 130
Anästhesie ... 17
Anderson-Etlg ... 181
Andromanie ... 375
Androphilie ... 378
Aneurysma-Clip ... 161
Anfälle,psychogene ... 53
Anfälle,tonisch-klonische ... 58
Anfallskalender ... 50
Anfallskrankheiten ... 48
Anfallsprovokation ... 58
Angeborene Myopathien ... 302
Angiitis ... 156
Angioblastom ... 202
Angiographie ... 22, 154
Angiomatöses Meningeom ... 201
Angiome ... 48, 157, 159, 161, 257
Angioplastie ... 166
Ängstlich vermeid. Persönlichkeit ... 367
Ängstliche Persönlichkeit ... 363
Angstneurose ... 349, **354**
Angststörung ... 354
Anhedonie ... 325, 331
Anhidrose ... 20, 276
Anklammerungstendenz ... 362
Anonyme Alkoholiker ... 392
Anorexia athletica ... 370
Anorexia nervosa ... 360, **368**
Anosmie ... 93
Anosognosie ... 212, 344, 415
Anpassungsstörung ... 363, 370, 371
Ansa cervicalis ... 267
Anterograde Amnesie ... 173, 314
Antibiogramm ... 115
Anticardiolipin-Antikörper ... 168
Anticholinergika ... 74, 80, 279
Antidementiva ... 345
Antidepressiva ... 190, 332, **333**, 341
Antidiuretisches Hormon ... 203
Antidrome Messung ... 29
Antiemetika ... 101
Antiepileptika ... **50**, 310
Antigen-Schnelltest ... 115
Antikoagulation ... 154, 158, 169
Antikonvulsiva ... 50
Anti-Müller-Hormon ... 378
Anti-NMDA-Rezeptor-Enzephalitis ... 120
Antiphospholipid-Syndrom ... 168
Antipsychotika ... 326
Antisoziale Persönlichkeit ... 363, 365
Antituberkulotika ... 118
Antivertiginosa ... 107
Antizipation,genetische ... 85, 222, 293
Anulus fibrosus ... 248
Anxietas tibiarum ... 114
Anxiolyse ... 387
Aortenbogensyndrom ... 166
Apallisches Syndrom ... 165, **176**, 341
APC-Resistenz ... 151, 168
Apert-Syndrom ... 211
Apertura medialis ... 199, 211, 216
Aperturae laterales ... 199, 211, 216
APGAR ... 46
Aphasie ... 44, 153
Apomorphin ... 80
Apoplektischer Insult ... 151, 157
Apoplektisches Gliom ... 186, 194
Apoplex ... **151**, 401
Apoptose ... 152
Apparative Diagnostik ... 21
Appell ... 373
Appellatives Hinken ... 358
Appendikozökostomie ... 279
Appetitzügler ... 368, 394
Apraxie ... 44
Aquaeductus cerebri ... 211
Arachnoidalzysten ... 188
Arachnopathie ... 116, 257
Arachnophobie ... 355
Arbeitssucht ... 383
Arbeitsunfall ... 419
Arbovirosen ... 120
Arc de cercle ... 358
Arena-Virus ... 120
Argyll-Robertson-Zeichen ... 131
Arithmasthenie ... 404
Armplexusparese ... 266
Armvorhalteversuch ... 4, 13
Arnold-Chiari-Syndrom ... 215, 217, 219
Arousal-Reaktion ... 27, 110, 114
Arrhythmie,absolute ... 151
Arsen-Intoxikation ... 243
Arterielle Hypertonie ... 151, 156, 161, 295, 360
Arteriitis temporalis ... 105, 299
Arterio-arterielle Embolien ... 151
Arteriosklerose ... 156, 161
Arteriovenöse Gefäßmissbildungen... ... 157, 159, 161, 171
Arthrogryposis multiplex congenita . 282, 287
Artifizielle Blutung ... 26
Artifizielle Störungen ... 368
Arylsulfatase-A-Mangel ... 222
Asomnie ... 110
Asperger-Syndrom ... 365, 412
Aspergillose ... 141
Asphyxie ... 54, 60, 402
ASR ... 10
Assimilation ... 217
ASS-Medikation ... 154
Astasie ... 358
Astereognosie ... 17
Asterixis ... 15, 83, 229
Asthenische Persönlichkeit ... 364, **367**
Asthma bronchiale ... 359
Astrozytome ... 186, **191**
Asynergie ... 12, 41
Ataxia teleangiectatica ... 220, 223
Ataxie ... 12, 14, **41**, 72
- episodische ... 223
- erbliche ... 221
- paraneoplastische ... 223
- spinale ... 14
Atemstillstände ... 110
Atemzentrum ... 185
Athetosen ... 87
AT-III-Mangel ... 151, 168
Atlanto-axiale Fusion ... 182
Atlanto-axiale Luxation ... 183, 253
Atlas ... 178, 215
Atlasassimilation ... 215
Atlasdysplasie ... 215
Atomoxetin ... 408
Atonischer Anfall ... 49
Atrophia muscularis spinalis ... 224
Attackenschwindel ... 106
Attention-deficit disorder ... 408
Atypische Neuroleptika ... 327, 328
Audiometrie ... 109
Auditory Brainstem Implant ... 199, 220
Auffrischimpfung ... 136
Auflösung ... 374
Aufmerksamkeit-Belastung-Test ... 315
Aufmerksamkeitsdefizitsyndrom ... 405, 408, 410
Aufwach-Epilepsie ... 58
Augenhintergrund ... 2
Augenmuskelparesen ... 71
Aura ... 49, 57, 100
Auslassversuch ... 308
Ausscheidungsurographie ... 278
Aut.-dom. Muskeldystrophien ... 288
Aut.-rez. Muskeldystrophien ... 287
Autismus ... 53, 324, 326, 404, **412**
Autochthone IgG-Synthese ... 25
Autogenes Training ... 352, 371
Automatismen ... 57, 176, 177, 314, 415

- spinale ... 11
Automutilation ... 326, 370, 373, 413
Autonome Blase ... 278
Autonome Polyneuropathie ... 240
Autonomes Nervensystem ... 275
Autophonie ... 109
Autopsie ... 345
Avellis-Syndrom ... 164
Aversion,sexuelle ... 375
Axis ... 178
Axonale Degeneration ... 29
Axonale Polyneuropathie ... 237
Axone ... 258
Axonotmesis ... 45, 258
Axonverzweigungen ... 45
AZT ... 142

B

Babesiose ... 123, 130
Babinski-Fröhlich-Syndrom ... 206
Babinski-Nageotte-Syndrom ... 164
Babinski-Zeichen ... 11, 36
Babkin-Reflex ... 47
Badeunfall ... 180
Bakterielle Meningitis ... 115
Balbuties ... 411
Baldrian ... 111, 335, 371
Balint-Syndrom ... 343
Ballismus ... 88
Ballondilatation ... 166
Ballonsella ... 204
Baló-Krankheit ... 75
Bandscheibenverletzung ... 180
Bandscheibenvorfall ... 248
Bannwarth-Syndrom ... 76, 129, 236
Bárány-Zeigeversuch ... 12
Barbiturate ... 380, 385
- Abhängigkeit ... 385
Barthel-Index ... 20
Bartonella ... 123, 130
Bartter-Syndrom ... 295
Basalganglien ... 39, 77
Basalzell-Naevus-Syndrom ... 220
Basentriplettrepeats ... 83, 221, 224, 292
Basenwiederholungen ... 222
Basiläre Impression ... 214
Basilarismigräne ... 100, 106
Basis pontis ... 234
Bassen-Kornzweig-Syndrom ... 222
Battarismus ... 411
Batten-Spielmeyer-Vogt-Krankheit ... 231
Battered-child-Syndrom ... 407
Bauchhautreflex ... 10, 72
Bayliss-Effekt ... 151
Beckenboden-EMG ... 278
Beckengürtelamyotrophie ... 269, 273
Beckengürtel-Muskeldystrophie ... 286
Beckenringfraktur ... 273
Becker-Kiener-Muskeldystrophie ... 284, 286
Becker-Myotonie ... 290
Beeinflussungserlebnisse ... 324
Beevor-Zeichen ... 7
Befund,psychopathologischer ... 313
Begriffszerfall ... 324
Begutachtung ... 155, 419
Behçet-Krankheit ... 76, 123
Behinderung ... 20
Beinhalteversuch ... 4, 13
Belastungsfaktoren, psychosoziale ... 320, 348
Belastungsreaktion ... 370
Bell-Phänomen ... 96
Benedikt-Syndrom ... 164
Benfotiamin ... 238
Benigne familiäre neonatale Konvulsionen ... 54, 61
Benigne intrakran.Hypertension ... 99, 184
Benperidol ... 327
Benton-Test ... 315
Benton-Word-Fluency-Test ... 315
Benzodiazepine ... 51, 111, 380, 385, **386**
Benzylpiperazin ... 395
BERA ... 32, 73, 198
Berger-Effekt ... 27
Beriberi ... 236
Berstfraktur ... 172
Berufsausbildung ... 313
Berufsgenossenschaft ... 419
Berufslähmung ... 258
Beschaffungskriminalität ... 382, 385
Beschäftigungsdystonien ... 86
Beschäftigungslähmung ... 258
Beschäftigungstherapie ... 345
Beschleunigungsverletzung ... 178
Beschwerde-Fragebogen ... 314
Bestrahlungstherapie ... 267
Beta-Rezeptorenblocker ... 101
Beta-Trinker ... 389
Betäubungsmittel ... 383
Beta-Wellen ... 27
Betreuungsgesetz ... 414
Bettnässen ... 407, 410
Bewegungsdrang ... 328
Bewegungsempfindung ... 16
Bewegungsmaße ... 426
Bewegungsmuster ... 34
Bewusstsein ... 1
Bewusstseinslage ... 314
Bewusstseinsstörung,psychogene ... 358
Bewusstseinstrübung ... 340
BG-Verfahren ... 419
BHR ... 10
Bickerstaff-Enzephalitis ... 120, 247
Bilanzsuizid ... 372
Bildgebende Verfahren ... 21
Billroth-II-Resektion ... 233
Binge-eating-Störung ... 370
Bing-Horton-Kopfschmerz ... 102
Binswanger-Krankheit ... 82, 153, 214
Biogene Suchtmittel ... 383, 398
Biographische Anamnese ... 313
Biomonitoring ... 113
Biopsien ... 33
Biot-Atmung ... 19, 184
Biperiden ... 322
Bipolare Störung ... 330, **338**
Bisexualität ... 378
Bitemporale Hemianopsie ... 204, 206
Bizepssehnenreflex ... 9
Blackout ... 67
Blasenautomatie ... 278
Blasenentleerungsstörung ... 72, 74, 129, 212, 233, 240, 255, **277**, 342
Blaseninkontinenz ... 72
Blasenlähmung ... 277
Blätterpilze ... 383, 398
Blaues Kreuz ... 392
Blei-Intoxikation ... 243
Blepharorrhaphie ... 97
Blepharospasmus ... 86
Bleuler-Grundsymptome ... 324
Blicklähmung ... 94
Blickmotorik ... 40
Blind-Gang ... 13
Blindheit,psychogene ... 358
Blind-loop-Syndrom ... 233
Blinkreflex ... 29, 73, 96
Blitz-Nick-Salaam-Anfälle ... 49, **60**
Bloch-Sulzberger-Krankheit ... 220
Blockwirbel ... 216
Blutgasanalyse ... 421
Blut-Hirn-Schranke ... 184
Blutung,artifizielle ... 26
Blutung,intraspinale ... 171
BMI ... 369
B-Mode-Sonographie ... 24
BNS-Krämpfe ... 60
Bobath-Krankengymnastik ... 154, 224
Body mass index ... 369
Bogengänge ... 106
Bonnet-Zeichen ... 271
Borderline-Syndrom ... 326, 350, 359, **363**, 366, 374, 409
Borrelia burgdorferi ... 120, 128
Borrelia recurrentis ... 130
Borreliose ... **128**, 236
Botulinumtoxin ... 86, 97, 214
Botulismus ... 238, 276
Bourneville-Pringle-Syndrom ... 220
Bovine spongiform encephalopathy ... 146
Boxerenzephalopathie ... 77, 342
Brachialgia paraesthetica nocturna ... 264
Brachioradialis-Reflex ... 9
Brachyzephalus ... 210, 403
Bradykinese ... 79
Bradyphrenie ... 79
Bragard-Gowers-Zeichen ... 18, 271
Brain-mapping ... 187
Brandstiftung ... 368

Breitschädel ... 210
Breughel-Syndrom ... 86
Brissaud-Syndrom ... 89, 164
Broca-Aphasie ... 44
Brodmann-Rinden-Areale ... 34
Bronchialkarzinom ... 186, 208, 255, 401
- kleinzelliges ... 283
Brown-Séquard-Syndrom .. 42, 252, 255
Bruchband ... 269
Brückenhaubensyndrom ... 164
Brückenvenen ... 158
Brudzinski-Nackenzeichen ... 18
Brushfield-Flecken ... 403
Brüsseler Klassifizierung ... 176
Bruxismus ... 111, 406
Bryan-Prothese ... 251
BSE ... 146
BSR ... 9
BtMVV ... 383
Büffelnacken ... 204
Bügeleisengang ... 250, 271
Bulbärparalyse ... 93, 163, 224
Bulbocavernosusreflex ... 10, 29, 278
Bulbospongiosusreflex ... 10, 29
Bulbusdruckversuch ... 246
Bulimie ... 368
Bunya-Virus ... 120
Buprenorphin ... 384, 385
Bupropion ... 400
Burdach-Strang ... 41
Burn-out-Syndrom ... 113, 372
Bürstenmassage ... 68
Butyrophenone ... 327
BWK ... 178
B-Zell-Lymphom ... 207

C

CADASIL ... 152
Café-au-lait-Flecken ... 219
CAG-Basentriplettrepeats . 83, 221, 224, 292
CAGE-Test ... 391
Canalis carpi ... 263
Canalis facialis ... 95
Cannabis ... 380, 396
Capsula interna ... 153, 162
Caput obstipum ... 86
Carbamazepin .. 51, 55, 57, 59, 104, 309
Carbohydrate deficient transferrin ... 391, 420
Carnitin-Mangel ... 300
Carnitin-Palmityl-Transf.-Mangel ... 300
Carpenter-Syndrom ... 211
Cauda-equina-Syndrom ... 251, 256
Cavum septi pellucidi ... 188, 214
Cavum subarachnoidale ... 211
Cavum vergae ... 214
CCR5-Antagonisten ... 142
CCT ... 22
CD_4-T-Lymphozytopenie-Syndrom ... 145
CDC-Einteilung ... 140
CDG ... 223, 303
CDT ... 391, 420
CEE ... 122
Celiokörner ... 242
Central european encephalitis ... 122
Central-core-Krankheit ... 302, 305
Cephalgia ... 98
Cephalosporin ... 129
Cerebellum ... 40
Cerivastatin ... 304
Ceroidlipofuszinosen ... 231
Céstan-Chenais-Syndrom ... 164
CFS ... 112
Chaddock-Zeichen ... 11
Channelopathien ... 289
Charakterneurosen ... 363
Charcot-Krankheit ... 226
Charcot-Marie-Tooth-Neuropathie ... 244
Charcot-Trias ... 72
Chassaignac-Lähmung ... 269
Cheiralgia paraesthetica ... 261
Chelatkomplexbildner ... 230, 243
Chemonukleolyse ... 250
Chemotherapie
- Hirntumoren ... 187
- ZNS-Lymphome ... 207
Cheyne-Stokes-Atmung ... 19, 173
Chiari-Frommel-Syndrom ... 206
Chiasma opticum ... 204
Chiasmasyndrom ... 206
Chikungunya-Virus ... 120
Chiray-Foix-Nicoleso-Syndrom ... 164
Chirotherapie ... 177, 253
Chlorpromazin ... 327
Cholesteatom ... 106, 198
Cholesterinsenkung ... 304
Cholinerge Krise ... 283
Cholinergika ... 279
Cholinesterasehemmer ... 282
Chondrosarkom ... 188
Chorda tympani ... 95
Chordom ... 188
Chordotomie ... 191
Chorea ... 40, **83**
Chorea electrica ... 83
Chorea gravidarum ... 83, 307
Chorea Huntington ... 83, 339, 342
Chorea major ... 83
Chorea senilis ... 83
Choreoakanthozytose ... 83
Choreoathetosen ... 87
Chorioidepitheliom ... 199
Chorionkarzinom ... 197, 208
Chorionzottenbiopsie ... 403
Chorioretinitis ... 133
Chotzen-Syndrom ... 211
Christbaumschmuck ... 292
Chromosomenanalyse ... 403
Chronic fatigue syndrome ... 112, 299
Chronic wasting disease ... 146
Chronisches Müdigkeitssyndrom ... 112
Chronisches Subduralhämatom ... 159
Chronohygiene ... 50
Chvostek-Zeichen ... 3, 67
Chymopapain ... 250
Circulus arteriosus cerebri 151, 159, 163
CISD ... 371
Cisterna ambiens ... 184
Cisterna cerebellomedullaris ... 24, 199, 211
Cisterna pontis ... 199
CJD ... 147
Claude-Syndrom ... 164
Claudicatio, Arm ... 166
Clauß-Zeichen ... 11
Claustrum ... 39
Clobazam ... 51
Clomethiazol ... 393
Clonazepam ... 51
Clostridium botulinum ... 276
Clostridium tetani ... 134
Clozapin ... 327
Cluster-Kopfschmerz ... 98, **102**
Coats-Syndrom ... 288
Cobalamin ... 233
Codein ... 384
Coeruloplasmin ... 229
Cogan-Syndrom ... 106
Coiling ... 152, 160
Colitis ulcerosa ... 359
Colon-Conduit ... 279
Coma diabeticum ... 176
Coma vigile ... 176, 341
Combat stress syndrome ... 371
Commissura alba ... 41, 43
Common variable immunodefic. ... 145
Commotio cerebri ... 172
Commotio labyrinthi ... 108
Commotio spinalis ... 177, 180, 182
Completed stroke ... 152
Compliance ... 52
Compressio cerebri ... 172
Compressio spinalis ... 180
Computertomographie ... 22
COMT-Inhibitoren ... 80
Conduit ... 279
Condylomata acuminata. ... 141
Confluens sinuum ... 168
Conn-Syndrom ... 294, 295
Contergan-Syndrom ... 242
Continuous positive airway pressure 111
Contrecoup ... 172
Contusio cerebri ... 172
Contusio spinalis ... 177, 180, 182
Conus medullaris ... 216
- Syndrom ... 251, 256
Coping-Strategien ... 371
Copolymer ... 74
Cord-traction-Syndrom ... 215

Corophilie ... 379
Corpora mamillaria ... 43
Corpus amygdaloideum ... 39, 43, 78
Corpus callosum ... 43
Corpus Luysi ... 77
Corpus pineale ... 196
Corpus striatum ... 39, 77, 84
Corti-Organ ... 92, 108
Cortison ... 206
Coryza syphilitica ... 131
Costen-Syndrom ... 98
Coup ... 172
Coxsackie ... 120
CPAP ... 111
Crack ... 394
Craniale Computertomographie ... 22
Craving ... 381, 415
Credé-Handgriff ... 278
Crescendo-TIA ... 152
Crescendo-Verlauf ... 179
Creutzfeldt-Jakob-Krankheit ... 48, 82, 145, **146**, 342
Cri-du-chat-Syndrom ... 402
Crista ampullaris ... 106
Critical incident stress debriefing ... 371
Critical-ill-Myopathie ... 304
Crouzon-Syndrom ... 211
Crow-Fukase-Syndrom ... 236
CSE-Hemmer ... 304
CT ... 22
CTS ... 263
Cumarine ... 154
Cupula ... 106
Curschmann-Steinert-Batten-Erkrankg. ... 245, 291
Cushingoid ... 206
Cushing-Schwellen-Dosis ... 206
Cushing-Syndrom ... 203, 239, 303
Cushing-Syndrom II ... 198, 201
CVID ... 145
CWD ... 146
CXCL13 ... 129
Cyanocobalamin ... 233
Cyproteronacetat ... 378
Cytochrom-P450-System ... 329
Cytomegalie ... 120, 141

D

DaCosta-Syndrom ... 361, 371
Dämmerattacken ... 49, 57
Dana-Lichtheim-Krankheit ... 232
Dandy-Walker-Krankheit ... 216, 219
Dantrolen ... 306
Datura species ... 383, 398
Dauerentladungen ... 294
Daumenabduktion ... 7, 426
Daumenadduktion ... 7, 426
Daumenballenatrophie ... 263
Daumenlutschen ... 406
Daumenopposition ... 7
Debilität ... 403
Débridement ... 135
Decarboxylasehemmer ... 80
Defektsyndrom ... 341
Degeneration,axonale ... 29
Degeneration,hepatolentikuläre ... 229
Dehnungszeichen ... 115
Dehydrierung ... 396
Déjà-vu-Erlebnisse ... 49, 57, 415
Déjerine-Klumpke-Lähmung ... 267
Déjerine-Sottas-Neuropathie ... 236, 244
Déjerine-Syndrom ... 165
Dekonditionierung ... 356
Dekortikation ... 341
Dekrement ... 31
Delinquenz ... 366
Delir ... 321, 340, 381
Delirium tremens ... 234, 340, 390
Delpech-Lichtblau-Quotient ... 25, 72
Delta-Trinker ... 389
Delta-Wellen ... 27
Dement u. Kleitmann-Etlg. ... 110
Dementia praecox ... 323
Dementia pugilistica ... 342
Demenz ... 214, 339, **342**, 404
Demotivierungssyndrom ... 397
Demyelinisierende Erkrankungen ... 70
Denervierungspotentiale ... 259
Denis-Etlg ... 181
Denkdissoziation ... 324
Denkstörungen ... 324, 416
Dens axis ... 178
Densfraktur ... 177, 181, 253
Depotpräparaten ... 327
Depravation ... 381, 415
Depression
- endogene ... **331**, 353
- neurotische ... 349, **353**
- reaktive ... 353, 370
- Schwangerschaft ... 333
Deprivation ... 413, 416
Deprivationsstörung ... 409
Dermalfistel ... 215
Dermatom ... 15, 38
Dermatomyositis ... 297
Dermatozoenwahn ... 324, 416
Dermoide ... 188, 197, 257
Dermolexie ... 16
Desensibilisierung ... 356
Designer-Drogen ... 380, 394
Desipramin ... 334
Desminopathien ... 302
Detrusor-Sphinkter-Dyssynergie ... 278
Deviationen,sexuelle ... 376
Devic-Krankheit ... 75, 124
Dexamethason ... 193, 206
Dextromethorphan ... 397
Dezerebration ... 341
Dezerebrationshaltung ... 234
Dezerebrationssyndrom ... 165, 176
Diabetes insipidus ... 204, 206
Diabetes mellitus ... 237, 239
Diabetische Amyotrophie ... 240
Diabetische Polyneuropathie ... 239
Diagnostik,apparative ... 21
Diagnostik,neurologisch-topische ... 34
Diaschisis ... 177
Diazepam ... 51, 64, 385
DIDMOAD-Syndrom ... 239
Dienzephales Syndrom ... 165
Diffusionsgewichtetes MRT ... 153
Digitale Subtraktionsangiographie ... 22
Dihydroergotamin ... 68
Diogenes-Syndrom ... 357
Diplegia spinalis progressiva ... 223
Diplokokken ... 115
Diplomyelie ... 219
Dipsomanie ... 389
Disci intervertebrales ... 248
Diskusprolaps ... 248
Disorders of Glycosylation ... 303
Disseminierte Sklerose ... 70
Dissoziale Persönlichkeit ... 363, **365**
Dissoziation,albumino-zytologische . 246
Dissoziative Amnesie ... 358
Dissoziative Bewegungsstörung ... 358
Dissoziative Fugue ... 358
Dissoziative Identitätsstörung ... 358
Dissoziative Krampfanfälle ... 358
Dissoziative Störungen ... 357
Dissoziativer Stupor ... 358
Dissoziierte Empfindungsstörung ... 42
Dissoziierte Intelligenz ... 403
Dissoziierte Sensibilitätsstörung ... 17, 42, 170, 178, 218, 252
Dissoziierter Hirntod ... 176
Disstress ... 151
Distorsion,HWS ... 178
Distraneurin ... 393
Diuretika ... 296
Dix-Hallpike-Manöver ... 107
Dolichoektasie ... 151
Dolichozephalus ... 211, 303
Donepezil ... 345
Don-Juanismus ... 375
Donnerschlagkopfschmerz ... 161
Dopa ... 78
Dopamin ... 78
- Agonisten ... 80, 399
- Rezeptorenblocker ... 326
Doppelbilder ... 94, 281, 283
Doppelbildersehen ... 71
Doppelgängerwahn ... 324
Dopplersonographie ... 24
Dorsale Fusion ... 182
Dosissteigerung ... 381, 384
Double-bind-Situation ... 416
Down-Syndrom ... 402
Doxepin ... 334
Doxycyclin ... 129

D-Penicillamin ... 230, 243
Dramatisierung ... 366
Dravet-Syndrom ... 63
Drehschwindel ... 107
Drehtrommel-Versuch ... 14
Dreiecksschädel ... 210
DREZ-Läsion ... 191
Dritte-Welt-Länder ... 125
Drogenabhängigkeit ... 139, 380, 402
Drogenkarriere ... 397
Drogenscreening ... 381, 420
Dronabinol ... 397
Drop-Attacks ... 69
Druckparesen-Neuropathie ... 236
Druckpuls ... 184
Dry sex ... 139
DSA ... 22, 154
DSM-Etlg. (Psychiatrie) ... 315, 320
DT-Impfstoff ... 135
Dubowitz-Score ... 46
Duchenne-Aran-Muskelatrophie ... 224
Duchenne-Erb-Lähmung ... 267
Duchenne-Muskeldystrophie ... 284, 286
Duct.craniopharyngeus ... 206
Duct.semicirculares ... 106
Duloxetin ... 334
Dunkelangst ... 406
Duplexsonographie,farbkodiert .. **24**, 154
Dura mater ... 158
Durchgangssyndrome ... 340
Durchschlafstörungen ... 110
Dysäquilibrium ... 234
Dysarthrie ... 14, 41, 71, 406
Dysästhesien ... 17
Dysautonomie ... 246
- familiäre ... 245
Dysbindin-Gen ... 323
Dysdiadochokinese ... 14, 72
Dysgeusie ... 96
Dysgrammatismus ... 404
Dyskaliämische Lähmungen ... 294
Dyskalkulie ... 404
Dyskinesien,tardive ... 328
Dyskranie ... 210
Dyslalie ... 404, 411
Dyslexie ... 404
Dysmelie ... 243
Dysmetrie ... 12, 41, 72
Dysmorphophobie ... 361, 416
Dysostosis craniofacialis ... 211
Dyspareunie ... 375
Dysphemie ... 411
Dysrhaphiesyndrome ... **215**, 277, 410
Dysrhaphische Störungen 215, 217, 273
Dyssomnien ... 110
Dysthymia ... 353
Dystone Syndrome ... 85
Dystonien ... 327
Dystrophia musculorum prog. ... 284
Dystrophin ... 286
Dystrophische Myotonie ...239, **291**, 307
Dyszephalie ... 210

E

E. d. ... 70
E.coli ... 115
E605 ... 373
- Vergiftung ... 276, 283
Echokardiographie ... 154
Echolalie ... 89
Echopsychosen ... 397
Echo-Symptome ... 324
ECHO-Viren ... 120
Economo-Encephalitis ... 77
Ecstasy ... 394
EDSS ... 73
Edwards-Syndrom ... 402
EEG ... **26**, 50
EEG-Brain-Mapping ... 27
Efavirenz ... 142
Effort-Syndrom ... 362, 371
Ehrlichiose ... 123
Eichreflex ... 9
Eifersuchtswahn ... 390
Eigenreflexe ... 8, 36
Einbeinstand ... 4
Einfache Migräne ... 100
Einheit,motorische ... 280
Einklemmungssymptome ... 186
Einnässen ... 410
Einschlafstörungen ... 110
Einschlafzuckungen ... 63
Einschlusskörperchen ... 137
Einschlusskörperchenenzephalitis ... 149
Einschlusskörpermyositis ... 299
Einstichaktivität ... 30
Einzelfaserelektromyographie ... 30
Einzelpsychotherapie ... 351
Eisenbahnnystagmus ... 14
Eitrige Meningitis ... 115
Ejaculatio praecox ... 375
Eklampsie ... 48, 307
EKT ... 325, 332, 416
Ektodermale Hirntumoren ... 186
Elektiver Mutismus ... 407, **413**
Elektroenzephalographie ... 26, 50
Elektrokortikographie ... 27
Elektrokrampftherapie ... 325, 332, 416
Elektromyographie ... 30
Elektroneurographie ... 28
Elektronystagmographie ... 30, 107
Elektrookulographie ... 30
Elektrosensibilität ... 113
Elektrotrauma ... 177
Elephantiasis neuromatodes ... 219
Elevation ... 6
Ellenbogenextension ... 6, 426
Ellenbogenflexion ... 6, 426
Elsberg-Syndrom ... 257
Embolie,arterio-arterielle ... 151
Embryofetopathia alcoholica ... 393
Embryopathien ... 53, 402
Emery-Dreifuss-Muskeldystrophie .. 284, 286
EMG ... **30**, 282, 285, 289, 293, 298
EMG-Ermüdungstest ... 282, 284
Emissionscomputertomographie ... 24
Emotional instabile Persönlichkeit ... 363, 366
Emotionale Störungen,Kindesalter ... 406
Empathie ... 351
Emprosthotonus ... 134
Encephalomyelitis disseminata ... 70
Encephalopathia saturnina ... 243
Endarteriitis ... 131
Endemiegebiete, FSME ... 123
End-of-dose-Akinesen ... 80
Endogene Depression ... **331**, 353
Endokarditis ... 115, 117, 151
Endokrine Myopathien ... 303
Endolymphatischer Hydrops ... 106
Endolymphe ... 106
Endoneurium ... 258
Endotheliomatöses Meningeom ... 201
ENG ... 28
Engelstrompete ... 383, 398
Engpasssyndrome ... 258, 307
Enkopresis ... 407
Enophthalmus ... 20, 162, 214, 218, 256, 267, 276
Entbindungslähmung ... 273
Enteric cytopathogenic human orphan Virus ... 120
Enterobakterien ... 115
Entgiftung ... 384
Entgiftungsphase ... 391
Enthirnungsstarre ... 165, 176, 234
Entladungsserie ... 31, 289
Entschädigungsneurose ... 180, 349
Entspannungsverfahren ... 352, 371
Entwicklungshomosexualität ... 379
Entwicklungskonflikt ... 348
Entwicklungsstörungen ... 210
- kindliche ... 404
Entwicklungsstottern ... 411
Entwöhnung ... 382, 392
Entzug ... 382
Entzugserscheinungen ... 381, 384
Entzugssyndrom ... 381
Entzündliche Erkrankungen ... 115
Enuresis ... 407, **410**
Enzephalitis ... **120**, 175, 339
Enzephalomyelitis ... 120
Enzephalomyopathien ... 300
Enzephalopathie ... 140, 230, 340
- arteriosklerotische ... 82
- spongiforme ... 146
EOG ... 30
Ependymkolloidzysten ... 199, 200
Ependymome ... 186, **199**, 255

Ephebophilie 378
Epicondylitis humeri radialis 261
Epidermoide 188, 257
Epiduralblutung 156, **157**
Epidurale Opiatanalgesie 190
Epiduraler Abszess 117, 124
Epikanthus 393, 403
Epikrise 315
Epilepsia major 58
Epilepsia partialis continua 56
Epilepsie **48**, 307
- posttraumatische 176
Epilepsiechirurgie 27, 51, 57
Epilepsie-spezifische Potentiale 28, 48
Epineurium 258
Epiphysis cerebri 196
Episodische Ataxien 223
Episodischer Trinker 389
Epsilon-Trinker 389
Epstein-Barr-Virus 206
Equinovarus-Stellung 271
Erb-Charcot-Krankheit 223
Erb-Duchenne-Lähmung 251
Erb-Goldflam-Krankheit 280
Erb-Lähmung 267
Erb-Muskeldystrophie 288
Erdheim-Tumor 206
Erdmann-Etlg. (HWS-Distorsion) 179
Erektionsschwäche 375
Ergotherapie 325
Erinnerungslücken 388
Erlebnisreaktionen,abnorme 370
Erleichterungstrinken 388
Ermüdungssyndrom 112
Ermüdungstest-EMG 30
Erregungsphase 374
Erregungszustand 321
Erröten 359
Erschöpfungsdepression 353
Erschöpfungssyndrom 112, 371
Erstinterview 350
Erstkontakt 313
Erwartungsangst 355
Erweiterter Suizid 374
Erythema chronicum migrans 128
Erythrophobie 355
Erythroprosopalgie 102
Ess-Brechsucht 368
Essentielle arterielle Hypertonie 360
Essentieller Tremor 15, 83
Essstörungen 368, 407
Ethambutol 118
Ethosuximid 51
Ethylglucuronid 391
Etilefrin 68
Eudiadochokinese 14
EUE 146
Eulenburg-Syndrom 291
Euphorie 397
EURAP 53
Evozierte Potentiale 31, 73
Examensangst 355
Exhibitionismus 377
Exogene Psychosen 339
Exogen-toxische Myopathien 304
Exotic ungulate encephalopathy 146
Expanded disability status scale 73
Expansive Persönlichkeit 364
Exploration 313
Exterozeption 10
Exterozeptoren 41
Extrapyramidale Syndrome 77
Extrapyramidal-motorische Bahnen 254
Extrapyramidal-motorische Zentren 39
Extrembelastungen 364
Exzitationsstadium 137
Eyrich-Etlg. 134

F

Fabry-Syndrom 232
Facettensyndrom 252
Facies myopathica 288, 292
Fahr-Krankheit 77
Fahrtüchtigkeit 52, 387
Fahruntüchtigkeit 414
Faktor-V-Leiden-Mutation 151, 168
Fallfinger 262
Fallfuß 250, 271
Fallhand 261
Fallneigung 13, 107
Familiäre Dysautonomie 245, 275
Familiäre hemiplegische Migräne 100
Familiäre Hyperekplexie 62
Familiäre neonat. Konvulsionen 54, 61
Familiäre Neuropathie 236
Familienanamnese 1, 313
Familientherapie 351
Fanatische Persönlichkeit 363, 364
Fanconi-Syndrom 243
Farbkodierte Duplexsonographie **24**, 154
Fasciculus cuneatus 39, 41, 254
Fasciculus gracilis 39, 41, 254
Fast-Channel-Syndrom 283
Faszikulationen 3, 4, 37, 227
Fatale familiäre Insomnie 145
Faziale Parese 95
Fazialiskontraktur 97
Fazialislähmung 95
Fazialisparese **95**, 129
Fazialistics 97
Fazio-skapulo-humerale Muskeldystrophie 284, 288
Fehlgeburt 310
Feinmotorik 34, 41
Felbamat 51
Felderförmige Atrophie 225
Feline spongif. Enzephalopathie 146
Felsenbeinfraktur 106
Femoralislähmung 269
Fentanyl 190
Fersengang 4
Fetale Myasthenia gravis 282
Fetales Alkoholsyndrom 393
Fetischismus 377
Fetopathien 53, 402
Fettleber 389
Fettresorptionshemmer 369
Feuerlein-Parameter 391, 420
Fibrate 304
Fibrilläre Astrozytome 192
Fibrillationen 3, 4, 238
Fibrillationspotentiale 31, 227, 298
Fibromatöses Meningeom 201
Fibromyalgie 113, 130, **299**, 360
Fibrosarcoma durae matris 202
Fieberkrampf 54, **64**
Figurenzeichnen 12
Filum terminale 216
Filum-terminale-Syndrom 215
Fingerbeugereflex 9
Finger-Daumen-Abfolgebewegung 5
Fingerextension 6
Finger-Finger-Versuch 12
Fingerflexion 6
Finger-Nase-Versuch 12
Fingolimod 74
Fischmaulstellung 66
Fisher-Syndrom 246
Fixateur interne 182
FLAIR-Sequenz 22
Flapping tremor 15, 83, 229
Flaschenzeichen 263, 264
Flashback-Psychosen 397
Flashbacks 371
Flavi-Viren 120, 122
Fleckfieber 130
Fleckfieberenzephalitis 120
Flexibilitas cerea 324
Flickerlicht 50
Flickerprovokation 27
Fliegenpilz 383, 398
Flimmerskotom 100
Flooding 356
Floppy infant 225, 286, 287, 292
Floppy-infant-Syndrom 386, 387
Flüchtige Lösungsmittel 381
Fluconazol 143
Flügelschlagen 229
Flumazenil 322
Flunarizin 101
Fluphenazin 327
Flussumkehr 166
fMRT **24**, 325
FNV 12
Fokale Anfälle 54
Follikelstimulierendes Hormon 203
Fölling-Krankheit 402
Follitropin 203

Folsäure ... 53, 217, 309
Folstein-Test ... 346
Fontanellen ... 210, 212
Fonticulus ... 210
Foramen infrapiriforme ... 273
Foramen interventriculare ... 199, 211
Foramen intervertebrale ... 179, 181, 248
Foramen magnum ... 184, 214
Foramen ovale ... 151
Foraminotomie ... 251
Forbes-Syndrom ... 300
Forensische Psychiatrie ... 414
Formatio reticularis ... 39, 41, 110
Foster-Kennedy-Syndrom ... 93, 201
Fournier-Zeichen ... 131
Foveolae granulares ... 211
Foville-Syndrom ... 164
FPI ... 315
Fragiles-X-Syndrom ... 402, 413
Fraktionierte Entziehung ... 386
Fraktur,pathologische ... 189, 257
Fralaxin ... 221
Freebase ... 394
Frei flottierende Angst ... 354
Freiburger Persönlichkeitsinventar ... 315
Freier Gang ... 13
Freitod ... 372
Fremdanamnese ... 1, 314
Fremdbeeinflussung ... 324
Fremdbeurteilungsskalen ... 315
Fremdhypnose ... 352
Fremdreflexe ... 8, 11, 36
Frenzel-Brille ... 3, 14, 107
Fressanfälle ... 370
Freßreflex ... 12
Freud-Psychotherapie ... 350
Frey-Syndrom ... 97
Friedmann-Syndrom ... 63
Friedreich-Ataxie ... 221, 239, 245
Friedreich-Fuß ... 221
Frigidität ... 375
Frohse-Arkade ... 261
Froment-Zeichen ... 266
Frontallappenepilepsie,nächtliche ... 55
Frontobasale Fraktur ... 172
Fronto-orbitales Advancement ... 211
Frontotemporale Demenz ... 343
Frotteurismus ... 377
Frozen-shoulder-Syndrom ... 268
Fruchtwasserembolie ... 307
Frühdyskinesien ... 327
Frühepilepsie ... 49
Früherkennungsuntersuchungen ... 46
Frühgeburtlichkeit ... 46, 60, 401, 402
Frühkindliche Reflexe ... 12, 46
Frühkindlicher Autismus ... 326, 404, 412
Frühluische Meningitis ... 131
Frühsommer-Meningoenzephalitis .. 120, 122
Frühzeitiger Samenerguss ... 375
FSE ... 146
FSH ... 203
FSME ... 120, **122**, 130
- Impfung ... 120, **123**
FTA-ABS-Test ... 131
Fugue ... 358
Funiculus posterior ... 254
Funikuläre Myelose ... 76, 124, **232**, 236, 257
Funktionelle Herzbeschwerden ... 361
Funktionelle Störungen ... 359
Funktionelles MRT ... 314
Funktionsniveau,psychosoziales ... 320
Furor uterinus ... 375
Furunkel ... 168
Fusionshemmer ... 142
Fußklonus ... 10
Fußpronation ... 7, 426
Fußpulse ... 19
Fußsohlen-Reflex ... 10
Fußspitzengang ... 4, 13
Fußsupination ... 7, 426
Fußwalzer ... 5
Fuß-Zeigeversuch ... 13
F-Welle ... 29, 246

G

GABA ... 293, 386
Gabapentin ... 51
Gabelungsstellen,Gefäße ... 159
Gadolinium (MRT) ... 22
GAF-Skala ... 320
Galaktorrhoe ... 204
Galaktosämie ... 402
Galantamin ... 345
Galant-Reflex ... 47
Gammaaminobuttersäure ... 293
Gamma-Hydroxybuttersäure ... 66, 395
GammaKnife ... 105, 198
Gamma-Motoneurone ... 39
Gamma-Trinker ... 389
Gamstorp-Syndrom ... 296
Ganciclovir ... 143
Gang,kleinschrittiger ... 79
Gangataxie ... 13
Gangbild ... 13
Gangliosidose ... 231
Gangstörung ... 212
Ganser-Syndrom ... 346, 358
Gardner-Turner-Syndrom ... 220
Gasperini-Syndrom ... 164
Gastritis ... 389
Gastroparese ... 240
Gaucher-Krankheit ... 231, 402
Gaumenreflex ... 10
Gaumensegelparese ... 238
GdB ... 419
Geburtslähmung ... 95, 267
Gedächtnisstörung ... 344
- psychogene ... 358
Gedächtnistraining ... 345
Gedankenabreißen ... 324
Gedankenausbreitung ... 416
Gedankeneingebung ... 325
Gedankenentzug ... 324
Gedankenlautwerden ... 324
Gefäßerkrankungen ... 151
Gefäßschlinge ... 103
Gefäßspasmen ... 161
Gefäßstatus ... 19
Gegenstandskatalog ... 424
Gegenübertragung ... 352
Gehirnmetastasen ... 186, **208**
Geistige Behinderung ... 402
Gelegenheitsanfall ... 50, 53, 64
Gelegenheitstrinker ... 389
Gelenk-Lagesinn ... 16
Gelichtetes Muster ... 295
Gélineau-Syndrom ... 65
Geltungsbedürftige Persönlichkeit ... 366
Gemeinsamer Suizid ... 374
Gemütsarme Persönlichkeit ... 365
Generalisierte Anfälle ... 49, 58
Generalisierte Angststörung ... 354
Generationspsychosen ... 340
Genetische Antizipation ... 85, 222, 293
Genetisches Geschlecht ... 378
Genitale Phase ... 350
Genitalverstümmelungen ... 376
Genuine Daumenballenatrophie ... 263
Genuine Epilepsie ... 48
Gerichtliche Psychiatrie ... 414
Gerl u. Fuchs-Etlg ... 264
Germinome ... 188, 197
Gerontophilie ... 378
Gerstmann-Sträussler-Scheinker-Syndrom ... 145
Geruchsinnprüfung ... 2
Geschäftsunfähigkeit ... 337, 414
Geschlechtsidentität ... 378
Geschlechtsumwandlung ... 379
Geschmacksinnprüfung ... 2
Gesichtsdeformierung ... 211
Gesichtsfeldbestimmung ... 2
Gesichtsfelddefekte ... 93
Gesichtsfurunkel ... 168
Gesichtsschmerz,paroxysmaler ... 103
Gesichtsspalten ... 216
Gesichtstics ... 97
Gesprächstherapie ... 351, 371
Gestalttherapie ... 352
Gestationsdiabetes ... 239
Gesteigerte Reflexe ... 8
Gestose ... 307
Gewichtsverlust ... 368
Gewohnheitsbildung ... 383
Gewohnheitstrinker ... 389
Ggl.cervicothoracicum ... 275
Ggl.geniculi ... 3
Ggl.spirale ... 92

Ggl.trigeminale ... 105
GHB ... 66, 395
Gibbus ... 181
Giftintoxikation ... 373
Giftnotruf ... 243, 373
Gigantismus ... 204
Gilles-de-la-Tourette-Syndrom ... 89, 406
Gingivahyperplasie ... 53
Ginkgo biloba ... 109, 345
Glabellareflex ... 12, 47
Glandula parotis ... 95
Glandula pinealis ... 196
Glasgow Coma Scale ... 173
Glatirameracetat ... 74
Glaukomanfall ... 102
Gleichgewichtssinnprüfung ... 3
Gleichgewichtsstörungen ... 106, 197
Glianarbe ... 172
Gliedergürtel-Muskeldystrophie ... 284
Gliedertaxe ... 419
Gliedmaßengürtel-Muskeldystr. ... 287
Glioblastoma multiforme ... 192, 193
Glioblastome ... 186, **193**
Gliomatosis cerebri ... 192
Gliome ... 186, 255
Gliose ... 147
Globoid-Zell-Leukodystrophie ... 231
Globus pallidus ... 39, 77, 84
Glomustumoren ... 220
Glomus-tympanicum-Tumor ... 108
Glossitis ... 233
Glossopharyngeusneuralgie ... 105
Glücksspielsucht ... 399
Glukokortikoide ... 61, 73, 96, 127, 182, 185, 188, 207, 209, 239, 256, 282, 284, 299, 309
Glutamatmodulator ... 345
Glykogenosen ... 300
Glykoproteinbiosynthese ... 223, 303
Gnomenwaden ... 286
Golgi-Sehnenorgane ... 36, 40
Goll-Strang ... 41
Gonadales Geschlecht ... 378
Gonadotropin ... 203
Gonda-Zeichen ... 11
Gordon-Zeichen ... 11
Gorlin-Goltz-Syndrom ... 220
Gowers-Manöver ... 286
Grad der Behinderung ... 419
Gradenigo-Syndrom ... 93, 105
Graefe-Ophthalmoplegie ... 283
Grand-mal ... 49, **58**
Grand-mal-Status ... 52, 59
Granulationes arachnoidales ... 200, 211
Graophilie ... 379
Graphästhesie ... 16
Graphoelemente ... 27, 48
Gravidität ... 84
Greifreflex ... 12, 47
Grenzdebilität ... 404
Grenzpsychose ... 326
Grenzstrang ... 275
Grönblad-Strandberg-Syndrom ... 220
Größenideen ... 336
Großer Anfall ... 58
Großhirnmetastase ... 209
Grübelzwang ... 356
Grundimmunisierung ... 136, 138
Grundsymptome n. Bleuler ... 324
Grüne Fee ... 394
Gruppenpsychotherapie ... 351
Guillain-Barré-Syndrom ... 237, **246**, 307
Gummen ... 131
Gürtelrose ... 126
Gutachten ... 419
- Psychotherapie ... 350
Guttempler-Orden ... 392
Guyon-Logensyndrom ... 265
Gynäkophilie ... 378, 379
Gyrus postcentralis ... 41
Gyrus praecentralis ... 34

H

Haarausreißen ... 368, 406
Haarleukoplakie ... 141
HAART ... 142
Habitus ... 314
Hackengang ... 13, 250
Haemophilus influenzae ... 115
Hahnentritt ... 271
Halbseitensymptomatik ... 153, 162
Halbseitige Querschnittlähmung ... 42
Hallervorden-Spatz-Erkrankung ... 82, 87, 342
Halluzinationen ... 324, 393, 397, 416
Halluzinogene ... 340, 380, 396
Halo-Fixateur ... 182
Haloperidol ... 322, 327
Halothan ... 305
Halskrawatte ... 174, 179, 250
Halsreflex ... 47
Halsrippe ... 167
Halsstellreflex ... 47
Haltemotorik ... 40
Halteversuche ... 13
Haltlose Persönlichkeit ... 364
Haltungsschule ... 250
Hämangioblastome ... 202
Hämangiome ... 48, 157
Hamartome ... 186, 188, 197
Hämatom,retroperitoneales ... 182
Hämatomyelie ... 171, 177
Hamburg-Wechsler-Intelligenz-Test. 315
HAMD ... 315, 332, 353
Hamilton Depression Scale ... 315, 332
Hämorrhagischer Insult ... 161
Handgelenksextension ... 6, 426
Handgelenksflexion ... 6, 426
Hand-Mund-Reflex ... 47
Handwurzelfraktur ... 264
Hang-man-Fraktur ... 181
Hangover-Effekt ... 387
Hard disc ... 249
Harnblasenkarzinom ... 401
Harninkontinenz,kindliche ... 410
Harnverhalt ... 278
Harnweginfektion ... 279
Harte Drogen ... 380, 383, 394
Harter Schanker ... 131
Hartnup-Krankheit ... 222
Haschisch ... 396
Hauttrophik ... 276
HAWIE ... 315
HAWIK ... 315, 405, 408, 412
HbA1c ... 242, 420
HCG ... 403
HDC-Vakzine ... 137
Head-Zonen ... 275
Heautoskopie ... 324
Hebephrene Schizophrenie ... 323
Heilpädagogische Behandlung 403, 405, 413
Heimerziehung ... 406
Heine-Medin-Krankheit ... 124
Heißhungerattacken ... 368
Helferzellen ... 140
HELLP-Syndrom ... 156, 307
Hemianopsie ... **93**, 153, 204, 206
Hemiballismus ... 88
Hemicrania continua ... 103
Hemicrania periodica neuralgifor ... 102
Hemifaziale Myokymien ... 71, 97
Hemikonvulsion-Hemiplegie-Syndr. ... 56
Hemikranie ... 100
Hemineglect ... 153
Hemiparese ... 153
Hemiplegia alternans ... 163
Hemispasmus facialis ... 56, 97
Hemmungshomosexualität ... 379
Henoch-Bergeron-Syndrom ... 83
Heparin-induzierte Thrombozytopenie ... 156, 169
Heparinisierung ... 156, 169
Hepatische Enzephalopathie ... 15, **230**, 340
Hepatitis B ... 144
Hepatitis C ... 144, 390
Hepatolentikuläre Degeneration. 83, 229
Hepatosplenomegalie ... 229
Herdanfälle ... 54
Herdbefund ... 28
Herdsymptome ... 100, 186
Hereditäre metabol. Myopathien ... 300
Hereditäre Neuropathien ... 236, 244
Heredoataxie ... 82, **221**
Heredopathia atactica polyneuritif. ... 244
Hermaphrodismus ... 379
Hernia nuclei pulposi ... 248
Herniation ... 184, 186

HERNS-Syndrom ... 151
Heroinabhängigkeit ... 383
Herpes simplex ... 120, 141
Herpes zoster ... 106, **126**, 141
Herpes-Enzephalitis ... 48, 120
Herpin-Janz-Syndrom ... 62
Herring-Körper ... 203
Herzangstneurose ... 349, **361**
Herzfehler ... 393
Herzfrequenzvariabilität ... 276
Herzphobie ... 361
Herzrhythmusstörungen ... 276
Herzscheidewanddefekte ... 393
Herztodhypochondrie ... 361
Heterosexuelle ... 139
Heubner-Krankheit ... 131
Heultag ... 333
High-functioning-Autismus ... 412
Hinterhauptsfontanelle ... 210
Hinterstrangbahnen ... 41, 254
HIPA-Test ... 169
Hippel-Lindau-Syndrom ... 202, 220
Hippocampus ... 43, 57
- Zerstörung ... 43
Hippophilie ... 377
Hirnabszess ... **116**, 175
Hirnatrophie ... 343, 389
Hirnbasisarterien-Aneurysma ... 159
Hirnblutung ... 156
Hirndruck ... **184**, 212
Hirndruckmessung ... 174, 185
Hirndrucksteigerung ... 25
Hirnhautentzündung ... 115, 119
Hirninfarkt ... 151
Hirnmassenblutung ... 161
Hirnmetastasen ... 186, **208**
Hirnnerven ... 2
- Läsionen ... 91
Hirnödem ... 175, **184**
Hirnorganisches Psychosyndrom ... 175, 339
Hirnphlegmone ... 117
Hirnschwindel ... 106
Hirnstamm ... 163, 196
Hirnstammanfälle ... 54
Hirnstammgliome ... 194
Hirnstammischämie ... 163
Hirnstammsyndrome ... 153, **163**, 235
Hirnstimulation. 51, **81**, 86, 89, 103, 332, 357
Hirntod ... 27
Hirntumoren ... 117, 156, 159, 163, **185**, 307, 339
Hirnvenenthrombose ... 168
Hirsutismus ... 204
Histrionische Neurose ... 349
Histrionische Persönlichkeit ... 363, **366**
HIT ... 156, **169**
HIV-Infektion ... **138**, 150, 207, 340, 385
HIV-Test ... 141
HMSN ... 124, 236, 244
Hoarding ... 357
Hochbegabung ... 409
Hoehn u. Jahr-Stadien ... 78
Hoffmann-Reflex ... 9
Hoffmann-Tinel-Zeichen ... 45, 260, 264
Höhenangst ... 349, 355
Höhenschwindel ... 106
Hoigné-Syndrom ... 340
Holzbock ... 122, 128
Homocystinurie ... 402
Homoerotismus ... 378
Homophilie ... 378
Homosexualität ... 139, 378
Homunkulus ... 34
Honigwabenstruktur ... 194
Hoppe-Goldflam-Syndrom ... 280
HOPS ... 175, 339
Hören von Stimmen ... 324
Hormonale Kontrazeptiva ... 151
Horner-Syndrom ... 20, 162, 164, 214, 218, 256, 267, 275
Horrortrip ... 397
Hörsturz ... 108
Horton-Arteriitis ... 105
Horton-Neuralgie ... 102
Hörvermögen ... 3
Hospital-hopper-Syndrom ... 368
Hospitalismus ... 371, 413
HPV ... 141
H-Reflex ... 29
HSAN ... 245
HSN ... 245
HTLV ... 126
Hüftextension ... 7, 426
Hüftflexion ... 7, 426
Humane spongif. Enzephalopathie .. 146
Humanistische Therapie ... 351
Humerusfraktur ... 260
Hundswut ... 136
Hunt u. Hess-Etlg. ... 160
Hunter-Glossitis ... 233
Hunter-Krankheit ... 232
Hunt-Neuralgie ... 97
Hunt-Syndrom ... 82
Hurst-Syndrom ... 75
Hutchinson-Trias ... 131, 132
HWK ... 178
HWS-Distorsion ... 167
HWS-Trauma ... 108, **178**, 252
Hydrocephalus ... 195, **211**, 277
- aresorptivus ... 161, 212
- communicans ... 212
- e vacuo ... 212
- externus ... 212
- hypersecretorius ... 212
- internus ... 212
- malresorptivus ... 212
- occlusus ... 157, 161, 184, 195, 196, 200, **212**, 215, 216
Hydrocortison ... 206
Hydromyelie ... 219
Hydromyelozele ... 215
Hydrophobie ... 136, 137
Hydrops,endolymphatischer ... 106
Hydrozephalus ... 195, **211**, 277
Hygrom,subdurales ... 159
Hypakusis ... 197
Hypalgesie ... 17
Hypästhesie ... 17
Hyperabduktionssyndrom ... 167
Hyperaktivitätsstörung ... 408, 410
Hyperakusis ... 96
Hyperaldosteronismus ... 295
Hyperalgesie ... 17
Hyperästhesie ... 17
Hyperekplexie,familiäre ... 62
Hypererotismus ... 375
Hyperextension ... 178, 180
Hyperflexion ... 178, 180
Hyperhidrose ... 20, 275
Hypericum perforatum ... 335, 353, 371
Hyperkaliämische Lähmung ... 294, 296
Hyperkinesen ... 88
Hyperkinetisches Syndrom 395, 404, **408**
Hyperkoagulabilität ... 168
Hypermetrie ... 14, 41
Hypermnesie ... 416
Hyperorexie ... 368
Hyperparathyreoidismus ... 303
Hyperpathie ... 17
Hyperpigmentation ... 204
Hyperpyrexie,maligne ... 305
Hyperreflexie ... 11
Hypersalivation ... 79
Hypersomnie ... 110, 368
Hypertensive Enzephalopathie ... 157
Hyperthermie ... 134, 396
- maligne ... 305
Hyperthyreose ... 303
Hypertonie,arterielle ... 151, 156, 161, 295, 360
Hypertrophe Neuropathie ... 236
Hyperventilationsprovokation ... 27
Hyperventilationstetanie ... 54, **66**, 354, 356, 358, 359
Hypnic Headache ... 99
Hypnotika ... 111, 380, 385, 386
Hypochondrie ... 360
Hypochondrische Neurose ... 349
Hypochondrische Reaktion ... 361
Hypocretin ... 65
Hypogammaglobulinämie ... 145
Hypoglykämie ... 69
Hypogonadismus ... 292
Hypohidrose ... 20
Hypokaliämische Lähmung ... 294, 295
Hypokalzämische Tetanie ... 66
Hypokinese ... 79
Hypometrie ... 14, 41
Hypomimie ... 79
Hyponatriämie ... 234
Hypoparathyreoidismus ... 66, 303

Hypopharynx-Karzinom ... 390
Hypophysenadenome ... 186, 203
Hypophyseninsuffizienz ... 175, 204, 206
Hypophysentumoren ... 203
Hypophysenvorderlappeninsuff. ... 307
Hypopituitarismus ... 204
Hyposmie ... 2
Hyposomnie ... 110
Hypothalamus ... 203, 305
Hypothyreose ... 204, 303
Hypovitaminosen ... 390
Hypoxie,iktogene ... 52
Hypsarrhythmie ... 61
Hysterische Amnesie ... 358
Hysterische Anfälle ... 60
Hysterische Persönlichkeit ... 363, **366**
Hysterische Symptomneurose ... 357

I

ICD-10 - Kapitel V ... 318
ICD-10 alphabet. Verzeichnis ... 422
Ichbezogenheit ... 366
Ich-Störung ... 324, 416
Ich-Versunkenheit ... 324
IDDM ... 239
Ideenflucht ... 336
Identifikation ... 348
Idiopath. Polyradikuloneuropathie. ... 246
Idiotie ... 403
Iktogene Hypoxie ... 52
Ileum-Conduit ... 279
Imbezillität ... 403
Imipramin ... 334
Imitationsversuch ... 13
Immunadsorption ... 247
Immunglobuline ... 113
Immunmodulatoren ... 74, 113
Immunsuppression
- Multiple Sklerose ... **74**, 310
- Myasthenie ... 282
- Polymyositis ... 299
Impfung ... 135
Impingement-Syndrom ... 268
Impotentia coeundi ... 375
Impotentia concupiscentiae ... 375
Impotentia satisfactionis ... 375
Impotenz, psychogene ... 375
Impression, basiläre ... 214
Impressionsfraktur ... 172
Impulsivität ... 408
Impulsiv-petit-mal ... 49, 62
Inadäquate Affektivität ... 324
Incontinentia pigmenti ... 220
Indinavir ... 142
Infantile Persönlichkeit ... 366
Infantile Phase ... 350
Infantile spinale Muskelatrophie ... 224
Infantile Zerebralparese ... 214
Infektiöse Myositis ... 299
Infektsteine ... 279
Infibulation ... 376
Infratentorielle Hirntumoren ... 186
Infundibulum ... 203
Inhalationsanästhetika ... 305
Inhalationsnarkose ... 60, 305
Initialschrei ... 58
Inkohärenz ... 417
Inkrement ... 31, 284
Inselbegabung ... 413
Insomnie ... 110, 368
Insult ... 151
Integrase-Inhibitoren ... 142
Intellektualisierung ... 348
Intellektueller Abbau ... 344
Intelligenz ... 314, 405
Intelligenzdefizit ... 393
Intelligenzminderung ... 402
Intelligenzquotient ... 402
Intelligenztest ... 315, 403, 412
Intentionstremor ... **14**, 41, 72, 83
Interessenverlust ... 331
Interferenzmuster ... 30, 31
Interferon ... 74, 143
Interhemisphärenspaltweite ... 213
Intermediäre Psychose ... 329
Internetmissbrauch ... 399
Internukleäre Ophthalmoplegie ... 71
Intersexus ... 379
Interview ... 313
Intoxikation
- Alkohol ... 393
- Amphetamine ... 395
- Benzodiazepine ... 387
- Kokain ... 395
- Neuroleptika ... 329
- Opiate ... 385
- Schnüffelstoffe ... 398
Intoxikationspsychose ... 390
Intrakranielle Blutungen ... 156, 176
Intrakranielle Tumoren ... 185
Intrakranielle Verletzung ... 172
Intrakranieller Druck ... 184, 211
Intramurale Systeme ... 275
Intraspinale Blutung ... 171
Intrathekale Opiatanalgesie ... 190
Intrazerebrale Blutung ... 156, **161**
Intrazerebrale Metastasen ... 186, **208**
Intrinsic-Faktor ... 232, 236
Introjektion ... 348
In-vitro-Kontrakturtest ... 305
Involutionsdepression ... 331
Involutionspsychose ... 340
Ionisierende Strahlung ... 177
IPV ... 126
IQ ... 393, **402**
Iridozyklitis ... 133
Isaac-Syndrom ... 294
Ischämischer Insult ... 102, **151**, 163, 307
Ischialgie ... 270
Ischiasreizsyndrom ... 270
Ischuria paradoxa ... 277
Isolierte Phobien ... 355
Isoniazid ... 118, 242
Isosporiasis ... 141
Ixodes ricinus ... 122, 128

J

Jackson-Anfälle ... 49, 54, **55**
Jackson-Syndrom ... 165
Jacobson-Muskelrelaxation ... 352
Jacobson-Organ ... 91
Jactatio ... 406
Jamais-vu-Erlebnis ... 49, 57
Jammergestalt ... 292
Jannetta-Op ... 104
Jansky-Bielschowsky-Krankheit ... 231
Japanische-B-Enzephalitis ... 120
Jarisch-Herxheimer-Reaktion ... 129, 132
JC-Virus ... 150
Jefferson-Fraktur ... 181
Jellinek-Etlg. ... 389
Jendrassik-Handgriff ... 8
Jet-lag ... 110
Jitter-Wert ... 30
Johanniskraut ... 335, 353, 371
Jugendgesundheitsuntersuchung ... 46
Jugendpsychiatrie ... 402
Juvenile Muskeldystrophie ... 287
Juvenile myoklonische Epilepsie ... 62
Juxta-Facett-Zysten ... 252

K

K.-o.-Tropfen ... 395
Kachexie ... 369
Kahler-Krankheit ... 236
Kahnschädel ... 210
Kalium ... 294, 295
Kallmann-Syndrom ... 92
Kallusbildung ... 258
Kalorische Reizung ... 107
Kaltduschen ... 68
Kälteexposition ... 291
Kälte-Hyperpathie ... 17
Kalter Entzug ... 384
Kalziumantagonist ... 101
Kamptokormia ... 86
Kanalolithiasis ... 106
Kandidose ... 141
Kanner-Syndrom ... 412
Kannibalismus ... 148
Kanzerogenität ... 401
Kaposi-Sarkom ... 141
Kardiomyopathie ... 221
Kardioneuropathie ... 241
Karnofsky-Index ... 188
Karotisgabel ... 152
Karotis-Kavernosus-Fistel ... 157
Karotissinussyndrom ... 67
Karpaltunnelsyndrom ... 204, 258, 262, **263**, 307

Karpopedalspasmen 66
Kasabach-Merritt-Syndrom 220
Kat 395
Katalepsie 324
Katameniale Anfallshäufung 52
Kataplexie 65
Katathymes Bildererleben 352
Katatone Schizophrenie 323
Katatone Störungen 324
Katatonie 321, 326, 417
Katheterismus 279
Katzenkot 132
Katzenschrei-Syndrom 402
Kaudasyndrom 251, 256
Kausalgie 17, 260, 263
Kava-Kava-Extrakt 354
Kavernom 157
Kayser-Fleischer-Ring 229
KBR 132
Kearns-Sayre-Syndrom 283, 300
Keimzelltumoren 186, 188, 197
Kellerangst 355
Kennmuskel 38, 249
Kennreflexe 37
Kernig-Zeichen 18
Kernikterus 87
Kernohan-Etlg. 186
Kernspintomographie 22
Ketamin 396
Keuchhusten-Impfung 120
Khat 395
Kieferklemme 134
Kielholz-Einteilung 334
Kiel-Klassifikation 207
Kielschädel 210
Kiloh-Nevin-Syndrom 262
Kinderlähmung 124
Kinderpsychiatrie 402
Kindesmisshandlung 407
Kindheitsanamnese 313
Kindliche Entwicklungsstörungen 404
Kinesiogene Anfälle 88
Kinetosen 106
Kinking 152
Klaffende Schädelnähte 212
Klassische Migräne 100
Klassische Psychoanalyse 351
Klaustrophobie 349, 355
Klavierspiel 5
Klazomanie 89
Kleeblattschädel 211
Kleine-Levine-Syndrom 65
Kleinhirn 40
Kleinhirnastrozytom 196
Kleinhirn-Bahnen 42
Kleinhirnbrückenwinkel 198
Kleinhirndegenerationen,heredit. 221
Kleinhirnhemisphären 41
Kleinhirninfarkt 153, 165
Kleinhirnmetastase 209
Kleinhirnwurm 41, 195
Kleinschrittiger Gang 79
Kleptomanie 368
Klientenzentrierte Psychotherapie 351
Klinefelter-Syndrom 402
Klinische Malignität 186
Klippel-Feil-Syndrom 215, 216
Klonische Phase 58
Klonus 8
Klumpfuß 216, 271
Klumpke-Déjerine-Lähmung 251, 267
Klüver-Bucy-Syndrom 43
Knieextension 7, 426
Knieflexion 7, 426
Knie-Hacken-Versuch 13
Knipsreflex 9
Knochenmetastasen 189
Knochenszintigraphie 24
Kock-Pouch 279
Koenen-Tumoren 220
Koffein 380
Kognitiv-behaviorale Therapie 351
Kognitives Training 345
Köhnlein-Bohrung 158
Kokain 380, 394
Kokzidiose 141
Kollagenosen 236, 298, 421
Kollaps 67
Kolloidzysten 188
Koma 44, **176**, 340
Kommentierende Stimmen 324
Kompartment-Syndrom 260, 268
Komplementbindungsreaktion 132
Komplizierte Migräne 100
Komplizierter Fieberkrampf 64
Konfabulationen 43, 417
Konfliktbewältigung 348
Konfliktlösungsversuch 348
Konflikttrinker 389
Kongenitale Muskeldystrophie 287
Kongenitale Myopathien 302
Kongrade Amnesie 314
Konkretismus 324
Kontagionsindex 125
Kontaktaufnahme 314
Kontaktphase 382, 391
Kontraktur 426
Kontrazeptiva,hormonale 151, 168
Kontrollverlust 389, 399
Kontrollzwang 356
Konussyndrom 251, 256
Konvergenz 2
Konversion 349
Konversionsneurosen 349, **357**
Konversionsstörungen **357**, 366, 417
Konvexobasie 214
Konzentrationsfähigkeit 344
Konzentrative Bewegungstherapie 352
Konzentrische Sklerose 75
Koordination 12
Koordinationsstörungen 41
Kopffalltest 79
Kopfkissenphänomen 78
Kopfkontrolle 47
Kopfschmerzen 72, **98**, 307
- psychosomatische 359, 406
Kopfschmerzkalender 101
Kopfschwartenverletzung 174
Kopfsprung 180
Kopfumfang 46
Koprolagnisten 377
Koprolalie 89
Koprophagie 370
Kopropraxie 89
Korakopektoralsyndrom 167
Kornealreflex 2, 10
Körperdysmorphe Störungen 361
Körpergewicht 46, 369
Körpergröße 46
Körperlich begründbare Psychosen 339
Körperlichen Untersuchung 1
Korrekturbewegungen 14
Korsakow-Syndrom 43, 175, 321, 340, 390, **393**
Kortikobasale Degeneration 82, 346
Kortikotropin 203
Kortikotropinom 203
Kostoklavikularspalt 167
Kostoklavikularsyndrom 167
Koxarthrose 252
Kozevnikow-Syndrom 56
Krabbe-Syndrom 231
Kraftfahrereignung 414
Kraftgrade 6, 259
Krallenhand 266
Krampfanfälle **48**, 156, 186, 393
Krampfpotentiale 28
Krampfschwelle 52
Kraniopharyngeome 186, **206**
Kranioschisis 215
Kraniosynostosen 210
Kranznaht 210
Kreislauffunktion 19
Kremasterreflex 10
Kreuzbein 178
Kreuzbund 392
Krisenintervention 373
Krisenreaktion 370
Krokodilstränenphänomen 97
Krückenlähmung 260
Kryofibrinogenämie 168
Kryoglobulinämie 236
Kryptogene Epilepsie 48
Kryptokokken-Meningitis 141
Kryptokokkose 141
Kryptosporidiose 141
Kufs-Hallervorden-Krankheit 231

Kugelberg-Welander-Muskelatrophie... ...224
Kulissenphänomen ... 3, 94
Kupferablagerungen ... 229
Kurtzke-Skala (MS) ... 73
Kuru ... 148
Kussmaul-Atmung ... 19
Kyphoplastie ... 182
Kyphose ... 178
Kytheromanie ... 375
KZ-Syndrom ... 372

L

L4-Syndrom ... 270
L5-Syndrom ... 272
Labordiagnostik ... 420
Labyrinthitis ... 106
Labyrinthkontusion ... 106
Labyrinth-Reflex ... 47
LADA ... 239
Lafora-Körper ... 62
Lagerungsprobe n.Ratschow ... 19
Lagerungsschwindel ... 106
Lagesinn ... 16, 42
Lagophthalmus ... 96
Lähmung
- dyskaliämische ... 294
- nukleäre ... 37
- periphere ... 4, 38
- radikuläre ... 37
- spastische ... 36
- zentrale ... 4
Lähmungsschielen ... 94
Laktat ... 26
Lambert-Eaton-Syndrom ... 281, **283**
Laminektomie ... 251, 253
Lamivudin ... 142
Lamotrigin ... 51, 309
Landau-Kleffner-Syndrom ... 55, 406
Landau-Reflex ... 47
Landesunterbringungsgesetze 322, 373, 414
Landouzy-Déjerine-Syndrom ... 288
Landry-Paralyse ... 237, 246
Langschädel ... 210, 303
Langzeit-EEG ... 27, 50
Lanugo-Behaarung ... 369
Läppische Affektivität ... 324
Larvierte Depression ... 333
Lasègue-Zeichen ... 18, 250, 271
Late talkers ... 406
Latenzphase ... 350
Lateralsklerose,amyotrophische ... 226
Laterobasale Fraktur ... 172
Laterocollis ... 85
Laxanzien-Abusus ... 368
LCM-Virus ... 120
L-Dopa ... 80
Lebendimpfungen ... 143
Lebenssituation ... 313
Leberkapselschmerz ... 189
Lebertransplantation ... 230
Leberzirrhose ... 229, 340, 389
Legasthenie ... 404
Leigh-Syndrom ... 300
Leistungstest ... 315, 405
Leitgeschwindigkeit ... 28, 258
Lenkradanprall ... 180
Lennox-Gastaut-Syndrom ... 49, 61
Leopardfellstruktur ... 193
LEOPARD-Syndrom ... 220
Léri-Vorderarmzeichen ... 11
Lermoyez-Syndrom ... 106, 108
Lernbehinderung ... 404
Lern-Gedächtnis-Test ... 315
Lernprozesse ... 43
Lesbisch ... 378
Leseschwäche ... 404
Leukämien ... 208
Leukoariosis ... 76
Leukodystrophien ... 149, 230
Leukoenzephalitis ... 120
Leukonychie ... 243
Leukozytendepletion ... 148
Leuprorelin ... 378
Levomepromazin ... 327
Levomethadon ... 384
Lewy-Körperchen ... 78
Lewy-Körper-Krankheit ... 77, 342
LH. ... 203
Lhermitte-Nackenbeugezeichen... ... 18, 72, 253
Lichtscheu ... 100
Lichtstimulation ... 27
Lichttherapie ... 332
Lidkrampf ... 66
Lidloading ... 97
Lidschluss ... 10, 96
Lidschlussreflex ... 29, 73
Lidspasmus ... 86
Liebeszwang ... 375
Life-time-risk ... 343, 373
Li-Fraumeni-Syndrom ... 189
Liftschwindel ... 107
Lig.carpi transversum ... 263
Lig.flavum ... 178
Lig.interspinale ... 25, 178
Lig.intertransversarium ... 178
Lig.laciniatum ... 272
Lig.longitudinale ant. ... 178
Lig.supraspinale ... 178
Lig.transversum atlantis ... 178
Lilakrankheit ... 298
Limbische Enzephalitis ... 57, **120**, 340
Limbisches System ... 43, 57, 386
Lindau-Tumor ... 202
Linsenkern ... 77
Lipidspeichermyopathien ... 300
Lipodystrophie ... 142, 230
Lipofuszinosen ... 231
Lipoidspeicherkrankheiten ... 230
Liponsäure ... 238
Liquid Ecstasy ... 395
Liquor cerebrospinalis ... 24
- blutiger ... 160
- eitriger ... 115
Liquorableitung ... 185, 195, 213
Liquordruck ... 25, 211, 420
Liquorelektrophorese ... 26
Liquorfistel ... 24, 115, **175**
Liquornormwerte ... 420
Liquorpunktion ... 24, 420
Liquorszintigraphie ... 24, 213
Liquorunterdrucksyndrom ... **26**, 98, 120
Liquorverlust ... 26
Lisch-Knötchen ... 219
Lispeln ... 404, 411
Lissenzephalie ... 402
Listeriose ... 115, 120
Lithium ... 330, **337**
Locked-in-Syndrom ... **165**, 176, 234
Logopädische Behandlung ... 411
Logotherapie ... 351
Lokomotion ... 47
Long-loop-Reflex ... 29
Long-term non-progressors ... 144
Loomis-Etlg. ... 110
Loop-Rekorder ... 68
Lorazepam ... 322, 385
Lordose ... 178
Lösungsmittel ... 242, 381, 398
Lou Gehrig's Disease ... 226
Louis-Bar-Syndrom ... 220, 223
L-Polamidon ... 384, 385
LSD ... 396
LTNP ... 144
Lues ... 130
Lumbalisation ... 217
Lumbalpunktion ... 24
Lupus erythematodes ... 236, 298
Lupusantikoagulans ... 168
Luschkae-Apertura ... 199, 211, 216
Luteinisierendes Hormon ... 203
LWK ... 178
Lyme-Borreliose ... 128
Lymphadenopathie-Syndrom ... 140
Lymphadenosis cutis benigna ... 129
Lymphödem ... 189
Lymphome,ZNS ... 207
Lymphozytäre Choriomeningitis ... 120
Lysergsäurediäthylamidtartrat ... 396
Lysetherapie ... 154, 165
Lyssa ... 120

M

M.abductor pollicis ... 263
M.adductor ... 9
M.biceps brachii ... 9
M.biceps femoris ... 270
M.brachioradialis ... 9
M.bulbocavernosus ... 10

M.cremaster 10
M.deltoideus 6
M.extensor hallucis 7
M.gluteus 7, 250, 270
M.iliopsoas 7, 269
M.interosseus 265
M.masseter 2
M.peroneus 270
M.quadriceps femoris 7, 269
M.scalenus 167
M.serratus anterior 288
M.sternocleidomastoideus 3
M.supinator 261
M.tibialis ant. u. post. 7, 270
M.trapezius 3
M.triceps brachii 9
M.triceps surae 10
Machado-Joseph-Krankheit 221
Macula statica 106
Maedi-Virus 146
Magendi-Apertura 199, 211, 216
Magersucht 368
Magic mushrooms 383
Magnesiumsulfat 309
Magnetoenzephalographie 28
Magnetresonanztomographie 22
Mahler-Syndrom 412
Mainz-Pouch 279
Major depression 331, 417
Makroadenome,Hypophyse 204
Makrozephalie 214
Maligne Hyperthermie 303, 305, 328
Malignes Dopa-Entzugssyndrom 82
Malignes Melanom 208
Malignes neuroleptisches Syndrom 121, 305, 306, 321, **329**
Malum perforans 241
Mammakarzinom 186, 208, 255
Mandelkern 43, 78
Mandibula 210
Manie 110, 330, **336**, 399
Manieriertheit 324
Manierismen 417
Manisch-depressive Erkrankung 330, 338
Mantelkantensyndrom 124, 201
MAO-B-Hemmer 80
MAO-Hemmer 113, 334
Marburg-Trias 72
March of convulsion 55
Marchiafava-Bignami-Krankheit 235, 342, 389
Marcus-Gunn-Phänomen 71
Marie-Charcot-Tooth-Neuropathie 236
Marie-Foix-Zeichen 11
Marihuana 396
Marinescu-Sjögren-Syndrom 303
Marker-X-Syndrom 413
Markscheidendegeneration 29, 70, 237
Martin-Bell-Syndrom 413
Martin-Gruber-Anastomose 265
Masernimpfung 120
Maskengesicht 79
Masochismus 377
Massenverschiebung 186
Masseterreflex 2, 9, 29
Maßregelvollzug 414
Mastoiditis 115
Mäusegift 242
Mayer-Fingergrundgelenkreflex 11
McArdle-Krankheit 300
McArdle-Zeichen 72
MCD 404
McDonald-Kriterien 73
MCS 113
MdE 419
MDMA 394
Medianuskompressionssyndrom 263
Medianuslähmung 262
Medianus-SEP 32
Medienkonsum,übermäßiger 399
Medikamentenabhängigkeit 380
Medizinische Anamnese 313
Medulla oblongata 163, 184, 196, 218
Medulloblastome 186, **195**
Mees-Streifen 243
MEG 28
Megadolichobasilaris 151
Megalographie 14
Megalomanie 336
Mehrfachabhängigkeit 381
Meige-Syndrom 86
Meissner-Tastkörperchen 41
Melancholie 330, 331
Melanose 220
Melanotropin 203
Melanozytenstimul. Hormon 203
MELAS-Syndrom 152, **300**
Melatonin 111
Melkersson-Rosenthal-Syndrom 97
Memantin 345
Membranstabilisatoren 290, 293
Mendel-Bechterew-Reflex 10
Mendel-Bechterew-Zeichen 11
Menière-Krankheit 93, 106, 108, 198
Meningeales Melanom 202
Meningeales Sarkom 202
Meningeome 186, 198, **200**, 205, 255
- en plaque 201
Meningeosis carcinomatosa 25, 120, **208**, 255
Meningismus 18, 115, 119, 160
Meningitis **115**, 122, 175, 420
- bakterielle 115
- frühluische 131
- lymphozytäre 119
- spätluische 131
- tuberkulöse 118, 141
Meningoenzephalitis 116, 119, 122, 141
Meningokokken 115
- Sepsis 116
Meningomyelozele 215
Meningomyelozystozele 215
Meningoradikulitis 129
Meningozele 215
Mentale Retardierung 402
MEP 32, 73
Meralgia paraesthetica 270, 307
Merkel-Zellen 41
MERRF-Syndrom 300
Mesaortitis 131
Mescalin 396
Mesodermale Hirntumoren 186
Metabolische Myopathien 300
Metachromatische Leukodystrophie 75, 222, 231
Metamizol 190
Metastasen
- intrazerebrale 186, **208**
- Wirbelkörper 255
Metatropisten 377
Methadon 384, 385
Methoxyfluran 305
Methylendioxymethamphetamin 394
Methylphenidat 66, 304, 408
Metoclopramid 101
Mexiletin 290
Migraine accompagnée 56, 100
Migräne 98, **100**, 307
Mikroadenome,Hypophyse 204
Mikroangiopathie 152, 239, 342
Mikrodiskektomie 251
Mikrographie 79
Mikrophonie 79
Mikrozephalie 393
Miktionssynkope 67
Miktionszentrum 277
Millard-Gubler-Syndrom 164
Miller-Fisher-Syndrom 246
Minderung der Erwerbsfähigkeit 419
Mini mental state test 315, 344, 346
Minicore disease 302
Minimale cerebrale Dysfunktion 404
Minnesota multiphasic personality inventory 315
Minor-Schwitzversuch 20
Minus-Symptome 324
Miosis 20, 162, 214, 218, 256, 267, 276
Mischpsychosen 329
Missbildungsrisiko,Antiepileptika 53, 310
Mitbewegungen,patholog. 45, 97, 260
Mitnahmeselbstmord 374
Mitochondriale Myopathien 300
Mittelhirnfuß-Syndrom 164
Mittelhirnsyndrome 164
Mittelliniengliome 192
MMPI 315
MMST 315, 344, 346
Mnestische Funktion 1, 314
Moberg-Ninhydrintest 20
Möbius-Kernaplasie 95
Modafinil 66, 111, 394

Moersch-Woltmann-Syndrom 293
Molluscum contagiosum 141
Monakow-Zeichen 11
Mondgesicht 204
Mongolismus 402
Monoaminoxydase-Hemmer 334
Monomentophilie 377
Mononeuropathien 258
- diabetische 240
Monosynaptischer Eigenreflex 36
Monroi-Foramen 211
Monro-Zyste 199
Morbus Basedow 295
Morbus Boeck 119
Morbus Horton 105
Morbus Hunter 232
Morbus Huntington 83
Morbus Parkinson 77
Morbus Wilson 83, **229**, 342, 402
Moreno-Psychodrama 352
Moro-Reflex 47
Morphin 190, 380, 383
- Abhängigkeit 383
Morsicatio 406
Morton-Neuralgie 273
Morvan-Syndrom 219
Mosaik 379
Motorik 4
Motorisch evozierte Potentiale 32
Motorische Aphasie 44
Motorische Einheit 30, 280
Motorische NLG 28
Motorische Tics 89
Motorisches System 34
Motorradunfall 267
Mount-Reback-Syndrom 87
Moutard-Martin-Zeichen 271
Moya-Moya-Syndrom 152
MPU 391
MRT 22
MRT-Spektroskopie 24, 187, 201
MS 70
MSH 203
Müdigkeitssyndrom,chronisches 112
Mukopolysaccharidosen .. 214, 232, 264
Multicore-Krankheit 302
Multifokale Leukenzephalopathie 150
Multiinfarktdemenz 342
Multiinfarkt-Syndrom 82
Multiple chemische Sensibilität 113
Multiple Persönlichkeitsstörung 358
Multiple psychosomat. Störung 359
Multiple Sklerose.. .....**70**, 124, 130, 253, 257, 277, 307, 339
Multipler Substanzgebrauch 381
Multisystematrophie 77, 82, 223, 342
Multisystemerkrankungen 77, 342
Münchhausen-by-proxy-Syndrom 407
Münchhausen-Syndrom 368
Münzkopfschmerz 105
Musiker-Dystonien 86
Musiktherapie 352
Muskatnuss 383
Muskelaktionspotentiale 30
Muskelatrophie 39
- neurogene 30, 244
- spinale 224
Muskelbiopsie 33
Muskeldystrophien 31, **284**
Muskelhartspann 179
Muskelrelaxanzien 305, 310
Muskelrelaxation 387
Muskelspindeln 36, 39
Muskelstarre-Syndrom 293
Muskelstatus 6
Muskeltonus 4, 40
Muskulärer Schiefhals 86
Mutismus 324, 404, 407, **413**, 417
Muttermilch 401
Myasthenie 280
- Myasthene Krise 281
- Myasthenia gravis 31, **280**, 307
- Neugeborene 307
Myatrophische Lateralsklerose 226
Mycobacterium tuberculosis 118
Myelinolyse,pontine 234, 389
Myelinscheide 258
Myelinverlust 70
Myelitis 123
Myelitis transversa 123, 171, 257
Myelo-CT 253
Myelodysplasie 215
Myelographie 22, 250
Myelomalazie 171
Myelo-Optiko-Neuropathie 75
Myelose,funikuläre 232
Myelosen 236
Myelozele 215
Mykobakteriosen 141
Mykotische Meningitis 119
Myoadenylat-Desaminase-Mangel ... 301
Myogelosen 179, 257, 271
Myoglobinurie 302, 305
Myoklonien 62, 89, 147
- physiologische 63
Myoklonisch-astatische Anfälle 49, **61**
Myoklonische Anfälle 49, **62**
Myoklonus-Dystonie-Syndrom 86
Myoklonusepilepsie 62
Myoklonus-Niereninsuff.-Syndrom 62
Myokymien 4
- hemifaziale 71, 97
Myopathia distalis juvenilis hered. 287
Myopathien 31, 141, **280**, 421
- endokrine 303
- exogen-toxische 304
- kongenitale 302
- metabolische 300
- mitochondriale 300
Myositis 31, **297**
Myotone Dystrophie 245, 291
Myotonia congenita Becker 290
Myotonia congenita intermittens 291
Myotonia congenita Thomsen 290
Myotonien 31, **289**
- dystrophische 239, 307
Myotonolytikum 306
Myristica fragans 383
Myxödem 264

N

N.abducens 3, 91
N.accessorius 3, 92
N.analis 273
N.anococcygeus 273
N.auricularis magnus 267
N.axillaris 6, 266
N.clitoridis 273
N.cutaneus femoris 270, 273
N.dorsalis penis 10, 273
N.dorsalis scapulae 267
N.facialis 3, 10, 91, 95
N.femoralis 7, 9, **269**, 273
- Läsion 269
N.fibularis 270
N.genitofemoralis 10, 273
N.glossopharyngeus 3, 10, 92
N.gluteus 7, 273
N.hypoglossus 3, 92
N.iliohypogastricus 273
N.ilioinguinalis 273
N.intermedius 95
N.interosseus-ant.-Syndrom 262
N.ischiadicus 7, 273
- Läsion 270
N.mandibularis 91, 104
N.maxillaris 91, 104
N.medianus 7, 9, 266
- Läsion 262
N.musculocutaneus 9, 266
N.obturatorius 7, 9, 273
N.occipitalis minor 267
N.oculomotorius 2, 91
N.ophthalmicus 91, 104
N.opticus 2, 91
N.pectoralis 267
N.perinealis 273
N.peroneus 7, 270
N.petrosus 95
N.phrenicus 267
N.plantaris 270
N.pudendus 10, 273
N.radialis 6, 9, 266
- Läsion 260
N.rectalis 273
N.saphenus 269
N.scrotalis 273
N.statoacusticus 3, 92, 106, 197
N.subclavius 267
N.subscapularis 267
N.supraclaviculares 267
N.suprascapularis 267
N.suralis 33, 270

N.thoracicus longus ... 267
N.thoracodorsalis ... 267
N.tibialis ... 7, 9, 10, 270, 272
N.transversus colli ... 267
N.trigeminus ... 2, 9, 10, 91, 104
N.trochlearis ... 2, 91
N.ulnaris ... 6, 7, 9, 266
- Läsion ... 265
N.vaginalis ... 273
N.vagus ... 3, 10, 92, 275
N.vesicalis ... 273
N.vestibulocochlearis ... 3, 92, 106, 108, 197, 219
Nabelschnurtetanus ... 134
Nachhallerinnerungen ... 371
Nachhallpsychosen ... 397
Nachsorgephase ... 392
Nächtliche Frontallappenepilepsie ... 55
Nachtschweiß ... 140
Nackentransparenz ... 403
Nadelstichprobe ... 15
Nadelstichverletzungen ... 139
NADH-Ubichinon-Redukt.-Mangel ... 300
Naevus flammeus ... 157, 220
Nägelbeißen ... 406
Nähe-Distanz-Ambivalenzkonflikt ... 368
Naloxon ... 191, 322, 384
Narkolepsie ... **65**, 110, 395
Narkosezwischenfall ... 305
Narzisstische Persönlichkeit ... 364
Nasopalpebralreflex ... 12
Natalizumab ... 74, 150
Nebennierenrindeninsuffizienz ... 204, 296
Nebennierenrindenüberfunktion ... 295
Needle sharing ... 385
Neglect ... 153
Negri-Körperchen ... 137
Neigungshomosexualität ... 378
Neisseria meningitidis ... 115
Nekrophilie ... 377
Nelson-Syndrom ... 203
Nemaline-Myopathie ... 302
Neologismen ... 324
Neonatale Konvulsionen ... 54, 61
Nephroblastom ... 208
Nephrolithiasis ... 142
Nervenbiopsie ... 33
Nervendehnungszeichen ... 18
Nervenlähmung,periphere ... 38
Nervenläsionen,periphere ... 258
Nervenleitgeschwindigkeit ... 28, 258
Nerventransplantation ... 259
Neugeborene ... 46
Neugeborenenbasisuntersuchung ... 46
Neugeborenenkrampfanfälle ... 54
Neugeborenen-Myasthenie ... 281, 307
Neugeborenenscreening ... 403
Neuguinea ... 148
Neuralgie ... 17
Neuralleiste ... 215
Neuralplatte ... 215
Neuralrohr ... 215, 217
Neuralrohrdefekt ... 215, 309
Neuraltherapie ... 179, 191, 250
Neurapraxie ... 45, 258
Neurasthenie ... 349, 371
Neuregulin-1-Gen ... 323
Neurinome ... 186, **197**, 255
Neuritis N.optici ... 71
Neuroblasten ... 215
Neuroblastom ... 208
Neuroborreliose ... 76, 120, 123, **128**
Neurochirurgie ... 211
Neuroenhancement ... 395, 409
Neuroepitheliale Tumoren ... 186
Neurofibromatose ... 198, 219, 307
Neurofibromatosis generalisata ... 219
Neurogene Amyotrophie ... 224
Neurogene Blasenentleerungsstörung. .72, 74, 129, 212, 233, 240, **277**, 342
Neurogene Muskelatrophie 30, 244, 285
Neurogliaersatz ... 70
Neurohypophyse ... 203
Neurokinesiologische Diagnostik ... 46
Neurokutane Melanose ... 220
Neurolemm ... 197
Neuroleptanalgesie ... 327
Neuroleptika ... 325, **326**
Neuroleptisches Syndrom. 305, 306, 329
Neurolinguist. Programmieren ... 352
Neurologische Untersuchung ... 1
Neurologisches Defizit ... 181
Neurologisch-topische Diagnostik ... 34
Neurolues ... **130**, 141
Neurolyse ... 260
Neurombildung ... 260
Neuromyelitis optica ... 75, 124
Neuromyotonie ... 294
Neuronale Regeneration ... 44
Neuronavigation ... 188
Neuronen-spezifische Enolase ... 147
Neuronitis vestibularis ... 106
Neuropathia patellae ... 269
Neuropathie ... 236
Neuropathische Blase ... 277
Neuro-psychologische Störungen ... 44
Neurosen ... 348
Neurotische Depression ... 349, **353**
Neurotische Entwicklung ... 348
Neurotische Fehlhaltung ... 348
Neurotische Herzphobie ... 361
Neurotmesis ... 45, 258
Neurotoxine ... 134
Neurotraumatologie ... 172
Neutral-Null-Methode ... 426
Nevirapin ... 143
Nicht nukleosidale reverse Transkriptase Inhibitoren ... 142
Nicht zielgerichtete Angst ... 354
NIDDM ... 239
Niemann-Pick-Krankheit ... 231
Niereninsuffizienz ... 114, 296
Nierenversagen ... 302, 305, 306
Nierenzellkarzinom ... 186, 208
Nikotin ... 381
Nikotinabhängigkeit ... 399
Nikotinabusus ... 151, **399**
Nikotinpflaster ... 400
Nimodipin ... 157, 161, 345
Ninhydrintest ... **20**, 265, 268, 276
NLG ... 28
NMR ... 22
NNRTI ... 142
Noack-Syndrom ... 211
Nokardiose ... 141
Non-Hodgkin-Lymphome ... 207
Nonne-Froin-Syndrom ... 247, 256
Nonne-Marie-Heredoataxie ... 221
Noonan-Syndrom ... 219
Nootropika ... 345
Noradrenalin-Wiederaufn.-Hemmer . 334
Normaldruckhydrozephalus82, **212**, 213, 342
Norman-Greenfield-Syndrom ... 231
Normokaliämische Lähmung ... 294, 297
Nosophobie ... 360
Notfallkraniotomie ... 174
Nothnagel-Syndrom ... 164
Nozeboeffekt ... 113
NPP ... 248
NSAR ... **190**
NSE ... 147
Nucl.caudatus ... 39, 77, 84
Nucl.lentiformis ... 84
Nucl.originis n.facialis ... 95
Nucl.ruber ... 39, 77
- Syndrom ... 164
Nucl.subthalamicus ... 39, 77, 88
Nucl.vestibulares ... 106
Nucleus-pulposus-Prolaps ... 248
Nukleäre Atrophien ... 224
Nukleäre Lähmung ... 37
Nukleosidanaloga ... 142
Nymphomanie ... 375
Nystagmus ... 3, 14, 71, 107, 218

O

Oberarmabduktion ... 6
Oberarmadduktion ... 6
Oberarmaußenrotation ... 6
Oberarminnenrotation ... 6
Obere Plexuslähmung ... 267
Oberflächensensibilität ... 15, 41
Oberkörperhochlagerung ... 174
Oblongatasyndrome ... 164
Obstipation ... 191
Obstruktives Schlafapnoesyndrom ... 110
Ödipale Phase ... 350, 366
Ohnmacht ... 67
- psychogene ... 358

Ohrgeräusche 108
Okklusivhydrozephalus 195
Okuläre Muskeldystrophie 288
Okuläre Myositis 298
Okulopharyngeale Muskeldystr. 288
Okulozephaler Reflex 12
Olanzapin 327
Olfaktorisch evozierte Potentiale 33
Oligodendrogliome 186, **194**
Oligoklonale Banden 26, 72
Oligomenorrhoe 204
Oligophrenie 346, **402**
Oliven 39
Olivo-ponto-zerebellare Atrophie 82, 221
Ombrophobie 355
Ondansetron 190
Onlinesucht 399
On-off-Effekt (EEG) 27
On-off-Phänomen (L-Dopa) 80
Onychophagie 406
Oozephalie 210
Op. n. Jannetta 104
Operantes Konditionieren 351
Operkulum-Syndrom 162
Ophthalmoplegie 169, 283
- internukleäre 71
- plus 283, 300
Ophthalmoplegische Migräne 100
Opiate 380, **383**
- Abhängigkeit 383
Opioide 190
Opisthotonus 134, 327
Oppenheim-Zeichen 11
Opponieren,Daumen 264
Opsoklonus 223
Optikusneuritis 71, 76, 92
Optokinetischer Nystagmus 3, 14
Orale Phase 350
Orbicularis-oculi-Reflex 12, 29, 96
Orbicularis-oris-Reflex 12
Organische Psychosen 326, 339
Organneurosen 359
Orgasmus 374, 375
Orientierung 1, 314
Orientierungsstörungen 344
Orlistat 369
Oromandibuläre Dystonie 86
Oroya-Fieber 130
Orthodoxer Schlaf 110
Orthodrome Messung 29
Orthostaseversuch 19
Orthostatische Dysregulation **67**, 108
Orthotonus 134
Os coccygis 178
Os frontale 210
Os occipitale 210, 215
Os odontoideum 183
Os parietale 210
Os sacrum 178
OSG-Distorsion 272
Osler-Rendu-Weber-Krankheit 220
Osmotherapie 185
Ösophaguskarzinom 390
Ösophagusvarizen 389
Ossermann u. Genkins-Etlg. 281
Osteochondrose 248
Osteodystrophia fibrosa 202
Osteoklastische Trepanation 174
Osteomyelitis 117
Osteophyten 248, 252
Osteoporose 180, 370
Otolithen 106
Ott-Zeichen 19, 250, 426
Outing 379
Oxazepam 385
Oxcarbazepin 51, 55
Oxytocin 203
Oxyzephalus 210

P

Paartherapie 351, 375
Pacchioni-Granulationen 157, 158, 161, 211
Pachymeningeosis haemorrhagica 159
Pachyzephalus 210
Päderastie 378
Pädophilie 377
Paget-Krankheit 214
Paget-v.Schroetter-Syndrom 168, 269
Palisadenform 197
Pallanästhesie 17
Pallästhesie 16
Pallhypästhesie 17
Pallidum 39
Pallidum-Atrophie 82
Palmomentalreflex 12
Panarteriitis nodosa 236, 298
Pancoast-Tumor 256, 267
Pandysautonomie 246, 275
Panencephalitis sclerosans 149
Panenzephalitis Pette-Döhring 149
Panhypopituitarismus 204
Panikattacke 354, 361
Pankreatitis 239, 390
PANSS 315, 325
Pansynostosis 210
Papez-Kreis 43
PAPP-A 403
Papua-Neuguinea 148
Paraballismus 88
Paracetamol 190
Parachute reflex 47
Paradoxe Embolie 151
Paradoxe Intention 351
Paradoxer Schlaf 110
Paralyse 6
- progressive 131
Paralysie des amants 262
Paralysie des ivrognes 260
Paralysis agitans 77
Paramnesien 417
Paramyotonia congenita 291
Paramyxovirus 149
Paraneoplastische Ataxie 223
Paraneoplastische Polyneuropathie 236
Paraneoplastisches Syndrom 281, 283, 293
Paranoia 324
Paranoide Persönlichkeit 363, **364**
Paranoid-halluzinatorische Schizophrenie 323
Paraphilie 376
Parasomnien 110
Parästhesien 17
Parasympathikus 275
Parasympathomimetika 279
Parathion 373
Parathymie 324, 418
Parese 6
Parinaud-Syndrom 164, 196
Parkbanklähmung 260
Parkinson plus 77
Parkinson-Demenz-ALS-Komplex 78
Parkinsonoid 78
Parkinson-Syndrom 40, **77**, 277, 339, 342
Paroxysmale Choreoathetosen 87
Paroxysmale Dyskinesien 87
Paroxysmale fam. Lähmungen 294
Paroxysmale Hemikranie 103
Paroxysmaler Gesichtsschmerz 103
Paroxysmaler Lagerungsschwindel 106
Parrot-Pseudoparalyse 131
Pars intermedia 203
Partielle Anfälle 54
Passive Persönlichkeit 367
Passivrauchen 401
Patellarklonus 9
Patellarsehnenreflex 9
Pathenophilie 379
Pathologische Fraktur 180, 189, 257, 370
Pathologische Mitbewegungen 260
Pathologische Reflexe 8, 11, 36
Pathologische Spontanaktivität 225
Pathologischer Rausch 388, 393
Pathologisches Spielen 399
Pavor nocturnus 111
PCR 141
Peak-dose-Dyskinesien 80
Pedanterie 367
Peitschenschlagverletzung 178
Pellagra 390
Pelvipathia dolorosa 359
Pemolin 394, 408
Pendeltest 5
Pendred-Syndrom 108
Penicillamin 230, 243
Penizillin 132

Pentamidin ... 143
Pentetrazol ... 64
Penumbra ... 152, 184
Periarthropathia humeroscapularis ... 268
Perilymphatische Fistel ... 106
Perineurium ... 258
Periodic limb movements in sleep ... 114
Periodisch dyskaliäm. Lähmungen ... 294
Periphere Fazialisparese ... 95
Periphere Lähmungen ... 4
Periphere Nervenlähmung ... 38
Periphere Nervenläsionen ... 258
Periphlebitis retinae ... 71
Perkutane translum. Angioplastie ... 166
Permissivkultur ... 380, 388
Perniziöse Anämie ... 233
Perniziöse Katatonie ... 326
Perseverationen ... 418
Personenverkennung ... 324
Persönlichkeitskrise ... 364
Persönlichkeitsstörungen ... 363
Persönlichkeitsveränderung ... 344
Perversion ... 376
Pes equinovarus ... 216, 271
Pes-varus-Stellung ... 271
PET ... 24, 154
Pethidin ... 383
Petit-mal ... 49, **60**
Petit-mal-Status ... 63
Peutz-Jeghers-Syndrom ... 220
Pfaundler-Hurler-Krankheit ... 402
Pfefferminzöl ... 99
Pfeiffer-Syndrom ... 211
Pfeilnaht ... 210
Pferdefuß ... 271
Pfötchenstellung ... 66, 267
Phakomatosen ... 157, 202, 219, 402
Phallische Phase ... 350
Phänotypisches Geschlecht ... 378
Phantomschmerz ... 260
Phäochromozytom ... 239
Pharaonische Zirkumzision ... 376
Phencyclidin ... 396
Phenobarbital ... 51, 60, 309
Phenothiazine ... 327
Phenprocoumon ... 154
Phenylketonurie ... 402
Phenytoin ... 51, 59, 309
Philtrum ... 393
Phlegmonöse Enzephalitis ... 117
Phobien ... 349, **355**, 406
Phobischer Attackenschwindel ... 106
Phobophobie ... 355
Phonophobie ... 100
Phosphorsäureestervergiftg. ... 276, 283
Photophobie ... 100, 115
Physiologische Reflexe ... 8
Phytansäurestoffwechselstörung ... 222, 232, 236, 244
Phytotherapie ... 111, 335, 345, 353, 354, 371
Pica ... 370, 407
Pick-Krankheit ... 339, 342
Pickwick-Syndrom ... 66, 111
Piercing ... 139
Pillendrehen ... 79
Piloreaktion ... 19
Pimozid ... 327
Pinealome ... 186, **196**
Piracetam ... 345
Plagiozephalus ... 210
Plantarreflex ... 10
Plasmapherese ... 247
Plasmozytom ... 236
Platybasie ... 214
Plegie ... 6
Pleozytose ... 25, 72, 420
Pleurothotonus ... 134
Plexus brachialis ... 266
- Läsion ... 251, 261, 263, **266**
Plexus choroideus ... 199, 211
Plexus coccygeus ... 273
Plexus lumbalis ... 273
- Läsion ... 251, 270, **273**
Plexus parotideus ... 95
Plexus pelvicus ... 277
Plexus pudendus ... 273
Plexus sacralis ... 273, 277
- Läsion ... 273
Plexuslähmung ... 38, 267
Plexuspapillome ... 199
PLMS ... 114
Plus-Symptome ... 324
PML ... 150
PMR ... 12
Pneumenzephalon ... 175
Pneumocystis ... 141
Pneumokokken ... 115, 143
PNP ... 236
Pockenschutzimpfung ... 120
POEMS-Komplex ... 236
Polamidon ... 384, 385
Polioenzephalitis ... 120
- acuta infantum ... 126
Poliomyelitis anterior ... 120, 123, **124**
Poltern ... 411
Polydaktylie ... 211
Polyglobulie ... 151
Polymerase-chain-reaction ... 141
Polymyalgia rheumatica ... 105, 299
Polymyositis ... **297**
Polyneuritis ... 236, 246
Polyneuropathie ... 114, 141, 233, **236**, 260, 389, 421
- diabetische ... 239
- toxische ... 242
Polyradikulitis ... 237, 246
Polyradikuloneuropathie ... 246
Polysklerose ... 70
Polysomnographie ... 27, 65, 111
Polyspikes-waves-Komplexe ... 62
Polysynaptische Verschaltung ... 10
Polysynaptischer Fremdreflex ... 36
Polytopie ... 73
Polytoxikomanie ... 381
Polytrauma ... 172, 181
Polyzythämie ... 151, 168
Pompe-Krankheit ... 300
Pons ... 218
Pontine Myelinolyse ... 141, 165, **234**, 389
Poriomanie ... 359
Porphyrie ... 230, 236
Postdiskotomiesyndrom ... 251
Postenzephalitisches Syndrom ... 121
Postkommotionelle Beschwerden ... 175
Postparoxysmaler Dämmerzustand ... 52
Postpolio-Syndrom ... 126
Postpunktioneller Kopfschmerz ... 99
Postpunktionelles Syndrom ... 26
Postschizophrene Depression ... 330
Poststroke-Depression ... 156
Posttraumatic stress disorder ... 370
Posttraumatische Belastungsstörg. ... 370
Posttraumatische Epilepsie ... 176
Posturale Reflexe ... 79
Postvakzinale Enzephalitis ... 120
Postzosterneuralgie ... 128
Powassan-Virus ... 123, 130
Präalkoholische Phase ... 388
Präeklampsie ... 307
Pränatale Diagnostik ... 53, 309, 329, 403
Präsuizidales Syndrom ... 373
Prednisolonäquivalent ... 206
Primärkomplex ... 118
Primidon ... 309
Primitive Reflexe ... 12, 46
PRIND ... 152
Prionen ... 145, 147, 343
Prionkrankheiten ... 145
PRNP-Gen ... 147
Processus supracondyloideus ... 266
Produktive Symptome ... 314
Progressive Bulbärparalyse ... 224
Progressive multifokale Leukenzephalopathie ... 141
Progressive Muskelrelaxation ... 352
Progressive Pallidum-Atrophie ... 82
Progressive Paralyse ... 130, 131
Progressive Rötelnpanenzephalitis ... 149
Progressive spin. Muskelatrophie ... 224
Progressive stroke ... 152
Progressive supranukleäre Ophthalmoplegie ... 82, 346
Projektion ... 349
Projektive Tests ... 315
Prolaktin ... 203
Prolaktinom ... 203
Prolongierte Migräne ... 100
Pronatorenreflex ... 9
Pronator-teres-Syndrom ... 262

Propofol 60, 397
Propranolol 101
Propriozeption 8, 40, 258
Propriozeptoren 42
Propulsiv-petit-mal 49, 60
Prostatakarzinom 186, 208, 255
Proteaseninhibitoren 142
Proteinaceous infectious agent 145
Protein-C-Mangel 151, 168
Protein-S-Mangel 151, 168
Prothrombin-Gen-Mutation 168
Protionamid 118
Protoplasmatische Astrozytome 192
Protrusio bulbi 169
Protrusio disci 248
Provokation-EEG 27
PrP 145, 147
Psammomatöses Meningeom 201
Psammomkörper 200
Psellismus 411
Pseudobulbärparalyse 93, 226
Pseudodemenz 79, 332, 346
Pseudohermaphroditismus 379
Pseudohomosexualität 379
Pseudohypertrophie 284
Pseudomigräne 102
Pseudomonas aeruginosa 115
Pseudomyasthenie 31, 281, **283**
Pseudoneurom 260
Pseudosklerose 146
Pseudotumor cerebri 99, 184
Pseudoxanthoma elasticum 220
Psilocybe 383, 398
Psoriasis 298
PSR 9
Psychasthene Persönlichkeit ... 364, **367**
Psychiatrie 311
Psychiatrische Einteilung 315
Psychiatrische Exploration 313
Psychiatrisches Wörterbuch 415
Psychischer Hospitalismus 413
PsychKG 322, 373, 414
Psychoanalyse 351
Psychodrama 352
Psychodynamik 349, 350
Psychodysleptika 396
Psychoedukation 325
Psychogene Anfälle 53, 60, 358
Psychogene Bewusstlosigkeit 69
Psychogene Bewusstseinsstörg 358
Psychogene Blindheit 358
Psychogene Depression 353
Psychogene Gedächtnisstörungen ... 358
Psychogene Impotenz 375
Psychogene Magersucht 368
Psychogene Synkope 69
Psychogener Dämmerzustand 358
Psychogener Schwindel 106
Psychomotorik 314
Psychomotorische Anfälle 49, **57**
Psychoneurosen 348
Psychopathie 363
- schizoide 365
Psychopathische Persönlichkeit363, 365
Psychopathologischer Befund 1, **313**
Psychosen **323**, 418
- affektive 330
- organische 339
- schizoaffektive 329
- zykloide 330
Psychosomatische Kopfschmerzen ... 99
Psychosomatosen 349, **359**
Psychosoziale Belastungsfaktoren 320, 348
Psychosoziales Funktionsniveau 320
Psychostimulanzien **394**, 408
Psychotherapie 314, **350**, 354
Psychotrauma 370
Psychotrope Substanzen 340
Psychoveg. Erschöpfungssyndrom .. 371
PTA 166
PTBS 370
Ptosis 20, 162, 214, 218, 256, 267, 276, 281, 283
PTSD 110, 370
Pubertas praecox 196
Pubertät 350
Pubertätsmagersucht 368
Puerperium 168
Pulsion 107
Pulsstatus 153
Pulstherapie 73
Pupillenreaktion 2
Pupillenstarre 131
Puppenaugenphänomen 12
Purin-Nukleotid-Zyklus-Myopathie .. 300, 301
Putamen 39, 77, 84
Pyknolepsie 49, **63**
Pyramidenbahn 34, 253
Pyramidenbahnschädigung 36
Pyramidenbahnzeichen 11, 36, 72
Pyromanie 368

Q

Qath 395
Q-Fieber 123, 130
Quadrantenanopsie 206
Quadriceps-femoris-Sehnenreflex 9
Quartalsäufer 389
Queckenstedt-Versuch 25, 256
Querschnittlähmung **177**, 182, 255, 275, 277
Querschnittläsion 252
Querschnittmyelitis **123**, 171, 257
Querschnittsyndrom 180
Querstreifung der Nägel 243
Querulator. Persönlichkeit 363, **364**
Quetelet-Index 369
Quetschung 258

R

Rabbit-Phänomen 79
Rabies 136
Rachitis 66
Radfahrerlähmung 265
Radialiskompressionssyndrom 261
Radialislähmung 260
Radiatio 187, 267
Radikuläre Lähmungen 37
Radikuläre Syndrome 249
Radiochirurgie . 105, 198, 202, 205, 209, 256
Radiusfraktur 261
Radiusköpfchenluxation 261, 269
Radiusperiostreflex 9
Ragged red fibres 301
Randpsychose 326
Rankenangiom 157
Rapid cycling 339
Rasmussen-Enzephalitis 56
Rathke-Taschen-Tumor 206
Rationalisierung 348
Ratschow-Lagerungsprobe 19
Rattengift 242
Raumfordernde Prozesse,spinale 248
Räumliches Auflösungsvermögen 16
Rauschgiftsucht 380
Raven 394
Raymond-Céstan-Syndrom 164
Raynaud-Syndrom 167, 263, 265, 298
Reaktionsbildung 348
Reaktive Depression 353
Realitätsbezug 348
Rebound-Phänomen 14
Rechenstörungen 404
Rechtliche Grundlagen,Psychiatrie .. 414
Rechtschreibschwäche 404
Recklinghausen-Krankheit 219
Reflexblase 72, 177, 277
Reflexdystrophie,sympathische 261
Reflexe **8**, 36
- pathologische 36
- primitive 46
Reflexinkontinenz 278
Reflux,vesikoureteraler 279
Refraktärperiode 374
Refsum-Syndrom 222, 232, 236, 244
Regeneration,neuronale 44
Regression 349
Rehabilitationsbehandlung 174
Reiber-Schema 25
Reisekrankheit 106
Reithosenanästhesie 251
Reizkonfrontation 356
Reizmeningitis 119
Reizüberflutung 351
REM-Phasen 65, 110
Renifleurismus 377
Renin 295

Renshaw-Hemmung 134
Rentenneurose 180, 349, 361
Reorientierungsphase 57
Repetitive Aktivität 289
Repetitive Stimulation 284
Resilienz 407
Resolutionsphase 374
Restless-Legs-Syndrom 66, 112, **114**, 308, 409
Retikulumzellsarkome 207
Retinaculum flexorum 263
Retinale Migräne 100
Retrainingtherapie 109
Retrobulbärneuritis 71, 76, 92
Retrocollis 85
Retrograde Amnesie 314
Retroperitoneale Fibrose 269
Retroperitoneales Hämatom 182
Retropharyngeales Hämatom .. 180, 182
Retroviren 138
Rett-Syndrom 413
Reverse Transkriptase 138
Reversibles Parkinsonoid 328
Reye-Syndrom 101, 184
Rezidivprophylaxe
- Depression 335
- Schizophrenie 327
Rhabdomyolyse 302, **304**, 396
Rhabdo-Virus 120
Rheumatisches Fieber 83, 84
Rheumatoide Arthritis 236, 298
Rhombenzephalitis 120
Rickettsia prowazeki 120
Rickettsiosen 123, **130**
Riesenaxonen-Polyneuropathie 236
Riesenpotentiale 227
Riesenzellarteriitis 105, 299
Rigor 5, 40, 79
Riley-Day-Syndrom 245, 275
Riluzol 227
Rindenprellungsherde 172
Rinderwahnsinn 146
Rinne-Versuch 3, 109
Risperidon 327
Risus sardonicus 134
Ritalin 66, 408
Rituale 356
Rituelle Genitalverstümmelungen 376
Rivastigmin 345
Rogers-Gesprächstherapie 351
Rolando-Epilepsie 49, 55
Rollstuhl 20
Romberg-Stehversuch 13, 107
Röntgen 21
Rooting reflex 12
Rorschach-Test 315
Rossolimo-Reflex 10
Rotatorenmanschettenruptur 268
Rötelnpanenzephalitis 149
Roussy-Levy-Syndrom 245
Routinelabor 420
RPR 9
RSSE-Virus 123
rt-PA 154
Rückbildungsphase 374
Rückenmarkentzündung 123
Rückenmarkerschütterung 177
Rückenmarkschwindsucht 131
Rückenmarktrauma 177
Rückenmarktumoren 247, 253
Rückenschmerz 252
Rückfallfieber 123, 130
Rückgratreflex 47
Rückprall-Test 14
Rucksacklähmung 268
Rückstossphänomen 14
Ruheaktivität 30
Ruhepotential 294
Ruhetremor 40
Rumpfataxie 13
Rumpfgürtel-Muskeldystrophie 287
Russian-spring-summer-Enzephalitis 123
Ryanodinrezeptor-Mutation 302, 305

S

S1-Syndrom 272
SAB 159
Säbelscheidentibia 131
Sabin-Impfung 126
Sacculus 106
Sadomasochismus 377
Safer Sex 144
Sakralisation 217
Salbengesicht 79
Salk-Impfung 126
Salvia divinorum 383
Sandalenlücke 403
Sanduhrgeschwulst 219
Santavuori-Haltia-Krankheit 231
Sapphismus 378
Sarkoidose 119, 236, 298
Sattelnase 131
Satyriasis 375
Säuglinge 46
Saugreflex 12, 47
Savant-Syndrom 413
Scapula alata 286, 288
Schädelbasisfraktur 172
Schädeldachdefekte 216
Schädeldeformität 210
Schädeldysostose 210
Schädel-Hirn-Trauma 157, 158, **172**, 339
Schädelnähte 210, 212
Schädelübersicht 21, 173
Schaltenbrand-Reflex 47
Schanz-Verband 179, 250
Schellong-Test 19, 68
Schichtarbeit 110
Schiefhals, muskulärer 86
Schiefschädel 210
Schilddrüsenkarzinom 208
Schirmer-Test 3, 96, 276
Schizoaffektive Psychosen 329
Schizoide Neurose 349
Schizoide Persönlichkeit ... 363, **365**, 413
Schizophrener Residualzustand 326
Schizophrenia simplex 323
Schizophrenie **323**, 326
Schlafanfälle 65
Schlafapnoesyndrom 110
Schlaf-EEG 50
Schläfenlappenepilepsie 57
Schlafentzug 332
Schlafentzugsprovokation 27
Schlaf-Epilepsie 58
Schlafkrankheit 112
Schlaflabor 65, 111
Schlaflatenz 110
Schlaflosigkeit 110
Schlafmittel 111, 386
Schlafparalyse 65
Schlafrhythmusstörungen 110
Schlafstörungen **110**, 368
Schlafwandeln 111
Schlafzentren 110
Schlaganfall 102, **151**
Schleudertrauma 178
Schluckauf 63, 184
Schluckimpfung 126
Schlundkrämpfe 137
Schmerzgedächtnis 17, 189
Schmerzsinn 15, 41
Schmerztagebuch 189
Schmerztherapie **189**, 334, 383
Schmetterlingsgliom 193
Schmidt-Syndrom 164
Schmierinfektion 125
Schminke-Tumor 206
Schnarchen 111
Schnauzreflex 12
Schnüffelsucht 381, **398**
Schober-Zeichen 19, 250, 426
Schockblase 182, 278
Scholz-Bielschowsky-Syndrom 231
Schrägaufnahmen 179, 181
Schrankenstörung 25
Schreibkrampf 86
Schreitreflex 47
Schrumpfblase 279
Schubförmige MS 71
Schulbildung 313
Schuldunfähigkeit 337, 414
Schüller-Röntgen 21, 198
Schulphobie 406
Schulter-Syndrome 268
Schultz-Autogenes Training 352
Schulversagen 407
Schüttellähmung 77

Schütteltrauma ... 176
Schutzimpfung ... 135
Schwachsinn ... 402
Schwangerschaft ... **307**
- Alkoholembryopathie ... 393
- Antiepileptika ... 53, 310
- Depression ... 333, 353
- Diabetes ... 239
- Drogen ... 382
- Karpaltunnelsyndrom ... 264, 307
- Parästhesien ... 238
- Psychose ... 340
- Sinusvenenthrombose ... 168, 307
Schwankschwindel ... 107
Schwannome ... 197, 219
Schwann-Zellen ... 219
Schwartz-Bartter-Syndrom ... 234
Schwartz-Jampel-Syndrom ... 291
Schweinebandwurm ... 119
Schweißsekretionstest **20**, 265, 268, 276
Schwerbehindertenrecht ... 419
Schwermut ... 330, 331
Schwindel ... **106**, 197
Schwindeltraining ... 107
Schwurhand ... 263
Sclerosis multiplex ... 70
Scopolamin ... 108
Scrapie ... 146
Seborrhoe ... 79
Sectio caesarea ... 143
Sedativa ... 380, 385, 386
Seddon-Etlg ... 45, 258
Seiltänzer-Gang ... 13
Seitenventrikel ... 211
- Weite ... 213
Seizures ... 48
Sektio ... 143
Sekundäre Kopfschmerzen ... 98
Sekundäres Angstsyndrom ... 355
Selbstbestimmung ... 350
Selbstbeurteilungsskalen ... 314
Selbstbezogenheit ... 412
Selbsthilfegruppen ... III, 382, 392, 427
Selbstmord ... 372
Selbstmordversuch ... 372
Selbstsicherheitstraining ... 351
Selbsttötung ... 372
Selbsttriggerung ... 279
Selbstunsich. Persönlichkeit ... 363, 367
Seldinger-Technik ... 22
Self-crush ... 304
Sella turcica ... 204
Sensibilität ... **15**, 41
Sensibilitätsstörung ... **15**, 32, 39, 71
- dissoziierte ... 17, 42, 170, 218, 252
Sensible Neuropathien ... 245
Sensible NLG ... 29
Sensitive Persönlichkeit ... 363, 364
Sensomotorische Polyneuropathie ... 240
Sensorische Aphasie ... 44
SEP ... 32, 73, 268
Separatorenfleisch ... 146
Septischer Schock ... 421
Septum-pellucidum-Zyste ... 188, 214
Serogenetische Polyneuropathie ... 238
Serokonversion ... 138, 141
Serotoninrezeptoragonisten ... 101
Serotonin-Wiederaufn.-Hemmer. ... 334
Serumkalium ... 295
Serumkrankheit ... 237
Serumkupfer ... 229
SESA-Syndrom ... 389
Sexsucht ... 383
Sexualpräferenz ... 376
Sexualstörungen ... 374
Sexuelle Aversion ... 375
Sexuelle Deviationen ... 376
Sexuelle Dysfunktion ... 374
Sexueller Missbrauch ... 374
Sharp-Syndrom ... 298
Sheehan-Syndrom ... 206, 307
SHT ... 156, 157, 158, **172**, 339
SHV ... 172
Shy-Drager-Syndrom ... 82, 275, 342
Sialorrhoe ... 79, 227
Sibutramin ... 394
Sicherungsverwahrung ... 378, 414
Sick Building Syndrom ... 113
Siderose ... 161
Sigmatismus ... 411
Simmonds-Krankheit ... 204
Simpson-Test ... 282
Simultan-Doppelbild-Aufzeichnung ... 27, 50, 65
Simultanprophylaxe ... 136, 137
Singultus ... 63, 184
Sinus cavernosus ... 168
Sinus durae matris ... 168
Sinus petrosus ... 168
Sinus rectus ... 168
Sinus sagittalis ... 168, 211
Sinus sigmoideus ... 168
Sinus transversus ... 168
Sinusthrombose ... 168
Sinusvenenthrombose ... 102, 156, 157, **168**, 184, 307
Sisi-Syndrom ... 354
Sitzunruhe ... 328
Sjögren-Larsson-Syndrom ... 224
Sjögren-Syndrom ... 236, 298
Skalenuslücke ... 167
Skalenussyndrom ... 166, 267
Skandierende Sprache ... 14
Skaphozephalus ... 210
Skelettdeformitäten ... 303
Sklerodermie ... 236, 298
Sklerosierende Panenzephalitis ... 149
Skopophilie ... 377
Sleep-onset-REM-periods ... 65
Slow virus infections ... 145
Slow-Channel-Syndrom ... 283
Sluder-Neuralgie ... 97
SMON ... 75
SNRI ... 334
Sodomie ... 377
Soft disc ... 249
Somatischer Wahn ... 361
Somatisches Geschlecht ... 378
Somatisierungsstörung ... 359, 406
Somatoforme Störungen ... 359
Somatogene Psychosen ... 339
Somatogramm ... 46
Somatosensibel evozierte Potent. ... 32
Somatotropes Hormon ... 203
Somatotropin ... 203
Somnambulismus ... 111
Somniloquie ... 111
Somnolent ... 44
Somnolenz ... 340
Sonnenuntergangszeichen ... 212
Soor ... 141
Sopor ... 44, 340, 418
Soziale Anamnese ... 1, 313
Soziale Phobie ... 106, **355**, 361, 406
Soziopathie ... 366
Soziopathische Persönlichkeit . 363, 365
Soziotherapie ... 325, **351**
Spaltungsirresein ... 323
Spannungskopfschmerz ... 98
Spanverblockung ... 182
Spastik ... 4, 5, 74
Spastische Parese ... 11, 36, 72
Spastische Spinalparalyse ... 223
Spätabszess ... 117, 175
Spätdepression ... 331
Spätdyskinesien ... 328
Spätepilepsie ... 49
Spätluische Meningitis ... 131
SPECT ... 24, 154
Speed ... 394
Sperrliquor ... 247, 256
Spezifische Phobien ... 355
Sphenozephalus ... 210
Sphingolipidosen ... 230
Sphingomyelinose ... 231
Sphinkterotomie ... 279
Spice Gold ... 398
Spiegeltrinker ... 389
Spielonanie ... 406
Spielsucht ... 399
Spike-Aktivität ... 56
Spike-wave-Muster ... 61
Spina bifida ... 183, **215**, 277
Spinale Angiome ... 257
Spinale Ataxie ... 14
Spinale Automatismen ... 11
Spinale Kinderlähmung ... 124
Spinale Muskelatrophie ... 224, 260, 285
Spinale raumfordernde Prozesse ... 248
Spinale Tumoren ... 252, 253
Spinale Zirkulationsstörungen ... 170

Spinaler Schock ... 177, 180, 182
Spinales CT ... 22
Spinalkanal ... 181, 252
Spinalkanalstenose ... 248
Spino-ponto-zerebellare Atrophien ... 221
Spinozerebellare Ataxien ... 221
Spiramycin ... 133
Spirochaeta ... 128, 130
Spironolacton ... 296
Spitzfuß ... 271
Spitz-Holter-Shunt ... 213
Spitzschädel ... 210
Spondylarthrose ... 248, 252
Spondylodese ... 182
Spondylodiszitis ... 123
Spondylolisthesis ... 183, 217, 252
Spondylose ... 248
Spondylosis hyperostotica ... 252
Spongiforme Enzephalopathie ... 146
Spongioblastome ... 192
Spontanaktivität ... 30
Spontannystagmus ... 107
Sprachentwicklungsstörung ... 404
Sprachstörungen ... 44
Spritzenlähmung ... 258, 270
Sprue ... 233
Sprungbereitschaft ... 47
Sprunggelenkfraktur ... 272
Spurling-Test ... 18
SSEP ... 32
SSPE ... 149
SSRI ... 334
St.-Louis-Virus ... 120
Stalking ... 355
Stammeln ... 404, 411
Stammfettsucht ... 204
Stammganglien ... 39, 77
Stammhirnsyndrom ... 165
Staphylokokken ... 115
Starthemmung ... 79
Startle-Erkrankung ... 62
Statine ... 236, 304
Statoconia ... 106
Statolithen ... 106
Status epilepticus ... 52, 55, **59**
Status pyknolepticus ... 63
Staupe-Virus ... 146
Stauungspapille ... 185, 195
Steal-Effekt ... 166
Steatosis hepatis ... 389
Stechapfel ... 383, 398
Steele-Richardson-Olszewski-Syndr. . 82
Stehlen ... 368
Stehversuch ... 13
Steilstellung,HWS ... 179
Steißbein ... 178
Stemmreaktion ... 47
Stenozephalie ... 210
Stenvers-Röntgen ... 21, 198
Steppergang ... 250, 271, 292
Stereognosie ... 16
Stereotaktische Biopsie ... 187
Stereotype Bewegungen ... 57
Stereotype Posen ... 324
Stereotypien ... 412
Sterilität ... 204
Steroidmyopathie ... 304
Stewart-Holmes-Rückschlagphän. ... 14
STH ... 203
Stiff-baby-Syndrom ... 62
Stiff-man-Syndrom ... 31, 239, **293**
Stiff-neck-Orthese ... 181
Stillen ... 143
Stimmgabeltest ... 16, 238
Stimmungslage ... 314
Stimulanzien ... 380
Stimulationselektromyographie .. 30, 282
Stirnfontanelle ... 210
Stirnnaht ... 210
Stirnrunzeln ... 96
Stoffwechselerkrankungen ... 229
Stoppliquor ... 247, 256
Storchenbeine ... 244
Stottern ... 411
Strabismus paralyticus ... 94
Straffälligkeit ... 366
Strahlenfibrose ... 189
Strecksynergismen ... 185
Streptokokken ... 115
Streptomycin ... 93
Stress ... 151
Stressoren ... 371
Striae medullaris ... 204
Striatonigrale Degeneration ... 82
Strichgang ... 13, 107
Stroke in evolution ... 152
Stroke unit ... 154
Strümpell-Lorrain-Krankheit ... 223
Strümpell-Zeichen ... 11
Struther-Ligament ... 266
Strychninvergiftung ... 136
Stufenbett ... 250
Stumpfschmerz ... 260
Stupor ... 324
Sturge-Weber-Krabbe-Syndrom ... 157, 220, 402
Sturzanfälle ... 61
Sturzkampfbombergeräusch ... 31, 289, 292
Stützmotorik ... 40
Subakute Myelo-Optiko-Neuropathie . 75
Subakute präsenile Polioenzephalopathie ... 146
Subakute sklerosierende Panenzephalitis ... 149
Subarachnoidalblutung ... 156, **159**, 212, 307
Subclavian-steal-Syndrom ... 163, **166**
Subduralblutung ... 156, **158**
Subdurales Empyem ... 117
Subdurales Hygrom ... 159
Subduralhämatom ... 175
Sublimierung ... 348
Subokzipitalpunktion ... 24
Substantia nigra ... 39, 77
Substanzmissbrauch ... 370
Substitutionsbehandlung ... 384
Suchreflex ... 12, 47
Sucht ... 316, **380**
Sudeck-Syndrom ... 260, 261, 269
Suggestionstherapie ... 352
Suizid ... 321, 326, **372**
Suizidalität ... 314, 321, 370, 373
Suizidankündigung ... 373
Suizidgefahr ... 336
Suizidversuch ... 321, 372
Sulcus-ulnaris-Syndrom ... 265
Sulfatidlipidose ... 231
Sulpirid ... 327
Sultiam ... 55
Sumatriptan ... 101, 103
SUNCT-Syndrom ... 98, 105
Sunderland-Etlg ... 258
Sunna Circumcision ... 376
Supinationsstellung ... 271
Supinatorsyndrom ... 258, 261
Supratentorielle Hirntumoren ... 186
Susac-Syndrom ... 151
Sutura coronalis ... 210
Sutura frontalis ... 210
Sutura lambdoidea ... 210
Sutura sagittalis ... 210
SV 40-Virus ... 150
SVI ... 145
Swanson-Syndrom ... 245
Sylvii-Aquaeductus ... 211
Symbiotische Psychose ... 412
Symbolismus ... 324
Symmetrische Polyneuropathie ... 240
Sympathikus ... 275
Sympathische Meningitis ... 119
Sympathische Reflexdystrophie ... 261
Symptomatische Epilepsien ... 48
Symptomatische Psychosen ... 339
Symptomatischer Zoster ... 126
Syndaktylie ... 211
Syndrom,apallisches ... 165
Syndrom,dienzephales ... 165
Syndrom,hyperkinetisches ... 408
Syndrom,malignes neuroleptisches 321, 329
Syndrom,postpunktionelles ... 26
Synkinesen ... **45**, 97, 260, 268
Synkopen ... 66, **67**, 156
- psychogene ... 358
- vasovagale ... 54
Synuclein-Mutation ... 77
Syphilis ... 130
Syringobulbie ... 218

Syringomyelie.... 43, 215, **217**, 253, 257, 260
Syringostomie 218
Syringosubarachnoidaler Shunt 218
Systemische Therapie 351

T

T4-Helfer-Lymphozyten 138
Tabak 381, 399
Tabak-Alkohol-Amblyopie 76
Tabes dorsalis 130
Tachyphemie 411
Taenia solium 119
Takayasu-Arteriitis 168
Talusfraktur 272
Tandemstenose 251
Tardive Dyskinesien 86, 328
Tarsaltunnelsyndrom 258, 272
Tarsorrhaphie 97
Tarui-Krankheit 300
Tasterkennen 16
Tastsinn 16, 41
Tätowierungen 139
Tau-Proteins 344
Taurinmangel 77
Taylor-Syndrom 288
Tay-Sachs-Syndrom 231, 402
TDF 378
Td-Impfstoff 135
TEA 155
Tear-drop-Fraktur 180
Techno-Parties 394
Teilleistungsschwächen 404
Teleangiektasien 298
Telefonseelsorge 373
Temperatursinn 15, 41
Temporale Abblassung 71
Temporallappenepilepsie 49, **57**
Tender points 299
Tendovaginitis 261
Tennisschlägerdaumen 131
TENS 191, 250
Tensilon-Test 282
Tentorielle Einklemmung 173
Tentorium cerebelli 186
Tentoriumschlitz 184
Ten-Twenty-System 50
Teratogen 53, 310, 338
Teratome 186, 188, 197
Terminalschlaf 58
Testierfähigkeit 337, 414
Testisdeterminierender Faktor 378
Testosteron 378
Testpsychologische Untersuchung... 314
Tetanie,hypokalzämische 66
Tetanische Anfälle 66
Tetanolysin 134
Tetanospasmin 134
Tetanus 134
Tetanusimmunglobulin 135
Tetanusprophylaxe 135, 137
Tethered-spinal-cord-Syndrom 215
Tetracyclische Antidepressiva 334
Tetrazyklin 129
Thalamus 41
Thalidomid 236, 242
Thallium-Intoxikation 243
Thenaratrophie 263, 264
Thermanästhesie 17
Thermhypästhesie 17
Thermokoagulation 81, 105
Thesaurismosen 214
Theta-Wellen 27
Thetered-spinal-cord-Syndrom 277
Thinner-Sucht 381, 398
Thiopental 60
Thioxanthene 327
Thomsen-Syndrom 290
Thoracic-outlet-Syndrom..**166**, 258, 263, 267
Thorax-Kompressionssyndrom 166
Thrombendarteriektomie 155
Thromboembolien 151
Thrombolyse 154
Thrombophilie 151, 168
Thrombozytopenie,Heparin-induz. ... 169
Thujon 394
Thymektomie 282
Thymeretika 334
Thymoleptika 332, 333
Thymom 282
Thymushyperplasie 282
Thyreoideastimulierendes Hormon .. 203
Thyreotoxische Krise 204
Thyreotropin 203
TIA 151
Tiagabin 51
Tibialis-posterior-Reflex 9
Tibialis-SEP 32
Tic douloureux 103
Tick-borne encephalitis 122
Tics 89
Tic-Störungen 86, 97, 406, 409
Tiefenpsychologisch orientierte Psychotherapie 351
Tiefensensibilität 15, 41, 238
Tiefschlaf 110
Tierphobie 349, 355
Tierversuch 118
TIG 135
Tilidin 384
Tinel-Hoffmann-Zeichen 45, 260
Tinnitus **108**, 197
TME 146
Tocainid 290
Todd-Paralyse 52, 56, 59
Toleranzentwicklung 381, 384
Tollwut 120, 136
Tollwutimpfung 120
Tolosa-Hunt-Syndrom 105, 161
Toluol 398
Tonische Phase 58
Tonisch-klonische Anfälle 49, **58**, 308
Topiramat 51
Torkildsen-Ventrikeldrainage 213
Torsionsdystonien 85
Torsionsspasmen 327
Torticollis ocularis 86
Torticollis spasmodicus 85
Toscana-Virus 120
Tourette-Syndrom **89**, 406, 409
Toxikomanie 380
Toxische Polyneuropathien 242
Toxoid-Impfung 135
Toxoplasma gondii 132
Toxoplasmose **132**, 141
TPHA-Test 131
TPR 9
Traberkrankheit 146
Trac.corticobulbaris 34
Trac.corticonuclearis 34
Trac.corticospinalis 11, 34, 253
Trac.olfactorius 2, 91
Trac.pyramidalis 34, 253
Trac.spinocerebellaris 39, 42
Trac.spinothalamicus 41, 254
Traktionsverletzung 267
Tramadol 190, 384
Trance 358
Tränensekretion 96, 276
Tranquilizer 111, 354, 380, 385, **386**
Transformation 348
Transkranieller Doppler 24
Transmissilble mink encephalopathy... 146
Transsexualität 378
Transvestismus 378
Trauerreaktionen 372
Traumatische Psychose 175
Traumdeutung 352
Traumphasen 110
Tremor 15, 79, **83**, 338
Trendelenburg-Gang 225
Trendelenburg-Hinken 250
Trendelenburg-Zeichen 274, 286
Trennungsangst 406
Trennungskonflikte 361
Trepanation 174
Treponema pallidum 130
Tretversuch 13
Triarylphosphat 242
Tribadie 378
Tribasilarsynostose 210
Triceps-surae-Reflex 10
Trichophagie 368, 370, 407
Trichotillomanie 368, 406
Tricyclische Antidepressiva 334
Triebabwehrkonflikt 348
Triebimpuls 348

Trigeminusneuralgie 71, 98, **103**
Trigeminus-SEP 32
Trigger 100
Triggerpunkte 104
Trigonozephalus 210
Trimenon 307
Triphasische EEG-Aktivität 148
Triple-Test 403
Triplettrepeats 83, 221, 224, 292
Triptane 101
Trismus 134, 327
Trisomie 21 402
Trizepssehnenreflex 9
Trommlerlähmung 262
Trömner-Reflex 9
Trompetenblume 383, 398
Trousseau-Zeichen 66
Trunc.brachiocephalicus 166
Truncus sympathicus 275
Trypanosoma brucei 112
TSE 145
TSH 203
TSR 9
TTS 400
Tuberkulome 118
Tuberkulose **118**, 141
Tuberkulöse Meningitis 118, 141
Tuberöse Sklerose 220
Tularämie 123, 130
Tumorblutung 156
Tumormarker 209, 421
Tumorschmerzen 189
Turmschädel 210
Turner-Syndrom 402
Turrizephalus 210
Turyn-Zeichen 271

U

U1 – U9 für Kinder 46
Übergewicht 369
Überlaufblase 177
Überlaufinkontinenz 277, 279
Übertragung 352
Uhrglasverband 96
Uhthoff-Zeichen 72
Ulcus durum 131
Ulcus pepticum 360
Ulnarislähmung 265
Ulnarisrinnensyndrom 265
Ulnaris-SEP 32
Umweltbezogene Störungen 113
Umweltmonitoring 113
Undine-Syndrom 110
Unfallneurose 349
Unfallversicherung 419
Unkarthrose 248
Unreife der Abwehr 363
Unreife Persönlichkeit 364
Unterberger-Tretversuch 13, 107
Untere Plexuslähmung 267
Untergewicht 369
Unverricht-Lundborg-Syndrom 62
Unzinatus-Anfälle 57
Uranismus 378
Urethrotomia interna 279
Urge-Inkontinenz 278, 279
Urodynamik 278
Uroflowmetrie 278
Urvertrauen 350
Usher-Syndrom 108
Utriculus 106

V

V.angularis 168
V.diploica 168
V.emissaria 168
V.facialis 168
V.Galeni 168
V.jugularis 168
V.magna cerebri 168
V.subclavia 166
Vaginismus 375
Vagusnervstimulation 51, 332
Valproinsäure 51, 59, 63, 309
Vanzetti-Zeichen 271
Varizella-Zoster-Virus 126, 141
Varizellen 141
Vasa nervorum 239
Vaskuläre Demenz 342
Vasocorona 170
Vasomotorik 19
Vasomotorische Anfälle 67
Vasomotorischer Kopfschmerz 98
Vasopressin 203
Vasovagale Synkope 54, 67
Vater-Pacini-Lamellenkörperchen 40
vCJD 147
VDRL-Kardiolipinmikroflokkungstest 132
Vegetative Anfälle 67
Vegetative Depression 332
Vegetative Störungen 314
Vegetatives Nervensystem 275
Vegetativum 19
Veitstanz 83
Ventilinsuffizienz 213
Ventrale Fusion 182
Ventrikeldrainage 157, 161, **213**
Ventrikulo-atrialer Shunt 213
Ventrikuloaurikulostomie 213
Ventrikulographie 22
Ventrikulozisternostomie 213
VEP 32, 73
Veränderungsangst 412
Verbrauchskoagulopathie 151, 310
Verbreiterte Reflex-Zone 8
Verdrängung 348
Verfolgungswahn 324
Vergiftungen 243, 373
Vergiftungswahn 324
Verhaltensauffälligkeiten 368
Verhaltensstörungen 368
- im Kindesalter 406
Verhaltenstherapie **351**, 356, 357
Verkalkungen,Gehirn 194
Verkehrsunfall 180
Verkehrung ins Gegenteil 348
Verlaufsbeurteilung 314
Verletzung,intrakranielle 172
Verleugnung 348
Vermeidende Persönlichkeit 363
Vermeidungsverhalten 371
Verminderte Schuldfähigkeit 414
Vermis cerebelli 41, 195
Vermüllung 357
Vernet-Syndrom 164
Vernichtungskopfschmerz 160
Verschiebung 348
Verschlusshydrozephalus 212
Versivanfälle 56
Versuchter Suizid 372
Vertebra prominens 178
Vertebrobasiläre Insuffizienz 69, 163
Vertebroplastie 182
Vertigo 106
Vertikale Infektion 139
Verworrene Manie 336
Verzögerter Schmerz 17
Vesikoureteraler Reflux 279
Vestibularapparat 106
Vestibuläre Migräne 101, 106
Vestibulärer Schwindel 106
Vestibularisparoxysmie 106
Vestibularisschwannom 197
VHV 13
Vibrationsempfindung **16**, 42, 238
Vierfingerfurche 403
Vierhügelregion-Syndrome 163
Vigabatrin 51
Vigorimeter 4
Virale Enzephalitis 120
Virusäquivalente 141
Viruslast 141
Virus-Meningitis 119
Visna-Virus 146
Visuell evozierte Potentiale 32
Visueller Schwindel 106
Visusbestimmung 2
Vit. K 309
Vit.-B12-Mangel 232, 236
Vit.-D-Mangel 66
Vit.-E-Mangelataxie 223
Vogt-Koyanagie-Syndrom 120
Vogt-Syndrom 87
Vokale Tics 89
Vollendeter Suizid 372
Vollheparinisierung 169
Vomeronasales Organ 91
Vorderseitenstrang 41

Vorerkrankungen 313
Vorhalteversuche 4, 13
Vorhofflimmern 151
Vorhofseptumdefekt 151
Vorsorgevollmacht 345
Voyeurismus 377
Vulnerabilitäts-Stress-Coping-Modell 323
Vulpian-Bernhardt-Muskelatrophie 224

W

Waardenburg-Syndrom 108
Wachanfälle 65
Wachheitsgrade 44
Wachkoma 176, 341
Wachstumsverzögerung 369
Wachtherapie 332
Wahn 324, 418
Wahnwahrnehmung 418
Waldenström-Krankheit 236
Wallenberg-Syndrom 164, 275
Waller-Axondegeneration 45, 258
Wanderröte 129
Warfarin 154
Wärmeregulation 305
Warm-up-Phänomen 289
Wartenberg-Daumenzeichen 11
Wartenberg-Syndrom 261
Waschzwang 356
Wasserkopf 211
Wasting-Syndrom 140, 397
Waterhouse-Friderichsen-Syndrom 116
Watschelgang 286
Weber-Syndrom 164
Weber-Versuch 3, 109
Webster-Rating-Scale 81
Wechselbäder 68
Weckamine 394
Weckreaktion 114
Wegner-Granulomatose 236, 298
Weiche Droge 396
Weltraumkrankheit 106
Wendung gegen d. eigene Person 349
Werdnig-Hoffmann-Muskelatrophie 224
Wernicke-Aphasie 44
Wernicke-Enzephalopathie 43, 234, 321, 393
Wernicke-Mann-Gang 153
Wesensänderung 340
- epileptische 52
Wespentaille 286
West-Haven-Einteilung 230
West-Nil-Virus 120
Westphal-Strümpell-Pseudoskler. 229
West-Syndrom 49, 60
Whiplash injury 178
Widerstand,Psychotherapie 352
Widmark-Formel 391
Wiedemann-Dysmeliesyndrom 242
Willküraktivität 30
Wilms-Tumor 208
Wilson-Krankheit 229
Winterdepression 332
Wirbelfrakturen 177
Wirbelkanalstenose 248
Wirbelkörperfrakturen 180
Wirbelsäulenfixateur 182
Wirbelsäulenfrakturen 180
Wittmaack-Ekbom-Syndrom 114
Wochenbett 168
- Depression 333
- Psychose 340
Wochenbett-Blues 333
Wolf-Hirschhorn-Syndrom 402
Wolfram-Syndrom 239
Wolter-Etlg. 181
Workaholism 383
Wörterbuch,psychiatrisches 415
Wortneubildungen 324
Wortschatz-Test 315
Wundstarrkrampf 134
Würgreflex 3, 10
Wurzelausriss 267
Wurzelkompressionssyndrome 248
Wurzeltod 249
Wutausbrüche 408

X

X-chrom.-rez. Muskeldystrophien 286

Y

Y-Chromosom 378
Yersinien 112
Yohimbin 375

Z

Zahlenerkennen 16
Zähneknirschen 111, 406
Zahnkrampf 54, 64
Zahnradphänomen 5, 79
Zangengeburt 95, 267
Zappelphilipp-Syndrom 408
Zecken 122, 128
Zeckenenzephalitis 122
Zehenbeugereflex 10
Zehenspiel 5
Zehenspitzengang 13
Zellweger-Syndrom 214
Zentrale Fazialisparese 95
Zentrale Lähmungen 4
Zentrale pontine Myelinolyse 234, 389
Zentronukleäre Myopathie 302
Zephalgie 98
Zerebellare Ataxie 14
Zerebrale Angiographie 22
Zerebrale Metastasen 186
Zerebralparese,infantile 214
Zerebrosid-Speicherkrankheit 231
Zerebrovaskuläre Insuffizienz **151**, 307, 401
Zerfahrenheit 324, 418
Zeroidlipofuszinosen 231
Zervikale Myelopathie 251, **252**, 257
Zervixkarzinom 141
Ziconotid 190
Zidovudin 142, 298, 304
Ziehen-Schwalbe-Oppenheim-Syndrom 85
Ziehl-Neelsen-Färbung 118
Zielbewegungen 40
Zielmotorik 40
Zigarettenrauchen 400
Ziliospinaler Reflex 11
Zirbeldrüse 196
Zirkulationsstörungen,spinale 170
Zirkumduzierender Gang 153
Zirkumzision 144
ZNS-Lymphome 141, 207
Zöliakie 233
Zolmitriptan 101, 103
Zönästhesien 324, 397
Zönästhetische Schizophrenie 323
Zonisamid 55
Zoophilie 377
Zoophobie 355
Zoster 126
- generalisatus 127
- meningealis 127
- oticus, ophthalmicus 127
Zosterenzephalitis 127
Zostermyelitis 127
Zosterneuralgie 128
Zungenbiss 52
Zungenlähmung 94
Zungenschlundkrämpfe 327
Zwanghafte Persönlichkeit 367
Zwanghaftes Glücksspiel 399
Zwangsneurose 349, **356**, 367
Zwangspersönlichkeit 367
Zwangsstereotypie 356
Zwangsstörung 356
Zweipunkt-Diskrimination 16
Zwiebelschalenformationen 200, 244
Zwischenneurone 36
Zwischenpsychose 329
Zwischenwellen 27
Zwitter 379
Zykloide Psychosen 330
Zyklothymie 330
Zyklusstörungen 204
Zyste,Septum pellucidum 188, 214
Zystennieren 161
Zystische Fibrose 239
Zystizerkose 119
Zytomegalie 141

CHIRURGIE

FÜR STUDIUM UND PRAXIS

Unter Berücksichtigung des Gegenstandskataloges und der mündlichen Examina in den Ärztlichen Prüfungen

2010/11

M. Müller
und Mitarbeiter

Medizinische Verlags- und Informationsdienste • Breisach

NEUAUFLAGE

Unser Kurzlehrbuch für die gesamten Gebiete der **Chirurgie** ist in der völlig neu überarbeiteten 10. Auflage erhältlich. Auf 504 Textseiten wird ein **kurzgefasster, vollständiger Überblick** über die **gesamte Chirurgie und ihre Spezialgebiete** in einem streng didaktisch gegliederten Aufbau gegeben. Berücksichtigt wurden **viele wichtige Lehrbücher**, der Gegenstandskatalog sowie die aktuellen **chirurgischen Fachzeitschriften**, die gültige **TNM-Klassifikation** und die allgemein gebräuchlichen, **klinischen Einteilungen**. Die **ICD-10-Kodierungen** sind im Text und als Hitliste ebenfalls enthalten.

Aus dem Vorwort:

Am Anfang stand die Idee, den Studenten ein Chirurgiebuch an die Hand zu geben, das es ihnen ermöglichen sollte, sich in realistischer Zeit den relevanten Stoff der Chirurgie anzueignen. Dabei will und kann dieses Buch kein großes Lehrbuch der Chirurgie ersetzen, jedoch soll die klar **strukturierte Gliederung** des Stoffes eine wertvolle Hilfe vor allem in der Zeit der Prüfung geben. Der **konsequente didaktische Aufbau** soll die Leser und Lernenden dabei besonders unterstützen. Ein weiteres Anliegen war es, auf allen Teilgebieten der Chirurgie den heutigen **aktuellen Wissensstand** zusammenzutragen und zusammenzufassen. Es blieb dabei nicht aus, daß einzelne Kapitel weit über das normale Wissen hinaus spezielle Aspekte beinhalten. Das soll dem/r interessierten Leser/in die Möglichkeit zur Vertiefung geben. Nach eigener Erfahrung muß dies kein Nachteil sein, da der/die Student/in zur Zeit der Prüfung sich die wichtigsten Punkte jeweils erarbeitet, später als Student/in im Praktischen Jahr, ÄiP/AiP oder junge/r Assistent/in für weitergehende Hinweise dankbar ist. So soll dies nicht nur ein Buch für die Zeit der Prüfungen, sondern auch darüber hinaus sein.

- **Gibt einen kurzgefassten, vollständigen Überblick über die gesamte Chirurgie und ihre Spezialgebiete**
- **Berücksichtigt viele wichtige, chirurgische Lehrbücher und den Gegenstandskatalog sowie die aktuellen chirurgischen Fachzeitschriften**
- **Beinhaltet die aktuelle TNM-Klassifikation, die internationale Klassifikation der Krankheiten ICD-10 und alle gebräuchlichen klinischen Einteilungen sowie eine Sammlung wichtiger Internetadressen in der Medizin**
- **Alle Gebiete der Chirurgie auf 504 Textseiten (544 Seiten insgesamt), über 290 Abbildungen sowie über 110 Übersichten und Tabellen, umfassendes Stichwortverzeichnis mit über 4.700 Stichwörtern**
- **Didaktisch streng gegliederter Aufbau**
- **Modernste Satz- und Drucktechnik, klares Schriftbild, gute Lesbarkeit**
- **Günstiger Preis, umweltfreundliche Produktion und Versand**

Bezug u. Vertrieb über:

Medizinische Verlags-
und Informationsdienste
Neutorplatz 4
D-79206 Breisach/Rh.
und im Fachbuchhandel

ISSN 1437-6717 ISBN 978-3-929851-09-0

Bezugspreise vom Verlag: Einzelpreis im Inland: **34,-- EUR** inkl. MwSt. und aller Porto- und Versandkosten, ab 5 Expl. 31,-- EUR pro Expl., ab 10 Expl. 28,-- EUR pro Expl.

Einzelpreis im Ausland: 36,-- EUR inkl. aller Porto- und Versandkosten, ab 10 Expl. 31,-- EUR pro Exemplar.

GYNÄKOLOGIE
UND
UROLOGIE

FÜR STUDIUM UND PRAXIS

Unter Berücksichtigung des Gegenstands-Kataloges und der mündlichen Examina in den Ärztlichen Prüfungen

2010/11

Haag • Hanhart • Müller

Medizinische Verlags- und Informationsdienste • Breisach

NEUAUFLAGE

Unser Kurzlehrbuch für die gesamten Gebiete der beiden Fächer **Gynäkologie** und **Urologie** ist bereits in der 5. Auflage von Dres. P. Haag, N. Hanhart und M. Müller erhältlich. Auf 416 Textseiten wird ein **kurzgefasster, vollständiger Überblick** über die Gynäkologie, die Geburtshilfe, die Reproduktionsmedizin, die Venerologie, die Urologie und die Andrologie in einem streng didaktisch gegliederten Aufbau gegeben. Berücksichtigt wurden **viele wichtige Lehrbücher** und die **aktuellen klinischen Fachzeitschriften**, die internationale Klassifikation der Krankheiten **ICD-10**, der Gegenstandskatalog sowie die allgemein gebräuchlichen **klinischen Einteilungen**.

Aus dem Vorwort:

Idee war es, die angrenzenden Fächer Gynäkologie und Urologie in einem Buch übersichtlich darzustellen, um es der/m Studenten/in zu ermöglichen, den relevanten Stoff dieser beiden Fächer in angemessener Zeit anzueignen. Dabei will und kann dieses Buch keine zwei große Lehrbücher ersetzen, jedoch soll die klar **strukturierte Gliederung** des Stoffes eine wertvolle Hilfe vor allem in der Zeit der Prüfungen geben. Ein weiteres Anliegen war es, auf allen Gebieten den **aktuellen Wissensstand** zusammenzutragen und zusammenzufassen. Es blieb dabei nicht aus, dass einzelne Kapitel weit über das normale Wissen hinaus spezielle Aspekte beinhalten. Das soll dem/r interessierten Leser/in die Möglichkeit zur Vertiefung geben. So soll dies nicht nur ein Buch für die Zeit der Prüfungen, sondern auch darüber hinaus sein.

- **Gibt einen kurzgefassten, vollständigen Überblick über die gesamte Gynäkologie und Urologie inkl. Geburtshilfe, Reproduktionsmedizin, Andrologie u. Venerologie**
- **Berücksichtigt viele wichtige, gynäkologische und urologische Lehrbücher und den Gegenstandskatalog sowie die aktuellen Fachzeitschriften**
- **Enthält alle gebräuchlichen, klinischen Einteilungen (FIGO, TNM, Scores usw.), beinhaltet den ICD-10 und alle bekannten Selbsthilfeorganisationen**
- **Alle Gebiete der Gynäkologie und Urologie auf 416 Textseiten (464 Seiten insgesamt), 160 Abbildungen sowie über 65 Übersichten und Tabellen, umfassendes Stichwortverzeichnis mit über 3.800 Stichwörtern**
- **Didaktisch streng gegliederter Aufbau**
- **Modernste Satz- und Drucktechnik, klares Schriftbild, gute Lesbarkeit**
- **Mit herausnehmbare GYN-Taschenkarte für die "Kitteltasche" mit Anleitung zu geburtshilflicher Untersuchung, Medikamentenliste bei Schwangerschaft und in der Stillzeit sowie Normwerte für die embryonale/fetale Biometrie**
- **Günstiger Preis, umweltfreundliche Produktion und Versand**

Bezug u. Vertrieb über:
Medizinische Verlags-
Und Informationsdienste
Neutorplatz 4
D-79206 Breisach/Rh.
und im Fachbuchhandel

ISSN 1611-3756 ISBN 978-3-929851-74-8

Bezugspreise vom Verlag: Einzelpreis im Inland: **30,-- EUR** inkl. MwSt. u. aller Porto- und Versandkosten, ab 5 Expl. 27,-- EUR pro Expl., ab 10 Expl. 24,-- EUR pro Expl.

Einzelpreis im Ausland: 32,-- EUR inkl. aller Porto- und Versandkosten, ab 10 Expl. 27,-- EUR pro Exemplar.

Das Verlagsprogramm der Medizinischen Verlags- und Informationsdienste:

CHIRURGIE für Studium und Praxis von M.Müller u. Mitarbeitern. Beinhaltet die Allgemeinchirurgie u. alle chirurgischen Spezialgebiete in einem klar strukturierten Lehrbuch.

NEUROLOGIE UND PSYCHIATRIE für Studium und Praxis von C.Gleixner, M.Müller u. S.Wirth. Beinhaltet das gesamte nervenheilkundliche Gebiet in einem klar strukturierten Kurzlehrbuch mit herausnehmbarer Taschenkarte.

GYNÄKOLOGIE UND UROLOGIE für Studium und Praxis von P.Haag, N.Hanhart u. M.Müller. Beinhaltet die gesamte Gynäkologie und Urologie inkl. Geburtshilfe, Reproduktionsmedizin und Venerologie in einem klar strukturierten Kurzlehrbuch.

Bestellkarte für Freunde und Bekannte oder zur Bestellung einer neuen Auflage.

Für Bestellungen trennen Sie bitte die nebenstehende Postkarte ab und tragen Sie Ihren Namen und Adresse ein.

Auf der Rückseite vermerken Sie bitte die Anzahl der Exemplare und kreuzen Sie die gewünschte Zahlungsweise an.

Senden Sie die Postkarte dann ausreichend frankiert ab.

Am schnellsten erhalten Sie Ihre Bücher, wenn Sie der Bestellkarte einen Verrechnungsscheck beifügen und zusammen an die nebenstehende Adresse schicken.

Medizinische Verlagsdienste

Neutorplatz 4

D - 79206 Breisach

Die Bestellung soll an folgenden Absender gehen:

Name

Vorname

Straße

PLZ, Wohnort

Telefon für evtl. Rückfragen

Datum und Unterschrift

Hiermit bestelle ich

(11)

________ Exemplar(e) **NEUROLOGIE UND PSYCHIATRIE für Studium und Praxis** von Gleixner, Müller, Wirth. Einzelpreis im Inland: EUR 30,-- inkl. MwSt. und aller Porto- und Versandkosten, ab 5 Expl. EUR 27,-- pro Exemplar, ab 10 Expl. EUR 24,-- pro Expl. Einzelpreis im Ausland: EUR 32,-- inkl. aller Porto- und Versandkosten, ab 10 Expl. EUR 27,-- pro Exemplar.

________ Exemplar(e) **CHIRURGIE für Studium und Praxis** von M. Müller u. Mitarbeitern. Einzelpreis im Inland: EUR 34,-- inkl. MwSt. und aller Porto- und Versandkosten, ab 5 Expl. EUR 31,-- pro Exemplar, ab 10 Expl. EUR 29,-- pro Exemplar. Einzelpreis im Ausland: EUR 36,-- inkl. aller Porto- und Versandkosten, ab 10 Expl. EUR 30,-- pro Exemplar.

________ Exemplar(e) **GYNÄKOLOGIE UND UROLOGIE für Studium und Praxis** von Haag; Hanhart, Müller. Einzelpreis im Inland: EUR 30,-- inkl. MwSt. und aller Porto- und Versandkosten, ab 5 Expl. EUR 27,-- pro Exemplar, ab 10 Expl. EUR 24,-- pro Expl. Einzelpreis im Ausland: EUR 32,-- inkl. aller Porto- und Versandkosten, ab 10 Expl. EUR 27,-- pro Exemplar.

☐ Ich lege der Bestellkarte einen **Verrechnungsscheck** bei und erhalte die Lieferung **sofort!**

☐ Den Kaufpreis habe ich mit **Name und Adresse!** auf die Postbank Karlsruhe, Kto. 3004 72-757, BLZ 660 100 75, Empfänger: Med. Verlag, D-79206 Breisach überwiesen. Ich erhalte die Lieferung nach Eingang der Zahlung.